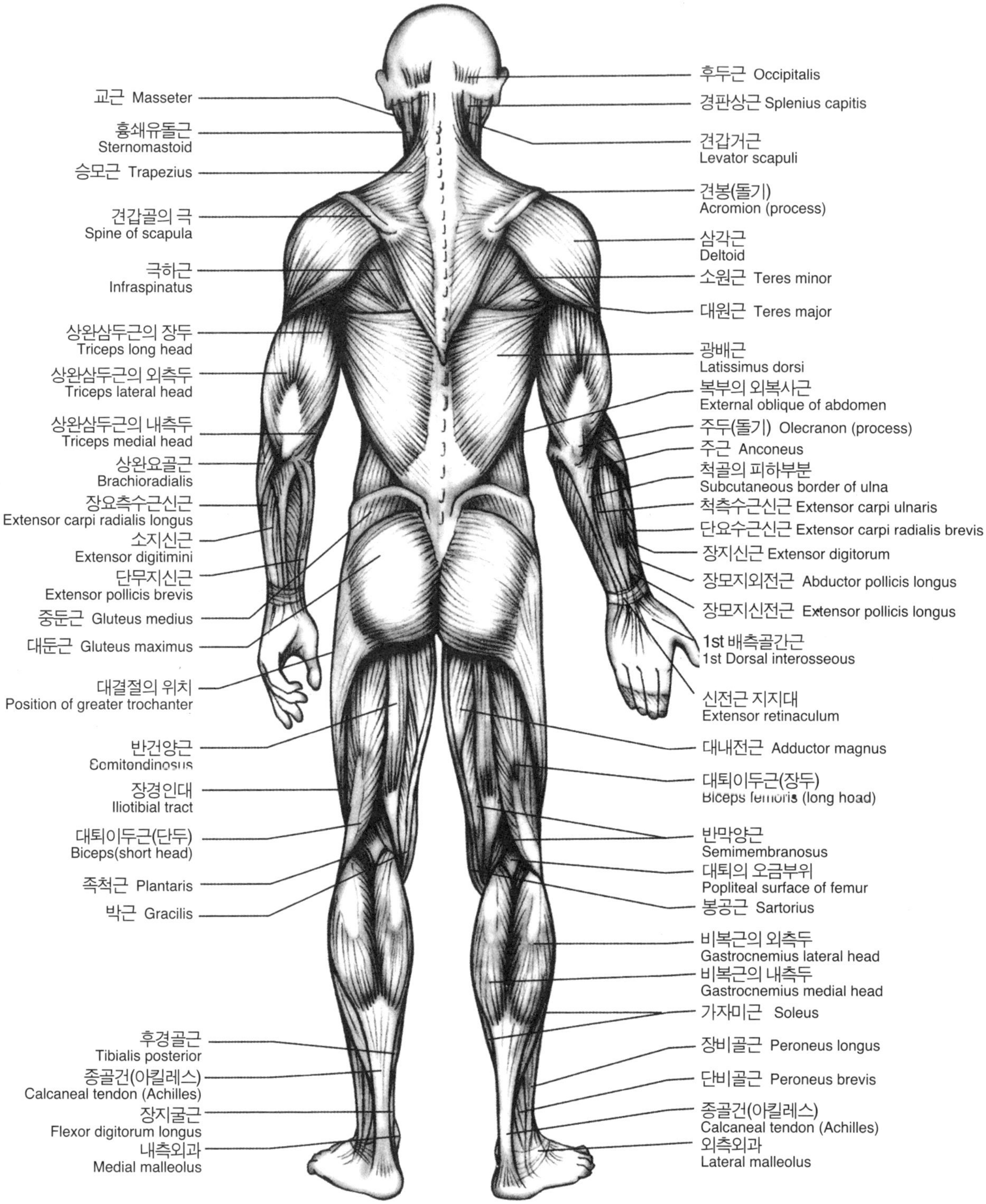

교근 Masseter
흉쇄유돌근
Sternomastoid
승모근 Trapezius
견갑골의 극
Spine of scapula
극하근
Infraspinatus
상완삼두근의 장두
Triceps long head
상완삼두근의 외측두
Triceps lateral head
상완삼두근의 내측두
Triceps medial head
상완요골근
Brachioradialis
장요측수근신근
Extensor carpi radialis longus
소지신근
Extensor digitimini
단무지신근
Extensor pollicis brevis
중둔근 Gluteus medius
대둔근 Gluteus maximus
대결절의 위치
Position of greater trochanter
반건양근
Semitendinosus
장경인대
Iliotibial tract
대퇴이두근(단두)
Biceps(short head)
족척근 Plantaris
박근 Gracilis
후경골근
Tibialis posterior
종골건(아킬레스)
Calcaneal tendon (Achilles)
장지굴근
Flexor digitorum longus
내측외과
Medial malleolus
후두근 Occipitalis
경판상근 Splenius capitis
견갑거근
Levator scapuli
견봉(돌기)
Acromion (process)
삼각근
Deltoid
소원근 Teres minor
대원근 Teres major
광배근
Latissimus dorsi
복부의 외복사근
External oblique of abdomen
주두(돌기) Olecranon (process)
주근 Anconeus
척골의 피하부분
Subcutaneous border of ulna
척측수근신근 Extensor carpi ulnaris
단요수근신근 Extensor carpi radialis brevis
장지신근 Extensor digitorum
장모지외전근 Abductor pollicis longus
장모지신전근 Extensor pollicis longus
1st 배측골간근
1st Dorsal interosseous
신전근 지지대
Extensor retinaculum
대내전근 Adductor magnus
대퇴이두근(장두)
Biceps femoris (long head)
반막양근
Semimembranosus
대퇴의 오금부위
Popliteal surface of femur
봉공근 Sartorius
비복근의 외측두
Gastrocnemius lateral head
비복근의 내측두
Gastrocnemius medial head
가자미근 Soleus
장비골근 Peroneus longus
단비골근 Peroneus brevis
종골건(아킬레스)
Calcaneal tendon (Achilles)
외측외과
Lateral malleolus

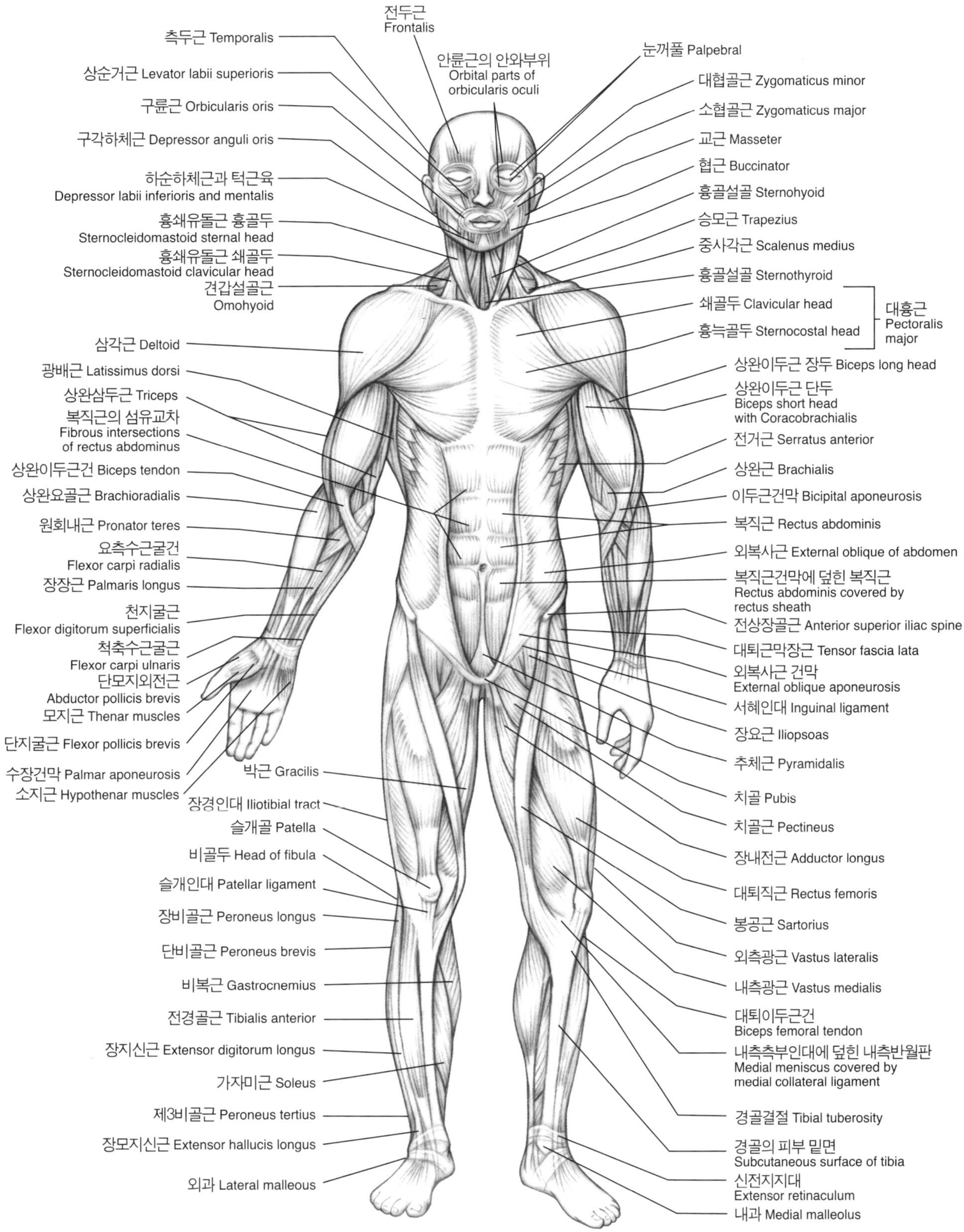

전두근 Frontalis
측두근 Temporalis
안륜근의 안와부위 Orbital parts of orbicularis oculi
눈꺼풀 Palpebral
상순거근 Levator labii superioris
대협골근 Zygomaticus minor
구륜근 Orbicularis oris
소협골근 Zygomaticus major
구각하체근 Depressor anguli oris
교근 Masseter
협근 Buccinator
하순하체근과 턱근육 Depressor labii inferioris and mentalis
흉골설골 Sternohyoid
흉쇄유돌근 흉골두 Sternocleidomastoid sternal head
승모근 Trapezius
흉쇄유돌근 쇄골두 Sternocleidomastoid clavicular head
중사각근 Scalenus medius
견갑설골근 Omohyoid
흉골설골 Sternothyroid
쇄골두 Clavicular head
흉늑골두 Sternocostal head
대흉근 Pectoralis major
삼각근 Deltoid
광배근 Latissimus dorsi
상완이두근 장두 Biceps long head
상완삼두근 Triceps
상완이두근 단두 Biceps short head with Coracobrachialis
복직근의 섬유교차 Fibrous intersections of rectus abdominus
전거근 Serratus anterior
상완이두근건 Biceps tendon
상완근 Brachialis
상완요골근 Brachioradialis
이두근건막 Bicipital aponeurosis
원회내근 Pronator teres
복직근 Rectus abdominis
요측수근굴건 Flexor carpi radialis
외복사근 External oblique of abdomen
장장근 Palmaris longus
복직근건막에 덮힌 복직근 Rectus abdominis covered by rectus sheath
천지굴근 Flexor digitorum superficialis
전상장골근 Anterior superior iliac spine
척축수근굴근 Flexor carpi ulnaris
대퇴근막장근 Tensor fascia lata
단모지외전근 Abductor pollicis brevis
외복사근 건막 External oblique aponeurosis
모지근 Thenar muscles
서혜인대 Inguinal ligament
단지굴근 Flexor pollicis brevis
장요근 Iliopsoas
수장건막 Palmar aponeurosis
추체근 Pyramidalis
소지근 Hypothenar muscles
박근 Gracilis
치골 Pubis
장경인대 Iliotibial tract
치골근 Pectineus
슬개골 Patella
장내전근 Adductor longus
비골두 Head of fibula
대퇴직근 Rectus femoris
슬개인대 Patellar ligament
봉공근 Sartorius
장비골근 Peroneus longus
외측광근 Vastus lateralis
단비골근 Peroneus brevis
내측광근 Vastus medialis
비복근 Gastrocnemius
대퇴이두근건 Biceps femoral tendon
전경골근 Tibialis anterior
내측측부인대에 덮힌 내측반월판 Medial meniscus covered by medial collateral ligament
장지신근 Extensor digitorum longus
가자미근 Soleus
경골결절 Tibial tuberosity
제3비골근 Peroneus tertius
경골의 피부 밑면 Subcutaneous surface of tibia
장모지신근 Extensor hallucis longus
신전지지대 Extensor retinaculum
외과 Lateral malleolus
내과 Medial malleolus

탑편의

치료적 마사지

고전적, 심신상관적 그리고 새로운 방법

개정4판

역자 : 엄기매 외

TAPPAN'S

HANDBOOK OF

HEALING MASSAGE TECHNIQUES

Classic, Holistic, and Emerging Methods

Fourth Edition

Patricia J. Benjamin, PhD
Licemsed Massage Therapist, Illinois
Chicago, Illinois

Frances M. Tappan, PT, EdD
Formerly of the University of Connecticut
Storrs, Connecticut

영 문 출 판 사

■ 옮긴이 (가나다순)
김상수 대구보건대학 물리치료과 교수
김용권 한국국제대학교 물리치료학과 교수
김효철 중국요녕중의약대학교 객좌교수
배영숙 여주대학 물리치료과 겸임교수
성기석 경희대 체육대학원 대체요법과정 주임 교수
송명수 원광보건대학 물리치료과 교수
안창식 을지대학교 물리치료학과 교수
엄기매 여주대학 물리치료과 교수
임승건 신구대학 물리치료과 교수
정형국 안산1대학 물리치료과 교수
채정병 마산대학 물리치료과 교수

TAPPAN'S HANDBOOK OF HEALING MASSAGE TECHNIQUES
CLASSIC, HOLISTIC, AND EMERGING METHODS 4th Edition
By Patricia J. Benjamin, Frances M. Tappan

탑펀의 치료적 마사지 개정4판

2009년 8월 26일 초판인쇄
2009년 8월 30일 초판발행

지은이 : Patricia J. Benjamin, Phd
Frances M. Tappan, PT, EdD
옮긴이 : 엄 기 매 외
발행인 : 박 병 조
발행처 : 도서출판 영문출판사
등 록 : 1987년 12월 21일 제2-419호
주 소 : 서울시 강남구 삼성동 69-1
전 화 : (02) 514-5590, 776-5590
팩 스 : (02) 756-8943
E-mail : yeongmunsa@empal.com
정 가 : 33,000원
ISBN 978-89-7224-212-3 93510

※ 파본은 교환해 드립니다.

주요 차례

제Ⅲ부 현대의 마사지 CONTEMPORARY MASSAGE

제 Ⅳ 부 동양 신체체계 치료 ASIAN BODYWORK THERAPY

제 Ⅳ 부 마사지의 적용 APPLICATIONS OF MASSAGE

부록 APPENDICES

차 례

부록 APPENDICES

서 문

Tappan의 치료적 마사지 기술은 지난 수년 동안 마사지치료의 변화와 함께 건강 전문분야에서 사용되는 것을 반영하여 개정하였고 최신정보를 수록하여왔다. 마사지는 많은 건강관리 시설에 통합되어 온천과 헬스클럽과 개인 수행 장소에서 주로 사용되어져 왔다.

미국 대부분의 주에서 마사지치료사 면허는 3번째 개정판이 출판된 1998년에 24개주에서부터 성장하여 2004년에는 31개주에 지급하게 되었다. AMTA 협회가 후원한 마사지치료 연구의 데이터베이스는 지금 인터넷에서도 이용할 수 있다. 캐나다 접촉 연구센터는 2004년 5월에 몬트리올에서 접촉의 과학이라는 두 번째 국제 심포지움을 개최하였다.

마사지의 영역 확장과 더불어, 마사지치료는 건강 전문가 내에서 재인식을 증가시켰고, 마사지 치료 교육의 기대도 증가하게 되었다. 마사지치료 훈련 프로그램은 학생들에게 그들의 확고한 기초를 제공하기 위하여 교육하여야 한다.

Tappan의 치료마사지 기술은 학생과 교육자에게 그들의 학습에 도움을 주기위하여 많은 정보를 추가하여 다시 계획되어져 왔다. 이것은 각 장의 개요에 목록으로 구성된 테이블에 포함되어 있고, 위치를 쉽게 확인하기 위하여 그림과 표를 목록화 하였다. 각 장은 학습결과, 중요단어와 개념, 그리고 책, 비디오와 웹사이트를 포함한 참고문헌으로 구성되어 있다. 각 장에서 학습안내는 학습 단어와 개념을 위한 제안이며, 정보 회상을 위한 학습 질문, 그리고 중요한 주제를 더 많이 이해하기 위한 활동이 포함되어 있다.

CD-ROM 비디오는 특정 대상자에게 적용하는 것과 같이 기초 서양 마사지와 보완 마사지기술을 제공하기 위한 것이며, 본문에 포함되어 있다. 이러한 현대 기술의 사용은 단어의 제한된 능력을 구성하는데 도움을 주고 수행에 근거를 둔 예술과 과학을 만족스럽게 표시하기 위한 것이다.

프랑스인 Tappan의 저서를 위한 근본적인 견해는 수록되어 있다. Tappan 박사는 세계적인 마사지 기술과 접근 방법을 마사지를 공부하는 학생들이 설명하기를 원하였다. 앞면과 뒷면의 책표지에는 서양 해부학의 근육체계와 전통 동양의학의 에너지 경로가 그려져 있고, 이것은 그녀가 마사지의 세계적인 접근에 흥미를 느낀 것을 반영한 것이기도 하다.

Part Ⅰ: 기초(foundation)는 이론적인 기초이며 후반부의 마사지 기술 부분을 위한 내용을 제공하고 있다. 1장, 치료적 마사지- 건강 측면은 세계적으로 발견되는 자연 치유기술과 같은 마사지를 설명하였다. 통합된 건강관리 내용에서 마사지와 서양의학 사이의 상호관계를 설명하였다. 건강의 개념은 더 심도 있게 설명하였고, 그리고 새로운 패러다임인 건강 마사지 피라미드는 광범위한 영역에서 마사지의 새로운 이미지를 제공하는 것이다.

고대와 현대 치유 기술과 같은 마사지 역사는 2장에서 설명하였다. 건강과 치유를 위한 마사지의 사용은 현재 전문가가 앞서 있고, 인간을 위해 보편적으로 사용하고 있다. 건강전문가들에서 더 최근에 발달된 부분은 역사도 가장 짧다.

마사지의 효과와 이익의 과학은 3장에서 검사되었다. 이 장에서는 대부분의 마사지 프로그램에서 사용하는 해부학 교과서와 모순이 없게 하기 위하여 다시 정리하였다. 이것은 조직, 기관, 그리고 유기체 수준에서 생리적 그리고 심리적 효과와 같은 마사지의 효과를 관찰하였다. 마사지 효과의 전체론적 관점도 설명되어 있다.

마사지의 임상적 적용인 4장은 새로이 첨가된 부분이다. 이것은 건강관리와 다른 질병의 치료에서 광범위한 마사지의 사용을 반영한 것이다. 이것은 또한 마사지 효과에 대한 많은 학술연구 증가, 그리고 마사지 치료 연구에서 정보의 근원에 중점을 두었다.

위험부위와 금기증은 5장에서 설명하였다. 다양한 이유를 위하여 마사지를 찾는 다양한 사람들, 마사지치료사들은 해로운 것을 피하는 방법을 필요로 한다. 금기증의 정보는 적절한 판단을 위한 원칙과 주의점과 관련된 약품을 추가시켜 다시 정리하였다.

6장에서는 마사지 적용을 위한 지침으로 고객과 좋은 치료적 상호관계를 유지하기 위한 방법에 대한 덤 낳은 정보를 소개하였다. 새로운 HIPAA의 개인적인 규칙도 설명하였다. 자세, 드래핑, 그리고 좋은 신체역학의 부분은 마사지기술의 CD-ROM 비디오에서 사진으로 확인할 수 있다.

Part Ⅱ에서는 물리치료, 자연 치유, 그리고 유럽과 북아메리카에서 건강을 위하여 적용되는 많은 치료적 마사지의 기본이 되는 형태인 서양마사지를 소개하였다. 7장은 서양마사지기술, 그리고 8장은 기본 기술을 자세하게 설명한 관절운동이다. 9장은 전신 서양마사지이며 건강에 중점을 둔 한 시간의 세션과 수행순서를 설명하였다. 10장은 부분 적용으로 각 신체 부분에 적용하는 마사지기술과 인체 용어에서 부분을 의미하는 것과 인체 해부학, 그리고 더 자세한 마사지 치료기술을 설명하였다. 11장은 수치료/열치료이며 Tappan의 치료적 마사지기술에 추가된 부분이며 물 그리고 마사지치료와 관련된 열과 냉 양식의 적용에 중점을 두었다. 이것은 물리치료 저서에서 찾을 수 있는 물리적 요인의 범위를 설명한 것은 아니며, 마사지와 함께 사용하는 양식을 설명한 것이다.

Part Ⅲ에서는 보완 마사지와 신체치료로 기본 서양마사지와 결합되어 사용할 수 있는 신체치료의 이론과 기술 그리고 마사지의 5가지 체계를 설명하였다. 세 가지는 특정한 신체 조직 또는 체계와 결합되고 서양과학에 기본을 둔 근막마사지, 신경근치료와 림프배액마사지이다. 두 가지는 신체를 이해하는 대체적인 방법이다. 발반사요법은 구역치료의 이론에 근거를 두었고 발에 압박을 가하는 마사지이다. 극성치료는 더 건강하고 질병을 예방하기 위하여 신체의 이론적 에너지 영역과 에너지를 균형화 시키는 방법을 고려한 것이다.

동양마사지와 신체치료는 Part Ⅳ에서 설명된 전통 중의학에 기본을 두었다. 17장에서는 전통 동양의학(TAM)의 이론을 설명하였다. 서양 해부학과 생리학이 서양마사지의 이론적인 기본을 형성한 것처럼, TAM은 동양 신체치료의 토대가 되었다. 새로운 장은 음/양, 기, 5가지 요소, 에너지 평가 그리고 경혈의 개념을 포함한 동양 신체치료의 이론적 기초를 설명하기 위하여 포함된 것이다. 18-20장은 안마: 전통 일본마사지, Zen Shiatsu(근대 일본 신체치료 형태), 그리고 Jin Shin Do를 포함한 다른 형태의 동양 신체치료를 설명하였다.

마사지의 적용은 Part Ⅴ에서 설명하였다. 운동선수, 임산부, 소아, 노인, 그리고 임종 질병과 같이 특정한 사람들을 위한 마사지를 설명하였다. 앉은 마사지는 작업장에서 적용하는 마사지를 설명한 것이다.

이러한 장들은 본문에서 치료하는 사람들을 대상으로 하여 CD-ROM에 사진으로 첨부하여 새롭게 만들었다.

Tappan 박사의 치유접촉의 기술은 26장에서 설명하였다. 이것은 마사지 치료사의 역할, 건강과 질병의 특징, 그리고 치료적 접촉의 힘에 대한 그녀의 견해를 설명한 것이다.

책의 본문에는 본문에서 언급된 관련 서적목록과 유용한 웹사이트를 포함한 참고문헌, 새롭게 만든 용어해설을 포함하고 있다. 부록 A는 새로이 추가된 부분이고, 25개의 인기 있는 마사지와 신체치료체계에 대한 정보를 포함하고 있다. 부록 B에는 중요한 협회와 출판사를 목록화 하였고, 부록 C는 마사지 치료사 면허가 있는 주를 목록화한 것이다. 부록 D에는 마사지치료 학생과 교육자를 위한 평가도구를 제공하였고, 부록 E에는 안전하고 효과적인 마사지 세션을 위한 간단한 건강 병력 형태를 제공하였다.

나는 좋은 건강과 최적의 안녕을 위하여 그들이 추구하는 인간이 되는 것을 돕기 위하여 이 책을 읽는 독자와 학생이 이 책에서 제공하는 기본적인 정보의 가치뿐만 아니라, 손으로 하는 치료의 잠재적이고 경이로움에 대한 느낌이 지속되기를 기원한다.

Patricia J. Benjamin, PhD

역자서문

현대사회에서 마사지(Massage)가 주는 의미는 보편적으로 사용할 수 있는 것이지만, 건강증진 뿐만이 아니라 손상으로 인한 치유과정에서 적용될 때, 마사지에 대한 보다 전문적인 지식이 필요하리라 생각된다.

탑폰의 치료적 마사지는 Part Ⅰ에서는 마사지 치료기술을 이해하기 위한 이론적인 기초부분을 설명하였고, Part Ⅱ 서양마사지의 기술을 소개하였고, Part Ⅲ에서는 서양마사지와 결합된 5가지 치료 기술에 대해서 소개하였다. Part Ⅳ에서는 전통 동양의학이론과 동양의학과 관련된 마사지 기술을 소개하였다. 이처럼 본 저서는 마사지의 전문적인 지식뿐만이 아니라 물리치료, 스포츠 분야 그리고 자연 치유요법과 건강을 위하여 적용되는 치료적 마사지의 기본이 되는 이론적인 배경과 마사지 기술을 소개하고 있다. 또한 동양과 서양의 전 세계적인 마사지의 형태를 확인할 수 있다는 점에서 의의가 있으리라 생각된다.

이러한 의미에서 본 저서를 번역하게 되었고, 번역 시간 동안 학문에 대한 지식은 물론 더불어 탑폰 박사의 치료적 마사지에 대한 애정을 확인할 수 있는 시간이었기에 본 저서의 번역에 더 큰 의미를 두고 싶다. 그러한 의미에서 이 책을 물리치료사나 스포츠 분야뿐만이 아닌 건강과 관련된 직업에 종사하는 독자들과 공유하고 널리 이용되어 마사지 기술뿐만이 아닌 치료적 효과를 이해하여 마사지의 의미를 올바르게 알 수 있기를 기대한다.

이 책이 출간되기까지 도와주신 영문출판사 박병조 사장님과 직원분들에게 감사드립니다.

역자일동

감사의 글

Tappan의 치료적 마사지 기술과 같은 책을 쓰고 출판하는 것은 알려져 있거나 알려져 있지 않은 저자들과 많은 사람들의 공헌으로 이루어진 것이다. 그들 모두에게 깊은 감사를 전하며, 몇몇 사람들은 여기에 감사의 말씀을 드리고자 한다.

첫 번째와 세 번째 개정판 탑폰의 치료적 마사지 기술을 출판하는데 그들의 지식과 경험을 준 많은 사람들에게 감사의 마음을 표시하고자 한다. 그들은 현재 개정판에서도 참여를 하였다. 첫 번째와 두 번째 개정에서 도움을 주었고 Connecticut대학교 물리치료학과의 Frances Tappan의 친구이자 동료에게 게 많은 감사를 드린다.

Connecticut 마사지치료 센터의 설립자인 Steve Kitts와 Bevrly Schoenberger에게도 감사를 드린다. CCMT의 교수와 직원은 세 번째를 개정하는 동안 격려와 지지를 해주었고, 많은 그림에 초안과 모델을 다시 해주었다. 그림으로 그려진 것을 사진으로 만드는데 도움을 준 Victoria Carmona와 Lee Stang는 특별하게 생각된다.

현재 원고의 초안을 다시 확인하고 본문에 문법을 올바르게 하고 좋게 하기 위하여 제안을 한 사람들에게 감사를 드린다. 과정에서 누구인지 알 수 없지만, 당신은 그가 누구인지 내가 고마워하는 것을 알 것입니다. 중요한 장, 생각과 비디오를 재검토 준 Christopher Alvarado와 Lisa Holk에게 감사의 말을 전한다. 시카고 물리치료학교의 다른 교수와 직원은 그들의 생각을 전해주었고, 그들의 제안이 더 좋은 책을 만들게 하였다.

안마의 Gary Bernard, Zen Shin Do의 Pauline Sasaki, 극성치료의 Beverly Schoenberger, 그리고 Jin Shin Do의 Jasmine Wolf와 Iona Teeguarden과 같이 특정 부분에서 그들의 경험을 제공해준 공헌 저자에게도 감사의 말을 전한다. 동양신체치료 부분에 새로운 공헌 저자인 Barbara Esher과 John Johnston에게는 특별한 감사를 전한다.

모든 것을 함께 한 Prentice Hall Health의 직원에게도 감사의 말을 전한다. 건강전문의 보조편집자인 Melissa kerian, 주 편집자인 Mark Cohen은 전체적인 프로젝트를 주관하였다. Jody Small은 CD-ROM 비디오를 만들었고, Hextor Grillone는 감독을 하였다. Lisa Barnacz, Elyce

Cooper, Caleb Edmond와 Harry Purcell은 마사지 치료사를 수행하였다. 데모 마사지에서 당신의 협조, 인내 그리고 기술에 감사를 표한다.

물론, 많은 사람들의 경험, 학습 그리고 작업의 성취가 반영된 것이다. 책을 사용하고 가치 있는 제안을 한 모든 교육자와 학생들, 나의 친구와 동료들, 나에게 더 많은 것을 가르쳐준 고객들, 그리고 치료적 마사지를 수행하는 다양한 전문가들인 마사지 치료사들에게 감사의 말을 전한다.

4번째 개정판을 전체적으로 집필한 Martha Fourt에게 특별한 감사를 드리고 싶다. 그녀의 인내와 지지, 그리고 나의 가족과 친구의 인내와 지지는 매우 귀중한 것이다.

Patricia J. Benjamin, PhD

Frances M. Tappan을 기억하며...

1917-1999

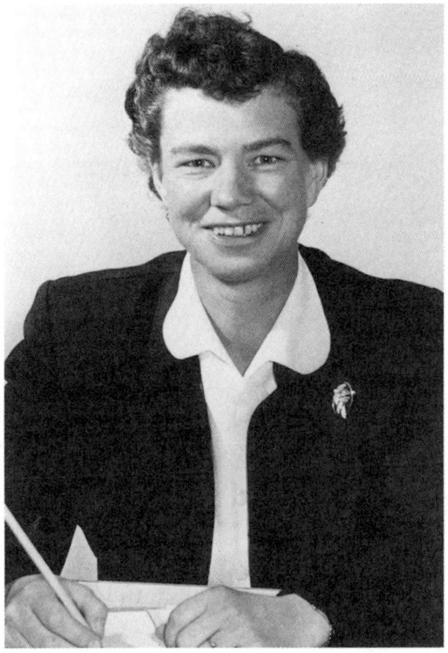

Frances M. Tappan at the University of Connecticut c. 1960

France M. Tappan은 1999년 8월 17일에 세상을 떠났다. 그녀의 정신은 그녀의 전 생애를 통해서 가르쳤던 많은 사람들의 기억에 남아있다. Fran은 커다란 마음과 대담한 정신을 가졌다. 그녀는 그녀의 가족, 친구와 동료에게-물리치료와 마사지치료의 두 분야에도 영감을 주었다.

Tappan 박사는 1950년 Storrs의 Connecticut대학교에서 물리치료 프로그램을 계획하였고, 25년 후 이것의 선도자가 되었다. 그녀는 미국물리치료협회에서 활동하였다. 그녀는 퇴직한 후에도 작업을 계속하였고 1980년대 초 Newington에서 마사지치료를 위한 Connecticut 센터를 설립하는데 도움을 주었고, 미국마사지치료협회가 이를 받아들였다.

그녀가 다른 전문적인 업적이 많다고 할지라도, 그녀가 마사지치료를 사랑하였던 것을 기억할 것이다. Fran은 마사지와 이에 대한 치유능력을 믿었다. 1940년대에, 그녀는 다른 물리치료분야에서 발전되어져 사용하였던 마사지기술을 공부하기 시작하였다. 마사지에 대한 첫 번째 저서는 Massage Techniques: A Case Method Approach(1961)이었다.

Fran은 Uberlingen의 Elizabeth Dick 학교에서 Bindegewebs 마사지를 공부하기 위하여 독일을 여행하였다. 1975년에, 그녀는 치유를 증진시키는데 사용할 수 있는 경혈점에 손가락 압박의 방법과 중의학에 관한 공부를 하기 위하여 태국으로 갔다. Tappan's Handbook of Healing Massage의 첫 번째는 1980년에 출판되었고, 이 저서는 세계적으로 수행되는 마사지 기술에 대한 그녀의 흥미를 반영한 것이다.

Patricia J. Benjamin

공헌자들

Gary Bernard
Owner, Touch Wellness: Chair Massage for the Workplace
San Francisco, California
Amma Instructor, Milberry Fitness and Recreation Center
University of California at San Francisco

Barbara Esher, Dipl. Ac. & ABT (NCCAOM)
Senior Instructor and Curriculum Coordinator for the Shiatsu Program and Asian Bodywork Program at the Baltimore School of Massage
Baltimore, Maryland

John Johnston
Shiatsu Instructor at the Baltimore School of Massage
and Anne Arundel Community College
Baltimore, Maryland

Pauline Sasaki
Quantum Shiatsu Instructor
Certified Practitioner and Instructor, AOBTA
Teacher throughout the United States and Europe
Westport, Connecticut

Beverly Schoenberger, RPT
Co-founder, Connecticut Center for Massage Therapy
Licensed Psychotherapist and Physical Therapist
Newington, Connecticut

Iona Marsaa Teeguarden, MA, Executive Director
Jin Shin Do® Foundation for Bodymind Acupressure
Author of *A Complete Guide to Acupressure—Jin Shin Do®*
Idyllwild, California

Jasmine Ellen Wolf, BA
Authorized Jin Shin Do instructor
Jin Shin Do teacher throughout New England
Coventry, Connecticut

교정에 도움을 주신 분들

Melodie A. Adinolfi, LMT
Founder
The Alternative Conjunction Clinic
and School of Massage Therapy
Lemoyne, Pennsylvania

Linda Aldridge, LMT, MA
Instructor
McKinnon Institute of Massage
Oakland, California

Michael Avenoso, M.T.I.
Co-owner and Instructor
White River School of Massage
Fayetteville, Arkansas

Nancy W. Dail, LMT, NCTMB
Director
Downeast School of Massage
Waldoboro, Maine

Patricia M. Donohue, LMT
Professor
New York College for Health Professions
Syosset, New York

Marty Downey, RN, MSN, HNC
Associate Professor
Department of Nursing
Boise State University
Boise, Idaho

Randy Ellingson, FLCSP(Phys)
President
Wellington College of Remedial Massage
Therapies
Winnipeg, Manitoba
Canada
Western College of Remedial Therapies
Regina, Saskatchewan
Canada

Patrick Goff, Ed.D
Professor of Health Psychology and Wellness
Institute for Therapeutic Massage
and Wellness
Davenport, Iowa

Lisa Mertz, PhD, LMT
Massage Therapy Program
Queensborough Community College
Bayside, Queens

Maureen Rattensperger, PT, OCS, MS
Associate Professor and Director
Physical Therapy Assistant Program
Missouri Western State College
St. Joseph, Missouri

John P. Sanko, PT, Ph.D.
Associate Professor
Physical Therapy Department
University of Scranton

Scranton, Pennsylvania

Cheryl L. Siniakin-Baum, Ph.D
Associate Professor and Director
Massage Therapy Program
Community College of Allegheny County
Pittsburgh, Pennsylvania

Ann Vendrely, PT, MS, OCS
Professor
Physical Therapy Program
Governors State University
University Park, Illinois

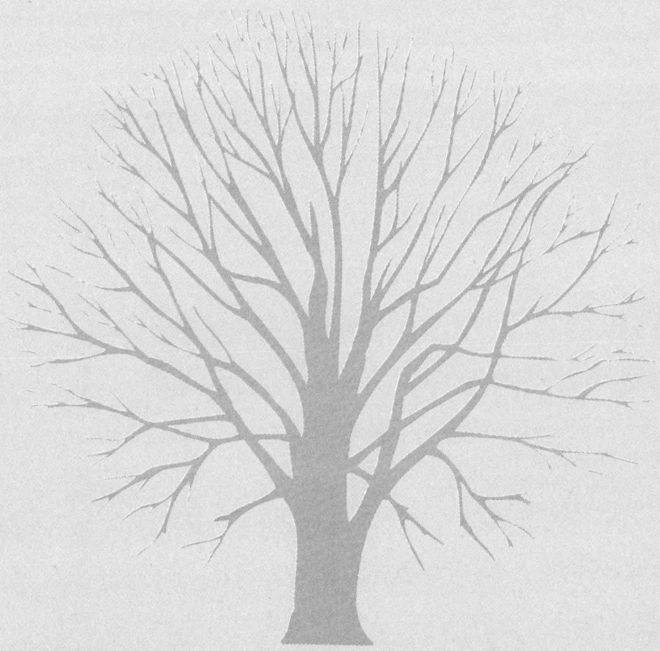

I

기본 개념
(Foundations)

제 1 장

치유 마사지—건강관리의 견해

Healing Massage—A Wellness Perspective

학습 결과 Learning Outcomes

이 장을 학습하고 난 후, 다음의 정보를 할 수 있을 것이다.

1. 자연 치유, 도수치료인 마사지에 대해서 설명할 수 있다.
2. 자연 치유 철학의 중요한 사상을 정의할 수 있다.
3. 치유(healing)의 의미를 정의하고, 치료(cure)와 비교할 수 있다.
4. 심신상관을 정의하고, 전체적인 인간의 이념을 설명할 수 있다.
5. 마사지를 정의하고, 작용과 목적을 포함한 마사지 기술을 분석할 수 있다.
6. 세계적으로 중요한 4가지 마사지와 신체체계를 설명할 수 있다.
7. 서양 마사지 기술의 중요한 7가지 분류를 설명할 수 있다.
8. 통합적인 건강관리 체계에서 CAM 치료와 같은 서양의학과 마사지의 상호관계를 분석할 수 있다.
9. 건강과 치료 모델을 비교하기 위하여 Travel의 질병/건강 연속체를 사용할 수 있다.
10. 광범위한 마사지 영역을 설명하기 위하여 건강 마사지 피라미드를 사용할 수 있다.
11. 건강 마사지 피라미드를 사용한 건강 전문가의 영역을 설명할 수 있다.
12. 건강과 치료에 적절한 용어를 사용할 수 있다.

MEDEALINK

이 책의 각 부분을 복사한 CD는 이 장에 담겨진 기술을 추가하였다. CD-ROM에 넣으면 마사지 기술의 영상을 볼 수 있다. 이 영상은 새로운 부분을 학습하는데 도움을 줄 수 있게 디자인되었다.

중요 용어/개념 Key Terms/concepts

대체 치료	최고 수준의 건강	수령자, 수령인
전통적인 아시아의 신체체계	심신상관적질병/건강 연속체	기간
경타법	전통 Ayurvedic 마사지	통합 건강관리
치료사	CAM 치료	목적
움직임 없는 접촉	고객, 손님, 환자	관절 움직임
대표적인 마사지와 신체체계	보완 치료	도수치료
치료 모델	현대 마사지와 신체체계	마사지
치료 모델	마사지와 신체체계	치료, 절차
폭넓은 치료사	마사지 기술	진동법
에플루라지	의료적 휴양지	건강 마사지 피라미드
민속과 원주민 전통	자연 치료 기술	건강 모델
마찰법	자연 치료 철학	서양 마사지 기술 분류
제공자	페트리사지	치유
치료사	전통적인 서양마사지	

소개 INTRODUCTION

21세기 초기, 마사지는 중국의 거리, 유럽의 휴양지, 태국의 사원, 아프리카와 오스트레일리아의 부족 마을과 미국의 헬스클럽과 휴양지에서 이용할 수 있다. 연부조직 도수법은 라틴아메리카 원주민과 같은 전통 치료사가 사용하였고, 전통 중의학과 같은 통합적인 의학 체계의 한 부분이며, 인도의 Ayurveda이다. 또한 근대 서양의학에서는 가치 있는 치료로 평가되었다. 질병예방과 최적의 건강을 유지시키는 것과 같은 많은 효과들이 재발견되었다.

자연 치유기술 NATURE HEALING ART

마사지는 전통적인 **자연 치유기술** 중의 하나이며, 영양분이 풍부한 음식, 건강음료, 운동, 이완, 신선한 공기와 태양광선과 같이 건강을 회복시키고 증진시키기 위하여 수세기 동안 사용되어져 왔다. 마사지는 손으로 수행되는 도수치료이며, 간단한 도수기구와 전기장비는 가끔 마사지와 함께 사용되어 진다. 그러나 마사지는 개인 대 개인의 접촉으로 정의할 수 있으며, 단순히 치료를 위해서만 적용된다.

19세기 후반에 정식화 된 대부분의 **자연 치유철학**은 아직까지 많은 마사지 치료사들이 신봉하고 있다. 이것은 자연적인 치유방법, 본질적인 치유력의 효과, 인생에서 심신상관적 관점을 선호한다는 것을 포함한다. 이장의 후반에 설명된 건강 전망은 자연 치유 철학의 최신 적응형태이다.

치유(healing)라는 단어는 의미에 많은 차이가 있다. 광범위한 의미에서 치유는 전체적으로 건강하게 만들겠다는 의미이다. 또한 건강을 회복시키거나 손상, 질환 또는 다른 쇠약해진 상태에서 최적의 기능으로 회복시키는 과정과 같이 건강과 안녕을 증진시킨다는 의미이기도 하다. 현대 과학에서는 건강과 치유를 유지하기 위한 마사지와 다른 자연적인 방법의 효과를 확인하였다.

치유, 특히 자연적인 치유는 치료(cure)의 개념과 대조를 이룰 수 있다. 치료라는 단어의 의미는 가끔 외부로부터, 수동적으로 대상자에게 적용하여 행하여진다. 반면, 치유는 자기 자신이 회복에 능동적으로 참여하는 것처럼 대상자에게서 치유력이 존재하게 된다. 본문에서, 마사지는 전체적인 통합을 유지하기 위하여 노력하고 그들 자신이 지속적인 회복에 참여하여 본질적인 치유력을 증가시키기 위한 방법이라고 설명하고 있다.

심신상관은 신체, 마음, 감정과 정신을 포함한 전체적인 인간에서 건강과 치유의 접근법과 관련이 있다. 심신상관적 패러다임에서, 마사지는 신체에 적용하지만, 다른 전체적인 측면에도 영향을 미칠 수 있다. 심신상관적인 용어가 건강 전문가에서는 비교적 새로운 것이라고 할지라도, 개념은 고대에서 시작되었고 자연 치유철학에 기본을 두고 있다. 또한 건강 전망의 기본 이론은 이장의 후반에서 설명하였다.

마사지의 정의 MASSAGE DEFINITION

마사지는 건강과 치유를 증진시키기 위하여 신체의 연부조직에 적용하는 계획적이고 체계적인 도수법이다. 관절운동과 신장은 마사지에서 일반적으로 수행된다. 마사지의 주요한 특징은 접촉과 움직임이다.

치료사의 움직임과 목적은 마사지 기술에 포함되어 있다. **마사지 기술**은 활주, 타진, 압박, 확장, 유연, 마찰, 진동, 신장과 고정과 같은 활동적인 용어로 설명할 수 있다. 접촉의 매체를 통하여, 마사지 치료사의 활동이 대상자의 연부조직에 움직임을 유발시킨다. 다른 마사지 기술은 다른 효과를 가지고 있다. 치료사는 각 마사지 기간의 목적을 성립하기 위하여 기술을 선택하여 적용한다.

목적은 활동을 나타나게 하고, 치료사는 목적을 성취하기 원한다. 목적은 이완 또는 순환, 또는 에너지 균형, 또는 긍정적인 감정 상태를 일깨워 주는 것과 같은 생체과정을 증진시키기 위한 것이다. 운동시합에서는 회복, 자세 개선, 또는 통증감소와 같은 보다 기능적인 방법으로 표현될 수 있다. 목적은 기술 선택을 결정하는데 도움을 주고 어려운 방법에서 활동에 도움을 준다.

마사지는 **마사지와 신체체계**의 전반적인 분류로 나누게 된다. 신체체계(bodywork)는 연부조직 도수법, 움직임 통합, 구조 통합, 에너지 균형, 그리고 접촉과 움직임을 포함한 다른 건강과 치유 접근법의 체계를 포함한 광범위하고 다양한 도수치료에 포함되어 20세기 후반에 만들어졌다. 마사지와 신체체계의 용어는 치료적 마사지와 신체체계의 국제 인증(National Certification for Terapeutic Massage and Bodywork)과 같이 마사지 치료의 광범위한 직업 분야를 설명하는데 함께 사용된다. 마사지의 유형은 본문에서 광범위한 마사지와 신체체계 분류로 나누어 설명할 것이다. 인기가 있는 마사지와 신체체계는 부록 A에 설명하였다(마사지와 신체체계의 체계와 전망에 대한 저서는 Mirka Knaster의 Discovering the Body/s Wisdom이다).

마사지와 신체체계 전통양식 Massage and Bodywork Traditions

전통양식은 세대에서 세대로 전해지는 문화적인 요소를 포함한다. 전통양식은 대표적으로 종교적, 지리적 또는 문명에서 발생되었다고 정의할 수 있다.

근본적으로 한 그룹의 전통양식을 다른 그룹이 사용할 수 있다. 이러한 현상은 흐름에 의해서

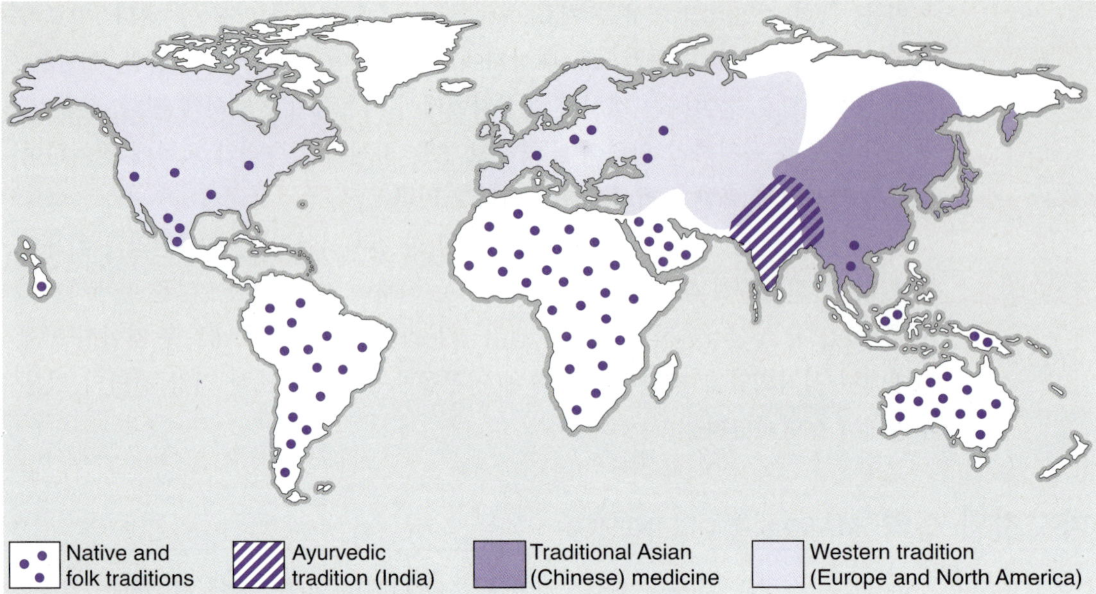

그림 1-1. 세계의 대표적인 마사지와 신체치료의 지도

일어나고 음악, 예술, 게임, 소설과 건강과 치유 습관과 같은 역사를 통하여 다시 되돌아간다는 것이다. 전통양식의 개념은 변하고, 가끔 전통양식이 두 세대 후에 성립되기도 한다. 그러나 전통양식은 개념을 근본적으로 확립하여 사용하고, 많은 마사지와 신체체계의 다른 체계를 분류한다.

오늘날 광범위하게 사용되는 마사시와 신체체계의 체계에는 4가지가 있다. 이것은 민간과 원주민 전통양식, Ayurvedic 마사지, 아시아 신체체계 치료(ABT), 그리고 서양마사지와 신체체계이다. 그림 1-1에 표시된 지도는 이러한 마사지 전통양식의 근본을 보여주는 것이다. 이러한 전통양식의 역사에 대한 것은 2장과 4부에서 설명될 것이다.

마사지와 신체체계에서 **민간과 원주민 전통양식**은 작거나 좁은 범위의 특정한 사람들에게 나타나고, 가족, 부족 또는 마을 치료사를 통하여 전달된 다른 것이 특징이다. 이것은 전반적인 건강과 치유 목적이 포함된다. 민간과 원주민 치유는 과거에 어떠한 것이 행하여졌는지, 어떠한 결과가 나타났는지에 근거하고 있다. 이러한 행위는 약초치료, 종교적인 의식과 종교적인 신앙을 포함한 환경에서 가장 많이 수행되었다. 이러한 전통양식은 오랜 시간 발달된 형식적이고 전통적인 것에 기초를 두고 있다. 예를 들면, 아프리카 부족의 치료사, 하와이언의 lomi-lomi, 그리고 curanderas라 불리는 히스파닉 치료사 연부조직 치료 양식에서 문지르는 기술이다.

Ayurvedic 마사지 전통양식은 인도에서 기원되었고, 건강과 질병에 효과가 있는 포괄절인 체계에 기초를 두고 있다. 이 이론은 5세기에 Vedas라는 고대 문서에서 흔적을 찾을 수 있다. 마사지는 건강한 신체 기능을 증진시키기 위하여 "siras"라 불리는 혈관에 "vayu"(또는 바람)을 순환시키기 위한 Ayurvedic 수행에서 필수적인 것이라 생각된다. 마사지에 사용되는 오일은 대상자의 신체 유형, 환경과 계절에 따라 달리 선택한다. 또한 신체체계의 다른 유형은 Chakras라 불리는 센터에 에너지 균형으로 사용되고 있다. 이와 관련된 수행은 hatha 요가, 호흡 운동, 정화와 채식주의가 포함된다(Harish Johari의 Ayurvedic 마사지 참고).

아시아 신체체계 치료(Asian Bodywork Treatment: ABT) 전통양식은 중의학에서 기원된 체계적인 마사지와 신체체계가 포함된다. 이것은 에너지(기) 통로 또는 경락, 통로를 따라 지나는 점인 경혈과 관련이 있다는 것이 특징이다. 압박과 문지르는 기술은 균형과 조화를 증진시키기 위하여 통로를 통한 에너지의 움직임을 자극한다. ABT에는 중국의 추나(tuina) 또는 의료 마사지, 일본의 안마와 shiatu, Jin Sin Do라고 하는 최신의 체계가 있다. 이와 관련된 수행에는 tai chi, qigoinh, 그리고 침술이 있다.

서양마사지 전통양식은 유럽과 북아메리카에서 수세기동안 발전하였고 고대 그리스와 로마에서도 흔적을 찾을 수 있다. 서양 전통양식은 미와 기쁨, 치유를 위한 건강치료에 마사지가 포함된다. 이것의 기초는 해부학, 생리학과 병리학을 포함한 서양의학이다. 치유에 대한 마사지 효과의 과학적인 연구는 과거 몇 십년동안 증가되었고, 서양의학에서 정의한 특정한 질환의 치료에서 마사지 사용에 대한 확실한 기초교육을 실시하였다.

근대 서양마사지는 19세기 말 Pehr Ling과 Johann Mezger에 의해서 일깨워진 연부조직 도수법이다. 5가지 고대 마사지기술은 에플루라지, 페트리사지, 마찰법, 경타법과 진동법이다. 고대 용어는 대부분 물리치료 프로그램에서 교육시키는 스웨덴 마사지와 공통적인 것이다. 지금은 같은 학교에서 영어 동의어인 sliding/gliding, 페트리사지/압박법, 마찰법, 타진법, 진동법을 사용한다. 움직임이 없는 접촉과 관절운동도 서양마사지에 포함된다. 이러한 7가지 서양마사지 기술은 다양한 치유 마사지 기술을 설명하기 위하여 간단하고, 적절하고, 유용하게 분류하였다.

에플루라지(effleurage)는 부드럽고 지속적인 동작으로 피부 위를 미끄러지거나 활주하는 기술이다. **페트리사지**(petrissage)는 **유연법**(kneading)의 동작으로 연부조직을 들어 올리거나, 비틀거나 또는 꼬집거나, 또는 손아래 조직을 압박하거나 굴리는 기술이다. **마찰법**(friction)은 한 표면 위를 반복하여 문지르면서 수행한다. **경타법**(tapotment)은 리듬감있게 빠른 타진 움직임으로 구성된다. **진동법**(vibration)은 진동 또는 떨림 동작, 또는 전후 움직임과 위 아래로 빠르게 반복적으로 수행하는 것으로 설명할 수 있다. 움직임이 없는 접촉은 수동 접촉, 고정, 또는 신체에 손을 얹어 놓는 것을 포함한다. 서양 마사지 범위 내의 관절 운동은 정상가동범위 내에서 가동 기술을 수행한다. 그림 1-2는 기본적인 서양마사지 기술을 설명한 것이다.

보완 마사지와 신체체계는 20세기에 발달한 기본적인 서양 기술이 배경이 된 체계이다. 서양 해부학이 기초가 되는 임파 마사지, 발통점과 근막 마사지, 대체 건강의학인 극성치료와 반사요법과 같이 다른 것이 있다. 최근 적절한 건강과 치유를 증진시키기 위한 많은 효과들이 다시 발견된 마사지와 신체체계의 많은 다른 형식들이 흥미를 끌고 있다. 3부에는 보완 마사지와 신체체계의 5가지 체계를 설명하였다.

많은 치료사들은 절충적인 접근을 위한 양식 또는 다른 체계로부터 이론과 기술을 서양 마사지에 기초를 두고 있다. 예를 들면, 치료사는 근막 또는 발통점 기술, 반사용법 또는 shiatsu와 같은 보완적인 접근법과 기본적인 서양마사지 기술을 혼합하여 절충하여 사용한다. 마사지 기술은 마사지에서 목적을 성취하기 위하여 적절한 기술을 선택하여 사용한다.

마사지와 서양의학 MASSAGE AND WESTERN MEDICINE

마사지와 신체체계 기술은 서양의학과 관련된 보완과 대체의학으로 불리기도 하며, 마사지는 고대 그리스 이후 서양의학에서 사용되어져 왔다. 이러한 이유는 의료에서 마사지의 인기가 감소

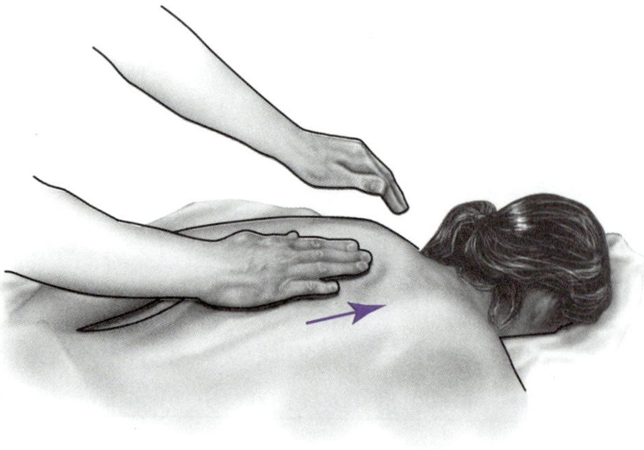

에플루라지—미끄러지면서 활주하는 기술

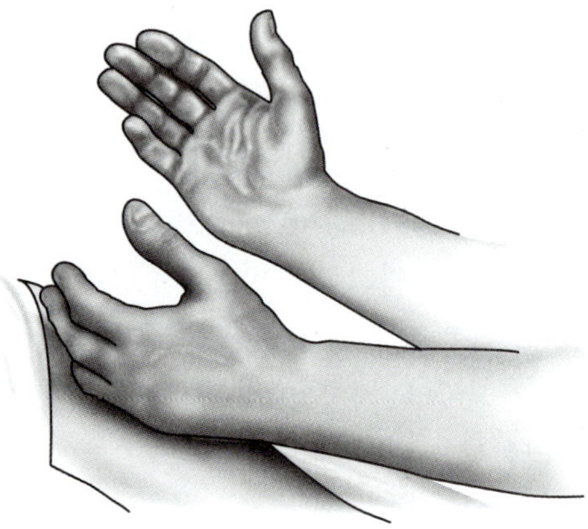

경타법—타진기술.

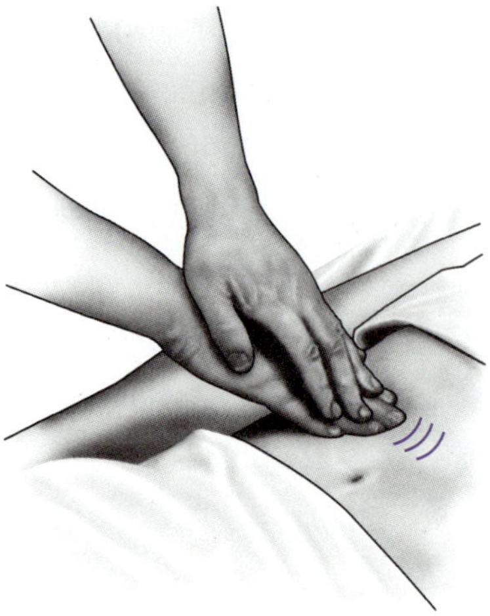

진동—진동 기술.

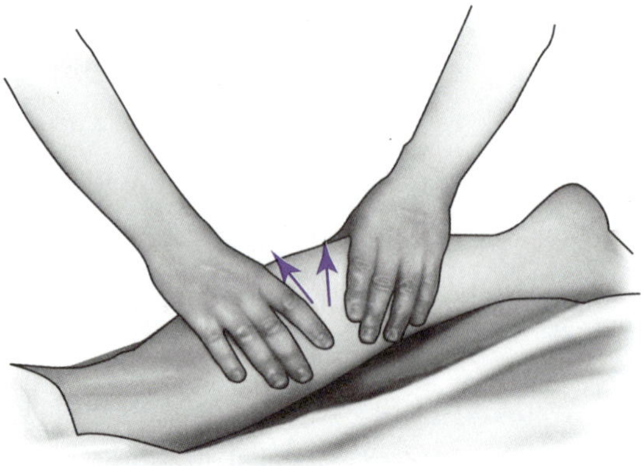

페트리사지—유연법과 압박 기술.

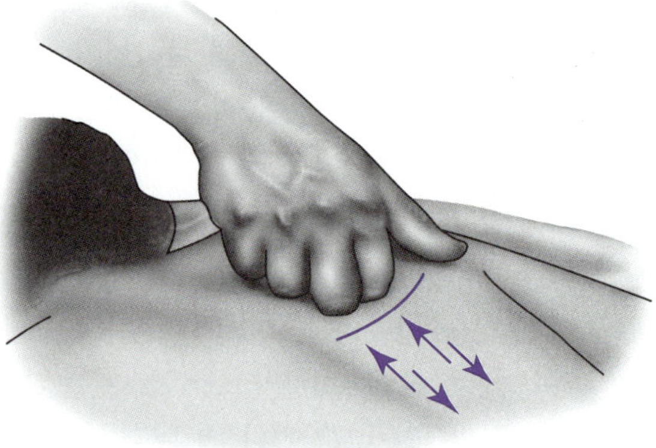

마찰법—문지르기 기술.

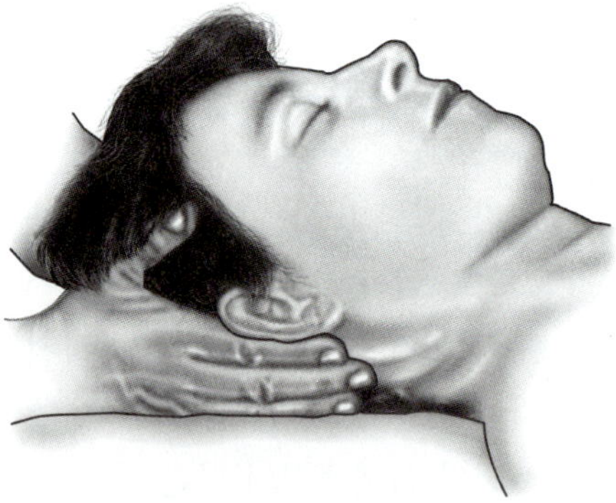

움직임이 없는 접촉—고정과 접촉 기술.

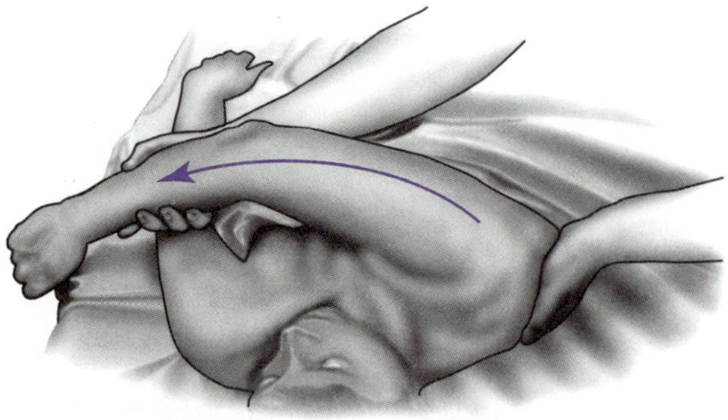

관절운동—가동과 신장 기술.

그림 1-2. 7가지 기본 서양마사지 기술

된 20세기 중반에서 흔적을 찾을 수 있고 건강관리 부분에서 분리되었다. 20세기 후반에 부흥된 마사지는 1960~1970년 반체제 문화기간 동안 자연 치유양식이 되었다. 부흥은 전통의학으로 생각하게 되었고, 서양과학의 외부에서 치유의 접근법으로 포함되어, 마사지 치료는 대체의학으로 간주되었다.

마사지에 관한 과학적 연구로 점차 의학에서 중심에 있게 되었다. 예를 들면, 마사지에 관한 연구들은 마이애미 대학의 접촉 연구협회(www.miami.edu/touch-research)에서 수행하였고, AMTA 기초 자료에서 찾을 수 있다(www. amtafoundation.org).

마사지를 대체치료라고 부르는 것은, 의학의 중심에 있지 않다는 것을 의미한다. 보완치료라고 볼 때, 2차적인 치료라고 간주되지만, 환자의 회복에는 기여한다는 의미이다.

CAM은 보완(complementary)과 대체의학(alternative medicine)을 위한 두문자이다. CAM은 생체되먹임, 허브치료, 동종요법, 침술, Ayurveda, 자연요법, 환경의학, 그리고 다양한 형태의 마사지와 신체체계가 포함된 광범위한 개념이다. CAM 치료의 광범위한 사용은 1998년 국제건강협회 내 국제 보완의학과 대체의학 센터(www.nccam.nih.gov)의 설립을 촉구하였다.

CAM 정책(2002)에서 백악관 위원회는 치료적 마사지, 신체체계, 그리고 CAM의 주요 영역인 신체 움직임치료를 인용하였다. 다른 영역은 대체 건강관리 체계(예, 전통 중의학, Ayurveda, 카이로프락틱과 자연요법), 마음-정신 중재(예, 중재, 최면술), 생물학에 근거한 치료(예, 허브치료와 특수한 식이요법), 에너지 치료(예, qipong, Reiki), 그리고 생체전자장(자기장치료)을 포함한다(www.whaccamp.hhs.gov).

많은 점진적 관점은 통합 건강관리 체계 내에서 선택하는 것처럼 마사지와 신체체계로 간주된다. 통합 건강관리 체계에서, 다른 치료는 같은 상태로 존재하고, 환자를 위한 최대의 효과에 근거를 두고 있는 것을 선택한다. 마사지와 같은 도수치료는 증가하고 있는 대부분의 의료시설에서 사용되어지고 있다.

유사한 경향에서, 북아메리카 휴양지에서는 건강과 치유서비스로 방문하는 고객에게 보완적 치료를 제공하고 있다. 통합적인 접근은 수년간 유럽 휴양지에서 일반적으로 사용하여 왔다. 국제휴양지협회(ISPA)는 7가지 휴양지 분류 중 하나로 "의료적 휴양지"를 포함시켰다. 의료적 휴양지는 전통치료와 보완치료처럼 통합적인 휴양지 서비스를 제공하는 환경을 제공하고 있다(www.experienceispa.com).

건강전망 WELLNESS PERSPECTIVE

건강 전망은 의미 있는 삶의 목표를 위하여 질환이 거의 없는 건강한 상태를 전망하는 것이다. 이 도형에서, 개인은 그들 생활의 많은 부분에서 최적의 건강을 획득하기 위한 생활습관을 갖도록 하고, "건강"은 1970년 미국에서 형성된 개념이고 체육학과 운동, 건강, 여가와 레크레이션, 그리고 건강관리에서 전문적으로 적절하게 선택하여왔다.

질병/건강 연속체(Illness/Wellness Continuum)

그림 1-3의 질병/건강연속체 도표는 건강의 개념, 건강과 치료모델을 나타내는 것이다. 이것은 1975년 캘리포니아, Mill Valley의 건강자원센터에서 발견한 건강운동의 선구자인 John Travis,

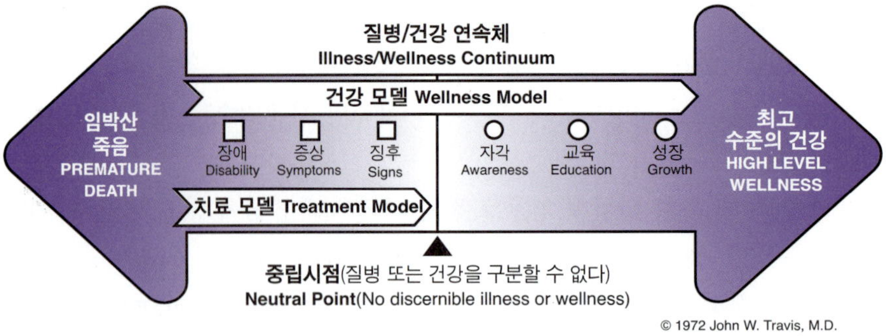

그림 1-3. 건강/질병 연속체. (출처: Wellness Workbook, Travis & Ryan, Ten Speed Press, Berkeley, CA. © 2000 John W. Travis, MD)

MD에 의해서 발전되었다. 비영리 교육재단인 건강협회에서 현재까지 Travis의 연구를 지속하고 있다(www.thewellspring.com).

Travis의 건강 모델은 사망에서 최고 수준의 건강까지 질병/건강 연속체의 전 기간을 포함한다. 이것은 최고 수준의 건강을 얻기 위하여 더 나은 자각, 교육과 성장을 향하여 움직이듯이 장애 치료와 질병의 징후와 증상을 포함한다. 이 치료모델의 도표에서는 "중립"이 건강 모델의 중간에 해당하고 양측면으로 나누어진 것을 확인할 수 있다.

최고 수준의 건강(High Level Wellness)

광범위한 상식에서, 최고 수준의 건강은 신체적, 감정적, 지적, 정신적, 사회적, 그리고 직업적으로 최적으로 건강한 상태이다. 안녕과 건강한 생활습관의 구성은 표 1-1에서 실제적인 용어로 설명하였다. 이러한 각각의 영역에서 최적의 건강을 획득한다는 것이 인생의 과정이다.

최고 수준의 건강을 성립하기 위해서 많은 측면이 있다. 좋은 영양, 적절한 운동, 휴식, 여가, 만족감과 건강의 상호관계, 문제해결을 위한 상담, 자연에서 보내기, 의미 있는 일 찾기와 같은 것이 포함된다.

대부분의 사람들이 많은 방법에서 건강을 증진시키기 위한 효과적인 방법으로 마사지를 찾게 되었고, 그림 1-4에서 건강의 구성요소에서 몇 개의 긍정적인 방법을 찾고자 하는 것이다. 마사지는 건강한 상태의 연부조직을 유지하고, 수면을 증가시키고, 이완을 증진시키는 것을 돕는다. 스트레스를 극복하고, 불안을 감소시키고, 내적인 평온을 찾는데 도움을 줄 수 있다. 운동과 스포츠 참여도 이것을 도울 수 있다. 신체, 마음과 감정에 관한 더 많은 학습을 위한 방법을 제공할 수 있다. 신체자각과 자신의 일관된 감각을 발전시키는데 도움을 준다. 분리를 완화하고, 다른 것과 관계가 있는 감각을 성립하는데 도움을 준다. 안전한 환경에서 치료적 접촉을 제공한다. 사람은 전체적으로 연결되어 있기 때문에, 이러한 측면 중 하나라도 증진되는 것은 다른 부분을 증진시키는데 도움이 된다. 사람들은 그들 자신만의 특별한 이유로 마사지의 효과를 얻는다.

건강 마사지 피라미드 WELLNESS MASSAGE PYRAMID

질병/건강 연속체를 이용하는 동안, 건강과 치료 모델 사이가 양분되어 있다는 느낌을 가지게 된다. 이것은 마사지치료의 광범위한 관점을 표현하고자 할 때에는 문제가 된다. 양분에 대한 용

표 1-1 건강과 건강한 생활습관의 구성요소

신체적 건강(physical wellbeing)은 신체적으로 적합한 것, 영양분이 풍부한 식사, 화학적 의존과 다른 위험한 행동이 없는 것, 질병의 초기 증상을 인식하는 것, 적당한 수면과 휴식을 갖는 것, 사고를 예방하는 것을 포함한다.

감정적 건강(emotional wellbeing)은 감정의 균형, 적절하고 편안한 감정 표현, 다른 사람에게 애정과 존경을 보이고, 긴장과 개인적 문제에 적절하게 대처하는 것, 필요할 때 조언을 찾는 것을 포함한다.

지성적 건강(intellectual wellbeing)은 명석한 생각과 문제 해결, 과정 정보, 질문과 평가, 생활 경험 학습, 융통성, 창조성과 새로운 생각에 제한이 없는 것을 포함한다.

정신적 건강(spiritual wellbeing)은 삶의 목적과 의미, 삶의 목적을 알게 되고 더 편안하게 사랑, 기쁨, 안정을 표현하고, 내면의 자신과 연결되는 느낌, 다른 것을 의식하고, 좌절 후 희망을 갖는 것, 본질을 바르게 평가하는 것이다.

사회적 건강(social wellbeing)은 만족스러운 관계와 다른 사람과 좋은 상호작용을 가지고, 필요할 때 도와줄 수 있는 가족, 친구와 다른 사람들이 있고 공동체 안의 소속감 확립을 가진다는 것을 의미한다.

직업적 건강(vocational wellbeing)은 학교와 직업의 만족; 훌륭한 것을 성취하기 위하여 다른 사람과 화합하여 일하는 것을 포함한다.

출처: Seiger, L., Vanderpool, K., & Barnes, D.(1995). Fitness and wellness stragegies. Madison, WI: Brown & Benchmark(pp. 5-6)

어는 공통적으로 사용되며, 중간지점의 왼쪽(예, 장애, 증상, 징후)은 마사지치료에서 치료라는 단어를 사용하고, 최고 수준의 건강(예, 자각, 교육, 성장) 부분은 중간지점에서 건강 수행을 적용한다. 다른 설명은 마사지 치료와 관련된 건강의 전체 범위에 포함된 건강의 개념을 기록하기 위하여 필요하다.

그림 1-4의 **건강 마사지 피라미드**(WMP)는 마사지 치료를 위한 건강 예측을 포함시키기 위하여 노력하였다. WMP는 질병/건강 연속체의 몇몇 개념을 사용하였지만, 최고 수준 건강을 위하여 마사지의 긍정적인 것을 형성하기 위하여 다른 특정한 것을 부가시켰다.

주요한 마사지를 나타내는 WMP의 각 레벨은 최고 수준의 건강을 만들 수 있고, 각 레벨은 다음 단계를 위한 기반을 제공한다. 피라미드는 기초에서 최고점으로 구성되고, 질병과 손상에서 치료와 회복, 질병과 손상 예방, 중간지점(질병과 손상이 없는), 건강 유지, 개인적 성장과 생활의 기쁨이 포함된다. 피라미드의 3차원적 관점은 신체, 마음, 감정, 그리고 정신의 각 단계를 나타낸다.

특정한 목표를 성취하기 위한 각 계층을 묘사하기 위하여 피라미드를 사용하는 것은 심리학에서 Maslow의 계층적 요구(hierarchy of needs)를 도입한 것이다. Maslow의 인간 동기 이론에서 피라미드의 기초는 성장 요구 전에 결핍 요구라 부르는 것이 나타난다. Maslow의 결핍 요구는 심리적, 안정, 사랑 그리고 존경이다. 그 후 이해와 미적 요구와 같은 성장 요구가 나타나고, 마지막에는 자기-현실과 초월이 나타난다(Huitt 2002). Maslow의 이론은 인간 동기를 설명하기 위한 것이지만, 피라미드의 전반적인 이념은 최고 수준의 건강을 이루는 방법을 설명하기 위하여 필요한 것이다.

WMP의 밑면에는 질병 또는 손상의 치료, 회복과 예방이 있다. 이러한 단계를 성취하였다면, 예를 들면 결함이 제거되었다면, 중심지점으로 향해가는 것이다. 중심지점 위에는 좋은 건강을 유지하고 지속하기 위하여 최고 건강수준으로 향하여 성장하는 부분이다. 이것은 신체적, 심리-감정

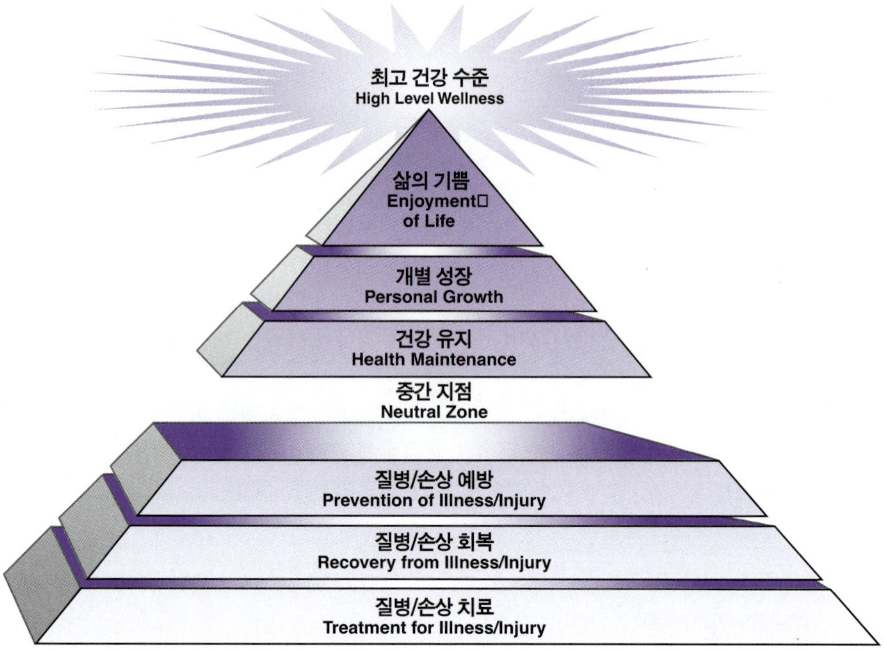

그림 1-4. 건강 마사지 피라미드

적, 그리고 정신적 성장과 인생의 기쁨을 위한 기반을 제공한다. 이론적으로, 기초는 다음 레벨로 진행하기 위해서는 각 레벨이 가능하여야 하지만, 이러한 계층을 가능하게 하는 것이 중요한 것은 아니다.

중요한 부분은 레벨 사이에 있다. 인생을 통하여, 레벨은 생활의 상처와 슬픔에서 회복하기 위하여 다시 찾게 될 수 있고, 인생의 다른 단계에서도 직면할 수 있다. 건강의 다각적인 특성이 주어져도, 동시에 다른 레벨을 지정할 수 있다. 예를 들면, 건강예측에서, 만성질병이 있는 사람은 항상 치료를 수행하여야 하지만, 다른 부분에서 건강을 유지할 수도 있고, 개인적 성장(예, 정신적인 성장), 그리고 그들의 생활의 다른 방면에서 최고 수준의 건강을 진행시킬 수도 있다. 피라미드는 최고 수준의 건강에서 마사지 치료의 기여를 이해하기 위한 간단한 도구이다.

피라미드는 마사지를 찾는 사람들의 많은 이유를 설명하는데 사용될 수 있다. 치료와 회복 레벨을 가장 먼저 이해하여야 한다. 고객은 통증 또는 기능장애를 호소하고, 마사지는 치유과정을 돕고, 통증을 감소시키기 위하여 사용된다. 급성 기간에는 사용하지 않고, 건강한 상태가 시작되면 천천히 다시 사용한다. 회복기간에서 마사지는 보완적인 치료로 사용되곤 한다.

예방의 레벨에서, 고객은 그들의 스트레스 정도를 자각할 수 있고 스트레스를 감소시키고 질병을 예방하기 위한 전략으로 마사지를 사용할 수 있다. 또한 고객은 반복적인 동작으로 그들의 근육 긴장을 느낄 수 있고 좌상을 예방하기 위하여 마사지를 사용할 수 있다. 이것은 손상 또는 질병을 일으킬 수 있는 잠재적인 상황이라 할 수 있다.

중간지점은 질병과 손상의 징후와 증상과 같은 결함이 없는 것을 의미한다. 이것은 통증이 없고, 참을 수 있는 스트레스 정도, 정상적인 일상생활기능이 가능하다는 것이 특징이라 할 수 있으며, 건강의 오래된 이론에서는 목표이기도 하다. WMP에서, 중간지점은 최고 수준의 건강에 도달하기 위한 과정에서 안정 상태이다.

건강 유지의 레벨에서, 고객은 건강한 생활습관의 한 부분으로 규칙적으로 마사지를 받을 수 있다. 이 지점에서는 중간지점으로 갈 수 있고 최고 수준의 건강으로 갈 수 있다. 마사지는 개인적인 성장 활동과 기쁨으로 가득찬 생활을 할 수 있는 것처럼 예방 전략 종류인 신체와 정신 기능을 유지하는데 도움을 줄 수 있다.

건강유지에서도 삶의 향상처럼 마사지를 찾는 이유는 치료접촉의 건강한 기쁨, 자기 자신의 자각 발전, 신체와 마음의 통합 느낌 또는 여가 활동을 위한 신체 상태 증진이 포함될 수 있다.

건강 마사지 피라미드는 마사지 기간의 목표를 설명하기 위하여 사용할 수 있다. 목표는 하나 또는 그 이상의 레벨에 포함될 수 있고, 시간과 시설은 고객/환자의 필요에 의해서 결정된다. 기간은 치료, 치료와 예방, 또는 건강유지와 개인성장 또는 동시에 여러 레벨에서 피라미드의 기초에 주로 초점을 맞출 수 있다. 하나의 마사지 기간은 피라미드의 특정한 레벨에 초점을 맞추거나 또는 특별한 시간을 소비한다고 설명할 수 있다.

건강과 건강전문가 WELLNESS AND THE HEALTH PROFESSIONS

몇몇 건강 전문가는 마사지 치료사, 물리치료사, 간호사, 운동트레이너, 카이로프랙터 자연요법사와 같은 범위에서 마사지를 포함시킨다. 전문가에 따라, 마사지는 마사지치료, 신체체계, 도수치료, 물리치료 또는 간단한 치료양식으로 불릴 수 있다.

몇몇 다른 양식을 이용하거나 병리치료의 방법에서 이용되는 몇몇 양식에서 마사지는 작은 역할을 할 수 있다고 하였다. 이것은 냉찜질, 온찜질, 초음파 또는 와류욕과 같은 치료양식과 같이 분류할 수 있으며, 대부분 건강 전문가들이 목록화 한 것이다.

마사지치료 전문가에게, 마사지와 신체체계는 주요한 "양식"이다. 마사지 치료사들은 연부조직 적용의 전문가이고, 건강 마사지 피라미드의 전 범위에서 마사지를 수행한다고 한다. 마사지 치료사들은 자신을 가끔 다른 마사지와 신체체계 "양식"으로 부른다. 이것은 치유를 위한 접근법의 복잡성을 반영할 수 없도록 혼란스럽게 하는 것이다. 체계, 접근법과 형식은 양식의 용어를 대신 나타내는 것이다.

마사지 사용자는 일반적으로 건강 마사지 피라미드의 하나 또는 두 가지 측면에서 전문화되어 있다. 예를 들면, 대부분의 마사지 치료사들이 건강유지와 자기성장에 중점을 두는 동안 대부분의 물리치료사는 치료, 회복과 예방에 중점을 둔다. 그러나 몇몇 물리치료사는 운동 수행 증진과 같은 자기 목표에 도달하기 위하여 고객에게 도움을 주고, 대부분 마사지 치료사는 질환이 있는 환자의 치료와 재활을 전문적으로 다루기도 한다. 간호사는 병원과 너싱홈에서 환자의 일시적인 치료 방법으로 마사지를 사용할 수 있다. 개인적인 수행자가 고객 목표 범위 내에서 선택할 수 있다고 할지라도, 대부분의 건강 전문가는 건강의 광범위한 측면에 포함시킨다.

직업적으로 면허가 있는 상태에서 건강 전문가들은 규정이외에 수행할 수 있다고 하더라도, 법이 허용하는 범위 내에서 수행하여야 한다. 예를 들면, 대부분 상태에서 의학적 상태의 진단이 법적으로 금지되어있을지라도, 마사지 치료사의 영역에 많은 권한의 치료가 포함된다.

마사지는 그들의 영역과 이론적 기초에 따라 다른 건강 전문가에서 다르게 사용되지만, 이들 전문가의 마사지 기술은 하나로 되어 있다. 이 책의 핵심은 건강과 치유를 증진시키기 위한 마사지 기술과 적용을 설명하고자 하는 것이다.

명백한 용어 CLARIFYING TERMINOLOGY

용어는 다른 시설에서 다른 건강 전문인에게서 사용되었다. 예를 들면 몇 몇 사람들은 고객 또는 손님이라고 부를 것이고, 다른 사람들은 환자라고 부를 것이다. 자신을 치료사(therapist)라 부르고, 다른 사람은 전문가(technicians) 또는 개업의(practitioners)라고 부른다. 몇몇은 치료(treatment) 또는 절차(produce), 다른 사람들은 세션(session)의 용어를 사용한다.

치료라는 단어는 의학 상태에 있는 영역에서 특히 마사지 치료사를 위하여 해결하기 어려운 부분이 될 수 있다. 역사적으로, 치료라는 단어는 휴양지와 같은 시설에서 많은 다른 서비스를 위하여 사용되어 왔다. 예를 들면, 안면 진흙욕, 또는 마사지는 건강, 미용 또는 즐거움을 목적으로 사용하는 것일지라도 치료라고 부를 수 있다.

치료는 의학적 상태에서의 어떤 특정한 치유방법을 의미하는 것이므로 건강 관리 전문가에서 개업의들에게는 혼란스러울 수 있다. 많은 마사지 치료사가 의료시설에서 일을 하고, 수행 범위를 명확하게 하는 것이 중요하므로, 치료라는 용어 사용을 제한 할 수 있다. 치료는 마사지와 신체체계를 특정한 의학적 상태의 회복 또는 치료를 위하여 사용할 때를 말하는 것이다.

표 1-2 도표는 의학적 모델에서 사용되고 있는 마사지를 더 명확하게 구별하기 위하여 용어를 제한하였다. 왼쪽의 용어 목록은 전반적으로 건강 상태에서 더 적합하고, 오른쪽은 치료에 더 적합한 용어이다. 치료라는 단어 사용과 용어와 관련된 것은 특정한 마사지 적용의 목적을 명백하게 하기 위한 의학적 상태라고 할 수 있다.

표 1-2 건강/치료 용어 챠트

아래의 용어는 마사지의 광범위한 건강의 범위와 특정한 치료적용 사이를 더 명확하게 구분하는데 사용할 수 있는 목록이다. 건강 용어는 다양한 시설에 사용하며, 치료 용어는 임상시설 또는 의료시설에서 더 많이 사용된다.

주의: 건강 전망에서 마사지의 목적은 생활의 많은 범위, 의학적 상태로 특정하게 진단된 것을 경감시키는 치료적용에서 최고 수준의 건강까지이다.

건강 용어	치료 용어
• 고객	• 환자, 사례
• 고객 병력, 건강 병력	• 의학적 병력, 사례 병력
• 기간, 약속	• 치료
• 평가, 검사	• 평가, 진단
• 효과	• 적응증
• 금기증	• 금기증
• 기술을 해결하는 문제, 기술에 기원한 기간	• 임상적 원인 기술
• 고객관리	• 사례 관리
• 기간 계획, 기간 전략	• 치료 계획, 치료 계획안
• 치료적 접근	• 중재
• 치료	• 치료, 재활
• 건강 전문가	• 건강관리 전문가
• 치료 환경	• 의학적 환경, 건강관리 환경
• 치료사, 마사지 치료사, 신체체계사	• 치료사

본문 전체에서 사용되는 용어는 신중하게 더 많은 것을 포함시켰다. 마사지를 수행하는 사람을 제공자 또는 치료사라고 부를 것이고, 마사지를 받는 사람을 대상자 또는 수령인이라고 부를 것이다. 치료사라는 단어는 마사지 기술을 훈련한 사람, 그들의 전문적인 영역에 마사지를 사용하는 사람을 언급하는 것이다. 세션(session)은 마사지를 수행하는 시간과 관련이 있다. 치료라는 단어는 의학적 적용을 설명하기 위한 것이다.

요약 SUMMARY

마사지는 전통적인 자연치유기술 중 하나이며, 손으로 수행하는 도수치료이고 마사지로 정의되는 사람 대 사람의 접촉이다. 대부분 마사지 치료사는 치유의 자연적인 방법, 치유력의 효과와 인간의 심신상관적인 면에서 선호하는 것이 포함된 자연 치유 철학을 가지고 있다.

치유는 건강하게 만든다는 의미이다. 이것은 건강과 웰빙을 증진시키고, 손상 또는 질병 후 건강회복의 과정 또는 최적의 기능을 회복하는 것을 의미한다. 치유는 내면에서부터 나타나고, 대상자가 그들 자신의 회복에 능동적으로 참여하게 되는 것을 의미한다. 반면, 치료라는 단어는 외면에서부터 일어나고 대상자에게 수동으로 주어진다. 마사지는 전체 통합을 유지하기 위하여 노력하고 자신을 지속적으로 회복시키는 것과 같은 작업을 하는 자연치유력을 증진시키기 위한 방법으로 본문에 설명하였다.

심신상관은 신체, 마음, 감정과 정신을 포함한 인간 전체를 치료하고 건강을 위한 접근법으로 언급하였다. 심신상관적 도표에서, 마사지는 다른 모든 측면에도 영향을 줄 수 있도록 신체에 적용한다.

마사지는 건강과 치유를 증진시키기 위한 신체 연부조직의 체계적이고 의도적인 도수법이다. 주요한 특징은 접촉과 움직임이다. 치료사의 작용과 그에 따른 목적은 마사지 기술에 포함되어 있다. 접촉의 매개물을 통하여, 치료사의 작용(예, 활주, 유연, 또는 신장)은 연부조직에 움직임을 유발시킨다. 목적은 작용의 지침이 되는 의도이며, 마사지의 효과적인 적용에 필수적인 것이다. 마사지는 마사지와 신체체계의 일반적 분류에 포함된다.

전통양식은 세대에서 세대로 전해져온 문화요소이다. 현재 광범위하게 사용되는 4가지의 마사지와 신체체계가 있다. 이것은 민속과 원주민의 전통양식이고, 인도의 Ayurvedic 마사지, 중의학이 기초가 된 아시아 신체체계 전통양식, 그리고 유럽과 북아메리카의 서양 마사지 전통양식이다.

근대 서양마사지는 19세기 유럽에서 처음 발전된 연부조직 도수법의 체계이다. 7가지 서양마사지기술의 분류는 에플루라지(미끄러짐과 활주), 페트리사지(유연법과 압박), 경타법(타진법), 마찰법, 진동법, 움직임 없는 접촉(고정과 접촉), 그리고 관절운동(가동과 신장기술)이다. 보완 마사지와 신체체계는 임파 마사지, 발통점, 근막 마사지, 극성치료와 반사요법이 20세기에 발전되었다. 절충적인 치료사는 마사지 기간의 목표을 확립하기 위하여 다른 체계 또는 전통양식과 서양마사지 기술을 혼합하여 사용한다.

마사지와 신체체계는 서양의학에서는 대체 또는 보완치료라고 한다. 20세기 후반에 전통적인 서양의학에서 유발된 마사지에서 흥미를 가져 다시 부활되었다하더라도, 많은 과학적인 연구들은 의학 협회에서 수행하였다. 마사지를 대체라고 칭할 때, 주된 의학 분야가 아니라고 여기는 것이다. 보완이라고 부를 때, 이차적인 보완치료라고 생각하지만 환자의 회복을 돕는다. CAM은 보완의학과 대체의학의 두문자어이다. 미국정부는 치료적 마사지, 신체체계, 그리고 신체움직임 치료를 주된 CAM 영역이라고 하였다.

통합적인 건강관리시스템에서, 마사지는 다른 보완치료와 CAM치료의 동등한 상태라고 생각하였다. 마사지는 현재 휴양지와 같은 많은 의료시설에서 통합되어져 사용되고, 포괄적인 의료와 건강관리를 위해 사용한다.

질병/건강 연속체는 임박한 죽음에서 최고 수준의 건강까지 이르게 된다. 건강모델은 최고수준 건강을 목표로 연속체의 전 기간에 미치게 된다. 최고 수준의 건강은 최적의 신체적, 감정적, 지적, 정신적, 사회적, 그리고 직업적 웰빙의 상태이다. 마사지는 많은 방법으로 최고수준의 건강을 획득하는데 도움을 준다.

건강마사지 피라미드(WMP)는 질병/건강 연속체와 Maslow의 계층적 요구에서 마사지에 기여하는 그림까지 혼합된 개념으로 최고 수준의 건강을 성취하게 만든다. WMP의 기초에서 위로 움직이는 것은 질병과 손상의 치료, 회복 그리고 예방이며 중간지점으로 향하여 가는 것이고, 그 후 건강을 유지하며, 개인적으로 성장하고, 생활의 기쁨을 얻게 되는 것이다. WMP는 마사지 기간의 목적을 설명하였듯이, 사람들이 마사지를 찾는 이유를 설명하는데 사용될 수 있다.

몇몇 건강 전문가들은 치료 범위에 마사지를 포함시킨다. 많은 건강전문가에서, 마사지는 의학적 상태를 치료하기 위한 다른 치료양식의 하나이다. 마사지 치료사들은, 마사지는 특별한 것이고 건강이 목적인 모든 범위에서 사용되어진다고 하였다. 마사지를 다른 전문가가 다르게 사용할 지라도, 마사지 기술은 다르지 않다.

여러 건강전문가는 마사지를 다른 용어로 사용한다. 본문에서 사용되는 용어는 신중하게 사용한 것이다. 마사지를 수행하는 사람을 제공자 또는 치료사라고 부를 것이고, 치료를 받는 사람은 대상자 또는 수령인이라고 부를 것이다. 기간은 마사지를 수행하는 시간과 관련된 것이다. 치료는 의학적 적용을 나타내는 것이다.

다음 부분은...
마사지치료의 현재를 이해하고 수행하는 것은 대부분의 나라들에서 서서히 발전시켰다. 2장에서는 21세기에 건강과 치유수행에서 가치가 있는 마사지의 고대 기원과 마사지의 발전을 확인하기 위하여 마사지의 역사를 더 확실하게 학습할 것이다.

참고문헌 REFERENCES

Huitt, W. G. (2002) Maslow's hierarchy of needs. Retrieved: March 2003 (*http://chiron.valdosta.edu/whuitt/col/regsys/maslow.html*).

Johari, H. (1996) *Ayurvedic massage: Traditional Indian techniques for balancing body and mind*. Rochester, VT: Healing Arts Press.

Knaster, M. (1996) *Discovering the body's wisdom: A comprehensive guide to more than fifty mind-body practices*. New York: Bantam Books.

Seiger, L., Vanderpool, K., & Barnes, D. (1995). *Fitness and wellness strategies*. Madison, WI: Brown & Benchmark.

Travis, J. W., & Ryan, R. S. (2000). *Wellness Workbook*. 2nd edition. Berkeley, CA: Ten Speed Press.

White House Commission on Complementary and Alternative Medicine Policy (2002). *Final Report*. Department of Health and Human Services. (*www.whccamp.hhs.gov*).

웹사이트

www.amtafoundation.org AMTA Foundation—Research Database
www.experienceispa.com International Spa Association
www.miami.edu/touch-research Touch Research Institute at the University of Miami
www.nccam.nih.gov National Center of Complementary and Alternative Medicine at the National Institutes of Health, Washington, DC.
www.thewellspring.com Wellness Associates
www.whccamp.hhs.gov White House Commission on CAM Policy Report

학 습 가 이 드

학습결과 LEARNING OUTCOMES

학습을 원활하게 하기 위해서는 처음의 학습결과를 살펴보아라. 각 결과에서 주어지는 과제를 수행하고, 학습 파트너와 또는 테이프를 기록하는 사람에게 글을 쓰거나 구두로 선행한다. 이것은 "명백한 사항"을 연습하는 것으로 시작할 수 있고, 나중에 기록한다.

중요 단어/개념 KEY TERMS/CONCEPTS

이 장의 처음에 목록화 된 중요 단어와 개념을 학습하는 것은, 연습 후 하나 또는 그 이상을 선택한다. 생각을 쓰거나, 말하는 것은 기억하는데 도움을 줄 수 있고, 이해한 것을 누군가에게 설명하는데도 도움을 줄 수 있다.

1. 중요 단어와 개념의 설명을 하나 또는 두 개의 문장으로 쓰시오.
2. 3×5의 한 쪽 면에 문제 1의 설명을 적고, 다른 면에는 중요단어 또는 개념을 적는 학습카드를 만든다.
3. 두 개 또는 세 개의 중요 단어 또는 개념을 집고 이와 관련된 것을 설명한다.
4. 학습 파트너와 함께, 중요 단어와 개념을 구두로 설명한다.
5. 하나 또는 이상의 중요 단어 또는 개념을 사용하여 문장을 만든다.
6. 학습 파트너에게 문제 5번의 문장을 읽어주고, 명확한 의미를 이야기 하게 한다.

학습개요 STUDY OUTLINE

다음 문제는 이장의 중요한 개념을 기억하는지 테스트 하는 것이다. 각 질문은 주어진 페이지를 사용하여 본문에 있는 답을 적어라.

자연 치유 기술

1. 자연의 치유 선물을 사용한 다른 치료사들과 같이, 마사지는 ______________라고 생각된다(p. 4).
2. 자연 치유철학은 (1)_________, (2)_________, (3)_________________을 포함한다(p. 4).
3. 마사지는 ________을 수행하기 때문에 도수치료로 간주된다(p. 4).

4. 치유라는 단어는 ________________을 의미한다(p. 4)

5. 치유라는 단어와는 반대로, 치료라는 단어는 ________________을 의미한다(p. 4).

6. 심신상관이라는 단어는 사람의 (1)__________, (2)____________, (3)___________, 그리고 (4) ________을 포함한다(p. 5).

마사지 정의

1. 마사지는 건강과 치유를 증진시키기 위하여 신체의 ________ 의 ________ 그리고 ________ 도수법이다(p. 5).

2. 치료사의 __________와 __________는 마사지 기술을 구성한다(p. 5)

3. 작용의 목적을 _________이라고 한다(p. 5)

4. ______와 _______은 광범위한 마사지치료의 분야를 설명하기 위하여 가끔 사용한다(p. 5)

마사지와 신체체계 전통양식

1. 전통양식은 ______________에서 전해 내려온 문화의 요소이다.(p. 5).

2. 마사지와 신체체계의 4가지 중요한 전통양식은 (1)_________, (2)__________, (3)_________, (4)________이다(p. 6).

3. 19세기에 Ling과 Mezger의 작업으로 일깨워진 연부조직 도수법 체계는 ________로 알려져 있다(p. 7).

4. 고대 서양마사지 기술 목록을 오른 쪽에 설명된 것과 관련이 있는 것을 연결하시오(p. 7).

_____	에플루라지	a. 타진법
_____	페트리사지	b. 표면 문지르기
_____	경타법	c. 미끄러짐 또는 활주
_____	마찰법	d. 흔들기
_____	진동법	e. 유연법 또는 압박하기

5. 서양마사지에서 수행되는 일반적인 두 가지 부가적인 기술은 ______와 ______이다(p. 7).

6. 임파 마사지, 발통점, 그리고 반사요법은 ______ ________ 서양마사지와 신체체계 조직과 같이 분류한 것이다(p. 7).

7. 두 개 또는 그 이상의 전통양식 또는 마사지와 신체체계의 기술을 함께 사용하는 치료사는 ______ _________라고 말한다.(p. 7).

마사지와 서양의학

1. 마사지가 의학의 주류에서 선택이라고 간주될 때, 이것은 _________와 관련이 있다(p. 7).

2. 마사지를 환자의 회복에 도움이 되기 위하여 사용하지만, 이차적인 치료라고 할 때, 이것을 ___________이라 한다(p. 9).

3. CAM은 C_____________와 A____________ M__________의 두문자이다(p. 9).

4. ________ 건강관리체계에서, 다른 치료들은 기초를 가지고 있고 환자에게 더 효과가 있는 것을 선택한다(p. 9).

건강 전망 (Wellness Perspective)

1. 건강 전망은 ____________을 성취하기 위하여 질병이 없는 건강한 상태로 되는 것이다(p. 9).

2. 임박한 죽음에서 최고 수준의 건강까지 건강모델의 범위를 보여주는 Travis의 도표를 ________ 이라고 한다(p. 9).

3. 치료의 목표는 질병/건강연속체의 ______ 지점의 상태에 이르게 하는 것이다(p. 9).

4. 사람 생활의 많은 다른 측면에서, 최고 수준의 건강이 이것의 핵심에 __________이다(p. 9).

5. 건강마사지 피라미드는 최고 수준의 건강의 행로에서 ____________을 이해하기 위한 도구이다 (p. 11).

6. 기초에서 최고 수준의 건강까지 건강마사지 피라미드의 단계는 (1) ___________, (2)_______________, (3)_____________, (4) 중간 단계, (5)_______________, (6)___________, 그리고 (7)________ 이다(그림 1-4)(p. 12).

7. 다음에 설명된 문장에서 건강 전망을 올바르게 설명한 것은?(pp. 9-13)
   ______ a. 의학적 상태를 위한 치료는 건강의 측면이다.
   ______ b. 만성 질병을 가진 사람은 최고 수준의 건강을 성취할 수 없다.
   ______ c. 건강관리 전문가들은 그들의 환자들이 최고 수준의 건강을 성취하도록 하는 책임이 있다.
   ______ d. 질병 또는 손상이 없는 것은 건강 용어에서 중간지점이다.
   ______ e. 최고 건강 수준을 성취한다는 것은, 삶이 남아 있다는 것이다.

건강과 건강전문가

1. 기술 범위에 마사지가 포함되는 전문가는 ________________이다(p. 13).
2. 질환 치료의 방법을 ____________라고 한다(p. 12).
3. 마사지 신체체계 양식의 체계라고 부르는 것보다, ________라고 부르는 것을 권한다(p. 13).
4. 참 또는 거짓. 물리치료사는 단지 마사지와 다른 치료 양식의 치료적용법을 수행한다. 설명하시오(p. 13).
5. 참 또는 거짓. 마사지 치료사는 개인적 성장과 기쁨을 주기 위하여 단지 마사지만을 수행한다. 설명하시오(p. 13).
6. 간호사는 가끔 병원과 너싱홈에서 환자치료의 _____________부분으로 마사지를 수행한다(p. 13).
7. 다른 건강 전문가들이 다르게 마사지를 수행할지라도, 공통적으로 그들은 ______이다(p. 13).

명백한 용어

1. 마사지가 숙련된 사람과 전문적으로 마사지를 사용하는 사람을 _________라고 한다(p. 14).
2. 마사지를 수행하는 시간의 기간을 ____________________과 한다(p. 14).
3. 의학적으로 마사지를 적용하는 것을 설명하는 단어는 _________이다(p. 14-15)

더 많은 이해를 위해서 FOR GREATER UNDERSTANDING

다음의 훈련은 이장에서 설명된 지침의 특별한 적용이다. 동사는 다양한 활동을 강조하고, 기술발전을 조장하기 위하여 밑줄을 그었다. 이러한 훈련은 학습 파트너 또는 그룹, 또는 학급과 함께 수행한다.

1. 온천, 헬스클럽, 재활병원, 또는 통합된 의료시설과 같은 마사지를 수행하는 두 개 또는 장소를 방문하라. 고객과 마사지 수행의 형태를 비교하고 대조해 보아라. 개인적 경험을 위해서 하나 또는 그 이상에서 마사지를 받아보아라.
2. 마사지 기간 동안 효과가 있다고 생각하는 마사지를 확인하기 위하여 규칙적으로 마사지를 받은 사람과 인터뷰하라.
3. 문제 2에서 두 사람 또는 그 이상의 사람과 인터뷰하고, 그들의 반응을 비교하라.
4. 숙련된 치료사에게 마사지를 받아라. 마사지 받은 후, 세션 동안 기술을 적용할 때 그들이 선택한 기술과 중재에 대해서 치료사와 인터뷰하라.

5. 건강 마사지 예측에 따라 그들의 작업을 분석하고 그 또는 그녀의 직업에서 마사지 수행을 하는 사람과 인터뷰하라.
6. 신체, 마음, 감성 그리고 정신을 위한 효과를 찾아보고 자신의 건강과 치유를 위한 마사지의 사용에 관하여 생각하라. 학습 또는 학습 파트너와 생각을 토론하고 다른 사람과 비교하라.
7. 표 1-2를 이용하여, 적절한 건강 또는 치료 용어를 사용하여 고객 도는 환자에 관한 짧은 이야기를 적어보아라. 예를 들면: (건강) Jane은 야채를 심은 후, 등과 다리가 경직되고 통증을 경험하여 마사지를 받기 위하여 온천에 갔다. 마사지 치료사는 건강 병력을 살펴보았고, 상황을 평가하고, 마사지 세션 전략을 세우고, 다리와 등에 근육이완과 순환에 중점을 둔 서양마사지를 수행하였다. (치료) John의 의사는 어깨에 반복적 좌상손상의 회복에 도움이 되는 마사지를 그에게 권하였다. 치료사는 의학적 병력을 살펴보았고, John이 근육이완과 통증 약물을 복용한 적이 없다는 것을 확인하였다. 임상 기술을 사용하여, 치료사는 치료계획을 세웠고, 손상 받은 부위에 발통점 치료로 서양마사지를 수행하였다.
8. 마사지와 신체치료 잡지 또는 저널을 찾아보고, 마사지와 신체치료의 유형 목록을 만들어 보아라. 4가지 세계 전통에서 유형을 분류하여라. 당신의 의견을 설명하라.
9. 보완과 대체의학 협회의 백악관 위원회 보고서를 읽고, 학급 또는 학습파트너와 마사지 치료의 미래에 대한 보고서의 의미를 토론하라(www.whccamp.hhs.gov).
10. 특정한 주제에 관한 더 많은 정보를 위한 이 장 전체에 목록화 된 웹사이트를 방문하라.

제 2 장

마사지의 역사

History of Massage

학습 결과 Learning Outcomes

이 장을 학습하고 난 후, 다음의 정보를 알 수 있을 것이다.

1. 고대와 전 세계 마사지를 올바르게 인식할 수 있다.
2. 다른 원주민과 민속 문화에서 일상생활의 부분인 마사지를 논의할 수 있다.
3. 수메르, 중국과 일본, 인도, 그리스와 로마의 고대 문명에서 마사지의 증거를 설명할 수 있다.
4. 중세와 유럽의 르네상스에서 마사지는 어떻게 보호하였는지 설명할 수 있다.
5. P.H Ling과 Mezger의 역할을 포함한 근대 서양마사지의 시작을 설명할 수 있다.
6. 간호와 물리치료에서 사용되는 간단한 의학적인 문지르기와 같은 전통적인 의료에서의 마사지 사용을 설명할 수 있다.
7. J. Kellogg와 Bernarr Macfadden이 공헌한 20세기 초 자연치유 움직임을 설명할 수 있다.
8. 1920～1950년이 전성기인 스웨덴 마사지를 설명할 수 있다.
9. 스포츠와 운동을 위한 마사지의 발전을 확인할 수 있다.
10. 1970년대에 Esalen 마사지를 설명할 수 있다.
11. 21세기에 마사지치료가 진보되는 사건을 확인할 수 있다.

MEDEALINK

이 책의 각 부분을 복사한 CD는 이 장에 담겨진 기술을 추가하였다. CD-ROM에 넣으면 마사지 기술의 영상을 볼 수 있다. 이 영상은 새로운 부분을 학습하는데 도움을 줄 수 있게 디자인되었다.

중요한 역사적인 인물 KEY HISTORICAL PEOPLE

Avicenna
Celsus
Curanderas
Galen
Graham, Douglas
Hippocrates
Kellogg, J. Harvey
Ling, Pehr Henrik
Lucas-Championnière, Marie Marcellin
Macfadden, Bernarr
McMillan, Mary
Mennell, James
Mezger, Johann Georg
Namicoshi, Torujiro
Pare, Ambrose
Reconstruction Aides
Roth, M.
Taylor, George

중요한 용어/개념 KEY TERMS/CONCEPTS

안마
AMTA 기초
anatriptic 기술
Ayurveda
마사지치료 인가 협회
반체제문화
Esalen 마사지
하와이 lomi-lomi
잠재적인 인간 움직임
마사지 시술실
의학적 문지르기
치료적 마사지와 신체체계를 위한 국제인증시험
보완의학과 대체의학의 국제센타
국제 치유 움직임
로마 목욕탕
체육의 왕실협회
신체 마찰
Shiatsu
스웨덴 마사지
스웨덴 움직임 치료
전통적인 중국의학
터키 목욕탕
건강 움직임
황제내경

고대와 전 세계적인 전통 ANCIENT AND GLOBAL HERITAGE

마사지 역사는 고대와 전 세계적인 것이다. 이것은 역사가 기록되기 전부터 시작되었고, 세계에서 알려진 문화에서 발견된다. 격리된 사람은 그들만의 유일한 형식으로 마사지와 신체체계를 발전시켰고, 그들의 문화는 다른 사람들과 접촉하면서 변화되었다. 여행, 전쟁, 이민, 국제연구, 그리고 현대의 통화형태는 생각의 변화와 전 세계적으로 마사지가 발달되는 것을 촉진하였다. 정보축적과 같은 거대한 인터넷은 오늘날 마사지 지식과 변화를 진보시키는 주된 것이다.

서양 마사지 양식은 북아메리카에서 마사지치료의 기초를 형성하였다. 그러나, 아시아 신체체계 치료와 Ayurvedic 마사지는 현재도 인기를 얻고 있다.

이러한 다양한 전통양식의 역사에 대해서 안다는 것은 마사지 치료사가 그들의 광범위한 전통을 이해하는데 도움이 된다(Robert N의 History Massage, Calvert, 2002 참고). 여러 장소와 다양한 시대의 마사지 사용에 관한 흥미로운 사실은 이 장에서 설명될 것이다. 20세기 후반에 북아메리카에서 마사지치료의 양상이 된 몇가지 중요한 영향력도 정의할 것이다.

전 세계에 걸쳐 마사지 형태의 증거를 설명할 것이고, 건강전망의 광범위한 영역을 확실하게 파악할 것이다. 의학적 적용, 건강과 운동, 스포츠마사지와 개인적 그리고 정신적 성장에서 마사지를 발견할 것이다. 마사지와 신체체계의 이러한 몇 가지 형태는 전통양식 방법에서 지속적으로 수행되는 범위이며 모두 역사적이고 보안적인 것이다.

대부분 역사에서 관습처럼, 국제적으로 지정된 날짜를 사용할 것이다. "BEC" 표기는 "BC"와도 관련이 있고 기원전을 의미하는데 사용될 것이다. "CE" 표기는 기원후를 의미하는데 사용하고 로마 달력에서 AD와 관련 있다.

원주민과 민족 문화 NATIVE AND FOLK CULTURES

기록되지 않은 문화에서, 마사지와 같은 건강 수행의 역사적 증거는 찾기 어렵다. 지식과 기술은 사람에서 사람으로 세대를 통하여 전해져 온 것이고, 많은 것들은 구전되거나 전해져 내려오면서 손실되었다. 그러나, 하루 하루를 기록한 사람과 토착민들을 처음으로 접촉하여 조사한 사람에게서 많은 것들을 배울 수 있다. 게다가, 몇 가지 고대 형식은 아직까지 그들이 숭배하는 전통적인 마사지를 지속하는 사람들에 의하여 수행되고 있다. 서양 문명을 접촉하기 전에 남태평양 제도에서 마사지는 미국 남서부의 curanderas가 그들이 가지고 있는 정보가 모국과 민족 전통이 된 예이다.

남태평양 제도 (South Sea Islands).

19세기 유럽인과 아메리카인들이 남태평양 제도의 모국 문화에서 수행되던 마사지를 어렴풋이 설명하였다. 이것은 뉴질랜드 마리오족의 romi-romi, 통가 섬 원주민들이 피로와 불면증을 완화시키기 위하여 수행하던 toogi-toogi가 전해져 온 것과 같은 것이다. "손바닥으로 문지르는 것과 엄지손가락과 손가락으로 fota 유연법(knedaing)을 수행하는 것으로 표시하였다"(Kellogg, 1923, p. 12). 1874년에 Nordhoff는 Sandwich 섬(하와이)의 원주민이 수행하는 lomi-lomi라 불리는 건강마사지를 설명하였다:

> lomi-lomi를 수행하기 위해서 대상자가 원한다면, 매트에 엎드려서 눕게 한다. 옷을 입지 않는 것이 더 확실한 수행을 할 수 있다. 그런 까닭에 부드러운 손으로 단단하지만 강하게 잡고, 그리고 머리에서 시작하여 30분 동안 지속적으로 붙잡고 비틀면서 아래로 천천히 내려가면서 수행한다. 반면에 지친 대상자는 활력이 생기는 것을 느낄 것이고, 모든 통증과 피로감이 확실하게 전체적으로 없어지고, 수면으로 다시 활력이 생기면서 정신과 신체가 진정될 것이다(Murrell, 1890, p. 10).

뉴질랜드의 마리오족은 신생아의 만곡족(club foot)을 마사지로 치료하는 전통을 보고하였다. 만곡족의 유전적인 특징의 연구에서, Beals는 가족 중에서 할머니들이 만곡족에 지속적인 마사지를 하였고, 또한 그는 이러한 결과에 놀랐다고 말하였다. 세대에서 세대로 전해지는 마사지는 오늘날 의학의 등장으로 뉴질랜드에서 사라졌다(Beals, 1978).

Curanderas

스페인과 멕시코의 전통 치유를 지속하는 라틴 아메리카 치료사들을 curanderas라 불렀다. 8세기 스페인의 무어인(Moors), 그 후 15세기에 미국에 온 스페인과 미국인은 특히 고대 멕시코의 아즈텍에게 영향을 미치는 근원이 되었다.

가족들의 우두머리가 보조를 필요로 할 때 여성 치료사들인 Curanderas를 소집하였다. Curanderas는 약초, 조산술, 마사지와 정신적인 기술을 포함한 다양하고 특별한 치료를 수행하였다. Curanderas는 그들의 방법을 위하여 강한 정신과 "그들의 학문에서 상징과 의식 그리고 이것은 땅을 움직일 수 있는 것을 이용한다고 설명하였다" 이것은 Curanderas는 치료를 물려받지 않은 가족들이 "선물" 또는 "마음"과 같이 더 막연하게 번역되는 don을 주었다고 할지라도, 그들은 치료하는 힘을 이어받았다고 믿고 있다(Perrone, Stockel, & Krueger, 1989, p. 90).

Sobradoras는 마사지를 전문적으로 수행하고 또한 약초 치료를 수행하는 curanderas이다. 그들은 연부조직 도수법과 관절 도수법의 형태인 "접골(bonesetting)"을 수행한다. Sobardoras는 도제에 의하여 그들의 학문을 배운다.

고대 문명 ANCIENT CIVILIZATION

수메르, 중국과 일본, 인도, 그리스와 로마의 고대문명의 문서와 기록에는 마사지와 운동에 대한 설명이 포함되어 있다. 현재 수행되는 많은 마사지와 신체치료의 형식은 이러한 고대 마사지 수행의 근원에서 유래를 찾을 수 있다.

수메르(Sumer)

기원전 2100년부터 수메르 기록에서 진흙 판에 문지르기와 마찰법, 허브의 혼합약을 사용한 치료를 서술하였다

> 여과기를 통과한 거북이 껍질, naga-si 식물, 소금과 겨자로 문지른다. 질환 부위를 뜨거운 물과 양질의 맥주로 씻고 혼합물로 문지른다. 그 후 오일로 마찰법과 문지르기를 수행하고, 소나무 가루로 찜질한다(Time-Life Books, 1978, p. 41).

중국과 일본(China and Japan)

15~18장은 중국의학에 근거를 둔 신체치료의 역사로 시작하기 때문에, 이 장에서는 중요한 부분만 간단하게 언급할 것이다. 더 자세한 것은 15~18장을 참고하라.

황제내경(The Yellow Emperor's Classic of Internal Medicine)은 2500년 전에 쓰여졌고, 중국의학의 첫 번째 책이다. 이것은 아시아 국가인 중국, 일본과 한국에서 전통 의학을 수행하기 위한 기초가 되었다(Monte, 1993, p. 20). 중국의학의 기본적인 개념은 음과 양, 에너지 통로에서 움직이는 qi 또는 기(chi)라 부르는 삶의 에너지, 5가지 요소(화, 목, 수, 금, 토)이다. 중국의 고대 건강 수행과 치료는 바늘을 사용하는 침술(acupuncture)과 경혈 점에 손가락 압박을 사용하는 지압(acupress), tuina라 부르는 마사지의 형태와 chi kung과 tai chi라 부르는 운동 형태를 포함한다.

안마는 기원전 6세기에 중국에서 한국을 통하여 일본에 전파된 일본마사지의 형태이다. 동시에 일본은 kampo(중국인의 방법)와 같이 그들에게 미치는 중국 의학의 철학을 받아들였고, 안마는 일본인들의 치료 행위로 받아들여지게 되었다. 16장에는 안마의 역사가 더 자세하게 설명되어 있다.

Shiatsu는 1940년대 Torujiro Namikoshi에 의하여 발전된 근대 일본의 신체치료이다. Shiatsu는 전통 일본 안마와 서양 과학의 많은 개념들을 통합한 것이다. Shiatsu는 1950년대에 Torujiro의 아들인 Toru Namikoshi에 의하여 미국에 소개되었다. 15장과 17장에서 Shiatsu의 역사가 더 자세하게 설명될 것이다.

인도(India)

"삶의 지식"과 인도의 전통 의학인 **Ayur-Veda**는 인드라 신이 힌두의 예언자에게 주었다고 한

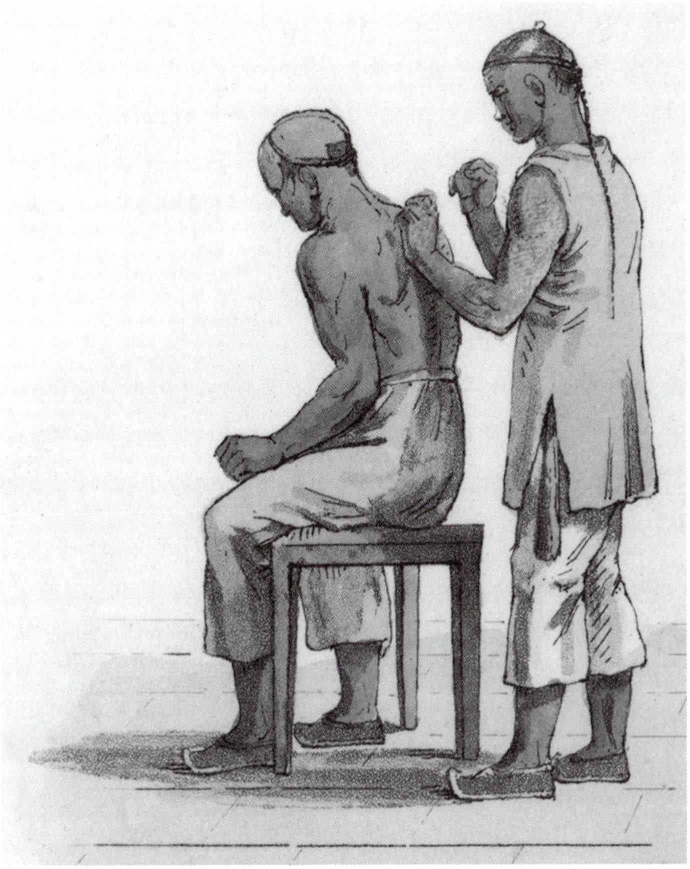

그림 2-1. 1790년대 중국에서 앉아 있는 고객에게 타진법의 형태를 수행하는 중국인 이발사. From Picturesque Representations of the Dress and Manners of the Chinese by Thomas M′ Lean, published 1814.

다. Ayurvedic 체계는 기원전 5세기에서부터 시작되었고, 인도의 고대 철학과 정신적 문서인, Vedas에 근거를 두었다(Monte, 1993, p. 30).

Ayurvedic 건강 수행은 채식, 정화, 움직임과 자세(hatha yoga), 호흡 운동, 약물과 마사지의 지침을 포함한다. Ayurvedic 이론의 기본 개념은 prana라 부르는 삶의 에너지, chakras라 부르는 에너지 중심, 5가지 중요 요소(흙, 물, 불, 공기, 에테르), 그리고 3가지 doshas(vata, pita, kapha)를 포함한다. Ayurvedic의 고대 학문은 현재까지 지속되어 실행되고 있으며 Deepok Chopra의 저서로 서양에서도 인기가 있었다(Chopra, 1991).

최근 미국에서 재건된 신생아 마사지는 인도의 고대 어린이 마사지의 한 형태이다. Leboyer의 인기 저서인 Loving Hands: The Traditional Indian Art of Baby Massage(1982)에서는 Shantala, 인도 여성, 그녀의 어머니에게서 배운 아기 마사지를 소개하였다.

그리스(Greece)

고대 그리스에서는 건강, 치유와 스포츠 마사지의 사용을 촉진시켰다. 히포크라테스(기원전 450~377)는 염좌 후 마찰법(friction) 사용에 대한 효과와 탈구 감소와 복부에 유연법(kneading)과 가슴 두드리기(clapping)를 추천하였다(Kleen, 1921, p.2). 그리스 철학자이며 알렉산더대왕의 가정교사인 아리스토텔레스(기원전 384~322)는 피로감을 치료하기 위하여 물과 오일로 문지르는 것을 추천하였다. 이집트에서 인도까지 거대한 제국을 통치한 알렉산더대왕(356~323)에게는 이름이 Athenophanes인 개인 마사지 전문가(triptai)가 있었다고 하고, "그의 직업은 황제를 문지르고 그의 목욕을 준비하는 것이다"라고 전해진다(Kleen, 1921, p.21). 운동, 마찰과 목욕 시설을 포함한 고대 Athens와 Sparta의 체육관은 남자와 젊은이를 위한 달리기의 장소였다. 운동은 레슬링, 복싱, 육상, 도약, 창과 투포환 던지기 그리고 몇 가지 구기종목이었다. 오일 마사지는 젊은이가 운동하기 전에 준비와 그 후 목욕과 운동 후 회복을 위하여 사용하였다(Johnson, 1866, pp. 15~16).

고대 체육관에서 수행되는 마사지는 검투사의 주치의로 존경을 받았던 Galen이 설명하였다. 그리스의 전통 지식을 보전한 Galen의 저서는 같은 시대에 수행되었던 마사지의 방법에 대해서도 설명하고 있다. Galen은 운동 전(tripsis para skeyastike)과 운동 후(apotherapeia) 마사지의 효과에 대해서 설명하였다.

> 훈련 운동을 준비하기 위한 문지르기는 운동에 도움이 된다. 열과 알맞은 모공 열림, 신체에 있는 배설물, 딱딱한 부위가 부드러워지고, 이것을 준비 또는 parskeustic 문지르기라고 칭하였다. 그러나 다른 것은 사후관리(apotherapeutic)라 칭하였고; 그리고 많은 양의 오일을 사용하였고, 동시에 윤활유로 촉촉하게 하였다. 딱딱한 부위가 부드러워지고, 모공에 있는 배설물을 제거한다(Johnson, 1866, pp. 19-20).

로마(Rome)

로마제국은 거의 기원전 27~기원후 446으로 기록되어 있다. 가장 강한 전성기 때, 로마제국은 현재 터키와 동아시아에서 북아프리카와 유럽 남부의 영토를 포함한 영국 서부까지 영토를 확장시켰다. 로마인들은 그리스 문화를 받아들였고 그들의 제국으로 전하였다.

로마의사인 Aulus Cornelius **Celsus**(기원전 25~기원 후 50)는 De Medicina에 그의 의학적 모든 지식을 편집하여 8권의 총서를 만들었다. 본문에는 확실한 질병의 예방과 치료를 위해서 운동, 마찰, 도포(오일 또는 연고를 바른다), 문지르기, 쓰다듬기, 봉합과 두드리기의 사용을 설명하였다. 능동 움직임의 처방에는 걷기, 뛰기, 수영, 말 타기와 공놀이를 포함시켰다(Georgii, 1880, p.3).

로마인들은 로마의 목욕탕을 만들기 위하여 그리스 체육관의 형태를 모방하였다. 유명한 **로마 목욕탕**의 흔적은 지금 영국의 목욕 도시인 Aquae Sulis의 로마도시에서 볼 수 있다. 또한 이곳은 로마 지혜의 여신, 미네르바의 신전이었다. Aquae Sulis 목욕탕은 거의 60~140년에 만들어졌다. 목욕탕은 옷을 입지 않는 공간(apodyterium), 운동 코트, 따뜻한 방(repidarium), 증기실(caldarium)과 냉탕(frigidarium)으로 구성되었다. Aquae Sulis에는 커다란 수영장과 뜨거운 물에 목만 나오게 앉아서 사용하는 침수탕도 있었다.

로마 작가 Seneca(기워전4~65년)는 그가 공부하는 방의 위에 위치해 있던 로마 목욕탕의 소음을 생생하게 설명하였다. 이 구절은 사람들이 운동 할 때 소음에 관한 불만과 마사지에 관한 것으로 그 내용은 다음과 같다:

> 나는 문지르기에 만족하는 게으른 친구를 주목하게 되었고, 그의 어깨를 주먹으로 치는 소리를 들었다. 그 소리는 평평하거나 또는 움푹 들어간 손의 모양에 따라 소리가 변하였다(Cunliffe, 1978, p. 16)

터키(Turkey)

476년 로마황제가 멸망한 후, 로마 목욕탕은 터키에서 나타났고 르네상스 시대동안 터키 목욕탕과 서양문명을 만들어 내었다. 터키에서는 남자보다 여자가 더 많이 사용하였고, 건강법의 한 부분으로 목욕탕을 사용하였다. 터키목욕탕은 19세기에 미국과 유럽의 대도시에서 매우 큰 인기가 있었다.

터키식 목욕탕(hammam) 또는 터키 목욕탕에는 다양한 냉수와 온수의 형태가 있고, 고객은 신체체계 형태를 받을 수 있었다. 다음은 19세기 중기에 콘스탄티노플에서 터키식 목욕탕에서 신체체계 기간을 설명한 것이다.

> 고객의 측면에서 무릎을 꿇고, 새가 자리를 이동하는 것처럼 부분에서 부분으로 가슴, 팔, 다리를 잡고 압박을 가한다. 엄지손가락에 체중을 가하고 근육의 선을 따라 이동하고....특히 어깨의 둥근 부분과 같은 표면 위를 손으로 강하게 잡아당기고.... 얼굴로 다시 돌아가고...견갑골의 모서리는 치료사의 팔꿈치로 수행하고... 그 후 앉은 자세로 일어나게 하고, 무릎으로 등의 작은 부위에 비틀기를 하고, 관자놀이를 두 손으로 잡고 목을 잡아당긴다(Johnson, 1866, pp. 29-30).

터키 목욕탕은 아직까지도 세계 주요 도시에서 발견되고 있다. 그리스 체육관, 로마 목욕탕과 터키 목욕탕의 전통양식은 아직까지도 현대 헬스클럽의 형태에서 발견되고 있다. 운동공간, 수영장, 샤워실, 증기실, 사우나, 와류욕, 그리고 마사지실의 기초 형태는 고대 전통양식이 보존된 것이다.

중세와 유럽의 르네상스 MIDDLE AGES AND RENAISSANCE EUROPE

중세 유럽은 6세기에서 14세기에 험난하게 확장되었다. 이것은 고대 그리스와 로마의 문화가 사라졌을 때 유럽의 암흑기라고 생각하였다. 마찰과 문지르기의 의학적 사용에 관한 고대 저서는 14세기에서 16세기까지 유럽의 르네상스시대에 소멸되었고 다시 회복되지 않았다. 이러한 저서는 터키에서 아라비아인들에 의해서 보존되었다. 문지르기와 마찰에 관한 몇 가지 정보는 유럽에 전통 민속 치료에서도 같이 보존되었다.

그러나, 중세 시대 모두가 암흑기는 아니었다. 11세기에 아라비아어를 라틴어로 번역한 Tacuinum Sanitatis라 불리는 책은 건강을 유지하기 위하여 매일 모든 사람에게 필요한 6가지를 설명하였다. 이것은 공기치료, 음식과 음료수의 올바른 이용, 활동과 휴식의 적절한 사용, 적당한 수면, 유머의 유지와 제거의 적절한 사용, 적절한 기쁨, 화냄, 불안과 고민으로 사람의 조절을 목록화하였다. "사실, 건강의 유지 비밀은 질병의 원인이 이러한 균형의 장애 때문이므로 이러한 모든 요소가 적절하게 균형을 이루는 것이다"라고 언급하였다(Arano, 1976, p.6).

Tacuinum Sanitatis는 중세에 알려진 건강한 생활에 관한 풍부한 지식과 유럽에서 건강과 질병의 초기 심신상관 철학을 명시하였다. 이것은 19세기 후반에 강한 영향력을 가진 철학의 근거와 자연적 건강과 치유의 수행을 포함한다. 이것은 치료적 마사지 기술의 중요한 전통 중의 하나로 확실하게 생각하는 부분이다.

아라비아 의사 **Avicenna**(980~1037)는 그의 유명한 의학도서에서 마사지에 관하여 기록하였다. Avicenna는 "마사지의 목적은 근육에 형성된 불순 물질을 없어지게 하고 운동으로 근육이 쇠퇴되지 않게 하는 것이다. 마사지는 피로를 없애고 불순 물질을 없애는 원인이 된다"라고 말하였다(Wood & Becker, 1981).

고대 그리스와 로마의 작품은 14세기에서 17세기까지 유럽의 르네상스시대 동안 다시 소개 되었고, 질병과 손상의 치료에서 마찰과 문지르기의 사용에 대한 작품을 포함하였다. 이것은 프랑스, 영국, 독일, 러시아와 스웨덴과 같은 유럽의 커다란 교육 센타에서 의료 치료와 같은 마사지를 부흥시키는 것이다.

근대 수술의 창시자 중의 한사람인 프랑스의 **Ambrose Pare**(1517~1590)는 관절 경직과 상처 치유에 마찰의 사용에 관하여 저술하였다. Pare는 부드러운, 중간과 힘이 있는 것과 같은 마찰의 간단하고 다른 유형을 설명하였다.

서양 마사지 WESTERN MASSAGE

19세기와 20세기 마사지의 역사에서 스웨덴의 Pehr Henrik Ling과 암스테르담의 Johann Georg Mezger이라는 두 사람이 나타났다. 그들의 제자들은 능동과 수동 움직임의 체계를 받아들였고, 그들을 결합시키고 확장시켜서 전 세계로 전파시켰다. 서양 마사지는 이 두 사람에 의하여 발달된 통합된 기술이다.

Ling

Per Henrik Ling(1776~1839)은 펜싱 마스터, 시인, 극작가와 교육자였다. 그는 신체의 움직임은 방어, 교육, 표현과 치유를 한다고 믿었다. Ling은 1890년 그가 죽은 후에 발표된 그의 학술논문인 훈련의 일반적 원리(The General principles of Gymnastics)에서 설명된 움직임의 4가지 다른 체계(군인, 교육, 운동, 의학)를 발전시켰다. 19세기 후와 20세기 초에, Ling의 교육적 훈련은 스웨덴 훈련처럼 미국의 공립학교에서 가르쳤고, 그의 의학적 훈련의 체계는 **스웨덴 운동치료**로 일반적으로 알려졌다. 운동 치료는 만성 질병 상태를 치료하는데 사용되어지는 수동과 능동 운동으로 구성된다.

Ling은 과학적 기초에 의학적 훈련을 부가시킨 것이라고 칭찬하였다, 그러나 스웨덴에서는 그의 학술논문의 견해를 시인의 은유적인 생각이라고 지적하였다. 그는 인간은 기계적, 화학적 그리고 동적인 힘을 만든다고 믿고 있었다. 기계적인 힘은 근육을 움직이기 위한 것이고, 화학적인 힘은 소화, 배설 그리고 선의 분비와 같은 과정에서 작용하는 것이다. 동적인 힘은 마음, 감정과 정신적인 측면이 혼합된 흥미로운 것이다.

이러한 3개 힘의 균형은 건강을 유지하는데 필요하고, 불균형은 질병을 일으킨다. 수동과 능동운동의 분야인 기계적인 힘은 가끔 균형과 인간의 건강을 회복시키는데 사용되었다(Roth, 1851, pp. 25-33).

Ling의 의학적 훈련에는 능동과 수동운동이 포함되었다. 그의 저서인 Notations to the General Principles에서 Ling은 흔들기, 누르기, 압박하기, 스트로킹, 꼬집기, 비틀기, 유연법, 두드리기, 진동법과 굴리기(수동 가동범위)와 같은 묘사적인 용어로 수동 운동을 정의하였다. 그는 오일은 피부 마찰의 감소를 위하여 사용할 수 있지만, "이것은 내부 복부 기관의 도수법을 방해할 수 있다"라고 교육시켰다(Ling, 1840b).

19세기에 의학적 훈련은 머리의 울혈, 귀 속의 윙윙거리는 소리, 천식, 기종, 위염, 변비, 실금,

탈장과 같은 다양한 질병을 치료하였다. 간질, 신경통, 마비와 같은 신경적인 상태도 치료하였고, 운동으로 정신적 질병의 치료 또한 관리되었다(Roth, 1851).

Ling은 치료사가 마사지 수행 시 해부학과 생리학의 기초가 필요하다고 하였다. 그러나, Means or Vehicles of Gymnastics에서 그는 그의 제자에게 이러한 단어와 인간의 신체에 있어 기계적 관점에 주의를 기울이게 하였다:

> 해부학은 사람의 눈으로 창조자의 커다란 작업을 밝혀내는 신성한 것이고, 협력하여 동시에 어떤 것이 작고 어떤 것이 커다란 것인지를 가르친다—체육교사가 가장 간직해야 될 기초 원리이다; 하지만 이러한 형식을 천천히 살펴보게 한다—생명이 없는 것이 아니라면—하지만... 그들의 삶을 통하여, 활발하지 못하지만 정신의 수단으로 처음부터 끝까지 생기를 준다(Ling, 1840c).

Ling은 그의 훈련체계를 가르치기 위하여 1813년에 스톡콜롬의 훈련왕실협회를 설립하였다. 그의 제자들은 전 세계 주요 도시에서 교육과 의학적 훈련을 가르치게 되었고, 19세기에 자연 건강과 치료에 흥미가 있는 사람들은 Ling의 체계를 배우기 위하여 왕실협회에 입학하게 되었고 이들에 의하여 발전되었다.

Ling의 중요한 유산인 숙련된 능동과 수동 운동인 마사지의 수행은 인간의 조직에 균형과 건강을 회복시키고 유지시키는데 도움을 준다. 넓은 견해가 지속되어, 그의 업적은 심신 상관적 건강과 안녕의 근대 개념의 한 부분으로 발전되었다. Ling의 교육적 훈련 운동은 미용체조와 신체 가꾸기의 근대 형식의 선구자이다. 이것의 체계와 같은 스웨덴 운동치료는 역증요법의학의 보완 또는 선택적 형식인 자연 치료의 다른 방법과 혼합되었다. 게다가, 스웨덴 운동은 물리치료의 초기 기술에서 도입된 것이다.

Mezger

Johann Georg Mezger(1838-1909)은 암스테르담에서 의사였고 또한 수동 운동이 치료에 효과가 있다고 믿었다. 비록 그의 작업이 자세하게 설명된 것을 확인할 수는 없을지라도, 그의 제자인 Von Mosengeil과 Helleday는 Mezger의 마사지에 관한 논문을 썼다. Mezger는 프랑스 용어인 에플루라지(effleurage), 페트리사지(petrissage), 마찰법(friction), 그리고 경타법(tapotment)를 사용한 4개의 광범위한 기술로 연부조직 도수법을 분류하였다.

Mezger 마사지의 대중성은 의료시설에서 마사지에 대한 흥미를 회복시키는데 도움을 주었다(Nissen, 1920, pp.7-8). 그가 정의한 움직임의 일반적 분류는 매우 유용하다는 것과 고대 서양 마사지의 기본 형태라는 것을 확인시켰다. 진동법(vibration)은 5번째 분류로 나중에 추가되었고 이것은 19세기 후반에 인기를 얻었다.

미국에서 스웨덴 운동치료(Swedish Movement Cure in the United States).

Ling의 의학적 훈련 또는 영어가 통용어인 나라에서 알려진 움직임 치료는 19세기 후반에 미국과 영국에서 확립되었다. **Dr. M. Roth**는 왕실협회에서 공부하였고 Ling의 체계를 처음으로 영어로 집필하여 *운동에 의한 만성질환의 치료와 예방(The Prevention and Cure of Many Chronic Disease by Movement)*을 완성하였다. 그림 2-1은 Roth의 책에 있는 두 개 그림을 보여주는 것이다. 하나의 그림은 호흡기 울혈에 수행하는 표면 마찰을 묘사한 것이고, 다른 하나는 머리와 가슴

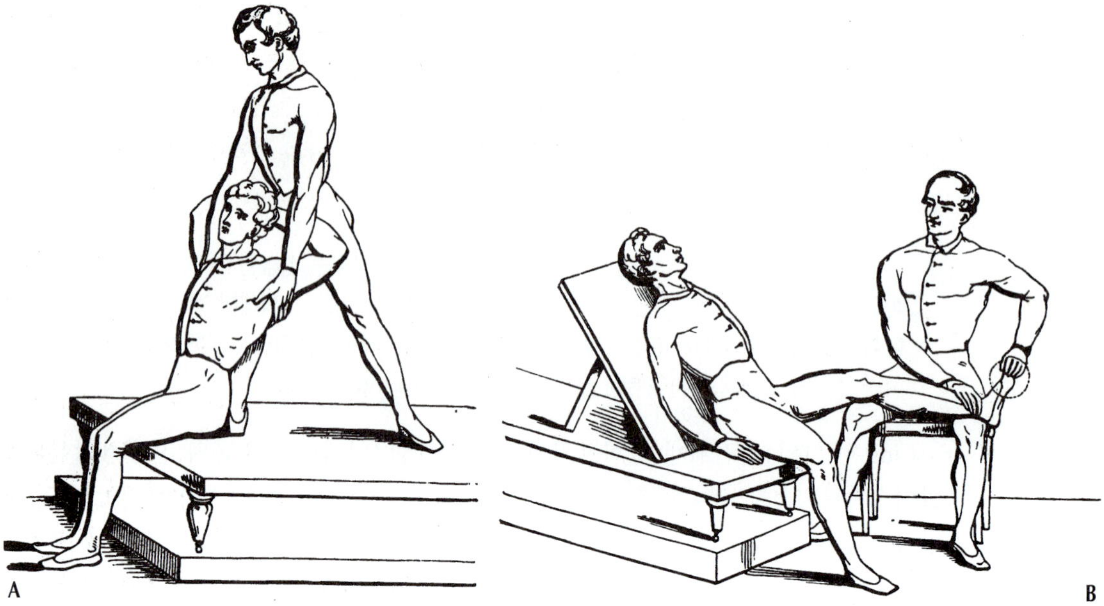

그림 2-2. 1851년에 출판된, Dr. Roth의 책 The Prevention and Cure of many Chronic: Disease by Movement의 그림. **A.** 호흡 울혈에 대한 가슴의 측면의 표면 마찰법. **B.** 순환증진을 위하여 발의 수동회전.

에 순환 효과를 주기 위하여 하지에 순환을 증가시키는데 사용되는 수동회전을 보여준다. 환자(대상자)와 치료사(시술자)가 최적의 촉진적인 움직임을 수행하기 위하여 다양한 자세를 취한 다는 것에 주의하여야 한다. 전체 치료 기간동안 테이블에 누워 있는 것은 Mezger 마사지가 소개된 후에 채택되어 그 후에 발전되었다.

뉴욕의 **Dr. George Taylor**는 1854년에 미국에 처음으로 스웨덴 운동 치료를 도입하였다. 미국 운동 치료의 역사에서 눈에 띄는 다른 이름은 워싱톤의 Hartvig Nissen(1889), 보스톤의 Baron Nils Posse(1894), 필라델피아의 Kurre ostrom(1905)과 뉴욕의 Grafstrom이다.

19세기 후와 20세기 초에, Mezger 마사지는 스웨덴 운동 치료를 수행하는 치료사에 의하여 채택되었고, 두 가지 용어를 함께 사용하게 되었다. 예를 들면, Ostrom의 저서인 마사지와 기본 스웨덴 운동[Massage and the Original Swedish Movement(1905)]의 제목에 두 가지 모두 사용한 것이다. 그림 2-2는 Ostrom의 저서에서 목 근육의 유연법(kneading)을 그림으로 나타낸 것을 보여준 것이다.

전통적인 치유와 자연치유 CONVENTIONAL AND NATURAL HEALING

연부조직 도수법과 수동운동의 다양한 형태는 1900년대에 건강과 치유를 증진시키기 위한 방법으로 지속적으로 발전되어 왔다. 가장 인기 있는 형태는 마사지와 스웨덴 운동이었고, 나중에는 혼합되어 스웨덴 마사지라고 불리워졌다.

전통의학에서 마사지(Massage in Conventional Medicine)

전통의학(민간치료, 자연 치유와 다른 "대체" 기술과 반대되는)에서 마사지의 사용은 1700년대 미국과 유럽의 의학 문헌에서 발견되었다. 이것은 일반적으로, 마찰법(friction), 문지르기(rubbing), 또는 **의학적 문지르기**(medical rubbing)라 불렀다. 1866년에 Water Johnson은 The ***Anatripic Art***: A history of the art termed anatripsis by Hypocrates, tripsis by Galen, Friction by Celsus, manipulation by Beveridge, and medical rubbing in ordinary language, from the earliest times to the present day라는 긴 제목의 의학적 마사지의 역사를 썼다.

Marie Marcellin Lucas-Championniere(약 1880년)은 골절에서 뼈의 유합과 마찬가지로 연부조직의 유합은 처음 시작에서부터 생각되어야 한다고 주장하였다. 영국의 William Bennett경은 Lucas-Championniere의 이론에 감동받았고 1899년경에 성 George 병원에 마사지를 사용하는 혁명적인 치료를 시작하였다. Albert J. Hoffa는 1900년에 독일에서 마사지 기술(Technik der Massage)을 발행하였다. 이 책은 아직까지 마사지의 기본적인 교과서로 사용되며, 스트로크(stroke)를 수행하는 방법과 기초가 되는 모든 근대 기술의 수행 절차를 정확하게 설명하고 있다. 1913년에 발행된 Max Bohm의 저서 마사지: 원리와 기술(Massage: Its Principles and Techniques)에서는 Hoffa 기술에 대한 설명을 하고 있다. 1902년 **Douglas Graham**이 A Treatise on massage, Its History, Mode of Application and Effects를 발행하였다. 이 책은 마침내 미국에서 마사지와 치료적 효과에서 의학적으로 관심을 갖게 되었다.

영국에서 정형외과의인 Robert Johns경은 골절의 Lucas-Championniere의 열성적인 사람이었다. Johns는 미국에서 물리치료사인 두 사람에게 영향을 주었다. Mary Mcmillan은 1911~1915년에 영국 리버플에서 남부지방 병원인 Johns 클리닉에서 근무하였고, **James B. Mennell**은 영국의 군인전용 외과 병원에서 Jones와 같이 근무하였다. Mennell(1880~1987)은 1차 세계 대전 동안 운동, 도수법과 마사지에 의한 물리치료(Physical Treatment by Movement, Manipulation and Massage)를 집필하였다. Mennell의 책은 그가 유럽의 여러 나라에서 보았던 도수치료를 설명하였고, 그는 마사지 치료의 근본적인 이유가 되는 것을 생각하게 되었다. 그는 마사지를 수행함에 있어 관대함과 치료의 중요성을 보여주기 위하여 노력하였다. Mennell은 1912년부터 1935년까지 영국 런던의 성 Thomas 병원의 훈련 학교에서 마사지 강사와 의료 제공자로 근무하였다. 그는 물리치료 수행의 구체화된 형태에 매우 많은 영향을 미쳤다.

1차 세계대전 동안, E. G. Bracket와 Joel Goldthwait는 연합국 사이에서 시행된 **복원(재활) 작업**에 흥미를 가지게 되었다. 그들은 1918년 미국군의 재활부서에서 일을 시작하였다. 부서는 물리치료, 작업치료와 치료적 연구 부분으로 구성되었다. 짧고 집중적인 코스는 부상당한 군인에게 마사지를 포함한 물리치료를 수행하기 위하여 여성을 훈련시키는 국립 교육학교를 설립하였다(McMillan, 1925, p. 10).

C. M Sampson은 그의 저서 물리치료 실습[A Practice of Physiotherapy(1926)]에서 마사지를 포함한 물리치료의 분야에서 사용된 형식의 유형을 설명하였다. 그림 2-3은 국군 병원에서 일반적 마사지를 수행하는 것을 찍은 사진이다. 이 사진에서는 의자에 앉고, 테이블에 앉거나 또는 누워 있는 군인을 마사지하는 나중에 치료사라 불리는 4명의 시술자를 보여준다. 마사지는 재활에 도움을 주기 위하여 손상된 부위에 적용하는 것이다.

물리치료의 발전에서 커다란 업적이 있는 **Mary McMillan**은 런던의 신경계 질환을 치료하는 국립병원인 성 Bartholomew 병원과 성 George 병원에서 Willam Bennett와 함께 특별한 훈련을

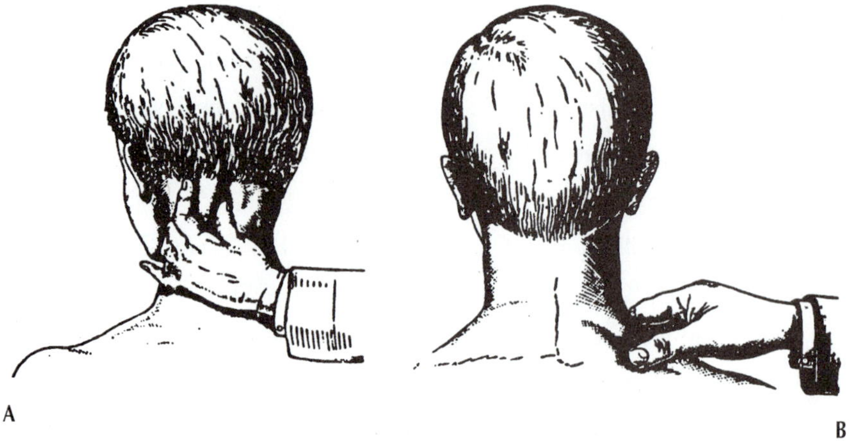

그림 2-3. 1905년에 출판된, Ostrom의 책 Massage and the Original Swedish Movements에서 목 근육에 유연법의 그림. A. 목후면 근육의 유연법. B. 상부승모근에 유연법.

받았다. 리버풀의 남부병원에서, McMillan은 Greenbank Cripples의 집에서 마사지와 치료적 운동을 담당하였다. 그녀는 폴란드 아동병원에서 마사지와 의학적 훈련 지도자로써 미국에 오게 되었다. 그녀는 나중에 Walter Reed 병원에서 부원장과 1차 세계 대전 동안 물리치료에서 재활훈련을 위하여 Reed 대학 병원의 특별한 전쟁 응급 코스 지도자로 일하게 되었다. McMillan은 1921～1925년에 그녀의 저서 마사지와 치료적 운동(Massage and Therapeutic Exercise)을 집필하는 동안 하버드 의과대학에서 물리치료 지도자로 일하였다.

물리치료사는 많은 정형외과 치료에서 물리치료 분야를 확대시키기 위하여 세계 1차와 2차 대전 중과 후에 지속되어온 재활을 훈련받았다. 소아마비 환자를 치료하기 위하여 1940～50년대에

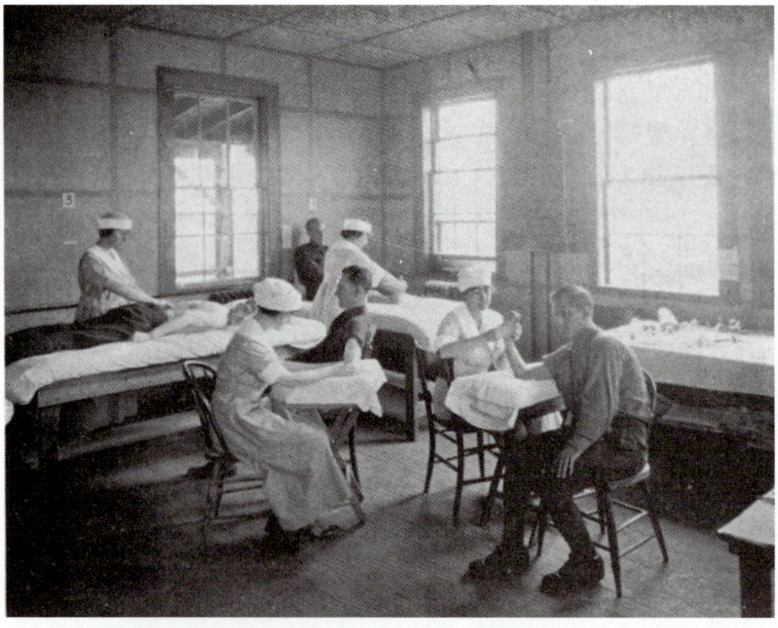

그림 2-4. 1926년에 출판된, Sampson의 책 A Practice of Physiotherapy에서 군인병원의 일반적인 마사지 전경.

그들을 불렀다. 그러나 Gertrude Beard는 미국에서 의사의 명령에 의하여 수행되는 마사지는 2차 세계 대전 후 10년 동안 미국에서 쇠퇴하였다고 하였다. 그녀는 이것이 마사지는 시간을 소비하고, 힘들고, 숙련된 기술이 요구되고 과학보다 더 큰 경험적인 기초가 있어야한다는 사실 때문이라고 추측하였다(Beard, 1964, p. 1).(더 많은 정보는 1995년 W. Murphy가 편집한 Healing the Generations: A history of physical therapy and the American Physical Therapy Association을 참고하라).

자연 치유(Natural Healing)

마사지와 스웨덴 운동은 또한 1900년대 초에 비전통적인 치료로 생각하는 자연 치유의 지지자에 의하여 수행되었다. 이러한 치료사들은 약물과 수술의 의학역증 요법을 받아들이지 않고 다른 병을 치료하기 위해서 다양한 자연적 치료들을 사용하였다. 자연 치유의 철학은 인간은 타고난 치유의 힘이 있고 휴식, 햇빛, 물로 열과 냉을 적용(수치료), 운동, 마사지, 적당한 영양, 웃음과 약초 치료와 같은 다양한 자연 방법에 의하여 촉진된다는 믿음에 의한 것이다. 19세기 후와 20세기 초에 자연 치유는 또한 에너지 수행의 형태인 최면 치료를 포함시켰다(Bilz, 1989).

John Harvey Kellogg(1855~1943)가 관리하는 미시건의 Battle Creek 요양소는 20세기 초에 자연 치유의 휴양지가 되었다. Kellogg는 채식, 신체 운동, 햇빛, 신선한 공기, 장세척, 다양한 방식의 목욕 그리고 마사지를 포함한 "생물학적인 삶"이라 부르는 자연 건강 수행을 지지하였다. 여기에서는 알콜, 커피, 차가 없고 금연을 하게 하였다. Kellogg와 그의 형제는 첫 번째로 차가운 곡물을 발명하였고 아침식사 곡물 산업을 시작하였다(Armstrong & Armstrong, 1991, pp. 107-111). Kellogg는 1895년에 마사지의 기술(The Art of Massage)이라는 그의 저서를 처음으로 발행하였다.

Post 상표로 명성이 있는 C. W. Post(1854~1914)는 La Vita Inn이라 부르는 Battle Creek의 도시주변에 요양소를 개원하였다. Post는 그가 "정신 치유"라 부르는 것의 특징을 만들었다. 1985년에 발행한 저서 나는 건강하다(I Am Well)에서, Post는 이러한 충고를 썼고, 이것은 오늘에 사용되는 이완 기술과 같은 것이다:

> 어느 곳에서 편한 자세를 취하는 것은 마음을 평온하게 할 것이다. 모든 근육을 이완시키고, 눈을 감고, 마음의 평화로 가는 것은 정신을 호흡하게 만들어야 한다(Armstrong & Armstrong, 1991, p.111)

Bernarr Macfadden(1868~1955)은 그가 신체 교육이라 부르는 자연 건강의 대중적인 지지자였다. 1900년 초에, 그는 중서부와 동부에서 신체 교육 수단의 방법을 시작하였다. 그는 1898년에 신체 교육 잡지를 만들었고 1930년에는 대중화되었다. 시카고의 Macfadden 신체 교육 훈련 학교는 수치료법, 역학치료(kinesitherapy)와 물리치료요법(physcultopathy)에 대한 전문의를 졸업시켰다. 그의 건강 의학 양생법은 적절한 호흡, 이완, 식이요법, 단식, 목욕, 노래, 운동과 마사지로 구성된다. 몇 몇 사람들은 그를 장사꾼이라고 생각하였지만, 대중에게 전통 자연 건강을 인식시키는데 성공하였다(Armstrong & Armstrong, 1991, pp. 203-213).

스웨덴 마사지 (Swedish Massage)

스웨덴 마사지의 전성기는 약 1920년부터 1950년까지이다. 이 기간동안, 스웨덴 마사지라 부르던 유형은 마사지, 스웨덴 운동, 수치료의 다양한 형태, 열 램프, 극초단파와 장청소를 포함하였고, 건강에 중점을 두었다. "완화 마사지"는 1930~1940년대에 인기가 있었고, 마사지는 허벅지와 허리의 지방을 감소시키는데 도움을 주어 아름답게 하기 위한 것이라고 믿게 되었다.

치료사들은 시카고의 스웨덴 마사지 학교와 같은 "대학"이라 부르는 사립 직업교육 학교에서 훈련을 받았다. 그림 2-5는 1940년대에 "과학적 마사지 기술"의 전형적인 여성 학급을 보여주는 것이다. 동시에, 여성과 남성은 분리되었고, 그들은 다른 이성을 촉진할 수 있는 정당한 마사지라 할 수 있다(Benjamin, 1993).

이러한 스웨덴 마사지 대학의 졸업생은 **마사지실** 또는 건강 센타라고 불리는 그들 자신의 기관을 개관하였다. 여성들은 Helena Rubenstein과 Elizabeth Aredn과 같은 부유층들이 이용하는 미용실에서 일하였다. 가끔 운동 수업은 스웨덴 마사지 서비스를 제공하였다. 스웨덴 마사지 학교 졸업생은 YMCA, 헬스클럽, 휴양지, 병원과 전문 스포츠 팀에서도 근무하게 되었다. 스웨덴 마사지의 많은 치료사들은 전통 자연 치유의 지지자였고, 특히, 카이로프랙터와 자연요법과 같은 의학적 치료사들과 함께 일하였다.

스포츠와 체력 SPORTS AND FITNESS

스포츠 마사지(Sports Massage)

마사지는 고대 그리스 이후부터 스포츠와 건강의 한 부분이었다. 위에서 아래로 마찰하기는 19세기 말 미국과 영국에서 운동선수에 의하여 자리 잡게 되었다. 이 방법은 손, 솔, 거친 타올 또는 말의 털을 빗어주는 장갑으로 피부 표면을 마찰하는 것이다. 이것은 "옥스포드 운동선수들은 말의 털을 빗어주는 장갑 또는 손으로 다리를 문지르지 않으면 국가 육상경기에 결코 참석하지 않았다"라고도 말하였다(Pollard, 1902, p.21).

H. Joseph Fay는 1916년 스포츠에서 마사지의 사용에 관하여 저술하였다. 그의 저서 운동선수를 위한 과학적인 마사지(Scientific Massage for Athletes)에서 그는 피로, 경직과 같은 근육의 약

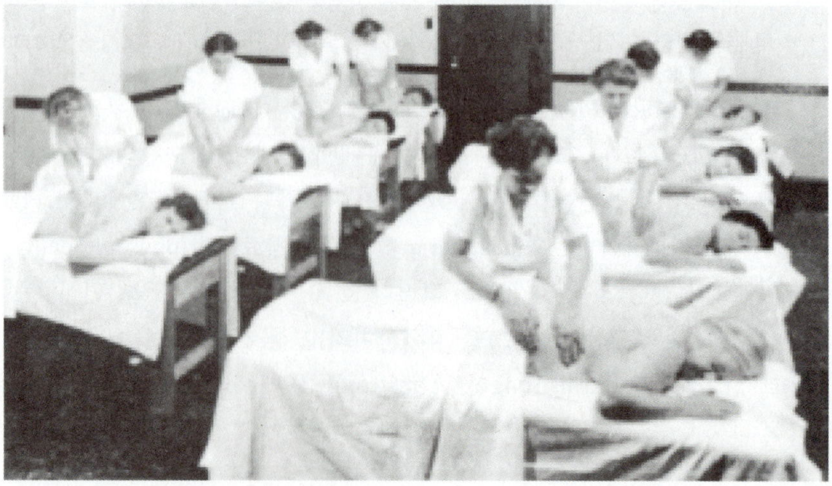

그림 2-5. 약 1940년대 경, 시카고에 스웨덴 마사지 대학의 카다로그에서 "과학적 마사지 기술"에서 여성 학급

화를 없애고, 뼈와 근육의 부가적 성장을 위하여 사용된 것이 마사지라고 설명하였다. 그는 경험이 많은 트레이너는 "뼈와 피부 사이의 근육을 운동시 최고의 상태를 만들기 위하여 수행하는 것"이라고 말하였다(Fay, 1916, p.20).

트레이너에 의하여 수행되는 마사지는 20세기의 대학과 아마추어 시합에서 많이 보아온 것이다. 아이호아에서 전임 트레이너인 Abert Baumgarter은 1947년에 운동선수 마사지(Massage in Athletics)라는 저서를 썼다. 그는 연습 또는 시합, 활동 중간의 휴식, 신체 회복 또는 원기 회복, 그리고 작은 손상을 치료하는데 사용되어지는 마사지를 설명하였다. Baumgarter은 또한 운동선수를 위한 마사지의 심리적 효과도 언급하였다.

1950년대, 마사지는 미국 스포츠에서 사라지게 되었는데, 이것은 물리치료의 많은 방법을 사용하여 운동선수 손상의 예방과 치료를 전문적으로 하는 트레이너와 운동선수 트레이너라는 직업이 증대한 때문이다. 물리치료는 운동선수 훈련도 하였기 때문에 1950년대에 마사지의 사용을 감소시켰다.

1970년대에, 마사지 치료 내에서 운동선수를 위한 전통 마사지를 부흥시켰다. 그들의 훈련 요법에서 마사지를 받은 유럽 운동선수의 성공이 깊은 인상을 주었고, 미국에서 운동선수들에게 운동수행을 증가시키고 다른 회복 방법을 보완하기 위하여 마사지를 다시 찾기 시작하였다. 미국 마사지치료협회는 1985년에 국제 스포츠 마사지 팀이 입증된 프로그램 계획에 착수하였다(Benjamin & Lamp, 1996, p.3). 스포츠 마사지는 1996년에 아틀란타 올림픽 100년 기념에서 공식 의료팀의 한 부분으로 포함되었다.

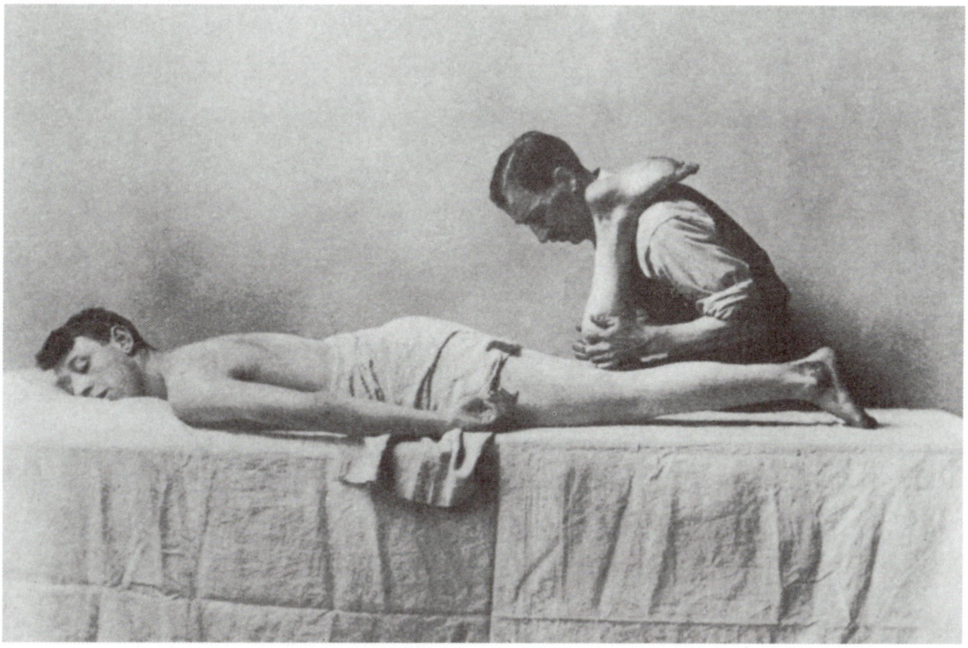

그림 2-6. 1910년경 운동선수의 다리를 마사지하는 트레이너와 마사지사인 Harry Andrews 1910년에 출판된 Harry Andrews의 Massage & Training에서 인용.

체력(Fitness)

고대 그리스 체육관은 단지 선발된 운동선수들을 위한 것은 아니었다. YMCA와 헬스클럽은 일반 대중에게 다양한 신체 운동을 제공한다. YMCA의 전통 운동과 마사지는 1915년에 R. Tait MeKenzie가 스위덴 체육운동, 독일 체육운동, 그리고 게임, 마지막으로 목욕과 위에서 아래로 마찰하기가 혼합된 것으로 "Y"를 운동에 대한 설명으로 확립되었다(McKenzie, 1915, p.70). YMCA에서는 1953년에 일반적인 건강을 위하여 관련된 건강 서비스와 마사지를 제공하였다. 제공된 서비스의 범위는 Frierwood에 의하여 설명되었다:

> 전문가는 마사지, 목욕(샤워, 증기, 전기실), 자외선 복사열(인공적인 그리고 자연 태양광선), 적외선(열), 이완과 몇 가지 직접적인 운동 교육, 개인이 운동하기 위한 주의와 최적의 건강과 삶 전체에 신체 능력을 유지하고 훈련시키기 위하여 계획된 습관을 발전시킨다(1953, p. 21)

20세기에서 쇠퇴와 부흥 DECLINE AND REVIVAL IN THE 20TH CENTURY

1950년대에, 마사지는 쇠퇴기에 있었다. 마사지실(massage parlor)이라는 용어는 매춘으로, 정당한 치료사의 이미지를 손상시킨다. 다른 치료적 도구들이 물리치료에서 중요하게 거론되었고, 마사지의 치료적 가치에 대한 의문을 가지게 되었다. 스포츠 시합에서, 트레이너들은 손상(injury)을 전공하였고 그리고 훈련에 보조가 되는 마사지에 대한 것은 잊어버렸다. 이 시대는 사회적으로 보수성이 강한 시대였고, 마사지를 수행하는 동안의 접촉과 옷을 입지 않는 것이 많은 대중에게 불편함을 주었다. 그리하여 대부분 사립 마사지 학교는 문을 닫게 되었다.

1970년대 Esalen 마사지(Esalen Massage in the 1970s)

마사지의 부흥에 도움을 주기 위하여 1960년대에 **반문화**와 **인간의 잠재된 움직임**이라는 두 가지 사건이 일어났다. 1960년대에 젊은 사람들은 1950년대의 보수주의, 순종하는, "손을 댈 수 없는" 것에 대한 중요성을 인정하지 않았고, 삶에서 더 깊은 의미를 찾기 시작하였다. 이들은 20세기의 중반 무렵의 성인은 세계 2차 세계대전 후의 베이비붐 세대들이다.

동시에, 전문적인 직업의 그룹은 제한된 인간의 잠재성을 찾기 위하여 캘리포니아의 Big Sur에 Esalen 학회에서 만남을 시작하였다. Esalen 학회의 연구실에서, 사람들은 대립된 그룹과 중재, 다양한 정신 훈련, tai chi와 같은 아시아의 신체 훈련, 다양한 형식의 마사지와 신체 기전에 대한 연구와 그들의 느낌을 조사하였다. TV, 영화 그리고 Look and Life와 같은 인기 잡지들은 미국의 대중들에게 Esalen 경험을 알리는 매체가 되었다. 미국인들은 1950년대의 제한을 깨뜨리고 새로운 방법에서 그들의 잠재성을 조사하였다(Leonard, 1988).(Esalen 역사의 더 많은 자료는 www.esalen.org를 참고하라).

마사지는 마사지 치료분야에 극적으로 영향을 받은 Esalen 협회에서 발전되었다. **Esalen 마사지**는 비록 오일과 향료냄새가 나고, 스트로킹을 중점으로 하는 서양 마사지의 형식에 근거가 있을지라도, 기술에 관한 것은 아니었다. 이것은 자신의 내면, 그리고 서로 다른 것을 연결하는 것에 관한 것이다. 이것은 전문적인 마사지에 관한 것은 아니고, 깊은 부분에서 연결되는 것이다. 이것을 George Downing은 그의 저서 마사지 책[Massage Book(1972)]에서 설명하였다:

> 마사지의 핵심은 언어가 아닌 다른 방법으로 전달하는 유일한 것이다.... 훌륭한 마사지를 받은 사람은 대개 설명하기 어려운 정신-신체 상태가 된다. 매일 몇 가지 중재를 수행하는 사람을 위하여 더 알려진 것은 방이 숨겨지고 잠겨질 때까지 특별한 방에 들어가는 것과 같다..... 감정이입과 존경과 같은 신뢰는 말을 하지 않는 신체의 공통적인 완전한 감각이며, 이러한 순간은 말에 의한 것이 아닌 충만함으로 표현될 수 있다 (p. 1).

반문화와 인간 움직임의 이념을 받아들인 많은 사람들은 경험의 부분처럼 Esalen 마사지를 시도하였다. 다른 것은, 약품을 사용하지 않는 정신 또는 초자연적인 경험을 찾고, 동양의 철학과 문화를 공부하였다. 많은 사람들은 채식주의, 중재, 요가와 마사지를 포함한 인도의 건강 수행을 배운 아스람과 결합하였다. 몇몇 사람들은 Taoism을 학습하였고, chi, chi kung과 shiatsu를 포함한 일본과 중국의 건강수행을 시험하였다. 중국은 1972년에 서양 문물을 개방하였고 심술의 고대 기술은 서양의학으로 다시 전해졌다.

자연적인 건강과 치유의 많은 전통양식은 1970년에 부흥되었다. 아슬람에서 마사지를 배운 사람은 전문적으로 마사지를 수행하고 생활하기 위한 노력을 하였다. 많은 사람들은 마사지 치료 분야에서 "전문가"가 되기 위한 노력을 저지하고 반문화적인 가치를 아직까지도 가지고 있다. 다른 사람들은 전문가협회와 결합하고 입법상의 노력에서 활동하고, 그리고 마사지치료와 연관된 연구를 하고 있다.

1960-1970년에 일어난 마사지의 부흥은 최근에 생겨난 전문적인 마사지치료에 영향을 주었다. 많은 치료사와 마사지를 받는 사람들이 확실하게 증가되었다. 많은 마사지와 신체체계 훈련 프로그램은 극적으로 증가하였고, 젊은 에너지와 정신, 희망을 주입시켰다. 심신상관적 건강과 치유의 개념도 부흥하여 확장되었다. 이것은 서양과학과 의학의 사고 발전, 새로운 이념과 변화가 개방된 것이다. 치료의 가치, 심장 그리고 연결은 작업의 질로 정의될 수 있다(Benjamin, 1996).

1960～70년대의 문화적 부흥은 마사지 치료보다 다른 건강의 전문적인 직업에 영향을 주었다. 건강 움직임은 1970년대 건강, 신체 교육과 여가의 전통적인 분야 내에서 역할을 하게 되었다. 이것은 인간의 잠재된 움직임이 영향을 미친다는 것이 확실하다. 건강의 개념은 1장에서 언급된 건강 모델을 발전시킨 John Travis와 같은 사람들에 의하여 발전되었다.

현재 많은 병원에서는 개념을 발견하고, 좋은 건강습관과 질병예방을 교육시키기 위하여 고안된 "건강프로그램"을 제공한다. 건강움직임의 정신에서, 건강의 자기책임을 강조하고, 신체, 마음, 감정과 정신과 같은 심신상관적 건강을 제기하였다.

게다가, 환자에게 "접촉"하는 방법은 그들의 치료적 중요성을 다시 검토하기 시작하였다. 예를 들면, 미국 간호사협회는 공인 간호 부전공으로 마사지를 배우게 되었다; 그리고 에너지 작업 형태인 치료적 접촉을 더 연구하게 되었고 간호사들이 마사지에 관심을 가지게 되었다. 간호 마사지치료사 국제협회(www. nanmt.org)는 간호 단체 연합의 기관이다. 많은 간호사들은 치료적 접촉도 채택하였고, 에너지 수행의 형태는 치유 수행을 반영하게 되었다(www.therapeutic-touch.org).

21세기의 중대한 사건 MILESTONES AT THE TURN OF THE 21ST CENTURY

1990년대와 2000대 초 마사지치료의 주목할 만한 중대한 사건이 있었다. 가장 중요한 것은 마사지치료에 관한 연구가 증가하였고, 미국정부가 CAM 치료에 흥미를 가지게 되었고, 치료적 마사지와 신체체계의 국제인증 검사가 생겼고, 마사지치료 프로그램의 교육과정이 향상되었으며, 미국 면허를 가진 마사지치료사의 수가 증가한 것이다.

마사지치료와 관련되어 출판된 연구물들의 수는 20세기의 마지막 10년 동안 급증하였다. **AMTA 협회**는 1992년에 설립되었다. 이들의 임무 중 가장 중요한 부분은 마사지치료의 효과에 관한 연구를 하는 것이다. 마사지치료 연구의 자료는 2001년에 그들의 웹사이트를 통하여 이용할 수 있도록 만들었다(www.amtafoundation.org).

접촉연구협회(Touch Research Institute: TRI)는 마이애미 의과대학에서 Tiffany Field에 의해 1992년 창설되었다. 인간 건강과 발달에서 접촉의 사용에 대한 기본적인 연구에 전념하는 세계적으로 첫 번째 센터이다. TRI가 후원을 한 많은 연구에 관한 정보는 웹사이트를 통하여 이용할 수 있다(www.miami.edu/touch-research).

게다가, 접촉 과학에 첫 번째 국제 심포지움은 캐나다 퀘벡 몬트리올에서 2002년 5월에 개최되었고, 캐나다 접촉연구센터가 후원하였다. 전 세계에서 추천된 사람들이 참가하였다. 참가에 대한 개요는 온라인에서 확인할 수 있다(www.ccrt-ctrc.org).

연구의 증가와 마사지치료사의 가능성은 고객과 환자에게 수행하는 치료의 질을 증가시키고, 다른 사람들에게도 마사지의 효과를 이해시키는데 도움을 줄 수 있다. 상호적인 건강관리 체계에서 마사지치료의 수용을 지지하는 것이기도 하다. 3장과 4장에서는 더 자세하게 이러한 연구결과를 재검토할 것이다.

국가 정책 (Public Policy)

대체의학국(Office of Alternative Medicine: OAM)은 1992년 미국국제보건기구 내에 설립되었다. "비관습적인 의료 수행"을 조사하고, 대상자에게 더 좋은 연구주제를 권유하는 의무를 가지고 있다. 대체의학-의학 범위 확장: 대체의학체제와 미국에서 수행의 국제건강협회의 보고(1994)는 이들의 결과를 요약하기 위하여 출판한 것이다.

OAM은 1996년 세계보건기구에 의하여 전통적인 의학에서 공동연구센터로 임명되었다. OAM의 사정은 1998년 "센터"에서 평가되었고, **보완과 대체의학을 위한 국제센터**가 되기에 적당하였다. NIH는 마사지치료를 포함한 도수 치유방법에 대한 연구 프로젝트를 위하여 많은 허가를 받았다(www. nccam.nih.gov).

보완과 대체의학에서 백악관 위원회는 2002년 5월에 마지막 논문을 발행하였다. 이것은 CAM 연구 협조, CAM 치료사의 교육, CAM에 관한 정보보급, CAM 치료의 수용에 관한 권고로 만들어졌다. CAM 치료가 특정한 질환에 효과적이라는 결정을 지지하는 연구를 미국 정부에서 권하였다. 논문은 안녕과 건강증진을 위한 CAM 접근의 기여를 인식하는 것이기도 하다(www.whccamp.hhs.gov).

기준과 자격 (Standards and Credentials)

치료적 마사지와 신체체계의 국제 인증시험은 1992년 6월에 처음으로 시작되었다. 마사지치료사를 위한 자격 과정도 시작되었다. 50,000이상의 마사지치료사들은 국가적으로 인증을 받게 되었다. NCBTMB는 마사지치료와 특정한 시험으로 발전되었고, 재인증 과정을 통하여 윤리학습, 수행 기준 문헌과 윤리 규범을 증가시켰다(www.ncbtmb.org).

게다가, 수가 증가하고 주에서는 미국에서 마사지치료사를 위한 직업적 면허 법률을 통과하였다. 현재 50개 주 중 31개 주에서 면허법률이 통과하였다. 마사지 면허가 있는 주의 목록은 부록 C에서 찾을 수 있다. 미국 마사지 치료협회 웹사이트는 주 면허법률에 관한 정보를 최신에 개정하였다(www.amtamassage.org).

마사지치료 인정 위원회는 2002년 미국 교육부에서 허가를 받았고, 마사지치료 프로그램을 발전시켰다. 마사지치료 인정위원회는 기초 지식을 더 정확하게 정의하고 마사지치료의 기술을 위한 기본적인 교육과정을 시작하였다(www.comta.org).

소비자 (Consumers)

가장 중요한 것은, 소비자가 건강마사지 피라미드에서 전체적인 목표범위를 달성하기 위해 마사지를 지속적으로 받아야 한다는 것이다. New England Journal of Medicine 1993년 1월호에 발표한 논문 제목은 "미국에서 비보완적인 의학"이었다. 이것은 카이로프랙틱, 침술, 이완기술, 약물치료, 에너지 치유, 최면술, 정신적인 치유와 마사지 치료를 포함하여 어떠한 것을 "비보완적 의학"이라고 사용하여야 하는지에 대한 국제 조사 보고서이다. 마사지는 일반인들이 사용하는 대체치료에 3번째로 랭크되었고, 이완 기술과 카이로프라틱을 더 자주 사용한다고 하였다. 미국에서 비보완적인 치료의 사용 횟수를 언급한 문서에서는 이전에 보고된 것보다 더 많이 사용한다고 하였다(Eisenberg 등, 1993, pp. 246-252). 1997년 대체건강관리의 사후연구에서, 마사지치료는 미국에서 CAM 치료 중 가장 빨리 성장한 것 중 하나로 인증되었다(Eisenberg 등, 1998, pp. 1569-1575).

미국 마사지치료협회는 모든 연령대의 고객이 마사지치료의 사용과 수용이 증가한다고 보고하였다. 2002 opinion 학술연구에서, 1997년의 17%보다 증가한 성인의 28%가 지난 5년간 마사지치료를 받았다고 보고하였다. 의학치료사의 전망에서는 항상 또는 대개 효과적이라는 용어의 CAM 접근에서 마사지치료사가 가장 높게(74%) 랭크되었다. 고용인 효과와 같이 마사지 제공을 하는 작업장의 수가 증가하고 있다(AMTA 2002 "마사지치료를 위한 요구"). 마사지치료의 역사에서 미래의 전망은 밝게 보인다.

요약 SUMMARY

마사지의 역사는 고대와 전 세계 모두 포함된다. 이것은 전 세계의 국가와 국민 문화에서 건강과 치유를 위하여 사용되었다. 수마르, 중국, 인도, 그리스와 로마의 고대 문명의 문학작품에서 발전된 마사지 형식에 대한 설명을 발견하였다, 유럽의 중세기, 고대 그리스의 영향을 받은 로마 문화는 터키와 근처 동양의 아라비안 사람들에 의하여 보존되었고 르네상스시대에 다시 유럽으로 흡수되었다. 마사지 형태가 포함된 터어키 탕은 그리스 체육관과 로마 목욕탕이 발전된 것이다. 연습시설, 수영장, 증기실, 와류욕과 마사지실을 가진 현대 헬스클럽은 이러한 유산의 한 부분이다.

Pehr Henrich Ling(1776~1893)과 Johann Mezger(1838~1909), 이 두 사람은 현대의 고대 서양 마사지의 발전에 매우 많은 영향을 주었다, Ling은 의학적 상태를 치료하기 위해서 능동과 수동 운동의 체계를 발전시켰고, 이것은 일반적으로 19세기 미국에서 스웨덴 운동 치료라고 불렀다. Johann Mezger는 마사지의 4가지 광범위한 분류를 설명하기 위하여 프랑스 용어의 사용을 대중화시켰다. 에플루라지(effleurage), 페트리사지(petrissage), 경타법(tapotement), 마찰법(friction)은 Ling과 Mezger의 작업은 그들의 제자들에 의하여 더 발전되었고, 자연 건강과 치유의 대체 분야에서처럼 일반 의학에서도 이 방법이 발견되었다. 고대 서양 마사지의 대중적 형태인 스웨덴 마사지는 마사지, 스웨덴 운동, 다양한 형태의 수치료, 열 램프, 극초단파와 장청소를 포함한다. 스웨덴 마사지는 헬스클럽, YMCA, 휴양지와 개인 병원과 같은 장소에서 제공되었다. 이것의 전성기는 1920년에서 1940년대까지이다.

마사지는 1950년대 미국에서 쇠퇴하였다. 마사지가 매춘에 사용되기 시작하였고, 보수적인 풍토로 대중적인 인기는 쇠퇴하였다. 마사지는 또한 동시에 의학적 직업 내에 치료적 형태의 진실성을 잃게 되었다.

마사지는 1970년대 후반에 유익한 건강과 치유 방법으로 부흥되기 시작하였다. 반문화와 인간의 잠재적 움직임은 심신 상관적 건강 수행과 같은 마사지의 효과에 도움을 주었다. Esalen 마사지와 스포츠마사지도 그 후, 마사지 치료는 대체 또는 보완적인 치유 움직임의 중요한 부분으로 인식되어져 왔다. 이것은 건강과 운동에 대한 자연적 의미에서 대중적 흥미를 가지게 되어 마사지의 사용도 증가하게 되었다.

1990년대와 2000초에, 마사지치료 역사에 새로운 사건이 있었다. 이것은 마사지에 관한 과학적인 연구가 증가하였고, 인터넷을 통하여 광범위하게 이용할 수 있는 학술기금을 만들었다. 미국 정부는 CAM 치료와 관련된 공공정책으로 발전시키기 시작하였고, 더 많은 연구를 위한 지지를 제공하였다. 마사지 치료사를 위한 기준은 국제 인증으로 성장하였고 USDE는 훈련프로그램으로 인식되었다. 마사지의 사용과 수용은 다른 건강 전문가와 고객들에게 지속되었다.

다음 부분은...
우리가 마사지의 효과와 이익을 이해하는 것을 지속적으로 설명할 것이다. 3장에는 마사지가 건강을 증진시키는 방법에 관한 이론적인 것, 그리고 이에 대한 효과에 대한 연구를 재검토하여 설명하였다.

참고문헌

Alternative Medicine—Expanding Medical Horizons: A Report to the National Institutes of Health on Alternative Medicine Systems and Practices in the United States (1994). Available from the Office of Alternative Medicine, National Institutes of Health, 6120 Executive Blvd. #450, Rockville, MD 20892-9904.

AMTA (2002) *Demand for massage therapy use and acceptance increasing*. Retrieved: March 2003 (*http://amtamassage.org*).

Andrews, H. (1910). *Massage & training*. London: Health & Strength, Ltd.

Arano, L. C. (1976). *The medieval health handbook: Tacuinum sanitatis*. New York: George Braziller.

Armstrong, D., & Armstrong, E. M. (1991). *The great American medicine show: Being an illustrated history of hucksters, healers, health evangelists, and heroes from Plymouth Rock to the present*. New York: Prentice-Hall.

Baumgartner, A. J. (1947). *Massage in athletics*. Minneapolis, MN: Burgess.

Beals, K. R. (1978). Clubfoot in the Maori: A genetic study of 50 kindreds. *New Zealand Medical Journal, 88*, 144–146.

Beard, G., & Wood, E. C. (1964). *Massage principles and techniques*. Philadelphia: W. B. Saunders.

Benjamin, P. J. (1993). Massage therapy in the 1940's and the College of Swedish Massage in Chicago. *Massage Therapy Journal, 32*(4), 56–62.

Benjamin, P. J. (1996). The California revival: Massage therapy in the 1970–80's. Presentation at the AMTA National Education Conference in Los Angeles, CA, June 1996.

Benjamin, P. J. (2002). Shampooing—A journey to the East. *Massage Therapy Journal*, 41(2), 140–144.

Bilz, F. E. (1898). *The natural method of healing: A new and complete guide to health*. Translated from the latest German edition. Leipiz: F. E. Bilz.

Bohm, M. (1913). *Massage: Its principles and techniques*. Translated by Elizabeth Gould. Philadelphia: Lippincott.

Calvert, R. N. (2002). *The history of massage: An illustrated survey from around the world*. Rochester, VT: Healing Arts Press.

Chopra, D. (1991). *Perfect health: The complete mind/body guide*. New York: Harmony Books.

Cunliffe, B. (1978). *The Roman baths: A guide to the baths and Roman museum*. City of Bath: Bath Archeological Trust.

Downing, G. (1972). *The massage book*. New York: Random House.

Eisenberg, D. M., Kessler, R. C., Foster, C., Norlock, F. E., Calkins, D. R., & Delblanco, T. L. (1993). Unconventional medicine in the United States. *New England Journal of Medicine*, *328*(4), 246–252.

Eisenberg, D. M., Davis, R. B., Ettner, S. L. et al. (1998). Trends in alternative medicine use in the United States, 1990–1997. *Journal of the American Medical Association*, 280 (18), 1569–1575.

Fay, H. J. (1916). *Scientific massage for athletes*. London: Ewart, Seymour & Co.

Frierwood, H. T. (1953). The place of the health service in the total YMCA program. *Journal of Physical Education*, 21.

Georgii, A. (1880). *Kinetic jottings*. London: Henry Renshaw.

Grafstrom, A. (1904). *A text-book of mechano-therapy (massage and medical gymnastics), prepared for the use of medical students, trained nurses, and medical gymnasts*. Philadelphia: W. B. Saunders.

Graham, D. (1902). *A treatise on massage, its history, mode of application and effects*. Philadelphia: Lippincott.

Hoffa, A. (1978). *Technik der massage* (13th ed). Stuttgart, Germany: Ferdinand Enke. Translated for Fran Tappan by Ruth Friedlander.

Johnson, W. (1866). *The anatriptic art*. London: Simpkin, Marshall & Co.

Kellogg, J. H. (1923). *The art of massage*. Battle Creek, MI: Modern Medicine Publishing Co.

Kleen, E. A. (1921). *Massage and medical gymnastics*. New York: William Wood & Company.

Leboyer, F. (1982). *Loving hands: The traditional art of baby massage*. New York: Alfred A. Knopf.

Leonard, G. (1988). *Walking on the edge of the world: A memoir of the sixties and beyond*. Boston: Houghton Mifflin.

Ling, P. H. (1840a). The general principles of gymnastics. In *The collected works of P. H. Ling*. (1866). Stockholm, Sweden. Translated by Lars Agren and Patricia J. Benjamin. Unpublished.

Ling, P. H. (1840b). Notations to the general principles. In *The collected works of P. H. Ling*. (1866). Stockholm, Sweden. Translated by Lars Agren and Patricia J. Benjamin and published in *Massage Therapy Journal*, Winter 1987.

Ling, P. H. (1840c). The means or vehicle of gymnastics. Translated by R. J. Cyriax. In *American Physical Education Review*, *19*(4), April 1914.

McKenzie, R. T. (1915). *Exercise in education and medicine*, 2nd ed. Philadelphia: W. B. Saunders.

McMillan, M. (1925). *Massage and therapeutic exercise*, 2nd ed. Philadelphia: W. B. Saunders.

Mennell, J. B. (1945). *Physical treatment*, 5th ed. Philadelphia: Blakiston.

M'Lean, T. (1814) *Picturesque representations of the dress and manners of the Chinese*. London: Howlett and Brimmer.

Monte, T., & the Editors of East West Natural Health (1993). *World medicine: The East West guide to healing your body*. New York: Putnam.

Murphy, W. (Ed.) (1995) *Healing the generations: A history of physical therapy and the American Physical Therapy Association*. Lyme, CT: Greenwich Publishing Group.

Murrell, W. (1890). *Massotherapeutics or massage as a mode of treatment*. Philadelphia: Blakiston.

Nissen, H. (1889). *A manual of instruction for giving Swedish movement and massage treatment*. Philadelphia: F. A. Davis.

Nissen, H. (1920). *Practical massage and corrective exercises with applied anatomy*. Philadelphia: F. A. Davis.

Ostrom, K. W. (1905). *Massage and the original Swedish movements*. Philadelphia: Blakiston.

Perrone, B., Stockel, H. H., & Krueger, V. (1989). *Medicine women, curanderas, and women doctors*. Norman, OK: University of Oklahoma Press.

Pollard, D. W. (1902). Massage in training. An unpublished thesis, International Young Men's Christian Association Training School, Springfield, MA.

Posse, N. (1895). *The special kinesiology of educational gymnastics*. Boston: Lothrop, Lee & Shepard.

Roth, M. (1851). *The prevention and cure of many chronic diseases by movements*. London: John Churchill.

Sampson, C. W. (1926). *A practice of physiotherapy*. St. Louis: C. V. Mosby.

Time-Life Books. (1987). *The age of god-kings: Timeframe 3000–1500 B.C.* Alexandria, VA: Time-Life Books.

Torres (no date). *The folk healer: The Mexican-American tradition of curanderismo*. Kingsville, TX: Nieves Press.

Wood, E. C., & Becker, P. D. (1981). *Beard's massage*, 3rd ed. Philadelphia: W. B. Saunders.

웹사이트

www.amtafoundation.org American Massage Therapy Association Foundation
www.amtamassage.org American Massage Therapy Association
www.ccrt-ctrc.org Canadian Touch Research Center
www.comta.org Commission on Massage Therapy Accreditation
www.esalen.org Esalen Institute
www.nanmt.org National Association of Nurse Massage Therapists
www.ncbtmb.org National Certification Board for Therapeutic Massage and Bodywork
www.therapeutic-touch.org Nurse Healers-Professional Associates International
www.miami.edu/touch-research Touch Research Institute
www.nccam.nih.gov National Center of Complementary and Alternative Medicine
www.worldofmassagemuseum.org World of Massage Museum
www.whccamp.hhs.gov White House Commission on Complementary and Alternative Medicine

추가 참고문헌

비디오

"Esalen massage." (1999). Big Sur, CA: Esalen Institute. (*www.esalen.org*)
"Hawaiian lomi-lomi: Level 1" Venture, CA: Hawaiian Healing Arts. (*www.lomi-lomi.com*)

학 습 가 이 드

학습결과 LEARNING OUTCOMES

학습 가이드는 처음 시삭하는 부분에 학습결과를 사용하라. 학습 파트너 또는 테이프에 기록된 것을 이용하여 쓰거나 구두로 말하여서 각 결과에 주어진 과제를 수행하라. 처음에는 "책을 보고" 시작하고, 후에는 기억하여 수행한다.

중요한 역사적 인물, 중요한 용어/개념 KEY HISTORICAL PEOPLE, KEY TERMS/CONCEPTS

중요한 역사적 인물, 장소, 사건, 그리고 마사지의 형식은 이장의 처음에서 목록화하였고, 다음에 나오는 연습에서 하나 또는 그 이상을 선택하라. 이러한 이야기에 관한 쓰기 또는 말하기는 이들의 중요성을 심도 있게 이해하고, 이것들을 더 기억하는데 도움을 줄 수 있다.

1. 특정한 기간에 마사지 발전에 공헌을 한 중요한 사람을 요약한다. 하나 또는 두 개 간결한 문장에서 이들 공헌자를 찾도록 노력하라.
2. 3×5의 한 쪽 면에 중요한 역사적 인물, 장소 또는 사건의 이름을 쓰고, 다른 면에는 이것에 대해서 자세하게 설명한 학습카드를 만든다. 카드를 섞고 한쪽 면을 읽고, 다른 측면의 정보를 자세하게 이야기 하도록 한다.
3. 장소와 사건에서 역사적 인물을 연결시키거나 다른 방법에서 관련된 다른 사람들을 연결시키고, 이들이 어떻게 연관이 있는지 설명한다.
4. 학습 파트너와 함께, 마사지 역사에서 중요한 인물, 장소 또는 사건의 이야기를 이야기한다. 다른 사람에게 구두로 이야기 하는 것은 이것을 기억하는데 도움을 줄 수 있고, 더 자세하고 확실하게 이야기 할 수 있다.
5. 문제 4의 각각 이야기한 후에, 마사지 역사에서 인물, 장소 또는 사건의 중요성을 명백하게 설명하기 위하여 다른 질문을 물어본다.

학습 개요 STUDY OUTLINE

다음은 이 장에서 중요한 역사적 사실을 기억하는지 검사하기 위한 질문이다. 각 질문이 있는 본문의 페이지를 이용하여 대답하라.

고대와 세계적인 전통(Ancient and Global Heritage)

1. 마사지 역사는 __________와 ___________ 모두이다(p. 20).
2. 다른 문명 사이에서 생각과 수행의 변화는 _____ ___________, _____________, ____________, _________, 그리고 _______의 결과가 일어났다(p. 22).
3. 전통적인 방법에서 수행되어 지속되어온 몇 개의 마사지와 신체체계의 형식은 ____________와 _____________ 모두라고 생각할 수 있다(p. 22)

원주민과 민족 전통양식(Native and Folk Traditions)

1. 남태평양제도 나라의 사람들을 위하여 수행된 건강 마사지의 예는 ________이다(p. 23)
2. _________라 불리는 히스파닉 치료사는 멕시코에서 ___________문명과 접촉하여 천주교의 스페인 사람이 되었을 때 15세기에 발전된 원주민 의학의 전통양식에서 마사지를 사용하였다(p. 23)

고대 문명(Ancient Civilizations)

1. 치유 목적을 위한 문지르기를 설명한 가장 오래된 기록 중의 하나가 BEC 2100년에 ________에 점토판에 기록된 것에서 발견되었다(pp. 24)
2. 2,500년 전에 쓰여진, _____________은 중국의학에서 처음 쓴 책으로 가끔 인용된다(p. 24).
3. 전통적인 일본마사지는 중국 건강과 치유 수행이 전파된 6세기에 일본에서 발전된 __________라 불린다(p. 24)
4. Shiatsu는 _________에 의해서 __________에서 발전된 근대 일본 신체체계의 형태이다(p. 24).
5. __________라 불리는 인도의 전통적인 치유 수행은 5세기에 흔적을 찾을 수 있고, 마사지의 형태도 포함한다(p. 25)
6. _________에 쓰여진 고대 그리스 의학은 탈구와 염좌를 치료하기 위하여 마사지 사용을 언급하였다(p. 25)
7. 소량의 오일을 사용한 _________는 그리스에서 운동선수에게 수행한 마사지이고, 운동 전과 후에 수행하였다.(p. 26)
8. __________는 로마황제의 시민들이 냉수와 온수, 증기실을 즐기고, 그리고 다양한 신체 체계를 수행 받았던 공통적으로 집합된 장소이다(pp. 26).
9. 근대 _________는 그리스 체육관, 로마 목욕탕, 그리고 _________ 목욕탕의 유산이다(p. 27)

중세와 유럽의 르네상스

1. 중세기에, 마사지 수행은 유럽의 ____________ 에서 활발하게 사용되었다(p. 27).
2. 의학에서 마사지 사용에 대한 고대 그리스와 로마의 작품은 _______, 그리고 __________에 의하여 중세 암흑기 동안 유지된 것을 보여준 것이다(p. 27).
3. 11세기에 아라비아어에서 라틴어로 번역된 ____ _________라 불리는 저서는 자연 치료와 치유의 철학의 초기 발전된 증거이다(p. 27).
4. 고대 그리스와 로마의 작품은 _________라 불리는 기간 동안에 유럽에 다시 부흥을 가져온 것을 기록한 것이다(pp. 28).

서양 마사지(Western Massage)

1. 서양 마사지는 1880년대에 암스테르담의 ______ ________와 스웨덴의 __________에 의해서 발전된 기술이 통합된 것이다(p. 28)
2. Pehr Ling은 미국에서 __________라 불리는 만성 양식을 치료하기 위한 의학적 훈련체계를 발전시켰다(P. 28).
3. __________라 불리는 스톡콜롬의 Ling의 학교는 _______에서 발견되었다(p. 28).
4. Johann Mezger는 많은 연부조직기술을 분류하였고, 프랑스어로 ______, ______, ________, 그리고 ________ 라고 칭하였다. 이것은 _______의 기술을 첨가하여 서양마사지의 분류로 만들었다(p. 29).
5. Ling의 의학적 훈련은 __________의 뉴욕의 ________에 의해서 미국에 전파되었다(p. 29).

전통적인 치유와 자연치유

1. 초기 전통적인 의학 수행에서 마사지 기술을 설명하기 위한 단어는 ________와 _______을 사용하였다(p. 30).
2. 마사지와 신체체계는 연부조직 도수법의 역사에서 186년에 Walter Johnson에 의하여 ________ 기술로 불리어졌다(P. 30).
3. 프랑스의 Lacus-Championniere(c. 1880)은 ____________의 치료에서 연부조직 도수법의 사용을 지지하였다(p. 30).
4. 미국군의 재활 부분은 __________에서 손상된 군인의 재활을 돕기 위하여 1918년에 설립되었다. 여성은 마사지 움직임을 사용하기 위하여 훈련받았고, 이러한 효과에서 수치료는 ________라 불리었다(p. 30).
5. ________는 1차 세계대전 동안 Water Reed 병원에서 재활보조로 훈련을 받은 사람으로 물리치료 역사에서 유명한 인물이다. 그녀는 1920년에 ____________에 물리치료 책임자로 있는 동안 Massage and Therapeutic Exercise을 집필하였다(p. 32).
6. 자연치유의 지지하여 유명한 1880년대 후반에 미시건에 Battle Creek sanitarium의 책임자는 ________였다. 그녀의 저서인 __________는 1895년에 출판되었다(p. 33).
7. Physical Culture Magazine과 라디오 쇼를 통하여 19세기 말과 20세기 초에 자연건강 수행으로 인기가 있었던 사람의 이름은 _________이었다(p. 33).
8. 스웨덴 마사지의 전성기는 ____________에서 ___________까지였다(p. 33).
9. 스웨덴 마사지 수행은 서양마사지, 스웨덴 움직임, 다양한 형태의 ___________, _________, __________, __________, 마사지 감소, 그리고 ______관주법으로 구성되었다(p. 33).
10. 20세기 초에 많은 스웨덴 마사지 치료사들은 자연 치유사, ________와 ________의 비보완적인 의사와 함께 일하였다(p. 34).

스포츠와 체력(Sports and Fitness)

1. ___________은 1800년대 후반과 1900년대 초기에 운동선수에게 수행하였던 간단한 형태의 마사지이다(p. 34).
2. H. J. Fay에 의하여 1916에 쓰여진 저서를 _____ ________라 불렸고, 운동사고 후 회복을 위한 마사지를 설명하였다(p. 34).
3. 스포츠마사지는 ________년에 _______의해서 부흥되었고, 지금은 전문분야로 인기가 있다(p. 35).
4. 1990년 초 이후 미국 건강과 체력협회에서 마사지는 ________에 건강 서비스의 부분으로 수행되어 왔다(p. 35).

20세기에서 쇠퇴와 부흥

1. ________는 미국에서 마사지 수행에서 쇠퇴기였다(p. 36).
2. 마사지 __________는 매춘을 대신하여 사용되었고, 합법적인 마사지 치료사의 이미지를 타락시켰다(p. 36).
3. 1970년대에 발전된 서양마사지의 간소화된 개요는 긴 흐름의 스트로크와 냄새가 있는 오일, 이완시키는 음악의 감각적인 경험을 만족시켰고, 그리고 면허는 __________라 불리어졌다(p. 37).
4. 문제 3에서 설명된 마사지 형식의 발전에서 중요한 두 가지 사회적 움직임은 ______________과 ____________이다(p. 37).
5. 1970년대의 움직임은 마사지 치료를 포함한 건강 전문가에 주요하게 영향을 주었고, 건강, 체육과 레크레이션 분야의 발전은 ____________이다(p. 37).

21세기의 중대한 사건

1. 국제협회의 임무는 마사지치료 연구가 향상되는 것은____________, __________년에 설립되었다(p. 37).
2. 인간 건강에 접촉 사용의 연구에 전념하기 위한 세계에서 첫 번째 센터는 마이아미 대학의 ____________이다. 이것은 _______년에 발견되었고, 첫 번째 책임자는 __________이었다(p. 38).
3. 미국 국제 건강협회는 비보완적인 의료수행을 조사하기 위하여 1992년에 ________ 설립되었다. 이것은 ____________라 불리었고 1998년에 NIH 센터에 등용되었다(p. 38).
4. 치료적 마사지와 신체체계를 위한 첫 번째 국제인증검사는 _______년에 수여하였다(p. 38).
5. 마사지치료 인증 위원회는 _________년에 미국 교육인증부에 수용되었다(p. 39).

보다 큰 이해를 위하여 FOR GREATER UNDERSTANDING

다음에 나오는 연습은 현실의 인간 경험에서 연결된 현존하는 역사를 만든 것으로 고안되었다. 연습은 역사에 관한 학습을 위한 주요한 근원을 소개할 것이고, 이 장에서 역사적인 사건을 더 깊게 이해하는데 도움을 줄 것이다.

1. 이 장에서 소개된 하나 또는 두 개의 중요한 형상을 선택하고, 마사지치료의 발전을 위한 공헌자와 그들의 삶을 다시 조사할 것이다. 단어에서 그들의 작업에 관한 것을 읽기 위하여 근본적인 저서를 찾도록 노력하라.
2. 시행에서 아직까지도 이야기하고 있는 오래된 터키 목욕탕 또는 온천을 찾도록하라. 이것의 역사를 조사하고 장소를 방문하고, 이것의 건축물과 바닥을 찾아보라. 아직까지 이용되고 있다면 마사지를 받아보거나 목욕을 즐겨보아라. 오래된 사진 또는 건축물이 있다면 보아라. 그것은 좋은 경험이 될 것이다.
3. 터키 목욕탕, 헬스클럽, 마사지 실과 같은 마사지 역사와 관련된 광고를 오래된 신문, 잡지, 또는 광고전단을 통해서 찾아보라. 1890년대에서 1930년대까지 조사하기 좋은 기간이다.
4. 골동품가게를 방문하고 오래된 책, 전기 진동기 또는 마사지에 사용되어진 로숀과 오일병, 문제 3에서의 광고처럼 마사지 역사와 관련된 물건을 찾아본다.
5. 1950년대 누군가를 기억하고 그 시대에 어떻게 마사지를 받았는지 면담한다. 마사지의 관점이 어떻게 변하였는지, 변화에 어떠한 것이 영향을 주었는지 물어본다. 학습 파트너 또는 그룹과 나누어 면담한다.

6. 1970년대 말과 1980년대 초에 Esalen 마사지를 배운 사람을 면담한다. 어디에서 배웠고 어떠한 것을 경험하였는가? 지금의 마사지치료와 어떠한 것이 다른가? 학습 파트너 또는 그룹과 나누어 면담한다.
7. 가족들에게서 전해 내려온 마사지와 친숙한 다른 문화의 사람을 면담한다. 어디에서 어떻게 수행하였는가? 누구에게서 배웠는가? 무엇과 비슷한가? 서양마사지와 어떻게 유사한가 또는 다른가?
8. 1950년대, 1960년대 또는 과거 다른 기간에 물리치료사 또는 간호사를 면담한다. 건강관리에서 마사지가 어떻게 사용되어졌는지 물어보고 어떻게 변해왔는지 물어본다. 발견한 것을 기록한다.
9. 오래된 영화, 특히 1930–1940년대에서 마사지에 관한 것을 찾아본다. 역사적 기간에 만들어진 몇몇 영화들은 이 시대의 마사지를 보여줄 수 있다.
10. 세계 마사지 박물관 웹사이트를 방문한다 (www.worldofmassagemuseum.com). 수집된 배경과 임무를 찾아보라.

제 3 장

마사지의 효과와 이익

Effects and Benefits of Massage

학습 결과 Learning Outcomes

이 장을 학습하고 난 후, 다음의 정보를 습득할 것이다.

1. 조직과 기관 체계에서 마사지의 효과를 설명할 수 있다.
2. 기관 수준에서 마사지의 효과를 설명할 수 있다.
3. 마사지의 심리적 효과를 설명할 수 있다.
4. 마사지 효과의 다양한 기전을 설명할 수 있다.
5. 다른 마사지 기술을 다른 효과를 위하여 어떻게 적용하는지 설명할 수 있다
6. 마사지 효과의 심신상관적 관점에서 올바르게 인식할 수 있다.
7. 모든 사람을 위한 마사지의 효과적인 이익을 논의할 수 있다.
8. 특별한 사람들을 위한 마사지의 효과적인 이익을 논의할 수 있다.

중요한 용어/개념 KEY TERMS/CONCEPTS

유착(adhesions)
마취(analgesia)
불안감소(anxiety reductuon)
성격방호(character armor)
마사지 효과(effects of massage)
감정이완(emotional release)
충혈(hyperemia)
과긴장(hypertonic)
면역(immunity)

MEDEALINK

이 책의 각 부분을 복사한 CD는 이 장에 담겨진 기술을 추가하였다. CD-ROM에 넣으면 마사지 기술의 영상을 볼 수 있다. 이 영상은 새로운 부분을 학습하는데 도움을 줄 수 있게 디자인되었다.

마사지 이익(benefit of massage)
신체정렬(body alignment)
신체자각(body awareness)
신체 중심치료 (body-centered therapy)
마음-신체 효과 (mind-body effects)
근육이완(muscle relaxation)
신경 개폐기전 (neural-gating mechanism)
통증-경련-통증회로 (pain-spasm-pain cycle)
자세(posture)
엔돌핀(endorphins)
에너지 효과(energetic effects)
유연성(flexibility)
심신상관적(holistic)
심리적 효과 (psychological effect)
이완효과(reflex effects)
이완반응 (relaxation response)
감각입력(sensory input)
요변성, 틱소트로피 (thixotropy)
허혈(ischemia)
변연계(limbic system)
기계적 효과(mechanical effects)
정신 명료(mental clarity)
조직 회복(tissue repair)
정맥류(vonostasis)
건강마사지 (wellness massage)

마사지는 최적의 신체 기능으로 증진시키고, 전체 건강과 안녕을 증진시키기 위한 능력이 있으며 그리고 특정한 치료 효과를 얻기 위하여 가치를 가지고 있다. 많은 이론을 통하여 마사지를 수행하는 이유와 방법을 제안하여왔고, 마사지 효과와 이익을 확인하기 위하여 연구를 재검토하였다.

마사지의 효과 EFFECTS OF MASSAGE

마사지의 효과는 마사지를 받는 동안 대상자의 신체, 정신 그리고 감정에서 나타나는 변화와 관련된 것이다. 이것은 근육이완, 각성증가, 또는 불안감소와 같은 마사지 수행으로 나타나는 결과이다. 마사지치료사들은 그들의 치료 목표를 성취하기 위하여 연부조직 기술을 수행하고 이러한 효과를 유지하고자 한다.

다른 마사지기술은 특정한 효과를 위하여 선택하고, 대상자에게 원하는 반응을 이끌어내기 위하여 적용한다. 예를 들면, 경타법은 단시간 수행한다면 자극효과가 있고 장시간 수행한다면 진정효과가 있다. 에플루라지(effleurage)는 느리고 리드믹컬하게 수행하며, 가벼운 압박을 적용할 때에는 이완효과가 있지만, 강하게 적용할 때에는 상쾌한 기분이 유발할 수 있다.

특별한 효과를 가지고 있는 특정한 기술을 어떻게 수행해야하는지 알고 있는 치료사는 마사지 성취 또는 치료 목표를 더 성공적으로 이끌어 낼 수 있을 것이다(Andrade & Clifford, 2001의 Outcome-Based Massage 참고). 서양마사지 기술에 관한 정보와 특별한 효과를 위하여 적용하는 방법은 Ⅱ부, 서양마사지에서 설명하였다.

이 장에서는 서양 해부학과 생리학을 이해한다는 것이 마사지 효과를 체계적으로 이해할 수 있다는 것을 나타내고 있다. 기관은 조직, 기관, 생체에서의 마사지의 효과를 학습하기 위한 체계를 제공하는 기본 해부학과 생리학 서적에서 찾을 수 있다. 심리적 효과는 생체 전체 수준에서 설명하였다. 마사지 효과에 대한 논의는 건강과 치료 모델에서 실제적으로 적용되는 효과를 주요하게 다루었다. 표 3-1은 마사지의 긍정적인 효과를 요약한 것이다.

표 3-1 마사지 효과의 요약

신체적 효과	
조직 수준	조직 회복과 반흔 형성증가
	결합조직의 건강 증가
	근막의 유연성 증가
	유착 제거와 조직 분리
기관계 수준	
외피계	피부 감각수용기 자극
	표면 순환 증가
	각질 제거
	오일 또는 로숀으로 수분 공급
	피지선 분비 증가
	건강한 반흔 형성 촉진
골격계	관절기능 증진
	최적의 관절 유연성과 가동범위 증진
	적절한 골격의 정혈 증진
근육계	대사산물을 정맥과 림프로 "방출"
	특정하고 전반적인 근육이완 증진
	최적의 신체 유연성 증진
	근막발통점 제거
	근막 유착 이완
신경계	부교감신경계 자극(예, 이완반응)
호흡계	횡경막 호흡 장려
	호흡근 이완
	적절한 구조적 정렬과 흉곽 확장 증가
소화계	이완으로 소화 촉진
	장운동 촉진
비뇨계	신장의 순환 증진
	뇨생산과 방광 긴장 증가
생식기계	이완으로 생식 기능 증진
	전반적인 유방 건강 증진
생체수준	
성장과 발달	신생아의 성장과 발달 증가
통증감소	좋지 않은 순환과 긴장에서 근육 통증 감소
	근막발통점의 비활성화
	신경-관문기전 활성화
	엔돌핀과 엔케팔린의 방출유도
스트레스 감소	발통점 이완반응
심리적 효과	
	정신명료 증가
	불안감소
	감정방출 촉진
	전반적인 안녕의 느낌 증진

이러한 효과는 마사지를 수행할 때마다 나타나지 않는다. 마사지기술을 사용함에 있어 움직임의 질(예, 리듬, 압박, 방향, 기간)은 원하는 효과를 유발시키는데 도움을 준다. 대상자의 신체적, 정신적, 그리고 감정적 상태와 그들의 마사지 개방 상태는 효과를 유발하는데 영향을 줄 수도 있다.

조직에서 효과 TISSUE LEVEL EFFECTS

마사지는 혈액순환과 림프 순환을 증가시켜 신체의 전체 세포와 조직의 건강을 증진시킨다. 페트리사지의 "방출" 움직임과 에플루라지의 활주 움직임은 자연적인 과정을 촉진하기 위하여 신체 체액을 움직이는데 매우 효과적이다. 증가된 체액순환은 조직세포에 산소와 영양분의 전달을 증가시키고, 대사산물과 염증과정에서 생성된 부산물의 제거를 돕는다(Yates 1990).

조직 회복 (Tissue Repair)

화상, 타박상, 염좌, 그리고 상처와 같은 조직 손상의 치유는 생리적인 3단계를 거친다. **조직회복**과정은 손상된 부위를 안정시키기 위한 염증기, 조직 구조를 복구시키는 재생기, 건강한 반흔형성을 위한 재형성기이다. 마사지는 조직 회복과정에서 중요한 역할을 할 수 있다.

염증기라 하는 손상의 초기 반응은 손상된 조직을 회복시키기 위하여 준비하고 상황을 안정시키기 위하여 계획되었다. 염증은 혈액흐름을 증가시켜 부위에 발적, 온기, 부종, 통증을 유발시키고, 기능을 감소시키게 된다. 림프계는 유해한 미생물로 인하여 체액을 검사하고 부종을 유발시키는 체액을 제거하여 염증분해에 중요한 역할을 한다. 염증기의 기간은 초기 외상의 정도, 개인의 면역계의 강도에 따라 다양하게 결정된다. 특히 감염이 있는 염증기 동안 손상 부위에 마사지는 금기이다. 염증이 진정되는 징후가 있다면, 마사지는 손상된 부위에 안전하게 적용할 수 있다.

재생기에서, 조직구조는 재건되고 회복된다. 손상된 조직은 같은 유형의 새로운 조직으로 대체되며, 손상된 세포, 과도한 체액, 그리고 다른 염증의 부산물을 제거하고 새로운 조직을 형성하기 위하여 물질을 이동시키는 것도 포함된다. 전체와 국소 순환의 증가에 의하여 마사지는 이러한 수송과정을 촉진시킨다.

마사지는 건강한 반흔 형성을 촉진하는 조직 회복의 재형성기에서도 중요한 역할을 한다. 심부횡단마찰법은 강한 이동성 반흔 조직 형성을 돕기 위한 재활에 사용된다. 이것은 움직임을 억제시킬 수 있는 평행한 섬유 정렬이 많고 횡으로 연결된 것이 적은 조직이 생성되는 것에 도움을 준다(Cyriax & Cyriax, 1993). 피하 반흔조직은 조심스럽고 확실한 마찰법으로 느슨해질 수 있지만, 더 많은 조사에서는 결합조직이 재정렬을 형성할 수 있는 심부 반흔을 형성하는 것이 필요하다고 하였다.

조직 회복에서 마사지 역할에 대한 적은 이해는 스트레스 감소의 증가와 관련이 있다. 영국 의학저널인 Lancet에 보고된 연구에서는 만성적으로 스트레스를 받는 사람들이 상처 치유가 더 지연된다고 하였다. 연구자들은 스트레스 그룹이 상처 회복에 작용하는 면역물질로 알려진 인터루킨 베터의 양이 적다고 하였다(Greene, 1996, p 16). 마사지는 스트레스를 감소시키므로, 상처를 빨리 치유하는데 도움을 줄 수 있다.

결합조직 (Connective Tissue)

결합조직은 신체에서 가장 많은 조직이다. 이것은 내부공간을 채우고, 지지구조를 제공하고, 체액수송과 에너지 저장을 하기 위한 수단이 된다. 결합조직의 3가지 분류는 체액(예, 혈액과 림프), 지지 결합조직(예, 연골과 뼈), 결합조직의 특성(예, 건, 인대, 근막)이다. 몇몇 전체 결합조직과 근막은 다음 단락에서 간단하게 설명될 것이다.

결합조직은 요변성(틱소트로핀, thixotropy)이라고 하는 특성을 가지고 있고, 이러한 특성이 잘 나타나게 될 때 더 유연하고 더 유동적이게 된다는 것을 의미한다. 압박, 신장과 같은 마사지의 동작은 온도와 조직의 에너지 수준을 경미하게 상승시키고 '이미 존재하지만 느리게 움직이는 기관 조직에서 많은 양의 체액'을 생성시킨다(Juhan, 1987, pp.69-70).

건강하게 기능을 증진시키기 위하여, 마사지는 결합조직 비정상화와 기능장애를 예방하는데 도움을 준다. 예를 들면, 페트리사지와 심부 마찰법과 같은 마사지 기술은 섬유증이라고 하는 비정상적인 교원질성 결합조직의 형성을 예방하는데 도움을 준다라는 것이 발견되었다(Yate, 1990)

근막은 실제로 근육, 뼈와 기관 주위에 있는 결합조직이며 형태를 형성하는데 도움을 준다. 근막은 신체를 함께 고정시키고 신체 전체와 부분을 감싸는 지지조직의 연속적인 얇은 판이라고 생각할 수 있다(근막에 대한 더 자세한 것은 Schultz & Feitis의 The Endless Web: Fascial Anatomy and Physical Reality를 참고하라).

건강한 신체에서, 근막조직은 유동성이 있고 자유롭게 움직인다. 만성 스트레스, 만성 고정, 외상 또는 질환이 있다면, 결합조직은 두꺼워지고, 딱딱해질 수 있거나, 다른 조직에 유착을 형성시킬 수 있다. 유착은 움직임을 제한하고 영양분과 세포 대사산물의 교환 능력에 손상을 줄 수 있다. 마사지는 유착을 제거하고 세포 유연성을 회복시키는데 도움을 주어 세포의 기능을 증진시킬 수 있다.

확실한 마사지 기술은 각 조직 또는 다른 근막조직에 형성된 유착을 제거한다. 신장과 평행한 섬유 조직의 횡단면에 전단력을 제공하는 간단한 기계적 동작은 조직을 분리시키는데 도움을 준다. 페트리사지, 심부 횡단 마찰법, 신장 기술 그리고 근막 기술은 유착이 있는 조직을 분리시키는데 매우 효과적이다.

12장에는 건강한 근막 형성을 위한 마사지에 대한 정보를 더 자세하게 설명하였다. 이 장의 근육계에서 관절 가동성과 유연성의 증진에 대한 사항은 결합조직과 마사지에 대한 더 많은 정보를 설명하였다.

기관에서의 효과 ORGAN SYSTEM LEVEL EFFECTS

마사지는 신체의 다른 기관에서 특별한 효과를 나타낸다. 기관을 건강하게 유지하고 치유를 증진시키기 위하여, 마사지는 전체 체계의 기능을 증진시킬 수 있다. 그리고 기관계는 많은 방법과 상호작용을 하고, 어떠한 체계에서 마사지 효과는 다른 기관에도 영향을 줄 수 있다. 근육-골격, 순환-림프, 신경-내분비, 그리고 호흡-순환-근육과 같이 중복된 기능은 특정한 체계에서는 특히 명확하다.

외피계(Integumentary System)

외피계는 피부와 모발, 손톱, 피지선, 땀샘과 같은 부속기관도 포함된다. 피부의 감각수용기는 접촉, 압박, 통증과 온도를 탐지하고 신경계에 정보를 전달한다.

피부는 마사지 제공자와 대상자 사이의 접촉에서 중요한 부분이다. 피부에서 압박의 가장 중요한 효과 중의 하나는 **감각수용기**를 자극하는 것이다. 이러한 자극은 전체 이완, 통증감소, 그리고 신체자각과 같은 유익한 효과를 유발할 수 있다. 좋은 신체자극은 개인의 완전하고 전체적인 감각을 증가시키고, 좋은 정신과 감정적인 건강을 위해서 중요하다.

피부에서 적절하게 마사지를 수행하기 위한 외분비선의 체계는, 피부 모공에는 분비물이 없어야 한다. 모공은 먼지, 화장, 많은 피지와 땀과 같은 물질 또는 각질의 축적으로 막힐 수 있다. 비누와 물로 씻고, 와류욕, 증기실과 사우나와 같은 수치료는 모공을 열어주는데 도움을 준다. 마찰하거나 또는 긁어서 각질을 벗겨내거나 제거하는 것은 건강과 아름다움을 위해 수행하는 것이다.

마사지의 마찰법은 발한을 증진시키고 피지분비를 증가시키기 위해 피부의 온도를 증가시킨다. 마사지를 수행하는 동안 제공하는 오일과 로숀은 건조 또는 결점을 예방하기 위하여 필요한 수분을 제공한다. 이것은 특히 건조한 기후, 노인 피부와 건성 피부인 상태에서는 효과적이다.

마사지는 열상, 수술 절개 또는 화상 후에 피부표면에 건강한 반흔조직 형성을 촉진시킬 수 있다. 재형성기 또는 반흔형성기에 횡단마찰법 또는 종단마찰법을 적용하는 것은 강한 유동성 반흔형성, 조직 아래 부분의 유착제거, 그리고 반흔 두께의 감소에 도움을 준다.

골격계 (Skeletal System)

골격계는 골격의 뼈, 연합 연골, 인대, 그리고 다른 안정된 결합조직 구조를 포함한다. 좋은 순환은 전체 조직건강을 증진시키고, 마사지와 관련된 관절 운동은 관절 기능과 가동범위를 유지하는데 도움을 준다. 관절 운동은 관절의 움직임을 부드럽게 하는 활액의 생성을 촉진시킨다.

뼈가 적절하게 정렬이 되어 있고, 관절 주위 조직이 건강하고, 유동성이 있고, 이완되어 있을 때 최적의 가동범위가 나타난다. 관절 유연성은 마사지와 신장운동으로 증진된다. 유연성은 이장의 근육계에서 더 자세하게 설명할 것이다.

적절한 신체 정렬은 골격계의 최적의 기능을 위해서 필요하다. 정렬 또는 신체 자세를 유지하는 것은 근육과 골격계가 결합된 기능으로 다음에 설명되어 있다.

근육계 (Muscular System)

근육계는 움직임과 관련된 골격근, 연합 결합조직(근막과 건), 운동과 감각신경을 포함한다. 공간에서 신체 자세와 움직임을 관찰하는 중요한 감각신경인 고유수용기는 골격근과 연합 결합조직에 위치한다.

전체 건강을 위해서 근육계의 건강은 중요하다. 근육과 움직임은 좋은 순환, 체온, 신진대사, 운동감각, 그리고 감정균형과 같은 다른 건강 이익을 유도한다. 근육에서 문제는 통증을 유발하고, 삶의 질을 감소시킨다. 마사지치료가 좋은 건강과 근육계 기능을 유지시키는데 가치 있는 역할을 한다.

세포 활동(cellular level activity). 근육은 움직임으로 정상적인 세포 활동과 균형을 유지한다. 근육수축은 정맥과 림프관에 기계적 압박을 가하고, 이로 인하여 체액을 밀어내고 대사산물을 운반하게 된다. 근육이완은 신선한 혈액을 세포로 이동시키고, 영양분을 공급하게 된다. 이러한 균형적인 작용은 저조한 활동 또는 과도한 활동을 통해서 분포된다.

좋은 체액순환을 위하여 필요한 것보다 적은 "방출"효과를 일으키는 근수축은 저조한 활동(under-activity)으로 균형을 저해한다. 근조직에 대사산물이 축적되고, 영양분을 느리게 공급한다. 근육 비활동의 결과인 질병 또는 손상이 있을 때, 마사지는 근수축의 작용을 최소한 일으킬 수 있고, 이로 인하여 체액 순환을 증가시키게 된다.

심한 운동 또는 작업과 같은 과도한 활동(over-activity)도 세포에서의 균형을 저해한다. 수축 간격에 불충분한 시간은 근육조직으로 영양분과 산소의 유입을 감소시킨다. 게다가, 대사산물은 제거되는 것보다 더 빨리 형성된다. 근육긴장은 증가하고 근육 단축은 세포의 영양섭취를 감소시키는 원인이 된다. 근육긴장은 제한된 체액순환을 더 악화시킨다.

심한 활동 후에 마사지를 즉시 수행하는 것은 근육경직과 근육통을 감소시킨다. 에플루라지와 페트리사지를 혼합하여 수행하는 것은 대사산물을 제거하고, 산소와 영양분을 공급하고, 조직회복을 증진시킨다. 이것은 시합 후, 시합 중과 회복 스포츠마사지에서 중요한 효과이다(그림 3-1).(운동선수를 위한 더 많은 정보는 Benjamin & Lamp, 1996, Understanding Sports Massage를 참고하라.) 또한 심혈관계에서는 혈액순환을 증가시킨다고 하였다.

근육 이완(muscle relaxation). 마사지는 가끔 **과긴장 상태**의 근육을 이완 상태로 회복하는데 도움을 주기 위하여 사용된다. 근육 이완에 효과를 줄 수 있는 방법에는 여러 가지가 있다. 일반적인 근육 긴장과 감소는 위에 언급된 것과 같은 이완반응에 미치는 효과의 한 부분에 의한 것이다. 대상자는 마사지하는 동안 수동 상태라 간주하는 것과 같이 고위 뇌 중추에 의하여 근 긴장이 자각될 수 있다.

일반적인 근육 이완은 마사지 기술의 적용과 함께 증가된 감각자극을 확인할 수 있다. Yates(1990)는 마사지가 각 근육과 근육군 사이에 비균형적인 긴장 활동을 자연스럽게 재정상화를 야기시키는 반사로를 바로 잡아 척수의 **감각 입력**을 크게 증가시킨다고 추론하였다. 지난 행동 또는 감정적 스트레스에 의하여 남아있는 나머지 근육 긴장은 근육의 조직을 재균형이 되게 한다(pp. 11-12). 또한, 근육 이완은 에플루라지, 페트리사지, 마찰법, 경타법과 진동법과 같은 기본적

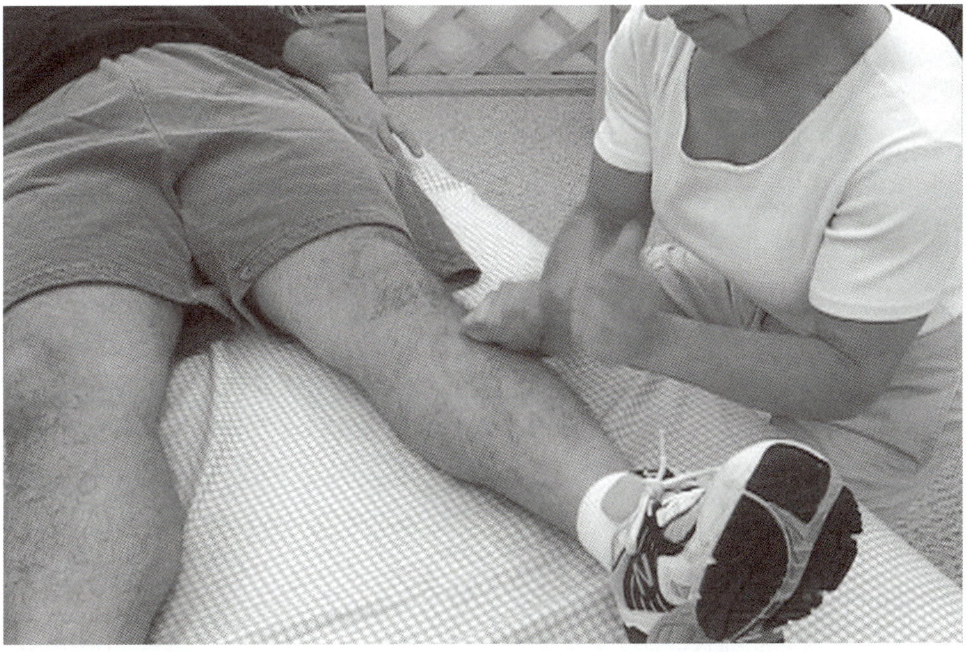

그림 3-1. 운동선수의 수행을 증가시키기 위한 마사지

마사지 기술의 일반적인 적용으로 유발되는 결과라고 할 수 있다.

도수기술은 특별한 근육을 이완하기 위해서 사용될 수 있다. 예를 들면. 근방추의 이완효과는 각 근육의 긴장 감소를 위해서 사용될 수 있다. 근육 접근이라 불리는 기술에서, 근육의 부착점 또는 근접 부위는 느리고 강하게 당겨야한다. 이것은 특정한 근섬유 주위에 혼합된 신경필라멘트가 감겨진 근방추의 신장을 감소시키는 것이다. 근방추는 근육을 갑자기 신장하였을 때 근수축을 유발시킨다. 접근은 근육에 이완을 유발하고, 근방추의 활성을 정지시키고 근섬유가 이완될 때까지 고정한다. 접근법은 근육경련을 치료하는데 유용하다.

Rattary의 기시점과 부착점 기술(origin and insertion technique)이라고 하는 다른 근육이완방법은 근복에 심한 통증이 있을 때 유용하다. 기시점과 부착점기술에서, 횡단마찰법과 종단마찰법은 근섬유가 이완될 때까지 근육이 부착된 부위에 수행하며, 결국 전체 근긴장은 감소될 것이다. 이것은 근육이 부착된 건에 위치하는 감각수용기인 골지건기관을 자극하여 유발되는 것이다. 골지건기관이 활성화될 때, 이와 관련된 근육의 수축은 억제되며(Rattray 1994, pp 43-44), 근육의 긴장이 감소된다(Rattary, 1994, pp.43-44). 근육 이완은 마사지의 기본 효과 중 하나이고, 근육 이완을 증가시키기 위한 다른 특별한 방법은 본문을 통해서 다시 설명될 것이다.

관절 가동성과 유연성 증가(increased joint mmobility and flexibility). **유연성**은 관절에서 가동범위의 정도와 관련이 있다. 이것은 신경계를 포함한 근육과 골격계가 혼합되어 나타나는 기능이다. 긴장된 근육, 근육과 결합조직의 반흔, 유착, 발통점과 일반적으로 두껍고 딱딱해진 결합조직은 관절의 가동성에 제한을 줄 수 있다. 마사지와 수동 관절 운동은 관절 주위의 연부조직에 어떠한 비성상 상태로 인한 관절 가동성과 정상 가동범위를 유지하는데 도움을 주기 위하여 효과적으로 사용될 수 있다.

스포츠 물리치료사와 마사지 치료사의 협동연구에서는 마사지가 슬근의 가동범위를 증가시킬 수 있다는 것을 확인하였다. 이 연구에 사용된 마사지 기술은 표면과 심부 에플루라지, 신장 에플루라지, 페트리사지(유연법)과 마찰법(심부 원형과 심부 횡단)이다. 마사지 후 적어도 7일 정도에는 유연성이 증가되었다(Crosman, chateuvert와 Weisburg, 1985). 관절 운동을 통한 유연성 증가에 대한 부가적인 정보는 8장에 설명하였다.

자세(posture). 적절한 **신체정렬** 또는 좋은 자세는 근육, 골격과 신경계의 연합된 기능이다. 나쁜 자세는 대개 부적절한 작업환경 또는 도구, 또는 나쁜 자세습관과 같은 요인으로 나타날 수 있다. 나쁜 자세는 근육군 사이에 불균형, 과긴장과 단축된 근육, 근막 유착, 발통점, 그리고 다른 문제를 유발한다. 근육 불균형과 병리학적 현상은 나쁜 신체정렬을 유지시킬 수 있다.

마사지와 신체치료의 몇 가지 형태는 고객의 신체정렬을 좋게하는데 특히 중점을 두고 있다. 고객의 자세를 분석하고 비정렬상태의 원인을 분석한 후, 마사지와 이완 관련된 움직임을 적절한 정렬의 목적에 맞게 적용한다. 이것은 마사지로 근육을 신장시키고 이완시키는 것, 신장으로 근육군의 길이를 늘리고, 또는 근막기술로 근막 유착을 제거하는 것과 같은 전략들을 포함한다.

신경계와 내분비계 (Nervous and Endocrine Systems)

신경계와 내분비계는 환경자극에 반응하고 기관의 기능을 균형 있게 하기 위하여 함께 작용한다. 신경계는 움직임과 관련된 빠른 반응을 조절하고, 내분비계는 대사와 같은 느린반응을 조절한다. 신경계 해부학은 중추신경계(뇌와 척수)와 말초신경계(감각수용기와 운동신경)로 구성된다. 평활근, 심근과 선(gland)의 작용을 조절하는 것을 자율신경계라 하고, 이 신경계는 이완마사지에서 중요한 역할을 한다.

내분비계는 세포성장과 분류, 전반적인 대사, 체액감소와 혈액 칼슘 정도와 같은 중요한 신체과정을 조절하는 호르몬을 분비하는 내분비선으로 구성된다.

마사지의 몇 가지 효과는 신경계에서 이미 설명한 것과 관련이 있다. 예를 들면, 피부에서 감각수용기의 자극은 신체자각을 증진시키고, 근육이완과 통증감소에서 중요한 역할을 한다는 것이다. 신생아의 성장과 발달에서 마사지 효과는 피부와 신체 움직임을 통하여 신경계를 자극하는 것과 직접 관련이 있다.

몇 가지 마사지와 운동 기술은 원하는 결과에 영향을 주기 위하여 신경계를 이용한다. 예를 들면, 신장기술은 이완과 신장효과를 위하여 근육의 고유수용기의 활성을 촉진하는 것이다.

마사지 효과에서 가장 중요한 것 중의 하나는 이완반응을 이끌어내는 능력이다.

이것은 자율신경계와 내분비계가 결합되어 유발되는 정신과 감정 상태처럼 낳은 기관을 포함한 생체 수준에서 더 자세하게 다루었다.

심혈관계 (Cardiovascular System)

심혈관계는 심장, 혈관(동맥과 정맥), 그리고 결합조직에 체액으로 간주되는 혈액을 포함하고 있다. 심혈관계는 근본적으로 영양분, 대사산물, 용해된 가스, 호르몬과 신체를 구성하는 세포와 분자와 같은 물질을 수송하는 조직이다.

심혈관과 림프계는 체액의 움직임에 특별하게 의지하는 수송기관이다. 이처럼 신체 조직에서 좋은 체액순환은 세포 수준에서 건강을 위하여 중요한 것이다.

순환의 증가로 영양분 공급 증가와 혈액에서 대사산물 제거가 증가된다. 이것은 조직회복, 손상된 조직을 제거하고 이 부위에 새로운 조직을 만들기 위해서도 중요하다. 신체에 병원균이 침입하고, 질환을 예방하는 것을 돕는다. 이러한 두가지 신체 조직의 작용은 Yates(1990)에 의해서 설명되었다.

> 혈액과 림프순환의 증가는 마사지치료의 생리학적 효과로 대부분 광범위하게 인식되어있고 자주 설명되었다. 혈액과 림프 순환에서 변화는 대사산물, 감염과 조직 손상의 부산물 제거, 염증 시기에서 과도한 흡수, 조직세포에 영양분과 산소 운반이라는 공통적인 효과를 가지고 있기 때문에 거의 같이 설명되었다(p. 20)

혈액순환(blood circulation). 마사지는 전체와 국소 혈액 순환에 영향을 줄 수 있다. 많은 연구들은 마사지하는 부위에 모세혈관 확장과 혈액 흐름이 증가된다고 하였다. 가볍게 압박을 가할지라도, 이러한 효과는 나타난다고 한다(Wood와 Becker, 1981, pp.25-26).

표면 마찰법은 피부와 아래의 결합조직의 국소 순환을 증가시키거나, **충혈**을 유발시킨다. 열과 발적이 생기는 것은 국소 순환의 증거이며, 이러한 효과는 이 부위의 모세혈관에 확장을 일으키는 히스타민이라고 하는 화학물질의 방출로 인한 것이다.

심부 에플루라지와 페트리사지는 이 부위에 혈액 용량을 증가시키기 위하여 적용한다. 이러한 흐름의 증가는 마사지 후 몇 시간 후에 나타난다. 예를 들면, Bell(1964)은 종아리에 마사지를 적용한 10분 후, 혈액의 흐름이 2배로 증가하였다고 보고하였다. 이러한 효과는 40분 후 까지도 지속되었다. 순환 증가의 이익은 영양분 공급이 증가하고, 혈액에서 대사산물의 제거도 증가한다는 것도 포함한다.

정맥환류(venous return). 심부 에플루라지의 기계적 작용은 사지에서 정맥의 흐름을 증진시키는 것이다. 이 기술은 정맥순환을 통하여 혈액을 압박한다.

정맥의 구조는 사지에 심부 스트로킹의 적용방향으로 되어 있다. 고대 서양마사지에서는 항상 "심장 쪽을 향하여" 심부 스트로킹을 수행하거나 또는 근위에서 원위로 수행하여야 한다고 하였다.

정맥은 압력이 낮은 관이다. 이들에서 혈액의 움직임은 중력의 영향으로 인한 울혈을 방지하기 위하여 정맥판과 근수축으로 도움을 줄 수 있다. 혈액이 움직이는 방향으로 심부 에플루라지를 적용하면 흐름은 증가된다. 반대방향으로 마사지를 적용하면 정맥판에 압박을 가하고 손상을 일으킬 수 있다.

정맥판의 손상은 정맥류로 알려진 상태로 될 수 있으며 정맥류는 정적이고, 혈액이 정체된 상태이다. 시간이 오래 경과되면 정맥이 약해진다. 이러한 상태에서, 마사지는 정맥을 파열시키거나 정체되어 형성된 혈병을 방출시킬 수 있다. 그러므로, 마사지는 정맥류 표면에는 국소적으로 금기이며, 혈병의 병력이 있는 사람에게는 전체적으로 금기이다.

유연법과 페트리사지의 다른 형태의 기계적 작용도 정맥환류에 도움을 주고, 운동을 수행하는 동안 같은 방법으로 근수축을 유발시킨다. 조직의 압박은 국소순환을 증가시키고 모세혈관의 혈액을 더 큰 정맥으로 이동하게 한다.

언제든 가능할 때, 중력은 억제보다 동맥내의 혈액 흐름에 도움을 준다고 생각되어진다. 정맥내의 혈액 역류 방지 판으로 혈액은 위쪽으로 움직인다. 이것은 항상 '심장 쪽으로' 또는 사지의 원위에서 근위로 움직이는 심부 에플루라지인 고대의 서양 마사지의 효과이기도 하다. 정맥판은 만약 혈액이 과도하게 역행한다면 손상을 입을 수 있다.

정맥울혈(venostasis)은 유연법(kneading)의 기계적 작용과 페트리사지(petrissage)의 다른 형식도 또한 정맥환류에 도움을 주고, 같은 방법의 근육 수축은 운동을 하는 동안 수행한다. 조직의 압박인 모세혈관 정맥울혈(venostasis)은 정맥이 느리거나 정지된 동안 혈액의 흐름 상태이다. 근육의 비활동은 정맥울혈을 일으킬 수 있고, 특별하게 중력에 의해 정상적인 정맥 환류가 억제되어 사지에 나타난다. 정맥울혈의 다른 경우는 하지정맥류, 혈전증 또는 주위 조직 내에 부종에 의한 혈관 압박이 될 수 있다. 이러한 상태에 마사지를 적용하는 것은 마사지를 원위에 수행하기 전에 근위부에 먼저 수행하여야 한다. 이것은 원위에서 심장 쪽으로 정맥흐름의 순환로를 충분히 원활하게 하는 것이다.

혈압(blood pressure). Barr와 Taslitz(1970)은 마사지 후 40분 정도에 혈압이 일시적으로 감소하는 것을 발견하였다. 압력의 감소는 모세혈관의 국소 혈관확장으로 인하여 혈액용량이 더 커지고, 모세혈관벽의 투과성이 커져서 나타난다. 모세혈관의 많은 혈액은, 혈관벽에 압력을 유발시키는 것이 다른 혈관에서보다는 적다. Cady와 Jones(1997)의 연구에서도 수축기 혈압과 이완기 혈압 모두가 감소한다고 하였다.

위에서 언급하였듯이 규칙적으로 이완반응을 유발하고 스트레스를 조절하기 위한 장기간 효과 중의 하나는 고혈압이 있는 사람에서 혈압을 감소시킨다는 것이다.

적혈구(red blood cells). 마사지는 적혈구 수를 증가시키고, 산소운반을 증가시킨다. 간과 비장에 저장되는 적혈구는 마사지를 수행하는 동안 배출되고, 모세혈관에 정체된 것이 순환되어 다시 돌아오게 된다(Mitchell 1894; Pemberton 1939).

마사지는 근본적으로 염증이 전이되었거나 혈전 또는 마사지의 기계적 도움이 정맥 흐름을 증가시키지 못하는 것과 같은 폐색이라면 적용하지 말아야 한다. 손상된 사지의 근위부에 마사지를 첫 번째로 적용하는 것은 이러한 순환로에서 심장 쪽으로 정맥의 흐름이동을 충분히 확실하게 할 것이다.

림프계와 면역 (Lymphatic System and Immunity)

림프계는 림프관의 연결망으로 형성되고, 체액을 림프라 하고, 크고 많은 림프구를 포함하는 기관(림프결절)이다. 림프계의 기능은 신체조직에서 혈액으로 체액을 환류시키고, 호르몬, 영양분, 조직에서 순환계로 대사산물을 수송하고, 백혈구 또는 림프구를 통하며 감염 또는 질환으로부터 신체를 보호하는 것이다.

림프 흐름(lymphatic flow). 림프는 림프관에서 느리게 움직이는 점성액이다. 이러한 대부분의 림프관은 비수축성이다. 림프는 정맥흐름보다 압력이 낮고 흐름이 느리다.

림프계의 모세혈관, 관, 그리고 결절을 통한 림프 움직임은 근육의 수축, 횡경막의 움직임과 같은 외부 자원에 의존하고, 압력은 모세혈관에서 체액의 여과에 의하여 발생된다. 움직임의 부족은 앉아서 일하는 생활방식과 같은 것이고, 침상 또는 휠체어(wheelchair), 통증 또는 하반신마비로 인하여 심각하게 림프 배출을 방해한다. 대부분 마사지 기술, 특히 에플루라지와 페트리사지는 기계적으로 전체의 림프 흐름에 도움을 준다(Drinker 등., 1941; Elkins 등., 1953; Mortimer 등., 1990). 특별한 림프 마사지 기술은 표층 모세혈관을 통하여 림프 움직임에 최대 효과를 주기 위하여 발달되어 왔다.(마사지와 관련된 림프계의 정보를 더 자세하게 알고자 한다면, Deorah G. Kelly의 A Prime Drainage, 2002; 그리고 Renato Kasseroller의 Compendium of Dr. Vodder's Manual Lymph Drainge를 참고하라). 림프마사지는 14장에 더 자세하게 설명되어 있다.

면역(immunity). 면역은 "병원균과 특정한 화학적 이물질에 의하여 유발되는 손상과 질병에 대한 저항"이라고 정의된다(Martini와 Bartholomew 1999, p. 269). 이것은 림프계의 복합적인 현상이고 중요한 부분에서 역할한다.

마사지는 면역반응을 증가시켜 면역에 영향을 주고, 병원균, 비정상적인 세포, 독성과 같은 이물질을 파괴시키거나 비활성화시킨다. 위에서 설명하였듯이 증가된 림프흐름에 의하여 마사지는 면역반응에 참여하는 림프구의 이동을 촉진한다. 이것은 체액의 움직임을 돕는 에플루라지와 페트리사지와 같은 마사지 기술의 기계적인 결과이다.

마사지는 다른 많은 기전을 통하여 면역을 증가시킨다. 최근 연구들은 마사지가 자연살균세포(nature killer, NK)의 증가와 불안과 코티졸의 감소로 알려진 CD4세포 증가와 관련이 있다고 하였다. 코티졸의 높은 수준은 백혈구의 생산과 방출을 억제하고, T세포와 B세포 기능을 차단하고, 백혈구의 신호전달에 중요한 인터루킨의 생산을 방해하여 신체를 약화시키게 한다(Ironson,

1996; Zeitlin, 2000).

호흡계 (Respiratory System)

호흡계는 폐와 통로(코, 비강과 강, 기관, 기관지)를 포함한다. 이것은 환경과 신체 간에 가스교환에 영향을 미치는 순환계에 작용을 한다. 호흡계는 횡경막과 호흡을 유발시키는 골격근에 의지한다.

마사지는 전반적인 혈액 순환을 증가시키고, 이완된 횡경막 호흡을 촉진시켜 호흡기능을 증진시킨다. 마사지는 호흡근을 포함한 골격근의 긴장과 단축을 완화시킬 수 있다. 마사지는 좋은 자세를 촉진시키고, 한번 호흡주기에서 폐에 유입되거나 유출되어 움직이는 양과 같이 최적의 생체능력을 위하여 필요한 구조적인 정렬과 흉곽확장에 도움을 준다.

소화계(Digestive System).

소화계는 소화로(구강, 인두, 식도, 위, 소장, 대장, 직장과 항문)라 하는 근육의 관으로 구성되고, 부속기관은 침샘, 담낭, 간과 췌장이 포함된다. 소화계의 기능은 섭취, 음식물과 수분의 기계적 과정과 화학적 분산, 수분과 영양분 흡수, 대사산물의 방출이다.

마사지가 이완반응을 일으켜 소화작용을 증진시키는 것이다. 만성 긴장은 정상적인 소화과정이 붕괴되고, 소화불량과 위와 소장에 궤양이 유발된다고 한다. 스트레스를 감소시키는 프로그램인 이완마사지는 소화불량을 예방하는데 도움을 준다.

복부 마사지는 변비가 있는 사람에게서 대장의 움직임을 촉진시키기 위하여 수 년 동안 사용되어 왔다. 마사지의 기계적 효과는 대장의 내용물을 이동시키고 연동운동을 촉진시키는 반사효과도 있다(DeDomenico와 Wood, 1997). 소아마사지의 복부 기술은 장과 가스 움직임을 도와주고 스트레스를 완화시키는데 도움을 준다. 성인을 위한 복부마사지는 10장에 설명하였고, 소아를 위한 복부마사지는 22장에 설명하였다.

비뇨기계(Urinary System)

비뇨계의 구조는 신장, 요관, 방광과 요도를 포함한다. 요로계의 주요한 기능은 혈액에서 대사산물을 제거하고, 신체 외부로 배출하는 것이다. 이것은 규칙적인 혈액용량과 혈압을 유지하는데 도움을 준다.

마사지가 심혈관계의 기능을 증진시키기 때문에, 혈액을 여과시키는 요로계에는 간접적으로 영향을 준다. 게다가, 이완마사지를 통한 부교감신경계 작용 결과 중의 하나가 요 생산과 방광긴장이 증가하는 것이다. 이것은 이완마사지를 받은 후 화장실에 꼭 가야하는 것은 아니다.

생식계(Reproductive System)

모든 신체가 전반적인 심혈관기능을 증진시키는 효과가 있다고 할지라도, 여성과 남성의 생식계는 치료적 마사지를 수행하기에는 적절하지 않다. 만성스트레스는 성기능을 손상시킨다는 증거가 있으므로, 이완을 증가시키는 마사지는 생식기에도 효과가 있을 수 있다.

임산부를 위한 특별한 마사지가 있고, 몇몇 마사지 치료사들은 출산을 하는 동안 조산사와 건강관리 치료사들과 함께 일을 하기 위하여 훈련한다. shiatus, 몇몇 경우에는 민속치유양식과 같은 다른 혼합된 서양마사지기술과 혼합되어 사용한다. 22장에는 임산부마사지가 설명되어 있다.(E. Stillerman의 Mother-Massage: A Handbook for Relieving the Discomforts 1992를 참고.)

여성의 유방은 흉부 지방층과 다른 결합조직을 감싸고 있는 유선과 림프관을 포함한다. 느슨한 결합조직층은 근육 아래의 유선과 분리된다. 유방마사지는 유방의 건강을 증진시키는 특별한 기술이고, 유방암 치료를 받는 여성을 위한 보완적인 치료이다(Debra Curties의 Brest Massage 1999 참고), 유방마사지는 고객의 정보가 필요하고, 치료사들을 위한 마사지 수행의 법적인 범위가 필요하다.

근본적으로 남성은, 서혜부의 순환증가로 음경발기로 나타난다. 이것은 성적흥분을 나타내는 것은 아니다. 성적흥분이 없이 발기가 자연적으로 나타날 수 있다.

그러나, 성적흥분이 있다면 마사지를 즉시 중단하도록 하고, 그러한 상태를 인지하며, 인지한 것이 옳다면 고객에게 설명한다. 고객의 윤리적인 문제는 마사지 환경의 외부에서 처리하여야 한다.

신체 수준 ORGANISM LEVEL

신체 수준에서 마사지 효과는 하나 또는 두 기관조직에 영향을 주어 인체에 영향을 주는 현상이 나타난다. 마사지의 영향이 나타나는 중요한 현상은 신생아에서 성장과 발달, 스트레스 감소, 그리고 심리적인 효과이다.

성장과 발달 (Growth and Development)

접촉은 유아와 어린이의 적당한 성장과 발달을 위하여 기본적이라는 것이 발견되었다. 잡기, 껴안기, 흔들기, 쓰다듬기는 유아가 잘 자라기 위해서 모두 필요한 것이다. 이것은 또한 어린 시절의 적당하고 기분 좋은 촉감 경험은 평온, 친절, 비공격적인 것과 같은 개인 성격 발달에 영향을 줄 수 있다는 증거이기도 하다(Brown, 1984, pp.41-120; Juhan, 1987, pp.43-55; Montagu, 1978, pp.76-157).

적절한 성장과 발달을 위하여 피부 자극이 중요하다는 것이 과대평가되어서는 안된다. 피부는 뇌처럼 원시세포에서 발달이 되는 근본적인 감각기관이다. 피부에서 촉각 신경종말의 자극은 외부 세계에 관한 정보와 적당한 자극으로 인하여 이것의 회로를 뇌에 조직화하는데 도움을 준다. 피부는 운동 감각 지각을 통하여 입력된 움직임과 정보에 바탕을 둔 것이다. 또한 '말초 상태의 경험을 수정하기 위한 촉감과 감각의 사용은 반사기관과 중추신경계의 신체 모양에 영향을 미친다' (Juhan, 1987, p.40).

유아는 접촉과 움직임을 통하여 주위 세계에 대하여 배우고, 또한 그들 자신의 신체와 자신에 대해서도 배우게 된다. Juhan은 '세계를 접촉하는 것으로 나는 나 자신에 대해서 분명히 알게 된다' 라고 표현하였다(Juhan, 1987, p.34).

마사지는 성장기 유아에게 체계적이고 규칙적인 접촉을 제공하기 위한 우수한 방법이다(그림 3-2). 유아 마사지는 전세계적으로 광범위하게 사용되어져 왔고, 간병인처럼 미국에서 사용이 증가되어 이것의 효과를 자각하게 되었다. 마사지는 22장에 더 자세하게 설명되어 있다.

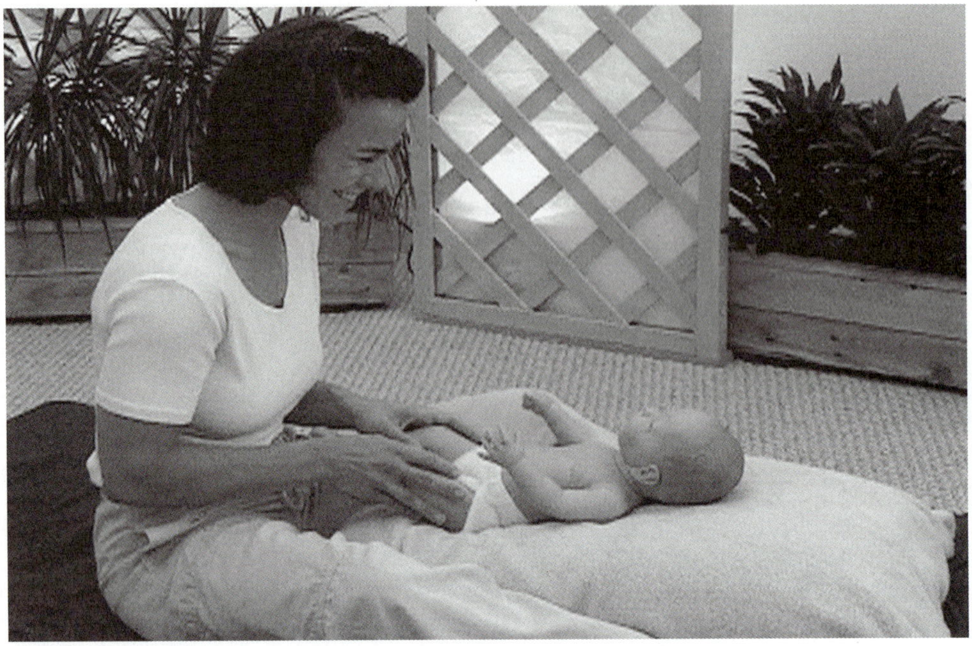

그림 3-2. 유아의 성장과 발달을 위한 마사지

통증감소 (Pain Reduction)

통증은 Taber가 '불안정, 피로, 또는 감각신경의 자극 또는 흥분에 의한 통증, 통증 감지를 경험한 사람의 감각' 으로 정의하였다(Tomas, 1985). 통증 감소는 이완반응을 이끌어내고, 근육 긴장을 경감시키고, 순환을 증가시키는 것에서 나타나는 마사지 효과의 하나이다.

마사지는 과다한 긴장 근육, **허혈**(ischemia)과 근막 발통점과 같이 연부조직 도수법에 반응을 잘하는 상태에서 통증 감소를 일으키는데 효과적으로 사용할 수 있다. 근육이완과 국소 순환 증가는 근육긴장, 허혈과 관련되어 나타나는 통증을 감소시키는데 도움을 준다. 마사지는 위에서 설명된 접근법과 같은 특별한 기술의 사용에 의해서 과긴장 근육의 **통증-경련-통증 주기**를 중단시키는데 도움을 주는 것으로 사용할 수 있다(Kresge, 1983; Rattray, 1994; Yates, 1990).

또한 마사지로 감각자극이 증가되어 척수를 통한 **신경 관문기전**의 활동에 의하여 통증이 감소될 수 있다고 생각할 수 있다. 이것은 촉각 정보를 전달하는 빠르고, 큰 섬유가 작용을 하고 느리고, 통증을 전달하는 작은 섬유는 차단된다는 이론이다. 통증 인지는 마사지 기술에 의해서 생성된 부가적 감각 입력을 통하여 몇 분 또는 몇 시간동안 감소될 수 있다.

신경 관문기전의 작용은 건과 인대 손상 치료에서 심부 마찰 마사지와 관련된 일시적 마취를 위한 설명이라고 생각되어져 왔다(Yates, 1990).

De Bruijn(1984)에 의한 연구는 심부 횡단 마찰법에 의한 마취는 손상된 조직에 아픈 자극이 더 강하게 느껴진다는 것에 주목하였다. De Benijn은 마찰 마사지를 환자에게 통증 감소 효과와 더 나은 치료를 위해서 손상된 조직에 사용하여 연부조직 손상을 치료하기로 결정하였다.

근막 발통점(TP)은 종속되어 있는 발통점과 같은 TP 부위와 TP와 연관된 부위 안에 있는 근육에서 통증이 유발된다는 것을 알아야 한다. 마사지(허혈 압박과 근육 문지르기)와 신장은 발통점을 불활성화시키는 치료에 사용된다(Travell과 Simons, 1983, 1992). 13장에서는 신경근마사지와 발통점 완화를 더 자세하게 설명하였다.

마사지가 **엔돌핀**과 엔케팔린이라 칭하는 신경화학물질의 방출을 유도하는 것이라는 몇 가지 증거가 있다. 이 기질은 중추신경계에서 통증-충격 전달을 완화시키고 일반적 건강의 느낌과 이완을 조절한다. 기전은 완전하게 설명 할 수는 없지만 신체적, 마사지 반응과 같은 생리학적인 반응으로 설명될 수 있다. 완전한 이해를 위해서는 더 많은 연구를 하여야 할 것이다(Yates, 1990).

스트레스 감소 (Stress Reduction)

부드러운 마사지는 일반적으로 효과적인 이완기술이라고 인식되었다. 스트레스-관리방법 중의 하나가 발통점 이완반응이라고 알려져 있다. 다른 인기 있는 방법은 중재, 표상, 점진적 이완, 복식호흡, hatha 요가, 그리고 생체되먹임이다.

등마사지는 특히 스트레스 관리에 효과적이고, 이완을 위한 적용방법은 10장에 더 자세하게 설명하였다. 몇몇 연구들에서는 입원환자의 스트레스 감소를 위한 등마사지의 효과를 확신하였다(Bauer과 Dracup 1987; Fakouri과 Jones 1987; Fraser과 Kerr 1993). 스트레스감소를 위한 등마사지의 가치는 부교감신경계를 활성화시키는 것과 직접적으로 관련이 있고, 이완반응이라고 하는 생리적 현상을 유발한다. 이완반응을 일으키는 것은 신체 조직에 균형을 주어 만성 스트레스 반응에 대항하는 것이다.

Robbin, Powers, 그리고 Burgess가 언급한 이완반응의 특별한 건강 효과는 다음과 같다(1994, pp. 191-192)

- 대사율과 산소소모를 감소시키고, 에너지 재원 작용 감소
- 깊은 이완과 관련된 알파 뇌파의 강도와 주기 증가
- 불안과 관련된 혈액물질, 젖산 감소
- 고혈압이 있는 사람에서 혈압의 확실한 감소
- 심박동수 감소와 느린 호흡
- 근육 긴장 감소
- 내부기관에 혈액 흐름 증가
- 불안, 공포와 두려움 감소, 긍정적인 정신 건강 증가
- 수면 시간 증가

이완반응이 나타나는 동안, 사람은 전체적으로 이완되고 의식의 반-자각상태를 느끼게 된다.

전신마사지는 에플루라지와 유날법을 주로 사용하고, 불편함을 유발하는 몇 몇 특별한 기술은 **이완반응**을 유발하기에 매우 효과적이다. 마사지 기간은 가볍고, 부드럽고, 흐름이 있는 것으로 설명할 수 있다. 이러한 마사지 유형의 이완효과는 특정 음악, 가볍고 부드러운, 따뜻한 방 온도와 최소한의 대화로 증가될 수 있다.

심리적 효과 PSYCHOLOGICAL EFFECT

심리적 효과가 많은 방법에서 신체 효과와 관련이 되어있다 할지라도, 정신과 감정적인 마사지의 효과는 신체 효과보다 만족스러운 이해를 할 수 없다. 정신과 감정적 효과는 명료한 정신을 증

가시키고, 불안을 감소시키고, 전체적 안녕의 느낌을 증가시키는 것이다. 신체, 정신, 감정의 흥미 있는 연결과 같이 감정 방출이라 불리는 현상도 마사지를 적용하는 동안 나타난다.

정신 명료 (Mental Clarity)

1996 7/8월 마사지 매거진에 보고 된 마이애미의 접촉연구협회에서 수행된 두 가지 연구는 마사지가 **정신 명료**를 증진시키는데 도움을 준다고 제안하였다. 한 연구에서, 전체 병원 직원에게 점심시간에 15분 동안 마사지를 5주간 시행하였다. 사람들은 마사지를 받은 후에 더 이완되고, 기분이 좋아졌다는 느낌을 보고하였다. 유사하게, 마지막 주에 마사지를 받은 학생도 불안감이 감소하여 더 이완되었고, 그들은 8분 정도의 마사지 후가 더 좋다는 것도 보고하였다(Field 2000).

직업 스트레스 연구는 1993년에 수행되었고, 대상자들은 한 달 동안 2주간 의자에서 20분간 마사지를 받았다(그림 3-3 참고). 그들은 덜 피로하다고 보고하였고 생각의 명료, 인지 능력 증가, 불안 정도가 낮아졌다고 설명하였다. EEG, 알파, 베타, 그리고 델타파도 또한 증가된 변화와 일치하는 방향으로 변하였다(Fiele, Fox, Pickens, Ironsong, & Scafidi, 1993).

마사지는 시합에 도움을 주기 위하여 시합 전에 사용되어져 왔다. 시합전 15~20분 전에 수행한 스포츠 마사지는 속도를 상승시키고, 순환과 관절 움직임을 증가시키기 위한 기술을 사용한다. 경타법은 가끔 자극을 위하여 사용한다(Benhamin과 Lamp, 1996, pp.67-68).

위에서 언급된 각 각의 경우에서 마사지 기간은 비교적 8~20분 정도로 짧다. 이것은 정신적 변화의 증가는 뇌와 감각 자극의 순환이 증가된 것과 관련이 있고, 평온한 마음이 정신 명료를 가능하게 한다는 것이다.

불안 감소 (Reduced Anxiety)

마사지의 연구들은 불안 정도를 감소시킨다고 보고하였다. 이것은 만성질환이 있는 사람, 다른

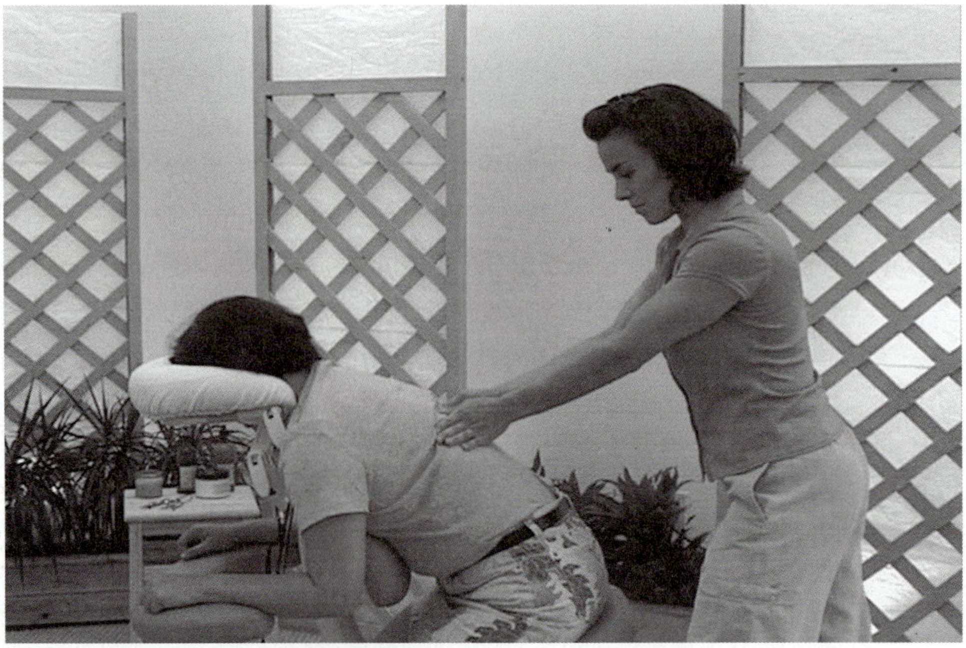

그림 3-3. 정신의 명쾌와 경계를 위한 의자 마사지

원인으로 입원한 환자에게 **불안이 감소**한다는 것은 일반적으로 알려진 것이다. 불안은 주관적인 자기-보고 형식을 통하여 측정하고, 더 객관적인 측정은 타액과 소변에서의 코티졸의 양이다. 불안감소는 부교감신경계의 작용과 이완반응의 결과라고 예상되어진다. 이것은 엔돌핀의 방출과도 관련이 있다고 할 수 있다(Field 2000; Kaard와 Tostinbo, 1989; Rich 2002).

감정 표출 (Emotional Release).

감정 표출이라 부르는 현상은 가끔 마사지를 하는 동안 나타난다. 대상자가 표현하지 못하는 감정은 슬픔 또는 분노와 두려움과 같은 다양한 형태로 나타날 수 있다. 이것은 심부 이완을 하는 동안 가능하며, 사람의 자연적인 심리적 방어 수준이 낮아지게 되어 그들의 느낌 또는 안에 감춰두었던 감정을 표현하도록 하는 것이다.

몇몇 형태의 마사지와 신체기전은 특히 감정을 다루고, 치료사들은 감정을 표출하는 동안 문제점을 관리하기 위하여 훈련을 한다. 표현하지 않은 감정의 표출은 신체 또는 심리적 치료과정에서 중요한 단계라 할 수 있다. (Clyde Ford, D.C의 Where Healing Waters Meet: Touching Mind & Emotion Through the Body(1989) 그리고 Compassionate Touch: The Role of Human Touch in Healing and Recovery(1993)참고.)

마사지치료사들은 감정을 표출하는 동안 고객을 이해하고, 좋은 경청자가 되어야 하지만, 자신의 마사지 수행을 유념하여야 한다. 고객은 감정적인 문제를 풀기 위하여 필요한 다른 건강전문가에게도 문의하여야 한다.

일반적인 웰빙의 느낌 (Feelings of General Well-Being).

긍정적 상태에서, 마사지는 일반적인 웰빙의 느낌을 증가시킨다고 한다. 이것은 거의 이완 반응과 엔돌핀의 방출로 인한 불안 감소와 같은 기전으로 나타날 수 있다. 이완 마사지와 간단하고 주의 깊은 접촉과 관련된 촉감의 즐거움도 또한 안녕의 느낌을 형성 하는데 도움을 줄 수 있다.

통증과 다른 스트레스에 계속해서 노출되는 것은 비축된 엔돌핀을 소모시키고, 통증과 불안(dispair) 인지를 증가시키는 결과를 초래하는 것에 주목하여야 한다. 마사지가 엔돌핀 방출로 인하여 통증과 스트레스 관리에 도움을 주고, 이것은 긍정적인 효과를 제공한다고 할 수 있다.

마사지의 기전 MECHANISM OF MASSAGE

많은 기전들은 마사지의 효과가 어떠한 방법으로 유발되는지를 설명하기 위하여 규명되어져 왔다. 몇몇 이론들은 서양 생체의학 모델에서 인식되어졌고, 다른 것은 다른 대체연구와 신체-정신 연구들에서 인식되어졌다. 여기에 설명된 기전은 기계적, 생리적, 반사적, 신체-정신과 에너지이다. 표 3-2는 마사지 효과를 설명하기 위하여 사용되는 기전을 요약한 것이다.

몇 가지 효과들은 하나 이상의 기전을 유발한다. 예를 들면, 국소순환이 변화한다는 것은 혈관에 직접적인 신체와 기계적 효과들을 유발한 것; 혈관확장 화학물질(히스타민)의 국소방출에 의한 순환변화; 또는 조직을 자극하여 자율신경계의 반사 반응을 유발하여 순환이 변화한 것이라고 생각한다(Yates, 1990)

더 나아가서는, 특정한 마사지기술은 많은 다른 효과를 유발할 수 있다. 이것은 인간의 심신상

표 3-2 마사지의 효과를 설명하기 위한 기전

기계적 효과	조직의 압박, 신장, 전단, 확장과 진동과 같은 물리적 힘의 결과로 나타난다. 넓은 신체적 구조에서 유발된다. 예: 정맥환류, 림프흐름, 유착제거
생리적 효과	세포, 조직, 또는 기관계에서 신체의 조직적인 과정. 예: 부교감신경계의 작용, 엔돌핀 방출
이완 효과	신체의 한 부분에 압박 또는 운동으로 인한 다른 부분에 효과가 나타난다; 또는 신경계를 통한 중재효과
정신-신체효과	건강과 질병과정에서 신체, 마음과 감정의 상호작용으로 나타난다. 예: 이완반응, 불안감소
에너지 효과	신체 내와 신체 주위에 에너지 흐름을 증가시키거나 균형을 이루게 하여 나타난다. 예: 치료적 접촉, 극성치료, 동양 신체치료

관적 예에서 나타나고, 마사지처럼 간단한 것으로 유발되는 복합적인 효과이다.

기계적 효과 (Mechanical Effects)

기계적 효과는 신체 조직에 압박, 신장, 전단(shearing), 확장, 진동과 같은 신체에 가하는 힘의 결과이다. 이러한 효과는 신체 구조의 광범위한 정도에서 나타난다. 기계적 효과의 예는 표면을 따뜻하게 하는 마찰법; 정맥환류를 증가시키는 심부 에플루라지; 근육을 늘려주는 신장법; 림프의 흐름을 증가시키는 림프 배출 기술과 심부 횡단마찰법으로 유착을 제거하는 것들을 사용하는 것이 포함된다.

생리적 효과 (Physiologic Effect)

생리적 효과는 신체 기관 변화와 관련이 있다. 이것은 세포에서 생화학적 작용을 포함하지만, 또한 조직과 기관조직에서 변화를 나타낼 수도 있다. 생리적 효과의 예는 부교감신경 작용에 의하여 이완반응이 나타나고; 엔돌핀의 방출 촉진에 의하여 불안이 감소하고; 마사지를 수행하는 동안 촉각 자극에 의해서 유아의 적당한 성장과 발달을 돕는 것과 같은 다양한 결과를 포함한다.

반사 효과 (Reflex Effects)

Andrade와 Claifford(2001)는 **반사효과**를 신경계에 의하여 조절되는 기능적인 변화라고 설명하였다. 피부의 감각수용기와 근육의 고유수용기는 마사지와 관절움직임으로 자극되고, 이로 인하여 반사효과가 유발된다. 반사효과의 몇 가지 예는 근육이완, 정신명료의 증가, 그리고 통증감소이다.

반사효과의 다른 유형은 반사요법이라고 하는 신체치료의 유형에 이론적으로 기본이 되어 형성된다. 설명할 수 없는 현상에서, 신체의 한 부분(귀, 손 또는 발)을 압박하거나 또는 마사지하면 신체의 다른 부분에 정상적인 효과가 나타난다고 믿는다. 이것은 신경계 또는 다른 기전을 통하여 효과가 나타난다고 할지라도 명확하지 않다. 15장에는 반사요법에 관한 내용을 설명하였다.

신체-정신 효과 (Body-Mind Effects)

신체-정신 효과는 건강과 질병에서 신체, 정신과 감정의 상호작용이라고 한다. 이 개념은 자연적 치유이며, 대부분이 중국과 인도의 문화에서 치료 관습으로 오랫동안 전해져 내려오는 것이다. 서양 의료 과학은 신체와 우리의 정신과 감정 상태는 서로 연결되어 있다는 것을 완전하게 증명하기 시작하였다. 정신신경면역학(psychoneuroimmunology)의 새로운 과학은 이러한 연구들을 시작하였다.

신체-정신의 연결은 생리적 과정은 부교감 신경계를 포함한 이완반응에서 쉽게 볼 수 있다. 이완반응은 정신 명상 또는 마사지의 촉각 자극과 같은 중재 수행에 의해서 유발될 수 있다. 마사지의 신체-정신 효과의 다른 예들은 감정 표출과 불안 감소를 포함한다. 신체-정신 효과는 아래에 계속 설명하였다.

에너지 효과 (Energetic Effects)

마사지와 신체 구조는 에너지의 균형 또는 흐름을 증가시킨다고 설명하여왔다. 이 에너지는 어떠한 것이고 어떻게 신체와 관련이 있는 지는 아직 서양의학의 용어에서는 결정하지 못하였다. 그러나 주로 중국과 인도의 마사지와 신체 구조의 고대 전통에서 에너지 흐름의 개념에 기초를 두었다. 많은 간호사가 적용한 에너지 작용의 형태인 치료적 접촉은 대상자의 에너지 영역에 초점을 둔 것이다(Claire, 1995, pp.251-268).

여기에는 신체 주위와 신체 내에서 어떻게 에너지가 흐르는지에 관한 많은 이론들과 치료사와 대상자 양쪽 모두가 에너지를 느낀다고 보고하였다. 에너지 작용은 쉽게 서양 생체의학의 일반적인 수용과 이해의 범위 그 이상의 것이지만, 오랜 시간동안 지속되어 왔고 많은 사람에게 도움을 주는 것으로 발견되었다.

심신상관적인 관점 A HOLISTIC VIEW

이론적으로 인간은 신체, 정신, 그리고 감정으로 나누고 마사지 효과를 설명하기 위하여 유용하게 수행하였다. 이것은 이러한 방법으로 나누어진 인간의 사고는 서양의 사고와 과학의 성과이다. 그러나, 우리는 전체 또는 심신상관적인 사람으로 살아간다는 것을 항상 기억해야하고, 이러한 효과는 전체적인 효과를 유발하기 위하여 복합적인 방법에서 각각 상호연관 되어 있고, 각각의 부분보다 더 큰 효과를 나타낼 수 있다.

분리할 수 없는 신체와 정신 (The Indivisible Body and Mind)

신체와 정신의 기능은 하나의 단위이다. 예를 들면, 감정은 신체를 통해서 느끼고 신체를 통하여 표현한다. 사랑은 신체에서 깊게 느끼는 것이고, 미워하는 감정도 그러하다. 얼굴 표정으로 우리의 감정이 나타난다. 그러므로 정신과 신체 통증은 구별할 수가 없다.

감정의 신체적 표현은 당황으로 얼굴이 붉어지는 것, 흥분하면 손바닥에 땀이 나는 것, 화나면 주먹을 꽉 쥐는 것, 무서우면 눈을 크게 뜨는 것 그리고 사랑을 하면 심장박동이 빨라지는 것 등이 있다. 신체 자세로 감정을 알 수 있다고 믿는다. 예를 들면, 무서우면 어깨를 올리고; 세상의 무게를 느끼면 어깨를 둥글게 하거나 앞쪽으로 향하게 하고, 자기 방어와 다치게 되는 두려움이 있을 때는 어깨를 웅크린다(Dychtwald, 1977).

신체와 정신의 연결은 태아에서 시작된 것이라고 조사되었다. 3주에는, 세포의 3개 층이 생성된다. 외부 층 또는 외배엽은 피부, 뇌와 신경계로 발달된다. 또한 신체 감각은 우리가 같은 것을 경험한 것을 통하여 느끼게 되는 신체 구조가 된다. Juhan은 "피부는 뇌의 외부 표면이거나 또는 뇌는 피부의 가장 심부층"이라는 것을 관찰하였다(Juhan, 1987, p. 35).

피부와 신경계 사이의 연결은 정신과 감정에 마사지의 효과를 공부할 때 밀접한 관계가 있다고 하였다. 신체의 외측부분을 접촉하는 것에서, 환자와 고객의 가장 깊숙한 부분을 접촉할 수 있다.

접촉의 연구는 이러한 연결을 입증하였다. 예를 들면, 아기들은 접촉을 허용하지 않으면 발달이 제대로 되지 않고 뼈의 성장과 체중 증가도 지연되고, 근육 협응성도 나쁘고, 면역 약화와 일반적 무감각을 경험할 수 있다(Montagu 1978). 접촉의 형태인 마사지는 조숙아와 코카인을 복용한 산모의 신생아에게, 체중 증가와 성장에 성공적인 도움을 주면서 사용되어 왔다(Field 2000).

변연계 (Limbic System)

변연계의 개념은 사람의 신체와 감정이 어떻게 관련이 있고 신체 기억을 어떻게 하는지 알게 되는데 도움을 준다. 생리적 견해에서, 변연계는 아래와 같이 설명할 수 있다:

> 변연계-뇌의 후뇌 내의 구조이고 다양한 감정과 화남, 공포, 성적 흥분, 기쁨과 같은 느낌과 관련이 있다. 변연계의 구조는 대상회(cingulate gyrus), 협부(isthmus), 해마이회(hippocampal gyrus), 갈고리이랑(uncus)과 해마체(hippocampus)이다. 이러한 구조는 뇌의 다른 많은 부분과 연결되어 있다 (Anderson과 Anderson, 1990).

기억 연구자들은 뇌의 다른 부분에서 뇌교와 척수를 통하여 피부의 촉각 수용기에서 정보의 흐름을 알 수 있었다. 이것은 접촉과 관련하여 감정을 경험하고 촉각 경험의 기억 또는 이미지를 만들기 위하여 변연계가 작용을 한다(Knaster, 1996, pp. 123~124).

그러므로 가능하다면, 접촉에 의해서 기억은 활성화 된다. 치료사를 위한 다양하고 중요한 암시가 있다. 예를 들면, 마사지를 받는 대상자가 성적 개념으로 접촉을 경험하였다면, 치료사의 접촉은 마사지를 수행하는 동안 혼란스럽고 부적당하다는 기억과 느낌을 받을 수 있다. 신체적 또는 성적 오용을 경험한 대상자는 마사지를 치료적인 접촉으로 받아들이는 것은 어렵다. 그러므로 접촉은 치료와 회복 과정에서 도움을 주기 위하여 사용되어야 할 것이다.

딱딱해진 곳의 특징 (Character Armor)

Wilhelm Reich(1897~1957)은 감정으로 나타날 수 있는 **딱딱해진 곳** 또는 근육 긴장의 개념을 소개하였다. 예를 들면, 표현하지 않고 화내는 것은 등과 팔의 근육에 긴장을 일으킬 수 있다. 또는 표현하지 않는 슬픔은 울 때 사용되는 근육에 경직과 얕은 호흡을 하게 하는 결과를 가져올 수 있다. 영향을 받은 근육을 이완시키는 과정에서 대상자의 감정을 느낄 수 있다. 마사지 치료사는 단단해진 부분을 발견 할 수 있고 때때로 감정방출이 나타나는 것을 이해시키기 위하여 준비하여야 한다.

위에서 설명한 것은 신체, 마음과 감정의 복잡한 관계를 설명한 것이다. 많은 개념은 발달의 이론에 근거한다. 사람의 심신 상관에 연구는 서양의학의 배경에서 그 이전에 약간 이해되어온 확실한 생각과 확인을 위하여 지속되었다. Mirka Knaster은 그녀의 저서 Discovering the Body's

Wisdom에서 이러한 생각을 더 자세하고 포괄적으로 소개하였다(1996).

신체 중심 치료 (Body-centered Therapy)

마사지는 대상자의 전체적인 건강을 증진시키기 위하여 신체의 접촉과 움직임을 주로 수행하는 신체 중심치료라고 불리어왔다. 이러한 개념은 극성치료와 아시아 신체치료의 형태와 같은 에너지 측면을 포함한다.

서양과학 용어에서 설명되었듯이, 마사지는 부교감신경의 효과, 엔돌핀방출, 감각수용기 자극, 근육이완, 또는 기쁨을 주는 것을 유발한다. 이러한 효과는 모두 대상자의 정신과 감정적인 건강을 증진시킨다.

치료사들은 많은 방법에서 인체의 상호연관성을 경험한다. 예를 들면, 치료사는 과긴장된 근육이완과 같은 신체적 측면에 중점을 둘 수 있고, 대상자의 경험은 외상을 유발한 사고의 아픈 기억과 같은 감정적인 요소일 수도 있다. 심리치료사는 긴장성 두통과 같은 스트레스가 신체에 나타나는 증거라고 생각할 수 있다. 신체, 정신과 감정의 자각은 고객에게 더 나은 것을 서비스하기 위하여 치료사가 이용할 수 있다.

모든 사람을 위한 마사지의 이익 BENEFITS OF MASSAGE FOR EVERYONE

마사지의 효과는 일반적인 건강과 웰빙 또는 치료를 지원할 때, 이것을 **이익**이라고 정의한다. 일반적인 웰빙 또는 건강마사지는 정상 신체 조직과 기능을 최적화 하는데 목표를 둔다. 모든 사람은 건강마사지의 건강 증진 효과로부터 이익을 얻을 수 있다.

건강 마사지의 주요 목적은 전체 그리고 근육 이완을 증진시키고 체액, 소화 그리고 배설의 순환을 강화시키는 것이다. 전체 이완의 효과는 건강과 웰빙의 많은 생리적 그리고 심리적 측면에 영향을 준다. 마사지는 또한 인간이 기본적으로 필요로 하는 건강한 접촉을 제공한다.

특정한 사람들을 위한 이익 BENEFITS FOR SPECIAL POPULATIONS

마사지의 효과는 특별한 상태에 있는 사람을 위하여 특정한 이익을 줄 수 있다. 이와 같은 이익은 치료 모델의 감각이 목적은 아니지만, 특정한 사람을 위해 마무리가 훌륭한 전체적 웰빙이 마사지의 정상적인 효과이다. 예를 들면, 등과 허리 염좌가 나타날 수 있는 임산부에게는 근육이완과 순환 증가와 같은 마사지의 효과에 특별한 이익을 주어야 한다. 유아는 정상 성장과 발달을 위하여 규칙적인 마사지에 의하여 외적 촉각 자극으로부터 이익을 얻는다. 22장에서는 엄마와 아이들을 위한 마사지에 대하여 설명하였다. 노인은 건강하고 주의 있는 접촉을 제공하고, 정상적인 노화 과정을 위한 이익적인 마사지를 제공할 수 있다(그림 3-4 참고). 건강한 노화를 위한 마사지는 23장에 설명하였다.

몇몇 치료사는 직장에 가서 매일 유사한 사무실 또는 책상에 앉아있는 사람들을 위해 마사지를 제공한다. 마사지 의자는 이러한 환경에서 공통적으로 사용된다. 특별한 의자는 편리한 부분의 표본을 제공하고, 사무실에서 긴장이 많이 될 수 있는 상체에 더 쉽게 접근 할 수 있다. 사무실 건강 마사지는 25장에 더 자세하게 설명되어 있다.

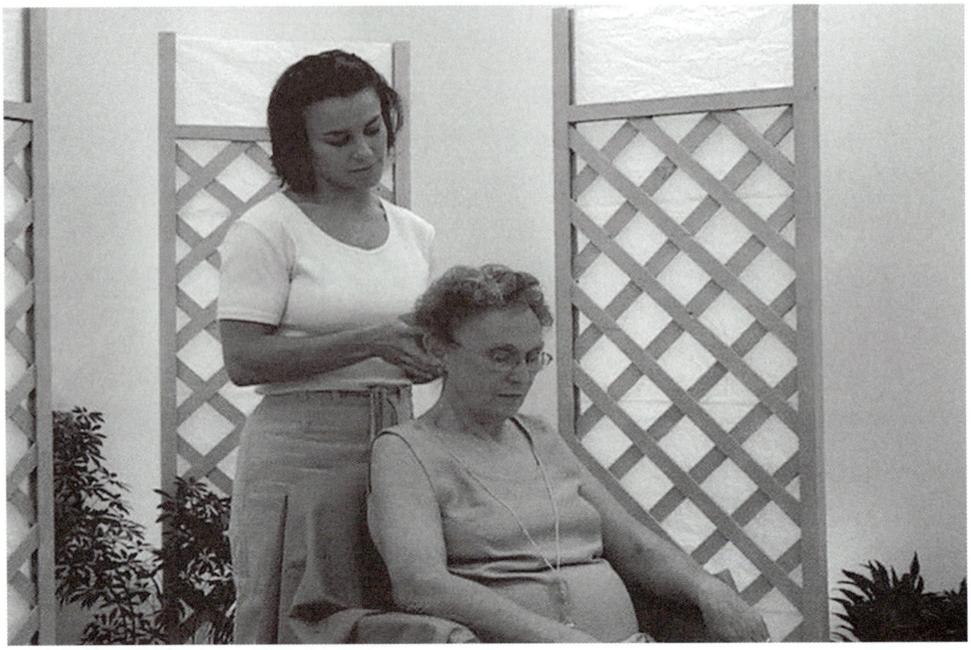

그림 3-4. 건강한 노화를 증진시키는 마사지

수세기 동안, 스포츠는 그들의 훈련 관리의 한 부분인 마사지로부터 이익을 받았다. 스포츠 마사지의 목적은 격렬한 훈련을 하는 동안 최고의 상태로 운동을 할 수 있도록 도움을 주고, 시합을 준비하고, 시합 후 회복과 손상 회복에 도움을 준다. 스포츠 마사지에 관한 더 많은 정보는 21장을 참고하라.

긴장된 생활 상태에 있는 사람들은 마사지의 이완 효과와 같은 이익을 받을 수 있다. 마사지는 감정문제 변화와 같은 긴장 감소에 도움을 주는 심리요법 치료에서 사용되어 진다. 정신과 감정적 웰빙을 위한 마사지는 4장에 설명되어 있다.

호스피스에서 시한부 질병을 가진 환자와 그들의 간병인은 마사지의 심리적 효과로부터 이익을 얻을 수 있다. 비록 이러한 상태를 치료하는 사람들에게 마사지는 그들 삶의 질을 증진시킬 수 있다. 이것에 관한 것은 24장에 설명되어 있다.

요약 SUMMARY

마사지의 효과는 마사지를 수행하는 동안 대상자의 신체, 정신과 감정에서 일어나는 변화와 관련이 있다. 특정한 효과가 나타나는 마사지 기술을 적용하는 방법을 알고 있는 치료사들은 치료 목표 또는 마사지를 더 성공적으로 수행할 수 있을 것이다.

마사지는 신체의 세포와 조직의 전체적인 건강을 증가시킨다. 이것은 조직 회복과정, 특히 재생기와 재형성기에 도움을 준다. 마사지는 조직회복의 염증기에는 금기하여야 한다. 적은 마사지 스트레스 범위에서 수행하는 것은 상처를 더 빨리 치유하는데 도움이 될 수 있다.

마사지는 결합조직에 체액이 더 많고 유동성이 있게 만들며, 결합조직의 비정상화와 기능장애를 예방한다. 확실한 마사지기술은 유착된 안면조직을 "분리" 시킨다.

마사지는 전체 기관조직의 기능을 증가시킨다. 마사지를 수행하는 피부에 수분을 제공하기 위하여 오일을 사용하고, 마사지는 외분비선이라 할 수 있는 감각수용기를 자극한다. 횡단 마사지기술은 건강한 반흔형성에 도움을 준다.

마사지는 좋은 관절가동성과 적절한 골격계의 정렬을 증진시킨다. 국소순환을 증가시키기 위해, 마사지는 근육계의 저조한 활동과 과도한 활동의 부정적 효과를 완화시킨다. 이것은 격렬한 활동 후 근육경직과 근육통을 감소시킨다. 마사지는 신체자각, 근육이완, 그리고 통증감소를 증가시키기 위하여 신경계를 통하여 작용한다.

마사지는 조직으로 체액의 움직임을 돕기 위하여 순환계와 림프계의 기능을 증가시킨다. 이것은 국소 충혈을 유발시키고, 이 부위에 혈액량을 증가시킨다. 심부 에플루라지의 기계적 작용은 사지에 정맥흐름을 증가시키고, 심부 스트로킹은 정맥판의 손상을 예방하기 위하여 심장 쪽으로 수행한다. 마사지는 혈압을 감소시키고, 적혈구 수를 증가시킨다. 마사지는 림프계를 통한 림프흐름을 도와주고, 면역을 증진시킨다.

마사지는 전신 순환을 증진시키고, 호흡근을 이완시키고, 심부 횡경막호흡을 촉진시켜 호흡계 기능을 증가시킨다. 이완마사지는 소화계 기능도 증진시키고, 복부마사지는 변비를 치료하는데 사용된다.

마사지는 임산부 여성에게도 필요하며, 유방마사지는 유방암을 위한 보완적인 치료이며 유방의 건강을 위하여 특별하게 사용한다. 남성은 마사지가 서혜부에 순환을 증진시키는 동안 비성적인 음경발기를 경험할 수 있다.

생체적인 수준에서, 마사지는 신생아의 성장과 발달을 증진시킨다. 이것은 통증감소효과가 있고, 이완반응을 유도할 수 있다. 마사지의 심리적 효과는 정신명료를 증가시키고, 불안을 감소시키고, 감정 표현과 전반적인 웰빙의 느낌을 증가시키는 것이 있다. 마사지 효과의 기전은 기계적, 생리적, 이완, 신체-정신, 그리고 에너지에서 나타난다.

신체, 정신과 감정의 연결은 마사지 효과를 연구할 때 깊은 관련을 가지고 있다고 하였다. 환자와 고객의 가장 깊은 부위를 접촉할 수 있는 신체의 가장 외부의 부위를 접촉한다. 마사지는 이러한 효과를 유발시키기 위하여 접촉과 움직임을 통하여 주로 수행하기에 신체 중심치료라고 불린다.

모든 사람은 마사지의 효과를 증진시켜 전반적인 건강의 이익을 가질 수 있다. 특정한 사람들도 그들이 특별히 원하는 것을 계획하여 마사지 이익을 가질 수 있다.

다음 부분은...
많은 건강 전문시설에서 치료사는 특정적인 의학적 상태를 치료하기 위하여 마사지와 이와관련된 신체치료 접근법을 사용한다. 4장에서는 마사지의 임상적 적용, 그리고 치료에서 사용되는 것을 지지하기 위한 몇 가지 연구에 관하여 설명할 것이다.

참고문헌

Anderson, K. N. & Anderson, L. E. (1990). *Mosby's pocket dictionary of medicine, nursing & allied health*. St. Louis: C.V. Mosby Company.

Andrade, C., & P. Clifford. (2001) *Outcomes-based massage*. Philadelphia: Lippincott Williams & Wilkins.

Barr, J. S., & N. Taslitz. (1970) Influence of back massage on autonomic functions. *Physical Therapy*, 50.

Bauer, W. C., & Dracup, K. A. (1987). Physiological effects of back massage in patients with acute myocardial infarction. *Focus on Critical Care*, 14(6), 42–46.

Bell, A. J. (1964). Massage and the physiotherapist. *Physiotherapy*, 50, 406–408.

Benjamin, P. J., & Lamp, S. P. (1996). *Understanding sports massage*. Champaign, IL: Human Kinetics.

Brown, C. C., ed. (1984). *The many facets of touch*. Johnson & Johnson Baby Products Company.

de Bruijn, R. (1984). Deep transverse friction: Its analgesic effect. *International Journal of Sports Medicine*, 5(suppl.), 35–36.

Cady, S. H., and G. E. Jones. (1997) Massage therapy as a workplace intervention for reduction of stress. *Perceptual and Motor Skills*, 84(1), 157–158.

Claire, T. (1995). *Bodywork: What type of massage to get, and how to make the most of it*. New York: William Morrow.

Crosman, L. J., Chateauvert, S. R., & Weisburg, J. (1985). The effects of massage to the hamstring muscle group on range of motion. *Massage Journal*, 59–62.

Curties, D. (1999). Breast massage. Toronto: Curties-Overzet Publications.

Cyriax, J. H., & Cyriax, P. J. (1993). *Illustrated manual of orthopedic medicine*, 2nd ed. Boston: Butterworth & Heinemann.

DeDomenico, G., & Wood, E.C. (1997) *Beard's Massage*, 4th ed. Philadelphia: W.B. Saunders.

Drinker, C. K., & Yoffey, J. M. (1941). *Lymphatics, lymph and lymphoid tissue: Their physiological and clinical significance*. Cambridge: Harvard University Press.

Dychtwald, K. (1977). *Body-mind*. New York: Jove Publications.

Elkins, E. C., Herrick, J. F., Grindlay, J. H., et al. (1953). Effects of various procedures on the flow of lymph. *Archives of Physical Medicine*, 34, 31.

Fakouri, C., & Jones, P. (1987). Relaxation ℞: Slow stroke back rub. *Journal of Gerontological Nursing*, *13*(2), 32–35.

Field, T. (2000). *Touch therapy*. London: Churchill Livingstone.

Field, T. M., Fox, N., Pickens, J., Ironsong, G., & Scafidi, F. (1993). Job stress survey. Unpublished manuscript. Touch Research Institute, University of Miami School of Medicine. Reported in *Touchpoints: Touch Research Abstracts*, 1(1).

Ford, C. W. (1989). *Where healing waters meet: Touching mind & emotion through the body*. Barrytown, NY: Station Hill Press.

Ford, C. W. (1993). *Compassionate touch: The role of human touch in healing and recovery*. New York: A Fireside/Parkside book.

Fraser, J., & Kerr, J. R. (1993). Psychophysiological effects of back massage on elderly institutionalized patients. *Journal of Advanced Nursing*, *18*, 238–245.

Greene, E. (1996). Study links stress reduction with faster healing. *Massage Therapy Journal*, *35*(1), 16.

Ironson, G., Field, T. et al. (1996). Massage therapy is associated with enhancement of the immune system's cytotoxic capacity. *International Journal of Neuroscience*, 84: 205–217.

Juhan, D. (1987). *Job's body: A handbook for bodywork*. Barrytown, NY: Station Hill Press.

Kaard, B., & Tostinbo, O. (1989). Increase of plasma beta endorphins in a connective tissue massage. *General Pharmacology*, *20*(4), 487–489.

Kasseroller, R. (1998). *Compendium of Dr. Vodder's Manual Lymph Drainage*. Heidelberg: Karl F. Haug Verlag.

Kelly, D. G. (2002) *A primer on lymphedema*. Upper Saddle River, NJ: Prentice Hall.

Knaster, M. (1996). *Discovering the body's wisdom*. New York: Bantam.

Kresge, C. A. (1983). Massage and sports. In O. Appenzeller & R. Atkinson (eds.), *Sports medicine: Fitness, training, injuries* (pp. 367–380). Baltimore: Urban & Schwarzenberg.

MacKenzie, J. (1923) *Angina pectoris*. London: Henry Frowde and Hodder and Stoughton.

Martini, F. H. & Bartholomew, M. S. (1999). *Structure & Function of the Human Body*. Upper Saddle River, N.J.: Prentice-Hall.

Mitchell, J. K. (1894). The effect of massage on the number and haemoglobin value of the red blood cells. American Journal of Medical Science, *107*, pp. 502–515.

Montageu, A. (1978). *Touching: The human significance of the skin*, 2nd ed. New York: Harper & Row.

Mortimer, P. S., Simmonds, R., Rezvani, M., et al. (1990). The measurement of skin lymph flow by isotope clearance: Reliability, reproducibility, injection dynamics, and the effects of massage. *Journal of Investigative Dermatology*, 95, 666–682.

Pemberton, R. (1939). Physiology of Massage. In *American Medical Association Handbook of Physical Therapy*, 3rd ed. Chicago: Council of Physical Therapy.

Rattray, F. S. (1994). *Massage therapy: An approach to treatments*. Toronto, Ontario: Massage Therapy Texts and MA Verick Consultants.

Rttray, F., & L. Ludwig (2000). *Clinical massage therapy: Understanding, assessing and treating over 700 conditions*. Toronto, Canada: Talus Incorporated.

Rich, G. J. (2002) *Massage therapy: The evidence for practice*. New York: Mosby.
Robbins, G., Powers, D., & Burgess, S. (1994). *A wellness way of life*, 2nd ed. Madison, WI: Brown & Benchmark.
Schultz, R. L., & R. Feitis (1996). *The endless web: Fascial anatomy and physical reality*. Berkeley, CA: North Atlantic Books.
Stillerman. E. (1992). *Mother-Massage*. New York: Delta/Delcorte.
Thomas, C. L. (ed.) (1985). *Taber's cyclopedic medical dictionary*. Philadelphia: F. A. Davis.
Travell, J. G., & Simons, D. G. (1983). *Myofascial pain and dysfunction: The trigger point manual*. Baltimore: Williams & Wilkins.
Travell, J. G., & Simons, D. G. (1992). *Myofascial pain and dysfunction: The lower extremities*. Vol. 2. Baltimore: Williams & Wilkins.
Wood, E. C., & Becker, P. D. (1981). *Beard's massage*, 3rd ed. Philadelphia: W. B. Saunders.
Yates, J. (1990). *A physician's guide to therapeutic massage: Its physiologic effects and their application to treatment*. Massage Therapists Association of British Columbia, Vancouver, BC, Canada.
Zeitlin, D., et al. (2000). Immunological effects of massage therapy during academic stress. *Psychosomatic Medicine*, 62, 83–87.

추가 참고문헌

비디오

"Anatomy and Pathology for Bodyworkers." Santa Barbara, CA: Real Bodywork. (*www.deeptissue.com*)

학 습 가 이 드

학습결과 LEARNING OUTCOMES

학습 가이드는 처음 시작하는 부분에 학습결과를 사용하라. 학습 파트너 또는 테이프에 기록된 것을 이용하여 쓰거나 구두로 말하여서 각 결과에 주어진 과제를 수행하라. 처음에는 "책을 보고" 시작하고, 후에는 기억한다.

중요한 용어/개념 KEY TERMS/CONCEPTS

중요한 용어와 개념은 이장을 처음 시작할 때 목록화하였고, 다음에 나오는 연습에서 하나 또는 그 이상을 선택하라. 이러한 이야기에 관한 쓰기 또는 말하기는 이들의 중요성을 심도 있게 이해하고, 이것들을 더 기억하는 데 도움을 줄 수 있다.

1. 각각의 중요단어와 개념을 하나 또는 두 개의 문장으로 쓰시오.
2. 3×5의 한쪽 면에 중요한 역사적 인물, 장소 또는 사건의 이름을 쓰고, 다른 면에는 이것에 대해서 자세하게 설명한 학습카드를 만든다. 카드를 섞고 한쪽 면을 읽고, 다른 측면의 정보를 자세하게 이야기 하도록 한다.
3. 두 개 또는 세계의 중요 단어 또는 개념을 선택하고 이것과 관련된 것을 설명한다.
4. 학습 파트너와 함께, 중요 단어와 개념을 구두로 설명한다.
5. 하나 또는 이상의 중요 단어 또는 개념을 사용하여 문장을 만든다.
6. 말하는 의미를 확실하게 질문할 수 있는 학습 파트너에게 문제 5번의 문장을 읽어준다.

학습 개요 STUDY OUTLINE

다음은 이 장에서 중요한 역사적 사실을 기억하는지 검사하기 위한 질문이다. 각 질문이 있는 본문의 페이지를 이용하여 대답하라.

마사지의 효과 (Effects of Massage)

1. 연부조직 도수법으로 나타나는 대상자의 신체, 정신과 감정의 변화와 이와 관련된 기술을 ______________라고 한다(p. 48).
2. 특정한 효과가 나타나는 마사지 기술의 적용방법을 알고 있는 치료사는 __________를 얻는데 더 성공적일 수 있다(p. 48).

조직에서 효과 (Tissue Level Effects)

1. 마사지는 특히 혈액과 림프__________를 증가시켜 전체 조직의 건강을 증진시킨다(p. 50)
2. 마사지는 조직회복의 염증기에는 ____________이다(p. 50).
3. 조직 회복의 재형성기 동안, 마사지는 손상된 부위에 _________를 제거하고, _________를 이송한다(p. 50).
4. 조직회복의 재형성기 동안, 마사지는 건강한 _____________ 형성을 돕는다(p. 50).
5. 연구에서 _______의 경험을 한 사람에서 상처다 더 천천히 회복된다는 것을 보여주었다(p. 50).
6. 이것의 움직일 때 더 유동성이 있게 되는 결합조직의 특성을 __________이라 한다(p. 50).
7. 모든 근육, 뼈, 그리고 기관을 감싸고 있고, 이들의 형태를 만들어주는 결합조직의 유형을 ________________이라 한다(p. 51).
8. 근막조직이 함께 붙어 있을 때, ________가 형성된다(p. 51).

기관계에서 효과 (Organ System Level Effects)

외피계(Integumentary System)

1. 마사지로 피부의 감각수용기를 자극하는 효과는 __________를 포함한다(p. 51).
2. 마찰법 마사지는 방해물을 없애고 __________ 유지하는데 도움을 준다(p. 52).
3. 오일과 로숀의 사용은 마사지와 함께 수행되면 피부에 __________를 제공한다(p. 52).

골격계(Skeletal System)

1. 관절의 움직임은 ________의 생산을 자극한다 (p. 52).
2. 최적의 가동범위는 뼈가 _______, 그리고 관절 주위 조직이 _______ 형성된다(p. 52).

근육계(Muscular System)

1. __________________의 결과인 질병 또는 손상으로 근육의 저조한 활동이 유발된다(p. 52).
2. ________를 촉진시키는 마사지 기술은 근육의 저조한 활동의 부정적 효과를 완화시킬 수 있다 (p. 52).
3. 격렬한 운동과 같은 근육의 과도한 활동은 __________________를 유발할 수 있다(p. 53).
4. _________과 __________같은 혈액흐름을 증가시키는 마사지기술은 과도한 작용의 부정적 효과를 완화시킬 수 있다(p. 53).
5. 전반적인 근육이완은 __________신경계의 작용, __________의 의식 이완, 또는 감각 ________증가에 의해서 나타날 수 있다(p. 53).
6. 부분적 수축된 상태와 긴장된 근육은 ________라고 말할 수 있다(p. 53).
7. 치료사가 근육이 부착된 부위를 느리고 강하게 마사지하는 근육이완기술을 ________라고 한다 (p. 54).

8. 횡단 마찰법과 종단 마찰법으로 근육의 부착부위에 수행하는 근육이완기술은 __________라 한다(p. 54).

9. 관절의 움직임은 ______________________에 의해서 제한된다(p. 54).

10. 적절한 신체 정렬은 일반적으로 ____________ 라고 한다(p. 54).

11. 마사지와 관절 움직임은 만곡이 있는 자세를 형성하는 ___________와 짧아진 근육, ________ ________와 이완된 근육군, 그리고 분리된 근막 __________에 의하여 자세가 증가된다(p. 54).

신경계와 내분비계(Nervous and Endocrine Systems)

1. 원하는 효과를 이끌어내기 위하여 신경계를 이용한 마사지와 관절움직임 기술은 _________이다(p. 55).

2. ____________은 다른 여러 기관처럼 골격근에 영향을 주는 부교감신경의 작용으로 유발된다(p. 55).

심혈관계(Cardiovascular System)

1. 표면 마찰법 마사지는 모세혈관 확장을 일으키는 _______라고 하는 화학물질의 방출시키고 결합조직 아래와 피부에 _________을 일으킨다(p. 55).

2. 부위에 혈액양의 증가는 _________와 관련된다(p. 55).

3. 정맥의 정상적인 혈액 흐림이 느리거나 또는 정지되어 있는 상태를 _________라고 한다(p. 56).

4. 정맥환류는 이러한 마사지 기술의 기계적 작용에 의해서 촉진된다: _______________(pp. 56).

5. 심부 에플루라지의 고대 서양마사지에서 의견은 혈액흐름의 반대 방향에 압박을 가한다면, 큰 정맥은 손상을 입게 된다는 생각을 반영하여 항상 _______________하여야 한다(p. 56).

6. 혈압은 마사지를 수행하는 동안 일시적으로 감소될 수 있다. 이것은 ____________의 결과라고 생각된다(p. 56).

7. 적혈구 수는 마사지로(증가 또는 감소) 될 수 있다(p. 57).

림프계와 면역(Lymphatic System and Immunity)

1. 림프계를 통한 림프의 움직임은 _____________ 과 같은 외적인 원인에 의존한다(p. 57).

2. 이물질로 유발되는 손상과 질병에 대한 저항을 __________라고 한다(p. 57).

3. 마사지는 __________________과 같은 효과를 통하여 면역을 증가시킨다(p. 57).

호흡계(Respiratory System)

1. 호흡계의 기능은 폐의 ________를 증가시키고, 심부 _____________ 호흡을 촉진하고, 호흡의 ___________의 긴장과 단축을 완화시키는 마사지에 의해서 증진된다(p. 58).

2. 좋은 자세를 촉진시키는 위하여, 마사지와 신체치료가 최적의 생체 능력을 위하여 필요한 _____ _______와 ____________를 성취하는데 도움을 준다(p. 58).

소화계(Digestive System)

1. 이완 마사지에서 부교감신경계의 작용은 소화작용을 (증가시킨다 또는 감소시킨다)(p. 58).

2. 복부마사지를 통한 장 움직임의 촉진은 _______ 치료처럼 정상적인 소화기능에 유용하다(p. 58).

3. 마사지로 자극된 장 움직임은 대장 _______움직임의 촉진을 반영한 것처럼, 직접적인 ________ 효과의 결과이다(p. 58).

비뇨기계(Urinary System)

1. 증가된 순환으로 신장기능이 증진되는 것은 혈액의 ____________이다(p. 58).

2. 부교감신경의 작용은 소변방출과 방광긴장을 (증가시킨다 또는 감소시킨다)(p. 58).

생식기계(Reproduction System)

1. 남성과 여성의 생식기는 치료적 마사지에는 ______________하지 않다(p. 58).
2. 만성 스트레스는 성기능을(증가시킨다 또는 손상시킨다)라는 증거가 있다(p. 58).
3. 유방마사지는 건강한 유방을 증진시키는 특별한 기술이다. 유방마사지는 고객의 ________가 필요하고, 몇 몇 치료사들의 __________가 될 수 있다(p. 59).

생체에서 효과 (Organism Level Effects)

1. 피부와 근육조직에서 ______의 자극은 신생아의 적절한 신장과 발달을 위하여 필수적이다(p. 59)
2. 부위에 혈액공급의 부족을 ____________라고 한다(p. 59).
3. 마사지는 느린 통증 전달 신경의 활성을 차단하는 감각 입력을 증가시킬 수 있다. 이것을 ______________기전이라고 한다(p. 60).
4. 근막발통점은 ___________와 ____________과 같은 마사지 기술로 비활성화 될 수 있다(p. 60).
5. 통증은 이완과 안녕의 느낌을 증진시키는 ______________와 __________라고 하는 신경화학물질의 방출로 조절될 수도 있다(p. 61).
6. 이완마사지는 부교감신경의 작용에 의한 _________________반응을 일으키는 것으로 알려져 있다(p. 61).
7. 마사지의 심리적 효과는 정신________ 증가, 불안________, 감정적__________, 그리고 안녕의 느낌 증가를 포함한다(p. 61).

마사지의 기전 (Mechanical of Massage)

1. 압박, 신장과 신체조직의 진동과 같은 물리적인 힘의 결과로 나타나는 마사지의 효과는 __________________라고 한다(p. 63).
2. 기능적 변화는 반사효과라고 하는 ___________ 조직에 의해서 중재된다(p. 64).
3. 세포, 조직과 기관계에서 기관적인 과정을 포함한 마사지 효과는 ____________ 효과라고 한다(p. 64).
4. 신체-정신 효과는 건강과 질병에서 _________, ____________, 그리고 __________의 상호작용한다고 한다(p. 64).
5. 신체치료의 에너지 효과 이론은 일반적으로 __________의 외부 범위이지만, 오래동안 지속되어 왔고 많은 사람들에 의해서 유용하다고 발견되었다(p. 64).

심신상관적인 관점(A Holistic View)

1. 마사지의 ____________관점은 우리가 완전한 사람으로 살아간다는 것을 인식하고, 이러한 효과는 전체적인 효과를 유발하기 위하여 복합적인 방법에서 각각 상호연관 되어 있고 각각의 부분보다 더 큰 효과를 나타낼 수 있다(p. 65).
2. 정신과 신체의 연결은 태아에서 시작된 것이라고 할 수 있고, 외배엽 도는 외부층은 ___________, ___________, 그리고 ___________계로 발달된다(p. 65).
3. 신생아마사지 연구는 적절한 ______________와 ______________를 위해서 접촉을 필요로 한다는 것을 보여주는 것이다(p. 66).
4. 변연계는 _________의 경험을 뇌와 연결시키고, _________ 기억의 형성을 하는 구조이다(p. 66).
5. 딱딱해진 __________은 억제된 감정에 의해서 생기는 근육긴장으로 설명하기 위하여 사용되는 개념이다(p. 66).
6. 마사지는 대상자의 심신상관적 효과를 유발하기 위하여 신체 접촉과 움직임을 주로 수행하는 ____________ 치료이다(p. 67).

모든 사람을 위한 이익(Benefits for Everyone)

1. 전반적인 건강과 안녕을 보조하는 마사지의 효과는 정의에 의한 ____________이다(p. 67).
2. 마사지는 건강한 접촉을 제공하고, 이것은 기본적인 ___________이다(p. 67).

특정한 사람을 위한 이익

1. 특정한 사람은 _________________을 포함한 마사지의 효과를 필요로한다(p. 67).
2. 마사지가 특정한 의학상태를 위해서 ________는 적합하지 않다면, 이러한 상태로 살아 갈 수 있게 다른 건강 ________를 제공한다. 이것은 건강 전망의 기본이다(p. 68).

보다 큰 이해를 위하여 FOR GREATER UNDERSTANDING

다음에 나오는 연습은 진정한 세계에서 이론의 범위를 알 수 있게 고안된 것이다. 이것은 이 장에서 더 객관적으로 이해하는데 도움을 줄 것이다. 작용 단어는 다른 유형을 학습하기 위하여 다양한 활동을 만족시키기 위하여 밑줄을 그었고 더 많은 생각을 하게 할 것이다.

1. 1년 또는 2년 전 개인의 과거건강병력을 기록하라. 이장을 참고로 하고, 마사지의 이익을 정의한다. 학습 파트너 또는 그룹과 함께 결론을 토론하라.
2. 문제 1을 참고하여 가족 또는 친구를 상담하라.
3. 학습을 위하여 특정한 사람을 선택한다. 그들의 상태에서 특별하게 필요로 하는 것을 열거한다. 가능하다면, 사람들을 상담한다. 이장을 참고로 하여, 어떠한 부위에 마사지 수행하였을 때 나타나는 이익을 확인한다.
4. 문제 3의 특정한 인구를 학습하고, 지지를 제공하는 비영리단체를 확인한다. 그들의 목적과 서비스에 대한 정보를 알아보기 위하여 웹사이트를 방문하여 점검한다. 사람들을 위한 이익을 위해서 마사지를 권유합니까? 그들의 권유를 장려하고 사람들을 위한 마사지 이익의 증거를 제공하는 협회에게 편지를 쓴다. 편지는 학습 연습처럼 편지를 쓰거나 메일을 보낸다.
5. 더 심도 있는 학습을 위해 특정한 마사지 효과 중 하나를 선택한다. 해부학과 생리학 교과서, AMTA 연구데이터 재단에서 더 많은 정보를 찾아본다. 학습파트너 또는 그룹사람들과 당신이 찾은 내용을 토론한다.

제 4 장

마사지의 임상 적용

Clinical Applications of Massage

학습 결과 Learning Outcomes

이 장을 학습하고 난 후, 다음의 정보를 습득할 것이다.

1. 임상 마사지치료를 정의할 수 있다.
2. 임상 마사지치료에 관한 연구를 찾을 수 있다.
3. 마사지 치료에서 Yate의 원리에 근거한 이론을 설명할 수 있다.
4. 마사지에서 3가지 중요한 임상적 접근법을 이야기 할 수 있다.
5. 특정한 질환에서 마사지의 효과를 설명할 수 있다.
6. 입원환자를 위한 마사지 효과를 설명할 수 있다.
7. 암환자를 위한 마사지 효과를 설명할 수 있다.
8. 마사지가 어떻게 조산아의 발달을 증진시키는지 설명할 수 있다.
9. 소아 관리에서 마사지의 적용을 목록으로 만들 수 있다.
10. 스트레스로 상태가 악화된 사람에게 마사지가 어떠한 효과가 있는지 설명할 수 있다.
11. 심리적 병변이 있는 사람을 위한 마사지의 효과를 설명할 수 있다.
12. 임상적 접근법과 같은 치료적 접촉과 마사지의 잠재성을 설명할 수 있다.
13. 마사지가 보완적 치료인 카이로프랙틱에 어떻게 사용되는지 설명할 수 있다.

MEDEALINK

이 책의 각 부분을 복사한 CD는 이 장에 담겨진 기술을 추가하였다. CD-ROM에 넣으면 마사지 기술의 영상을 볼 수 있다. 이 영상은 새로운 부분을 학습하는데 도움을 줄 수 있게 디자인되었다.

중요한 용어/개념 KEY TERMS/CONCEPTS

- 임상 마사지치료
- 보완적인
- 금기증
- 직접적인치료 효과
- 증거에 근거한
- 적응증
- 통합 건강관리
- 완화치료
- 원리에 근거한 치료
- 탐구 교육

임상 마사지치료 CLINICAL MASSAGE THERAPY

마사지는 고대에서부터 사람을 치료하기 위하여 사용되어져 왔고, 최근에 보완치료와 같은 많은 의료시설에 통합되었다. **임상 마사지치료**라는 용어는 질환을 치료하기 위한 마사지의 적용을 설명하는 것이다. 효과에 관한 학술 연구에서 증가되고 있는 치료 마사지에 흥미를 가지고 있다.

접촉치료 연구를 위하여 플로리다의 마이애미 의과대학에 접촉연구협회와 몬트리올의 캐나다 접촉연구센터를 설립하였다. 게다가, 마사지의 효과와 마사지의 임상적인 사용에 관한 많은 연구들은 AMTA 협회 연구자료에 목록화 되었다. PubMed라고 하는 국제 의학학술서비스 도서는 4,000개 이상의 건강관련 저널에서 마사지에 관련된 연구를 제공한다. 표 4-1은 마사지의 임상적 적용에 관한 정보출처를 목록화 한 것이다.

표 4-1 마사지의 임상 적용에 관한 정보 출처

협회 웹사이트	마이애미의과대학의 접촉 연구협회(TRI) 캐나다 접촉연구센터(CTRC) www.ccrt-ctrc.org 워싱턴의 국제보건협회의 보완과 대체의학 국제센터 www.nccam.nih.gov
마사지 학술회	마사지치료 연구자료 AMTA재단
자료 웹사이트	www.amtamassage.org/foundation/dbase.htm 의학국제도서관 www.ncbi.nlm.nih.gov/pubMed
저서	Fiona Rattray와 Linda Ludwig의 *Clinical Massage Therapy* (Toronto, Canada, Talus incorporated, 2002) Ruth Werner의 *A Massage Therapist's Guide to Pathology* 2판 (Philadelphia: Lippincott, Williams & Wilkins, 2002) John Yates의 *A Physician's Guide to Therapeutic Massage* (Toronto, Canada, Curties-Overzet, 2004) Martha Brown Menard의 *Making Sense of Research: A Guide to Research Literacy for Complementary Practitioners* (Toronto, Canada, Curties-Overzet, Publications, 2003) Grant Jewell Rich의 *Massage Therapy: The Evidence for Practice* (Philadelphia: Mosby, 2002) Permkmar의 *Pathology A to Z-A Handbook for Mssage Therapists* 2판 (Calgary, Canada: VanPub Bools, 2002) Tiffany Field의 *Touch Therapy* (Philadelphia: Churchhill Livinston, 2000)

연구의 가치 VALUE OF RESEARCH

통합된 건강관리에서, 치료사들은 보다 과학적인 연구를 많이 사용하게 될 것이다. 이것을 증거에 근거한 것이라고 하고, 연구들은 마사지 효과를 입증할 수 있는 객관적인 증거를 제공한다. 접촉 치료 전망의 상태는 다음과 같다(Field 2000)

> 근대 건강관리 설비의 주요한 설비 중의 하나는 "증거에 근거한" 이라는 용어에 의해서 요약되어질 수 있다. 이것은 인기 또는 사용, 또는 광범위한 이용의 긴 역사에 간단하게 지속적인 수용을 판단하기 위한 어떠한 치료적 접근을 위하여 더 이상 충분한 것은 아니다(특히, 보험금이 급여된다면)(pp. vii)

과학적 연구의 증명은 금기증을 확인하는 것처럼, 특정 질환치료에서 마사지 효과를 더 명확하게 입증하는 것이다. 임상 마사지치료의 적용은 연구 결과처럼 더 안전하고 효과적이게 될 것이다.

심신상관적 치료처럼 마사지의 특성은 과학적 연구를 위하여 적합하지 않다는 것에 동의하여 왔다. 예를 들면, 많은 치료사들은 치료에서 최소 변화를 위한 연구에 사용되는 마사지의 정식적인 접근을 신용하지 않았다. 그들은 마사지를 받는 사람을 위한 다양한 접근의 중요성을 이해하였다. 그럼에도 불구하고, 이것은 치료사에게 가치 있는 마사지를 제공하고 객관적으로 측정할 수 있는 마사지의 특정한 측면이고 마사지의 효과이다.

연구에서 지식을 얻는다는 것은 Yates가 **원리에 근거한 치료**에 접근하기 위하여 필수적인 것이다. 원리에 근거한 마사지는 특정한 상태를 위하여 정확하게 같은 치료(같은 방법으로 적용되는 같은 치료)를 받는 대상자에게 처방에 근거한 마사지 또는 정식마사지와 대조되는 것이다. Yates는 전체 치료계획에서 특정한 치료목표를 성취하는 방향으로 고안되는 것과 같이 원리에 근거한 치료의 기초를 설명하였다. 마사지치료 수행의 보완적인 지식은 직관적인 것이다.

> 적절한 치료기술과 양식은 특정 효과를 성취하기 위하여 필요한 것을 선택하여야 하고, 통합하여야 하며 그리고 치료 과정처럼 환자의 생리적 그리고 심리적 상태 변화에 따라 조절하여야 한다. 그러므로 치료는 기술이 중심이 되는 것보다 환자가 중심이 되어야 한다(Yate 1999, pp. 3-4).

기술의 선택을 위한 수행에 중점을 둔 연구들은 그들의 치유 잠재력에 기본을 두고 있다. 이것은 마사지 기술 또는 접근법에 도움을 줄 수 있고 특정한 병변을 위해 가장 효과적이다. 연구는 마사지 적용을 이해하는데 가장 유용할 수 있지만, 치료를 위한 상호적인 발전을 의미하는 것은 아니다. 마사지치료 수행의 측면에서 더 깊고 필수적인 지식은 직관적이고 기교있는 것이다.

연구교육은 특히 임상시설에서 근무하는 모든 마사지 치료사에게 중요하다. 연구교육은 과학적 방법을 이해하고, 연구문헌을 찾고, 특정한 연구를 읽고, 분석하고 그리고 평가하는 것이다.(Martha Brown Menard의 Making Sense of Research : A Guide Research Literacy for Complementary Practitioners, 2003 참고)

임상적 접근 CLINICAL APPROACH

마사지로 **진단된** 상태를 완화시키거나, 또는 증상이 감소되는 것을 돕고자 한다면, 특정한 손상 또는 질병을 치료하기 위하여 적용된다. 마사지 치료의 형태가 고객을 악화시킨다면, **금기될 수 있**

다. 환자라는 단어는 치료를 받는 사람을 표현하기 위하여 사용한다. 그러나, 고객이라는 단어는 치료를 받는 사람들 중에 능력의 정도를 나타내기 위하여 임상시설에서 조절한다. Rattray와 Ludwing는 고객을 "건강관리에 관한 것을 선택할 수 있는 사람"이라고 설명하였다.(2000, p.ix).

마사지치료의 임상적 효과에 관한 세 가지 관점은 보완적이고, 완화되는 것과 직접적인 효과가 있다는 것이다. 예를 들면, 마사지는 효과를 증진시키고 치료를 위한 적합한 환경을 만들기 위한 중요한 치료 방법을 **보완하는 것**을 의미한다. 이것은 특히 신체를 이완시키고 불안을 감소시켜 신체의 치료과정을 증진시키기 위하여 고안된 마사지이다.

마사지는 증상과 특정한 질환과 관련되거나 치료에서의 불편함을 감소시키기 위한 **완화치료**(palliative care)에 사용될 수 있다. 예를 들면, 마사지는 암치료의 부작용을 감소시키는데 성공적으로 사용되어져 왔다. 마사지는 환자를 더욱 편안하게 만드는데 도움을 주며, 간접적으로 치료과정에 속하게 된다. 마사지는 변비완화, 긴장근 이완, 또는 건강한 반흔 형성과 같은 **직접적인 치료적 효과**에도 적용할 수 있다.

임상 마사지치료에는 특정한 신체구조 또는 기관에 적용하여 발달된 특별화된 연부조직 도수법과 같은 서양마사지가 포함된다. 이런 특별화된 접근법에는 신경근마사지(예, 발통점 치료), 심부 횡단 마찰법, 근막 마사지, 림프마사지, 유방마사지, 그리고 치료적 접촉이라고 하는 에너지 접근법이 포함된다.

이 장에서는 의료시설과 전망이 있는 몇몇 연구에서 사용된 몇 가지 마사지에 대해서 설명할 것이다. 이것은 이용할 수 있는 정보의 견본이고, 마사지의 임상적용을 연구한 곳이기도 한다.

근골격계 질환 MUSCULO-SKELETAL PATHOLOGIES

마사지는 일반적으로 물리치료사, 스포츠트레이너, 그리고 마사지치료사가 근골격계 질환의 재활에 사용한다. 이것은 카이로프랙틱에서도 보완적으로 자주 사용한다.

마사지는 특히 근긴장을 감소시키고, 가동범위와 유연성을 증가시키고, 건강한 반흔조직을 형성시키고, 근육통증을 감소시키는데 효과적이다. 근육계에 직접적인 치료효과는 3장에서 설명하였다.

심부 횡단마찰법은 건염/건초염(건과 건초염증), 그리고 점액낭염(관절 주위 활액낭 염증)과 같은 반복적인 긴장성 손상치료에 효과적이다. 심부 마찰법 기술은 순환을 증가시키고, 유착을 분리시키는데 도움을 주고, 효과를 감소시키는 통증을 느끼지 않게 한다(de Bruijin, 1984; Hammer, 1993)

과긴장된 근육으로 유발되는 통증은 마사지로 완화시킬 수 있다. 예를 들면, 경부 근육의 단축과 긴장으로 인한 긴장성 두통은 마사지로 치료하여 왔다(Puustjarvi, K. 등., 2001). 이러한 결과는 특히 많은 사람들을 괴롭히는 긴장성 두통과 요통에게 권유되고 있다.

신경근과 근막 마사지는 근막 통증과 기능장애를 완화시키는 특별한 기술이다. 12장과 13장에 이 기술에 대하여 더 자세하게 설명하였다.

섬유조직염(Fibromyalgia)

섬유조직염증후군(FMS)은 특정한 신체 부분에 광범위한 근육통과 경직, 그리고 압통의 특징을 나타내는 만성상태이다. FMS와 관련된 통증과 피로는 악화될 수 있다. 이러한 증후군의 다른 공통적인 증상은 수면장애, 심한 두통, 그리고 골관절염이다. 불안과 우울증과 같은 정신과 감정적인 문제는 가끔 FMS와 함께 나타날 수 있다. FMS 치료가 알려져 있지 않지만, 마사지는 이러한 증상에 사용하였다. 마사지의 일반적인 효과는 스트레스와 불안감소, 더 편안하게 잠을 자게하고, 더 긍정적인 견해를 갖게, 순환을 증가시키고, 통증과 경직된 근육을 완화시킨다(Sunshine 등, 1996; Field, 2000).

심혈관계와 림프계 질환 CARDIOVASULAR AND LYMPHATIC PATHOLOGIES

이완마사지는 고혈압(높은 혈관압력), 그리고 부정맥과 같은 심혈관 병변을 치료하는데 효과적이라 할 수 있다(Curtis, 1994; Longworth, 1982). 심박동수와 혈압만 감소시키는 것이 아니라, 불안을 감소시켜 안녕의 감정을 증가시키고 긍정적인 견해를 환자에게 주는데 도움을 주게 된다.

간호사인 Burer과 Dracup(1987)의 연구에서는 급성 심근경색이 있는 환자에게 적용한 에플루라지 등마사지가 환자를 편안하고 이완을 느끼게 하는 긍정적인 효과가 있다고 하였다. 병변이 확실하게 좋아진 것은 아니지만, 해로운 효과는 나타나지 않았다.

다른 연구에서는, New York 시 의료센터에서 치료적 접촉을 받았던 심혈관계 질환으로 입원한 환자는 아무 의미없는 접촉 또는 접촉을 받지 않은 사람보다 불안점수가 의미 있게 감소하였다(Heidt, 1981). 치료적 접촉에 대한 더 자세한 내용은 이장의 후반에 설명하였다.

부종과 림프부종(Edema and Lymphedema)

조직 내에 간질액이 과도하게 있는 부종(edema)은 질병이 아니지만, 부종(swelling) 또는 체액이 축적된 상태이다. 이러한 부종은 체액의 압박이 증가되어 통증을 유발할 수 있고, 순환의 감소로 독성이 축적될 수 있다(Permkumar, 1999).

부종은 좌상과 염좌와 같은 가벼운 근육 손상으로 유발될 수 있거나, 또는 정맥류 또는 장시간 서있는 것(부어있는 발 또는 발목)처럼 정맥울혈(venostasis) 상태에서도 유발될 수 있다. 원위에서 근위로 가벼운 압박으로 페트리사지(petrissage)와 에플루라지(effleurage)를 적용하는 것은 사지에서 이러한 부종의 유형을 감소시키는데 도움을 줄 수 있다.

림프부종은 예를 들면, 암 수술에서 림프결절을 제거한 후 좋지 않은 림프 순환에 의해서 유발되는 특별한 부종의 형태이다. 일반적인 마사지, 그리고 특정한 림프마사지는 사자에서 부종을 감소시키는데 유용하게 사용되는 방법이다. 만성과 유방절제술을 받은 환자를 위한 도수림프배액의 효과는 지속적으로 확인되고 있다. 이러한 상태에서는 지속적이고 규칙적인 치료가 필요하다는 것을 유의하여야 한다(Badger, 1989; Bunce 등., 1994; Kurz 등., 1978; Zanolla 등., 1984). 림프마사지는 14장에 더 자세하게 설명하였다.

경고: 마사지는 만성적인 심장, 신장, 또는 간으로 인한 부종의 경우에서는 금기증이다.

면역기능 IMMUNE FUNCTION

마사지의 기본적으로 긍정적인 효과 중의 하나는 3장에서 설명하였듯이 면역기능 증진이다. 마사지와 관련된 중요한 연구 중의 하나이고 증진된 면역은 1996년 접촉연구협회에서 수행하였다. 한 달 동안 매일 마사지를 받은 HIV 양성반응인 남자 그룹의 대부분이 자연사해세포(NK cell) 활동과 수에서 유의하게 증가하였다고 한다. 마사지를 받는 동안 남자들은 불안과 스트레스가 감소하였고, 코티졸 수치가 낮아졌고, 세로토닌 수치는 증가하였다.

> 스트레스 호르몬의 상승은 면역기능에 부정적인 영향을 주고, NK 활동의 증가는 마사지 치료 후 이러한 스트레스 호르몬을 감소를 유도한 것이라 할 수 있다(Field 2000, pp. 201-205).

마사지는 스트레스를 감소시키고 또한 면역기능도 증진시킨다는 것은 질환 예방측정에서 중요한 것이라고 생각할 수 있다. 건강문제들은 잦은 감염, 자가면역질환, 암을 포함한 면역계 손상으로 유발된다(Corwin, 1996; Field, 2000).

호흡계 질환 RESPIRATORY PATHOLOGIES

마사지는 만성기관지염, 폐기종, 그리고 천식과 같은 호흡기 질환이 있는 사람을 위한 보완치료로 사용된다. 이러한 환자를 위한 치료 효과는 심호흡 유형인 불안감소와 이완, 힘든 호흡에서 근육 길이를 연장시키고 근육을 이완시키고, 그리고 전반적인 피로를 감소시킨다. 등과 가슴에 타진법을 사용하여 흉곽에 수동운동을 시키는 것은 기침을 더 유발하여 점액을 흩어지게 하는데 도움을 줄 수 있다.

천식이 있는 아이들은 최근 많은 연구에서 대상자가 되었다. 한 연구에서, 천식이 있는 아이들은 부모들이 규칙적으로 마사지를 수행한 후 불안감이 낮아지고, 천식상태에 대한 마음가짐이 좋아졌고, 최대 공기흐름이 증가되었다. 한 달의 기간 동안, 이러한 아이들은 천식의 발병이 거의 없었다. 이 연구는 매일 수행하는 마사지가 기도 긴장을 증가시키고, 기도 과민성을 감소시키고, 아이들이 천식을 더 잘 조절할 수 있다는 것을 제안하였다(Field, 2000, pp. 179-186)

다른 연구에서는, 천식, 기관지염과 폐기종환자가 가볍고 통증이 없는 수동운동인 Trager 정신신체 통합(Trager Psychophysical Integration)이라 불리는 신체치료를 받았다. 주로 목, 복부와 흉벽에 적용하였다. 치료 후, 생체능력, 호흡률, 그리고 흉곽확장에서 중점적으로 증진된 것을 발견하였다. 환자는 전반적으로 이완되었으며 불안과 긴장이 감소한다고 보고하였다(Witt와 MacKinnon, 1986).

신경근마사지와 같은 근막 발통점 치료와 마사지를 같이 받은 COPD 환자의 4/5에서 흉곽 가스 용량, 최대 흐름과 생체 능력의 증가가 발견되었다. 신경근 기술은 호흡에서 만성적으로 과긴장된 근육의 기능을 증가시키는데 특별하게 직접적으로 사용된다(Beeken 등, 1998).

연구들은 이러한 긍정적인 결과를 성취하기 위하여 다른 마사지치료 접근법을 사용한 것에 유의하여야 한다. 전체 대상자들은 스트레스가 감소되었으며, 횡경막호흡이 증가되었고, 호흡근이 이완되고 호흡의 길이가 늘어났다. 연구들은 이러한 목표를 위하여 효과적인 특정한 기술을 확인하는데 도움을 준다.

입원환자의 불안감소 ANXIETY REDUCTION IN HOSPITALIZED PATIENT

불안을 감소시키고 이완반응을 유발시키는 마사지의 능력은 기본적인 의료치료에 더 많은 보완적인 가치를 가지고 있다고 생각한다. 간호사들은 여러 상태로 입원한 환자의 관리에 특히 유용한 마사지를 발견하였다.

예를 들면, 시설에 거주하는 노인과 대화를 증가시키고 이완을 증진시키는 기술은 등마사지가 효과적이라는 것이 발견되었다. 연구를 수행한 간호사들은 시설 관리에서 비인간적인 영향을 감소시키기 위하여 마사지가 긍정적이라고 하였다(Frazer과 Kerr, 1993). 이러한 결과는 Fakouri와 Jones, 두 간호사가 노인에게 수행한 느리게 등을 문지르는 연구에서도 확인된 것이었다(1987).

다른 연구에서는 간호사들이 입원한 암환자에게 수행한 치료적 마사지의 효과를 연구하였다. 중요한 기술은 에플루라지, 페트리사지와 발통점치료를 사용하였다. 그들은 마사지치료가 이완의 느낌이 증진되는 동안 환자가 인지하는 통증과 불안의 정도를 유의하게 감소시킨다는 것을 발견하였다. 심박동수, 호흡수, 혈압과 같은 객관적인 생리학적 측정은 감소되는 경향이 있었고, 이것은 이완의 의미를 나타내는 것이다(Ferrell-Torry과 Glick, 1993).

암환자를 위한 마사지 MASSAGE FOR CANCER PATIENTS

마사지는 한때 암환자에게는 금기항목에 있었다. 지금은 보완치료의 가치를 가지고 있다고 인식하게 되었고, 마사지를 받은 암환자는 암치료와 관련된 신체적, 정신적 그리고 감정적 불편함이 감소된다고 보고하였다.

암환자에게 특히 중요한 마사지의 일반적인 효과는 스트레스, 불안감소, 수면증진, 면역기능증진, 통증완화, 그리고 치료접촉이 편안하게 한다는 것이다(Rhiner 등 1993; Sims 1986; Weinrich와 Weinrich 1990).

수술을 받은 암환자는 마취에서 회복이 빠르고, 상처치유가 빠르고, 절개부위의 유착이 분리되고, 건강한 반흔이 형성되고, 부종과 림프부종이 감소되는 것과 관련된 마사지 효과의 이익이 있다. 마사지는 또한 통증감소와 통증약물을 덜 필요로 한다는 것과도 관련이 있다. 마사지로 순환이 증가하는 것은 압박과 욕창을 예방하는데 도움을 준다는 것이다.

마사지는 피로, 구역질, 구토, 식욕저하, 그리고 불면증과 같은 방사선치료와 화학치료의 부작용을 감소시킨다는 것이 발견되었다(MacDonald, 1995). 그러나, 치료와 관련된 마사지 시기가 중요하다고 할 수 있고, 예를 들면, 환자가 화학치료를 받은 후 곧바로 마사지를 받는다면 과도하게 무리를 줄 수 있고 부작용이 있을 수 있다.

감정적인 마사지 효과는 명확하다고 할 수 있다. 마사지는 격리를 완화시켜 사회적 상호작용을 제공하고, 암환자의 우울증에 도움을 줄 수 있다. 이것은 긍정적인 신체 이미지를 다시 설립하고, 자신을 되찾게 하는데 도움을 준다는 것이다. 치유과정에 환자를 참여할 수 있게 하고, 희망을 다시 갖게 하는데 도움을 준다(Chamness, 1996; Rattray 2000).

유방마사지는 유방암이 있는 여성을 위하여 임상에서 사용하고 있다. 특히, 이것은 전체 상처치유, 건강한 반흔형성, 그리고 림프부종 치료를 하는 유방절제술 환자에게 유용하다.(Debra Curties의 Breast massage 인용, 1999).

전이에 대한 걱정, 또는 마사지가 암을 퍼지게 하는 것은 아직까지 몇 경우에서 실질적으로 나타났다. 예를 들면, 마사지는 종양부위, 또는 최근에 종양을 제거한 부위는 확실하게 피하여 수행하여야 한다. 마사지 치료사는 환자의 주치의에게 마사지에 대한 유해성이 있는지 상담을 하여야 하고, 안전하게 치료하는 방법에 대해서 조언을 얻어야 한다.(Debra Curties의 Massage Therapy & Cancer(1990); Gayle Macdonald의 Medicine Hands: Massage Therapy for People with Cancer(1999) 인용)

소아치료 PEDIATRIC CARE

마사지는 유아에서 청소년까지 입원한 아이들의 치료에 더욱 많이 사용되고 있다. 소아치료에서 마사지의 많은 사용은 성인과 유사하다. 유아를 위한 유일한 효과는 마사지에 의한 촉각자극이고, 이것은 적절한 성장과 발달을 위하여 필수적인 것이다.

아이들을 위한 최근 흥미 있는 마사지는 마이애미 의과대학 소아과에서 1991년 접촉연구협회(TRI)를 개설한 Tiffany Field, 박사가 연구하여 발전시켜온 것이다. 다양한 소아들의 상태에 대하여 TRI에서 수행된 연구들은 TRI의 웹사이트에서 살펴볼 수 있다.

조산아 (Preterm Infants)

1970년대 연구에서, Field는 과도기적인 의료시설에서 있는 동안 촉각자극을 받은 조산아들이 체증이 증가하고, 운동활동이 증가하고, 더 민첩해졌고, Brazelton 신생아 행동측정 척도 수행도 증가한 것을 발견하였다. 촉각자극은 머리와 목, 어깨를 감싸고, 상부 등에서 허리로, 허벅지에서 발로, 어깨에서 손으로 가벼운 스트로킹을 적용하였다. 부가적인 자극은 팔과 다리에 수동 굴곡/신전을 수행하였다(Field 등, 1986).

부수적인 연구들은 마사지가 조산아의 코카인 노출의 효과도 있다는 것을 보여주었다. 게다가, 체중증가가 있고, 마사지 받은 유아는 대조군보다 출생 후 합병증과 스트레스 행동이 유의하게 적었다(Wheeden 등, 1993).

소아적용 (Pediatric Application)

아이들을 위한 치료에 유용한 마사지에 대한 몇 몇 연구의 재검토는 TRI에서 설명한 것을 수행하였다. 연구에 대한 것은 아래에 설명되어 있고, 많은 다른 연구들은 Tiffany Field의 Touch Therapy(2000) 책과 TRI 웹사이트(www.miami.edu/touch-research)에서 찾은 것이다.

- **천식 아이들**: 한 달 동안 아이들의 엄마가 20분간 마사지한 결과, 불안이 감소되었고 아이와 엄마 모두의 감정이 좋아졌고, 아이들의 코티졸 수치가 감소되었고, 천식발병이 적어졌고 호흡도 더 좋아졌다.
- **자폐증 아이들**: 한 달 동안 마사지치료를 받은 후, 자폐증아이들은 접촉에 대한 민감성이 적어졌고, 소리에 대한 산만함이 적어졌고, 교실에서 집중력이 좋아졌고, 선생님들과 더 관계가 좋아졌고, 그리고 초기 사회 대화척도와 Autism 행동 체크목록에서 점수가 더 높게 나타났다.
- **당뇨 아이들**: 시험연구에서 마사지는 당뇨병 아이들의 부모가 마사지를 수행한 결과, 부모와

아이들 모두에서 불안과 우울증이 낮아졌다고 하였고, 아이들의 인슐린과 음식조절 수치가 증가되었고, 혈당수치는 정상범위로 낮아졌다고 보고하였다.

- **우울증이 있는 산모:** 5주 동안 10회 마사지를 수행한 후, 우울증이 있는 산모는 불안이 감소하고, 화난 행동과 맥박과 코티졸 수치도 낮아진 것과 같이 행동과 스트레스 호르몬이 변하였고, 소변 코티졸 수치도 낮아졌고, 스트레스의 정도도 낮아졌다고 보고하였다.
- **우울증이 있는 산모의 유아:** 우울증이 있는 산모가 낳은 유아에게 6주 동안 일주일에 두 번씩 15분 동안 마사지를 수행하였다 이러한 유아는 대조군보다 체중이 더 증가하였고, 정서적, 교제성, 그리고 부드러운 성질과 얼굴과 얼굴을 마주치는 비율이 증가하였고, 소변에서 스트레스 카테콜라민/호르몬(노르에피네피린, 에피네피린, 코티졸)이 더 감소하였다.
- **외상 후 스트레스 장애가 있는 아이들:** Hurricane Andrew는 외상이 있는 아이들을 한 달 동안 일주일에 두 번 학교에서 마사지를 받게 하였다. 마사지를 받은 아이들은 대조군의 아이들보다 우울증이 감소하였고, 불안이 감소하였고, 코티졸(스트레스 호르몬)이 더 감소하였다.

밝혀진 자료들보다 더 많은 것을 입증하기 위하여 더 많은 연구들이 필요할지라도, 마사지는 다양한 장애가 있는 아이들의 치료를 위하여 적합한 것으로 나타났다.

치료의 정신적인 측면 PSYCHOLOGICAL ASPECTS OF TREATMENT

마사지는 정신적으로 감정적으로 문제가 있는 환자들이 의료적으로 치료를 하는데 사용된다. 예를 들면, 이 장에서 언급된 많은 연구들에서 마사지는 심각한 의학적 상태로 입원한 환자의 불안 감소에 효과가 있다는 것이 밝혀졌다.

마사지는 스트레스로 인하여 상태가 악화된 환자의 치료에 도움이 될 수 있다. 예를 들면, Joachin(1983)의 연구에서, 만성 염증성 대장질환, 궤양성 대장염, 또는 회장염질환이 있는 환자가 이완을 위하여 마사지를 받고 질환으로 인한 장애와 통증이 감소되었다고 하였다.

마사지는 정신적인 이유로 입원환자에게 도움이 될 수 있다. Field 등(1992)의 연구에서, 우울증과 적응장애로 입원한 유아와 성인에게 마사지를 수행하여 비디오 테입을 시청한 환자보다 우울과 불안이 감소하고 타액의 코티졸 수치가 낮아졌다고 하였다.

외래로 심리치료를 하는 환자는 스트레스와 불안감소, 신체자각 증가, 그리고 비성적인 접촉으로 만족스럽게 수행 받을 수 있는 능력과 관련된 마사지효과가 있을 수도 있다. 예를 들면, 몇 몇 마사지 치료사들은 성적남용과 신체학대의 치료에서는 심리치료와 함께 작업을 한다.

치료적 접촉 THERAPEUTIC TOUCH

치료적 접촉은 대상자의 균형을 다시 잡아 건강과 치유를 증진시키는 에너지 분야인 도수치료의 한 형태이다. 연부조직의 분야에 직접적으로 속하지 않더라도, 많은 마사지치료사들에 의하여 수행되고 그들의 작업에서 통합된다. 이것은 환자관리에서 효과가 있다고 발견한 간호사들이 특별하게 받아들인 것이다.

치료적 접촉은 1970년대 Dolores Krieger, 박사에 의하여 발전되었다. 그녀는 대상자의 에너지 흐름이 차단된 것을 발견하기 위하여 에너지 분야에 손을 올려놓고, 압박하거나 또는 움직이고,

그 후 피부 위를 포괄적으로 손을 움직여 에너지의 균형을 다시 잡게 하는 기술의 하나라고 설명하였다. 그녀는 자가치유와 같은 면역기능에 긍정적인 효과가 있다고 설명하였다(Karpen, 1995).

Kreger는 치료적 접촉이 다른 것보다 몇 몇 질환에서는 더 효과적이라는 것을 발견하였다고 설명하였다. 예를 들면, 체액과 전해질 불균형, 자율신경계 기능장애, 림프와 순환장애, 그리고 근골격계 문제에는 더 효과가 있다고 하였다. 그녀는 다음과 같이 설명하였다:

> 류마티스관절염과 같은 몇 몇 교원질 기능장애에는 반응을 하지만, 루푸스에는 제한이 있다. 갑상선, 부신과 난소와 같은 내분비계에는 반응을 하지만, 뇌하수체는 덜 반응하였고 당뇨를 치료하는 췌장에는 변화가 많았다. 심리적 질환에서는, 조울증과 긴장병에는 반응을 하였지만, 정신분열증에는 덜 반응하였다 (Karpen, 1995).

치료적 접촉은 긴장성 두통의 치료에서도 긍정적이라는 것이 발견되었다(Keller와 Bzd다, 1986). 치료적 접촉은 입원한 아이들의 스트레스를 감소시키는데 성공적으로 사용되어왔다 (Kramer, 1990). 치료적 접촉에 관한 연구와 문헌은 American Journal of Nursing Research와 같은 간호저널에서 찾아볼 수 있다. 치료적 접촉에 대한 더 많은 정보는 1977년 Dolores Kreiger에 의하여 설립된 Nurse Healers-Professional Associates(부록 A 참고)에서 찾아볼 수 있다. NH-PA는 기부제로 운영되고, 연구결과, 교육전략의 교환을 용이하게 하고, 그리고 치료적 접촉의 임상 수련을 발전시키는 국제 교환통신망인 비영리단체이다(www.therapeutic-touch.org).

카이로프랙틱의 보완 COMPLEMENT TO CHIROPRACTIC

카이로프랙틱 치료는 특정한 상태에는 효과적인 치료라는 재인식이 증가되고 있다. 마사지는 가끔 카이로프랙틱 치료의 준비에 사용되고, 근육과 연관이 있는 연부조직의 긴장과 통증을 완화시키고, 근골격계의 잘못된 정렬을 예방하는데 도움을 주는 카이로프랙틱에서 보완적으로 사용되고 있다.

카이로프랙틱 조정(adjustment)은 본문에서는 신체의 적절한 정렬을 회복하기 위해서 뼈와 관절에 적용하는 도수법이라는 의미로 사용된다. 이것은 강력한 밀치기(thrusting) 또는 도수법이다. 이러한 조정은 관절의 부적절한 정렬, 구조적, 신경계와 화학적 기능장애를 유발하는 아탈구에 수행된다.

국소마사지는 가끔 조정을 준비하는 과정에서 사용된다. 마사지는 적용하는 부위의 근육긴장을 완화시키고 연부조직을 준비시키고, 더 쉽게 조정되게 하고 관절을 더 움직이기 쉽게 만든다. 마사지는 열과 초음파와 함께 사용할 수 있다.

전신마사지(30분에서 1시간)는 조정을 준비하는데 좋게 사용할 수 있다. 이것은 전신을 이완되게 하고 대상자에게 접촉이 익숙하게 한다. 대상자는 이완상태에서 치료를 더 잘 받아들일 수 있다. 조정 후 마사지는 치료의 긴장된 반응을 예방하고 근육에 이완이 남아 있게 도움을 줄 수 있다. 규칙적인 마사지는 조정 후 근육의 길이와 이완을 유지하는데 도움을 줄 수 있다.

치료적 마사지는 조정을 사용하는 환자의 근육문제에 사용될 수 있다. 이것은 근긴장, 불충분한 순환, 발통점, 손상된 조직, 그리고 통증-경련-통증 주기를 유발하는 신경압박에 사용된다. 얼음과 함께 사용하는 마사지는 경련에서 근육을 완화시키는데 도움을 줄 수 있다. 최근 연구에서는 마사지가 요통 치료에 효과적이라는 것이라고 보고하였다(Cherkin 등, 2001; Preyde, 2000).

요약 SUMMARY

임상 마사지치료는 병변 치료에 마사지를 적용하는 것과 관련이 있다. 통합된 건강관리 체계에서, 과학적 연구에서 지지하는 입증된 치료는 더 많이 사용될 있다. 마사지의 임상 저용에 대한 연구들은 접촉연구를 위한 센터, 연구 데이터베이스 인터넷에서 찾아볼 수 있다. 학술적인 지식은 임상시설의 마사지 치료사에게 중요하다.

연구를 통하여 얻어진 지식은 마사지 치료에서 이론에 근거한 접근법에서 중요하다. 이론에 근거한 접근에서, 마사지기술은 적절한 치료목적에 맞게 선택할 수 있고, 적용할 수 있다. 이것은 같은 기술이 모든 환자에게 적용되는 처방에 근거한 접근과 반대되는 개념이다.

마사지는 증상완화에 도움을 주거나, 또는 완화시키고자하는 질환과 손상에 적용할 수 있다. 마사지의 임상적 효과의 3가지 유용한 방법은 보완적, 완화적, 또는 직접적인 치료효과이다.

마사지는 반복적인 긴장성 손상, 긴장성 두통과 요통과 같은 근골격계 상태를 완화시키는데 효과적이라고 하였다. 근섬유증의 증상도 완화시킨다. 마사지는 고혈압, 부종과 림프부종과 같은 심혈관과 림프병변을 치료하는데 사용되고, 많은 질환의 치료에서 중요한 면역기능을 증진시킨다.

마사지는 만성기관지염, 폐기종, 그리고 천식과 같은 호흡계 질환이 있는 사람의 보완적인 치료에 유용하다. 많은 다른 마사지치료 접근법은 폐쇄성 폐질환(COPD)으로 고통을 받고 있는 사람들에게 효과가 있다고 보고되었다.

마사지는 통증감소와 대화증진과 같이 입원환자의 불안을 감소시키는 완화적인 방법으로 효과적으로 사용되고 있다. 암환자를 위한 마사지는 스트레스와 불안을 감소시키고, 수술 후 빠르게 회복되게 하고, 암치료의 부작용을 감소시키는 효과가 있다. 암환자를 위한 심리적인 효과는 우울증을 감소시키고, 긍정적인 신체 이미지를 재형성하게 하고, 희망을 다시 찾게 하는데 도움을 주는 것이다.

마사지는 천식, 자폐증, 당뇨, 우울증, 그리고 외상 후 스트레스 장애를 가진 아이들을 위한 소아치료에서도 성공적으로 사용되고 있다. 조산아의 체중증가와 보다 정상적으로 발달하는데도 도움을 준다.

마사지는 스트레스로 인하여 악화된 상태 치료에 보완적으로 사용한다. 정신병 환자의 불안과 스트레스를 완화시킨다.

치료적 접촉은 환자의 에너지 분야를 재균형시키는 도수치료의 한 형태이다. 체액과 전해질 불균형, 자율신경계 기능장애, 그리고 림프와 순환장애의 치료에 효과적이라는 것이다. 간호사들은 특히 치료적 접촉을 발전시켰고, 환자에서 사용하였다.

마사지는 카이로프랙틱 치료에 보완적으로 사용한다. 카이로프랙틱 환자의 근육문제와 조정을 하기 전 준비를 하는데 도움을 준다.

다음 부분은...

마사지를 수행하는 동안 많은 효과가 있고, 이것은 특정한 환경은 대상자의 건강과 안전을 위하여 조절하거나 피하여야 한다. 5장에서는 마사지 적용에서 위험 부위, 금기증, 그리고 주의점에 대한 지침을 설명할 것이다.

참고문헌

Badger, C. (1986). The swollen limb. *Nursing Times* (England), *82*(31), 40–41.

Bauer, W. C., & Dracup, K. A. (1987). Physiological effects of back massage in patients with acute myocardial infarction. *Focus on Critical Care*, *14*(6), 42–46.

Beeken, J., et al. (1998). Effectiveness of neuromuscular release massage therapy on chronic obstructive lung disease. *Clinical Nursing Research*, *7*(3), 309–325.

Benjamin, B. E. (1995). Massage and body work with survivors of abuse: Part I. *Massage Therapy Journal*, *34*(3), 23–32.

Bunce, I. H., Mirolo, B. R., Hennessy, J. M., et al. (1994). Post-mastectomy lymphedema treatment and measurement. *Medical Journal* Australia, *161*, 125–128.

Chamness, A. (1996). Breast cancer and massage therapy. *Massage Therapy Journal*, *35*(1, Winter).

Cherkin, D. C., Eisenberg, D. et al. (2001). Randomized trial comparing traditonal Chinese medical acupuncture, therapeutic massage, and self-care education for chronic low back pain. *Archives of Internal Medicine* *161*(8), 1081–1088.

Corwin, E. J. (1996). *Handbook of pathophysiology*. Philadelphia: Lippincot.

Curties, D. (1999). *Breast Massage*. Toronto, Canada: Curties-Overzet Publications.

Curties, D. (1999). *Massage Therapy and Cancer*. Toronto, Canada: Curties-Overzet Publications.

Curtis, M. (1994). The use of massage in restoring cardiac rhythm. *Nursing Times* (England), 90(38), 36–37.

de Bruijn, R. (1984). Deep transverse friction; its analgesic effect. *International Journal of Sports Medicine*, *5*, 35–36.

Fakouri, C., & Jones, P. (1987). Relaxation ℞: Slow stroke back rub. *Journal of Gerontological Nursing*, *13*(2), 32–35.

Ferrell-Torry, A. T., & Glick, O. J. (1993). The use of therapeutic massage as a nursing intervention to modify anxiety and the perception of cancer pain. *Cancer Nursing*, *16*(2), 93–101.

Field, T. (2000). *Touch Therapy*. London: Churchill Livingston.

Field, T. M., Morrow, C., Valdeon, C., et al. (1992). Massage reduces anxiety in child and adolescent psychiatric patients. *Journal of the American Academy of Child and Adolescent Psychiatry*, *31*(1), 125–131.

Field, T. M., Schanberg, S. M., Scafidi, F., et al. (1986). Tactile/kinesthetic stimulation effects on preterm neonates. *Pediatrics*, *77*(5), 654–658.

Frazer, J., & Kerr, J. R. (1993). Psychophysiological effects of back massage on elderly institutionalized patients. *Journal of Advanced Nursing*, *18*, 238–245.

Hammer, W. I. (1993) The use of transverse friction massage in the management of chronic bursitis of the hip and shoulder. *Journal of Manipulation and Physical Therapy*, *16*(2), 107–111.

Heidt, P. (1981). Effect of therapeutic touch on anxiety level of hospitalized patients. *Nursing Research*, *30*(1), 32–37.

Joachim, G. (1983). The effects of two stress management techniques on feelings of well-being in patients with inflammatory bowel disease. *Nursing Papers*, *15*(5), 18.

Karpen, M. (1995). Dolores Kreiger, PhD, RN: Tireless teacher of Therapeutic Touch. *Alternative & Complementary Therapies*, April/May, 142–146.

Keller, E., & Bzdek, V. M. (1986). Effects of therapeutic touch on tension headache pain. *Nursing Research*, *35*(2), 101–106.

Kramer, N. A. (1990). Comparison of therapeutic touch and casual touch in stress reduction of hospitalized children. *Pediatric Nursing*, *16*(5), 483–485.

Kurz, W., Wittlinger, G., Litmanovitch, Y. I., et al. (1978). Effect of manual lymph drainage massage on urinary excretion of neurohormones and minerals in chronic lyphedema. *Angiology*, *29*, 64–72.

Longworth, J. D. (1982). Psychophysiological effects of slow stroke back massage in normotensive females. *Advances in Nursing Science 4*, 44–61.

Macdonald, G.(1999). *Medicine Hands: Massage Therapy for People with Cancer*. Tallahassee, FL: Findhorn Press.

MacDonald, G. (1995). Massage for cancer patients: A review of nursing research. *Massage Therapy Journal*, Summer, 53–56.

Menard, M. B. (2003). *Making sense of research: A guide to research literacy for complementary practitioners*. Toronto: Curties-Overzet Publications.

Premkumar, K. (1999). Pathology A to Z: A handbook for massage therapists. 2nd Ed. Calgary, Canada: Van Pub Books.

Preyde, M. (2000). Effectiveness of massage therapy for subacute low-back pain: A randomized controlled trail. *CMAJ*, *162*(13), 1815–1820.

Puustjarvi, K., Airaksinen, O., & P.J. Pontinen (1990). The effects of massage in patients with chronic tension headache. *Acupuncture Electrotherapy Research*, *15*(2), 159–162.

Rattray, F. and L. Ludwig (2000). *Clinical massage therapy: Understanding, assessing and treating over 700 conditions*. Toronto, Canada: Talus Incorporated.

Rhiner, M., Ferrell, B. R., Ferrell, B. A., & Grant, M. M. (1993). A structured non-drug intervention program for cancer pain. *Cancer Practice*, *1*, 137–143.

Sims, S. (1986). Slow stroke back massage for cancer patients. *Nursing Times*, *82*, 47–50.

Sunshine, W., Field, T., et al. (1996) Fibromyalgia benefits from massage therapy and transcutaneous electrical stimulation. *Journal of Clinical Rheum*. 2(1), 18–22.

Weinrich, S. P., & Weinrich, M. C. (1990). The effect of massage on pain in cancer patients. *Applied Nursing Research*, 3, 140–145.

Wheeden, A., Scafidi, F., Field, T., et al. (1993). Massage effects on cocaine-exposed preterm neonates. *Developmental and Behavioral Pediatrics*, 14(5), 318–322.

Witt, P. L., MacKinnon, J. (1986). Trager psychosocial integration: A method to improve chest mobility of patients with chronic lung disease. *Physical Therapy*, 66(2), 214–217.

Yates, J. (1999). *A physician's guide to therapeutic massage: Its physiological effects and treatment applications*, 2nd edition. Vancouver, BC: Massage Therapists' Association of British Columbia.

Zanolla, R., Monzeglio, C., Balzarini, A., & Martino, G. (1984). Evaluation of the results of three different methods of postmastectomy lymphedema treatment. *Journal of Surgical Oncology*, 26, 210–213.

웹사이트

AMTA Foundation (*www.amtafoundation.org*)
Canadian Touch Research Center (*ccrt-ctrc.org*)
National Library of Medicine (*ncbi.nlm.nih.gov/PubMed*)
Nurse-Healers–Professional Associates International (*www.therapeutic-touch.org*)
Touch Research Institute (*www.miami.edu/touch-research*)

추가 참고문헌

비디오

"Cancer massage video." Canada Institute of Palliative Massage. Nelson, British Columbia, Canada: Sutherland Massage Productions. (*www.sutherlandmassageproductions.com*)

"AIDS massage video." Canada Institute of Palliative Massage. Nelson, British Columbia, Canada: Sutherland Massage Productions. (*www.sutherlandmassageproductions.com*)

"Massage for children with Down Syndrome." Canada Institute of Palliative Massage. Nelson, British Columbia, Canada: Sutherland Massage Productions. (*www.sutherlandmassageproductions.com*)

학 습 가 이 드

학습결과 LEARNING OUTCOMES

학습 가이드는 처음 시작하는 부분에 학습결과를 사용하라. 학습 파트너 또는 테이프에 기록된 것을 이용하여 쓰거나 구두로 말하여서 각 결과에 주어진 과제를 수행하라. 처음에는 "책을 보고" 시작하고, 후에는 기억한다.

중요한 용어/개념 KEY TERMS/CONCEPTS

중요한 용어와 개념은 이장을 처음 시작할 때 목록화하였고, 다음에 나오는 연습에서 하나 또는 그 이상을 선택하라. 이러한 이야기에 관한 쓰기 또는 말하기는 이들의 중요성을 심도 있게 이해하고, 이것들을 더 기억하는데 도움을 줄 수 있다.

1. 각 각의 중요단어와 개념을 하나 또는 두 개의 문장으로 쓰시오.
2. 3×5의 한 쪽 면에 중요한 단어 또는 개념을 쓰고, 다른 면에는 이것에 대해서 자세하게 설명한 학습카드를 만든다. 카드를 섞고 한쪽 면을 읽고, 다른 측면의 정보를 자세하게 이야기 하도록 한다.

3. 두 개 또는 세계의 중요 단어 또는 개념을 선택하고 이것과 관련된 것을 설명한다.
4. 학습 파트너와 함께, 중요 단어와 개념을 구두로 설명한다.

학습 개요 STUDY OUTLINE

다음은 이 장에서 중요한 개념을 기억하는지 검사하기 위한 질문이다. 각 질문이 있는 본문의 페이지를 이용하여 대답하라.

1. 병변의 치료에 사용하는 마사지의 적용을 ______ ________ 마사지치료라고 한다(p. 78).
2. 과학적 연구가 지지하는 치료를 ____________ 에 근거한 것이라고 한다(p. 79).
3. 처방에 근거한 치료에서, 모든 환자는 ________ _________를 받는다(p. 79).
4. 이론에 근거한 치료에서, 적절한 치료기술은 특정한 효과를 성취하기 위하여 필요한 ________, _________, _________, 그리고 ___________ 이다(p. 79).
5. 연구들은 확실한 마사지 적용으로 효과를 적용하였을 때 가장 유용하지만, 치료를 위하여 ______ _______ 발전한다는 의미는 아니다(p 79).
6. 학술적인 지식은 __________ 방법을 이해하고, _______________위치, 그리고 읽고, 분석하고 그리고 _____________평가하는 것이다(p. 79).

임상적 접근 (Clinical Approach)

1. 마사지는 치료에 더 적합한 환경을 만들고 효과를 증진시키기 위하여 중요한 치료를 위한 _____ __________라고 생각한다(p. 80).
2. 마사지는 질환 또는 이것의 치료와 관련된 불편함을 감소시킬 때 _________ 치료라고 생각된다(p. 80).
3. 마사지는 질병을 치료하기 위한 ___________ 효과가 있다(p. 80).

근골격계 질환(Musculo-Skelectal Pathologies)

1. 근골격계 병변과 관련된 직접적인 효과는 ______ ___________, ____________, ____________, __________, 그리고 ___________이다(p. 80).
2. 심부 횡단마찰법은 ___________ 긴장성 손상 치료에 효과적으로 사용된다(p. 80).
3. 마사지는 _________, __________, ________과 같은 과긴장된 근육치료에 효과적으로 사용된다 (p. 80).
4. 마사지는 근섬유증을 완화시키는 증상은 ______ ______________이다(p. 81).

심혈관계와 림프계 질환

1. 심혈관계 병변에 마사지 효과는 _____________ 와 _____________이다(p. 81).
2. 심장질환으로 입원한 환자는 마사지로 ________ _________가 감소되는 것을 경험하였다(p. 81).
3. 조직에서 __________가 과도한 상태인, 부종은 마사지로 완화시킬 수 있다(p. 81).
4. 마사지는 만성 ____________, ____________, 또는 _____________문제로 인한 부종의 경우에는 금기시 된다(p. 81).

면역기능 (Immune Function)

1. 마사지는 __________ 효과 때문에 HIV 양성인 환자에게는 효과가 있다(p. 82).
2. 마사지는 손상된 면역기능으로 인한 건강 문제의 중요한 _________가 될 수 있다(p. 82).

호흡기계 질환 (Respiratory Pathologies)

1. 호흡기계 병변을 위한 마사지는 __________, __________, 그리고 __________에 중요한 보완치료이다(p. 82).
2. 마사지와 신체치료 기술은 __________, __________, 그리고 __________와 같은 호흡기계 질환은 치료하는데 효과적이라고 연구되었다(p. 82).
3. 등과 가슴에 __________기술, 그리고 흉곽 __________기술은 기침을 유발하는데 도움을 주는 효과적인 것이다(p. 82).

입원환자의 불안 감소

1. 간호 연구들은 입원환자를 치료하는데 특히 마사지의 특히 __________ 과 __________효과에서 보완적인 효과가 있다고 하였다(p. 83).
2. 마사지는 시설관리의 __________를 감소시키는 효과가 있다고 한다(p. 83).

암환자들을 위한 마사지

1. 암환자를 위한 마사지의 전반적인 효과는 __________. __________, __________, __________, 그리고 __________이다(p. 83).
2. 마사지는 __________ 그리고 __________와 같은 암치료의 부작용을 감소시킨다(p. 83).
3. 암 수술 후 마사지의 효과는 __________이다(p. 83).
4. 암환자를 위한 마사지의 심리적 효과는 __________, __________, __________, __________, 그리고 __________이다(p. 83).
5. __________ 마사지는 유방절제술 후 상처 치유를 증진시키고, 건강한 반흔을 형성함으로 유방암이 있는 여성에게 효과적이다(p. 83).
6. 림프마사지는 유방절제술을 수행한 후 __________을 감소시킨다(p. 84).

소아치료 (Pediatric Care)

1. 조산아의 마사지를 통한 촉각자극은 __________, __________, __________, 그리고 __________을 증진시킨다(p. 84).
2. 마사지는 __________, __________, __________, 그리고 __________와 같은 다양한 의학적 상태에 있는 아이들을 위한 보완치료에 효과적이라는 것을 알 수 있다(p. 85).

치료의 심리적인 측면

1. 마사지는 __________에 의해서 악화되거나 또는 감소된 질병이 있는 사람을 위한 치료에 보완저긴 가치가 있다(p. 85).
2. 마사지 효과는 __________, __________, __________ 그리고 비성적인 기분을 갖게 하는 __________ 포함한 정신질환이 있는 환자에게 효과적이다(p. 85).

치료적 접촉 (Therapeutic Massage)

1. 치료적 접촉은 1970년대 간호사인 Dolores Krieger에 의해서 발전된 도수치료의 __________접근법이다(p. 85).
2. 치료적 접촉의 기전에 관한 이론들은 생리학적(예, __________)에서 과학적 범위(예, 환자의 에너지 범위 __________)까지가 범위이다(p. 86).

카이로프랙틱의 보완

1. 마사지는 카이로프랙틱 조정을 위한 __________ 사람들에게 도움을 주고, __________에 카이로프랙틱 치료와 같은 연부조직의 긴장과 통증을 완화시키고, 그리고 근골격계의 부적절한 정렬을 __________ 도움을 준다(p. 86).

더 많은 이해를 위해서 FOR GREATER UNDERSTANDING

다음의 훈련은 이 장에서 설명된 지침의 특별한 적용이다. 동사는 다양한 활동을 강조하고, 기술발전을 조장하기 위하여 밑줄을 그었다. 이러한 훈련은 학습 파트너 또는 그룹, 또는 학급과 함께 수행한다.

1. 학습을 위하여 특정한 질환을 선택한다. 질환을 치료하는데 마사지의 효과에 관한 학술적인 연구들을 찾는다. 당신이 찾은 연구들을 재검토하여 적는다.
2. 학술적인 연구 중 하나를 선택하고 읽고, 분석하고, 평가한다. 학습파트너 또는 그룹에게 당신이 찾은 것과 결론을 보고한다.
3. 학습을 위하여 특정한 질환을 선택한다. 질환과 관련된 금기증과 주의점에 관한 정보를 찾는다. 질환이 있는 사람에게 마사지 적용을 위한 의미를 확인한다. 학습파트너 또는 그룹과 토론한다.
4. 특별한 질환의 치료로 마사지를 받은 사람과 이야기한다. 그들이 마사지를 받은 느낌과 효과에 대하여 물어본다. 보편적인 지식과 다른 연구들과 이것을 비교한다.
5. 임상적용에서 전문적인 마사지 치료사 또는 임상마사지 시설의 의사와 이야기한다. 그들이 수행하는 질병의 유형과 마사지를 받은 환자의 효과에 대하여 물어본다. 학습파트너 또는 그룹에게 보고한다.
6. 특정한 질환과 관련된 학술 연구의 계획을 전개한다.

제 5 장

위험부위, 금기와 주의점

Endangerment Sites, Contraindications, and Cautions

학습 결과 Learning Outcomes

이 장을 학습하고 난 후, 다음의 정보를 습득할 것이다.

1. 중요한 위험부위의 위치를 알 수 있을 것이다.
2. 위험부위 주위의 안전성의 일반적인 원칙을 설명할 수 있을 것이다.
3. 마사지 적용 시에 전신과 국소 금기증을 구별할 수 있을 것이다.
4. 마사지의 금기증과 주의점의 일반적인 이론을 설명하고 목록화 할 수 있을 것이다.
5. 약물과 관련된 주의점을 이야기 할 수 있을 것이다.
6. 사람이 중심이 되는 마사지의 개념을 설명할 수 있을 것이다.
7. 마사지의 금기증과 위험부위에 관한 정보의 근원을 확인할 수 있을 것이다.

중요한 용어/개념 KEY TERMS/CONCEPTS

주의점	일반적인 금기증	사람이 중심이 되는 마사지
금기증	건강병력	전문서적
손상 없이 수행하라	국소 금기증	부분 금기증
위험부위	약물	

MEDEALINK

이 책의 각 부분을 복사한 CD는 이 장에 담겨진 기술을 추가하였다. CD-ROM에 넣으면 마사지 기술의 영상을 볼 수 있다. 이 영상은 새로운 부분을 학습하는데 도움을 줄 수 있게 디자인되었다.

유해하지 않게 수행하라 DO NO HARM

치료적 마사지를 제공하는 것의 가장 기본적인 규칙 중의 하나가 해롭지 않아야 한다는 것이다. 이 장에서는 고객과 환자의 건강과 안정을 보호하기 위하여 피해야 할 것과 적용해야 할 것을 결정하는데 도움을 주기 위하여 몇 가지를 안내하고자 한다, 위험 부위, 금기와 유의점은 치료사를 위해서 매우 중요한 고려사항이다.

현재 사용되는 많은 종류의 마사지 형태는 약간의 문제점이 있다. 이러한 형태는 신체 주위와 내부의 에너지에 영향을 주는 가벼운 작업을 위하여 신체의 심부 조직에 하는 구조적 마사지와는 달라야 한다. 신체에서 위험 부위 또는 금기가 다른 형태에서는 안전할 수도 있다.

이 장에서는 고대 서양 마사지를 적용할 때 중요시 되는 위험 부위, 금기 그리고 유의점에 중점을 둘 것이다. 이것은 압박, 두드리기, 마찰법, 유연법, 가볍게 두드리기와 진동법을 포함한 신체에 적용되는 모든 기술을 포함한다. 에너지에 영향을 미치는 마사지, 신체치료 또는 다른 기술의 유형에 관한 장에서는 특별한 유형을 위한 금기와 유의점에 관한 정보가 포함될 것이다.

해부학과 생리학에 대한 치료사의 지식은 마사지와 신체치료를 치료받는 사람의 안전을 위하여 필수적이다. 주요 신경과 혈관, 선(glands)과 내부 장기의 위치를 알고 있는 것이 특히 중요하다. 위험 부위, 금기와 유의점은 이 장에서 서양의학과 병리학의 개념에 관한 용어로 설명될 것이다.

위험 부위 ENDANGERMENT SITES

위험 부위는 방어가 덜 되어지는 섬세한 구조를 가진 신체 부위이고, 그러므로 마사지를 받을 때 쉽게 손상될 수 있다. 유의점은 위험 부위에 마사지를 수행 할 때 필요하다. 다음에 나오는 단락에서는 고대 서양 마사지와 유사한 마사지 기술을 위하여 공통적인 위험 부위에 대해서 설명하였고 이러한 부위에 마사지를 수행할 때 유의점에 대해서도 언급하였다. 그림 5-1에서는 신체 전면과 후면의 위험 부위 전체 위치를 보여준다.

목의 앞면(anterior neck). 목의 앞부분은 흉쇄유돌근과 흉쇄관절의 바로 윗부분에 위치한 약간 움푹 들어간 흉골 절흔(sternal notch)을 포함한 목 앞부분의 삼각 부위이다. 목의 앞부분의 섬세한 구조는 경동맥(carotid artery), 경정맥(jugular vein), 미주신경(vagus nerve), 후두(larynx)와 갑상선(thyroid gland)이다. 이 구조의 어떤 부위에도 심부 압박은 위험할 수 있다.

흉골 절흔에 의해 형성된 움푹 들어간 부위를 포함한 목의 앞면의 삼각 부위 내 압박은 대부분 마사지를 수행하지 말아야 할 부분이다. 목 앞면에서부터 경부 근육을 마사지하는 몇 가지 발전된 기술은 특별한 훈련을 받은 숙련된 치료사에 의해서만 수행되어야 한다. 림프 배출을 수행하는 동안 부드러운 표층 두드리기와 에너지 활동의 비접촉 형식은 예외 될 수 있다.

노인에게 목 마사지를 수행할 때에 잠재되어 있는 혈전과 죽상경화(atherosclerosis)가 뇌졸중을 유발시킬 수 있기 때문에 더욱 더 주의하여 마사지를 수행하여야 한다. 너무 강하게 압박하여 마사지를 한다면 이 부위의 혈관에 손상을 유발할 수도 있다. 목 전체에 마사지를 적용하여야 한다면, 목에는 가벼운 압박만을 사용할 수 있다.

척주(vertebral column). 척주는 중추신경계인 척수신경을 보호한다. 경추, 흉추, 그리고 요추

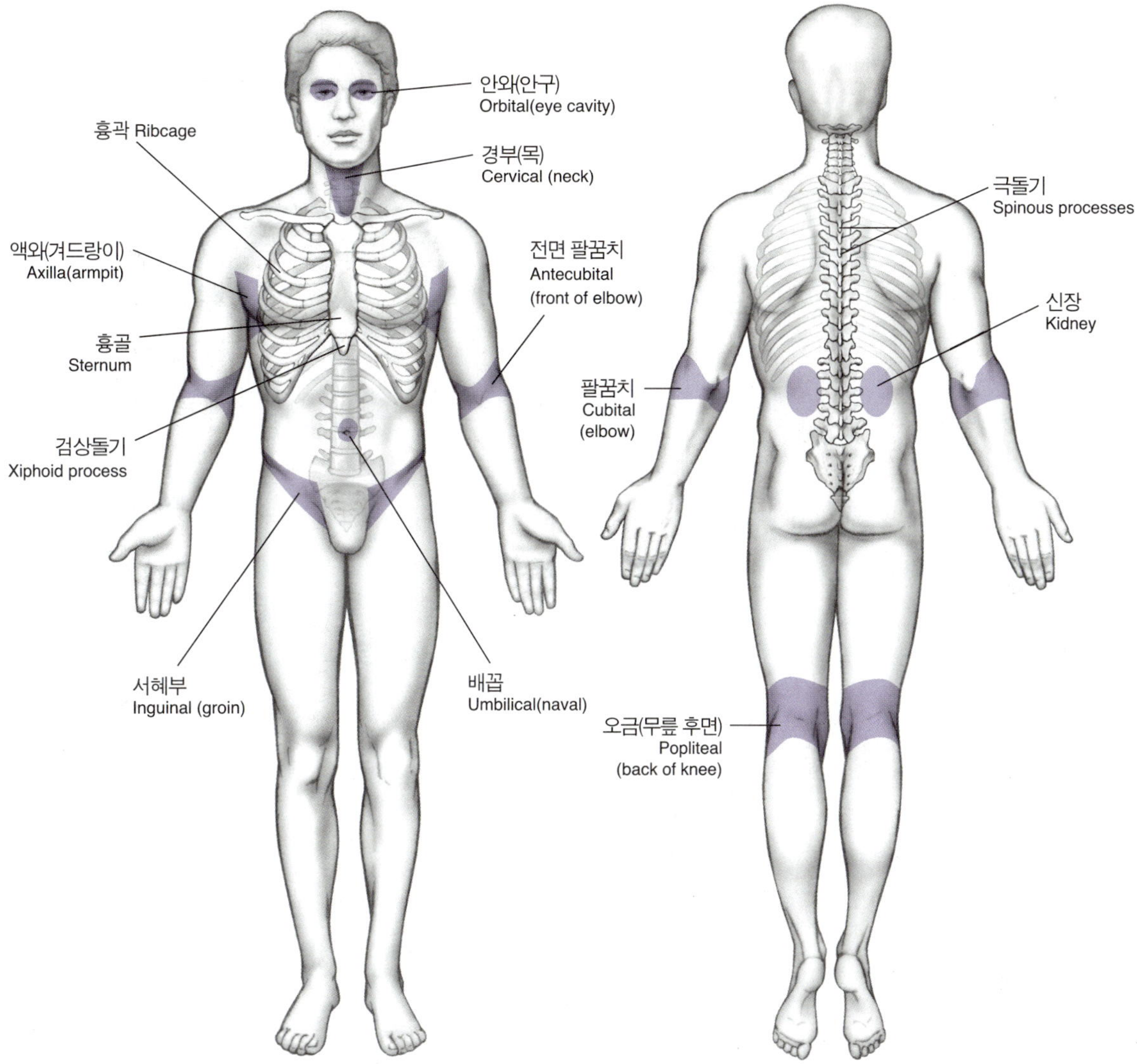

그림 5-1. 위험부위 – 전면과 후면

의 극돌기는 목과 허리의 중심을 따라 가면서 촉진할 수 있다. 너무 강한 압박을 적용하거나 추진 또는 타진의 움직임을 사용하는 마사지 기술은 극돌기 위에 직접적으로 사용하면 안된다.

흉곽(thoracic cage). 흉곽은 늑골과 흉골로 구성되어 있다. 흉곽은 호흡을 하기 위하여 유연성이 있고, 1-10번 늑골은 연골로 흉골에 부착되어 있다. 흉골의 아래 부분을 검상돌기라고 하고 압박으로 골절될 수 있는 연약한 뼈이며 간에까지 영향을 주어 심각한 손상을 유발할 수 있다. 강한 압박 또는 흉골 전체, 특히 검상돌기에 충격을 주는 것은 피한다. 특히, 노인에서 늑골의 전면과 외측면에 강한 압박은 피하여야 한다.

액와 부위(axially). 예민한 신경 구조는 비교적 액와 또는 겨드랑이 밑 부위에 노출되어 있다. 이곳은 상완동맥(brachial artery), 액와동맥(axillary artery)과 정맥, 두부정맥(cephalic vein)과 상완신경총 신경이 위치하고 있다. 이 부위의 심부 압박은 주의하여 수행하여야 한다.

팔꿈치 부위(elbow). 팔꿈치에서 주의를 필요로 하는 곳은 두 곳이다. 하나는 척골신경이 완전히 노출되어 있는 주두 돌기의 바로 내측 부위이다. 이곳은 두드렸을 때 날카로운 통증을 일으키는 부위이다.

두 번째는 팔의 앞면 주름 주위이다. 이곳은 나중에 설명될 무릎 뒷면에서 발견되는 오금과 유사한 부위이다. 이 부위에는 상처받기 쉬운 조직이 발견되고 상완정맥과 동맥, 팔오금 정중정맥(medial cubital vein)과 정중신경이 위치하고 있다. 이 구조는 모두 표면과 가깝고 근육에 의해 보호받지 못한다. 보통의 압박은 이 부위에 적용할 수 있지만, 특별한 심부 압박은 근육 주위로 제한하여야 한다.

배꼽 주위(umbilicus). 배꼽은 하행 대동맥과 복대동맥이 지나는 예민한 부위이다. 배꼽에 직접적인 심부 압박은 피한다.

신장 부위(kidney area). 신장은 요추 3번째와 흉추 12번째 사이에 일반적으로 척추의 양쪽에 위치한다. 신장은 복막 뒤에 위치하고 등의 심부 근육에 기대어 있다. 표층 또는 심부 두드리기와 압박 기술은 신장이 위치한 등 근육에는 조심스럽게 적용하여야 한다. 그러나, 단지 매우 가벼운 압박은 이 부위 위에 타진 기술을 수행할 때 사용할 수 있다.

서혜부(inguinal area). 서혜부는 허벅지와 체간이 만나는 신체의 앞면 부위에 위치한다. 이곳은 대퇴신경과 하지의 중요한 혈관, 예를 들면, 대퇴동맥, 대복재정맥(great saphenous vein)과 대퇴정맥이 지나간다. 허벅지를 구부렸을 때, 들어간 곳은 더 섬세한 구조가 노출되는 부위이다. 중요한 치료를 위하여 이 부위에 심부 압박, 예를 들면 장요근을 치료하여야 할 때에는 숙련된 치료사에 의해서만 시도할 수 있다.

오금(popliteal fossa). 하지 후면의 근육은 무릎의 내측과 외측을 가로지르고 거의 보호되지 못하는 중심 부위가 남아있고, 이것을 오금 부위라 한다. 오금동맥과 정맥과 경골신경이 이 부위에 위치한다. 이 부위에 압박은 피해야 하고 이곳에 마사지 할 때는 이 부위 주변 근육에 시행한다.

눈(eyes). 중요한 치료로 눈 주위 얼굴에 마사지를 선택할 수 있다. 미끄러져 안구를 때리지 않게 주의하여야 한다. 매우 가벼운 압박은 단지 눈꺼풀을 두드릴 때 사용할 수 있다.

하지에 중요한 정맥(major vein in extremities). 에플루라지를 부적당하게 적용한다면 하지에 중요한 정맥은 정맥내의 판에 구조적 손상을 일으킬 수 있기 때문에 위험 부위에 포함된다. 항상 근위에서 원위 팔과 다리에 심부 발열 에플루라지는 심장 쪽으로 그리고 판이 열려 순환되게 적용한다.

위험 부위에 안전을 위한 일반적 원칙
GENERAL PRINCIPLES FOR SAFETY AROUND ENDANGERMENT SITES

마사지를 수행하는 동안 구조적 손상으로부터 대상자의 신체를 보호하기 위한 몇 가지 일반적 원칙을 설명하였다. 첫째, 대상자에게 해를 주지 않아야 한다는 것을 기억하여야 한다.

1. 항상 신체의 부분, 조직의 상태에 따라 적합한 압박을 사용하여 마사지를 수행한다. 대상자 신체의 어떤 부분에라도 너무 강한 압박을 사용한다면 손상될 수 있다.
2. 신경, 혈관 또는 림프관과 근육과 뼈에 의해서 거의 방어되지 못하거나, 표면과 근접한 구조의 어떤 곳에도 너무 강한 압박은 피하여야 한다.
3. 골격근에 의해서 덜 보호되는 미세한 구조인 관절 주위는 주의하여야 한다.
4. 맥박을 느낀다면, 이것은 중요한 동맥이 있다는 의미이므로, 즉시 다른 부위로 이동하여야 한다.
5. 대상자가 전단, 뜨거움, 쑤시는 아픔, 전기적 감각, "바늘로 찌르는 듯한 느낌" 또는 감각이 없다면, 치료사가 신경을 압박하고 있다고 할 수 있으므로, 즉시 다른 부위로 이동하여야 한다.
6. 비정상적 구조는 위험부위이다. 구조적 비정상에 관한 정보가 필요하며, 치료사가 안전하다고 확신을 할 때는 주의하여 마사지를 시행한다.
7. 의심스러울 때는 항상 의식하여 마사지를 수행하고, 손상을 일으키지 말아야 한다.

금기증 CONTRAINDICATIONS

금기증은 마사지를 수행하면 해롭기 때문에 권유할 수 없는 상태 또는 상황이다. 부분 또는 국소 금기증은 신체의 특별한 부위이고 일반적 금기증은 모든 사람에게 해당된다. 대상자 치료에서 금기증은 "치료의 형태를 적용하지 못하는 증상 또는 상황"이다(Thomas, 1985). **일반적인 금기증**은 모두에게 마사지를 수행하지 않아야한다. **부분 또는 국소 금기증**은 신체의 특정한 부위에 수행하지 않아야 한다.

주의점은 기술을 적용시 조절하여야 하고 주의 깊은 고려를 필요로 하는 잠재적으로 위험한 부위이다. 주의점은 병변이 있을 수도 있고 없을 수도 있다.

치료사는 모든 대상자를 위하여 가능한 금기증과 주위점을 변경할 수 있어야 한다. 처음 방문에서 얻을 수 있는 **건강 병력**은 건강 상태를 인식하기 위하여 이전 상태 또는 상황에 대한 정보를 제공할 것이다. 부록 E은 일반적인 건강마사지를 위한 건강병력양식이다. 치료사는 대상자가 변화되었는가를 알기 위해서 정기적으로 점검하여야 한다. 특히 이것은 특별한 주의점을 적용하거나 또는 금기증 상태를 아는 것과 관련이 있다.

병리학과 같은 정상 해부학과 생리학의 지식은 치료사의 웰빙을 위하여 매우 중요하다. 이와 같은 지식은 치료사가 고객에게 해를 가하지 않게 하며, 고객에게 이익을 증가시킬 수 있다. 치료사는 치료 대상자로부터 그들이 수행하는 부분의 특히 병리학적 지식을 필요로 한다.

고객이 이야기한 질환에 대한 증상의 원인을 완전하게 이해하여야 한다. 이것은 마사지 대상자의 건강을 최대로 보조하고 적합한 기술을 선택하는데 도움이 될 것이다. 고객이 치료사가 잘 알지 못하는 상태 또는 질환을 이야기한다면 마사지를 수행하기 전에 더 많은 정보를 얻기 위하여 전문적인 서적(아래 참고)을 이용한다.

다음은 수행한 마사지가 고객에게 해가 되는지를 결정하는데 도움을 줄 수 있는 일반적인 원칙이다. 마사지 수행에서 부딪치는 더 많은 상태와 상황은 아래에 목록화 되어 있다.

금기증과 주의점의 원칙들 PRINCIPLES FOR CONTRAINDICATION AND CAUTIONS

1. **심각한 위험원인.** 대상자가 심각한 위험이 있다면 마사지를 수행하지 말라.
   예를 들면:
   - 신체적 질병을 느끼거나 구역질이 날 때
   - 심한 통증이 있을 때
   - 열이 있을 때
   - 최근 심각한 손상을 입었을 때
2. **급성 염증.** 급성염증이 있을 때에는 마사지를 수행하지 말라. 염증의 징후는 발적, 열감, 부종과 통증이다. 어떠한 진단명의 끝에 "itis"가 붙으면 일반적인 또는 국소적인 금기증이다.
   예를 들면:
   - **충수염**(appendicitis): 마사지는 복부 전체에 염증을 퍼지게 할 수 있으므로, 전체적인 마사지는 금기이다.
   - **류마티스 관절염**(rheumatoid arthritis): 급성으로 염증이 있는 관절(국소 금기증)위에 마사지는 피하고, 급성이 아닐 때에는 주의하여 사용한다. 관절과 척추의 견인은 피한다.
   - **정맥염**(phlebitis): 정맥의 염증이며, 대개 다리의 질환 부위는 완전하게 피하여야 한다.
   - **국소 염증 조직**(locally inflamed tissues): 발적, 열감, 부종과 통증이 징후이다. 염증 주위는 피한다. 사지에서는, 염증 부위의 근위에 수행한다.
3. **구조적 통합의 손실.** 주치의의 권유와 통합이 손실된 부위와 관련된 해부학과 생리학을 이해한다.
   예를 들면:
   - **최근 수술부위.** 반흔조직에 마사지를 수행할 때에는 특별한 훈련을 받고 시도하여야 한다.
   - **화상조직 주위**
   - **최근 골절.** 최근 골절된 부위에 마사지를 수행하기 전에 주치의의 처방을 기다린다.
   - **인공관절 치환술.** 치환된 관절에 가동범위 제한을 확인한다.
4. **피부 상태.** 문지르거나 압박을 가하여 악화될 수 있거나, 전염성이 있는 피부 부위는 접촉하지 않는다.
   - **홍조**(rashes)
   - **종기**(Boils)
   - **운동선수의 발**(athlete' s foot)
   - **단순포진**(herpes simplex)**(입가의 발진)**
   - **농가진**(impetigo). 피부감염은 대개 포도상구균 또는 연쇄상구균으로 유발된다.
   - **알러지**(allergies). 피부알러지가 있는 고객은 마사지를 수행하는 동안 특정한 로숀 또는 오일에 좋지 않은 반응을 나타낼 수 있다. 대상자에게 물질을 테스트하여, 마사지기간동안 피부반응을 조절할 수 있다.
5. **감각 저하.** 고객이 감각이 저하되었을 때 압박의 정도를 확실하게 관리하여 사용한다. 대상자는 압박에 확실한 반응이 나타나지 않고 마사지에 비정상적인 혈관운동조절반응이 나타날 수 있다.

6. **접촉에 감각과민.** 접촉 감각이 증진된 부위의 마사지는 대상자가 참을 수 있거나, 안전할 때 사용한다. 까다롭거나 또는 간지러움을 타는 부위(예, 발)가 있는 고객은 일반적으로 가벼운 표면 스트로킹으로도 불쾌해하거나 싫어한다.
7. **심혈관 질환.** 심혈관계 질환이 있는 고객은, 심각한 상태라면 주치의의 권유를 생각하여 주의 깊게 수행하여야 한다. 고객의 복용약물과 잠재적인 마사지의 금기사항을 인식하여야 한다.

   예를 들면:
   - **고혈압**: 치료를 수행하더라도, 고혈압이라면 순환마사지는 피한다.
   - **저혈압**: 저혈압은 마사지 테이블 또는 의자에서 마사지를 수행 받은 후 기절 할 수 있다. 그러므로 고객은 수평자세에서 천천히 일어나도록 한다.
   - **심장 부정맥 또는 경동맥 잡음.** 목의 외측과 전면에는 마사지를 피한다.
   - **심각한 동맥경화.** 주치의의 허락이 있을 때에만 마사지를 수행하고, 단지 표면에만 수행한다.
   - **심각한 정맥류.** 조직은 쉽게 손상되고 응고가 되는 경향이 있고, 이 부위에 마사지는 피한다.
   - **뇌졸중.** 특히 목 부위에 순환마사지는 피한다. 혈액용해제는 뇌졸중 후에 주로 처방되므로, 모든 연부조직도수법은 가벼운 압박으로 사용한다.
8. **순환에 의해 번지는 질환.** 림프 또는 심혈관계를 통하여 번질 수 있는 병적인 상태가 있을 때 순환마사지를 수행하지 말아야한다.

   예를 들면:
   - **혈액중독(임파선염).** 림프관의 염증이고, 피부가 붉게 나타난다.
   - **악성 흑색종.** 암성 사마귀 또는 종양은 혈류 또는 림프계를 통하여 쉽게 전이되거나 번지게 할 수 있다.
   - **부어있는 선(예, 림프결절).** 면역계는 박테리아 또는 다른 병균을 걸러내고, 감염을 일으킬 수 있는 것들을 배출한다.
9. **출혈과 타박상.** 출혈 또는 타박상이 있는 부위의 주위는 마사지를 수행하지 않는다.

   예를 들면:
   - 타박상은 급성인 경우에는 압박하지 않는다.
   - 편타성 또는 다른 급성 외상. 외상 후 24~48시간 동안 조직이 파열되고 조직에 출혈이 있을 수 있으므로, 심한 외상에서는 전체적으로 마사지를 피한다(위의 원칙 1 참고).
10. **부종.** 마사지를 수행하기 전에 부종의 원인을 확인한다. 외상으로 인한 급성 부종, 박테리아 또는 바이러스 감염으로 유발되는 염증으로 인한 부종, 기생충으로 유발되는 림프관 폐쇄, 심부 정맥혈전증으로 유발되는 부종은 모든 마사지의 금기증이다(Rattray, 2000). 심장, 간 또는 신장질환으로 유발되는 전신의 부종에도 마사지는 피하여야 한다.
11. **면역계 손상.** 조직이식 후 약물로 면역계가 저하되거나, AIDS/HIV, 또는 만성피로증후군으로 고객의 면역기능이 저하되었을 때, 개인위생과 환경위생은 특히 주의하여야 한다. 골다공증의 병력이 있고, 질환을 예측할 수 있거나 위험이 높은(예, 폐경 여성, 나약한 노인,

후만증이 있는 사람) 고객은 심부 압박과 위험한 관절 운동은 피한다.

12. **골다공증**(osteoporosis). 골다공증을 진단 받은 사람, 질병을 짐작하게 하는 사람 또는 위험이 높은 분류(활동이 없는 폐경기 여성; 쇠약한 노인; 또는 척추후만증)에 속하는 사람에게는 심부 압박과 활발한 관절 운동은 피하게 하는 것이 좋다. 상태가 진전된다면, 대상자의 건강관리 제공자는 더 좋은 마사지를 제공하여야 한다.

13. **개인용 기구**
    - **콘텍트렌즈.** 고객이 콘텍트렌즈를 착용하고 있다면, 렌즈 위에 압박은 피하고 렌즈를 움직이거나 이동시키지 않아야 하는 것처럼 눈 주위를 수행할 때에는 특별한 관리를 하여야 한다. 대상자가 엎드릴 때 얼굴 받침대를 사용한다면, 대상자의 눈 주위에는 압박을 가하지 않는다. 마사지하는 동안은 가능한 렌즈를 제거한다.
    - **보청기.** 고객이 보청기를 착용하고 있다면, 마사지하는 동안 귀 주위에서 제거하지 않도록 주의하여야 한다. 머리와 귀 주위에 수행하는 마사지는 소음을 줄 수 있고 불쾌감을 줄 수 있다. 심각한 청력손실이 있는 고객은 청력으로는 반응을 하지 않을 수 있다. 이야기할 때에는 치료사를 보게 하여야 한다.

약물 MEDICATIONS

약물은 여러 가지 병이 있는 많은 사람들이 사용한다. 이것은 처방전 없는 약물도 포함한다. 또한 이것은 일반적인 감기약과 아스피린과 같은 진통제와 같은 단기간 복용하는 약물과 심장약과 항우울제와 같은 장기간 복용하는 약물도 포함한다. 마사지 치료사는 고객이 무엇을 말하는지 더 인식하여야 하고, 마사지 치료의 적용을 이해하는 것이 필요하다. 표 5-1은 마사지와 약물의 가장 공통적인 고려사항을 목록화한 것이다.

고객의 약물은 마사지 치료계획, 마사지 기간, 치료기술 사용과 적용, 또는 고객 행동에 영향을 줄 수 있다. 감각을 변화시키고(무감감), 혈액과 순환에 영향을 미치고(예, 응고 방지, 정상 혈당), 조직 통합을 손상시키거나(예, 코티코스테로이드), 또는 감정을 변화시키는(예,우울제, 항우울제) 약물은 주의를 요한다. 의심이 된다면, 약물을 처방한 건강관리 제공자에게 점검한다.(마사지와 약물의 더 자세한 지침은 Randal S. Persad의 Massage Therapy & Medications: General Treatment Principles(2001)을 참고하라.)

알콜 또는 여가 약물의 영향을 받는 사람은 마사지를 수행하지 않아야 한다. 이러한 약물은 많은 경우 감각을 변화시키고, 감정에 영향을 주고, 판단력을 감소시킨다.

사람 중심의 마사지 PERSON-CENTERED MASSAGE

병리학적 소견이 있을 때 시력이 쉽게 손상된다. 건강예측에서, 마사지는 병인의 중심보다는 사람이 중심이 되어야 한다고 하였다. 다른 표현으로 말하자면, 치료사는 병인이 있는 사람에게 마사지를 수행할 수 있지만, 병인보다는 사람이 우선시 되어야 한다는 것이다. 사실, 치료사는 가끔 병인을 위주로 마사지를 수행하는 것을 볼 수 있다.

심부 또는 격렬한 마사지를 수행하여야 하는 상태에 있는 사람의 경우에는 금기할 수 있다. 가

표 5-1 마사지와 약물을 위한 지침

이 표는 약물을 복용하는 고객을 마사지할 때 고려하여야 할 중요한 사항을 요약한 것이다. 의심된다면, 고객과 그들의 건강 관리자에게 조심해야할 사항과 위험요소를 점검한다.

세션의 계획(scheduling of sessions)

- 약물의 최대 생물학적 이용이 가능하게 하도록 안정을 필요로 하는 약물이라면 고객의 스케줄 시간 **후에** 마사지 한다. 예를 들면, 인슐린 의존형 당뇨, 만성통증 환자, 간질환자.
- 고객의 통증인지와 정확한 피드백을 감소시키는 약물이라면 고객의 스케줄 **전** 또는 **바로 후에** 마사지를 수행한다. 예를 들면, 비스테로이드성 항염증제, 마취성 진통제, 그리고 중추신경계 안정제와 약물을 복용하는 환자.

세션의 기간(session length)

- 고객의 에너지를 고갈시키고, 비정상적인 피로를 유발하는 약물은 마사지 기간을 **짧게 한다**. 예를 들면, 고혈압약, 항우울증약, 그리고 많은 항우울제약물을 복용하는 고객.
- 고객의 감정을 확실하게 감소시키고, 감정의 기복이 심하거나 쉽게 가라앉도록 율하는 약물은 마사지의 기간을 **짧게 한다**. 예를 들면, 코티코스테로이드(장기복용), 또는 감정변화, 불안 또는 우울증에 부정적인 효과를 유발하는 약물을 복용하는 고객.

마사지 기술의 선택(selection of massage techniques)

- **항지혈제, 혈소판 억제제,** 그리고 아스피린과 다른 비스테로이드성 항염증제와 같은 응고기전을 변화시키는 약물－근육 스트리핑, 심부 유연법, 허혈성 압박, 그리고 횡단 마찰법과 같이 강한 압박을 가하는 기술은 피한다.
- 근육이완제, 마취성 진통제, 항우울제와 같이 보호반응을 변화시키는 약물－심부 마사지, 긴장-이완 스트레칭, 그리고 안정하게 적용하기 위하여 고객의 정확한 피드백을 요하는 기술은 피한다
- 관절 또는 조직에 직접 주입하거나 장기간 복용하는 코티코스테로이드와 같은 조직통합성을 손상시키는 약물-심부 압박기술, 강한 경타법, 강한 스트레칭, 피부 굴리기와 비틀기는 피한다.
- 항염증제, 진통제와 같이 통증 반응을 방해하는 약물－적절한 압박과 기술적용을 결정하기 위하여 더 관찰하고 촉진하고 고객의 피드백을 어렵게 한다.
- 마취성 진통제와 항불안제와 같이 고객의 협조를 변화시키거나 대화를 어렵게 만드는 약물－마사지를 수행하는 동안 확실한 건강 병력에 대한 질문과 진행 중인 피드백에 대하여 질문한다.

Randall S. Persad의 Massage Therapy & Medication: General Treatment Principles(Toanto, Canade: Curties-Overzet 출판 인용

벼운 마사지는 기본적인 의학적 치료에서 편안하고, 스트레스를 감소시키는 치료의 한 요소로 적절하게 사용할 수 있다. 예를 들면, 노인의 머리 또는 약간의 병인이 있는 곳은 금기증이다.

위에서 설명하였던 대부분의 금기증과 주의점은 공통적인 것에 근거를 두었고, 해부학, 생리학과 병리학에 대한 지식을 가지고 있어야 한다. 마사지를 수행하는 사람이 자극을 부드럽게 수행하고, 대상자 피드백에 반응하고 수용한다면, 대부분 두 사람 중 한사람은 건강하다고 할 수 있다. 아이들의 손에서도, 마사지는 사랑을 주고 보조하며 도움을 줄 수 있는 감각이다.

출처 RESOURCES

개인 전문서적은 마사지 실습에서 공통적으로 상태와 병인에 대한 정보를 제공하는 기본적인 것이다. 이러한 정보는 금기증과 주의점, 그리고 마사지 수행을 위한 의미를 제공한다. 병인은 의과대학 도서관, 인터넷에서 찾을 수 있다. 표 4-1은 마사지의 임상적 적용에 대한 정보출처를 제공하고 있다. 마사지 치료사를 위한 기본적이고 전문적인 서적은 해부학과 생리학 교과서이고, 일반 병리학 교과서와 의학 사전이다. 마사지 치료사를 위하여 특별하게 쓰여진 병리학 책은 최근에 출판되었고, 금기증과 주의점을 포함한 마사지를 위한 특별한 고려사항도 언급하고 있다.(Fiona Ratary와 Linda Ludwig(2000)의 Clinical Massage Theray; Ruth Werner(2000)의 Massage Therapist' s Guide to Pathology; Kalyani Permkumar(1999)의 Pathology A to Z-A Handbook for Massage Theraists 참고)

특정한 사람에게 수행하는 치료사들은 기본적인 정보를 참고하여야 한다. 이러한 책들은 특정한 사람에게 적용하는 마사지에 대한 책이다(예, 임산부, 아이들, 노인, 암환자). 일반적인 약물의 효과와 부작용에 대한 참고서적도 이용할 수 있다.

가장 참고가 되는 것 중 하나가 대상자 자신이라고 할 수 있다. 대상자들은 특히 만성상태에 있다면, 자신의 병인에 관한 지식을 매우 많이 알고 있다. 대상자에게 마사지 받을 때 안전에 의심을 느낀다면 위에서 언급한 자료가 도움이 될 수 있다.

요약 SUMMARY

치료적 마사지를 적용하는데 가장 기본적인 규칙 중 하나는 해가되지 않아야 한다는 것이다. 치료사는 쉽게 손상이 될 수 있는 위험부위를 의식하고 마사지를 안전하게 수행하기 위하여 지침을 따라야 한다.

위험부위는 목 앞면, 겨드랑이 또는 액와 부위, 팔꿈치, 배꼽, 신장, 서혜부, 오금(무릎 뒷면), 눈과 중요한 혈관과 같은 신체부위이다. 위험 부위 주위의 안전을 위하여 몇 몇 일반적 원칙은 기술을 적용하는데 필요하며, 이것은 적합한 압력을 이용하고, 보호되지 않고 표면과 가까운 섬세한 구조에는 과도한 압력은 피하며, 관절 주위는 주의하고, 중요한 동맥과 신경 위에 압박을 피하고, 비정상적인 구조주위도 주의하여야 한다. 만약 의심스러울 때는 손상을 일으킬 수 있으므로 수행하지 않는다.

금기증과 주의해야 할 상황은 마사지를 받는데 권유할 수 없는 상태이다. 부분 또는 국소적 금기증은 신체의 특별한 부위이고 일반적 금기증은 전체 사람에게 해당된다. 마사지를 적용하여 상태 악화, 감염 전이, 출혈 야기, 또는 이미 약해진 구조에 손상을 시키는 모든 부위는 피하여야 한다.

급성 통증과 급성 염증은 마사지의 일반적인 금기증이다. 다른 금기증과 주의점은 구조적 통합 손실, 피부문제, 출혈과 타박상, 부종, 지친 감각, 심혈관질환, 순환에 의하여 번지는 질환, 감각저하, 면역 손상, 골다공증이다. 고객이 콘텍트렌즈와 보청기를 착용하였다면 주의한다.

고객은 처방된 약물과 처방되지 않은 약물을 복용할 수 있다. 고객의 약물은 마사지 기간의 계획, 사용되는 기술과 적용, 또는 행동에 영향을 줄 수 있다. 감각변화, 혈액과 순환에 영향, 조직통합에 손상을 주거나 감정을 변화시키는 약을 복용하는 사람에게는 마사지를 행할 때 주의하여야 한다. 알콜 또는 여가 약물에 영향을 받는 사람은 감각변화, 감정에 영향을 주고, 판단을 감소시키므로 마사지를 수행하지 않아야 한다.

건강예측에서, 마사지는 사람 중심으로 교육되었다. 치료사들은 병인이 있는 사람에게 마사지할 수 있지만 병인보다 사람이 더 중요시되어야 한다는 것이다.

개인적인 전문서적은 해부학/생리학 교과서, 인간 해부학 아틀라스, 병리학책, 의학사전, 그리고 특정한 사람에게 수행하기 위한 특정한 책이다. 인터넷 사용은 특정한 병인에 관한 정보를 찾는데 유용하다. 대상자와 간병인은 마사지 수행을 위한 안전에 관한 정보를 알아낼 수 있다.

다음 부분은...
성공적인 마사지 수행을 성취하고 유지하는 것에는 환자와의 좋은 관계로 발전시키고 치료적 환경을 만드는 것을 포함한 많은 요인이 포함된다. 장수는 건강과 안녕을 유지하는 자기관리에 의해서 보장되는 것이다. 마사지의 효과적인 적용은 다양한 수행 요소를 이해하는 것이 필요하다. 6장에서는 건강 마사지 기술을 수행하기 위하여 본문에 설명된 마사지 적용의 일반적인 원칙을 설명할 것이다.

참고문헌

Persad, R. (2001). *Massage Therapy & Medications*. Ontario, Canada: Curties-Overzet Publications.
Premkumar, K. (1999) *Pathology A to Z–A handbook for massage therapists*. Calgary, Canada: VanPub Books.
Rattray, F., and Ludwig, L. (2000). *Clinical massage therapy: Understanding, assessing and treating over 70 conditions*. Toronto, Canada: Talus Incorporated.
Thomas, C. L., ed. (1985). *Taber's cyclopedic medical dictionary*. Philadelphia: F. A. Davis.
Werner, R. (2000). *Massage therapist's guide to pathology*, 2nd ed. Philadelphia: Lippincott Williams & Wilkins.

학 습 가 이 드

학습결과 LEARNING OUTCOMES

학습 가이드는 처음 시작하는 부분에 학습결과를 사용하라. 학습 파트너 또는 테이프에 기록된 것을 이용하여 쓰거나 구두로 말하여서 각 결과에 주어진 과제를 수행하라. 처음에는 "책을 보고" 시작하고, 후에는 기억한다.

중요한 용어/개념 KEY TERMS/CONCEPTS

중요한 용어와 개념은 이장을 처음 시작할 때 목록화하였고, 다음에 나오는 연습에서 하나 또는 그 이상을 선택하라. 이러한 이야기에 관한 쓰기 또는 말하기는 이들의 중요성을 심도있게 이해하고, 이것들을 더 기억하는데 도움을 줄 수 있다.

1. 각각의 중요단어와 개념을 하나 또는 두 개의 문장으로 쓰시오.
2. 학습 파트너와 함께, 번갈아서 중요 단어와 개념을 구도로 설명한다.
3. 하나 또는 그 이상의 중요 단어 또는 개념을 사용하여 문장을 만든다.
4. 학습파트너에게 문장을 읽어주고 확실한 의미를 말하게 한다.

학습 개요 STUDY OUTLINE

다음은 이 장에서 중요한 개념을 기억하는지 검사하기 위한 질문이다. 각 질문이 있는 본문의 페이지를 이용하여 대답하라.

1. 치료적 마사지의 적용에서 가장 기본적인 규칙 중의 하나는 __________________이다(p. 94).
2. 마사지와 신체치료의 형태에서 위험부위 또는 금기증은 다른 형태를 위하여 ___________을 고려할 수 있다(p. 94).

위험부위 (Endangerment sites)

1. 연약한 구조의 신체 부위인 위험부위는 ___________________ 그러므로, 마사지 받을 때 더 쉽게 ______________ 수 있다(p. 94).
2. 신체의 전면부에 서양마사지의 위험부위는 ____________________________이다(p. 94).
3. 신체의 후면부에 서양마사지의 위험부위는 ____________________________이다(p. 94).
4. 심부 에플루라지 또는 스트로킹은 항상 큰 정맥에서 정맥판에 손상을 피하기 위하여 ______________에서 __________로 움직여야 한다(p. 94).

위험부위 주변에 안정성의 일반적인 원칙

1. 항상 마사지를 수행할 때 __________, __________, ___________에 알맞게 적합한 압박을 사용한다(p. 97).
2. 신체 표면과 가까운 신경, 혈관과 림프관 위에 ________ 압박은 피한다(p. 97).
3. 고객이 신경압박을 의미하는 ____________ 감각이 있다고 하거나 _________ 느낀다면 다른 부위로 움직인다(p. 97).
4. 비정상적인 구조 주위는 ____________ 발생시킨다(p. 97).
5. 항상 __________로 작업하고, ___________을 유발시키는 기회를 만들지 말아야 한다(p. 97).

금기증 (Condraindications)

1. 금기증은 __________ 때문에 마사지를 권할 수 없는 상태 또는 상황이다(p. 97).
2. ___________ 금기증은 모든 마사지를 피하여야 한다(p. 97).
3. _________ 또는 ___________ 금기증은 영향을 주는 부위를 피한다(p. 97).
4. 주의점은 ________을 필요로 하는 부위이고 __________변경할 수 있는 부위이다(p. 97).
5. 고객 _________________은 유발될 수 있는 금기증과 유의점을 구별할 수 있어야 한다(p. 97).

금기증의 원칙 (Principle for Coutraindications)

1. 심각한 고통은 마사지의 전신 금기증이다. 예를 들면 __________, ___________, ___________, 그리고 __________이다(p. 98).
2. 급성 염증은 마사지의 전신 또는 국소 금기증이다. 예를 들면, "__________" 에서 마지막의 상태이다(p. 98).

3. 구조 통합성 사일은 수술, ______________, ______________, 그리고 ______________로 유발된다(p. 98).
4. ___________, 피부상태 또는 마사지가 피부상태를 악화시킬 때 마사지는 피한다(p. 98).
5. ___________는 압박에 의한 확실한 피드백으로부터 고객을 보호할 수 있으므로, 마사지를 수행하는 동안 사용되는 압박의 정도를 사용한다 (p. 98).
6. 접촉하는 ________는 대상자가 참을 수 있을 정도에서 마사지를 수행하는 것을 말한다(p. 98).
7. 혈액 또는 림프 ____________를 통하여 전이될 수 있는 병인이 있을 때 마사지를 피한다(p. 99).
8. 타박상은 ____________ 금기증이다(p. 99).
9. 감염, 심부정맥혈전증으로 인한 부종, 심장, 간, 또는 신장질환으로 인한 전신 부종의 경우 ____________이다(p. 99).
10. 고객의 손상된 면역기능은 개인과 환경적 ____________에서 외적 관리를 불러 일으킨다.(p. 99)
11. 고위험군으로 분류되는 골다공증을 진단 받은 고객, 나약한 고객에게 ________은 피한다(p. 99).

약물 (Medications)

1. 고객의 약물은 ___________와 세션 기간의 ___________, 사용되는 기술, 적용방법, 그리고 고객 __________에 영향을 줄 수 있다(p. 100).
2. ___________, ___________, ___________, 그리고 ___________는 주의를 요하는 약물의 유형이다(p. 100; 표 5-1).
3. 여가 약물 또는 알콜에 영향을 받는 고객은 ___________, ______________ 이러한 약물에 마사지를 수행하여서는 안된다(p. 100).

사람 중심 마사지 (Person-Centered Massage)

1. 건강예측에서, 마사지는 병인 중심보다는 ____________ 중심으로 생각되어졌다(p. 100).
2. 편안하고 스트레스를 감소시키고 치료에 부가적으로 사용되는 가벼운 마사지는 더 격렬한 마사지가 ____________ 사람에게 적합할 수 있다 (p. 101).

출처 (Resources)

1. 병인과 상태에 대한 정보 출처는 ___________, ___________, ___________에서 찾을 수 있다 (p. 102; 표 4-1).
2. 모든 마사지 치료사는 금기증과 주의점과 관련된 정보를 찾기 위하여 개인적 ____________를 가지고 있어야 한다(p. 102).
3. 고객은 그들이 마사지 받을 때 그들의 상태와 관련된 ________에 관한 정보를 제공할 수 있는 가장 좋은 출처 중의 하나가 될 수 있다(p. 102).

더 많은 이해를 위해서 FOR GREATER UNDERSTANDING

다음의 훈련은 이 장에서 설명된 지침의 특별한 적용이다. 동사는 다양한 활동을 강조하고, 기술발전을 조장하기 위하여 밑줄을 그었다. 이러한 훈련은 학습 파트너 또는 그룹, 또는 학급과 함께 수행한다.

1. 자기 자신, 또는 학습파트너와 함께, 중요한 위험부위의 표면 해부학을 <u>조사한다.</u> 부위의 구조가 안전한지 <u>느끼고</u> 조직과 피부아래의 해부학적 구조를 상상한다. 특정한 구조의 깊이와 어느 정도의 압박이 가능한지 <u>상상한다.</u> 시각화를 돕기 위하여 해부학 책 또는 아틀라스를 사용한다.
2. 학습을 하기 위하여 특정한 질환을 선택한다. 질환과 관련된 금기증과 주의점에 관한 <u>정보를 찾아본다.</u> 학습하고자 하는 질환이 있는 사람에게 마사지를 적용하기 위한 의미를 <u>확인한다.</u> 학습 파트너 또는 그룹과 함께 <u>토론한다.</u>

3. 문제 2의 질환이 있는 사람과 규칙적으로 마사지를 받은 사람과 이야기한다. 그들에게 그들이 가지고 있는 질환을 인식하고 마사지와 관련된 제한점이 무엇인지 물어본다. 당신이 가지고 있는 정보와 비교한다. 금기증과 주의점과 관련하여 무엇을 발견하였는지 설명한다.
4. 임상적용을 하는 전문가인 마사지 치료사 또는 임상 마사지 시설의 의사와 이야기한다. 그들이 수행하는 질병의 유형과 마사지를 받은 환자의 효과에 대하여 물어본다. 학습파트너 또는 그룹에게 보고한다.
5. 한가지 또는 그 이상의 약물을 복용하는 사람과 이야기한다. 질환을 치료하기 위하여 복용하는 약물을 나열한다. 이러한 사람을 마사지할 때 당신이 조절하여야 할 것을 확인한다. 학습파트너 또는 그룹과 함께 당신의 마사지 계획을 토론한다.

제 6 장

마사지 적용을 위한 일반적 원칙

Guedelines for Giving Massage

학습 결과 Learning Outcomes

이 장을 학습하고 난 후, 다음의 정보를 습득할 것이다;

1. 좋은 치료적 관계를 성립할 수 있다.
2. 직업적인 경계를 유지할 수 있다.
3. 직업적인 품행을 계획할 수 있다.
4. 마사지에서 확실한 접촉을 올바르게 인식할 수 있다.
5. 마사지 수행에서 성의 고려사항을 인식할 수 있다.
6. 제공된 동의의 사용을 설명할 수 있다.
7. 7단계 중재 모델을 적용할 수 있다.
8. 마사지를 수행하는 동안 적절한 수준에서 이야기를 수행할 수 있다.
9. 고객의 정보 비밀을 유지할 수 있다.
10. 고객 기록과 관련된 기본 HIPAA에 따를 수 있다.
11. 마사지를 위한 적절한 물질적 환경을 만들 수 있다.
12. 마사지에서 사용되는 이야기 주제를 선택할 수 있다.
13. 고객에게 안전하고 편안함을 제공할 수 있다.
14. 신체적 그리고 감정적 자기관리 수단을 판단할 수 있다.
15. 마사지 수행의 요소를 분석할 수 있다.

MEDEALINK

이 책의 각 부분을 복사한 CD는 이 장에 담겨진 기술을 추가하였다. CD-ROM에 넣으면 마사지 기술의 영상을 볼 수 있다. 이 영상은 새로운 부분을 학습하는데 도움을 줄 수 있게 디자인되었다.

중요한 용어/개념 KEY TERMS/CONCEPTS

공기특성	빛	자기관리
경계	바르는 약	옆으로 누운 자세
청결/정결	로숀	소리
비밀	오일	전문성
역전이	보측	치료의 기준
교차 성 마사지	자세	바로 누운자세
직접적인	압박	텐트
드래핑	직업적인 태도	치료적 관계
드래싱 정리	엎드린 자세	이야기 주제
이중적 관계	기댄 자세	접촉
감정이완	리듬	이동
피드백	치료실 온도	구두 상호작용
동의한 정보	절차	
중재 모델	같은 성 마사지	

안전하고, 효과적인 마사지와 신체치료를 제공하기 위한 지침을 설명하였다. 이것은 작업, 대인적 관계, 대상자의 안전과 편안함, 마사지 수행에서의 고려사항이다. 이 지침은 특별한 형식, 접근 또는 훈련한 마사지 스타일이 어떠한 것일지라도 수용된다.

치료적 관계 THE THERAPEUTIC RELATIONSHIP

치료적 관계는 마사지치료사와 고객이 함축적으로 합의한 역할이다. 치료사의 역할은 그들의 마사지 실습 훈련과 자격의 범위 내에서 마사지를 제공하는 것이다. 치료에 참여하는 고객의 역할은 마사지를 받는 것이고 합의하에 채무 약속과 재정적인 약속을 이행하여야 한다.

치료적 관계에서 역할에 관한 투명함을 유지하는 것은 직업적인 **경계**를 지키는 것이다. 경계는 "한 사람을 다른 사람과 분리하여 제한을 두는 것"이라고 정의되고, 이것의 기능은 "각 개인의 통합을 보호하는 것"이다. 좋은 경계를 유지하는 것은 개인적 제한 내에서 치료를 수행하는 것이지만, 개인적 이익을 위한 관계는 아니고, 전이와 역전이의 충격을 제한하고, 이중적인 관계를 피하고, 어떠한 성적인 문제가 관여되지 않고, 고객의 자유로운 선택과 자기 판단을 존중하도록 하는 것이다(NCBTMB Standards of Practice).

McIntosh(1999)은 경계와 관련된 일반적인 실수를 밝혔다. 첫 번째는 치료사의 전문적인 지식 이외의 분야에서 나타나는 문제이다. 예를 들면, 훈련하지 않은 치료를 제공하는 것, 또는 워크샵 후에 어떤 기술을 전문적 기술이라고 광고하는 것, 치료의 범위 이외의 조언을 하는 것, 또는 심리치료에서 훈련하지 않은 감정적인 문제에 관여하는 것이다. 다른 실수는 공적인 것과 사적인 문제를 구별 하지 못하는 것이다. 예를 들면, 고객과 사교적으로 만나거나 또는 개인 생활을 할애한다는 것이다.

대부분의 건강관리시설 내에서 경계는 대개 잘 확립되어 있다. 그러나 개인적인 또는 온천, 헬스클럽, 또는 비의료적 시설에서 마사지 수행 시 경계는 치료사가 주의하여야 한다.

이중적 관계 (Dual Relationships)

이중적 관계는 치료사와 고객의 관계보다 다른 어떠한 관계이다. 예를 들면, 고객의 친구, 주민, 고용인 또는 주식 중매인이라면, 고객-치료사 관계에서 갈등의 가능성이 있을 수 있다. 이중적 관계는 직업적 경계가 약해지고 역할이 혼란스러울 수 있다. 이중적 관계는 가능하다면 피하는 것이 좋고, 주의를 하여야 한다.

전이와 역전이 (Transference and Counter-Transference)

전이는 고객에게 어린 시절의 중요한 사람, 즉 부모, 선생님, 또는 다른 인물이 영향을 준 것처럼 고객이 치료사에게 반응할 때 나타난다. 이것은 치료사에게 긍정적 또는 부정적인 감정을 전이시킨다. 이것은 무의식적인 불합리한 현상이다.

역전이는 치료사가 고객에게 감정을 전이한다. 모든 경우에서, 마사지 치료사와 고객은 확실한 관계를 가져야 한다. 현재와 과거 사이의 경계는 확실하지 않게 된다.

전이의 대표적인 예로 고객들은 치료사가 아무튼 더 낫고 현명하다고 생각하거나, 부모님 역할을 해주길 바라는 환상에 빠질 수 있다. 전이는 좌절 또는 성적 감정을 느끼게 할 수 있다. 잠재적 혼란에 경각심을 갖고 이러한 상황에서 의식을 뚜렷하게 유지한다(For a comprehensive discussion of the practitioner—client relationship refer to The Educated Heart by Nina McIntosh, 1999; and The Ethics of Touch by Ben Benjamin and Cherie Sohnen-More).

직업 태도 PROFESSIONAL DEMEANOR

치료사의 **직업적 외모**와 행동은 마사지 대상자가 느끼는 편암함에 있어 매우 중요하다. 그들은 안전하다는 느낌과 신뢰감을 주어야 한다. 또한 치료사와 대상자 사이의 적당한 직업적인 경계선이 있어야 하고, 이것은 특히 접촉과 관련되어 우선적으로 중요하다.

옷은 단정하고, 깨끗하고, 정숙하고 편안해야 하며, 움직임이 자유로워야 한다. 타이트한 바지, 짧은 스커트 그리고 가슴이 노출된 셔츠와 같은 성적인 상상을 할 수 있는 옷은 피한다. 보석은 대상자에게 접촉이 되지 않게 하며 최소한으로 착용하는 것이 좋다.

치료사는 불쾌한 몸 냄새가 나지 않게 하여야 한다. 이것은 신체, 옷 그리고 강한 향수와 화장수의 냄새를 포함한다. 몇몇 치료사들은 신선함을 유지하기 위하여 셔츠를 갈아입거나 샤워를 한다. 양념이 있는 음식을 식사한 후 또는 호흡을 신선하게 하기 위한 청량제를 사용할 수도 있다. 담배를 피우는 사람은 특히 그들의 옷, 손, 호흡 시에 냄새가 나지 않게 주의하여야 한다.

치료사의 언어사용도 또한 주의하여야 한다. 치료사는 완전하게 이해할 수 있는 방법으로 말을 하고 과도하게 기술적이고 과학적 언어와 전문용어 사용은 피한다. 치료사는 대상자의 교육 수준을 이해하고 말을 하여야 한다. 그리고 치료는 신체에 적용하여야 하므로 성적인 상상을 하게 하는 언어나 표현은 삼간다.

마사지에서 신체 접촉은 치료사와 대상자의 관계를 가깝게 한다. 이 관계는 공감이 되고 이해될 수 있는 부분이지만, 결코 사적인 관계가 되어서는 안된다.

다른 사람과 접촉 TOUCHING ANOTHER PERSON

"접촉은 가장 사회적 감각"이라는 것을 관찰하였고, 이것은 다른 사람과 상호작용을 의미하는 것이다. 사람은 선천적으로 접촉을 갈망하고 있다. 접촉은 소아에서 적절한 성장과 발달을 하기 위해서 필수적인 것이고, 삶의 모든 단계에서도 필요한 것이다. 접촉 상실은 스트레스, 신체적 격렬함, 수면장애, 그리고 면역반응 억제를 증가시키는 것과 관련되어 있다(접촉에 대한 더 자세한 정보는 Ashley Montagu(1978)의 Touching: The Significance of the Human Skin과 Tiffany Field(2001)의 Touch를 참고).

마사지를 하는 동안 개인적 상호작용의 중요한 형태는 **접촉**이다. 치료사는 접촉에 있어 신체와 마찬가지로 심리적 관계에 관한 지식이 기본적이다. 치료사가 수행하는 마사지는 숙련된 접촉을 필요로 한다.

기술보다 더 기본적인 것 (More Basic than Technique)

접촉은 기술보다 더 기본적이다. 접촉은 "어떤 것과 맞닿기"의 의미이다. 마사지에서 접촉은 신체와 에너지 수준에서 근본적으로 생성되며 치료사의 손을 통하여 완수된다. 모든 사람은 심신상관적인 견해로부터 신체적 접촉이 무엇인가 대상자의 정신, 감정, 영혼의 효과로 나타날 수 있다.

접촉은 대화 치료와 연민, 신뢰, 평온, 집중, 숙련된 기술이라 할 수 있다. 이것은 또한 불안, 걱정, 화남, 산만함, 무관심과 불확신을 전달할 수 있다. 치료사는 항상 그들의 상태를 의식하여야 하며, 예민한 대상자는 접촉을 통하여 의사소통이 될 수 있다. 마사지를 수행하기 위한 준비는 치료사의 특별한 배려를 의식하는 것과 평온하고 집중하는 것에 의한 것이다.

다른 사람을 접촉하고, 자신을 접촉하는 것이 접촉의 특이한 특징이다. 당신이 접촉을 수행할 때, 또한 접촉을 받을 수 있다. 이것은 마사지를 수행하는 하나의 이유이고 경험을 보상하는 것이라 할 수 있다. 그러나 이것은 자기관리도 필요로 한다. 예를 들면, 슬픔, 분노, 불안, 또는 과도한 스트레스를 경험한 사람과 접촉을 하는 치료사는 이러한 감정의 부정적인 효과를 얻을 수 있다. 마사지 후에 부정적인 에너지를 의식적으로 "없애고", 동료와 이야기하기, 중재와 같은 자기관리 기술은 고객의 부정적인 "영향"에 영향을 받는 정도를 제한할 수 있다. 고객을 위한 동정과 관리에 대한 것은 접어두고, 본인을 돌보는 것이 중요하다.

접촉과 치료적 관계 (Touch and the Therapeutic Relationship)

접촉의 편안함 정도는 다양하다. 다른 문화 배경을 가진 사람은 접촉에 대한 사고방식에 따라 다른 경험을 가질 수 있다. 예를 들면, 영국과 북유럽 사람들은 스페인, 이탈리아와 그리스와 같은 지중해 연안의 국가들보다 사회적 상호관계에서 보다 적은 접촉을 경험하였다는 연구 결과가 있다(Montagu, 1978).

많은 남자와 여자들은 성적 남용을 경험하였고 많은 자연 재난, 전쟁 또는 다른 불안한 일의 정신적 충격과 같은 스트레스를 인내하였다. 이러한 사람들은 접촉의 관점에서 특별한 치료를 필요로 한다. 치료사는 대상자의 접촉에 대한 반응을 인식하고 그들이 안전하고 편안함을 느끼는 것을 유지하여야 한다.

이것은 마사지 대상자가 목적도 없이 치료사가 접촉하는 것을 인지할 수 있다는 것이다. 그 또는 그녀는 접촉의 관점에서 그들 자신의 문제를 계획할 수 있으며, 치료사가 목적이 없을 때 치료사의 접촉은 성적 또는 남용되는 것을 깨달을 수 있다. 이러한 사건이 생겼을 때, 명백한 언어 의사소통은 잘못된 인식을 해결하기 위한 기본적인 것이다.

접촉의 유일한 특징은 당신이 다른 사람을 접촉하고, 자기 자신을 접촉하는 것이다. 당신이 접촉을 하였을 때, 당신 또한 접촉을 받을 수 있다. 이것은 경험을 보답하는 것이라고 할 수 있는 것이 마사지를 적용하는 한가지 이유이지만 주의하여야 할 부분이다. 예를 들면, 치료사는 슬픔, 화남, 불안 또는 이러한 감정에 영향을 주는 불안함으로 인한 극심한 스트레스를 경험한 사람을 접촉할 수 있다. 여기에는 당신이 마사지를 하는 동안 접촉의 부정적인 면이 나타나지 않게 하기 위한 '진동'의 정도를 제한하는 것이 자기관리 기술이다.

접촉의 승낙 PERMISSION TO TOUCH

대상자가 치료사의 마사지 수행을 허용할 때는, 접촉을 허락하는 것이다. 그러나 특별한 부위, 특히 성적으로 민감한 부위를 접촉할 때는 치료적 목적을 위하여 부가적인 허락을 얻어야 한다. 이러한 부위는 여성의 허벅지의 내측, 아랫배, 가슴 주위와 같은 부위이다.

접촉을 허용하기 (Informed Consent)

접촉을 허용하는 상태에서, 치료사는 치료를 진행하는 목적을 설명하고(예, 복부 마사지), 치료하는 이유(치료적 중재), 고객이 무엇을 원하고, 부위에 접촉을 허용하는지 물어야 한다. 고객은 목적이 있는 행위를 수행하는 시간 또는 수행 전에라도 "안돼"라고 말하여야 한다는 것을 확실하게 이해하여야 한다. 접촉을 허용하는 요소는 표 6-1에 요약하였다.

대상자가 신체적 또는 성적 학대를 경험한 경우에는, 상처를 더 입을 수 있다. 예를 들면, 다리와 둔부의 후면에서 신체적인 학대를 경험한 사람이라면, 이 부분은 감정적으로 예민한 부위이고 마사지 수행에서 대상자가 허락하여야 한다는 것을 고려하여야 한다. 이러한 상황에 관하여 미리 알고 있지 않을 수도 있기 때문에, 마사지 기간을 통하여 고객의 접촉 반응에 대하여 의식하는 것이 현명할 것이다.

대상자가 불쾌함을 느낄 수도 있으므로 접촉을 허용하게 하는 것은 좋은 생각이다. 예를 들면, 조직의 심부, 또는 발통점에 압박하는 것으로 마사지를 수행하기 전에 대상자와 이야기를 하여야 한다. 대상자가 접촉으로 신체적 또는 감정적으로 불편함을 느낀다면, 지속적으로 마사지를 수행해야 하는지에 대해서 물어보는 것이 최선의 방법일 것이다.

대상자가 신체 또는 성적 추행을 경험한 경우에서, 이곳은 부가적으로 민감한 부위가 될 수 있다. 예를 들면, 남자가 다리와 엉덩이의 뒷면에 두들기기를 하였다면, 이곳은 대상자에게 허락을 받고 신중하게 생각하여야할 민감한 부위일 수 있다. 당신은 미리 이러한 상황에 관하여 알고 있지 않을 수 있으므로, 마사지 접촉으로 대상자가 반응하는 것을 인식하는 것이 현명하다. 대상자가 신체적 또는 감정적으로 접촉을 불편하다고 느낀다면, 마사지를 계속 지속할지를 물어보아야 한다.

성적 고려사항 GENDER CONSIDERATIONS

마사지는 대인관계나 접촉 때문에 성 문제가 나타날 수 있다. 이것은 특별한 문화 또는 개인의

표 6-1 접촉을 허용하는 것의 요소 (Element of informed consent)

마사지 치료사가 신체 부위(허벅지의 상부 또는 내측, 하복부, 또는 여성의 유방조직)에 접촉을 계획하거나, 통증을 유발시키거나, 증가시키는 느낌을 줄 수 있는 기술을 적용하기 위한 계획을 할 때 사용한다.

1. 치료사가 무엇을 수행할 것인지 설명한다.
2. 치료사의 목적을 설명한다.
3. 고객이 무엇을 예측할지 설명한다.
4. 시작하기 전에 또는 마사지를 수행하는 동안에도 "아니오"라고 말할 수 있다는 것을 고객에게 이야기한다.
5. 부위에 접촉을 허용하는지 물어본다.

예:

의도하는 행동: 근육부착점인 허벅지 내측에 마사지 하는 것

1. "허벅지 내측을 포함한 허벅지 상부 전체에 마사지를 수행하고자 합니다."
2. "이것은 다리에 근육 긴장을 이완시키는데 도움이 될 것입니다. 무릎과 골반이 근육부착점입니다."
3. "서혜부 주위는 가려서 안전하게 할 것이고, 마사지 하는 부위 위쪽은 가릴 것입니다. 허벅지 내측은 민감한 부위이므로, 이상한 느낌이 있을 것입니다."
4. "당신이 좋지 않은 느낌을 느낀다면, 언제든지 그만하라고 말하십시오."
5. "마사지를 수행해도 될까요?"

의도하는 행동: 경부근육에 민감한 부위에 압박을 수행하는 것

1. "당신의 목에 민감한 부위에 압박을 가하고자 합니다."
2. "이 부위가 긴장성 두통을 유발하는 발통점이라고 생각합니다. 이 부위에 압박은 비활성화와 이완에 도움을 줍니다."
3. "발통점에 직접 압박을 가하면 통증을 느낄 것이고, 머리에도 통증이 있을 수 있습니다. 나는 발통점 위치에서 당신에게 물어볼 것이고, 적당한 압박을 사용할 것입니다."
4. "압박이 너무 강하다고 말한다면, 언제든지 압박을 감소시킬 것입니다."
5. "시작해도 될까요?"

문화배경과 전문적 환경에서 특별할 수 있고, 특정한 성의 혼합이 다를 수 있다. 다음에 나오는 의견은 20세기 후반 미국의 문화에서 받아들여진 것이다. 적합한 전문적인 태도, 지식과 접촉을 근거로 하는 기술과 훌륭한 언어소통 기술은 다음에 나오는 문제에 도움을 줄 것이다. 이것은 치료사와 대상자가 이성임에도 불구하고 확실한 상황이다.

확실한 의료 시설을 제외하고는 남과 여 모두를 마사지하는 것은 일반적으로 20세기 후반까지는 관습이 아니었다. YMCA, 헬스클럽, 온천과 응접실과 휴양지 같은 장소에서 여성은 여성에게 그리고 남성은 남성에게 마사지를 하였다. 스포츠 마사지는 남자 트레이너에게 남자 운동선수가 마사지를 받았다. 1970년에 미국 협회는 변하였고, 이성 모두에게 마사지를 하는 것이 더 공통적이게 되었다.

남과 여 모두에게 마사지하는 상황에서, 치료사는 특히 그들의 작업에서 성에 관하여 명백히 하는 것이 필요하고 전문적인 경계를 확실하게 하여야 한다. 언어중재는 확실한 목적이 이해가 되지 못할 때 사용한다. 다른 단체에서는 성적 관계를 받아들이고, 치료사로 허용을 한다는 것이 비도덕적 일 수도 있었다.

같은 성을 마사지하는 상황에서 치료사가 동성애자 이건 아니건 간에 대상자의 동성애 공포증 또는 동성애 혐오 문제는 있을 수 있다. 이것은 여성에게서는 일반적이지 않지만, 남자에게서는 가

끔 문제가 된다. 남자는 다른 사람에 의한 어떠한 접촉도 그들에게는 성적인 것으로 생각할 수 있기 때문이다. 남자 치료사는 이러한 문화적 딜레마(dilemma)와 대상자에게 편안한 행동을 염두해 두는 것이 필요하다. 남자치료사는 사회적으로 알맞은 태도를 갖추는 것이 필요하다.

남자 치료사는 여자 대상자를 마사지 할 때는 특별히 고려점이 있다. 성적 문제와 추행시 많은 경우 남자 치료사는 여자 치료사에게 위임한다. 몇 몇 여성 마사지 대상자는 이와 같은 문제가 높은 편이다. 이것은 여자가 현재 문제점을 과거 경험과 동일시하게 생각하지 않을 가능성이 있다. 남자는 모든 여성에게 가능한 확실한 경계선을 가져야 하며, 특히 감각적인 부분을 의식하여야 한다.

중재모델 INTERVENTION MODEL

마사지를 수행하는 동안, 고객을 부적절하게 접촉을 한다면, 성적학대가 나타나고, 성행위의 소문을 만들거나, 또는 성적인 상황이 나타날 수 있고, 중재 모델을 적용할 수 있다. 7개 중재모델의 단계는 다음과 같다.

1. 독단적인 행동으로 마사지를 중지한다.
2. 행동에 관하여 설명한다.
3. 행동을 고객에게 명확하게 물어본다.
4. 치료사의 목적과 직업적 경계를 다시 설명한다.
5. 고객의 반응을 평가한다.
6. 적절하게 마사지를 지속하거나 또는 중단한다.
7. 상황을 기록한다.

(더 자세한 것은 Ben Benjamin과 Cherie Sohnen-Moe(2003)의 The Ethics of Touch를 참고).

이것은 고객의 잘못된 행동을 무시하지 않는 것이 중요하며, 치료사는 고객이 마사지를 성적으로 느낀다면 마사지를 지속하지 않아야 한다는 것이다. 7단계 중재 모델은 표 6-2에 요약하였다.

말하기와 되먹임 TALKING AND FEEDBACK

어디든, 어느 정도이든, 마사지하는 동안 **말하는 것**은 마사지의 목적과 대상자의 필요에 따라 달

표 6-2 7단계 중재모델(SEVEN-STEP INTERVENTION MODEL)

고객의 행동이 부적절할 때, 예를 들면, 어떠한 경우 마사지가 성적인 느낌을 줄 때 사용한다.

1. 독단적인 행동으로 마사지를 중지한다.
2. 행동에 관하여 설명한다.
3. 행동을 고객에게 명확하게 물어본다.
4. 치료사의 목적과 직업적 경계를 다시 설명한다.
5. 고객의 반응을 평가한다.
6. 적절하게 마사지를 지속하거나, 중단한다.
7. 상황을 기록한다.

리하여야 한다. 치료사는 장소에 자연스러운 언어의 상호작용과 대상자에게 흥미로울 수 있는 것을 의식하여야 한다.

이완이 일차 목표일 때는 대상자가 이완된 상태로 되고 그들이 조용하게 될 때까지 말하는 것을 최소한으로 줄인다. 그들은 근육 움직임의 이완효과와 마사지하는 동안 나타날 수 있는 "해방"이 더 받아들이기 쉽다. 필요한 대화를 위해서 부드러운 목소리를 사용한다.

특히 마사지를 처음 받을 때 긴장을 한다면, 언어의 역량이 더 욱 요할 수 있다. 치료사는 대상자가 어떤 직업인지, 안심하고 되먹임에 도움을 주기 위해서 자주 질문하도록 한다.

기술의 확실한 유형은 대상자의 안전과 기술의 더 효과적인 정보를 위해서 통증에서 가끔 되먹임을 필요로 한다. 예를 들면, 대상자는 발통점의 명확한 위치를 알아내고 또는 근육을 안전하게 신장하기 위하여 어느 정도로 결정하는데 도움을 주기 위한 되먹임을 적용할 수 있고, **되먹임**은 다른 형식을 택할 수 있다. 통증으로 얼굴을 찌푸리거나, 근육이 당기거나, 깊은 한숨을 쉬는 대상자에게 그들의 상태에 맞는 되먹임을 권하는 것이다. 치료사는 이러한 비언어 되먹임을 인식하여야 하고 마사지를 하는 동안 적용한다.

때때로 대상자는 "감정 이완"이라고 불리는 경험을 하게 될 것이다. 이것은 우리의 신체에 쌓여 있던 감정을 진정시키고, 접촉하는 것 또는 대상자의 이완과 감정 방어를 제거하는 것과 같이 마사지에서 표출될 수 있다. 이것은 한숨 또는 울음과 같은 간단한 것일 수 있다. 치료사는 감정 표출을 하여서는 안되지만, 간단하게 나타낼 수는 있다.

치료사는 또한 대상자에게 되먹임을 유용하게 적용해야 한다. 예를 들면, 이전에 근육 긴장이 이완될 때 치료사는 근육 잡기 패턴 또는 언급한 대상자의 주의를 요구할 수 있다. 이러한 방법에서, 사람은 더욱 대상자 자신의 신체를 인식하게 될 수 있다.

생활에 대한 이야기를 하는 것이 좋다. 이것은 마사지하는 동안 대부분의 경우에서 최소한 유지하여야 한다. 다른 생활의 접촉과 이야기를 원하는 노인 또는 최근에 경험한 당황했던 일이나 이것에 관하여 이야기를 필요로 하는 사람에게는 예외이다. 직업적 경계는 결코 어겨서는 안된다. 치료사들은 대상자 자신의 생활과 고통에 대한 이야기는 피한다. 이에 대한 규칙은 대상자의 질문과 설명에 단지 듣고 대답하는 것으로 대상자를 따르는 것이 좋다. 이것은 치료사 자신 또는 대상자의 필요에 의하여 어떠한 상호작용을 결정하던 간에 도움을 줄 수 있다. 치료사의 필요에 의해서 전문적인 관계에 해를 주지 않아야 한다. 치료사는 특히 그들의 치료 범위를 조심하여야 하고 적당하게 훈련된 것이 아니라면 심리치료에 몰두하지 말아야 한다. 이것은 심리치료사에게 도움을 주기 위한 질문을 하는 대상자를 위한 소개 목록에 유용할 수 있다.

치료사는 상황에 주어지는 최고 언어 상호작용의 자연스러움과 중요성을 인식하고 실시하는데 기술을 발전시킬 수 있다. 마사지에서 의사소통의 중요한 방법은 접촉이며, 대개 말을 많이 하지 않는 것이 좋다

비밀 CONFIDENTIALITY

전문적 관계에서, 치료사가 대상자의 비밀을 지켜야 하는 절대적인 **신용**이다. 이것은 건강 병력에 대한 정보를 포함한다: 정보는 치료사가 마사지하는 동안 또는 전과 후 이야기하거나: 고객의 신체, 정신 또는 감정 상태와 관련된 관찰이다. 이것은 대상자의 사생활에 대한 배려이다.

예를 들면, 대상자의 상태에 대해서 다른 건강 전문가에게 이야기하는 것은 비밀의 일반적 규칙에서 제외된다. 전문적 관리를 받는 치료사는 관리자와 사례에 대해서 이야기 할 수 있다. 비밀의 정도는 상태에 따라 변할 수 있다. 예를 들면 그들 환자의 치료에서 심리치료사의 의학적 상태 또는 도움은 최고의 비밀이며, 또한 법적 제한이 될 수 있다.

헬스클럽 또는 모임 또는 온천과 같은 장소에서 비밀을 요하는 정보는 엄격하고 윤리적인 것이며 대상자를 배려하는 것이다. 이것은 대상자에 관한 소문 또는 그 또는 그녀가 허락하지 않은 정보를 다른 사람에게 이야기하는 것은 비도덕적인 것이라고 생각된다.

치료적 마사지와 신체치료를 위한 국제 인증 게시판에는 프로근성, 비밀, 역할 그리고 경계, 성적 행위의 예방과 관련된 문제를 **치료 수행의 기준**(Standard of Practice)으로 출판하였다. 기준은 적합한 직업적 행동에 관하여 더 자세하게 설명하였다. 치료 수행의 기준은 인터넷에서 확인할 수 있다(www.ncbtmb.org).

HIPAA 사적인 규칙 HIPAA PRIVACY RULE

1996년, 미국 국회는 건강 보험과 책임 법령을 통과시켰다. HIPPA 사적인 규칙은 개인의 의료기록을 보호하기 위하여 기획된 연방규범이다. 일반적으로, HIPAA는 환자/고객의 사적인 권리에 관한 정보와 그들의 정보가 사용되는 방법에 관하여 건강관리제공자들에게 필요하다. 제공자들은 그들의 사생활 절차를 채택하고 실시하여야 하고, 규칙을 따르기 위하여 고용되어야 한다. 사무실 또는 병원에서, 개인이 사생활 정책을 찾아보기 위한 책임이 있다는 것을 명시하여야 하는 것은 다음과 같다.

환자/고객은 그들의 기록을 확인할 수 있고, 필요하다면 복사할 수 있다. 잘못된 점을 확인하였다면, 기록을 올바르게 수정하도록 말할 수 있다.

환자/고객 기록은 비밀이 보장되어야 하고, 기록을 보는 사람은 없어야 한다. 예를 들면, 기록은 기록실과 분리된 잠겨진 파일 캐비닛에 보관되어야 하고, 컴퓨터에서 고객파일을 확인하기 위해서는 비밀번호를 알아야 한다. 환자/고객은 치료를 위한 정보, 지불, 그리고 건강관리 시술을 발표하고 사용에 동의한 것만 기록하여야 한다.

HIPAA는 미국 건강 & 인간 서비스 부서(HHS)에서 관리하고, 시행과 고소는 시민 권리(OCR)의 HHS 사무실에서 취급한다. HIPAA에 대한 정보는 HHS 웹사이트 www.hhs.gov/ocr/hipaa에서 찾아볼 수 있다.

물질적 환경 THE PHYSICAL ENVIRONMENT

마사지 테이블과 의자 (Massage Tables and Chairs)

마사지 테이블은 특히 마사지 치료사의 필요에 의해서 고안된 것이다. 마사지 테이블은 높이가 적당하여야 하고 이동할 수 있고, 적합한 얼굴 받침대가 있어야 한다. 테이블은 길이, 넓이와 덮개는 매우 다양하다(예, 부드럽거나 딱딱한 비닐). 그림 6-1a, b은 대표적으로 간편한 테이블과 얼굴 받침대를 보여 주는 것이다.

테이블의 유형은 작업의 유형과 환경에 따라 달리 선택한다. 예를 들면, 병원에서 일을 한다면,

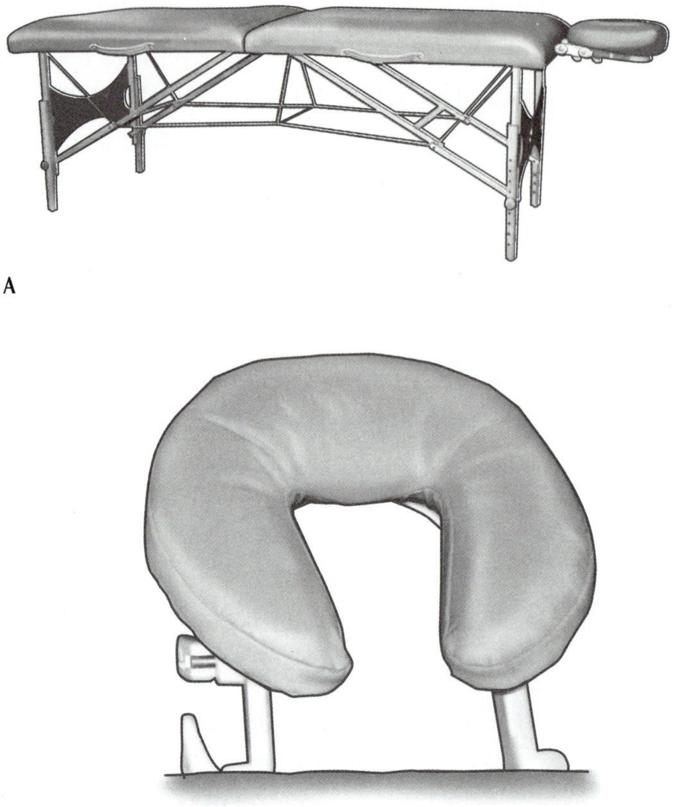

A

B

그림 6-1. 마사지 테이블과 얼굴 받침대. A. 조절할 수 있는 마사지 테이블. B. 조절할 수 있는 얼굴 받침대.

고정된 테이블을 원할 수 있다. 여러 장소로 이동한다면, 가볍고 간편한 테이블 그리고 스포츠 마사지를 한다면, 좁은 테이블을 원할 것이다. 몇몇 Shiatus 치료사는 보완하기 위해 테이블을 일으켜 세울 수 있는 넓은 테이블을 실용적으로 사용하였다. 임산부 고객을 위한 특별한 테이블, 그리고 기대거나 또는 앉은 자세를 허용하는 접이식 테이블이 있다.

테이블은 중요한 자본이다. 다양한 테이블을 확인하기 위하여, 마사지를 제공하는 치료실(showroom)을 방문하거나, 시장을 찾거나 참가하고, 또는 인터넷에서 테이블 생산회사를 확인한다.

마사지 의자는 특히 앉아 있는 상태에서 마사지를 더 편안하게 받기 위하여 고안되었다. 의자는 대개 앉고 무릎 받침, 팔 받침, 가슴 쿠션과 얼굴 받침대로 구성된다. 이것은 가슴 쿠션과 얼굴 받침대를 위하여 적합하다. 대표적 마사지 의자는 그림 6-1a, b와 같다. 마사지 의자의 이러한 유형은 1980년부터 최근에 혁신되었고, 의자의 디자인은 계속해서 발전하고 있다.

가능할 때마다, 치료사는 마사지를 위하여 특별히 고안된 장비를 사용하였다. 그러나, 가끔 치료사들은 즉석에서 만들어 사용하였다. 예를 들면 휠체어에 앉아 있는 사람, 누워만 있는 노인 또는 환자, 책상에서 일하고 있는 사람 또는 수영장의 가장자리에서와 같이 즉석에서 마사지를 제공할 수 있다. 이러한 환경에서, 치료사는 훌륭한 신체치료를 위하여 대상자의 안전과 편안함을 확실하게 제공하기 위하여 선택하여야 한다.

마사지 장소 (The Massage Space)

마사지는 다양한 장소에서 적용된다. 장소는 사무실, 카이로프랙틱 병원, 헬스클럽, 온천 또는 모임, 훈련장소, 개인병원과 병원, 너싱 홈(nursing home), 호스피스와 다른 장소에서도 찾을 수 있다. 특별한 마사지 의자가 있는 장소는 사업과 다른 공공장소이다. 어느 장소이던 간에, 더 효과적인 마사지를 하는데 도움을 주는 것은 특별한 환경 요인이다. 중요한 요인은 방 온도, 공기의 양, 빛, 소리, 옷차림과 전체적인 청결과 깔끔함이다.

방 온도는 대상자가 편안할 정도로 따뜻해야 한다. 대상자가 부분적 또는 완전하게 옷을 벗고 있을 때, 편안한 방 온도는 대개 75°F 정도이다. 대상자들은 그들이 이완되어 마사지하는 동안 추위를 느낄 수 있다. 그들에게 따뜻함을 유지시켜주는 방법은 전기 매트리스를 깔아두는 것과 머리 위에 열등, 또는 전기 또는 다른 담요를 위에 올려주는 것이다. 치료사가 일하는 동안 머리 위에 열을 가할 수 있기 때문에 방에서 열을 위로 향하게 하는 것은 바람직한 해결법이 아니다.

공기는 신선하고 쾌적하여야 하고, 방은 환기가 잘 되어야 한다. 이것은 냄새가 심하게 나는 곳이거나 흡연구역인 빌딩에서는 더욱 필요한 부분이다. 또한 동물 털과 꽃가루와 같은 것에 알러지가 있는 사람을 생각하여야 한다. 여름에는 공기 청정기를 사용할 수 있고, 에어컨도 공기를 신선하게 유지하는데 도움을 준다. 그러나 에어컨을 사용할 때는 방의 온도에 주의를 하여야 한다.

빛도 중요한 고려사항이다. 부드러운 간접광선은 강한 직접광선보다 더 편안할 수 있다. 대상자

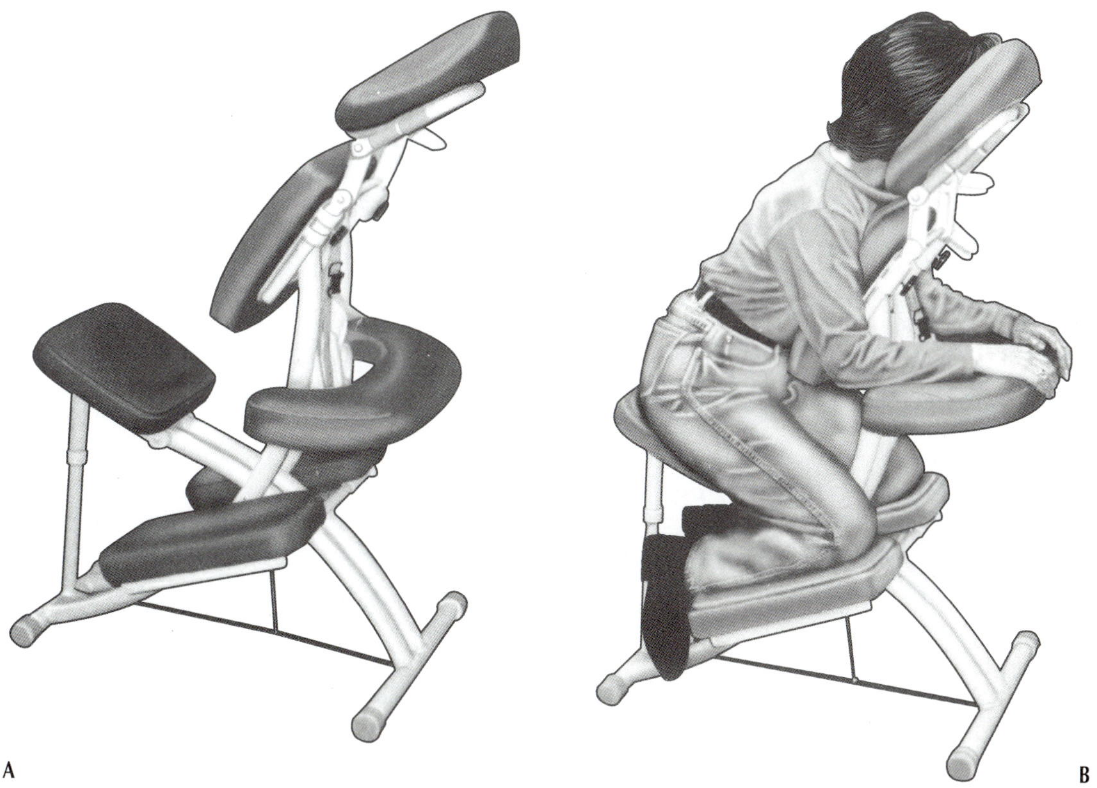

그림 6-2. 마사지 의자. A. 조절할 수 있는 마사지 의자. B. 마사지 의자에서 대상자 자세.

가 테이블에 바로 누워 있을 때 머리 위의 광선 또는 스포츠나 온천과 같은 외부에서 마사지를 수행한다면 태양광선이 대상자의 눈을 부시게 할 수 있다. 머리 위의 광선이 있는 장소에서 조절을 할 수 없다면, 대상자가 바로 누웠을 때 눈을 보호하기 위한 보호대를 제공할 수 있다.

소리는 평온함과 치료환경 또는 자극을 만드는데 도움을 줄 수 있다. 음악은 특별한 감정을 이끌어 내고 가끔 특별한 효과를 만드는데 사용된다. 일반적으로 대중음악과 성악은 이완을 목적으로 한다면 피하는 것이 좋다. 대중음악은 이완에 도움이 되지 않을 수 있기 때문이다. CD와 테이프는 이완과 마사지를 위하여 특별하게 제작된 것을 이용한다.

때때로 더 자극적인 배경음악을 가지고 있는 것이 바람직하다. 예를 들면, 대상자의 등에 마사지를 해야 되거나, 운동선수가 시합 전에 바로 마사지를 받아야 할 때이다. 스트레스를 주지 않는 자극적인 음악은 이러한 상황에 적합하다. 음악에서 대상자의 기호로 선택할 수 있고 다양한 선택을 할 수 있게 한다.

몇몇 사람들에게는 침묵하거나, 수조 탱크 거품소리가 최고로 편안할 수 있다. 수조는 방에서 사람에게 이완 효과를 줄 수 있다고 알려져 있다. 이것은 또한 성가신 외부 소음을 숨기기 위한 "좋은 소음"을 만들어 내는 기계이기도 하다.

탈의실은 대상자가 옷을 벗고 테이블에 누워야 하기 때문에 적당한 개인공간을 제공할 수 있어야 한다. 훈련실 또는 병원처럼 방에 단지 테이블만 있다면. 치료사는 대상자가 옷을 벗는 동안 방에서 나가 있어야 하고, 탈의실에서 테이블까지 오는 동안 대상자에게 가운을 제공할 수 있으며, 온천에서도 이러한 목적으로 제공된다.

일반적으로 마사지를 준비하기 위하여 완전히 노출된 대상자에게 직업적 경계는 필요하다. 노인 또는 장애자와 같이 옷 벗는 것을 도움 받아야 하는 경우는 예외이다. 이러한 경우에서는, 치료는 되도록 가능한 대상자를 보호하는 것을 택하여야 한다.

마사지를 받는 공간의 전체적 **청결**과 **깨끗함**은 항상 유지되어야 한다. 대상자를 위한 위생환경을 제공하여야 하고, 조용하고, 편안하고 상쾌한 공기를 만드는데 도움을 준다. 오일 병은 단정하게 정렬하고 깨끗하게 닦고, 오일은 항상 채워둔다. 바닥은 깨끗하고, 카페트는 자주 진공청소를 하고, 가구의 먼지도 깨끗하게 닦아야 한다.

이것은 마사지를 하는 장소에 영향을 주는 위생설비의 영역일 수 있다. 이러한 의미는 바닥에 사용하는 재료를 포함한, 시트와 타올을 비축하고 바닥은 깨끗해야 한다는 것이다.

윤활제 TOPICAL SUBSTANCES

마사지와 신체치료의 기술을 적용하는 동안 최소의 피부 마찰 또는 마사지의 효과를 증진시키기 위하여 몇 가지의 물질을 사용한다. 이것들은 도포제, 오일 또는 혼합물과 같은 것을 사용할 수 있다.

도포제는 수세기 동안 궤양과 경직된 근육, 염좌와 점액낭염에 사용되었으며 이것은 특히 운동선수에게 인기가 있다. **도포제**는 치료 목적으로 피부에 적용하거나 문지르기 위한 유동체 또는 반유동체이다. 도포제는 장뇌(camphor), 박하뇌(menthol), 그리고 테레핀(turpentine)과 같이 부드럽거나 또는 자극적이지 않은 것이다. 약초는 로즈마리, 야생 마저럼, 또는 고춧가루를 함유한 것이어야 한다. 자극적인 것이 포함된 것으로, 너무 격렬하게 문지르는 것은 수포를 유발할 수 있다.

도포제를 사용한다면, 대개 마사지를 수행한 부위의 피부를 문지를 수 있다.

오일은 활주와 유연법을 수행하는 동안 피부에 마찰을 최소화하기 위하여 사용되는 윤활제이다. 식물성 오일은 피부에 영양과 수분을 공급할 수 있다. 일반적으로 사용하는 식물성 오일은 아몬드, 올리브와 포도씨에서 추출한 오일이다. 미네랄 오일도 가끔 사용되며, 이것은 일반적으로 식물성 오일보다 더 쉽게 시트를 세탁할 수 있다. 시트에 떨어진 식물성 오일은 시트에 불쾌한 냄새가 나게 하고, 시트를 못쓰게 만들고 악취가 나게 한다. 그러나, 몇몇 식물성 오일은 마사지 치료사와 대상자 모두를 위하여 더 건강하다고 생각한다.

Jojoba(ho-ho-ba라고 발음하는)는 북미 사막에서 발견된 jojoba 식물의 열매에서 만들어진 오일과 같은 물질이다. 미국 원주민은 피부와 머리관리를 위하여 jojoba를 사용하였다. 많은 마사지 치료사들은 이것이 피부에 저알러지와 건강 그리고 시트도 쉽게 세탁할 수 있기 때문에 jojoba 또는 로숀과 혼합된 것을 사용한다.

치료사는 많은 요소를 함유한 오일을 선택한다. 이것은 오일의 '느낌'(진하고 묽은), 오일에 함유된 영양, 향기와 같은 특성을 포함하며, 대부분 향기가 없는 오일을 이용한다. 식료 잡화점 오일이 만약 질이 좋고 냉각 압축된 것이라면 사용해도 된다. 마사지에 사용되는 오일은 공급자에게서 구입할 수 있다.

로숀은 피부에 수분을 제공하거나 국소 통증 또는 가려움을 감소시키기 위한 물질을 포함한 반유동 물질이다. 로숀은 피부 표면에 남아 있는 오일 같지 않게 피부에 흡수되도록 제작되었다. 로숀은 예열 기간을 위하여 만들어진 윤활제처럼 좋은 것이지만, 마찰은 마사지 후에 사용한다. 로숀은 미네랄 또는 식물성 오일로 마사지 후에 유분이 남아 있는 느낌을 싫어하는 대상자에게는 오히려 좋을 수 있으며, 오일보다 물에 용해되기 쉬우므로 더 쉽게 시트를 세탁할 수 있다.

치료사는 그들의 작업을 최고로 증진시키는 특성을 가진 물질을 혼합하지만 가끔 다른 물질을 혼합하기도 한다. 그들은 가끔 다른 오일 또는 로숀과 오일을 혼합하여 사용한다.

몇 몇 물질은 다른 것보다 더 알러지 반응을 일으킬 수 있다. 또한 어떤 피부 타입은 더 쉽게 자극될 수 있다. 사람들은 마사지 후에 냄새가 나지 않는 물질을 원할 수 있기 때문에 향기도 중요한 고려사항이다. 마사지 대상자를 위하여 원칙적 물질을 선택할 수 있다.

자세와 드래핑 POSITIONING AND DRAPING

자세 (Positioning)

테이블, 의자 또는 다른 표면에서 대상자의 자세에 관한 사항은 특별한 기술과 접근의 부분에서 설명되어질 것이다. 대상자의 **자세**는 특정한 근육 또는 신체 부위를 쉽게 접근할 수 있게 하여야 한다.

대상자는 자세에서 과도한 근육을 사용하는 노력을 하거나 드래핑을 잡지 않아야 한다. 다양한 사이즈의 받침대, 베개, 또는 둥글게 만 타올은 신체 부위를 지지하고 대상자의 적절한 자세를 고정하기 위해서 사용된다.

바로 누운 자세(얼굴을 위로 향하게)에서는 허리의 압박을 없애주기 위해서 무릎 아래에 베개를 넣을 수 있고 경추부위에서 목을 둥글게 지지하기 위하여 베개를 제공한다. **엎드린 자세**(얼굴이 아

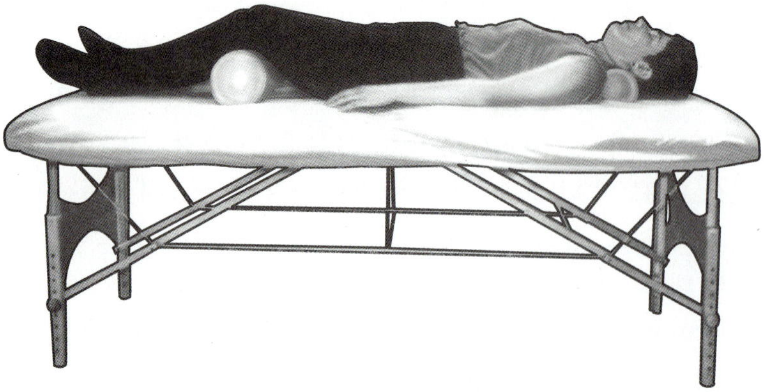

그림 6-3. 바로누운자세. 무릎과 목 아래 베개의 위치

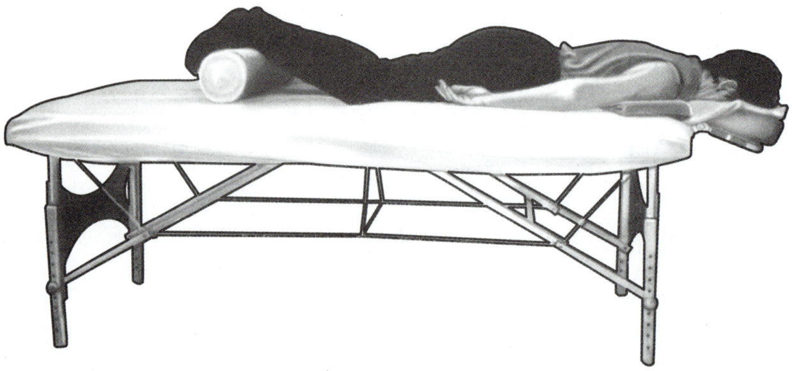

그림 6-4. 엎드린 자세. 발목과 어깨 아래 베개의 위치, 머리를 지지하는 얼굴 받침대

래로 향하게)에서, 압박을 완화시키기 위하여 발목 아래를 지지하고, 큰 가슴을 가진 여자 또는 둥근 흉곽을 가진 남자를 위해서 어깨 아래에 작은 쿠션을 넣어줄 수 있다. 얼굴받침대는 경추부위를 더 편안하게 하기 위하여 적절하게 사용된다. 그림 6-3, 6-4와 6-5 참고.

옆으로 누운 자세에서는, 위의 다리와 팔과 머리를 지지하기 위하여 베개를 제공한다. 기댄자세 또는 반 누운 자세에서는, 특별하게 접이식 테이블 또는 받침대로 대상자를 받쳐주어 등받이를 만들 수 있다. 받침대는 완전 신전을 방지하기 위하여 무릎 아래에도 넣어준다(그림 6-6과 6-7 참고).

드래핑 (Draping)

마사지를 하는 동안 대상자의 몸가짐을 보호, 확실한 직업적 경계와 대상자의 체온을 유지하기 위하여 커버를 제공한다. 커버는 대상자에게 안전한 느낌과 최대 이완을 하는데 도움을 준다. 커버는 안전감과 몸가짐을 보호하기 위하여 적당한 재질로 선택한다. 얇은 시트 또는 작은 타올을 사용하는 것은 대상자에게 과도한 노출의 느낌을 가지게 할 수 있다. 너무 얇은 커버는 대상자에게 성적인 느낌을 가지게 할 수 있다. 성적 오용의 경험이 있는 대상자는 특히 부적당한 커버에 민감하다.

고객이 옷을 전부 또는 부분만 벗을 때, 몇 가지 일반적 지침을 적용한다. 생식기와 여성의 가슴

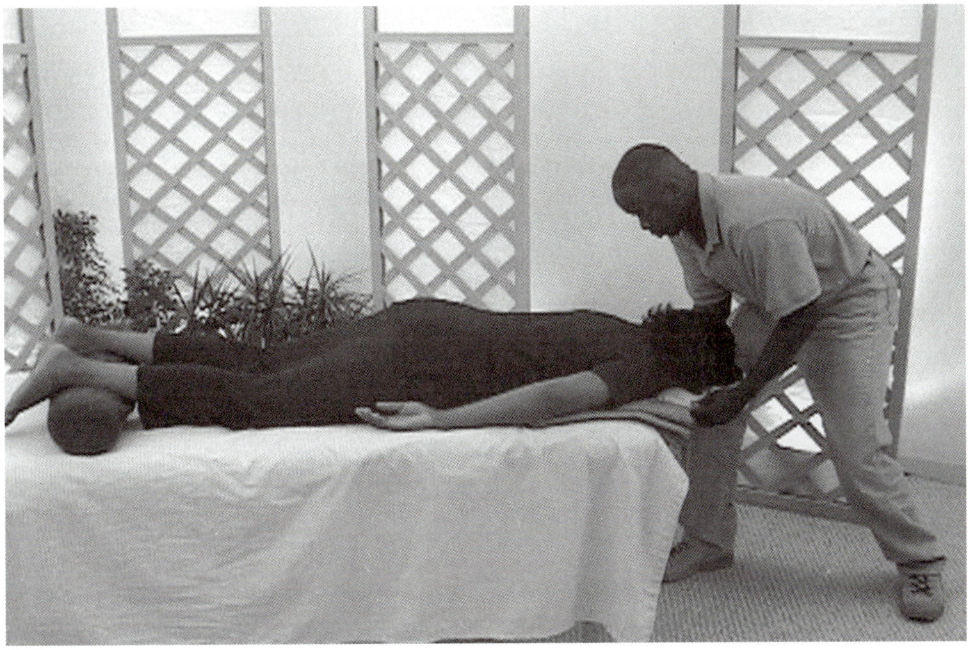

그림 6-5. 대상자의 편안함을 위한 얼굴 받침대

은 모두 천으로 가려야 한다. 대상자와 치료사가 서로 동의하거나 또는 친밀한 관계라도 이 지침을 무시하여서는 안 된다. 커버는 확실한 직업적 경계를 유지하는 동안 생식기 또는 가슴의 근접 부위를 접근을 할 수 있는 것이어야 한다(예, 내전근 또는 대흉근 부착 부위).

최대 보호 범위를 시트커버로 가려야 한다. 마사지하는 부분은 마사지하는 동안 가리지는 않지만 마사지 후에는 가려야 한다. 숙련되게 가리는 것은 부주의한 대상자의 노출을 예방하고 커버로

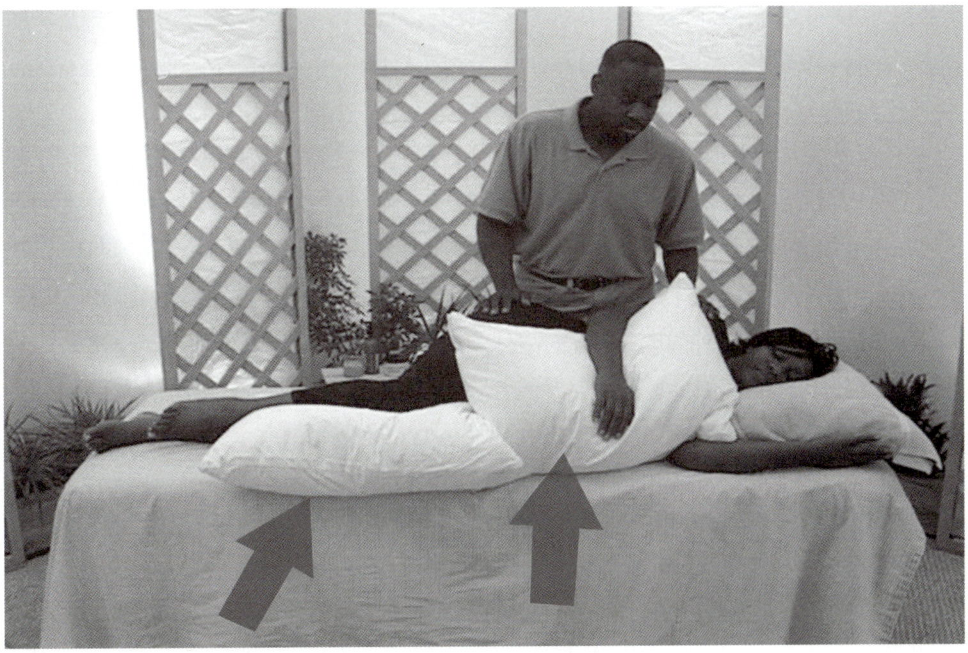

그림 6-6. 옆으로 누운 자세. 허벅지, 팔과 머리 아래 베개의 위치

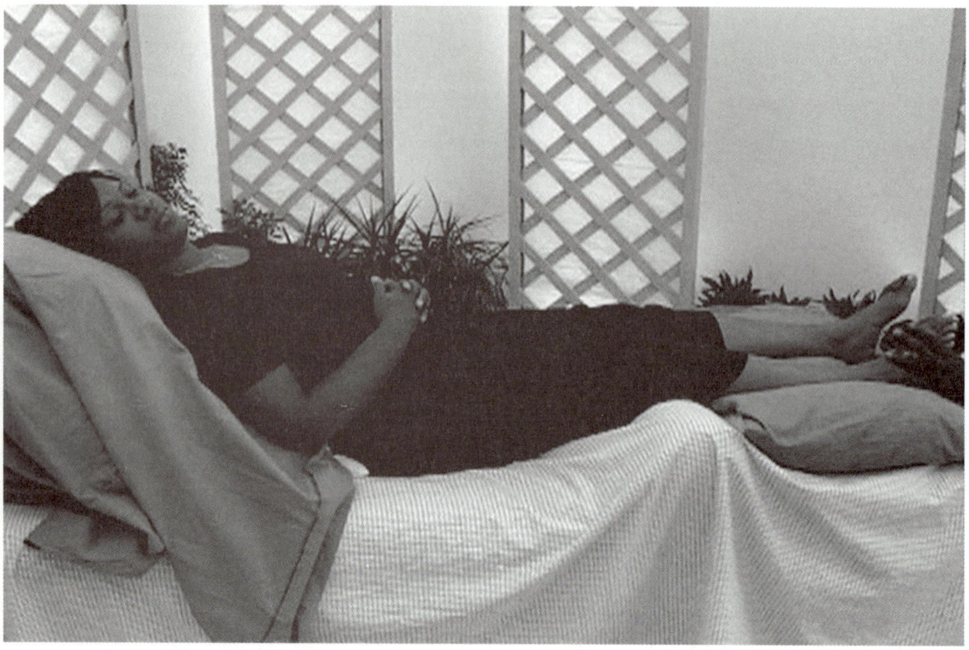

그림 6-7. 기댄 자세. 등을 지지하고 무릎 아래 베개의 위치.

안전하게 감싸줄 수 있을 것이다. 그림 6-8a-c는 팔에 마사지를 수행하는 동안 시트를 덮지 않은 것을 설명한 것이다.

다리를 덮지 않을 때 고객이 수줍어하는 부위는 보호하여야 한다. 다리는 허벅지를 들어올린다. 커버는 아래로 당기고 둔부 주위는 감싼다. 그림 6-9a와 6-10a-c는 다리를 가리지 않고 커버로 감싼 것을 보여주고 있다.

여성의 복부 또는 가슴부위를 마사지하기 전에, 가슴은 타올로 가린다. 이 부위는 접촉을 허용하여야 한다. 시작할 때, 타올은 시트의 끝 위에 올려둔다. 고객과 치료사 모두 가슴과 복부 위가 노출되도록 허리 아래로 시트를 당기고 타올은 고정시킨다. 타올은 가슴을 가리게 하기 위하여 남겨둔다. 고객의 둔부 주위는 시트로 감싼다. 그림 6-11a,b는 여성의 가슴을 적절하게 가리는 것을 보여주는 것이다. 여성의 가슴을 감싸는 것은 가슴과 복부를 마사지 할 때 사용할 수 있다.

대상자가 바로 누운 자세에서 엎드린 자세로 자세가 변할 때, 움직이는 동안 시트를 잡아 준다. 텐트기술은 대상자가 돌아누울 때 사용하며 시트가 벗겨지지 않게 주의한다. 치료 시에는 치료사 또는 치료실 내에 있는 다른 사람에게 대상자를 노출되지 않게 한다. 그림 6-12 참고.

큰 타올은 커버로 사용할 수 있다. 커버 유형이 무엇이든 몸가짐을 위한 일반적 지침에 적용하여 사용한다.

몇몇 상황에서는, 대상자들이 옷을 벗지 않아 커버를 필요로 하지 않을 수 있다. 예를 들면, 대상자들은 대개 스포츠 마사지 전과 후, 의자 마사지와 몇 shiatsu와 다른 에너지 균형을 하는 동안에는 옷을 입고 수행한다.

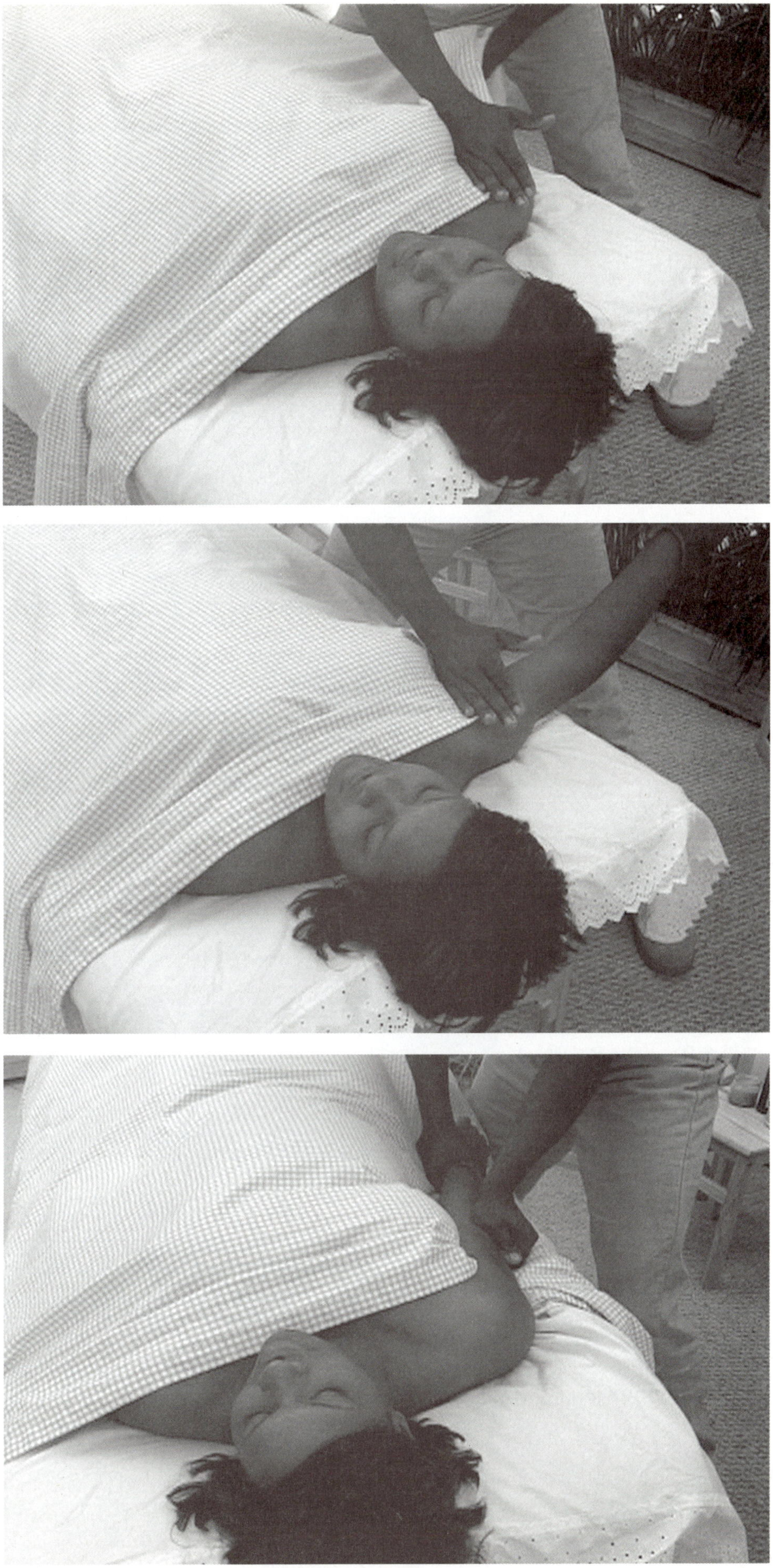

그림 6-8. 팔 마사지를 위한 드래핑. A. 마사지 전 팔 드래핑. B. 팔 들어올리고 시트 아래 놓기. C. 마사지를 위한 테이블에 팔 놓기.

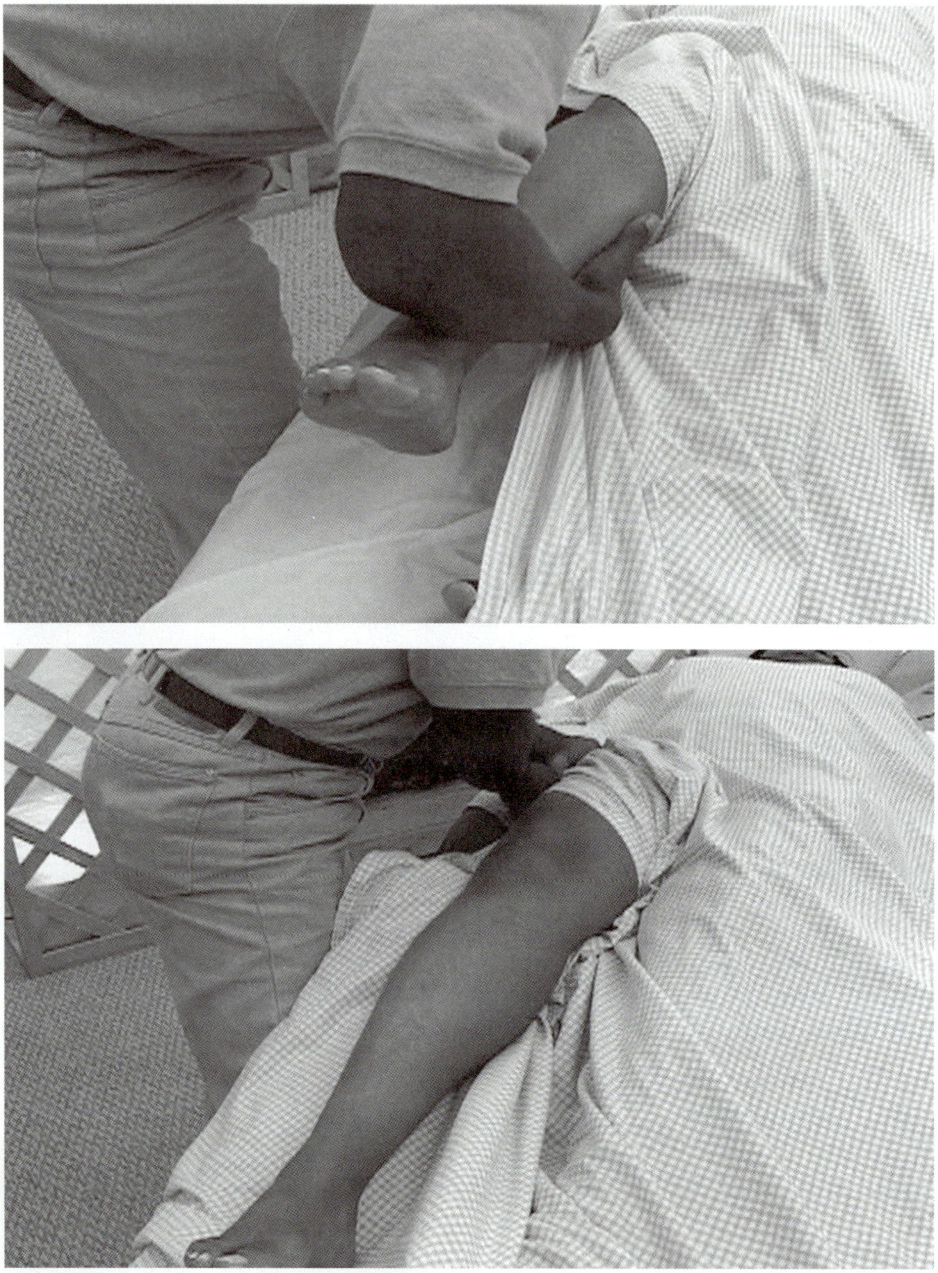

그림 6-9. 바로누운자세에서 다리 마사지를 위한 드래핑. A. 다리 들어올리고 시트 당기기. B. 엉덩이 주위에 시트 두르기.

치료사의 자기 관리 PHYSICAL SELF-CARE FOR THE PRACTITIONER

자기신체관리는 마사지 치료사의 건강을 위하여 필수적인 것이다. 일반적인 건강수행에서, 치료사들은 그들의 손과 손목, 자세 그리고 신체 역학에 특별한 주의를 하여야 한다. 세션의 계획은 고려하여야 하는 사항이다.

손과 손목관리 (Hand and Wrist Care)

손은 마사지에서 중요한 수단이다. 손톱은 다듬어야 하고 손을 쥐었을 때 손바닥에 닿지 않는다면 너무 짧게 하지 않아도 된다. 반지와 팔지는 대상자에게 상처를 준다면 착용하지 않는다. 매번 마사지 전과 후에는 손을 씻는다. 담배를 피우는 치료사는 특히 손의 냄새 제거에 신경을 써야 한

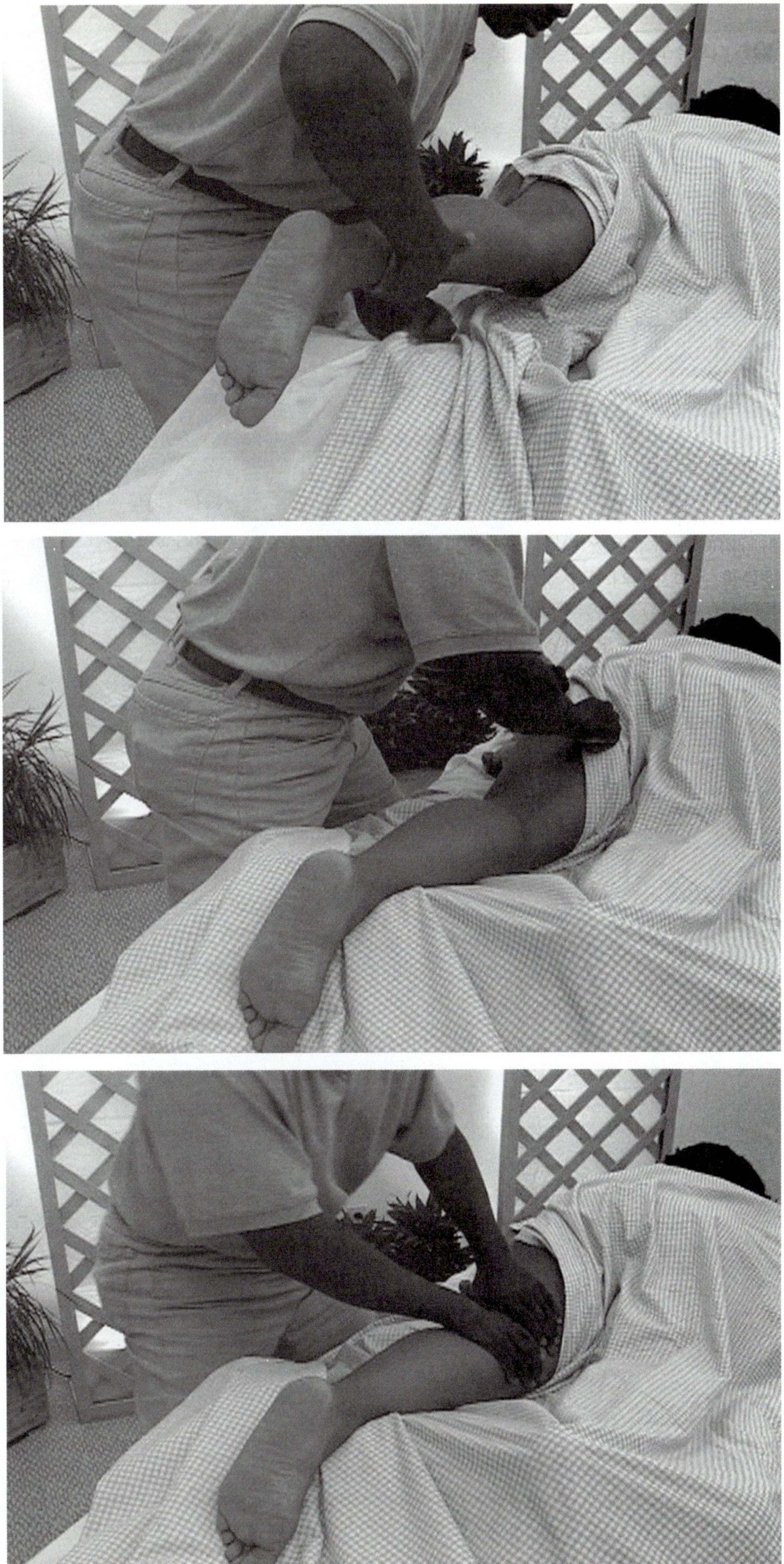

그림 6-10. 엎드린 자세에서 다리 마사지를 위한 드래핑. A. 다리를 들어올리고 시트를 아래로 당긴다. B. 다리 상부와 엉덩이 주위에 시트를 감는다. C. 시트를 감싸지 않은 다리 마사지.

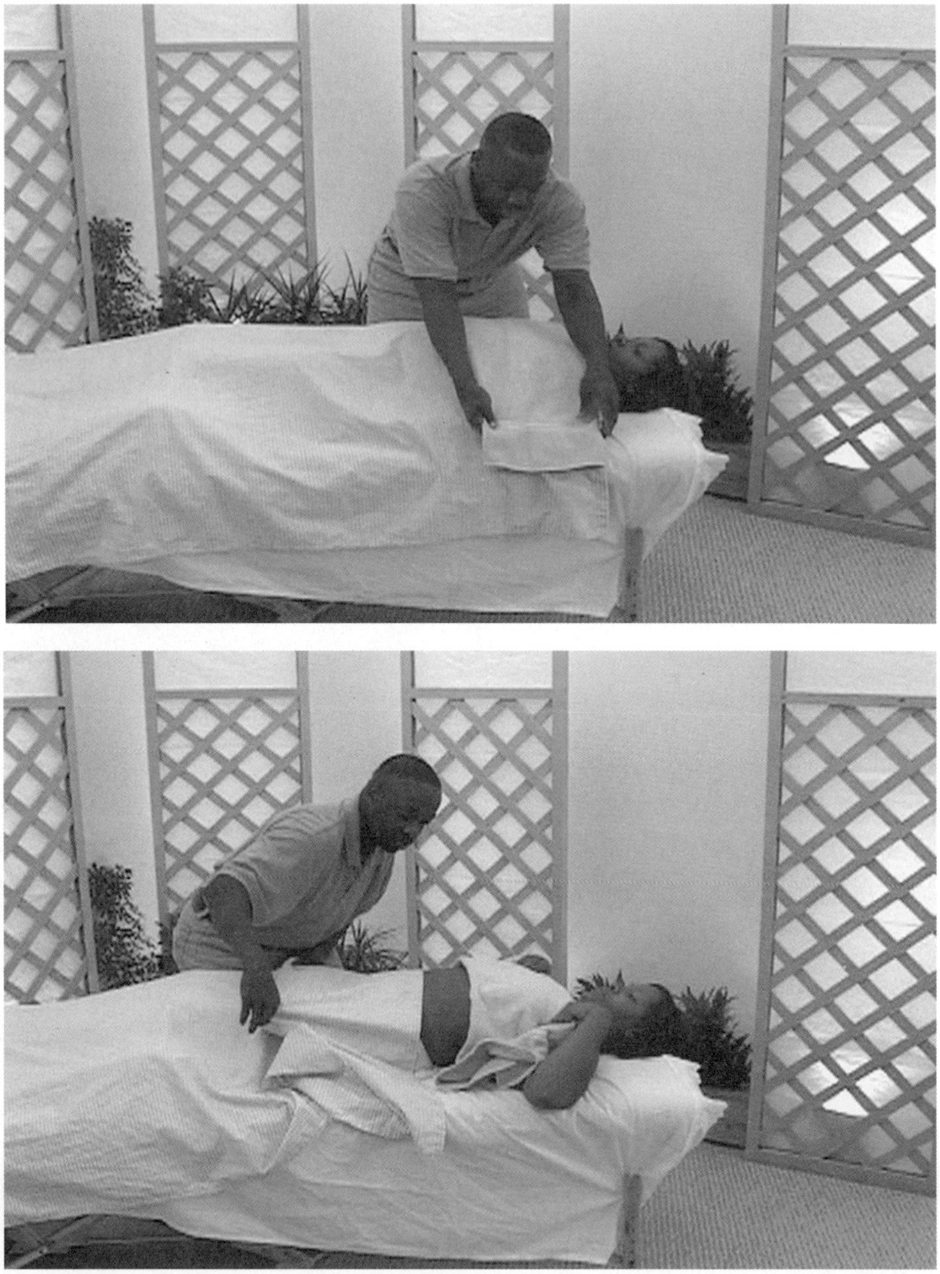

그림 6-11. 여성의 가슴에 드래핑. A. 가슴 위에 타올을 올려 놓고, 타올을 고정시킨다. B. 시트를 아래로 당겨 가슴과 복부가 드러나게 한다. 타올을 그 자리에 두고, 둔부를 감싼다.

다. 손은 항상 대상자에게 접촉하기 전에 따뜻하고 건조하게 한다. 만약 필요하다면, 열 램프, 온수 또는 손을 비벼서 따뜻하게 할 수 있다. 손은 타올 또는 파우더로 건조하게 할 수 있다.

치료사는 마사지하는 동안 알맞은 손의 자세와 신체 역학, 다양한 기술사용과 마사지 기간 사이에 적당한 휴식으로 손, 팔과 등의 손상을 예방할 수 있다. 마사지 치료사의 일반적 손상은 건염과 건초염, 과사용과 반복적 좌상에 의한 손상과 신경밀착 손상을 포함한다(수근관증후군과 흉곽출구증후군). 조절 프로그램은 특히 손, 손목, 팔의 상체 근력강화운동이다. 유연성은 규칙적인 신장을 통해서 유지될 수 있다.(손상 예방을 위하여 Barbara Frye(2000)의 Body Mechanics for Manual Therapist, Marian W. Dixon(2001)의 Self-Care Manual을 참고하라)

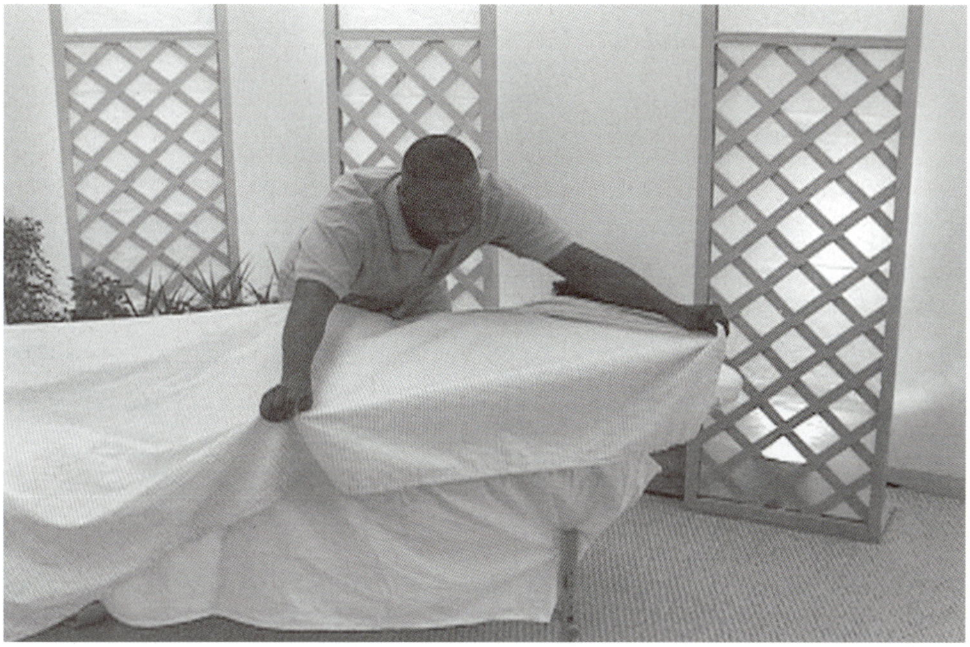

그림 6-12. 엎드린 자세에서 바로누운자세로 돌아누울 때 천막 만들기.

기술 적용에서 손가락, 엄지손가락과 손목관절의 염좌는 최소화하여야 한다. 엄지손가락은 특히 발통점과 같은 부위에 특별한 압박 기술을 수행하는 동안 과사용으로 상처받기 쉽다. 관절이 일직선으로 놓이게 하는 것은 뼈와 관절의 선을 따라 놓이게 하고, 올바른 각도를 적용할 수 있는 예방적인 기술이다. 그림 6-13a는 직접적인 압박을 수행하기 위한 정확한 엄지손가락 정렬을 보여주고 있다. 그림 6-13b에서 보여주듯이, 관절에 염좌를 유발시키는, 엄지손가락을 외전시킨 자세로 압박을 가하는 것은 피한다.

손목은 기술을 적용할 때 가능한 중립자세(예, 굴곡도 신전도 아닌 자세)를 유지하여야 한다(그림 6-14 참고). 압박기술을 적용할 때, 손목의 과신전은 피한다. 압박기술을 수행하는 동안 한손으로 다른 손을 겹쳐서 압박을 한다면, 중수골 위에 직접 위에 손을 올려놓지만, 손목이 굴곡된 부위에는 올려놓지 않는다. 그림 6-15-c는 압박을 위한 직접 그리고 간접적인 자세를 보여주는 것이다.

두꺼운 근육 부위에 마사지를 할 때 직접적인 압박을 적용하기 위하여 특별한 마사지 도구 또는 팔꿈치의 사용을 고려한다. 13장에는 안전하게 직접 압박을 적용하기 위한 것을 설명하고 있다. 그림 6-16에서 보여주듯이, 전완은 허벅지 또는 등에 넓은 에플루라지를 적용하기 위하여 사용할 수 있다.

좋은 신체 역학 (Good Body Mechanics)

좋은 신체 역학은 어깨와 등의 문제를 최소화하여야 한다는 것이다. 첫째, 테이블의 높이는 치료사에게 알맞은 높이여야 한다. 너무 높거나 너무 낮은 테이블은 나쁜 신체 역학의 원인이 되고 신체에 과도한 염좌를 일으킨다. 좋은 테이블 높이를 결정하는 것은, 그림 6-17에서 보여주듯이 측면에서 손으로 테이블을 잡고 마주보고 서 있을 수 있어야 한다. 테이블 위를 적절하게 다리를 구부리고 닿을 수 있어야 한다. 테이블 높이에서 마사지를 수행할 때 신체 정렬에 주의한다. 등과 목의 적절한 정렬을 유지하기 위하여 테이블을 적당하게 올리거나 내린다.

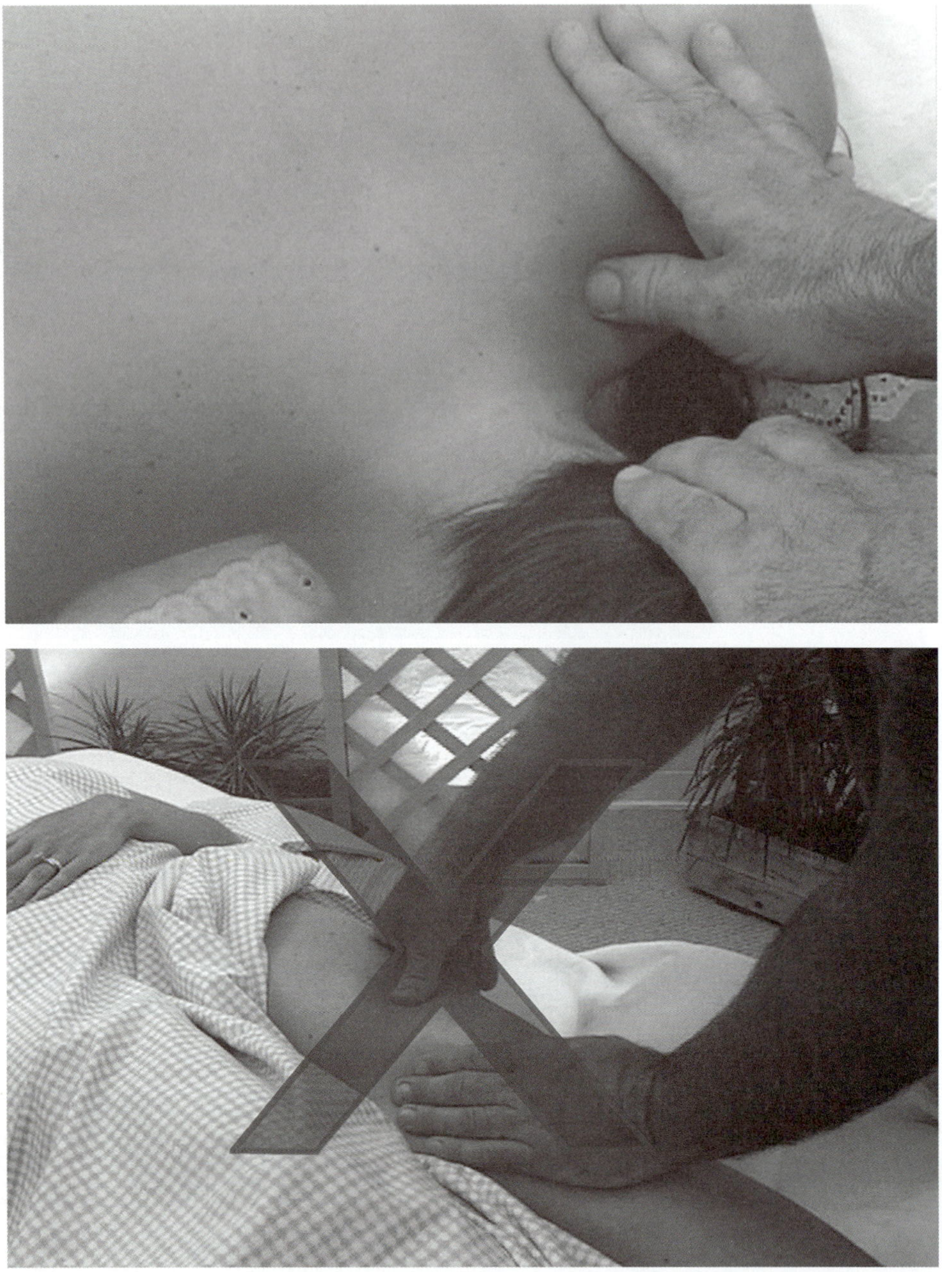

그림 6-13. 압박을 적용할 때 엄지손가락의 올바른 자세. A. 직접 압박을 적용하기 위한 올바른 엄지손가락-손목 정렬. B. 부적절하게 엄지손가락이 외전된 자세는 관절의 손상을 유발할 수 있다.

마사지하는 기간 동안 등과 목을 정렬한 상태에서 유지하고, 무릎을 구부려 신체를 낮게 한다. 과도하게 구부려 등과 목에 염좌를 유발시킬 수 있는 것은 피한다(그림 6-18 참고).

군인의 서 있는 자세는 마사지를 할 때 매우 유용하다. 앞으로 기대어 서 있는 자세를 위한 좋은 신체정렬과 다리 위치는 그림 6-19a,b에서 보여주고 있다. 앞 다리는 뒤쪽의 다리보다 더 구부리고, 압박은 한쪽 다리에서 다른 다리로 체중을 이동시키는 기술을 수행하여 약간 기울어질 때 적용한다.

테이블과 마주볼 때, 측면, 또는 말 자세를 사용하는 것이 효과적이다. 그림 6-20a,b는 말 자세를 사용하기 위한 신체와 발 정렬을 보여주고 있다.

대상자의 머리, 손과 발에 마사지를 하는 동안 의자 또는 판에 앉는 것은 신체에 염좌를 최소화

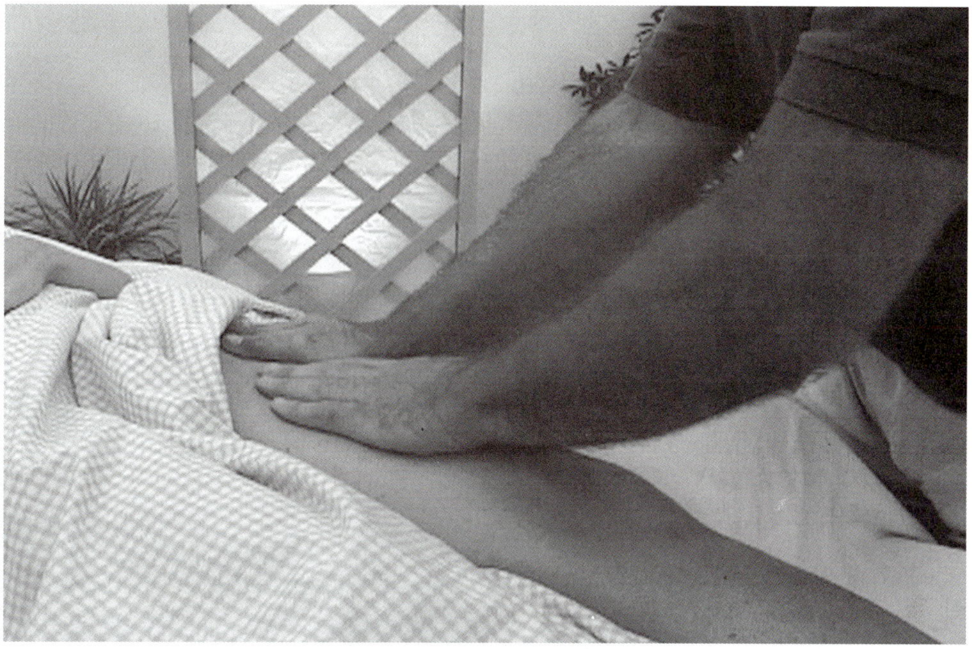

그림 6-14. 에플루라지를 수행하는 동안 손목의 중립적 자세.

하는데 도움을 줄 수 있다. 높이는 치료사의 등과 손목이 똑바로 유지되게 하기에 적당해야 한다. 의자의 높이는 중립자세에서 손목을 유지할 수 있도록 적절하여야 한다. 그림 6-21a,b 참고.

염좌 예방 (Avoiding Strain)

적당한 준비기술은 대상자를 준비시키기 위한 것이 아니라 치료사의 신체와 손을 위해 준비하는데 도움을 줄 수 있다. 마사지 기간에서 다양한 기술은 치료사의 신체 부위 또는 특별한 관절에 반복적인 염좌를 최소화하는데 도움을 줄 수 있다.

이것은 대상자의 염좌도 덜 유발하고 근육 긴장도 이완시키는 기술이며, 예를 들면, 자세 이완 기술과 몇 가지 에너지 작용이다. 대상자의 신체 염좌는 휴식 시간을 제공하며 덜 긴장된 기술로 번갈아 교대로 하는 것도 기술이다. 마사지의 마지막에, 손은 가끔 뜨겁거나 또는 에너지로 충전된 듯한 느낌을 가질 수 있다. 마사지 후에 흐르는 차가운 물에 손을 씻는 것은 손을 정상 상태로 되돌리는데 도움을 준다.

여러 마사지 기간에 치료사는 그들의 근력과 신체 역학에 알맞은 마사지 유형을 한 번에 안전하게 수행할 수 있다. 마사지를 안전하게 수행하기 위하여 근력과 체력을 증진시켜야만 한다. 마사지를 수행하는 기간의 갑작스러운 증가는 염좌, 통증과 손상의 원인이 될 수 있다.

일주일 동안 계획된 마사지를 위한 지침은 아래와 같다. 그들 자신의 건강과 안녕을 유지하고 치료사가 어느 정도 선택하여 수행해야 하는지를 예상하여 설명한 것이다.

- 일주일에 4일 근무한다면, 하루에 1시간 씩 5회
- 일주일에 5일 근무한다면, 하루에 1시간 씩 4회
- 일주일 전체 20시간

더구나,

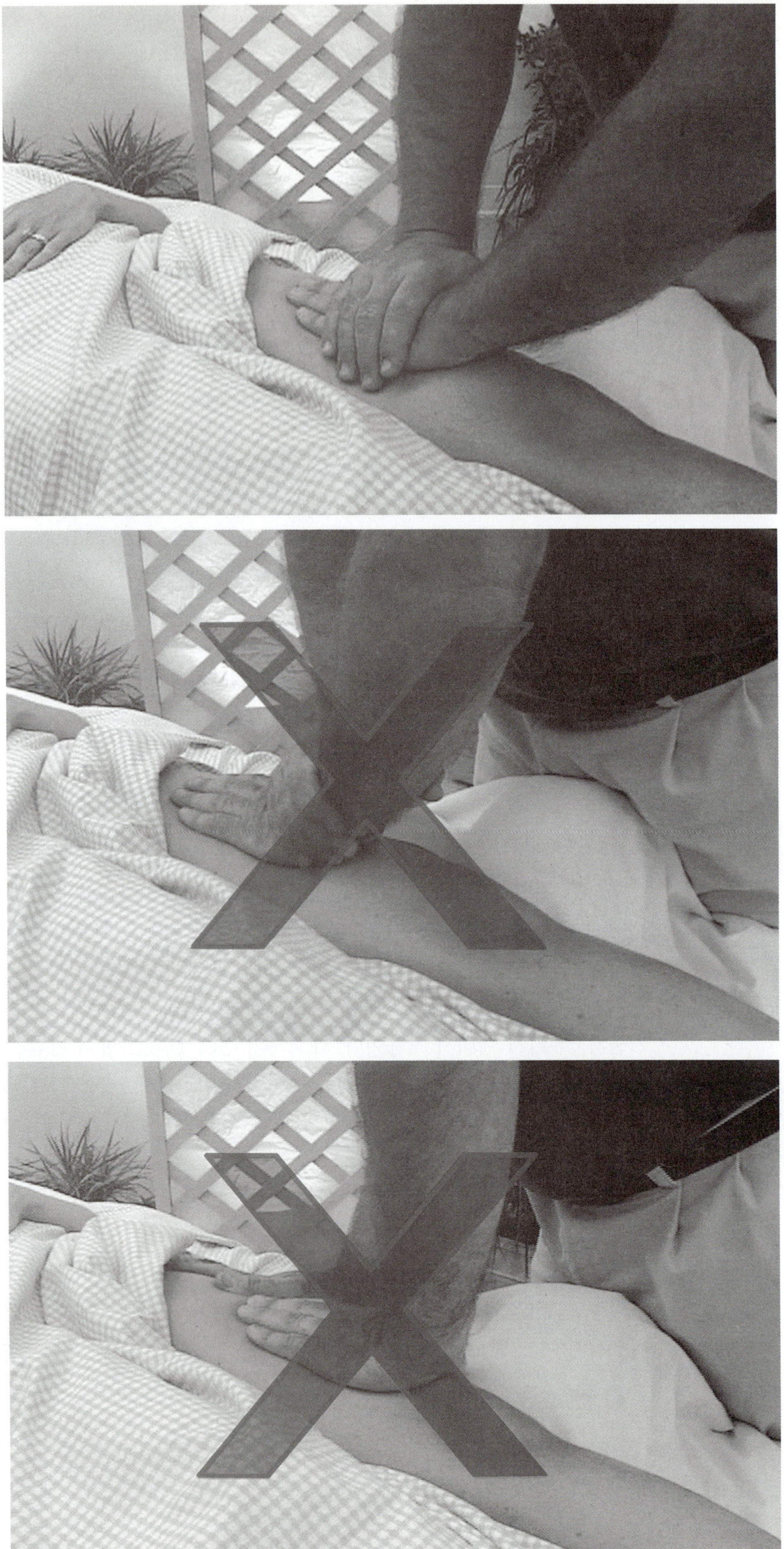

그림 6-15. 압박을 수행하는 동안 손목의 올바른 자세. A. 압박 시 적절한 손의 위치. B. 손목이 과신전된 부적절한 자세는 손목 손상을 유발시킬 수 있다. C. 다른 손과 손목으로 직접 압박하는 부적절한 자세는 손상을 유발시킬 수 있다.

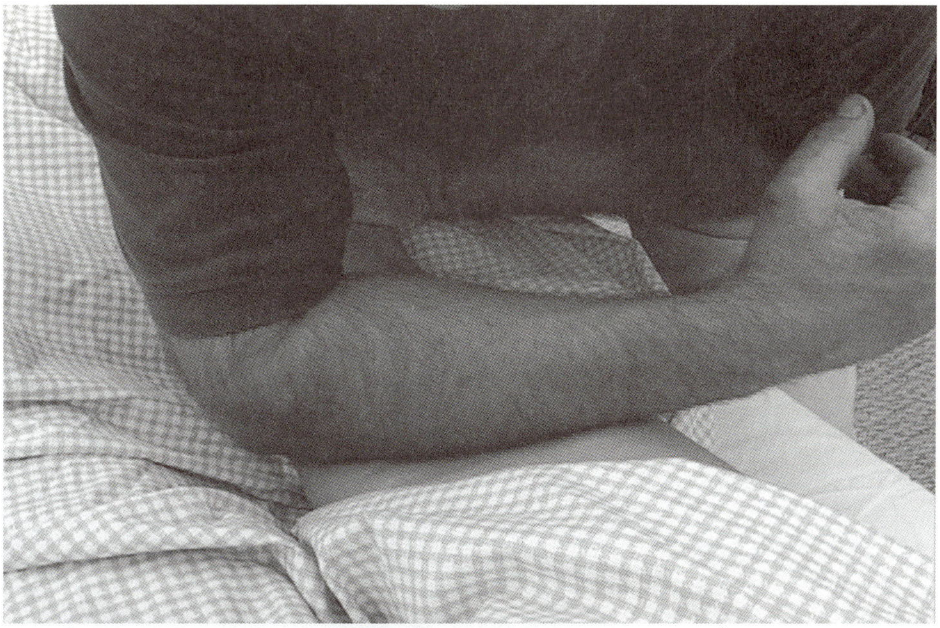

그림 6-16. 슬괵근(harmstring muscle)에 전완을 사용한 에플루라지 기법.

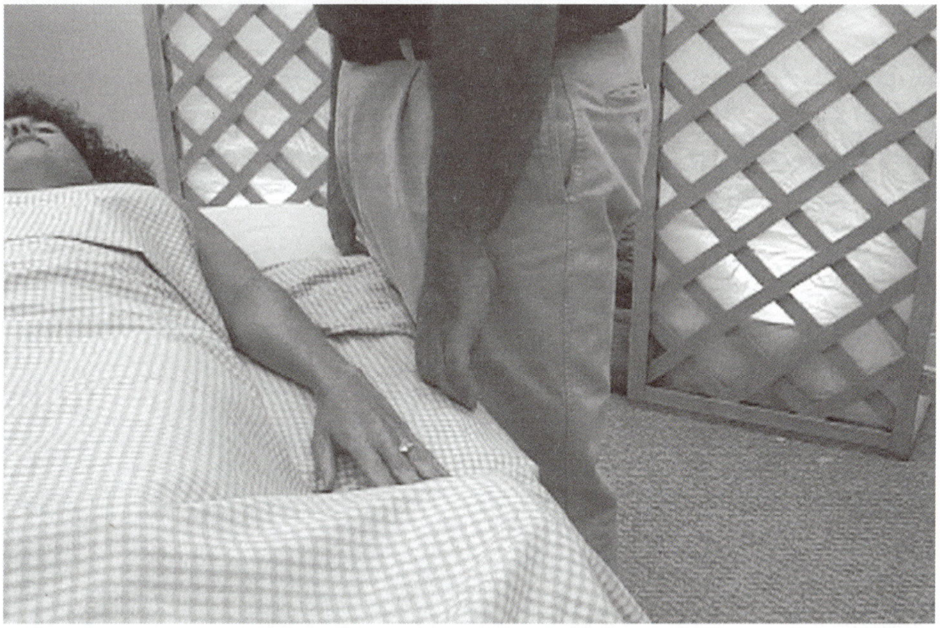

그림 6-17. 적당한 테이블 높이 결정.

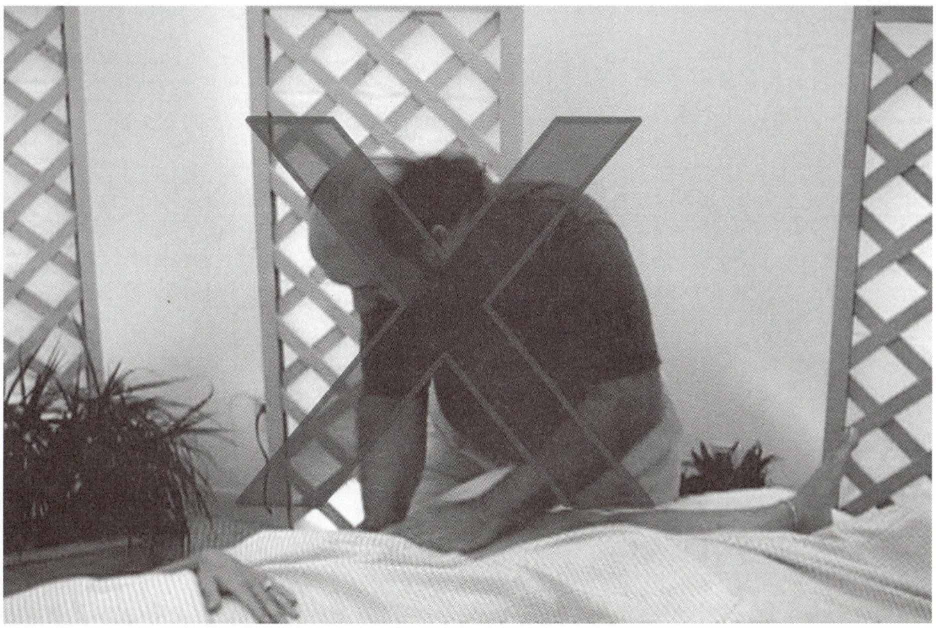

그림 6-18. 등을 구부리고 머리가 전방에 위치한 부적절한 신체 정렬.

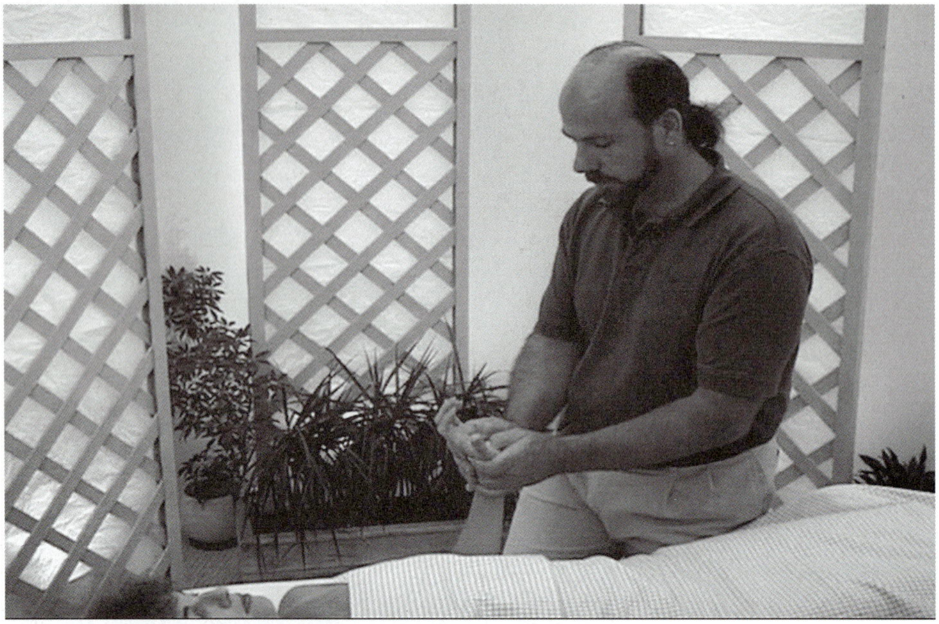

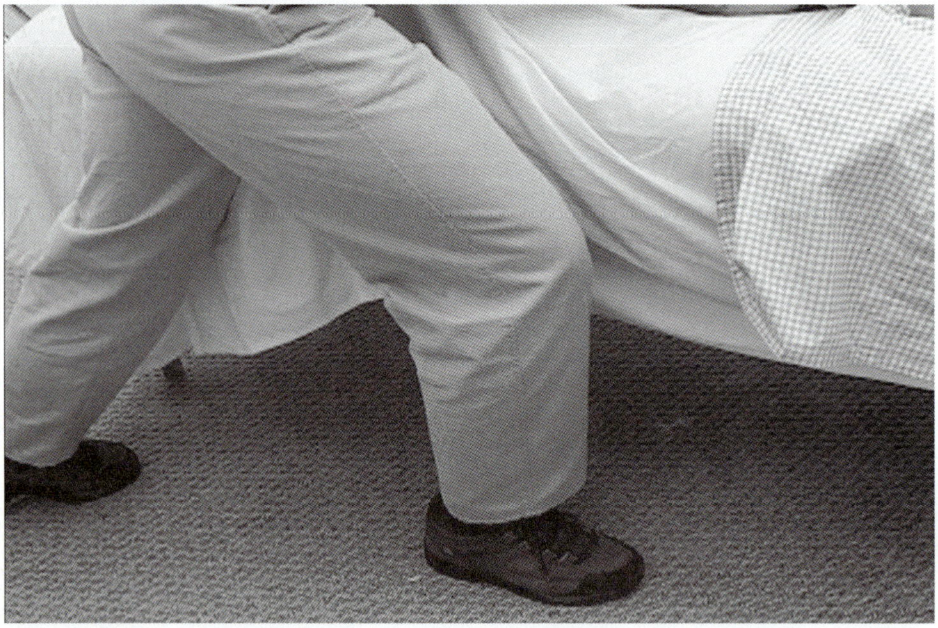

그림 6-19. 치료사가 대상자의 머리를 바라보거나, 대상자의 발에 서 있을 때 좋은 신체 역학. A. 머리와 등의 정렬. B. 앞으로 기댄 자세에서 다리와 발.

- 마사지 기간동안 15~20분은 휴식을 취한다.
- 1시간 마사지 기간을 3회 연속적으로 한 후에는 적어도 30분은 휴식을 취한다.
- 마사지 유형이 힘든 것이라면, 하루에 1시간씩 4회 이상은 수행하지 않는다.

개인적으로 마사지를 수행하고자 한다면, 깨끗한 린넨, 고객 또는 환자 기록을 하고, 재정 장부를 쓰고, 자신의 사업과 관련된 다른 일도 수행한다.

감정 관리 EMOTIONAL SELF-CARE

감정 관리는 스트레스와 정신적 피로를 예방하기 위하여 중요하다. 치료는 계획을 하고 확실한

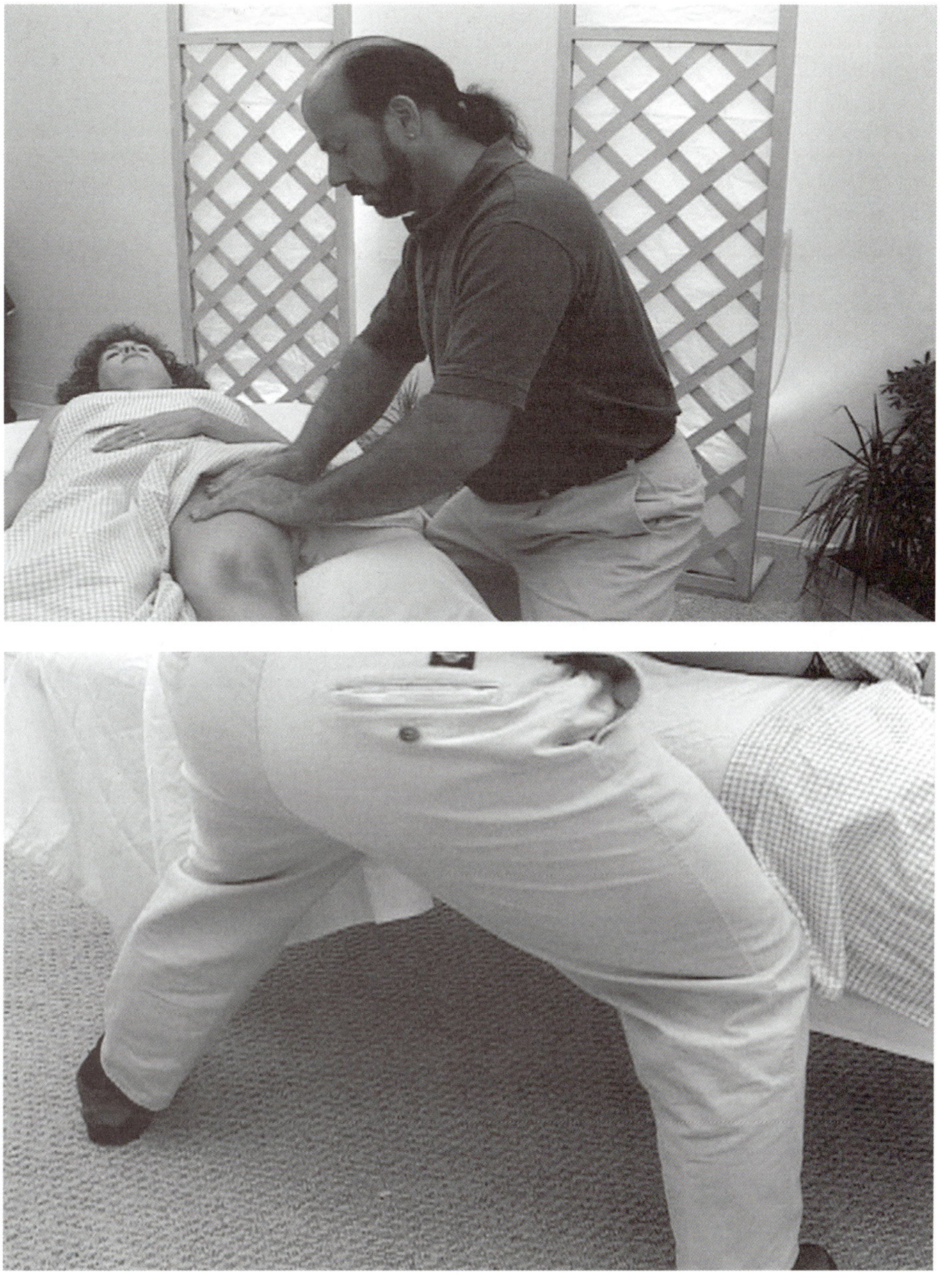

그림 6-20. 테이블을 마주하였을 때 좋은 신체역학. A. 허리와 목의 정렬. B. 말단자세에서 다리와 발.

직업적 경계를 유지하여야 한다. 치료사의 직업은 환자 또는 고객에게 도움을 주기 위한 것이고, 그들 생활의 문제점에서 탈출하기 위한 것은 아니다. 혼란상태를 이야기 할 수 있는 사람인 경우 치료사에게 유리하다. 동료와 직업 관리는 치료사와 대상자 관계에서 확실한 경계를 유지하고 혼란스러운 상태를 해결하는데 도움을 준다.

수행요소 PERFORMANCE ELEMENTS

세션의 기간 (Length of the Session)

세션의 기간은 변하고 기간은 의도나 목표 그리고 마사지를 수행하는 상황에 따라 결정한다. 예

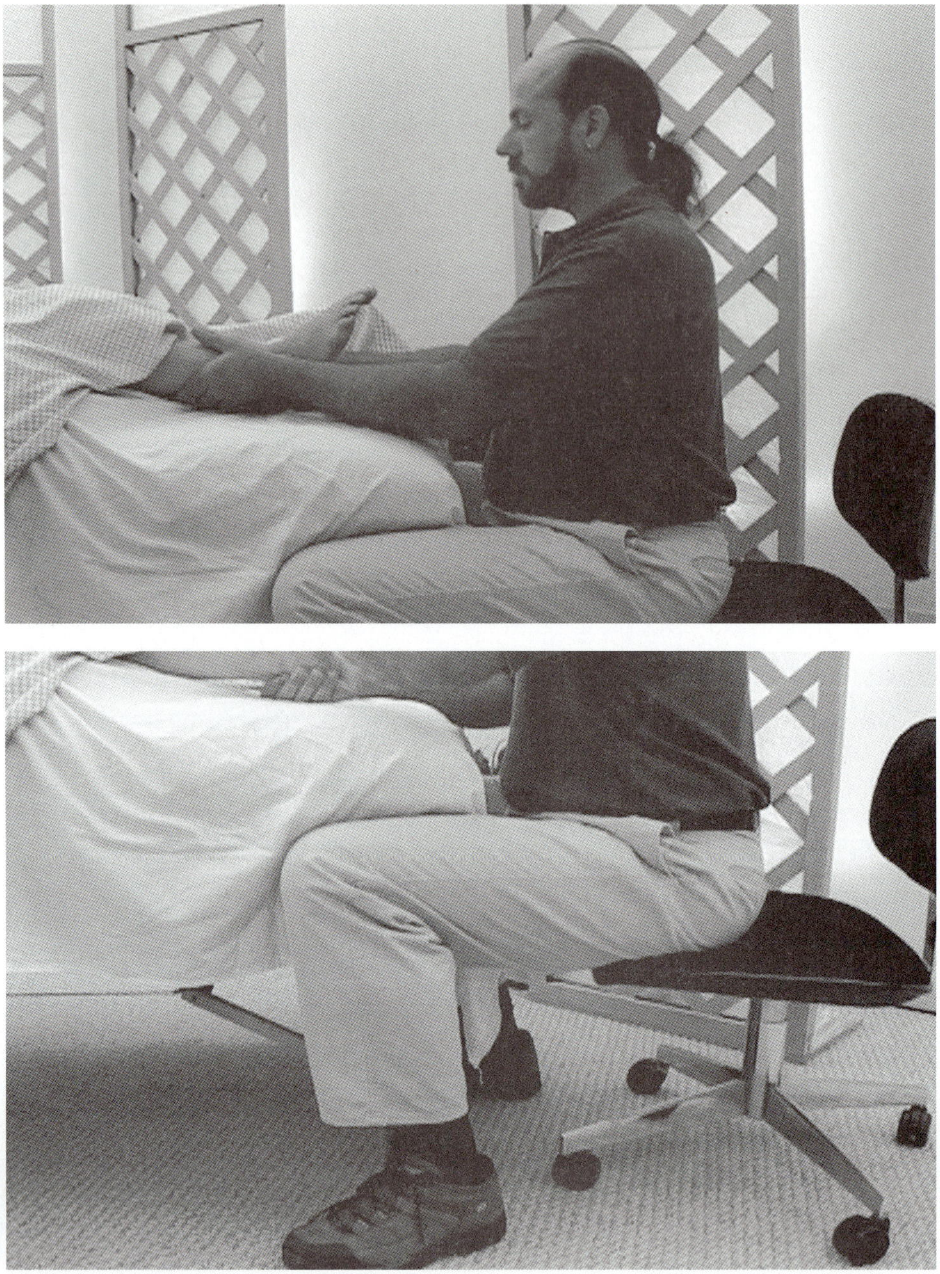

그림 6-21. 의자에 앉아서 마사지를 수행할 때 좋은 신체역학. A. 앉은 자세에서 등과 머리 정렬. B. 바닥에 발을 놓고 의자 모서리에 앉기.

를 들면, 일반적인 건강 목적을 위한 마사지 기간은 대개 30분에서 1시간 30분 정도이다. 이것은 헬스클럽, 온천 또는 개인적 마사지 치료에서 전형적기간이다. 직장인에게 수행하는 의자 마사지는 약 15~20분이다. 스포츠는 운동 전에 15분간 마사지를 받고 운동 후 일반적으로 30분~1시간 수행된다. 광범위한 치료 기간(예, 물리치료)에서 마사지는 약 10분 정도 수행한다. 마사지 기간에 대한 것은 이 책의 각 마사지 유형에서 설명되어질 것이다.

윤활제의 양 (Amount of Lubricant)

일반적으로 마사지를 수행하기 위해서 적당량의 윤활제를 사용할 것이다. 너무 많은 윤활제는 완전한 접촉을 방해하고, 손은 피부 위에서 미끄러지고 활주하게 될 것이다. 이것은 작은 부위에 더 특별한 작업을 수행할 때 그리고 마찰을 사용할 때 특히 더 나타난다.

너무 적은 윤활제는 특히 팔, 다리 또는 가슴에 체모가 많은 사람과 고운 피부를 가진 사람에게는 피부 자극을 일으킨다. 많은 오일은 활주 움직임을 하는 부위에 준비 작업 시에 사용되고 후에 적은 윤활제로 수행하여야 하는 기술을 위해서 닦아낸다. 마사지 대상자는 건성 피부를 완화시키기 위해서 여분의 윤활제를 사용할 수 있다. 게다가 로숀 또는 오일은 수분 공급 화장품과 같이 특별한 신체 부위의 마사지 후 사용할 수 있다.

어떠한 경우라도 얼굴에는 윤활제를 사용하여야 한다. 치료는 머리에 로숀이나 오일이 묻지 않게 하고 목까지 수행한다. 대상자가 원할 때는 머리에 윤활제가 묻지 않도록 수술용 또는 샤워 모자를 사용한다.

윤활제는 옷을 입기 전에 피부에 흡수되거나 그렇지 않으면 닦아낸다. 몇 가지 물질은 옷에 얼룩이 지게 하거나 세탁하기에도 까다롭다. 마른 타올로 문질러서 대부분 로숀과 오일을 제거 할 수 있고 제거를 더 원할 때는 알코올을 사용할 수 있다.

기술과 수법의 순서 (Sequence of Techniques and Routines)

각각의 기술은 거의 따로 따로 수행되지만, 원하는 효과를 위해서는 기술을 혼합하여 사용한다. 일반적으로, 준비와 표면 기술 후에는 심부와 특별한 기술이 뒤따르고 더 표면적이고 부드러운 것 중 하나로 끝마친다. 기술 사이의 부드러운 변화는 숙련된 느낌을 줄 수 있다.

수법은 각 시간에 거의 같은 방법에서 수행되는 기술의 규칙적인 순서이다. 수법은 또한 기간 동안에 신체 부분의 규칙적인 순서도 역시 포함한다. 경험이 있는 치료사는 대부분 마사지 작업을 일상적인 방법으로 계획하지만, 대상자의 필요에 따라 변할 수 있다.

수법은 작업의 부드러운 패턴을 계획하는데 유용하고 새로운 마사지 기술을 익히는데 효과적인 방법이다. 이 책에서는 다른 접근법 중의 몇 가지를 소개할 것이다.

특징과 방향 (Specificity and Direction)

대부분의 마사지는 일반적인 방법으로 신체의 넓은 부위에 수행된다. 예를 들면, 긴 활주 쓰다듬기는 가끔 등 전체에 수행되고 근육 군을 주무르고 각각의 근육을 반대로 하여 신장시킨다. 이것은 기술 적용의 더 일반적인 방법이며 부위에 따뜻함, 이완반응(전체 신체 반응)을 이끌어 내고, 또는 근육 군 이완과 같은 효과를 위하여 적합하다.

기술의 적용 방향은 일반적인 해부학적 용어론(예, 근위, 원위, 내측, 외측), 또는 특정한 신체 구조와 관련된 용어(예, 근육 접합부 방향)로 표현될 수 있다.

예를 들면, 사지에 심부 활주 쓰다듬기를 수행할 때, 원위에서 근위 방향으로 항상 정맥 흐름의 선을 따라 움직인다. 항상 심장에서부터 체액의 움직임 또는 정맥 흐름에 대항하는 것은 혈액의 역행을 일으킬 수 있으며, 정맥내의 정맥판을 손상시킬 수 있다.

가벼운 활주 움직임을 이용한 표면 압박은 근위에서 원위로 수행한다. 이것은 사지의 근위에서 원위의 심부 활주 움직임 사이에 쓰다듬기와 같이 다시 사용하며, 또한 다른 부위로 옮겨가기 전에 치료를 마칠 때 사용할 수 있다.

마사지 치료사는 특별한 상태와 작은 부위(건에 심부 횡단 마찰 또는 엄지손가락 압박으로 발통점을 제거)에서 그들이 중점적으로 사용하는 기술의 특징을 설명할 것이며 이것은 훌륭한 촉진 기술과 해부학적 구조 지식을 필요로 한다.

압박, 리듬과 속도 (Pressure, Rhythem, and Pacing)

압박, 리듬과 속도는 마사지 움직임을 설명하기 위하여 사용된다. 이 특성은 마사지 기간, 기술의 연속 또는 한 가지 기술에서 원하는 효과에 따라 변한다.

압박은 적용되는 기술에서 사용되는 힘과 기술에 의해서 조직 압축 작용의 정도와 관련이 있다. 어떠한 상태에서 사용되는 압박의 정도는 계획한 효과와 허용범위 또는 대상자의 요구에 따라 결정될 것이다. 일반적으로 말하자면, 부위에 적용을 할 때 압박은 처음에는 가볍게 적용하고, 후에 원한다면 더 깊게 압박한 후 가볍게 마친다. 이것은 조직을 따뜻하게 하여 점진적인 마사지를 위해 준비되게 하고, 심부 압박에 적응시키기 위한 것이다. 강한 압박을 특별한 부위에 너무 빨리 사용한다면, 조직 손상과 상처를 입게 할 수 있다. 너무 약한 압박은 간지러운 느낌을 줄 수 있고, 강한 압박은 죄어지는 반응이 나타날 수 있다. 두 가지 효과는 원치 않는 것이다.

리듬은 특별한 율동, 박자, 강세, 움직임 패턴의 되풀이와 관련이 있다. 리듬은 부드럽고, 순환하며, 불규칙한 것으로 설명할 수 있다. 리듬은 일반적으로 활주 움직임과 주무르는 것과 같이 연속적인 것과 일반적인 기술을 적용할 때 중요하다. 특별한 적용은 가끔 발통점과 지압점을 아래로 천천히 압박할 때처럼 리듬이 없을 때도 있다. 마사지 치료사는 마사지를 수행할 때 자신만의 리듬이 있다. 부드럽고 순환하며 그리고 규칙적인 리듬은 대상자의 이완을 이끌어내는데 도움을 준다. 불규칙한 리듬은 자극 또는 대상자를 기분 전환할 경우에 사용한다. 리듬은 계획하여야 하고, 중단하여서는 안된다. 상처가 있는 피부 접촉은 피하도록 하여 마사지를 시작하고 또는 가능한 거의 리듬이 없게 하여 수행한다. 기분 좋은 리듬을 확립하는 것 또한 마사지 기술의 한 부분이다.

속도는 기술 수행의 속도와 관련이 있다. 일반적으로 느린 속도는 더 이완되게 하고, 빠른 속도는 더 자극적이다. 속도의 선택은 원하는 효과에 따라 결정한다.

요약 SUMMARY

치료적 관계는 마사지 치료사와 대상자의 역할과 관련된 암시적인 합의를 포한한다. 직업적 경계는 이러한 역할을 명확하게 유지하는데 도움을 준다. 경계를 유지하는 것은 이중적 관계를 피하고, 전이와 역전이의 잠재적인 효과를 인식하고, 마사지 수행 범위 내에서 수행하는 것이다.

직업적인 품행은 전문적 관계, 그리고 신임을 형성시키는 것을 확립하도록 도움을 준다.

치료사의 옷은 깔끔하고, 청결하고, 그리고 정숙하고 보석은 작은 것을 착용한다. 치료사와 주위 공간은 불쾌한 냄새가 나지 않아야 한다. 직업적인 톤과 적절한 언어를 선택한다.

접촉은 마사지하는 동안 중요한 상호작용의 방법이다. 심신상관적 측면에서, 신체적 접촉은 정신적, 감정적, 그리고 정신적인 효과가 있다고 알려져 있다. 접촉을 위하여 필요한 지식과 문화적 영향은 고객과 환자를 더 이해하는데 도움을 줄 수 있다. 치료사는 치료와 동정하기 위한 중개로 인식하여 마사지를 수행하기 위하여 시도할 수 있다. 자기관리 기술은 대상자의 부정적인 "느낌"을 치료사가 흡수하는 정도를 제한시키는데 도움을 준다.

마사지 접촉에서 대상자에게 개방을 유발하기 위한 것이다. 문화적 배경과 모욕의 병력과 같은 요소는 대상자가 편안함을 느낄 때 고려되기 위하여 필요하다. 치료사는 접촉과 관련된 잠재적인 전이와 역전이에 대한 인식이 있어야 한다. 성적 접촉은 전문적인 시설에서 윤리적으로 있어서는 안된다.

접촉을 허락하는 것은 마사지를 수행하기 전에 수행하여야 한다. 마사지를 허락하는 것은 목적에 맞는 행위를 설명하고, 예상하는 목적을 설명하며, 마사지에 대한 허락을 물어야 한다. 대상자는 마사지를 수행하기 전 또는 수행 중에 "아니오" 라고 말할 수 있다는 것을 제시한다.

교차-성상황은 마사지의 비성적인 것에 관한 것을 특별하게 이야기 한다. 명확한 경계와 직업적 품행은 마사지를 수행하는 기간 동안 성적으로 고려되어야 하는 중요한 것이다. 7단계 중재 모델은 고객이 나쁜 행동에 반응하기 위한 절차이다.

마사지를 수행하는 동안 구두 상호작용의 적절한 수준은 대상자가 필요로 하고 마사지 기간의 목적에 따라 결정된다. 건강과 안전을 유지하기 위하여 대상자의 피드백을 가지는 것은 바람직하다. 치료사는 대상자의 감정이완의 경험이 있다면 지지하고, 마사지 수행 범위 제한에 관하여 명확히 하여야 한다. 마사지에서 중요한 대화의 유형은 접촉이고, 말을 많이 사용하지 않는 것이 좋다.

고객 또는 치료사에 관한 정보는 비밀을 지켜야 한다. 다른 건강 전문가와 상담, 응급상황, 법적으로 필요한 경우는 예외이다. HIPPA 개인적인 규칙은 의료기록의 비밀을 보호하기 위한 연방규범이다.

마사지 공간을 갖추는데 고려되어야 할 중요한 요인은 편안한 치료실 온도, 신선한 공기, 간접조명, 편안한 소리, 개인 탈의실, 그리고 전체적인 청결과 정결이다. 윤활제는 도포제, 오일, 그리고 로숀이 마사지에 사용된다. 치료사는 작업을 증진시키기 위하여 혼합하여 사용할 수 있다. 윤활제의 광범위한 선택은 제조사를 이용한다.

대상자는 편안함, 안전성, 그리고 마사지 받는 부위의 접근이 용이하도록 테이블에서 자세를 취한다. 테이블 자세는 바로 누운 자세, 엎드린 자세, 옆으로 누운 자세, 그리고 기댄 자세이다. 신체는 따뜻함을 유지하기 위하여 시트로 덮어준다. 서혜부와 여성의 가슴은 마사지 전체 시간동안 덮어주어야 한다. 신체 부위는 마사지 수행하기 전에 덮지 않고 나중에 덮는다. 스포츠 경기와 의자 마사지와 같은 몇 몇 상황에서는, 대상자는 옷을 입고 커버를 사용하지 않는다.

치료사의 손은 청결하게 하고, 손톱은 손질하여야 하고, 장신구는 대상자를 할퀼 수 있으므로 빼고, 조절 운동을 수행하고, 적절한 기술을 사용하고 적당한 휴식을 취하여 손의 손상을 예방한다. 엄지손가락의 손상은 관절에 압박을 적용하고 엄지손가락을 외전시키지 않아 최소화하게 한다. 손목은 중립자세에서 고정되게 하고, 손목의 과신전과 압박은 피한다.

좋은 신체 역학은 좋은 정렬에서 등과 목이 유지되게 하는 것이고, 다리를 사용하여 힘을 유발시키게 한다. 앞으로 기대거나 또는 말 걸음과 같은 군인의 서있는 자세는 좋은 신체 정렬을 유지하기 위하여 효과적이다. 테이블 높이는 건강한 신체 역학을 용이하게 하기 위하여 조절한다.

마사지를 위한 유익한 시간은 하루에 5회 이상 일주일에 20시간 이상 수행하지 않는다. 마사지 기간 사이 적절한 휴식은 신체의 염좌를 예방하는데 도움을 준다. 감정적 자기 관리는 스트레스와 피로를 예방하는데 도움을 준다.

세션의 기간은 마사지의 목적에 따라 결정되고, 15~90분 정도이다. 한 시간은 전신마사지의 대표적 시간이다. 의자마사지는 최소한 15~20분 정도 수행한다.

윤활제의 양은 사용되는 물질과 수행되는 기술에 따라 결정되어 마사지에 사용된다. 일반적으로, 적어도 마사지에 필요한 정도는 사용한다.

마사지 기술은 특정한 효과를 위하여 연속적으로 수행된다. 치료사들은 고객의 필요에 따라 마사지의 방법을 선택한다. 기술 적용의 요소는 방향, 특성, 압박, 리듬, 그리고 속도이다. 마사지 기술은 이러한 수행요소를 숙련되게 혼합하여 사용하는 것이다.

다음 부분은...

이 장에서 설명된 지침은 기술의 정확한 적용을 지지한다. 7장에서는 에플루라지, 페트리사지, 경타법, 마찰법, 그리고 진동법의 서양마사지 기술 분류에 대하여 자세하게 설명할 것이다.

참고문헌

Benjamin, B. E., and Sohnen-Moe, C. (2003) *The ethics of touch*. Tucson, AZ: SMA Inc.

Dixon, Marian W. (2001). *Body mechanics and self-care manual*. Upper Saddle River, NJ: Prentice Hall.

Field, T. (2001). *Touch*. Cambridge, MA: The MIT Press.

Frye, B. (2000). *Body mechanics for manual therapists: A functional approach to self-care and injury prevention*. Stanwood, WA: Freytag Publishing.

McIntosh, N. (1999). *The educated heart: Professional guidelines for massage therapists, bodyworkers and movement teachers*. Memphis, TN: Decatur Bainbridge Press.

Montagu, A. (1978). *Touching: The human significance of the skin*, 2nd ed. New York: Harper & Row.

National Certification Board for Therapeutic Massage and Bodywork (2000) *Standards of Practice*. Retrieved March 2003 (*www.ncbtmb.org*).

웹사이트

HIPAA Privacy Guidelines (www.hhs.gov/ocr/hipaa)

National Certification Board for Therapeutic Massage and Bodywork (www.ncbtmb.org)

학 습 가 이 드

학습결과 LEARNING OUTCOMES

학습 가이드는 처음 시작하는 부분에 학습결과를 사용하라. 학습 파트너 또는 테이프에 기록된 것을 이용하여 쓰거나 구두로 말하여서 각 결과에 주어진 과제를 수행하라. 처음에는 "책을 보고" 시작하고, 후에는 기억한다.

중요한 용어/개념 KEY TERMS/CONCEPTS

중요한 용어와 개념은 이장을 처음 시작할 때 목록화하였고, 다음에 나오는 연습에서 하나 또는 그 이상을 선택하라. 이러한 이야기에 관한 쓰기 또는 말하기는 이들의 중요성을 심도 있게 이해하고, 이것들을 더 기억하는데 도움을 줄 수 있다.

1. 각 각의 중요단어와 개념을 하나 또는 두 개의 문장으로 쓰시오.
2. 몇 가지 방법에서 중요한 단어 또는 개념을 찾는다. 상관관계를 설명한다. 예를 들면, "도포제, 로숀과 오일은 모두 마사지에 사용되는 윤활제이다" 또는 " 치료적 상관관계를 위한 지침은 치료의 기준에 설명하였다"
3. 3-5단어 또는 개념의 그룹으로 문제 2를 반복한다.
4. 학습결과 중 하나의 중요 단어의 짝을 찾는다. 예를 들면, "공기 질은 10의 부분이다; 마사지의 물질 환경을 만들어라; 예를 들면, "마사지 공간에서 공기는 신선해야 하고...."처럼 단어와 관련된 지침을 설명하라.

학습 개요 STUDY OUTLINE

다음은 이 장에서 중요한 개념을 기억하는지 검사하기 위한 질문이다. 각 질문이 있는 본문의 페이지를 이용하여 대답하라.

치료적 관계 (Therapeutic Relationship)

1. ____________는 마사지 치료사와 고객의 역할과 관계된 암시적인 합의를 포함한다(p. 108).
2. 역할에 관한 확실함은 ______________에 의하여 유지된다(p. 108).
3. ____________관계는 치료사와 고객보다 다른 관계이다(p. 108).
4. 고객이 치료사-고객관계에서 그들의 과거에서 해결하지 못한 무의식적 감정이 있을 때, ________ _________이라고 한다(p. 109).
5. 치료사가 치료사-고객관계에서 그들의 과거에서 해결하지 못한 무의식적 감정이 있을 때, ______ _________이라고 한다(p. 109).

직업 태도 (Professional Demeanor)

1. 치료사의 외모와 행동은 ________________에 의해서 좋은 치료적 관계를 성립하는데 도움을 준다(p. 109).
2. 직업적인 옷은 ___________, ___________, 그리고 ___________한다(p. 109).
3. _________, __________, 그리고 __________ 과 같은 불쾌한 냄새는 제거하여야 한다(p. 109).
4. 치료사의 언어는 과도하게 ________ 언어와 은어처럼, _________ 피하여야 하고; 고객의 수준을 __________하여 이야기 한다(p. 109).
5. 대상자과 제공자 사이 관계는 이해되고 마음에 들어야 하지만, ____________안된다(p. 109).

접촉과 다른 사람 (Touching and Another Person)

1. 사람은 ___________________ 선천적 접촉을 가지고 있다(p. 110)
2. 접촉은 _________________________을 의미한다(p. 110).
3. 심신상관적 측면에서, 간단한 신체적 접촉은 대상자의 ___________, ___________, 그리고 _________에 효과를 있다고 알려졌다(p. 110).
4. 접촉은 _____________, ______________, _____________, 그리고 __________를 전달할 수 있다(p. 110).
5. 고객의 부정적인 "느낌"의 흡수를 예방하기 위한 자기관리의 예는 _________, _________, 그리고 ___________이다(p. 110).
6. 접촉의 편안한 정도는 ___________________ 때문에 고객에 따라 다르다(p. 110).

7. ____________접촉은 전문적인 시설에서 결코 적절하지 않다(p. 110).

접촉의 허락 (Permission to Touch)

1. 접촉을 허락하는 것은 __________________때 시작되는 과정이다(p. 111).
2. 접촉을 허락하는 것은 ________________, ____________, ____________, ____________, 그리고 ____________이다(표 6-1)(p. 111).
3. 고객이 접촉을 허락하는 것은 목적이 있는 행위에 ___________의 의견을 명확하게 하는 것이다(p. 111).

성적 고려사항 (Gender Considerations)

1. 이성과 동성 마사지에서, 마사지 치료의 _________에 관하여 확실하게 하고, 확실한 _________를 설립한다(p. 112).
2. 많은 사람들은, 특히 여성은 ___________와 __________ 의 피해자가 되어왔고, 확실한 __________를 위한 특별한 필요가 있다(p. 112).

중재 모델 (Intervention Model)

1. 중재모델은 _________________________할 때 사용된다(p. 113).
2. 7 단계 중재 모델에서 단계는 (a) ___________, (b) ________________, (c) ________________, (d) ________________, (e) ________________, (f) ________________, (g) ________________ 이다(표 6-2)(p. 113).

말하기와 되먹임 (Talking and Feedback)

1. 마사지 기간 동안 구두 상호작용의 정도는 _________________과 ______________에 따라 결정된다(p. 114).
2. 이완이 목적일 때, 말하는 것은 ___________하여야 한다(p. 114).
3. 마사지 수행에 관하여 치료사가 대상자에게 정보를 제공하는 언어와 비언어적 대화는 ____________________라고 한다(p. 114).
4. 감정이완은 _____________________________ 의 결과이다(p. 114).
5. 감정이완이 되는 동안, 치료사의 반응은 ___________이지만, ____________은 아니다(p. 114).
6. "마사지를 수행하는 동안 최소한의 대화"를 제외한 지침은_______________ 하여야 한다(p. 114)
7. 마사지 하는 동안 말하는 것은 자신의 삶을 허용하는 것을 피하기 위한 좋은 방법은 ___________ 하는 것이다(p. 114).

비밀 (Confidentiality)

1. 비밀은 _______________ 위한 고객의 권리에 근거한 직업적 관계에서 윤리기준이다(p. 114)
2. 고개 또한 환자에 관한 비밀 정보는 __________, ___________, 그리고 __________이다(p. 115).
3. 비밀의 일반적 규칙의 예외는______________와 ___________이다(p. 115).
4. ________________을 제외한 고객에 관한 정보를 제공하는 것은 비윤리적 고려사항이다(p. 115).
5. 치료적 마사지와 신체치료를 위한 국제 인증 게시판은 ___________라고 하는 문서에는 전문적인 윤리 행동에 관한 자세한 지침을 제공하고 있다(p. 115.

HIPPA 개인적인 규칙 (HIPPA Privacy Rule)

1. HIPPA ______________________________을 위한 규범이다(p. 115).
2. HIPPA는 개인의 _______________를 보호하기 위하여 계획되었다(p. 115).
3. 고객은 그들의 _________ 볼 수 있어야 하고 그들이 실수를 찾는다면 _________을 이야기한다(p. 115).

4. HIPPA에 따르면, 고객 기록은 가급적이면 기록실 ______________에, 파일 케비닛에 보관하여야 한다(p. 115).
5. 고객은 __________, __________, 그리고 ________위한 정보의 발표와 사용을 위하여 ____________에게 동의하여야 한다(p. 115).

물리적 환경 (The Physical Environment)

1. 마사지 테이블의 필수적인 모양은 적합한 ________과 __________이다(p. 115).
2. 마사지 테이블의 유형은 ______________과 ______________에 따라 결정된다(p. 115).
3. 마사지 의자는 _________, ___________, ____________, ___________, 그리고 __________으로 구성된다(p. 116).
4. 마사지 치료실의 편안한 온도는 거의 ______________ 정도이다(p. 117).
5. ______________은 방에서 먼지, 곰팡이, 그리고 다른 알러지를 유발하는 물질을 제거하는 데 도움을 준다(p. 117).
6. 마사지를 위한 빛은 ________와 __________이어야 한다(p. 117).
7. 음악을 포함한 소리는 ____________와 __________ 환경, 또는 __________만드는 데 도움을 준다(p. 118).
8. 고객이 __________ 또는 _________ 할 때, 적절하게 벗기고 테이블에 올라가는 것을 도와준다(p. 118).
9. 시트와 타올을 사용하는 것은 ____________________을 유지하여야 한다(p. 118).

윤활제 (Topic Substances)

1. 도포제로 일반적으로 사용되는 것은 ________, __________, __________, __________, ____________, 그리고 __________이다(p. 118).
2. 도포제는 대개 마사지(하나 선택: 전, 중, 후)에 적용된다(p. 118).
3. 마사지에 사용되는 일반적인 식물성 오일은 __________, __________, ___________, 그리고 __________이다(p. 119).
4. 치료사는 그들의 __________, __________, __________, 그리고 ________를 위하여 사용하는 오일을 선택한다(p. 119).
5. 로숀은 __________에 머무르는 경향이 있는 오일 같지 않게 ________에 흡수된다(p. 119).

대상자의 안전함과 편안함

1. 대상자 자세의 목적은 ____________, 그리고 ________________이다(p. 120).
2. 바로 누운(얼굴을 _________) 자세에서, 받침대는 __________와 _________ 아래에 넣어준다(그림 6-3)(p. 120).
3. 엎드린(얼굴을 ________) 자세에서, 받침대는 ________ 압박을 가하지 않기 위하여 ______________ 아래에 넣어준다(그림 6-4)(p. 120).
4. 옆으로 누운 자세를 지지하기 위하여 ________, ___________, 그리고 ____________에 제공한다(그림 6-6)(p. 120).
5. 마사지를 수행하는 동안 드래핑은 _________, ___________, 그리고 __________를 위하여 제공한다(p. 120).
6. 마사지 전 기간 동안 가려주어야 하는 신체 부위는 _________와 ________이다(p. 121).
7. 대상자가 엎드린 자세에서 바로 누울 때 사용되는 기술을 ________라고 한다(p. 122).

치료사의 자기관리

1. 치료사는 ____________, _____________, ____________, 그리고 ________에 의한 그

들의 손, 팔과 허리 손상을 보호할 수 있다(p. 124).

2. 관절이 직선이 되게 하여 압박을 적용하는 예방 기술을 ________________라고 한다(p. 127).
3. 엄지손가락을 (하나 선택: 외전 되게 하여 또는 내전 되게 하여) 압박하는 것은 피한다(p. 127).
4. 손바닥으로 압박을 가할 때, 손목이 ________________ 피한다(p. 127).
5. 압박하는 동안 한손으로 다른 손을 겹칠 때, 위에 손은 ___________ 위에 위치되게 한다(p. 127).
6. 마사지를 수행할 때 신체를 낮추기 위하여 ________________ 구부려라(p. 127).
7. 테이블의 머리와 발을 마주 볼 때, ________________ 자세를 이용하라(p. 127).
8. 압박은 팔을 이용하지 말고, ________________ 로 적용하여야 한다(p. 127).
9. 일주일에 안전하게 수행할 수 있는 한 시간 마사지 기간의 최대 수는 _________이다(p. 127).

감정 관리 (Emotional Self-Care)

1. 감정 관리는 __________와 __________를 예방하기 위하여 중요하다(p. 132).
2. 감정적 자기관리를 위한 전략은 ________________ 이다(p. 132).

수행요소 (Performance Elements)

1. 마사지 기간은 ________________________로 결정된다(p. 133).
2. 윤활제의 양은 적어도 __________________의 필요에 따라 사용한다(p 134).
3. 너무 많은 윤활제는 ________________ 할 수 있다(p. 135).
4. 심부의 특정 기술은 우선 수행하여야 하고, ________________에 따라 수행한다(p. 135).
5. 기술의 순서는 ___________라고 하는 각 시간에 거의 같은 방법으로 수행한다(p. 135).
6. 기술적용의 방향은 일반적인 해부학적 용어, 예를 들면, 근위, ________, ________, 그리고 ________로 표현한다(p. 135).
7. 마사지 치료사는 특정한 해부학적 구조에 기술을 중점적으로 수행한다면 _________와 함께 작업한다(p. 135).
8. _________, ___________, ___________ 리듬은 이완은 유발하는데 도움을 준다(p. 135).
9. 이것은 마사지의 _________를 포함한 수행 기술의 숙련된 조화이다(p. 136).

더 많은 이해를 위해서 FOR GREATER UNDERSTANDING

다음의 훈련은 이장에서 설명된 지침의 특별한 적용이다. 동사는 다양한 활동을 강조하고, 기술발전을 조장하기 위하여 밑줄을 그었다. 이러한 훈련은 학습 파트너 또는 그룹, 또는 학급과 함께 수행한다.

1. 의사, 변호사, 심리치료사, 종교 지도자, 또는 선생님과 함께 당신의 직업적 관계를 분석하라. 이것은 이장에서 설명한 치료적 관계와 유사한 것인가? 당신은 직업적 품위를 가지고 있는가? 어떻게 마사지 치료사와 유사하거나 또는 다른가? 당신이 관찰한 것을 토론하라.
2. 직업적 치료사에게 마사지를 받아보아라. 치료적 관계를 어떻게 성립하고 직업적 경계를 유지하는지를 주의하여 살펴보라. 당신에게 비직업적으로 행동하는 것이 있는가? 당신이 관찰한 것을 토론하라.

3. 직업적 치료사에게 마사지를 받아보아라. 그런 후에, 마사지 기간에서 이야기한 내용과 이야기의 양을 분석하라. 그들의 대화가 당신의 경험을 증진시켰는가 아니면 감소시켰는가? 특정한 예를 들어 관찰한 것을 적어보라. 학습 파트너 또는 그룹에서 토론하라.
4. 마사지치료사를 위한 잡지를 찾아보라(예, Massage Therapy Journal(AMTA), Massage & Bodywork(ABMP), Massage magazine). 마사지치료사의 사진을 평론하고, 직업적인 그리고 비직업적인 이미지를 예를 들어 지적하라. 당신이 찾은 것을 설명하고 토론하라.
5. 당신과 문화적 배경이 다른 두 사람과 이야기하라. 그들의 문화에서 접촉에 관하여 이야기하라. 예를 들면: 서로 어떻게 인사하는가? 이야기 할 때 어느 정도 접촉을 하는가? 함께 걷는가? 다른 원인은? 같은 성의 두 성인, 또는 다른 연령대의 사람 사이에, 남자와 여자 사이에 접촉과 관련된 제한이 있는가? 문화를 비교하고 대조하여 보아라. 마사지에 그/그녀의 의견에 영향을 주는 고객의 접촉에 대한 배경이 어떠하고, 마사지 치료사처럼 당신의 행동에 영향을 어떻게 받을 것인가? 당신이 찾은 것을 설명하고 토론하라.
6. 허락을 받기 위한 상황을 역할에 맞게 연출해보라. 당신의 연출을 분석하고 관찰하라. 그들의 제안을 듣고 상황을 다시 연출하라.
7. 중재를 위한 상황을 역할에 맞게 연출해보라. 당신의 연출을 분석하고 관찰하라. 그들의 제안을 듣고 상황을 다시 연출하라.
8. 2개의 다른 테이블 제조회사의 웹사이트를 찾아라. 가장 근래 마사지 테이블의 모양을 비교하고 의견을 제시할 수 있는 챠트를 만들어라.
9. 마사지 의자도 8번 문항과 똑같이 수행하라.
10. 5년 후에 장래의 마사지 수행에 대하여 상상하라. 당신이 생각하는 마사지 테이블에 관하여 자세하게 설명하라. 웹사이트, 치료실, 또는 팜플릿을 찾아보라. 가장 좋은 테이블과 적절한 가격을 결정하라.
11. 마사지를 수행하는 시설(예, 개인 사무실, 온천, 헬스클럽, 뷰티샵, 재활병원, 병원, 너싱홈)을 방문하라. 온도, 공기 정도, 빛, 소리, 탈의실, 그리고 청결과 같은 공간의 요소에 대하여 자세하게 설명하라. 마사지를 어떻게 전도하겠는가? 어떻게 더 좋게 만들겠는가? 그룹 또는 학급에서 당신이 찾은 것을 토론하고, 경험을 비교하라.
12. 마사지에 사용되는 도포제, 오일, 또는 로숀을 각각 그룹 또는 학급의 다른 사람에게 적용하라. 이러한 상품의 성분을 비교하라. 윤활제로 마사지 기술을 수행하고, 마사지 기술을 증진시키는 방법과 느낌을 기록하라. 당신이 선호하는 것을 선택하고 그룹과 당신이 선택한 것을 토론한다.
13. 다른 자세(예, 바로 누운, 엎드린, 옆으로 누운, 그리고 기댄)에서 학습 파트너와 마사지를 실습하고, 필요하다면 받침대와 다른 받침을 사용한다. 엎드렸을 때 얼굴 받침대를 조절한다. 피드백을 이용하여, 최대한 편안하게 하기 위하여 자세를 다시 정렬시키거나 또는 받침대를 이용한다. 다른 크기 사람과 다른 신체 유형을 실습한다. 다른 사람을 고려하기 위한 요인을 확인한다.
14. 다른 자세(예, 바로누운, 엎드린, 옆으로 누운, 그리고 기댄자세)에서 대상를 시트로 덮게 하고 실습한다. 다른 신체 부위를 덮지 않고 다시 덮게 한다. 여성의 가슴을 가리게 하고 실습한다. 어떠한 느낌이 있는지 대상자의 피드백을 얻는다. 당신은 확신을 가지는가? 편안하다고 느끼고 수줍음이 없게 하는가?
15. 약 10분 정도 당신이 마사지 수행하는 것을 비디오테이프로 녹화한다. 손과 손목관리, 그리고 전반적인 신체 역학을 위하여 마사지 수행을 분석한다. 관찰자에게 피드백을 얻는다. 잘못된 점을 바로 잡아 마사지 수행을 다시 비디오테이프로 녹화한다.

16. 다른 높이의 테이블에서 마사지를 실습한다. 최대로 좋은 신체 역학을 유지하는 높이를 확인한다. 관찰자에게 피드백을 얻는다.

17. 다른 종류의 윤활제로 다른 마사지 기술을 실습한다. 각각의 기술을 수행하기 위한 적당한 양을 결정한다. 당신의 판단에 영향을 준 요인, 예를 들면, 목적, 윤활제 유형, 또는 대상자의 피부상태를 확인한다. 그룹에서 당신이 찾은 것을 토론한다.

18. 다양한 압박, 리듬과 속도로 마사지 기술을 연속적으로 수행한다. 느낌과 그들의 효과들을 고려하여 대상자에게서 피드백을 얻는다.

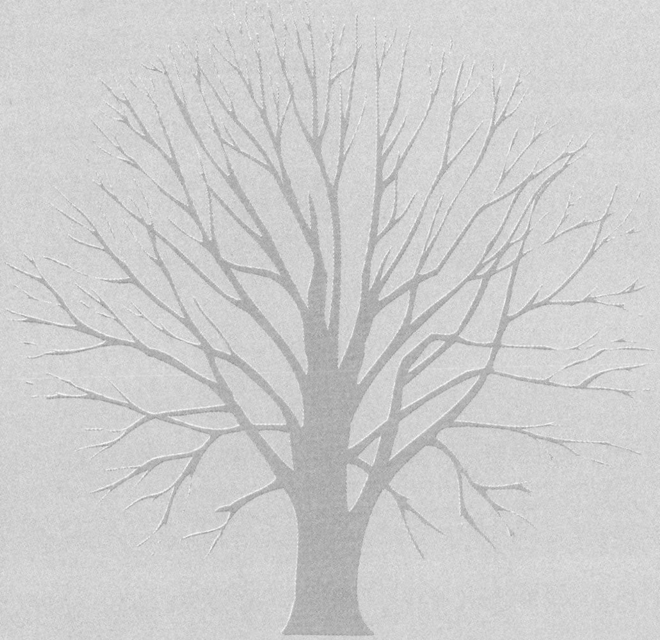

Ⅱ

서양 마사지
(Western Massage)

제 7 장

서양마사지 기술

Western Massage Techniques

학습 결과 Learning Outcomes

이 장을 학습하고 난 후, 다음의 정보를 습득할 것이다

1. 서양 마사지기술의 분류를 설명할 수 있다.
2. 효과를 위하여 다른 기술을 선택할 수 있다.
3. 기본적인 기술의 변용을 수행한다.
4. 다른 효과를 위하여 리듬과 속도, 압박을 변화시킨다.

중요한 용어/개념 KEY TERMS/CONCEPTS

- 공기특성
- 스웨덴 마사지
- 서양 마사지
- 서양 마사지 기술
- 에플루라지
  - 기본 활주 에플루라지
  - 스트립핑
  - shingles 에플루라지
- 빛
- Mennell의 표면 스트로킹
- 신경 스트로킹
- 주먹으로 비비기
- 페트리사지
  - 기본 두손 유연법
  - 한손 유연법
  - 교대 한손 유연법
- 자기관리
- 손가락-엄지손가락 교차 유연법
  - 피부 굴리기
  - 압박
  - 굴리기
- 마찰법
  - 표면 마찰법
  - 톱질하듯이 시행

MEDEALINK

이 책의 각 부분을 복사한 CD는 이 장에 담겨진 기술을 추가하였다. CD-ROM에 넣으면 마사지 기술의 영상을 볼 수 있다. 이 영상은 새로운 부분을 학습하는데 도움을 줄 수 있게 디자인되었다.

양쪽 나무 스트로킹	유연법	심부 마찰법
승모근 세방향 스트로킹	원형 양손 페트리사지	심부 횡단 마찰법
횡적 스트로킹	페트리사지	Cynax 마찰법

서양마사지 WESTERN MASSAGE

서양마사지는 북아메리카와 유럽에서 수행하고 있는 마사지 치료의 기본이다. 온천, 헬스클럽과 개인 치료실에서 발견되는 가장 일반적인 마사지의 형태이고, 마사지치료, 물리치료, 그리고 간호 분야에서 치료적 적용의 기초가 된다.

현대의 서양마사지는 19세기에 유래된 것의 기원이고 스웨덴의 Pehr Ling과 암스테르담의 Johann Meger이 노력한 것이다. 이것은 Ling(스웨덴 운동), Mezger(고대 마사지), Kellogg(자연치료에서 마사지), McMillan(물리치료에서 마사지), 그리고 많은 다른 사람들처럼 사람들이 물려받은 유산이다. **스웨덴 마사지**는 100년 동안 인기 있었던 서양마사지의 한 형태이다. 보완의료와 자연치유에서 서양마사지의 역사를 더 자세하게 알고 싶다면 2장을 참고하라.

서양마사지의 효과, 이익과 적응증을 알기 위해서는 해부학과 생리학의 서양적 개념의 용어와 건강과 질병의 서양적 견해를 이해하여야 한다. 이것은 중의학과 Ayunveda(인도)와는 대조적인 것이다. 서양마사지의 기술은 혈액과 림프의 순환을 증진시키고, 근육을 이완시키고, 관절 가동성을 증진시키고, 전신 이완을 유발시키고, 건강한 피부를 증진시키는 것이라고 인식되고 있다. 서양과학과 마사지에 대한 더 자세한 것은 3장과 4장을 참고하라.

서양마사지 기술 WESTERN MASSAGE TECHNIQUES

서양마사지 기술은 에플루라지(effleurage), 페트리사지(petrissage), 마찰법(friction), 경타법(tapotment), 진동법(vibration), 움직임이 없는 접촉(touch without movement), 그리고 관절 운동(joint movement)의 7가지 분류로 나눈다. 처음 5가지 기술은 고대마사지 분류이고, 나머지 두 개는 현재 사용되고 있는 마사지치료의 형태이다. 이것은 20세기 초 J. Harvey Kellogg가 "마사지 순서"(Kellogg, 1929)에 설명하여 같은 분류로 사용되었다. 서양마사지의 분류는 어떻게 기술을 수행하고, 생리적 효과는 어떠하고, 그리고 공통적으로 사용되는 것에 관한 판단을 위하여 유용한 것이다.

이 장에서는 8장에서 설명할 관절운동을 하는 동안 연부조직 도수법에 대한 기술을 설명할 것이다. 기술을 수행할 때 항상 고려해야 할 위험부위, 금기증, 유의점은 5장에 설명하였고, 6장에는 좋은 손과 신체역학에 대하여 설명하였다.

에플루라지 EFFLEURAGE

에플루라지는 부드럽고 지속적인 움직임으로 피부 위를 미끄러지거나 활주하는 기술이다. 압박은 부위에 오일이나 따뜻함을 적용할 때처럼 점진적으로 가볍게 줄 수 있거나, 두꺼운 근육 부위에 정맥 환류 촉진을 수행할 때처럼 깊게 할 수 있다. 경험이 있는 치료사는 신체 부위에 적합하고 특별한 효과를 일으키는 다른 여러 가지 방법으로 에플루라지 할 수 있다.

에플루라지는 고대 기술 중 가장 여러 방면에 효과적이어서 가장 자주 사용되었다. 예를 들면, 에플루라지는 특히 오일과 로숀을 바르고 마사지를 시작할 때 사용하며 치료사의 접촉에 대상자가 익숙하게 된다. 이것은 기술을 연결시키거나 또는 변화할 때 사용한다. 한 부위에서 다른 부위로 부드럽게 움직이고, 가끔은 더 특별한 기술도 수행할 수 있고, 치료 부위에 마사지를 끝내거나 또는 마사지의 마지막에 사용할 수 있다.

에플루라지 동안, 촉진이 숙련된 치료사는 연부조직의 일반적 상태와 근육의 모양과 단단함을 평가할 수 있다. 민감한 손가락들은 긴장부위를 찾아낼 수 있다. 통증이 있는 몇몇의 경우에서, 사용할 수 있는 기술이다.

에플루라지는 방법의 다양성에서 대상자의 신체와 정신에 영향을 줄 수 있다. 압박, 속도와 리듬의 정도는 다른 효과를 위해서 변화될 수 있다. 예를 들면, 등에 적당한 압박으로 느리고 부드럽게 에플루라지 할 때 부교감신경계를 자극할 수 있고 이완반응을 일으킬 수 있다. 원위에서 근위로 심부 압박을 수행할 때는 사지에 정맥 환류를 증가시킨다. 심부 에플루라지를 근육 군에 수동 신장을 제공할 수 있다.

에플루라지의 변용들 VARIATIONS OF EFFLEURAGE

기본 활주 에플루라지(basic sliding effleurage)는 손의 바닥과 손가락, 엄지손가락, 주먹 또는 전완으로 수행한다. 손바닥을 사용할 때 손은 신체 부분의 표면에 대고, 그림 7-1에서 보여주는 것처럼 다리에 손을 완전히 접촉한 기본적 에플루라지를 한다. 엄지손가락은 그림 7-2에서 보여주듯이 발의 종족골 사이처럼 작은 부위에 사용할 수 있다. 더 압박을 가하는 것은 그림 7-3에서 보여주듯이 등과 슬건근처럼 넓은 부위에 전완 또는 주먹을 이용하여 적용할 수 있다.

스트립핑(stripping)은 기본적인 활주 에플루라지의 유형이며, 특히 엄지손가락으로 근섬유의 길이를 따라 심부 압박을 가하여 수행한다. 그림 7-4 참고. 이것은 일반적으로 팔과 다리, 그리고 경부근육의 장근(long muscle)에 수행된다. 스트립핑은 하나의 근육에 확실하게 수행하며 대개 근육의 부착 부위에 수행한다. 엄지손가락보다 넓은 근육이라면, 스트립핑은 전체 근육 위를 평행하게 수행한다. 스트립핑은 근섬유를 분리하고 길이를 신장시키는데 도움을 준다. 이것은 발통점

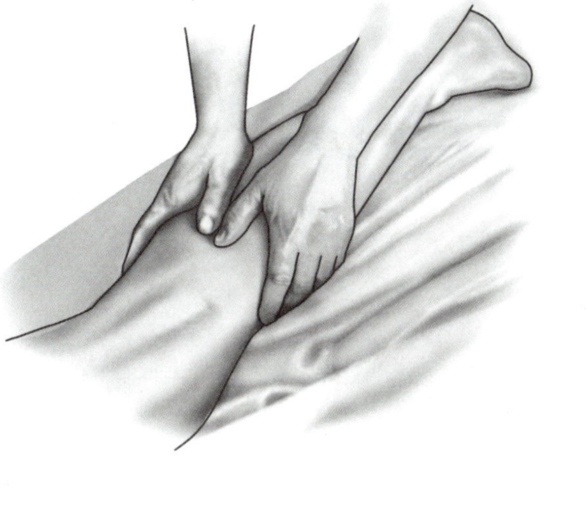

그림 7-1. 다리에 완전하게 접촉한손바닥을 사용한 기본 활주에플루라지.

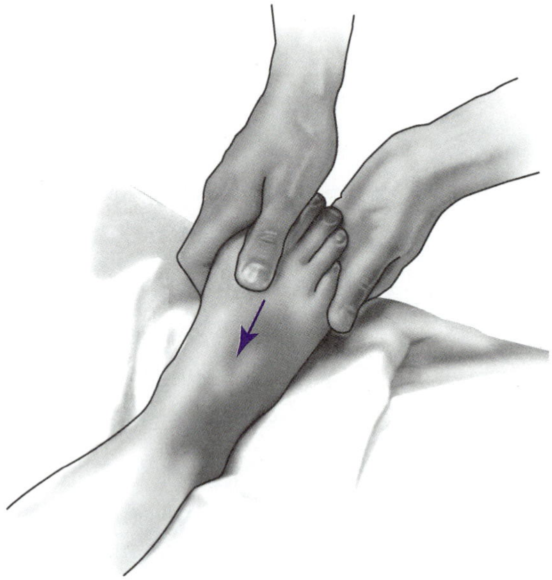

그림 7-2. 발의 중족골 사이 작은 공간에 엄지손가락을 사용한 기본 활주에플루라지.

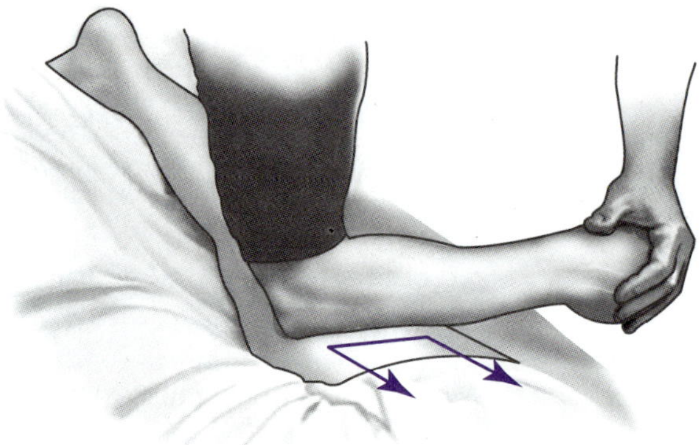

그림 7-3. 전완을 사용한 기본 활주에플루라지로 넓은 심부 압박 적용.

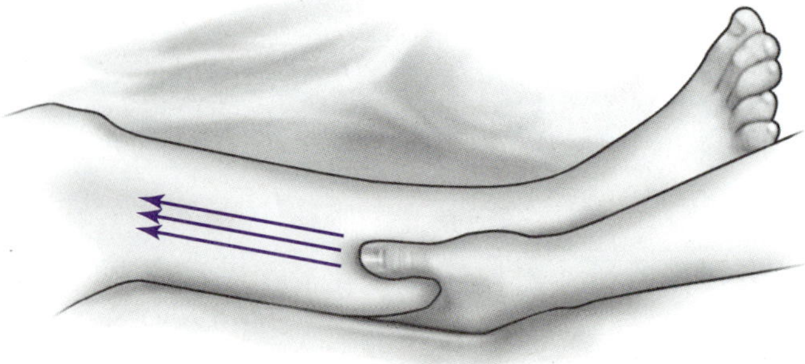

그림 7-4. 근육 부착 부위를 따라 심부 압박을 수행하는 스트립핑(stripping).

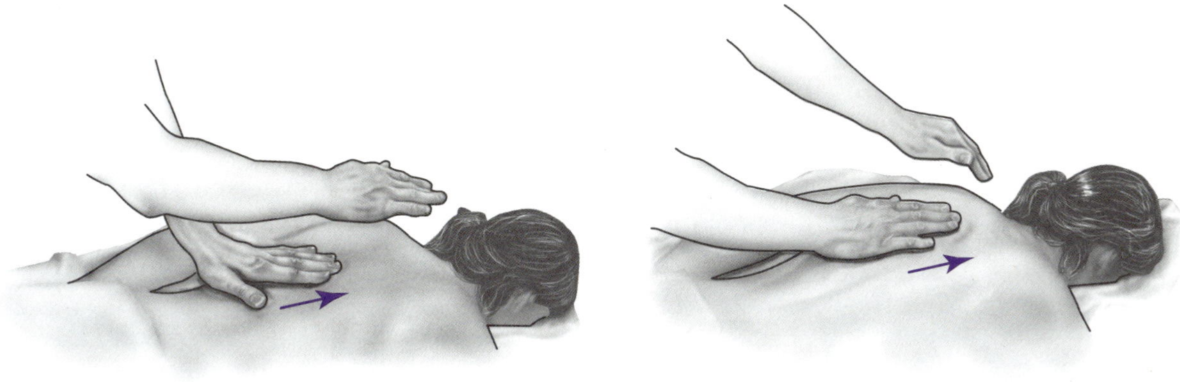

그림 7-5. 척추와 움직임의 방향으로 손을 평행하게 하여 수행하는 Shingles 에플루라지.

에 직접 압박을 수행하는 유용한 기술이다.

Shingles 에플루라지(shingles effleurage)는 처음에 한손으로 후에 다른 손으로 지속적인 움직임으로 각 다른 손으로 번갈아 쓰다듬기를 하는 것이다. 한손은 항상 다른 손이 대상자에게 떨어질 때 접촉을 하며, 이것은 연속적인 느낌을 준다. Shingles 에플루라지는 그림 7-5에서 보여주듯이 일반적으로 누운 자세에서 움직임의 방향으로 손을 평행하게 하여 등에 적용한다. 이것은 또한 누운 자세에서 움직임의 방향으로 손을 수직으로 하여 수행할 수 있다.

양쪽 나무 스트로킹(bilateral tree stroking)은 나무줄기가 양측으로 뻗어난 가지 모양의 패턴이

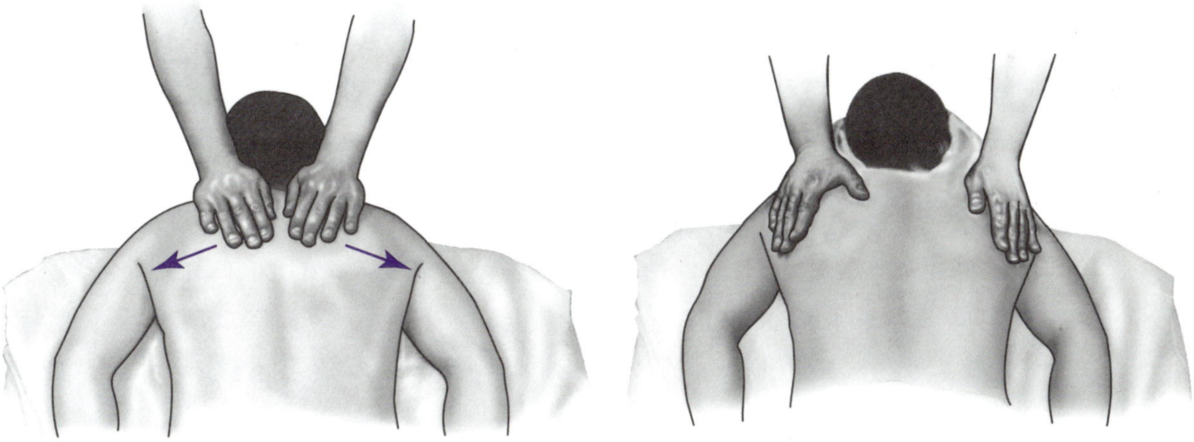

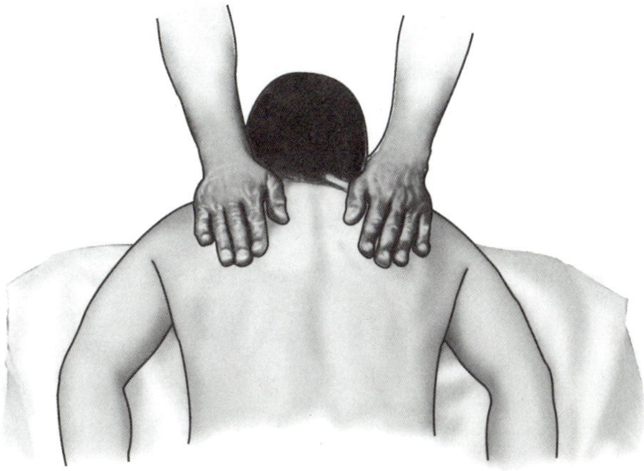

그림 7-6. 등의 횡단면에 양쪽 나무 스트로킹(stroking)

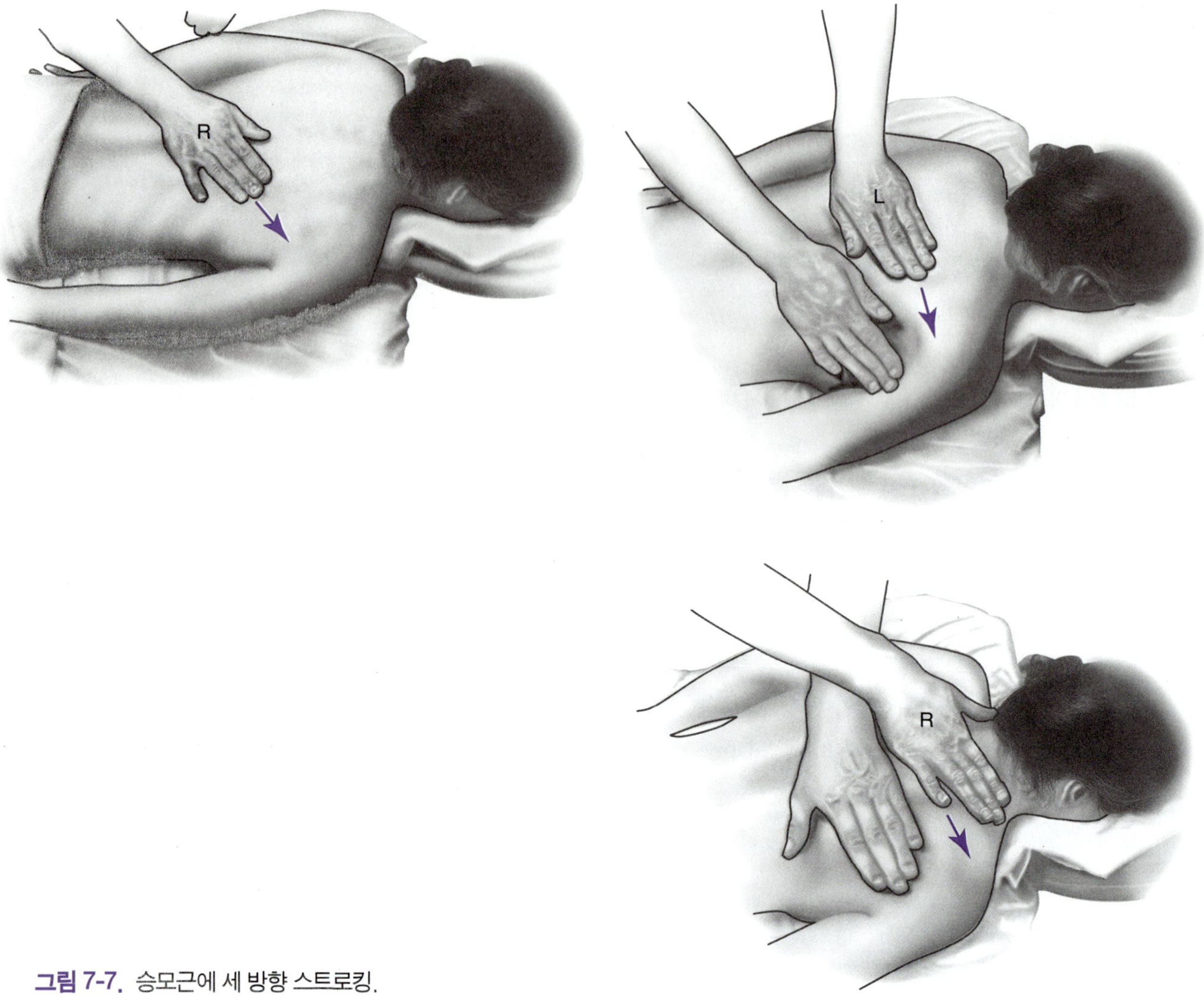

그림 7-7. 승모근에 세 방향 스트로킹.

다. 이것은 대개 누운 자세의 각 편으로 손을 외측으로 어깨를 가로지르거나, 치료사가 닿을 수 있는 부위까지 움직인다. 이 움직임은 등 전체로 진행하여 반복한다. 이것은 그림 7-6에서 보여주는 것처럼 치료사가 대상자의 머리 위에 서서 어깨에서 엉덩이 쪽으로 진행시켜 수행할 수 있다. 또한 옆쪽에 서서 둔부에서 어깨 쪽으로 수행할 수도 있다.

승모근의 세 방향 스트로킹(three-count stroking of the trapezius)은 각각의 움직임에서 손을 교대로 3번 스트로킹한다. 첫 번째는 하부 승모근의 기시점에서 시작하여 어깨의 부착점을 향하여 움직인다. 두 번째는 첫 번째 스트로킹이 끝나는 부위에서 시작하여, 중간 승모근의 기시점에서 부착점으로 움직인다, 첫 번째 손은 하부 승모근 위를 미끄러지는 것이 끝나자마자, 손을 들어 세 번째 스트로킹을 시작하기 위하여 상부 승모근의 기시점으로 교차한다. 세 번째 방향은 계속 부착점의 외측으로 움직인다. 그림 7-7은 스트로킹을 치료사가 반대편에서 수행하는 방법을 보여주고 있다. 완전한 세 방향으로 연속해서 여러 번 반복한다. 이것은 승모근 전체에 수행하는 스트로킹의 특별한 방법이고 잘 수행하였을 때에는 리드미컬하고 긴장이 이완된다. 각각의 손을 들어 올릴 때 접촉이 되지 않는 것도 시간이 맞아야 대상자가 규칙적인 접촉을 느낀다.

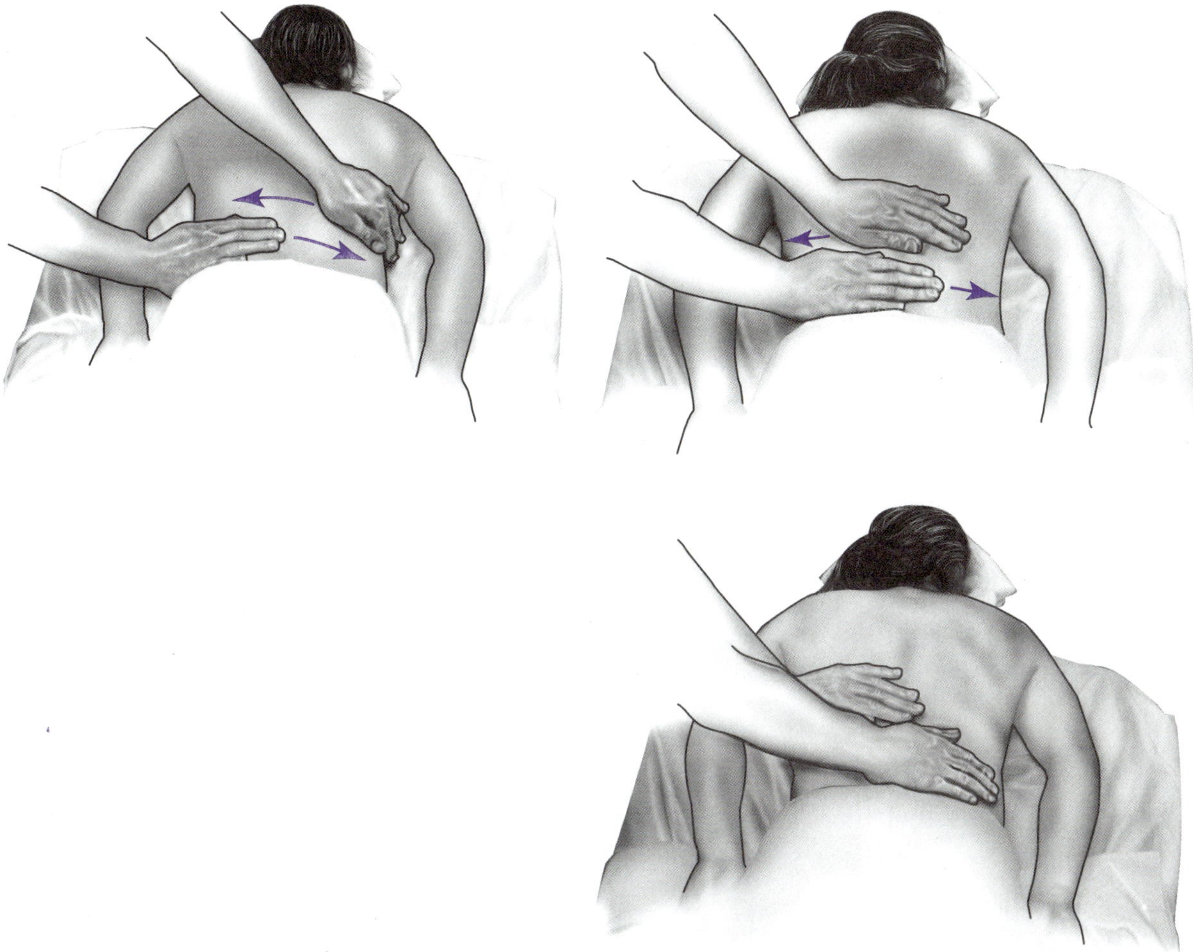

그림 7-8. 등 하부에 횡적 스트로킹.

횡적 스트로킹(horizental stroking)은 대개 허벅지, 복부 또는 등의 하부와 같이 둥글고 넓은 부위에 적용한다. 신체 부위의 길이보다 횡단으로 가로질러서 움직인다. 횡적 스트로킹은 들어 올리고 압박하는 움직임을 사용할 수 있고, 미끄러짐을 사용할 수 있는 에플루라지와 페트리사지의 형식이 혼합된 것이라 생각할 수 있다.

등 하부에 횡적 스트로킹을 수행하는 것은, 대상자의 허리부분이 위치한 테이블 옆에 서서 수행한다. 손은 대상자의 등에 가볍게 올려놓고, 그림 7-8에서 보여주듯이 양손의 손가락이 같은 방향으로 위치하게 하여, 두 손을 완전하게 압박하여 미끄러지게 하고, 후에 다른 방향으로 계속 움직인다. 한손은 앞쪽으로 다른 손은 뒤쪽으로 움직이면서, 척추를 가로지른다. 후에 손의 위치를 변경하지 않고 움직임을 반대로 한다. 손을 한쪽에서 다른 쪽으로 미끄러지게 하고, 연부조직을 들어 올리고 압박을 수행한다. 극돌기(spinous process)를 지나갈 때는 압박하여서는 안 된다. 손을 위 아래로 움직여 만나고 교차할 때, 등의 조직을 들어 올리고 밀 때 최대로 압박한다.

Mennell의 표면 스트로킹(superficial stroking)은 매우 부드러운 에플루라지로 대개 하지에 수행하고, 구심성 방향(원위에서 근위) 또는 원심성 방향(근위에서 원위)으로 움직이며, 양방향으로는 결코 수행하지는 않는다. 대상자가 엎드린 자세에서 팔에 수행할 때에는, 그림 7-9에서 보여주듯

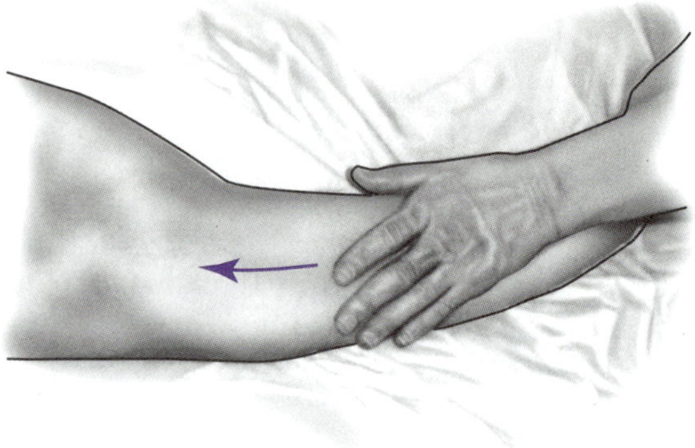

그림 7-9. 엎드린 대상자의 팔에 Mennell의 표면 스트로킹.

이, 치료사의 손이 완전하게 접촉하여 유지시키고 가능한 최대로 가볍게 압박한 상태로 대상자의 손목에서 어깨로 미끄러지게 한다. 리듬감을 조절하면서 피부 표면 위를 통과하여 시작자세로 다시 되돌아온다. 대상자에게 적용한 쓰다듬기처럼 되돌아오는 움직임도 변함없이 수행한다. 이것이 부드러운 이완 기술이다.

신경 쓰다듬기(nerve stroking)는 매우 부드러운 에플루라지의 다른 기술이다. 이 기술은 피부를 손가락 끝으로 부드럽게 문지르면서 수행한다. 또한 시트 위에서도 수행할 수 있다. 신경 쓰다듬기는 어떤 방향으로도 가능하며 가끔 신체 부분의 마지막과 마사지의 마지막에 사용한다. 신경 쓰다듬기는 이완 효과가 나타나는데 몇 초 동안이면 충분하다.

주먹으로 비비기(knuckling)는 Hoffa가 에플루라지 진동법이라고 교육하였다. 주먹을 가볍게 쥐고 처음에는 손가락의 등 쪽으로 압박을 적용하여, 주먹이 피부 위를 미끄러지게 하여 점점 주먹을 돌려서 마지막에는 손바닥으로 수행한다. 그림 7-10를 참고하라. Hoffa는 주먹으로 비비기에 대하여 다음과 같이 설명하였다.

> 점진적으로 손을 손바닥(굴곡)에서 손등(과신전) 굴곡을 시킨다. 압박은 지속적이지 않고, 가볍게 시작하여 점점 강하게 증대시키면서 아래로 내려가고, 후에 다시 압박을 감소시킨다. 손은 치료부위에 밀착시키지 말아야 하고 가볍게 치료부위 위를 미끄러져야 한다. 주먹으로 비비기(Knuckling)는 오직 마사지를 적용하기에 적당한 부위에만 사용할 수 있다 (Hoffa 1900).

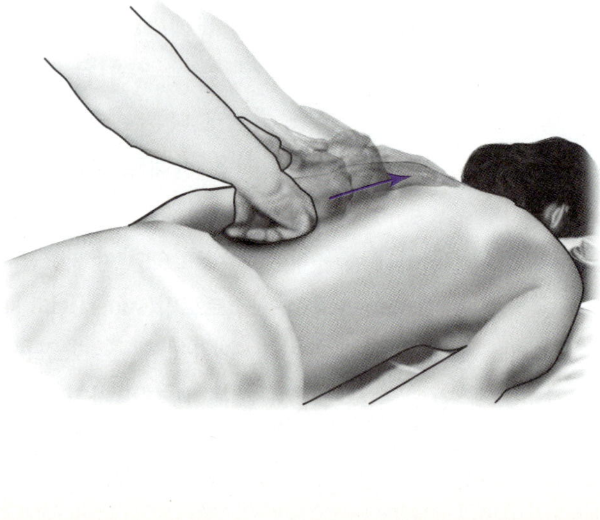

그림 7-10. 등에 주먹 에플루라지(knuckling effleurage).

페트리사지 PETRISSAGE

페트리사지는 유연법 동작에서 연부조직 들기, 비틀기 또는 꼬집기 기술이거나, 손 사이 또는 조직 아래에서 압박하거나 굴리는 기술이다. 페트리사지는 근육 또는 근육 군의 크기에 따라 한손 또는 양손으로 수행할 수 있다. 윤활제를 사용할 때 한 부위에서 다른 부위로 움직이는 것을 제외하고는 피부 위를 최소로 움직인다. 페트리사지는 대사 산물이 축적된 근육에 도움이 되고, 국소 순환을 증가시키고, 정맥 환류에 도움을 준다. 또한 근섬유를 분리시키고 근육 이완을 일으키는데 도움을 준다.

페트리사지 하기 전에, 부위를 따뜻하게 하기 위해 대개 에플루라지 한다. 치료 부위에 준비를 할 때 오일 또는 로숀의 양은 적게 사용하고, 너무 많은 양의 윤활제는 페트리사지 하는 동안 조직을 쥐기가 어렵게 할 수 있다. 치료사가 윤활제 없이 마사지를 수행한다면, 치료부위를 따뜻하게 하기 위하여 가벼운 압박을 사용할 수 있다.

치료는 조직에 타박 또는 꼬집는 것은 피하여야 하고 부위에 너무 길게 수행하지 않는다. 압박은 대상자의 상태에 맞게 적당하게 사용한다. 근육과 신체가 강한 대상자에게는 압박을 강하게 하여야 하고, 힘이 없고 약한 사람에게는 압박을 약하게 사용한다.

페트리사지의 변용들 (Variations of petrissage)

기본적 양손 유연법(basic two-handed kneading)은 들기, 비틀기를 수행하고, 후에 양손을 교대로 하는 규칙적인 동작으로 연부 조직을 이완시킨다. Graham(1884)은 유연법을 하는 동안 피부에 미끄러지는 것과 같이 손과 손가락을 설명하였고, Kellogg(1929)는 잠깐 동안 손이 미끄러지듯이 움직이는 것을 방해한다고 하였다. 기본적 유연법은 그림 7-11에서 보여주듯이, 조직은 손가락 끝보다는 손 전체로 완전히 접촉하여 조직을 들어올린다. 뼈에서부터 조직을 들어 올리듯이 움직인다. 양손 유연법은 팔, 어깨, 다리와 같은 큰 근육에 수행을 한다.

한손 유연법(one-handed kneading)은 작은 사지, 예를 들면, 팔과 어린이의 다리와 같은 부위에 사용할 수 있다. 치료사의 손을 치료 부위에 올려놓고, 손 전체를 사용하여 근육을 집어 올린다. 유연법의 움직임은 원형-조직 쥐기 동작으로 설명할 수 있고, 이완된 손을 치료부위에 접촉한 상태로 아래로 내려가면서 움직인다. 양손 유연법에서, 리듬은 천천히 그리고 규칙적이어야 한다.

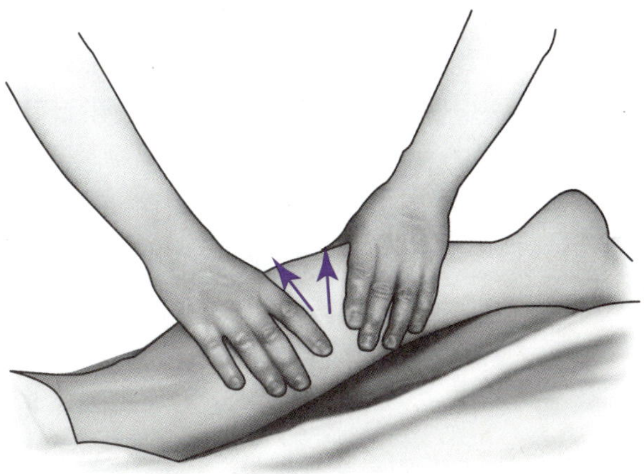

그림 7-11. 기본적인 양손 유연법(kneading). 손을 완전하게 접촉시켜 조직을 들어올린다.

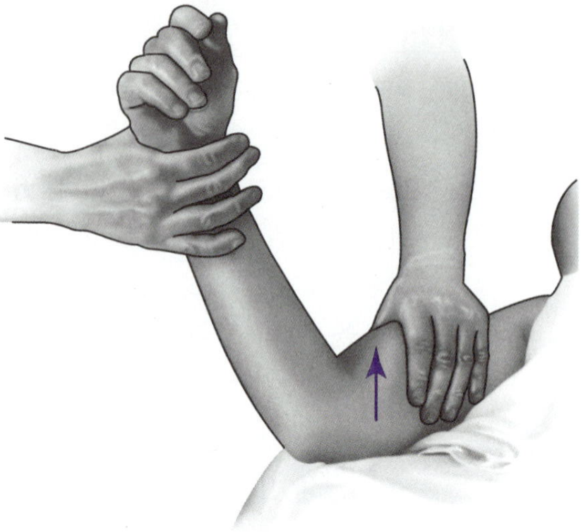

그림 7-12. 한손 유연법.

새로운 부위로의 진행을 하기 위해서는 같은 부위에서 3~4번 반복하여야 한다. 일반적으로 움직임은 근위에서 원위로 수행할 수 있고, 정맥 환류를 증가시키기 위한 에플루라지는 페트리사지로 변화를 주어 수행하거나 에플루라지로 할 수 있다.

상완이두근은 한손 페트리사지 하기에 좋은 부위이다. 그림 7-12에서 보여주듯이 한손으로 상완이두근을 잡는다. 근육 중심부는 엄지손가락, 손가락과 동시에 손바닥으로 완전하게 압박을 가하고 유연법 동작을 수행하면서 들어올린다.

교대 한손 유연법(alternating one-hand kneading)은 동시에 굴곡근과 신전근에 마사지를 하기 위하여 사용할 수 있다. 예를 들면, 상지에서는 한손은 상완이두근, 다른 손은 상완삼두근을 잡는다. 규칙적인 리듬으로 처음에는 상완이두근, 다음에는 상완삼두근을 교대로 들어 올리고 비튼다. 그림 7-13을 참고하라. 자극을 가하고자 할 때는 이 기술을 빠르게 수행한다.

원형 양손 페트리사지(circular two-handed petrissage)는 등과 같이 넓고 평편한 부위에 가장 많이 수행한다. 이 기술은 심부 에플루라지 하여 치료부위를 따뜻하게 한 후, 척추의 한쪽 면에 적용할 수 있다. 치료사는 대상자의 둔부 부위와 옆 부분에 서서 기술을 수행하는 동안 머리를 따라 움직이기 위하여 자세를 잡는다. 양손은 대상자 등의 한쪽 면 둔부의 상부에서 움직임을 시작하기 위하여 둔부 근처에 올려놓는다. 각 손은 시계 바늘 반대 방향으로 원을 그리며 움직일 것이고, 연부조직을 손 사이에서 들어 올리고 압박한다. 손은 등의 외형과 같이 거의 평편한 모양이다. 그림 7-14에서 보여주듯이 손이 부위를 지나칠 때 양손 사이의 조직을 들어올린다. 한 부위에서 이 기술을 약 3번 정도 수행한 후, 위에 위치한손이 새로운 부위로 미끄러져 가는 동안 아래에 위치한 손도 함께 미끄러져 간다. 결국, 기술은 등의 하부에서 상부로 진행하면서 어깨 위에서 끝난다. 이 기술은 또한 엄지손가락을 이용하여 이마에 사용할 수 있다.

엄지손가락-손가락 교대 페트리사지(alternating fingers-thumb petrissage)는 승모근과 같이 표층에 있는 근육의 섬유 방향을 따라 수행하기에 매우 유용하다. 이 기술에서, 연부조직은 한손의 엄지손가락과 다른 손의 첫 번째와 두 번째 손가락 사이에서 압박된다. 손은 리듬감 있게 전 · 후 교대로 움직인다.

이 기술을 수행하는 것은, 엄지손가락은 움직이는 쪽을 향하고 동시에 마주 보는 손의 손가락으

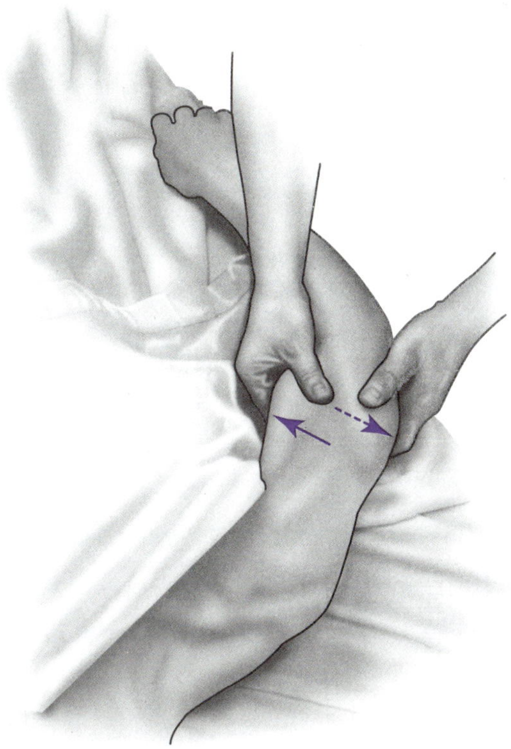

그림 7-13. 교대 한손 유연법.

로 조직에 압박을 가한다. 그림 7-15를 참고하라. 이와 같이 동시에 움직이는 것은 각 근육의 원위에서 근위 (또는 외측에서 내측)로 수행하면서 손을 교대로 반복한다.

피부 굴리기(skin rolling)는 피부와 피하조직을 엄지손가락과 검지 손가락, 중지손가락으로 심부 조직에서 부드럽게 당기면서 집어 올린다. 피부를 당기면서 동시에, 엄지손가락은 전방으로 밀 수 있고, 부드럽고 지속적인 동작으로 조직을 들어올리고, 굴리기 효과를 일으킨다. 피부 굴리기는 근막 밑을 신장시키고 표면의 순환을 증가시킨다. 가끔 등에 수행하지만 신체의 거의 대부분에

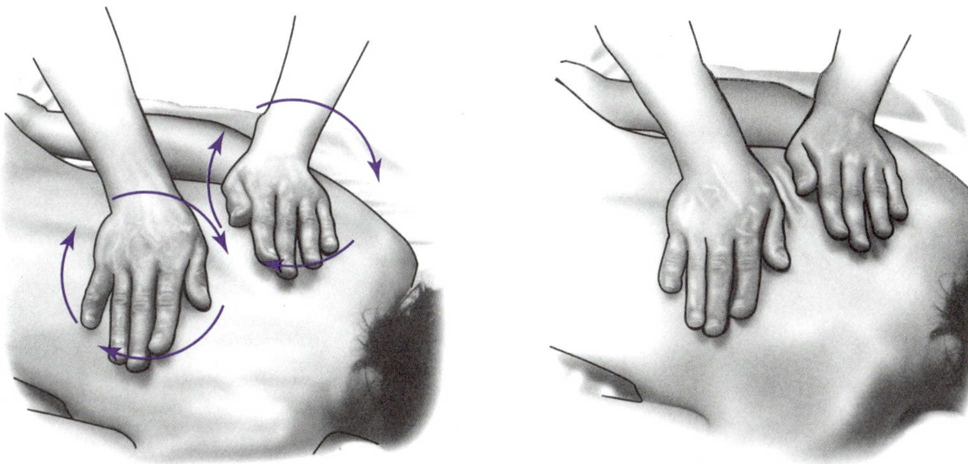

그림 7-14. 원형 양손 페트리사지(petrissage). 손 사이에서 조직을 들어올린다.

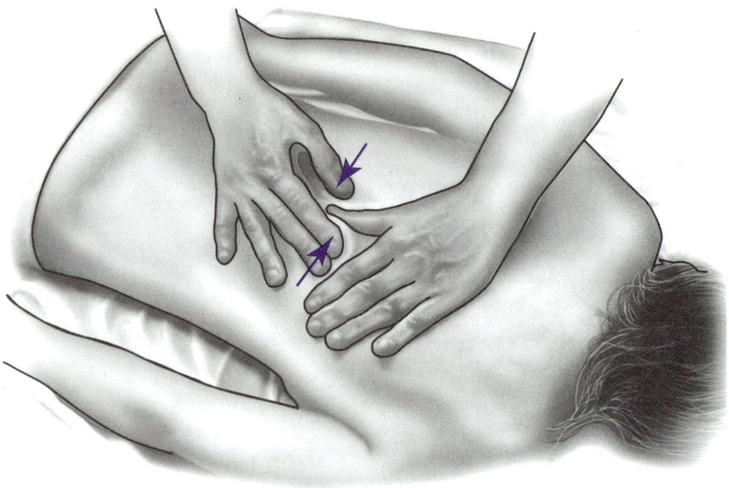

그림 7-15. 손가락-엄지손가락 교대 페트리사지. 연부조직은 한손의 엄지손가락과 다른 손의 손가락 사이에서 압박한다.

적용할 수 있다. 그림 7-16은 등에 수행한 피부 굴리기를 보여 주는 것이다.

압박 기술에서, 조직은 리드미컬한 동작으로 조직과 뼈를 마주보게 하고 압박하거나 굴린다. 효과는 조직을 손아래에서 비트는 것과 같은 다른 페트리사지와 유사하다. 그림 7-17은 한손이 다른 손위에 겹쳐서 힘을 가하고, 한손의 손바닥으로 압박하는 것을 보여준다. 손의 끝부분으로 압박을 가하고 손목으로 압박을 가하지 않게 주의한다. 치료사가 움직이면서 앞으로 기댈 때 체중을 손바닥에 실어 압박을 적용한다. 치료사가 기대어 움직일 때 치료사의 팔과 어깨로 압박을 가하는 것에 주의한다. 6장에서 실명한 압박 시 신체 역학과 좋은 손 자세의 원칙을 검토하라. 주먹으로 둔부를 압박하는 것은 이 기술의 변용된 방법이다.

굴리기(rolling)는 사지에 수행하는 페트리사지의 한 형식이다. 사지는 양손의 손바닥으로 반대편에서 가볍게 잡는다. 사지의 근육은 전-후 교대 동작으로 수행하고 다른 손으로는 굴린다. 굴리기는 정맥 환류를 촉진시키기 위하여 원위에서 근위로 진행한다. 치료사의 커다란 손은 사지에서 더 쉽게 굴리기를 수행할 수 있다.

마찰법 FRICTION

마찰법은 한 부분을 반복적으로 문지르면서 수행한다. 예를 들면, 손은 위아래로 마찰하는 것처

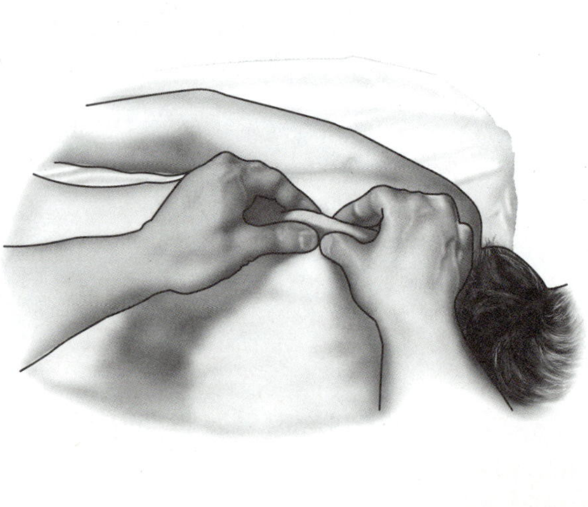

그림 7-16. 피부 굴리기(rolling). 표면 조직은 심부조직으로부터 부드럽게 당기고 들어올린다.

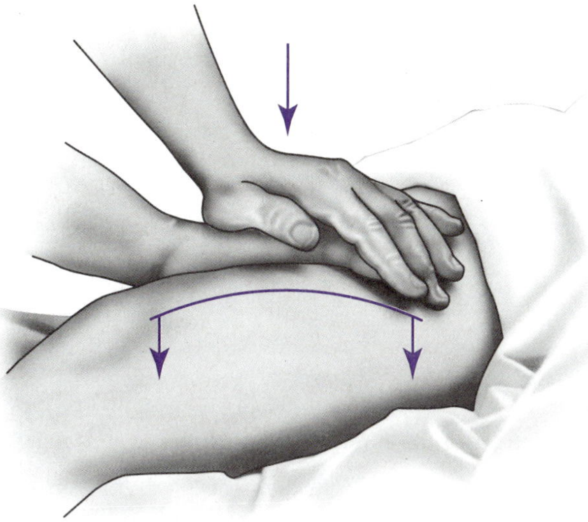

그림 7-17. 겹쳐진 손바닥을 사용한 압박법(compression). 손의 모서리는 손목으로 압박하지 않게 피한다.

럼 표면의 따뜻함을 위하여 피부를 문지르는데 사용한다. 움직임의 저항은 피부 자극과 표면에 열이 나게 한다.

마찰법은 또한 피부와 심부 조직에도 사용할 수 있다. 심부 마찰법에서, 치료사의 손가락은 피부 위를 움직여서는 안되고, 대신에 피부 밑 조직을 움직여야 한다. 심부 마찰법은 작은 부위와 근육 또는 건의 부분적 부분과 같이 특별한 부위에 마사지를 수행하는 것이 특징이다. 섬유 교차, 평행, 원형 마찰법은 심부 마찰법의 일반적 형태이다.

마찰법의 변용들 (Variations of Friction)

표면을 따뜻하게 하는 마찰법(superficial warming friction)은 치료사의 손바닥 또는 다른 부분으로 피부를 문지르는 것이다. 가온 마찰법의 변용들은 마찰을 유발하기 위하여 손의 다른 부분을 사용한다. 강한 압박은 주먹으로 비비기(그림 7-18)과 요골 마찰법(ulnar friction)이라고 하는 톱질 하듯이(sawing)(그림 7-19) 실행하여 심부 조직에 영향을 주기 위하여 적용할 수 있다. 가온 마찰법은 "건조"할 때 또는 두 조직사이에 저항의 정도를 감소시키거나, 마찰의 정도를 감소시키는 오일과 로숀 같은 윤활제를 최소한으로 사용할 때 최대로 효과가 나타난다.

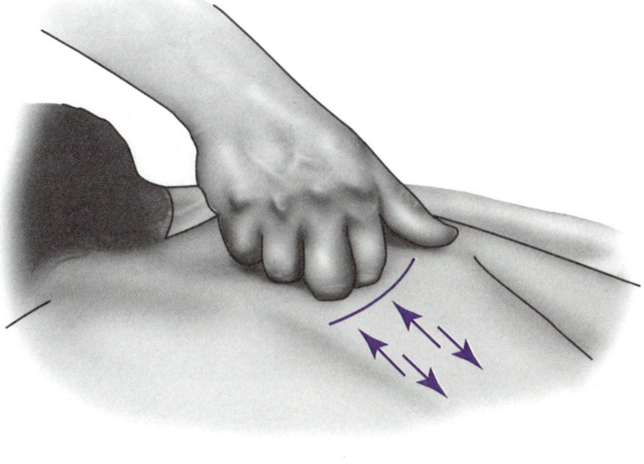

그림 7-18. 주먹을 사용한 가온 마찰법(warming friction). 따뜻하게 하기 위하여 주먹으로 피부를 전후로 움직여 마찰을 유발하는 것이다.

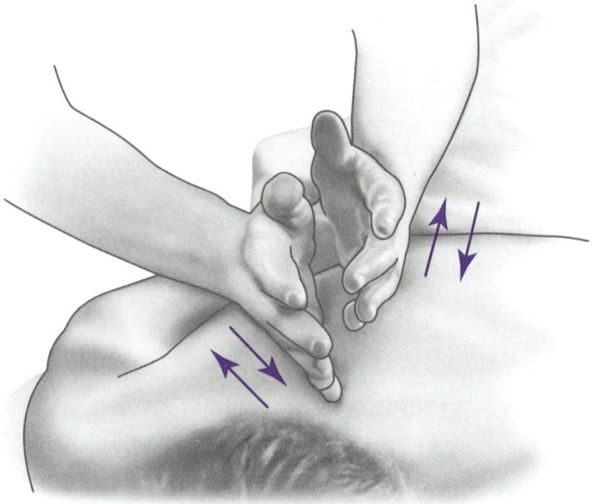

그림 7-19. 톱질동작(척골마찰법)으로 가온 마찰법. 따뜻하게 하기 위하여 손의 척골 측으로 피부 위를 전후로 움직이면 마찰을 유발한다.

심부 마찰법(deep friction)은 심부조직에 움직임을 일으키는데 사용하고 유착을 예방하는데 도움을 준다. 예를 들면, 근골격계의 조직은 평행하고 효과적인 움직임을 위하여 만들어졌고 다른 부위와 달라붙지 않고 미끄러질 수 있다. 움직임의 부족, 긴장 또는 외상은 근섬유를 모두 달라붙게 하거나 또는 조직에 건이 달라붙게 된다. 심부 마찰법은 조직을 분리시키고 기능적 유연함을 유지하는데 도움을 준다.

심부 마찰법은 또한 발목과 같은 관절 주위 조직, 후두골 부위와 같은 작은 부위 관절에 사용할 수 있거나, 머리처럼 근육 크기가 작은 부위에 사용할 수 있다. 페트리사지를 사용할 수 없는 부위(예, 근부착점)는 심부 마찰법으로 마사지 할 수 있다. 그림 7-20 참고.

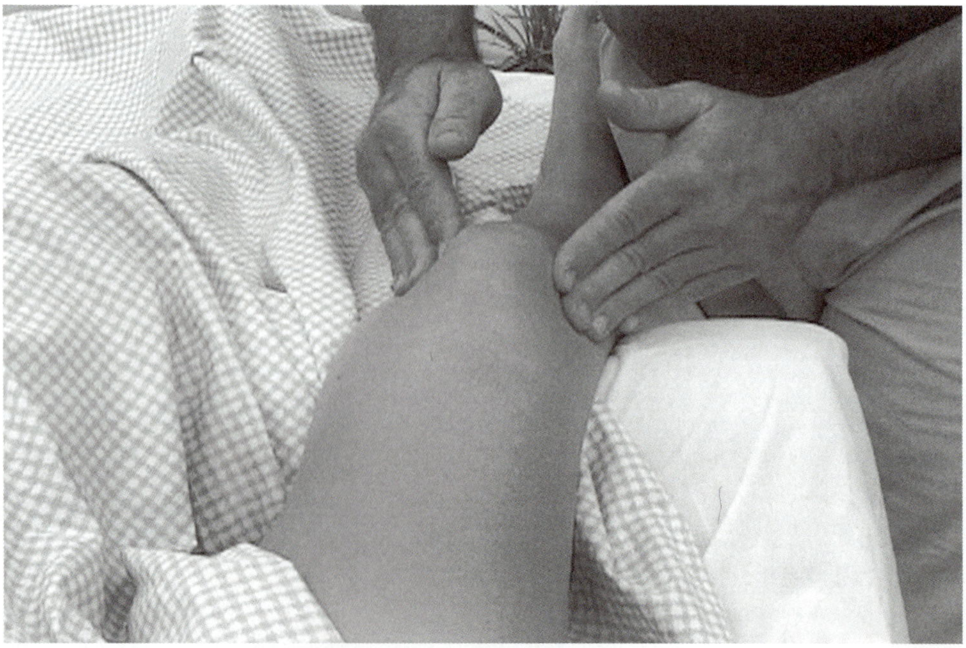

그림 7-20. 손가락 끝으로 무릎 주위에 원형마찰법.

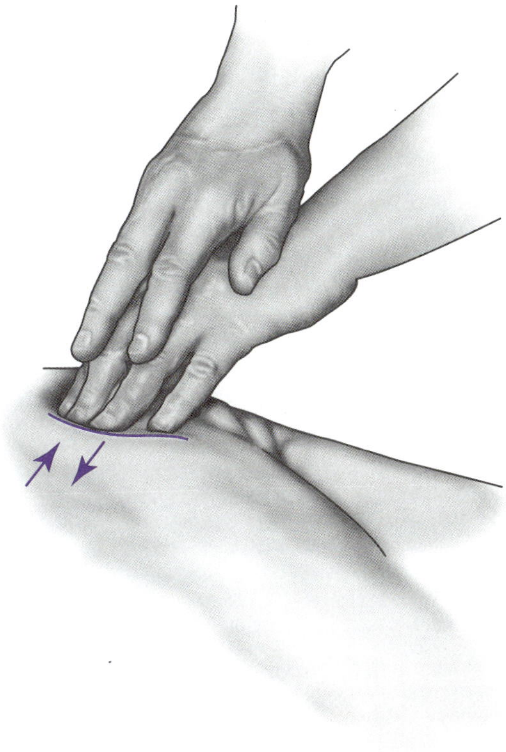

그림 7-21. 척추주위근에 교차-횡단 마찰법. 마찰법은 심부조직 위에 피부와 표면 조직을 움직여서 유발시킨다.

심부 마찰법은 횡단 또는 원형 동작으로 수행할 수 있다. 심부 마찰법과 관련이 있는 횡단 마찰법은 섬유의 방향을 가로질러 적용하고, 평행 마찰법은 섬유 방향으로 적용한다. 원형 마찰법은 원형 움직임을 사용하여 수행하고, 조직 아래를 움직인다. 그림 7-21은 교차 섬유 마찰법을 척추주위에 적용하는 것을 보여 주는 것이다.

심부 마찰법은 손가락, 엄지손가락의 끝 또는 손의 바닥으로 수행하고, 이것은 치료부위의 크기에 따라 결정된다. 예를 들면, 손목과 발목 주위의 작은 건은 손가락 끝으로 마찰할 수 있다(그림 7-22 참고). 다리 측면의 넓은 장경인대는 손바닥을 사용하여 원형 마찰법을 적용한다.

심부 마찰법을 수행하기 전에, 대개 에플루라지와 페트리사지로 치료부위를 따뜻하게 해야 한다. 준비기간에 사용하는 윤활제는 마찰법을 수행하기 전에 닦아내고, 치료사의 손이 미끄러지지

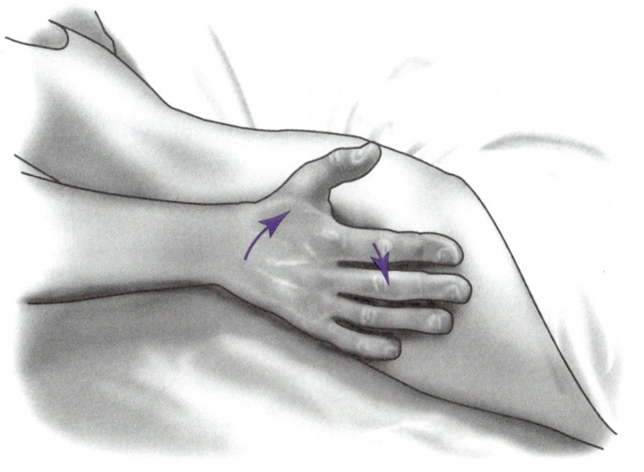

그림 7-22. 장경인대 원형마찰법. 손의 끝 부분은 피부와 건 사이 그리고 건과 근육 사이에서 마찰을 유발시키기 위하여 사용된다.

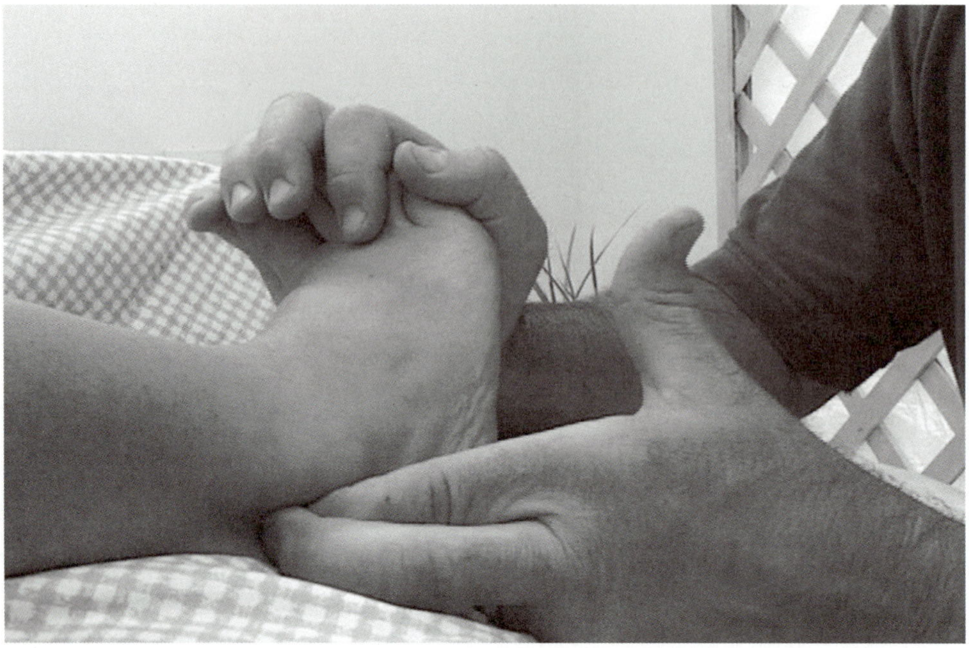

그림 7-23. 발목인대에 심부 횡단마찰법(Cyriax 마찰법).

않으면 닦아내지 않는다. 심부 마찰법은 3차원 기술이다. 치료사는 치료하는 부위의 깊이와 효과를 주기 원하는 조직의 깊이를 예민하게 인식하여야만 한다. 조직이 피부 바로 밑에 위치한다면, 가벼운 압박이 효과적일 수 있다. 조직이 심부 또는 다른 조직 밑에 위치한다면, 표면적 조식의 작업을 마쳐야만 한다. 이것은 조직의 횡단면을 생각하는 것과 조직 층의 느낌을 가지게 하는 촉진 기술을 발전시키는데 도움을 줄 수 있다. 치료는 강한 압박을 가하여야만 한다.

재활에서 사용되는 마찰법 (Friction Used in Rehabilitation)

심부 횡단 마찰법(deep transerse friction) 또는 **Cyriax 마찰법**은 병변 주위에 직접적으로 적용하는 횡단 마찰법의 특별한 유형이다. 이것은 손상 부위에 건강한 반흔 형성을 촉진시키기 위하여 사용한다. 조직을 가로지르는 기계적 동작은 섬유를 넓게 분리시킬 수 있다. 심부 횡단 마찰법은 반흔 조직의 평행한 섬유 정렬와 교차시키는 것으로 제한된 움직임에 수행할 수 있다(그림 7-23 참고).

James Cyriax는 재활에서 사용되는 심부 횡단 마찰법의 사용을 대중화시켰다. Illustrated Manual of orthopedic Medicine(1993)에서, 설명되는 원칙은 근육과 건의 병변 치료를 위하여 제공될 것이다.

- 손가락과 피부는 심부 조직에 영향을 주기 위하여 함께 움직인다.
- 마찰법의 효과는 가장 중요한 것이지만, 압박은 사용하지 않는다.
- 움직임은 정확한 병변 부위에 적용하여야만 한다.
- 조직은 적당한 긴장이 있어야 한다.
- 최상의 결과를 위해서 격일에 약 20분간 6～12회 실시한다.

게다가 건강한 반흔 형성을 위해서, 손상된 부위 주위에 원형과 횡단 마찰법은 상처 부위가 유착되지 않고 정상 조직을 유지하는데 도움을 준다. 조직의 유착은 만성 통증 또는 염증의 원인이 될 수 있다. 이것은 특히 제왕절개(cesarean section) 또는 다른 수술 부위처럼 상처가 큰 부위에 매우 중요하다.

경타법 TAPOMENT

경타법은 손을 번갈아 가면서 매우 빠른 속도로 연달아서 피부를 두드리는 기법이다. 경타법은 자극효과가 있고 기술적으로 수행한다면 대상자에게 즐거움을 줄 수도 있다. 경타법의 가장 공통적인 고대 형식은 누르기(hacking), 흡각법(cupping), 두드리기(clapping), 찰싹 때리기(slapping), 가볍게 두드리기(tapping)와 꼬집기(pincement)이다.

경타법의 동작은 가볍고, 빠르며 리듬감 있게 수행한다. 손은 피부 표면에 접촉하여, 가벼운 충격을 주고 뛰어 오르게 한다. 대상자에게 때리는 듯한 느낌을 주어서는 안되고, 유쾌한 자극을 느끼게 하여야 한다. 충격 소리도 만족스러워야 치료 효과도 부가될 수 있다. 손의 위치에 따라 신체 부위마다 충격을 가할 때 소리가 다르다. 오리우는 소리와 첨벙 첨벙하는 소리는 독특하고 재미있는 소리를 내게 하는 비전통적인 경타법이라고 아래에 설명되어 있다.

경타법은 확실한 리듬을 필요로 하기 때문에 숙련자에게 많은 실습을 하게 한다. 치료사는 기술 변화를 위해서 더 많이 노력을 하여야 한다. 다른 효과를 유발하기 위하여 다양한 리듬과 손의 위치를 다르게 시도하도록 한다.

경타법은 가끔 신체 부분, 신체의 측면, 또는 마사지를 마칠 때 사용한다. 도수법은 자극이기 때문에, 경타법은 대상자에게 자극을 가할 때 유용하다. 예를 들면, 마사지 후에 대상자가 직접 조종하거나, 작업하기 위하여 다시 되돌아가는데 사용할 수 있다. 스포츠에서 시합 전 경타법은 효과가 있다. 몇몇 사람은 경타법의 쑤시고 민감한 느낌을 좋아하기도 한다.

경타법을 수행하는 동안, 사용하는 힘과 손의 경직 정도는 치료하는 부위에 따라 결정한다. 등, 허벅지와 같이 두꺼운 근육 부위는 강한 힘을 견뎌낼 수 있고, 머리와 같이 섬세한 부위는 가벼운 접촉을 필요로 한다. 신체 전체를 경타법으로 마사지할 경우 마지막 넓은 부위에 경타법을 수행할 때, 사용하는 힘의 정도는 한 부분에서 다른 부분으로 움직일 때 변화되어야 한다.

경타법의 변용들 (Variations of Tapotment)

누르기(hacking)는 각 엄지손가락을 들고 각 각의 손으로 수행한다. 손의 척골 면으로 때리고 가끔 3, 4, 5번째 손가락 끝으로도 수행한다. 그림 7-24 참고. 손목, 손과 손가락은 빠른 두드리기 움직임을 수행하는 동안 가볍게 쥐고, 왼손과 오른 손을 교대로 수행한다. 정확히 수행하고, 자극과 기분 좋은 찌르기 중의 하나가 누르기(hacking)의 효과이다.

누르기(hacking)를 연습하기 위해서 손목, 손과 손가락을 이완하고 치료사의 손을 흔들고 위와 아래로 가볍게 친다. 특별한 자세에서 손가락을 함께 또는 손과 손목을 고정시키는 노력은 하지 않는다. 완전하게 이완된다면, 치료사는 전완이 회외 또는 회내가 되지 않게 중간 면으로 동작을 하여야 하는 것에 주의한다. 손을 이완시키고 흔드는 것을 유지하고 교대로 위와 아래로 빠르게 손을 움직인다. 둔부에서 어깨로 움직이면서 등에 시술하고, 후에 둔부로 다시 내려온다. 신장 위

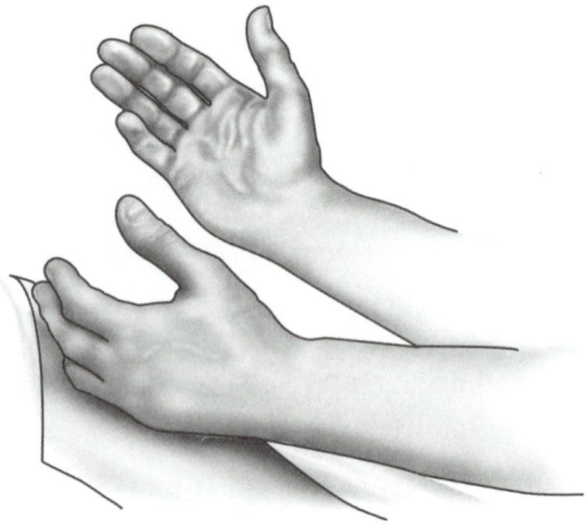

그림 7-24. 누르기(hacking). 경타법은 이완된 손의 척골측으로 수행한다.

는 절대로 때려서는 안 된다.

툭툭 두드리기(rapping)라고 하는 유사한 움직임은 가볍게 주먹을 쥐고 수행한다. 주먹은 그림 7-25에서 보여주듯이 문을 두드리듯 손바닥을 아래로 향하게 한다. 측면 툭툭 두드리기(side-rapping)〔가끔 손날치기(beating)라 칭하는〕에서는, 주먹의 척골 면으로 두드리기를 수행한다. 가벼운 힘을 유지하고 충격보다 더 반동되게 수행한다.

흡각법(cupping)과 **두드리기**(clapping)는 같은 리듬으로 힘을 교대로 빠르게 하여 적용한다. 두 가지 기술은 엄지손가락과 손가락을 가볍게 구부려서 손을 컵 모양으로 만들고, 손바닥 표면을 축소시킨다. 엄지손가락은 첫 번째 손가락과 맞닿아 꽉 잡게 한다. 컵 모양으로 만든 손의 외측 가장자리로 신체 표면을 때리는 흡각법은 그림7-26에서 보여주듯이 손바닥의 축소를 유지한다. 속이 텅빈 소리가 날 것이다. 이것은 반흔 조직 또는 근막 유착의 긴장이 이완되고 넓고 평편한 부위에서 수행 할 수 있다. 흡각법은 호흡계의 울혈에 사용한다.

손바닥으로 때리기는 신체 표면에 손바닥을 접촉시킨다. 이것은 속이 텅빈 소리를 내고 넓은 부위에 접촉하여 수행한다. **찰싹 때리기**(slapping)는 손가락을 함께 고정시킨 손으로 수행한다. 이것은 전체 손보다는 손가락의 바닥으로 부드럽고 기운차게 때린다.

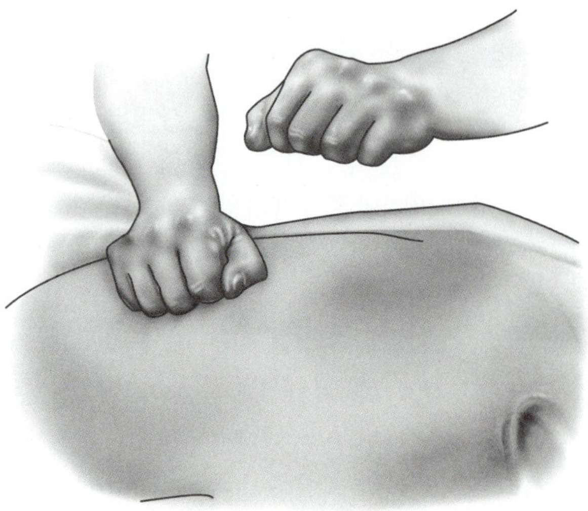

그림 7-25. 툭툭 두드리기(rapping). 경타법은 문을 가볍게 두드리듯이 주먹을 가볍게 하여 수힝한다.

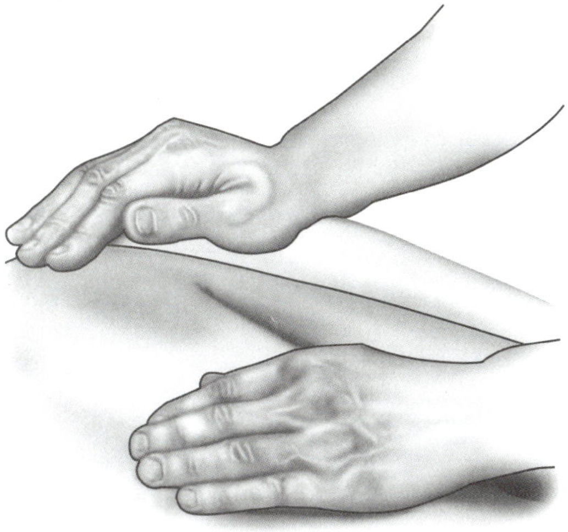

그림 7-26. 흡각법(cupping). 경타법은 컵모양으로 손을 만들고 수행한다.

가볍게 두드리기(tapping)는 손가락의 끝으로 수행한다. 손가락의 패드 또는 손톱의 모서리로 가볍게 두드린다. 그림 7-27 참고.

꼬집기(pincement)는 엄지손가락과 검지, 중지손가락사이로 표면 조직을 집어 올리는 빠르고 부드러운 동작이다. 이것은 "쥐어뜯는" 것으로 설명할 수 있고, 왼손과 오른손을 리듬감 있게 교대로 수행한다. 그림 7-28 참고.

오리 우는소리(quacking)는 양손의 손바닥을 같이 사용하고 손가락을 각기 떨어지게 하여 수행한다. 그림 7-29에서 보여주듯이 4번째와 5번째 손가락을 기울여 외측 모서리로 때린다. 손가락은 뼈 표면으로 때리고, 이것이 오리우는 소리를 내게 한다.

철벅 소리내기(squishes)는 손을 이완되게 하여 잡고, 공기주머니를 손바닥에 만든다. 손의 등으로 때리고, 손등으로 때릴 때 양 손바닥 사이의 공기를 밀어내려고 하면, "철벅 철벅소리"가 난다.

진동법 VIBRATION

진동법은 진동, 떨림 또는 떨리는 동작으로 설명할 수 있고 전후, 상하로 움직임을 빠르게 반복하여 수행한다. 진동법은 뛰어난 기술이며, 손가락 끝으로는 작은 부위에 적용한다. 또는 거칠게 수행할 수 있고, 근육 중심을 전후로 흔드는 것도 포함한다.

복부의 진동법은 가끔 소화와 배설기관을 자극하기 위하여 사용한다. 밀어내는 형태에서 거친

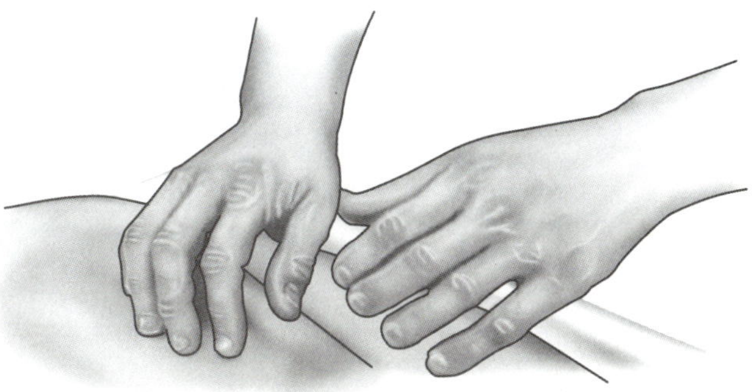

그림 7-27. 가볍게 두드리기(tapping). 경타법은 이완된 손의 손가락 끝으로 수행한다.

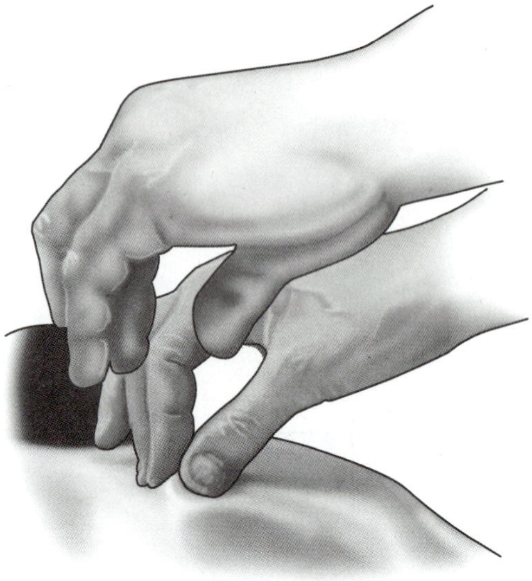

그림 7-28. 꼬집기(pincement). 경타법은 가볍고 빠른 움직임으로 엄지손가락과 두 개 손가락 사이에서 표면 조직을 부드럽게 집으면서 수행한다.

진동법은 대상자가 긴장을 유지하게 되고, 근육 순환이 되게 하고, 이완에 도움을 줄 수 있다. 확실한 진동법 기술은 연부조직에 진동을 주고 자극 효과를 준다. 이것은 또한 근육 이완 또는 감각 마비가 나타날 수도 있다.

전기 진동기(electric vibrators)는 근육을 긴장시키기 위하여 정확한 진동을 주기 위하여 사용될 수 있다. 진동 동작은 손으로 장시간 하는 것보다 기계를 사용할 수 있다. 근육 이완을 위하여 적당한 손-고정 진동기의 유형이 있다. 거친 진동법에는, 정확한 진동이 있다. 진동기 손잡이의 유형은 손등과 손가락에도 진동을 일으킨다. 이것은 그림7-30에서 보여주듯이 치료사가 진동기를 잡고 대상자에게 직접 접촉하도록 허용한다. 좋은 진동기는 물리적 음파를 낼 수 있다. 이 장비는 초음파보다 낮은 주파수 대역이고, 대부분 치료사의 활동 범위 내에 있다.

진동법의 변용들 (Variation of Vibration)

정교한 진동법(fine vibration) 또는 떨림 동작은 손가락 끝으로 수행하지만, 일반적으로 전완으로 수행한다. 진동법의 연습은 손가락 끝을 따로 하여 한손을 근육에 올려놓는다. 떨림 움직임은

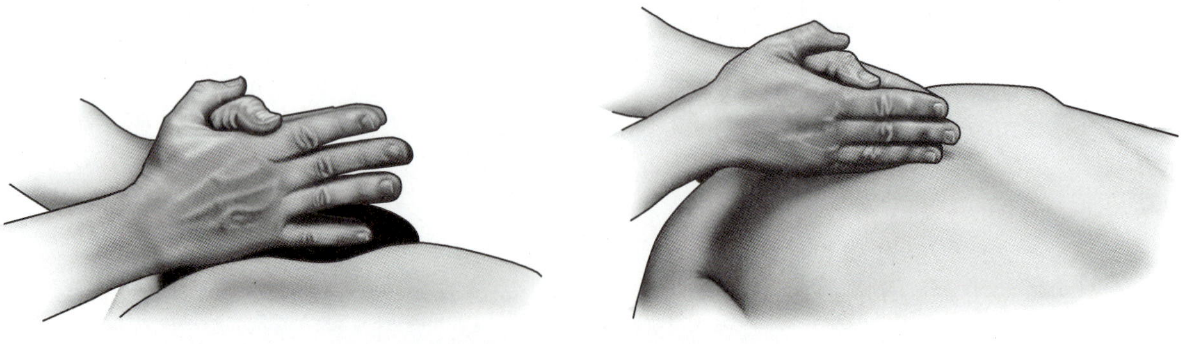

그림 7-29. 오리 오는 소리(quacking). 경타법은 손을 함께 손가락으로 수행한다. 손가락은 5번째 손가락으로 치면서 "꽥꽥" 우는 소리를 만든다.

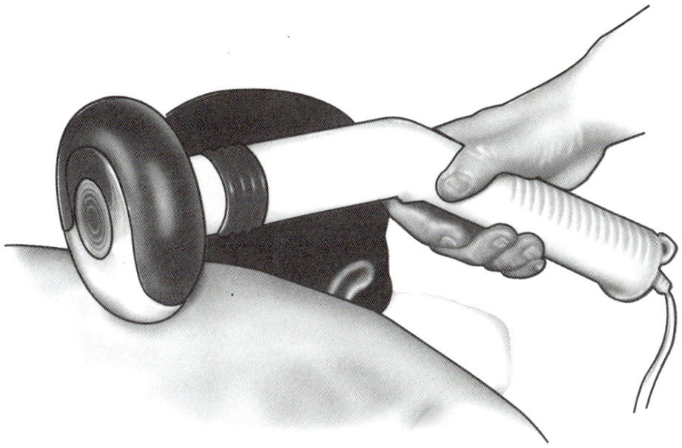

그림 7-30. 손잡이 전기전동기로 수행하는 정교한 진동법(vibration)

팔꿈치를 이용한 전완으로 수행하고, 손목과 손가락 관절은 구부러진 자세를 유지하고, 팔꿈치를 약간 구부린다. 이 진동법 동작은 측면보다 바깥쪽에 더 많이 사용한다. 손가락은 진동법을 하는 동안 같은 지점을 접촉하게 하고 후에 피부에서 손가락을 들어 새로운 지점으로 옮기고, 강한 압박은 피한다. 그림 7-31은 복부에 수행하는 진동법이다.

진동법을 사용한 가벼운 에플루라지(light effleurage with vibration)는 진정효과를 얻기 위해 사용할 수 있다. 가볍게 수행하는 동안, 손가락으로 약간의 진동법을 앞뒤로 함께 수행할 수 있다. 압박은 손을 피부에 약간 접촉하여 가볍게 압박한다. 과민신경의 경우, 이 기술이 진정효과를 가지고 있다고 믿고 있다.

흔들기(shaking)는 근육 이완에 도움을 주는 진동법의 한 형식이다. 예를 들면, 상완이두근 또

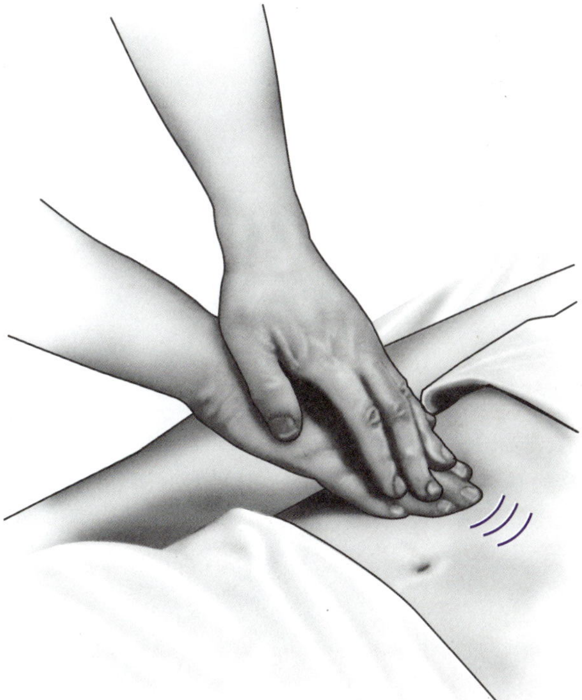

그림 7-31. 복부에 손가락 끝으로 수행하는 진동법.

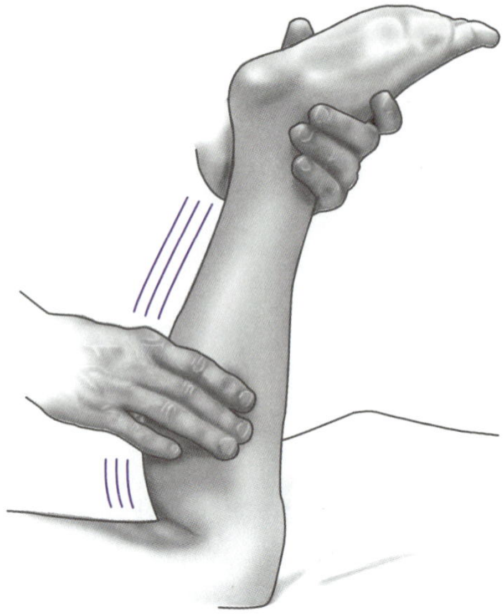

그림 7-32. 흔들기(shaking). 근육 또는 근육군에 하는 진동법의 유형이다.

는 비복근과 같은 근육을 한손으로 잡고 부드럽게 앞뒤로 흔든다. 그림 7-32는 다리 근육의 흔들기를 보여 주는 것이다. 흔들기 동작을 쉽게 하고 근육을 느슨하게 하는데 도움을 주기 위해 다리는 90° 정도 구부린다.

대퇴부 흔들기는 양손을 사용하며, 양손은 다리의 각 측면을 잡는다. 이 경우에서는, 그림 7-33에서 보여주듯이 **흔들기**(jostling)는 손이 앞뒤로 움직이게 한다. 관절 주위를 움직이기 위해서는 사지 전체를 동시에 부드럽게 흔드는 것이 도움이 되고, 이것은 전체 부위의 이완을 촉진시킨다.

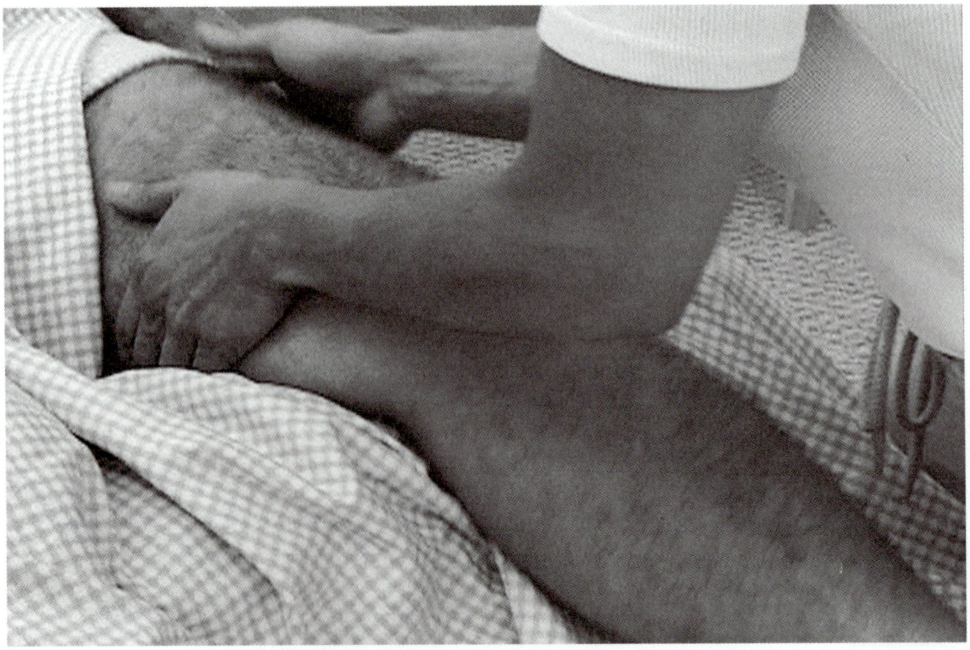

그림 7-33. 흔들기(jostling). 관절가동법과 함께 수행하는 진동법의 유형이다.

움직임이 없는 접촉 TOUCH WITHOUT MOVEMENT

움직임이 없는 접촉은 독특한 마사지 기술의 분류이다. 이것은 손으로 접촉을 하는 것이지만, 시각적으로 확인할 수 있는 움직임은 없다고 정의하였다. 움직임 없는 접촉은 목적이 있는 접촉 기술이다. Kellogg는 근본적으로 접촉은 아니지만, "이해력, 조절, 목적을 가지고 접촉을 수행하는 것, 간단하고 생리적 효과를 일으키는 능력이 있는 것(p 52)"이라고 설명하였다.

수동접촉 (Passive Touch)

수동접촉은 한손 또는 양손의 손가락을 신체에 가볍게 올려놓는다. 수동 접촉은 치료부위에 열을 내게 하고, 신경계에 영향을 주고, 에너지 균형에 도움을 준다. 역사적으로, 수동 접촉의 효과는 "최면" 또는 "전기" 효과, "자성"과 "방법의 미묘한 특성, 손의 독특한 부드러움 또는 설명하기 어려운 다른 개인의 특성"이 있다고 생각하였다(Kellogg, 1929, p. 53). 에너지 균형을 위한 수동 접촉의 사용은 고대 서양 마사지의 조직으로 완전하게 발전하였다.

수동접촉은 가끔 마사지의 마지막 또는 다른 형태의 마사지를 수행하기 전에 사용된다. 그림 7-34와 7-35에서 보여주듯이 발 또는 머리에 적용할 때에는 진정효과를 얻기 위하여 효과적으로 사용한다.

직접 압박 (Direct Pressure)

직접 정적압박이라고도 하는 직접 압박중 간단한 직접 압박은 엄지손가락 또는 손가락, 팔꿈치 또는 주먹으로 수행할 수 있다. 조직에 압박을 가할 때, 목적에 따라 압박을 5-30초 정도 유지한다. 처음 압박한 후에 움직임은 없어야 한다.

본문에서는 움직임 없는 접촉처럼 직접 압박으로 분류한다고 하더라도, 이것은 "정적 마찰법"

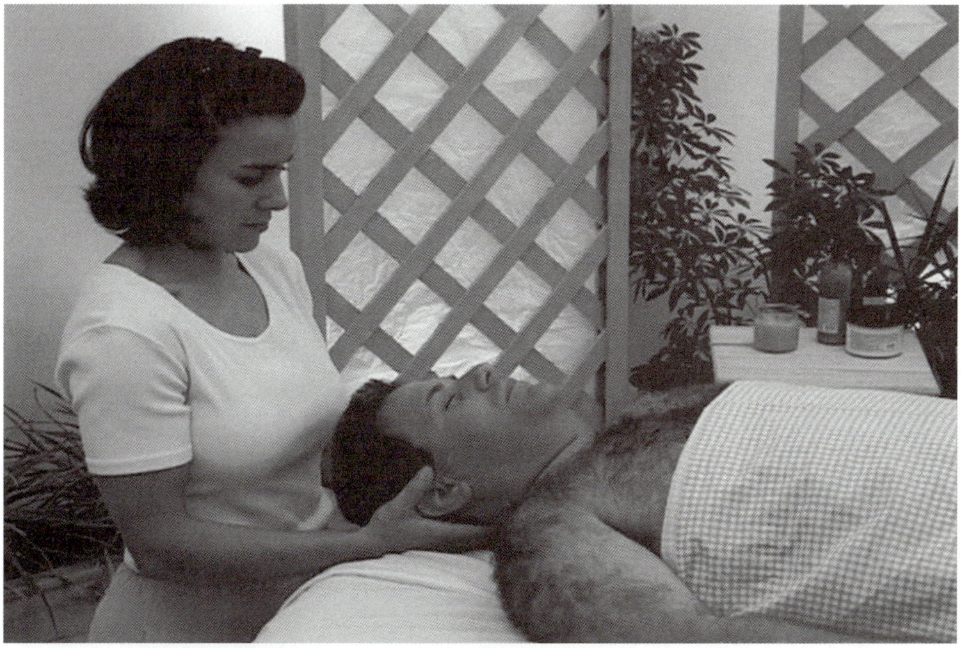

그림 7-34. 머리를 가볍게 고정시키는 수동접촉(passive touch)

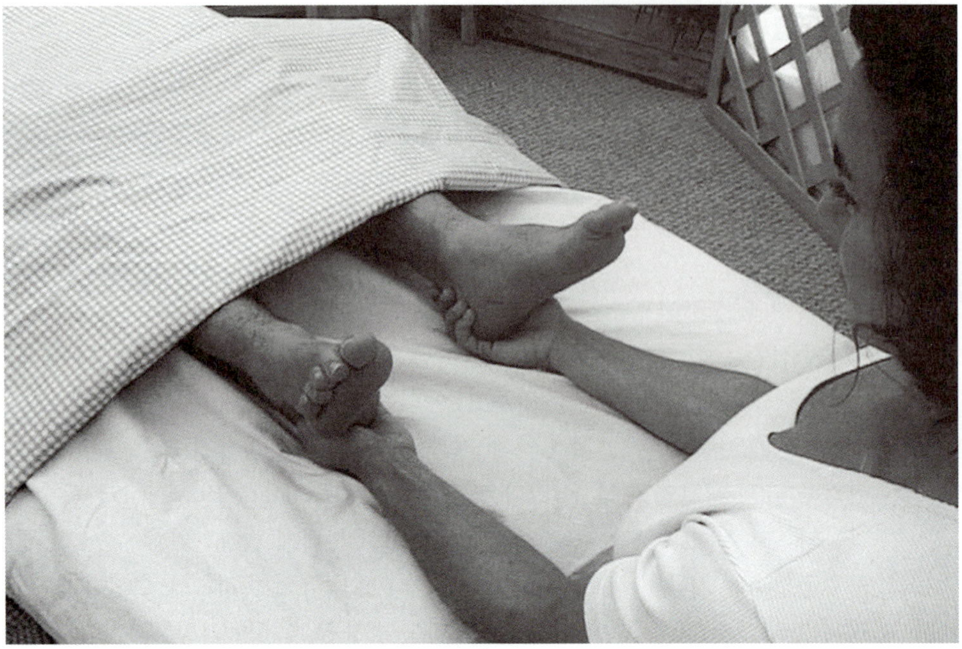

그림 7-35. 발을 가볍게 고정시키는 수동접촉.

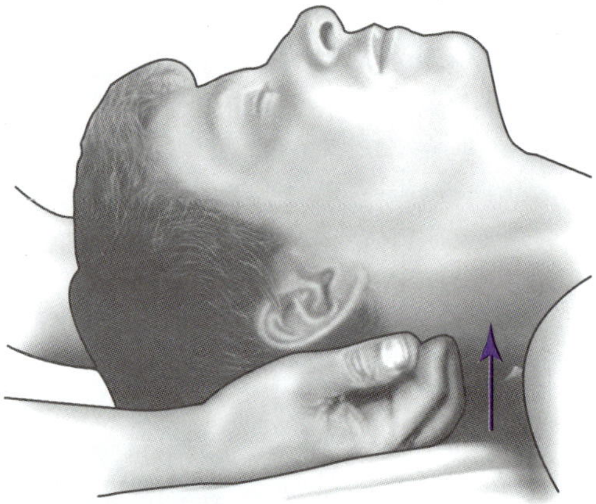

그림 7-36. 후두하근육에 직접 압박. 손가락은 후두 부분에 경부근육 부착점을 압박한다.

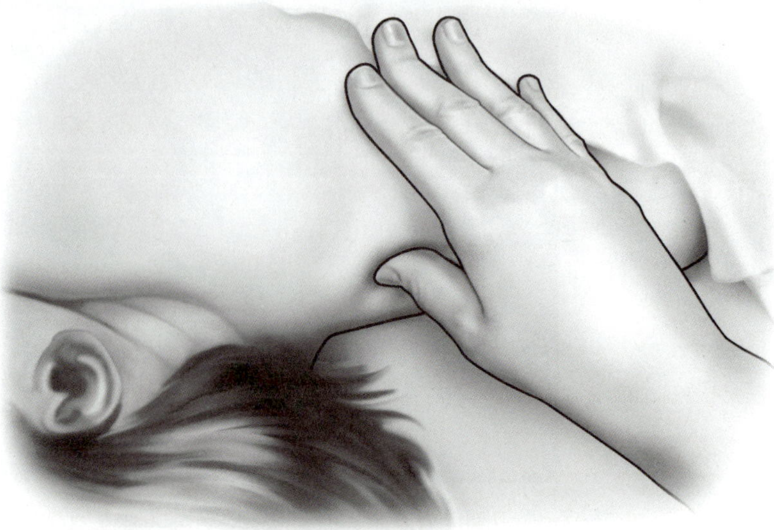

그림 7-37. 승모근 발통점에 허혈성 압박(직접 압박).

또는 압박의 형태로 생각할 수도 있다. 허혈성 압박은, 창백함을 유발하기 위하여 충분한 힘으로 직접 압박을 적용하는 형태이며, 압박이 감소되면서 혈관확장을 일으키고, 또한 국소 혈관확장을 증진시킨다. 허혈성 압박은 13장에 설명된 것처럼 발통점을 치료하는데 사용된다.

압박은 충혈 또는 조직 손상을 피하기 위해 조심스럽게 적용한다. 직접 압박은 가끔 에플루라지 또는 압박보다 전에 수행하거나 또는 부드럽게 움직여야 하는 부위 또는 다른 부위로 움직이기 위한 에플루라지 다음에 수행한다. 그림 7-36과 7-37은 직접 압박에 사용하는 다른 두 가지 형태를 보여주는 것이다.

직접 정적 압박은 수세기 동안 사용되어져 왔다. 이 작업 방법에 관한 이론들은 몇 년에 걸쳐 발전되어 왔고 구역치료, 운동점, 긴장점, 이완점, 발통점과 지압점의 개념을 포함한다. 직접 정적 압박을 이용하는 치료사들의 목적과 압박의 정도, 압박하는 위치도 틀릴 수 있고, 압박 기간도 변할 수 있다.

요약 SUMMARY

고대 서양 마사지는 온천, 헬스클럽과 개인 마사지실에서 사용되는 가장 일반적인 마사지의 형태이고, 마사지치료, 물리치료와 간호 분야에서 치료적 적용을 위한 기초가 된다. 스웨덴의 Pehr Ling, 암스테르담의 Johann Mezger, 미국의 J.Harvey Kellogg, 그리고 영국과 미국의 Mary McMillain처럼 역사적으로 전수된 것이다. 스웨디쉬 마사지는 인기 있는 서양마사지의 유형이다.

서양마사지는 서양과학의 용어, 건강과 질환에 관한 서양적 확신의 용어를 이해하여야 한다. 이것은 순환을 증진시키고, 근육을 이완시키고, 관절 가동성을 증진시키고, 전신적인 이완을 증진시키고, 건강한 피부로 증진시킨다고 인신되어있다.

서양마사지 기술은 에플루라지(effleurage), 페트리사지(petrissage), 마찰법(friction), 경타법(tapotment), 진동법(vibration), 움직임이 없는 접촉(touch without movement), 그리고 관절 운동(joint movement)의 7가지 분류로 나눈다. 8장에서 설명된 관절운동을 수행하는 동안 연부조직 기술은 이 장에서 설명할 것이다.

에플루라지는 부드럽고 지속적인 움직임으로 피부 위를 활주 또는 미끄러지는 기술이다. 에플루라지는 윤활제를 사용하여 마사지를 시작할 때 수행하고, 접촉이 대상자에게 익숙해지게 하고, 신체의 다른 부분으로 이동하거나 연결하고, 조직의 상태를 평가하고, 마사지의 마지막에 수행한다. 에플루라지는 압박, 속도, 리듬을 다르게 하여 다른 효과를 얻을 수 있다. 에플루라지의 변용들은 기본적인 활주 에플루라지, 스트립핑, shingles 에플루라지, 양쪽 나무 스트로킹, 승모근에 세 방향 스트로킹, Mennell의 표면 스트로킹, 신경 스트로크와 주먹으로 비비기이다.

페트리사지는 유연법 동작에서 연부조직 들기, 비틀기 또는 꼬집기 기술이거나, 손 사이 또는 조직 아래에서 압박하거나 굴리는 기술이다. 페트리사지는 국소순환을 증진시키고, 조직에 축적된 대사산물을 "짜내고", 정맥환류를 돕고, 근섬유를 분리시키고, 근육이완을 유발하는데 사용된다. 페트리사지를 적용할 때, 조직을 꼬집거나 멍들지 않게 하고, 한 부위에 너무 오래도록 마사지하지 않도록 한다. 페트리사지 변용들은 기본 양손 유연법, 한손 유연법, 한손 교대 유연법, 원형 양손 페트리사지, 손가락-엄지손가락 교대 페트리사지, 피부 굴리기, 압박하기와 굴리기이다.

마찰법은 한 표면 위를 다른 것으로 반복적으로 문지르면서 수행한다. 표면 마찰법은 조직을 가온하기 위하여 사용하고, 피부 위를 손바닥으로 문질러서 수행한다. 심부 마찰법은 조직을 분리하고, 유착을 방지하고, 건강한 반흔조직을 형성하거나, 관절 주위와 머리 위와 같이 근육이 적은 부위에 움직임을 유발하기 위하여 사용된다. 심부 마찰법은 횡단, 평행, 또는 원형움직임으로 수행한다. Cyriax 마찰법은 손상 재활에서 사용되는 심부 횡단 마찰법의 유형이다.

경타법은 손을 번갈아 가면서 매우 빠른 속도로 연달아서 피부를 두드리는 기법이다. 경타법은 자극과 마지막 기술에서 사용된다. 경타법의 변용들은 누르기, 툭툭 두드리기, 흡각법, 두드리기, 찰싹 때리기, 가볍게 두드리기와 꼬집기, 오리 우는 소리내기, 그리고 철벅 소리내기이다.

진동법은 진동, 떨림 또는 떨리는 동작으로 설명할 수 있고 전후, 상하로 움직임을 빠르게 반복하여 수행한다. 거친 진동법은 넓은 부위를 전체 손으로 수행하며 진동법, 흔들기와 밀기와 함께 가벼운 에플루라지를 수행한다.

움직임이 없는 접촉은 손으로 접촉을 하는 것이지만, 시각적으로 확인할 수 있는 움직임은 없다고 정의하였다. 움직임이 없는 접촉은 열을 분배하고, 평온한 효과를 얻을 수 있거나, 또는 에너지 균형을 위하여 사용된다. 허혈성 압박과 같은 직접 압박은 통증완화, 울혈 감소, 근육이완, 그리고 운동점, 스트레스점, 이완점, 발통점 또는 경혈점 이온들에 따른 지역 치료에 따른 지점을 자극하는 것과 같은 많은 효과를 위하여 지점에 적용된다.

다음 부분은...
연부조직 도수법 기술을 수행하는 동안 마사지 측면을 가장 많이 인식하여야 하고, 관절운동은 이것의 치료적 효과를 위해서 중요하고 서양마사지의 중요한 부분으로 수행되어져 왔다. 8장에서는 신체 각 부분에 적용하는 마사지 치료의 범위 내에서 가동과 신장기술에 대하여 설명할 것이다.

참고문헌

Cyriax, J. H., & Cyriax, P. J. (1993). *Illustrated manual of orthopedic medicine*, 2nd ed. Boston: Butterworth & Heinemann.
Graham, D. (1884). *Practical treatise on massage*. New York: Wm. Wood and Co.
Hoffa, A. J. (1900). *Technik der massage*, 3rd ed. Verlagsbuchhandlung, Stuttgart: Ferdinand Enke. As translated by F. M. Tappan and Ruth Friedlander.
Kellogg, J. H. (1929). *The art of massage: A practical manual for the nurse, the student and the practitioner*. Battle Creek, MI: Modern Medicine Publishing Co.

학 습 가 이 드

학습결과 LEARNING OUTCOMES

학습 가이드는 처음 시작하는 부분에 학습결과를 사용하라. 학습 파트너 또는 테이프에 기록된 것을 이용하여 쓰거나 구두로 말하여서 각 결과에 주어진 과제를 수행하라. 처음에는 "책을 보고" 시작하고, 후에는 기억한다.

중요한 용어/개념 KEY TERMS/CONCEPTS

중요한 기술은 이장을 처음 시작할 때 목록화하였고, 다음에 나오는 연습에서 하나 또는 그 이상을 선택하라. 이러한 이야기에 관한 쓰기 또는 말하기는 이들의 중요성을 심도 있게 이해하고, 이것들을 더 기억하는데 도움을 줄 수 있다. 몇몇 연습문제는 수행의 섬세함에 초점을 맞추어 확실하게 고안되었다.

1. 이 장에서 설명된 6가지 기술 분류에 대한 설명을 적는다. 각각 어떻게 다른지 설명한다.
2. 학습파트너와 구두로 이것을 설명하는 동안 기술 변용들을 설명한다.
3. 각각의 기술을 마사지 기간에 어떻게 사용하는지 설명한다. 예를 들면 가온조직 위하여, 변화 기술처럼, 또는 마사지 기간 마지막에
4. 각 연부조직 기술 변용의 생리적/심리적 효과를 설명한다.

학습 개요 STUDY OUTLINE

다음은 이 장에서 중요한 개념을 기억하는지 검사하기 위한 질문이다. 각 질문이 있는 본문의 페이지를 이용하여 대답하라.

서양마사지 (Western Massage)

1. 서양마사지는 ____________와 ____________에서 수행되는 대부분의 마사지치료의 근거가 된다(p. 148).
2. 현대의 서양 마사지는 19세기에 스웨덴의 ____________와 암스테르담의 ____________의 작업으로 기원되어 전수된 것이다(p. 148).
3. 서양마사지의 효과, 이익과 적응은 서양 ____________와 __________ 그리고 __________와 ____________의 서양적 견해의 용어에서 설명하였다(p. 148).
4. 서양마사지의 7가지 분류는 _______, _______, ________, _________, _________의 5가지 고대 마사지 분류에 ____________와 ___________가 합쳐진 것이다(p. 148).
5. 각 분류 내에 많은 기술변용들은 ______________________ 이다(p. 148).

에플루라지 (Effleurage)

1. 에플루라지는 부드럽고 지속적인 움직임으로 피부 위를 _________ 또는 _______ 기술이다(p. 148).
2. 에플루라지는 ____________, ______________, ________________, 또는 _________를 포함하여, 마사지 기간에 많이 사용된다(p. 149).
3. 에플루라지의 효과는 적용방법에 따라 결정되지만, ___________, __________, 또는 ___________를 포함할 수 있다(p. 149).

페트리사지 (petrissage)

1. 페트리사지는 유연법 동작으로 연부조직에 ___, __________, 또는 __________, 손 사이 또는 조직아래 ___________ 또는 __________ 하는 기술이다(p. 155).
2. 페트리사지는 ________의 근육 "방출", 국소 _______ 증가, ____________이완, 그리고 __________ 분리시키고 확장시키는데 사용한다(p. 155).
3. 페트리사지 동안 사용되는 압박은 ___________의 상태에 따라 다르고, _______ 또는 _______ 피하여야 한다(p. 155).
4. 유연법 또는 페트리사지의 들기 유형은 기본적인 ____________, ____________, _____________, ____________, 그리고 ____________ 포함한다(p. 156–158).

5. 압박 페트리사지는 __________과 _________ 포함한다(p. 156–158).

마찰법 (Friction)

1. 마찰법은 반복적으로 _________ 위의 한 표면을 문질러서 수행된다(p. 158).
2. ________ 마찰법은 피부 표면 위를 문질러서 피부에 열을 유발시키고, 윤활제를 사용하지 않거나 적은 양을 사용할 때 최고의 효과가 나타난다(p. 159).
3. 표면 마찰법 변용들은 손의 사용부분을 변화하여 유발된다. 예를 들면 __________, 또는 손의 요골측면으로 전 · 후 __________움직임을 사용하는 것이다(p. 159).
4. 심부 마찰법은 ________ 조직 사이에 움직임을 유발시키고 각 각의 ______부터 유지하는는데 도움을 준다(p. 160).
5. 심부 마찰법은 _______ 섬유, _______ 섬유, 또는 ______ 움직임으로 모두 수행된다(p. 160).
6. 심부 마찰법은 작은 부위, _________ 주위 부위 그리고 _________에 특정한 목적을 가지고 사용된다(p. 160).
7. 조직은 심부 마찰법을 수행하지 전에 전체적으로 가온되어야 하며, 압박은 _________은 피하고 주의깊게 관찰하여야 한다(p. 160).
8. __________마찰법은 병변부위에 직접적으로 적용되는 횡단 마찰법의 특정한 유형이며, 건강한 ______형성, ________의 치유를 돕는데 사용된다(p. 162).
9. ______________은 재활에 사용되는 심부 횡단 마찰법의 특정한 적용방법이다(p. 162).

경타법 (Tapotment)

1. 경타법은 가볍고, 빠르고, 리듬감 있고, 교대로 사용하는 것처럼 연속적인 _________움직임으로 구성되어 있다(p. 163).
2. 손은 기분 좋은 자극을 제공하고, 불편한 느낌과 같은 _______________ 피하여 신체의 표면에 ____________ 하여야 한다(p. 163).
3. 경타법은 마지막 _____________ 또는 신체의 _________, 또는 _________기간, 또는 진원하는 진정보다 _________할 때 사용된다(p. 164).
4. 경타법의 변용들은 교대 _________에 의해서 성취되고 누르기, 툭툭 두드리기, 흡각법, 두드리기, 찰싹 때리기, 가볍게 두드리기와 꼬집기, 오리 우는 소리내기, 그리고 철벅 소리내기가 포함된다(p. 164).

진동법 (Vibration)

1. 진동법은 ____________, 또는 _________ 동작, 또는 전 후 또는 위 아래 움직임으로 수행되는 ________ 그리고 _______________로 설명할 수 있다(p. 165).
2. 진동법은 ________, __________, 또는 어떻게 수행하는가에 따라 _________ 할 수 있다(p. 166).
3. 섬세한 진동법 또는 떨림 동작은 손톱으로 수행하지만, ____________ 유발된다(p. 166).
4. _________ 진동기의 진동 유형은 섬세한 진동법로 사용할 수 있다(p. 167).
5. __________은 근육 또는 근육군의 거친 진동법이고, 이완에 사용된다(p. 167).
6. _________은 손을 전 · 후로 움직여 흔드는 진동법이고, 대개 사지에 사용한다. 이것은 관련된 관절에 움직임을 유발한다(p. 168).

움직임이 없는 접촉 (Touch Without Movement)

1. 움직임이 없는 접촉은 특별한 마사지 기술 분류이다. 이것은 일시적 또는 사교적인 접촉은 아니지만, ___________과 함께 ___________이다(p. 169).

2. __________은 신체에 가볍게 손가락, 한손, 또는 양손을 간단하게 올려놓는다. 이것은 ______에 영향을 주고, __________ 효과가 있으며, ________ 균형을 잡는데 도움을 준다(p. 169).
3. 직접 압박을 적용할 때, 조직의 처음 압박 후에 _________ 없어야 한다(p. 169).
4. 허혈성 압박은 조직에 ________ 유발하기 위하여 충분한 압박을 적용하는 직접 압박의 형태이다. 압박이 감소된 후에, 국소 ________는 증가된다(p. 169).
5. 직접압박은 ________완화, _________감소, 그리고 근육 ________ 돕는 것을 포함하여 다양하게 사용된다(p. 169).
6. "지점" 치료의 다른 유형은 _______, ________, _________, _________, 그리고 _________ 포함한 직접 압박을 포함한다(p. 171).

더 많은 이해를 위해서 FOR GREATER UNDERSTANDING

다음의 훈련은 이장에서 설명된 지침의 특별한 적용이다. 동사는 다양한 활동을 강조하고, 기술발전을 조장하기 위하여 밑줄을 그었다. 이러한 훈련은 학습 파트너 또는 그룹, 또는 학급과 함께 수행한다.

1. 한 사람이 중요한 마사지 변용을 수행하고, 다른 사람은 관찰한다. 관찰자는 기술을 수행하는 사람의 손과 신체 자세를 구두로 설명한다.
2. 그들이 수행하는 것이 책과 CD 비디오에 표현되고 설명된 것과 유사한지 평가한다. 그림으로 그려진 기술을 더 유사하게 수행하도록 교육시킨다.
3. 문제 1과 2를 완전하게 수행한 후, 기술의 변용들을 연습한다.
4. 각각의 기술 변용들의 수행을 비디오테이프로 녹화한다. 비디오테이프를 시청하고, 당신의 손과 신체 역학을 분석한다. 올바른 역학으로 기술을 다시 수행한다(비디오테이프를 위해서 관찰자를 대신할 수 있다).
5. 전신 서양마사지(또는 마사지 기간)의 비디오를 시청하고, 관찰한 기술을 확인한다. 광범위한 기술 분류를 확인하고, 특정한 변용들을 찾아보라.(비디오를 위해서 대신 수행할 수 있다).
6. 전신 서양마사지의 비디오를 시청하고, 마사지 기간에 사용되는 기술이 예를 들면, 가온, 이동, 마지막, 그리고 다른 효과를 위한 것이지, 순환, 근육이완, 전신이완 인지 어떠한 것인지 확인하다(비디오를 위해서 대신 수행할 수 있다).
7. 전신 마사지 비디오를 시청하고, 사용되는 기술의 가치를 인식하게 된다. 예를 들면, 많은 변용방법과 치료사에게 적용하는 기술의 혼합. 두 개 또는 이상의 기간과 이들을 비교하라.
8. 마사지를 받아보고 다른 기술의 느낌을 위한 대처에 답을 하고, 그들이 적용하는 기술의 이름을 붙여본다. 치료사가 사용하는 방법을 주의하라.

제 8 장

관절운동

Joint Movements

학습 결과 LEARNING OUTCOMES

이 장을 학습하고 난 후, 다음의 정보를 습득할 것이다.

1. 관절운동의 다른 분류를 설명할 수 있다.
2. 가동기법과 신장을 비교할 수 있다.
3. 정적, 접촉-이완-신장, 상호억제를 이용한 3가지 신장방법을 수행한다.
4. 관절운동의 치료적 효과를 설명할 수 있다.
5. 관절운동을 위한 일반적인 원칙을 적용할 수 있다.
6. 신체의 다른 부위에 관절운동기술을 수행할 수 있다.

중요한 용어/개념 KEY TERMS/CONCEPTS

- 보조운동
- 접촉-이완-신장(CRS)
- 자유 능동운동
- 스웨덴 운동
- 상호억제
- 정상 가동범위
- 가동법
- 수동운동
- 관절 도수법/조정
- 저항운동
- 정적 신장
- 신장

MEDEALINK

이 책의 각 부분을 복사한 CD는 이 장에 담겨진 기술을 추가하였다. CD-ROM에 넣으면 마사지 기술의 영상을 볼 수 있다. 이 영상은 새로운 부분을 학습하는데 도움을 줄 수 있게 디자인되었다.

관절운동 기술 JOINT MOVEMENT TECHNIQUES

목
가동기술
간단한 가동운동
손가락 밀기
melt-down
물결 움직임
신장
외측 굴곡
회전
전방 굴곡
팔 교차 신전

견갑대
가동기술
흔들기(wagging)
흔들기(shaking)
수동 어깨 굴리기
견갑대 가동(엎드린 자세)
신장
수평 굴곡
머리위로 신장

팔꿉
가동기술
회내와 회외
전완 돌리기
신장
머리위로 신장시키기

손목
가동기술
전가동범위 수동운동
흔들기
신장
과신전
굴곡

손
가동기술
모든 관절의 수동운동
8자 모양
가위 움직임
신장
손가락과 손목 과신전
굴곡

가슴
가동기술
흉곽 흔들기
신장
머리 위로 신장시키기

고관절
가동기술
다리를 펴서 리듬감 있게 흔들기
전가동범위 수동운동
신장
무릎을 가슴으로 굴곡
다리를 편 상태에서 굴곡
무릎을 굴곡시켜 대각선으로 내전시키기
옆으로 누워 다리를 펴고 과신전 시키기

무릎
가동기술
흔들기
다리 던지기
하지 빙글돌리기
신장
뒤꿈치에서 둔부

발목
가동기술
엄지손가락으로 발 배측굴곡 시키기
바닥에 압박하기
전 가동범위 수동운동
측면에서 측면으로 가동
신장
배측굴곡
저측굴곡

발
가동기술
발가락의 8자모양
중족골 가위질
에플루라지로 발가락을 정리하기
신장
발가락 과신전
중족골에 발 확장
손가락과 발가락 겹치게 하기

관절운동의 개론 OVERVIEW OF JOINT MOVEMENT

서양마사지는 전통적으로 연부조직 도수법과 같은 관절운동을 포함한다. Pher Ling의 의학적 운동의 근본적인 체계는 연부조직과 관절 모두에 수동운동이 포함되어 있다(Roth 1851). "스웨덴 운동(Swedish movement)"이라는 용어는 1950년 미국에서 다양한 관절운동과 관련되어 일반적으로 사용되었다.

관절운동의 분류 (Categories of Joint Movement)

관절운동은 능동(자율적인, 보조, 저항)과 수동으로 분류된다(McMillan, 1925). **자율적인 능동 운동**(free active movement)은 치료사의 도움 없이 개인이 완전하게 수행하는 것이다. **보조 운동**(assisted movement)은 대상자가 움직이기 시작할 때 치료사가 운동을 수행하도록 도와주는 것이다. **저항 운동**(resisted movement)은 사용하는 근육의 검사를 위하여 치료사가 운동에 저항을 가한다. **수동 운동**은 대상자가 이완되고 움직임을 수행할 수 없어 치료사가 움직임을 수행하고 조절하는 것이다.

가동기술(mobilizing technique) 또는 **관절가동**(joint mobilization)은 관절운동의 정상 범위 내에서 수행되는 수동운동이다. 이것은 쉽게 마사지 기법에 포함될 수 있다. 이것은 관절 내와 연부조직의 운동을 일으킬 수 있고 관절 동작을 자유롭게 한다. 마사지 기술은 관련된 관절을 움직이게 하는 동안 근육에 적용할 수 있다.

신장(stretching)은 제한된 가동범위에 사용되는 수동 관절운동의 유형이다. 이것은 관절의 유연성을 증가시키는데 사용하고 근육과 관절을 가로지르는 결합조직을 늘리며, 신장은 또한 근육 이완에 사용될 수 있다.

관절 가동 또는 조정(adjustments)(가끔 카이로프랙틱 조정이라고 하는)은 마사지치료의 범위에 포함되지 않는다. 관절 가동과 조정은, 대개 추진 움직임(thrust movement)를 사용하며, 정상적인 가동 범위 이상으로 관절을 수행하고 비정렬된 관절, 또는 가동성이 없는 관절을 다시 정렬시키기 위하여 특별하게 시도하는 기술이라는 의미이다. 이것은 법적 범위 내에서 사용하고 훈련된 사람만이 수행할 수 있다. 목과 등에 "날카로운 소리"와 발가락에 "둔탁한 소리"는 잠재적으로 위험한 것이고 기본적인 서양마사지를 수행하지 않아야 한다.

이 장에서는, 특별하지 않은 관절 가동기술과 신장의 분류 내에서 간단한 수동관절운동을 설명할 것이다. 이러한 운동은 전신 마사지기간에 포함될 수 있거나 또는 특정한 치료목적으로 사용될 수 있다.

관절운동의 사용 (Uses of Joint Movement)

치료사는 연부조직 주위를 신장, 관절가동범위 증가, 활액막 생성 촉진, 운동감각의 자각 증진, 근육이완 촉진, 근육신장을 포함한 다양한 이유로 관절운동을 수행한다. 능동과 수동관절운동 모두는 유연성을 증가시키고, 자세와 신체정렬을 증가시키기 위하여 적용한다. 운동선수들은 관절운동을 특히 수행을 증진시키고, 손상을 예방시키고, 재활을 위한 효과가 있다는 것을 발견하였다.

Trager 심신 통합과 같은 신체치료의 몇 가지 보완적인 체계는 신경계에 영향, 근육 재교육과 기능 통합을 하기 위하여 관절운동을 사용한다. 대상자는 또한 수동 운동을 수행하는 동안 무의식중에 긴장하는 것을 배울 수 있다. 관절운동은 마사지를 수행하는 동안에 운동을 추가할 수 있고 변화된 기술을 제공한다.

관절운동의 일반적 원칙 GENERAL PRINCIPLES OF JOINT MOVEMENTS

마사지 치료사는 운동에 관여하는 뼈의 구조와 근육을 잘 알고 있어야 한다. 이것은 관절의 가능한 운동을 결정한다. **정상 가동범위**(normal range of motion)는 관절의 공통적인 운동과 관련 있고 관절 유연성의 정도를 일반적으로 평가하기 위하여 유용한 것이다. 각 관절의 정상 운동의 제한을 아는 것은 관절 또는 주위 조직 손상의 가능성을 감소시킬 것이고 대상자의 안전을 증가시킬 수 있다.

뼈의 구조, 과운동성, 최근 손상과 점액낭염, 관절염과 같은 관절 질환의 비정상적인 경우는 주의하여야 한다. 외상 후에는 관절 주위에 근육조직의 감소 또는 짧아짐, 결합조직의 반흔과 비정상적 관절 구조를 포함한 비정상적인 것이 나타날 수 있다. 가끔 금속핀과 금속판과 같은 "쇠붙이"가 손상 후에 남아있을 수 있다. 관절 대체술도, 관절 주위의 움직임을 제한 할 수 있다. 고관절 인공치환술은 노인에서 특히 중요한 것이다. 대상자의 상태는 관절운동을 안전하게 적용하기 위하여 의료기 또는 대상자의 주치의에게 문의하여야 한다. 마사지와 관절운동에서 감염이 있을 때는 금기라는 것을 명심하여야 한다.

촉진 기술은 관절운동을 학습하는데 매우 중요하다. 치료사는 운동의 동적 느낌을 관절과 주위 조직의 상태에 관해서 충분히 공부하여야 한다. "drag", "end feel"과 같은 느낌은 정상 가동범위의 제한, 단단한 부위, 고정의 유형과 신장 제한을 감지할 수 있게 한다.

이 장에서 설명되는 신장은 **정적 신장**과 같이 수동운동을 적용한다. 신장을 수행하는 동안 갑작스럽고, 강하게 또는 도약하는 듯한 운동은 피한다. 신장하는 자세로 부분을 움직이고 운동이 제한된 부위에서 유지하여야 하는데, 이것은 저항지점의 느낌에 의하여 결정한다. 안전을 위하여 대상자의 되먹임을 이용한다. 대상자는 통증 없이 신장되는 것을 느껴야 한다. 10~15초 동안 유지하고 후에 신장을 증가시키기 위해서 다시 시도한다. 근육은 짧은 시간동안 신장(30~45초 이상)을 한 후에는 이완이 될 것이다.

신장은 **수축-이완-신장**(contract-relax-stretch: CRS)과 **상호억제**를 이용한 수축-이완-신장이라 하는 기술로 촉진할 수 있다. CRS에서, 치료사는 신장을 수행하기 위하여 자세를 잡아야 하지만, 처음에는 고객에게 저항에 대항(저항운동)하기 위하여 근육을 수축하라고 말한다. 근육이 이완된 후 즉시, 신장을 수행한다.

상호억제(reciprocal inhibition)를 사용할 때, 치료사는 신장을 수행하기 위하여 자세를 잡아야 하지만, 처음에는 고객에게 신장하고자 하는 근육의 길항근이 저항에 대항하여 근육을 수축하라고 말한다. 주동근은 길항근이 수축하면 이완된다. 길항근이 이완 된 후 즉시, 신장을 수행한다.

호흡은 신장하는 동안 대상자의 이완을 돕기 위하여 사용할 수 있다. 신체는 흡기 때보다 호기 때 더 이완되고, 호흡을 유지하는 것은 근육과 운동의 제한에서 긴장을 일으킬 수 있다. 그렇기에 호기 때 근육을 신장하는 것이 좋다. 대상자에게 신장하는 자세에서 "숨을 깊게 들이쉬고 천천히 내뱉으세요"라고 말하고, 호기하는 동안에 신장한다.

수동 관절운동 수행을 위한 일반적 지침에 대한 요약은 다음과 같다:

- 관절의 정상 가동범위 내에서 수행한다.
- 가동을 위한 운동은 부드럽고, 자유롭게 이완되어야 한다.
- 신장 전에 조직 주위는 따뜻하여야 한다.
- 신장의 증진을 위하여 호흡을 이용한다.
- 대상자가 편안함을 느끼는 범위 내에서 수행한다.
- 관절의 비정상적 구조를 알아야 하고 이에 따라서 적합한 운동을 수행한다.

관절운동 기술 JOINT MOVEMENT TECHNIQUES

목(Neck)

구조와 움직임(structure and movement). "목"은 일반적으로 머리와 체간 사이의 부위를 가리키는 용어이다. 이것은 7개 경추와 주위 연부조직을 포함한다. 경추는 작고 대부분 섬세한 추체이고 많은 운동을 허락하기 위한 구조이지만, 무거운 무게는 지탱하지 못한다. 목 경추는 전만이 있는 상태로 수직으로 정렬되어 있다.

목 부위의 근육은 대부분 목내에 위치하며 작고, 심부에 있고 혼합되어 있다. 가끔 상부 또는 하부에 부착되는 근육은 표면에 있는 큰 근육들이다. 뼈와 근육의 구조는 굴곡, 신전, 과신전, 외측 굴곡과 회전을 포함한 다양한 운동을 허용한다.

가동 기술(mobilizing techniques). 목의 가동기술은 대상자가 바로 누웠을 때 수행할 수 있다. 가동 운동은 후두 아래 부분 경추체 사이에서 일어난다. 다음에 나오는 모든 예들은 대상자의 머리 부위에 치료사가 앉아서 수행할 수 있다. 이것은 지레 작용과 자기 관리를 위해서 좋은 자세를 취할 수 있는 적합한 의자 또는 바퀴 달린 의자에서 하는 것이 좋을 것이다.

목의 간단한 가동운동(simple mobilizing movements)은 테이블에서 머리를 약간 들어 올리고 외측 굴곡, 회전, 전방 굴곡과 과신전으로 움직이며, 머리를 완전하게 잡고 수행한다. 치료사는 대상자가 이완이 되게 한 후 이완상태에서 머리를 움직인다. 또한 완전한 가동범위를 수행하여야 하고 목에서 날카로운 소리가 나서는 안된다. 이와 같은 도수법이 이 가동성의 한 부분은 아니다. 먼저 작은 운동으로 시작하여 점점 대상자의 관절가동범위를 증가시킨다.

손가락 밀기(finger push-ups)는 경추 사이를 부드럽게 움직이게 하는데 사용된다. 첫째 각 부분을 따라서 에플루라지와 원형 마찰법으로 목 근육을 가온시킨다. 대상자의 얼굴을 위로하게 하여 목을 똑바르게 한다. 양쪽 목의 기저부에 손가락을 올려놓고 직접 정적 압박을 사용하여 조직을 민다. 목을 따라 동시에 1인치 정도로 손을 움직이고, 움직이면서 각 지점을 압박한다. 치료사는 추체 사이의 운동을 느끼게 될 것이고 머리의 운동에 주의한다. 손가락 밀기의 변용들은 한쪽에서 다른 쪽으로 교대로 압박하는 것을 포함한다. 리듬은 왼쪽 밀고, 오른쪽 밀고 목을 따라 움직이는 것이다; 머리 쪽으로 목을 따라 연속적인 운동을 반복한다.

Melt-down은 후두 아래 부분에 사용되는 손가락 밀기의 변용이다. 손은 손바닥을 위로하고 손가락을 후두골을 따라서 대상자의 머리 아래에 놓는다. 손으로 머리를 들어올리고, 손가락으로 머리 균형을 잡는 동안 손목은 테이블 위에 올려놓는다. 대게 5~10초안에 머리 근육은 이완되고, 후두 아래 조직은 차츰 변하여, 머리를 과신전되게 한다. 치료사는 대상자의 머리가 등으로 떨어지지 않게 주의하여야 하고 치료사의 손가락은 후두하 공간의 심부에 위치하게 한다. 이 압박은 대개 대상자에게 좋은 느낌을 줄 수 있으며. 후두골이 과신전 되어 있는 상태에서 똑바로 부드럽게 당겨서 끝마친다.

물결 움직임(wavelike movement)은 동시에 양 측면에 목의 기저에서 후두 아래 부위로 움직이면서 에플루라지를 간단하게 수행한 상태에서 일어날 수 있다. 목을 미끄러지듯이 하여 압박하고 목의 만곡에 중점을 둔다. 목은 운동을 마칠 때 정상 만곡으로 되돌아 갈 것이다(그림 9-21). 운동의 마지막에 과신전을 유지하고 똑바로 후두골을 부드럽게 당긴다. 물결 운동은 목의 긴장을 찾아내기 위하여 사용되는 좋은 기술이다. 대상자가 목에 긴장이 있거나 근육이 짧아지거나 팽팽하게 당겨져 있다면 물결동작이 나타나지 않는다.

신장(stretches). 마사지와 간단한 가동은 신장을 하기 전, 목의 준비를 위하여 사용된다. 여기에 설명된 신장은 대상자가 테이블에 바로 누웠을 때 수행할 수 있다.

외측 굴곡(lateral flexion)의 신장은 목의 측면 근육 길이를 늘려주는데 도움을 준다. 조직의 끝지점이 느껴지는 지점에 머리를 위치하게 하고 신장을 시작한다. 머리 위치는 얼굴을 위로하거나 옆으로 돌리게 하여 근육이 최대로 신장되게 하는 것을 결정한다. 그림 8-1에서 보여주듯이 머리를 어깨 반대 방향으로 밀어서 조직의 부드러운 신장을 하게 한다. 신장을 할 수 있게 대상자에게 숨을 내쉬라고 말한다. 머리는 상부 승모근 이완과 길이 신장을 위하여 최대의 외측 굴곡 자세로 움직인다. 다른 쪽에도 반복한다.

회전의 범위는 간단한 신장으로 증가시킬 수 있다. 목은 똑바로 하고 얼굴을 위로 향하게 한다. 후에 목이 수직으로 정렬되게 하고 머리를 한쪽으로 돌리게 한다. 최대로 회전하게 머리를 부드럽게 밀고 목 근육을 신장시키고 다른 쪽에도 반복한다.

전방 굴곡한 상태에서 목을 신장하기 위해 얼굴을 위로 향하게 한다. 한손으로 머리를 들고, 다른 손으로 머리 밑에서 반대편 어깨 끝을 잡고, 머리는 전완에 놓이게 한다. 머리를 자유롭게 움직이기 위해 팔을 아래에 놓고 다른 어깨에 올려놓는다. 그림 8-2에서 보여주듯이 전완을 교차시켜 머리를 안전하게 받쳐준다. 천천히 전방을 굴곡시켜 목을 신전한다. 치료사는 최대 지렛대 작용을 위해서 이 운동을 수행하는 동안에는 서 있어야 한다.

교차된 팔로 신장(cross-armed stretch)하는 것은 머리 회전에도 사용할 수 있다. 이것은 다른 각도로 목 근육을 신장하는 것이다. 전방 굴곡 후에, 다시 시작 자세로 되돌아와서 한쪽으로 머리를 회전시킨다. 회전한 상태에서 머리를 측면으로 전방 굴곡하는 것을 반복한다. 안전하다면, 통증이

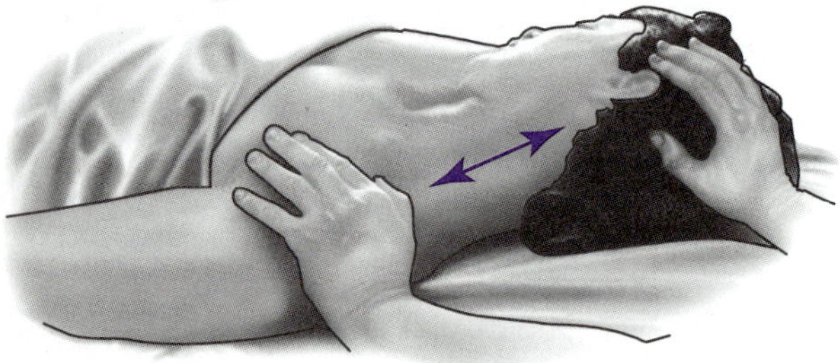

그림 8-1. 목을 외측굴곡 시켜 승모근과 경부근육 신장

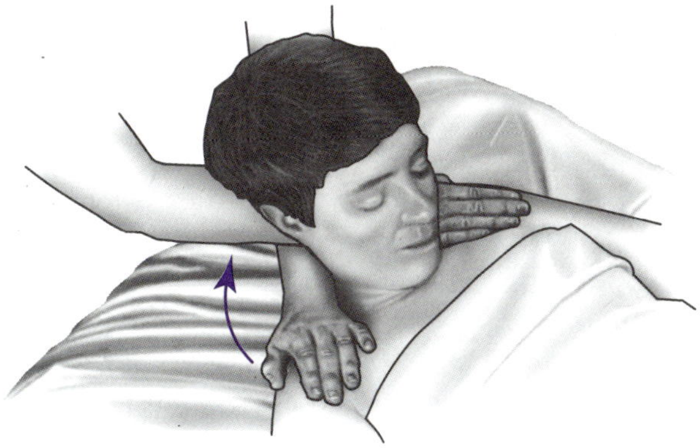

그림 8-2. 목을 전방굴곡 시켜 경부근육의 교차-팔 신장.

없을 때까지 신장한다.

견갑대 (Shoulder Girdle)

구조와 운동(structure and movement) 방법으로 정의할 수 있는 복합적인 부분이다. 견갑대는 상완(glenohumeral), 견쇄(acromioclavicular)와 견늑(scapulocostal)관절을 포함하여 정의할 수 있다. 상완관절은 구상관절(ball-and socket)로 분류되고, 견쇄 관절은 축이 없고 운동이 없는 관절이다. 견늑연접은 견갑골이 근육과 점액낭으로 분리된 늑골 외각에서 활주 관절로 설명될 수 있다(Caillet, 1981, p. 2).

견갑대는 신체에서 가장 운동이 많은 부위이다. 견갑대에서 가능한 운동은 상지의 굴곡, 신전, 과신전, 외전, 내전, 회전과 수평 외 · 내전을 포함한다. 견갑골 자체의 운동도 거상, 하강, 상방회전, 하방회전과 경사, 후인, 전인을 포함한다. 완전한 견갑대는 회선(circumduction)에서 신장된다.

가동기술(mobilizing techniques). 견갑대 운동은 대상자가 바로 눕거나, 엎드려 눕거나, 옆으로 또는 앉은 자세처럼 모든 자세에서 수행할 수 있다. 견관절의 운동은 견갑골 또는 팔의 운동이 직접적으로 관여한다.

대상자가 바로 누운 상태에서 견갑골을 움직이는 것은 그림 8-3에서 보여 주듯이 손을 들어 올려 고정시키고 팔을 흔든다. 팔을 **흔드는** 동안, 팔꿈치와 손목에도 운동이 있어야 한다. **흔들기**는 팔을 대상자의 발쪽으로 가볍게 견인하고 손을 고정시켜 그림 8-4에서 보여주듯이 치료사의 등을 벽에 기대고 수행한다. 느슨하게 팔을 위 아래로 흔든다. 운동은 손목, 팔꿈치와 어깨에서 느껴질 것이다.

수동 어깨 돌리기(passive shoulder roll)는 어깨를 가동화시키기 위하여 사용될 수 있다. 한손으로 상완관절 부위의 상완을 잡고 고정시키고, 다른 손은 어깨의 윗부분을 잡는다. 바로 누운 자세에서 가능한 전체 가동범위 내에서 어깨를 간단하게 움직인다. 움직임의 정도는 부드럽고, 이완되게 수행한다. 이와같은 기술은 엎드린 자세, 옆으로 누운 자세, 그리고 앉은 자세에서도 효과적이다. 그림 8-5는 대상자가 바로 누운 자세에서 수동으로 어깨를 돌리는 것을 보여주는 것이다.

대상자가 누워있을 때, **견갑골 가동**은 어깨의 윗부분에 압박을 가하여 움직이게 한다. 대상자는 테이블 위에 팔꿈치를 구부리고 손은 허리에 오게 하는 자세로 한다. 그 후 치료사의 손을 어깨 위에 올려놓고 발쪽으로 가볍게 압박을 가한다. 그림 8-6에서 보여주듯이 부착된 근육이 이완된다면 견갑골은 들어 올려 움직일 수 있다. 운동에 힘을 주지 않지만, 부드러운 동작으로 이완되게 하

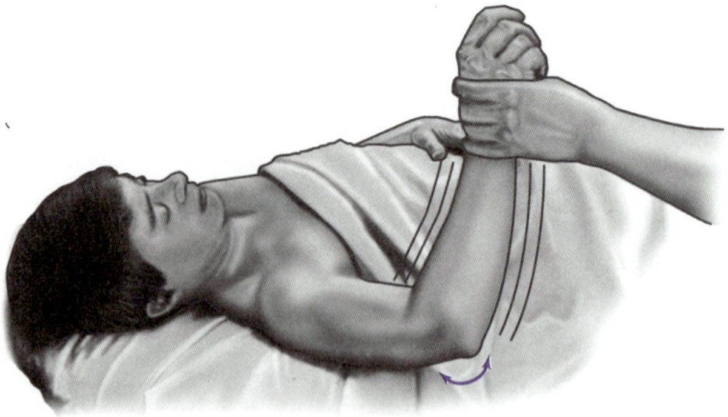

그림 8-3. 흔들기(wagging): 팔과 어깨 가동기술.

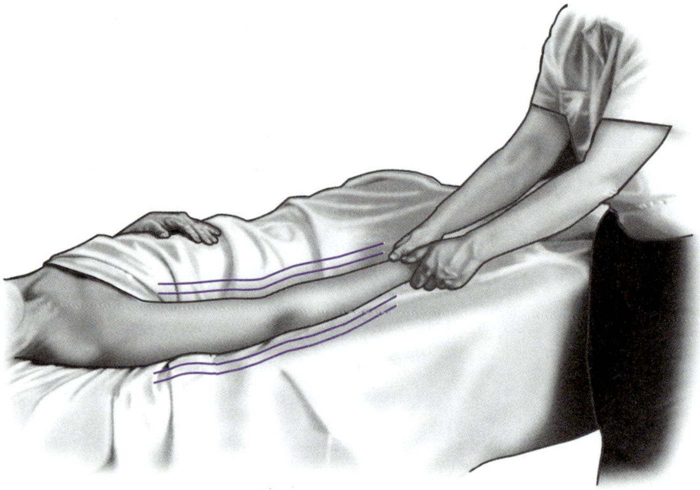

그림 8-4. 흔들기(shaking): 팔과 어깨 가동기술.

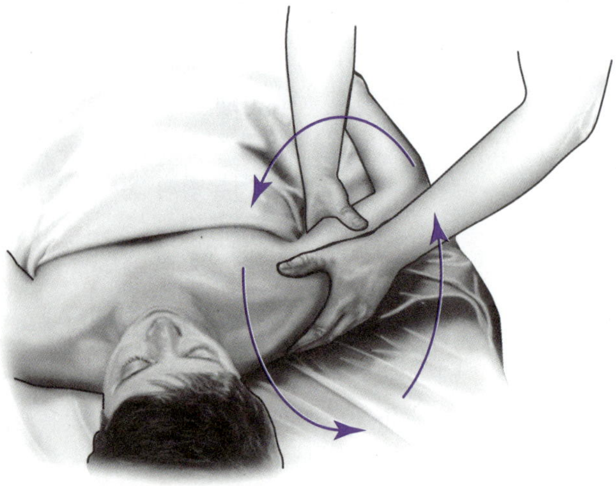

그림 8-5. 수동 어깨 굴리기. 바로 누운 대상자의 어깨에 가동기술.

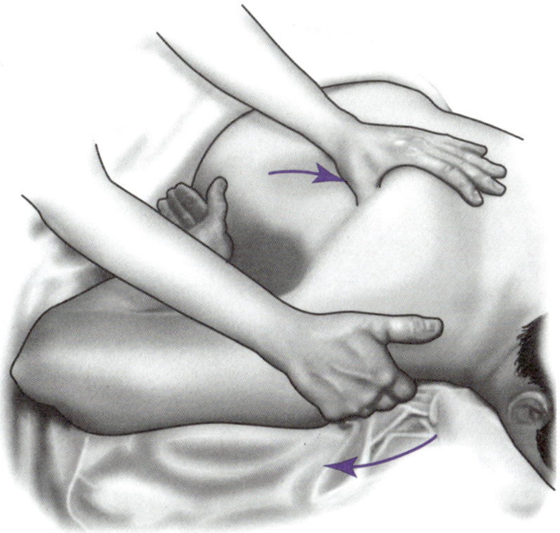

그림 8-6. 견갑골 가동기술. 어깨를 뒤로 당겨 견갑골을 움직여 들어올린다.

고 대상자가 부위에 긴장하지 않게끔 유도한다. 내측 면을 들었을 때, 치료사는 근육이 부착되어 있는 부위에 에플루라지를 수행할 수 있다.

신장(stretch). 견갑대에 신장을 하기 전에 마사지와 준비를 하기 위하여 마사지와 가동을 사용한다. 견갑대 신장은 바로 누워서, 엎드려서 그리고 옆으로 누운 자세에서 효과적이다. 견갑대의 근육은 주로 상완의 운동으로 신장된다.

바로 누운 자세에서, **수평굴곡**에서의 신장은 가슴 위로 팔을 움직여 수행한다. 이것은 능형근을 포함한 견갑골의 내측면에 부착된 근육을 신장시키고, 게다가 어깨 후면부 근육도 또한 신장시킬 수 있다. 한손으로 대상자의 손목 근처의 전완을 잡고, 다른 손으로 견갑골의 내측면 아래를 잡는다. 팔을 가슴 위로 신장시키고 동시에 견갑골을 가볍게 당겨서 신장을 증가시킨다. 그림 8-7참고.

매우 기분 좋은 신장은 대상자의 **팔을 머리 위로 신전**시켜 수행한다. 이 신장은 동시에 양팔과 한쪽 팔을 번갈아 수행할 수 있다. 양팔을 신장시키기 위하여 팔을 머리위로 올리고 손목 근처의 전완을 잡는다. 그림 8-8에서 보여주듯이 어깨를 신장시키기 위하여 치료사는 등을 기댄다. 이 기술은 광배근과 흉근을 포함한 견갑대의 모든 근육을 신장시킨다.

마사지 의자에 대상자를 앉히고 비슷한 신장을 적용할 수 있다. 양손으로 전완을 잡고 팔을 머리 위로 올린다. 치료사는 대상자와 같은 방향을 보고 선다. 팔을 위로 들고 그림 8-9에서 보여주듯이 가볍게 흔든다.

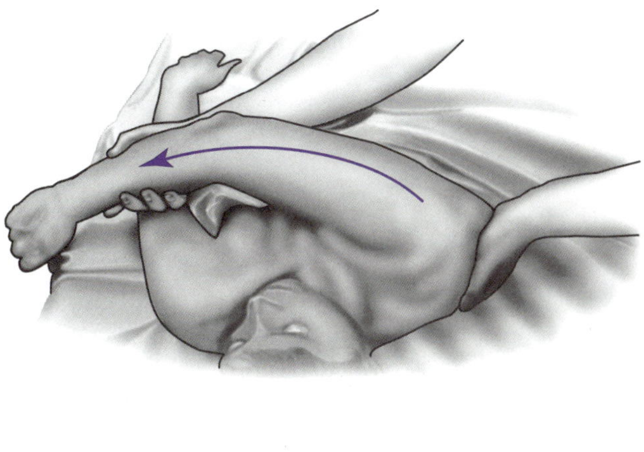

그림 8-7. 팔을 수평 굴곡시켜 어깨 근육 신장.

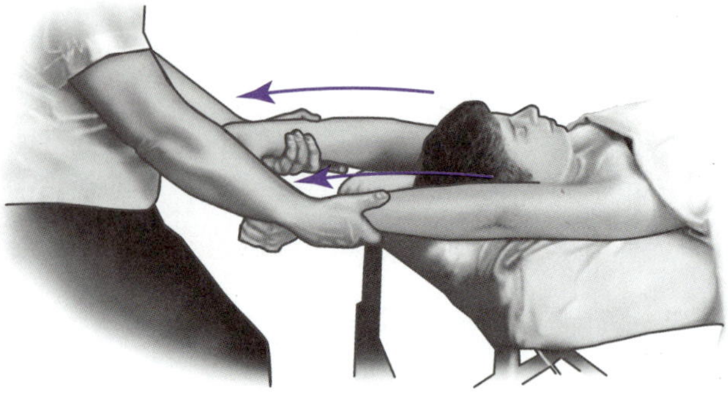

그림 8-8. 팔을 머리 위로 올려 어깨 근육 신장. 등을 기대어 치료사의 체중을 이용하여 신장시킨다.

주관절(Elbow)

구조와 운동(structure and movement). 팔꿈치는 상완골의 원위부의 끝과 요골과 척골 근위부 끝의 결합으로 형성된다. 상완척골(humeroulnar)관절의 운동은 굴곡과 신전으로 제한된다. 관절의 뼈 구조는 신전에서 관절가동범위가 제한된다. 주관절에서 중요하게 생각하여야 할 것은 척골의 주두돌기이다. 전완의 회내와 회외(손바닥-아래와 손바닥-위) 운동은 상완골 소두와 척골의 요골 절흔 표면 위에서 요골 두가 회전으로 일어난다. 동시에 요골과 척골의 원위부 끝 부분이 다른 부위 위에서 미끄러진다.

가동기술(mobilzing techniques). 주관절의 운동은 관절구조 때문에 제한된다. 위에서 설명한 팔의 **흔들기**(wagging)는 주관절에 몇 가지 운동을 제공한다. 손을 잡고 손바닥을 위와 아래로 돌리는 것은 **전완을 회외, 회내**시킬 수 있다.

주관절에 간단한 운동을 수행하기 위해서, 테이블에 팔을 올려놓고 수직이 되게끔 팔꿈치를 구

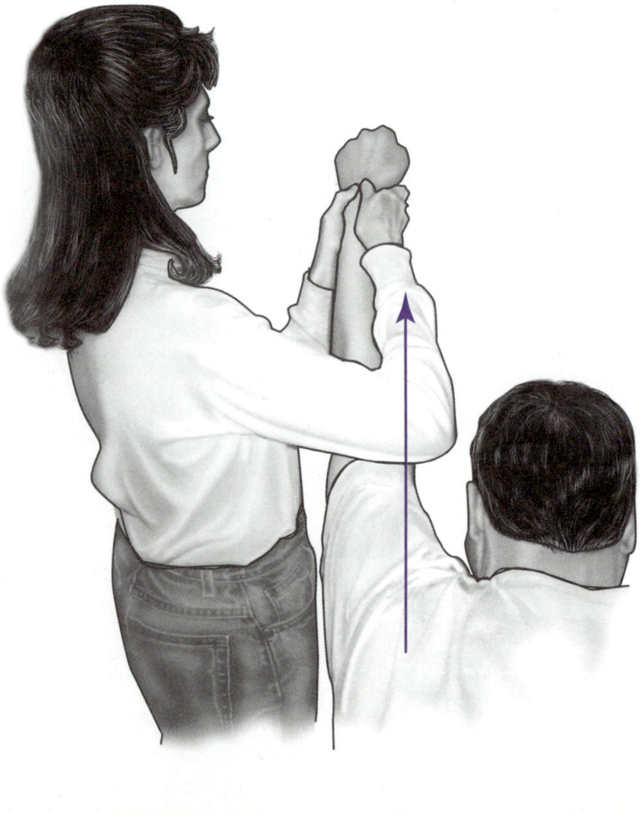

그림 8-9. 팔을 머리 위로 올려 어깨 근육 신장. 대상자는 마사지 의자에 앉는다.

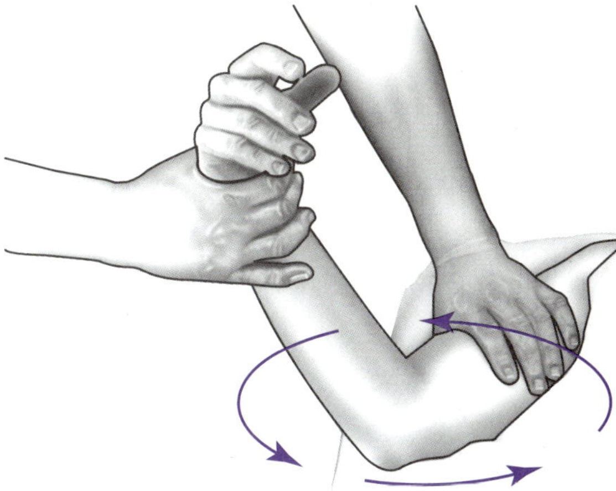

그림 8-10. 주관절에 움직임을 유발하기 위한 전완 돌리기.

부린다. 손목 아래의 팔을 잡는다. 그림 8-10에서 보여주듯이 손으로 원을 그리면서 주관절을 움직이게 한다.

신장(stretch). 팔꿈치를 가로지르는 근육 신장은 위에서 설명한 것과 같이 팔을 머리 위로 올려 어깨를 신장하는 것처럼 팔 전체를 신장시켜 수행한다. 상완이두근이 짧아졌다면, 주관절을 바로 펴서 간단하게 신장시킬 수 있다.

손목 (Wrist)

구조와 운동(structure and movement). 손목관절은 수근간관절과 요골 원위부와 수근골 근위부가 약간 만곡된 표면이 결합하여 형성된다. 사람들이 일반적으로 "수근골"이라 부르는 것은 척골의 원위 끝 부분이다. 이 결합으로 가능한 운동은 굴곡, 신전, 과신전, 요골과 척골 편위(각 측면으로 운동), 회선이다.

가동기술(mobilzing techniques). 손목의 가동은 대상자가 누운 상태에서 최대로 이루어진다. 손목 부위의 연부조직은 운동과 신장을 하기 전에 엄지손가락으로 작은 에플루라지 움직임으로 준비한다. 기본적인 운동과 신장을 위한 시작자세는 대상자의 손, 손바닥을 아래로 하고, 손가락을 붙여서 수행할 수 있다. 대상자의 주관절은 구부려서 테이블에 올려놓는다. 손을 잡은 자세에서, 굴곡, 신전, 과신전, 척골과 요골측 편위와 회선을 포함한 손목의 완전한 관절가동범위로 움직이며 가능한 관절가동범위 내에서 움직인다.

가볍고 빠른 운동은 흔들기 동작으로 손목에 수행할 수 있다. 대상자의 양손 엄지손가락 위와 검지손가락 아래의 손목 바로 위를 잡는다(손바닥은 아래로 향하고). 다른 손가락을 사용하여 흔들고 빠르게 손바닥 끝으로 압박을 가하는 것을 반복하고, 중간에 손이 떨어지지 않게 한다. 손목의 운동은 또한 전완의 회내와 회외와 그림 8-3에서 보여주듯이 팔을 흔드는 것을 포함하여 특별한 움직임을 수행하는 동안 일어날 수 있다.

신장(stretch). 손목에서 중요한 신장 자세는 굴곡과 과신전이다. 그림 8-11에서 보여주듯이 **손목을 과신전**하여 전완의 굴곡근을 신장한다. 손가락 쪽의 손바닥을 부드럽게 아래로 눌러서 신장되게 한다. 그림 8-12에서 보여주듯이 **손목에서 손을 굴곡**시키고 손등에서 아래로 눌러서 전완의 신전근을 신장되게 한다. 이러한 신장은 조심스럽고 천천히 수행하여 동작의 제한에 접근하여야 한다.

손 (Hand)

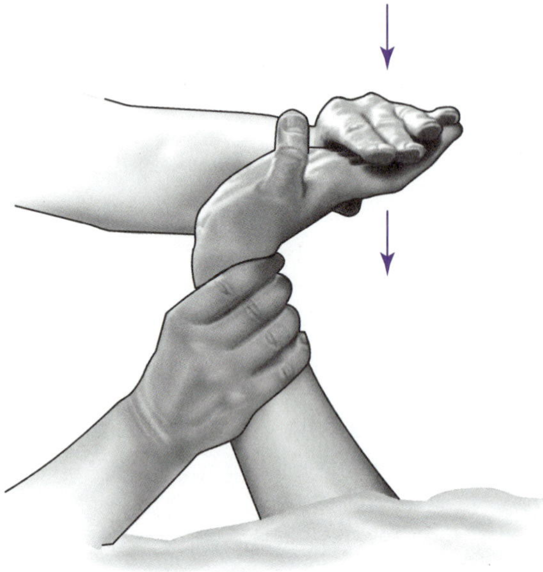

그림 8-11. 손목을 과신전 시켜 전완의 굴곡근 신장.

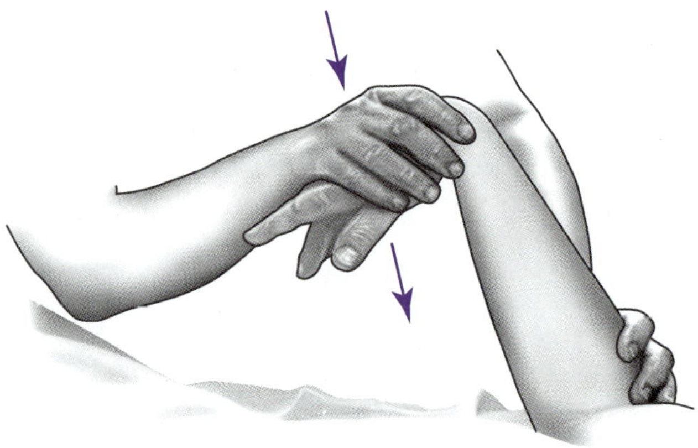

그림 8-12. 손목을 굴곡 시켜 전완의 신전근 신장.

구조와 운동(structure and movement). 손목 위와 손안의 관절은 중수지절관절 연접(손가락 관절)과 지절 사이의 작은 관절을 포함한다. 두 번째에서 다섯 번째 손가락은 각각 두 개의 관절과 세 개의 지절을 가지고 있다. 엄지손가락의 수근과 중수사이의 관절은 다른 손가락의 수근과 중수 사이 보다 더 운동이 자유롭다. 운동은 또한 중수사이에서 일어난다. 손가락의 운동은 굴곡, 신전, 외전과 내전이다. 손은 물건을 잡고 들기의 능력이 있다.

가동기술(mobilzing techniques). 손가락 관절의 가동을 수행하는 것은 매우 조심스럽고, 손의 신장과 크기에 사용되는 힘이 알맞아야 한다. 가동과 신전을 수행하기 전에 대상자의 손을 에플루라지와 가벼운 마찰법으로 근육을 따뜻하게 한다.

손가락 관절의 가동은 한 번에 아라비아 숫자 **8의 모양**으로 할 수 있다. 치료사의 한손으로 대상자의 손을 잡고, 손바닥 아래로 향하게 한다. 다른 손은 5번째 손가락 관절 근처를 완전하게 잡고, 2-3번 작은 8자 모양으로 움직인다(그림 8-13). 각 손가락 관절에 반복한다.

가위 동작(Scissoring motion)으로 중수사이의 조직을 움직일 수 있다. 대상자의 손을 아래로 향하게 하고, 그림 8-14에서 보여주듯이 4번째 5번째의 손가락 관절을 잡고 수행한다. 동시에 손가락 관절은 위로, 다른 부분은 아래로 움직이고, 교대로 가위 동작을 한다. 모든 손가락 관절에 반복한다.

신장(stretch). 손가락의 관절에 몇 가지 간단한 방법으로 신장하고, 천천히 수행하고 치료한다. 손가락 관절은 **과신전**시킬 수 있다. 대상자의 손가락 관절 아래에 치료사의 손가락 끝을 올려놓는다. 손가락이 과신전되게 중수관절 사이를 부드럽게 누른다. 이 운동은 중수관절을 신장시킬 수 있고, 관절 사이의 조직을 신장시킨다.

전체 손을 과신전을 하는 것은 전완의 모든 손목과 손의 굴곡근을 신장시킬 수 있다. 한손으로 전완을 잡고, 다른 손으로 손목과 손가락 관절에 과신전이 일어나게 지절을 손등 쪽으로 민다. 손과 전완의 조직을 부드럽게 신장한다. 그림 8-11 참고.

전완의 신전근은 손목을 구부려서 신장시킬 수 있다. 대상자의 주관절은 굴곡시켜 손이 이완되게 하고 테이블 위에 올려놓는다. 대상자의 손등을 치료사의 손바닥에 올려놓고 손목 신전근을 신장하기 위하여 아래로 부드럽게 민다. 그림 8-12 참고.

가슴 (Chest)

구조와 운동(structure and movement). "가슴"은 일반적으로 늑골, 흉골, 쇄골로 정의되는 상체의 측면과 전면 부위를 일컫는 일반적인 용어이다. 흉곽은 바로 누웠을 때 치료하기 쉬운 부위이다. 가슴을 포함한 전체 흉곽은 호흡시의 흡기와 호기로 확장되고 수축된다. 흉근은 가슴에 위치한다.

가동기술(mobilzing techniques). 늑골은 측면에서 부드럽게 흔들어서 움직이게 할 수 있다. 치료사는 늑골을 따라 테이블의 측면에서 얼굴을 보고 선다. 그림 8-15에서 보여주듯이 한손을 다른 손위에 겹쳐서 늑골 위에 올려놓는다. 반복적으로 밀어서 늑골을 부드럽게 흔들고, 후에 리듬감 있게 압박을 가한다. 다른 부위를 움직이기 위해서 늑골 주위를 움직인다. 치료사는 민 후에 다시 튀어 오르는 늑골의 특성을 느낄 것이다.

치료사의 팔이 멀리 닿을 수 있다면, 양 측면의 가슴을 움직일 수 있다. 한손은 반대편 가슴에 손가락이 테이블을 향하게 올려놓는다. 다른 손은 가까운 측면에 손가락이 반대편 손을 향하게 하여 올려놓는다. 그림 8-16 참고. 반대편에 위치한 손은 당기고 가까운 곳의 손은 밀어서 늑골을 부

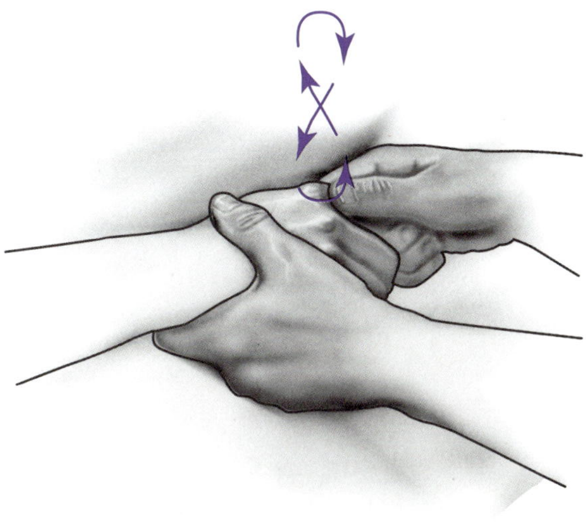

그림 8-13. 손에 8자 모양.

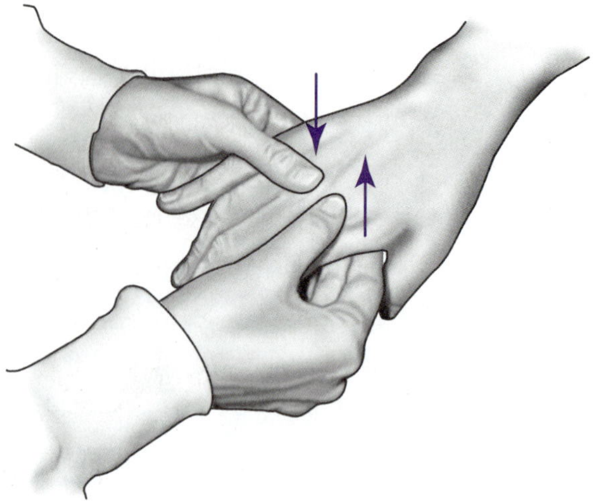

그림 8-14. 손의 중수골 사이에 움직임을 유발하는 가위 동작.

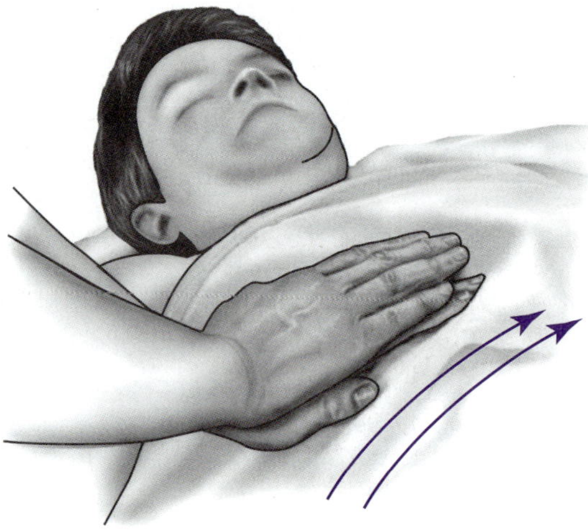

그림 8-15. 측면에서 흉곽을 움직이기 위한 손의 위치.

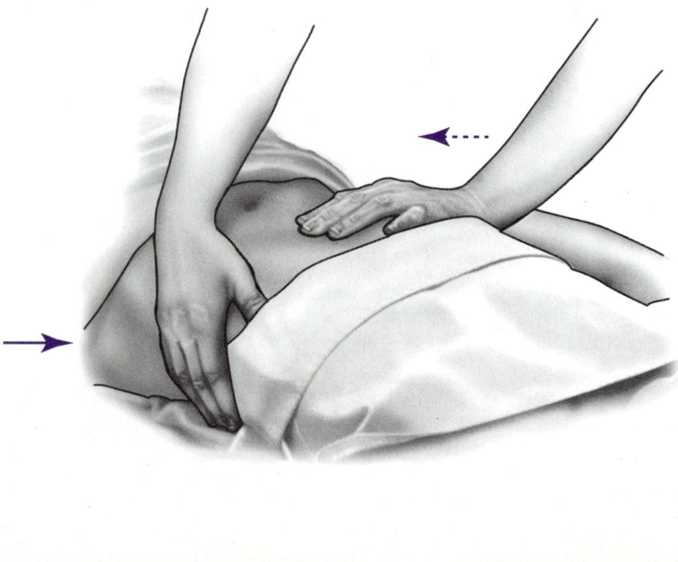

그림 8-16. 양 측면에서 흉곽을 움직이기 위한 손의 위치.

드럽게 흔든다. 주위 근육을 이완시키기 위해 부드럽게 수행한다.

신장(stretch). 가슴에는 가동관절은 없지만, 견갑대에서 가슴으로 부착되는 흉근이 있다. 흉근을 신장시키기 위해서 그림 8-8에서 보여주듯이 팔을 머리 위로 올려 신장한다.

둔부 (Hip)

구조와 운동(structure and movement). 고관절은 대퇴골두와 컵 모양으로 된 관골구로 형성된 대표적인 구상관절이다. 고관절을 움직이는 커다란 근육은 허벅지와 둔부에 주로 위치한다. 장요근은 대퇴의 소전자와 장골의 내측면과 요추체에 부착되는 강한 고관절 굴곡근이다. 고관절의 가능한 운동은 굴곡, 신전, 과신전, 내전, 외전, 대각선 내전과 외전, 내측과 외측 회전과 회선운동이다.

가동기술(mobilzing techniques). 대부분 고관절운동은 대상자가 바로 누운 상태에서 수행할 수 있다. 가동화는 고관절을 움직이는 심부 근육에 영향을 주기 위한 훌륭한 방법이다.

대상자가 바로 누운 자세에서, 무릎 아래의 받침대는 제거한다. 양다리는 똑바로 약간 벌리게 한다. 치료사는 테이블 옆에서 대상자의 허벅지에 얼굴을 마주 보고 선다. 허벅지 위에 손바닥을 올려놓고 다리를 회전시키듯이 부드럽게 흔들고 아래로 민다. 그림 8-17 참고. 특히 둔부가 타이트하다면, 다리는 대개 외회전이 되어져 있을 것이다. 발을 측면에서 측면으로 흔든다. 리듬감 있는 흔들기 동작을 반복한다.

완전 관절가동범위로 고관절을 움직이는 자세는 다리를 구부리고, 한손을 발에 올려놓고 다른 손으로 무릎을 지지한다. 그림 8-18참고. 고관절을 구부리고, 무릎을 대각선으로 내전, 신전, 대각선으로 외전한 후 다시 회전시킨다. 운동은 부드럽고 이완되게 한다.

신장(stretch). 고관절을 움직이는 근육은 많은 방향에서 신장시킬 수 있다. 여기에 나오는 몇 가지 방법은 고관절을 신장시키기 유용한 것이다.

둔부 신장은 바로 누운 자세에서 고관절을 굴곡시키고 무릎을 가슴 쪽으로 밀면서 수행할 수 있다. 그림 8-19 참고. 슬괵근(harmstring)은 그림 8-20에서 보여주듯이 다리를 쭉 펴고 고관절을 굴곡 시키면서 신장시킬 수 있다. 무릎을 구부려 테이블과 직각이 되게 올려놓고 발을 배측 굴곡시키면서 가능한 가슴 쪽으로 구부린다. 이것은 둔부와 다리의 모든 근육을 신장시키는 것이다.

또한 바로 누운 자세에서 허벅지의 대각선 내전은 둔부를 신장시킬 수 있다. 무릎을 가슴으로 가져가고, 후에 그림 8-21에서 보여주듯이 몸을 대각선으로 교차시키면서 민다. 척추를 비틀고 둔부

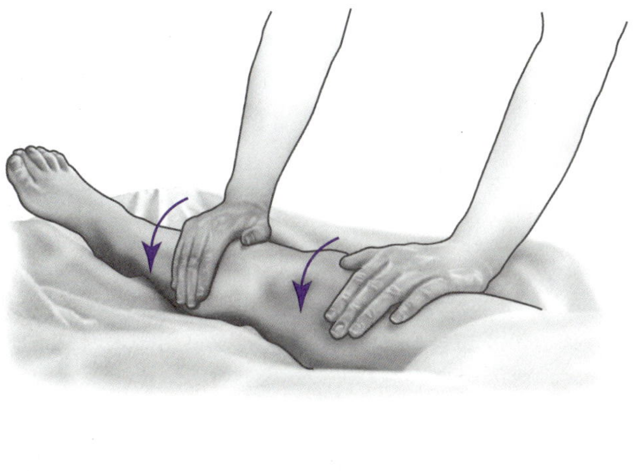

그림 8-17. 고관절 회전을 유발하기 위한 다리 흔들기(rocking)

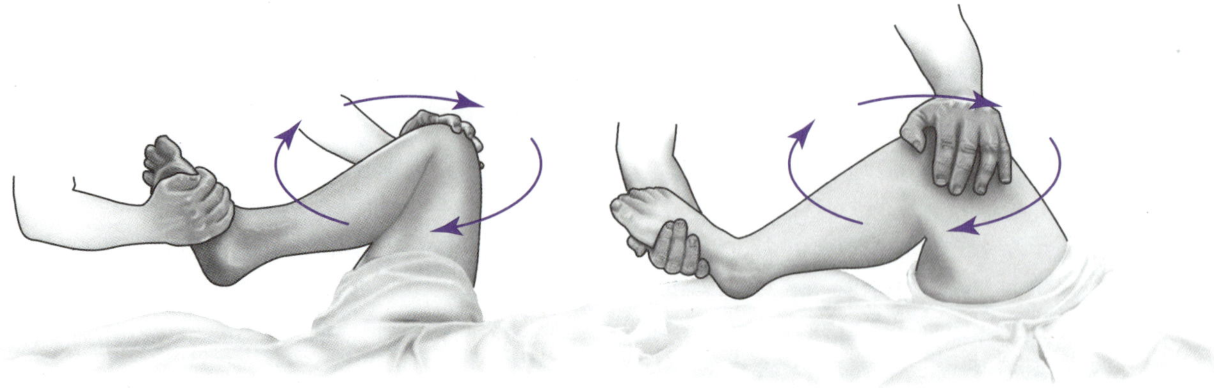

그림 8-18. 고관절 전 가동범위 움직임.

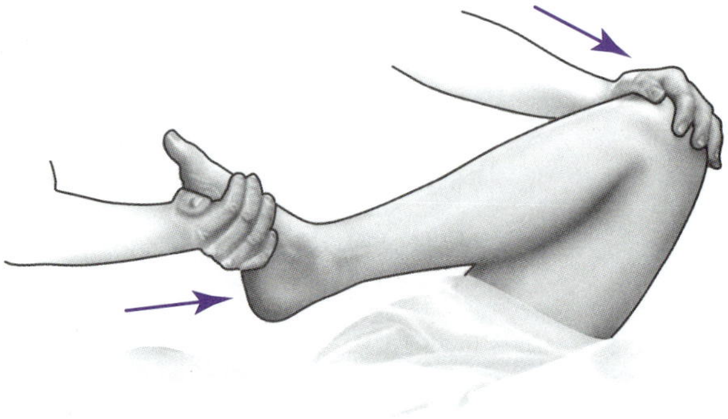

그림 8-19. 무릎을 가슴으로 가져가 둔근 신장.

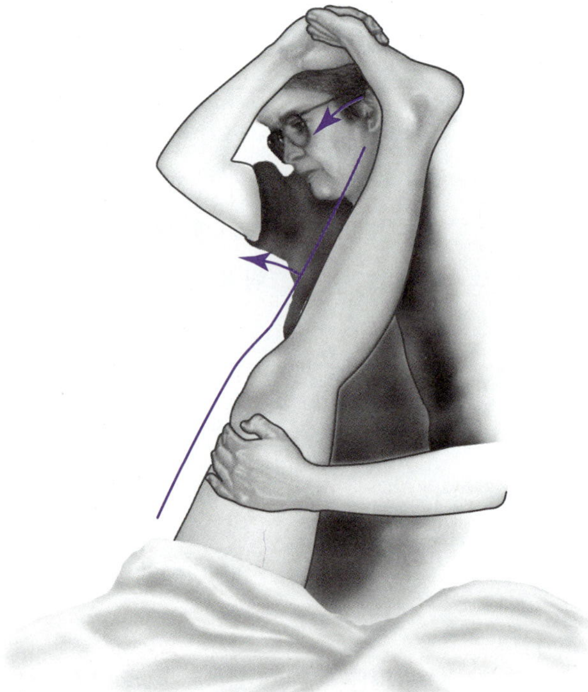

그림 8-20. 다리를 곧게 펴고 굴곡 시켜 슬근 신장.

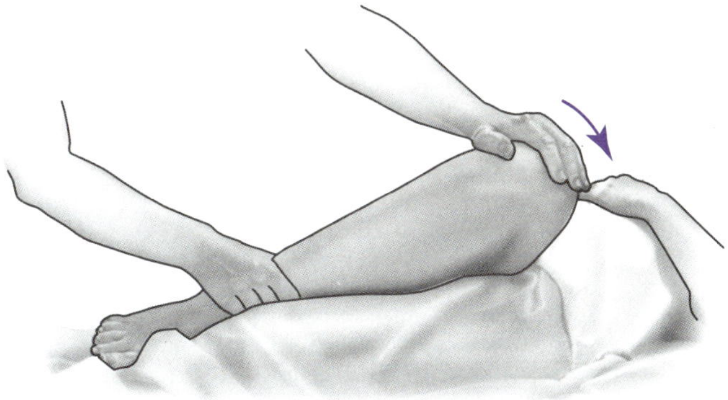

그림 8-21. 굴곡시킨 다리를 대각선으로 내전시켜 고관절과 등 하부 근육 신장.

근육을 신장시키는 동안 어깨는 테이블에 닿아 있어야 한다. 이것은 또한 등의 하부 신장에도 좋다.

다리를 분리하여 내전근을 신장시키는 것은 그림 7-22에서 보여주듯이 테이블과 다리사이에 치료사가 서서 한쪽 다리를 외전시킨다. 얼굴은 대상자의 머리 쪽을 향하고 손은 테이블에 있는 다리에 올려놓는다. 가능한 다리를 외측으로 외전시키기 위하여 치료사의 몸을 사용한다.

굴곡근은 엎드리거나, 옆으로 누운 자세에서 신전시켜 신장시킬 수 있다. 대상자가 엎드린 자세에서 치료사는 대상자의 머리 쪽을 바라보며 테이블의 측면에 선다. 허벅지 밑을 잡고 무릎을 구부린다. 종아리는 치료사의 어깨에 놓이게 한다. 무릎을 테이블에서 들어올리고 고관절을 과신전시킨고 다른 손으로 고관절을 고정시킨다. 이 신장은 약간의 힘을 주어야 하고, 대상자가 치료사보다 체격이 작다면 쉽게 수행할 수 있다.

과신전으로 신전시키는 것은 대상자가 옆으로 누운 자세에서 더 쉽게 수행할 수 있다. 치료사는 대상자를 바라보며 고관절 뒤에 선다. 한손으로 체간을 고정시키는 동안 다른 손으로 허벅지를 흔든다. 그림 8-22에서 보여주듯이 허벅지를 뒤쪽으로 과신전 시킨다. 다리를 드는 대신에 치료사 쪽으로 다리를 당긴다. 이 기술이 더 효과적이고 힘이 덜들며. 대퇴사두근과 장요근이 주로 신장된다.

무릎 (Knee)

구조와 운동(structure and movement). 무릎은 대퇴 원위부와 경골의 근위부로 형성된 관절로 접번관절로 분류된다. 슬개골 관절을 가로질러 형성되는 결합조직에 커다란 종자골(sesamoid bone)이 위치해 있다. 무릎 관절의 중요한 운동은 굴곡과 신전이다. 경골이 최소한으로 상방과 하

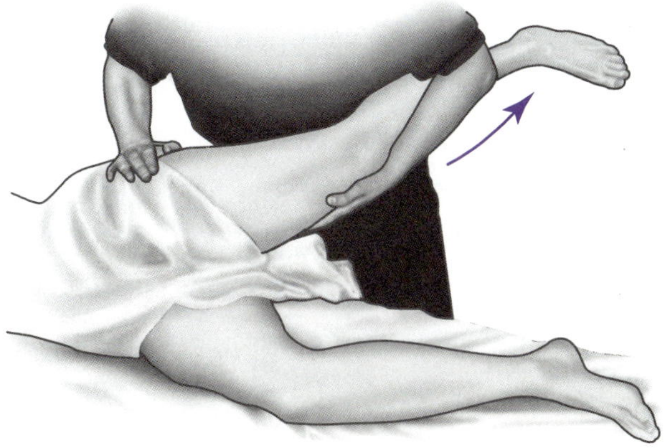

그림 8-22. 옆으로 누운 대상자의 고관절 굴곡근 신장

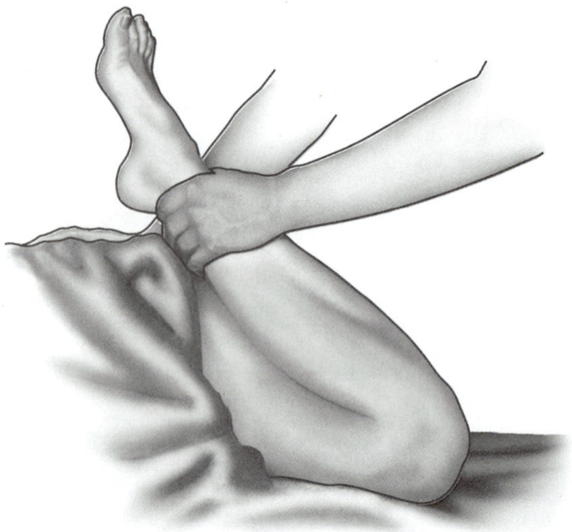

그림 8-23. 둔부 쪽으로 발꿈치를 가져가 대퇴사두근 신장

방 회전을 하는 것은 체중부하를 하지 않은 상태에서 무릎을 구부릴 때 가능하다.

가동기술(mobilzing techniques). 무릎 관절은 대상자가 엎드린 자세에서 가장 가동을 잘 할 수 있다. 간단한 운동을 위해서 치료사는 대상자의 무릎 측의 테이블 측면에서 얼굴 쪽을 바라보면서 선다. 양손으로 발목 근처의 다리를 들어올리면, 하지는 테이블과 수직이 된다. 테이블에서 다리를 가볍게 들어올리고, 다리를 전 후로 흔든다. 이것은 또한 고관절을 움직이는 것이다.

무릎에 다른 간단한 가동은 손에서 손으로 다리를 전 후로 던지는 것이다. 이것은 "다리 던지기" 기술로 대상자의 다리에 긴장이 풀리면서 이완을 하게 하는데 도움을 순다. 다리 넌시기 후에 치료사는 하지로 원을 그리면서 무릎의 다른 가동을 수행할 수 있다. 한손은 허벅지에 올려놓고 다른 손은 발목근처의 종아리를 잡고, 하지로 작은 원을 그린다. 이 원형 동작은 작은 범위 내에서 지속한다(그림 8-23).

발목 (Ankle)

구조와 운동(structure and movement). 발목은 경골과 비골의 복사뼈와 거골의 결합으로 형성된 접번관절(hinge joint)이다. 구조는 안정을 위하여 많은 인대들과 함께 형성되어 있다. 하지 근육의 건은 모두 발목을 지나 발에 부착된다. 지지대라 불리는 결합조직의 띠는 발목 근처에 형성되어 있다. 발목의 가능한 운동은 배측굴곡, 저측굴곡, 회내(외반과 외전), 회외(내반과 내전)이다.

가동기술(mobilzing techniques). 대상자가 엎드린 자세일 때, 발목은 종아리를 들어 올려 발이 테이블에서 떨어지게 하여 수행할 수 있다. 배측굴곡 운동을 위해서 치료사는 테이블 끝에서 발을 보고 선다. 한손으로 다리를 들어올리고, 양손으로 발을 잡고, 발바닥에 엄지손가락을 올려놓는다. 발바닥의 아치(arch)에 엄지손가락을 올려놓고 그림 8-24에서 보여주듯이 배측굴곡이 되게 압박을 가하여 움직인다. 규칙적인 방법으로 여러 번 움직임을 반복하고 발의 다른 지점도 압박을 주기 위하여 엄지손가락을 다른 위치로 옮긴다.

종아리를 들어 테이블에 수직이 되게 한 후, 발목은 완전 가동범위를 수행할 수 있다. 발바닥을 잡고 발목을 원형 운동으로 배측굴곡, 회내, 저측굴곡, 회외로 움직인다. 이것은 또한 간단한 배측

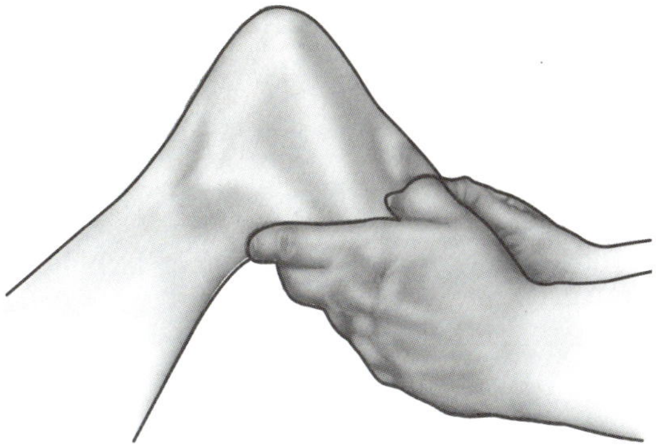

그림 8-24. 엄지손가락으로 발바닥 직접 압박을 가하면서 발 배측굴곡

굴곡과 저측굴곡을 수행하기 위한 훌륭한 자세이다.

대상자가 바로 누운 자세에서, 발목은 경골과 비골의 복사뼈(발목 뼈) 바로 아래에 손바닥을 올려놓고 한쪽과 다른 쪽을 교대로 밀어서 가동을 할 수 있다. 운동은 경골과 비골의 복사뼈와 거골의 관절에서 양 측면으로 움직이고 움직임은 발뒤꿈치에 나타난다(그림 9-12 참고).

신장(stretch). 발목의 신장은 주로 배측굴곡과 저측굴곡을 수행하고 대상자가 엎드리거나, 바로 누운 자세에서 쉽게 수행할 수 있다. 신장을 운동에서 언급된 어떠한 자세로도 수행할 수 있다. 배측굴곡 또는 저측굴곡으로 발을 움직이는 것은 제한된 관절 범위 내에서 수행한다. 그림 8-25은 발목과 발의 저측굴곡을 보여주는 것이다. 이 운동은 하지의 전면에 위치한 발의 굴곡근이 신장되는 것을 도와주고 신장되는 느낌은 발의 윗부분까지 느낄 수 있다.

발 (Foot)

구조와 운동(structure and movement). 발은 26개 뼈로 만들어진 탄력적인 아치 모양의 구조로 설명할 수 있고 지지와 추진을 위해 구성되었다. 발은 7개의 족골(종골, 거골, 주상골, 입방골, 3

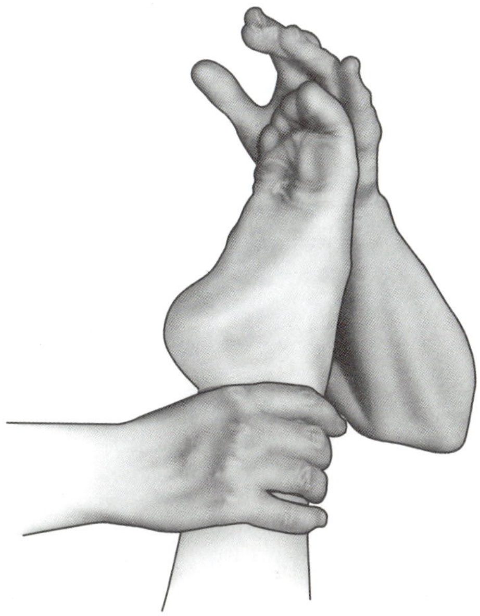

그림 8-25. 발을 저측굴곡 시켜 발의 굴곡근 신장. 하지는 테이블에 수직이 되게 한다.

개의 설상골), 5개의 종족골과 14개의 지절로 구성된다. 여기에는 발뒤꿈치에서 5개 종족골까지 뻗어 있는 종족궁(longitudinal arch)과 종족골과 거골 전면에 형성되어 측면에서 측면으로 뻗어 있는 횡족궁(transverse arch)이 있다. 종족골간(intertarsal) 관절은 비규칙적 관절이며 활주 운동이 가능하고 발가락의 지절간(interphalangeal) 관절은 굴곡과 신전이 가능한 접번관절이다.

가동기술(mobilzing techniques). 발의 가동은 손과 비슷하다. 이것은 대상자가 바로 누운 상태에서 가장 쉽게 수행할 수 있다. 발의 연부조직은 엄지손가락 또는 손가락을 사용한 작은 미끄러지듯이 에플루라지하여 따뜻하게 하고 발의 바닥을 주먹으로 압박한다.

치료사는 한손으로 발을 잡고 다른 손으로 5번째 발가락 근처 발가락 관절을 잡고, 아라비아 숫자 **8자 모양**의 패턴으로 움직여 관절을 두번 또는 세번 가동화시킨다. 각 발가락관절에 반복한다. 가위 동작으로 종족골 사이의 조직을 움직일 수 있다. 4번째와 5번째 발가락 관절을 잡는다. 동시에 한 발가락 관절을 위로 올리고 다른 발가락 관절은 아래로 내리고, 교대로 **가위 동작**을 한다. 모든 종족골에 반복한다.

가끔 발가락이 아래쪽으로 웅크리는 것은 발바닥에 위치한 굴곡근이 짧아졌기 때문일 수 있다. 발가락은 발가락의 아래쪽을 따라 **에플루라지를 사용하여 신전시키면서 움직일 수 있다**. 이것은 대개 엄지손가락으로 수행한다. 발가락은 소리가 나게끔 강하게 당기지 말아야 하며, 이것으로 인하여 대부분의 대상자가 불편하게 느낄 수 있다.

신장(stretch). 발의 내재 조직을 신장시킬 수 있다. 위에서 설명하였듯이, 대상자가 엎드리거나 또는 바로 누운 자세에서 발을 저측굴곡 시켜서 배측 굴곡근을 포함한 발등의 조직을 신장시킨다. 발가락을 따라 발을 둥글게 말아서 발등 쪽으로 신장시키거나, 앞쪽으로 신장시킬 수 있다. 종족골과 근육 사이 간격을 신장시키기 위하여 발을 벌릴 수 있다. 그림 8-26에서 보여주듯이 발의 양 측면을 잡고, 반대 방향으로 당겨서 **발을 넓게 하고 관련된 조직을 신장시킨다**.

발의 발가락 사이에 치료사의 손가락을 서로 맞물리게 할 수 있다. 이것은 대개 발가락을 충분히 벌리게 하고 종족골을 신장시키는 것이다. 그림 8-27 참고. 이것은 대상자의 발보다 치료사의 손이 작다면 효과가 없고, 치료사의 손이 너무 크다면 통증을 느낄 수 있다.

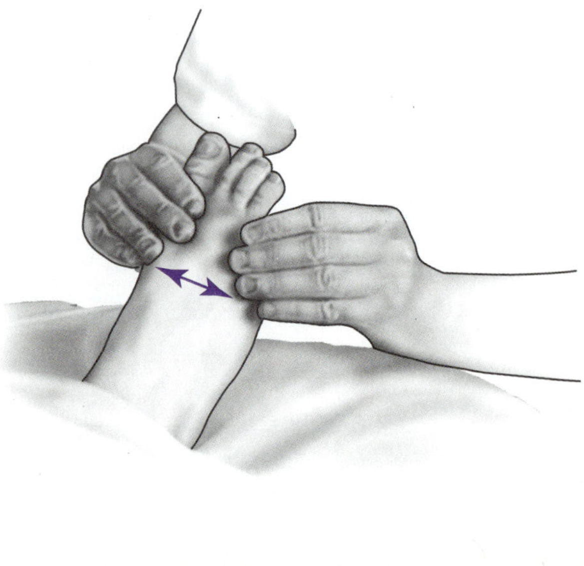

그림 8-26. 발을 양 측면으로 잡아당겨 중족골 사이에 공간 만들기

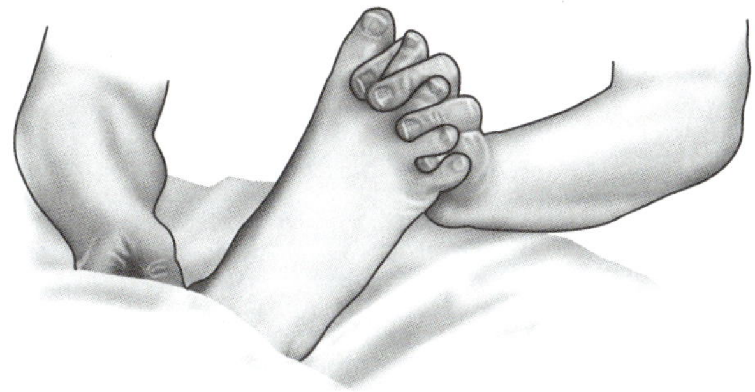

그림 8-27. 대상자의 발가락에 손가락을 끼워 넣어 중종골 사이에 공간 만들기

신체 관절 중에서 발은 작은 관절이기 때문에 가동과 신장을 혼합한 연부조직 기술보다 마사지를 하는 것이 더 빠를 수 있다. 관절운동은 움직일 때 발의 감각이 회복되고 운동감각을 예민하게 하는데 도움을 준다. 이것은 특히 하루 종일 신발을 신고 있는 사람에게 중요하다.

요약 SUMMARY

서양 마사지는 대표적으로 연부조직 가동화와 같은 관절운동을 포함한다. 관절운동은 능동(자유로운, 보조, 저항)과 수동으로 나눌 수 있다. 대상자가 전체적으로 이완되고 움직이지 못할 때, 치료사는 수동 관절운동을 시작하고 조절할 수 있다.

가동기술은 관절운동의 정상 범위 내에서 수행되는 수동운동이다. 신장은 관절의 유연성을 증가시키고 관절 범위의 제한에 수행되어지는 수동관절운동의 유형이다. 신장 접근법은 정적 신장, 수축-이완-신장, 그리고 상호억제를 사용한 것을 포함한다. 가동기술과 신장은 마사지에 쉽게 혼합될 수 있다.

밀치기움직임이 포함된 관절 가동화 또는 조정은 마사지치료 범위 내에 포함되지 않는다. 이것은 법적 범위 내에서 수행되고 훈련 받은 사람만이 수행할 수 있다. 마사지 치료의 범위 내의 관절운동은 비특정 가동과 신장 기술의 분류 내에 있는 간단한 수동과 능동관절운동이다.

수동 관절운동을 안전하게 수행하기 위한 일반적 지침은 다음과 같다: 관절의 정상범위 내에서 수행한다; 가동운동은 부드럽고, 자연스럽고, 이완되게 수행한다; 신장을 하기 전에 조직을 따뜻하게 하여야 한다; 대상자의 안전한 범위 내에서 수행한다; 비정상적인 관절 구조를 인식하고 그것에 적합한 운동을 수행한다.

수동 관절운동이 효과적인 신체 부위는 목, 견갑대, 손목, 손, 가슴, 둔부, 무릎, 발목, 발이다. 치료사는 대상자가 수동 관절운동을 하는 동안 안전을 유지하기 위하여 각 관절의 구조와 가능한 운동에 대한 지식을 가지고 있어야 한다.

관절운동은 연부조직 주위 신장, 관절가동범위 증가, 활액 생성 촉진, 운동인식 증가, 근육 이완 감소와 근력증진을 포함한 다양한 이유로 관절운동을 사용한다. 신체치료의 몇 가지 보완적인 체계에서는 신경계에 영향을 주고, 근재교육, 그리고 기능을 통합하기 위하여 관절운동을 사용한다. 관절운동은 마사지 동안에 운동을 추가할 수 있고 기술의 변화를 제공한다.

다음 부분은...

마사지 기술과 관절운동은 마사지 세션에서 치료적 목표를 달성하기 위하여 혼합되고 적용된다. 대부분의 시설(예, 헬스클럽, 온천, 개인 시설)에서 마사지는 전반적인 건강과웰빙에 중점을 두고 한 시간 전신 마사지를 수행한다. 9장에서는 대표적인 전신 마사지를 설명할 것이다.

참고문헌

Cailliet, R. (1981). *Shoulder pain*, 2nd ed. Philadelphia: F. A. Davis.
McMillan, M. (1925). *Massage and therapeutic exercise*. Philadelphia: W. B. Saunders.
Roth, M. (1851). *The prevention and cure of many chronic diseases by movements*. London: John Churchill.

학 습　가 이 드

학습결과 LEARNING OUTCOMES

학습 가이드는 처음 시작하는 부분에 학습결과를 사용하라. 학습 파트너 또는 테이프에 기록된 것을 이용하여 쓰거나 구두로 말하여서 각 결과에 주어진 과제를 수행하라. 처음에는 "책을 보고" 시작하고, 후에는 기억한다.

중요한 용어/개념 KEY TERMS/CONCEPTS

중요한 기술은 이장을 처음 시작할 때 목록화하였고, 다음에 나오는 연습에서 하나 또는 그 이상을 선택하라. 이러한 이야기에 관한 쓰기 또는 말하기는 이들의 중요성을 심도 있게 이해하고, 이것들을 더 기억하는데 도움을 줄 수 있다. 몇몇 연습문제는 수행의 섬세함에 초점을 맞추어 확실하게 고안되었다.

1. 관절운동의 다른 분류, 능동, 수동, 보조, 저항에 대한 설명을 한 문장으로 적어라. 학습 파트너 또는 그룹에서 이것을 설명하고 시범을 보여라.
2. 가동기술과 신장의 다른 점을 설명하라. 하나 또는 두 관절에서의 다른 점에 대하여 시범을 보여라.
3. 정적, 수축이완신장, 그리고 상호억제를 이용한 특별한 진장을 수행하라. 학습 파트너 또는 그룹에게 3가지 신장 접근법을 자세하게 설명하라.
4. 신체의 중요한 관절에 가동기술을 수행하는 것을 시범 보여라. 학습파트너가 마사지테이블에 옷을 입고 누워있고, 머리에서 시작하여 신체를 시계방향으로 움직인다. 수행하는 운동의 이름을 말하고 설명하라.
5. 문제 4와 같이 중요한 관절에 신장을 수행한다.

학습 개요 STUDY OUTLINE

다음은 이 장에서 중요한 개념을 기억하는지 검사하기 위한 질문이다. 각 질문이 있는 본문의 페이지를 이용하여 대답하라.

관절운동 (Joint Movement)

1. 관절운동은 ________(예, 치료사 도움 없이)와 _______(치료사가 시작하고 조절하는) 운동으로 분류된다(p. 179)
2. __________ 운동에서, 치료사 움직임의 완전성을 도와주는 동안 고객은 움직임을 시작한다(p. 179)
3. ________ 운동에서, 치료사는 고객의 능동운동에 저항을 제공한다(p. 179).
4. 마사지치료의 본문에서, 가동기술 또는 관절가동은 관절운동의 ________ 내에서 수행되는 수동운동이다(p. 179)
5. ____________은 수동운동의 유형이며 관절가동범위의 제한에서 수행되고, 근육과 건의 길이의 신장에 사용된다(p. 179)
6. 관절 신장의 3가지 다른 접근법은 __________ 신장, 수축 ________ 신장, 그리고 __________이다(p. 179)
7. 관절운동은 __________ 신장, _________범위 증가, __________ 자가 증진, _________ 이완 촉진, 근육 ________ 형성, 그리고 __________ 증진을 위하여 사용된다(p. 179)
8. 신체치료의 몇 가지 보완적인 형태는 예를 들어 근재교육과 기능통합(targer 심신 통합)과 같은 ___________체계에 영향을 주기 위하여 관절운동을 사용한다(p. 179)
9. 관절 __________ 또는 __________는 갑작스런 밀치기 움직임으로 비정렬된 관절을 재정렬시키기 위한 목적이 있고, 관절에 염발음이 나는 특징이 있고, 마사지치료의 __________내에 속하지 않는다(p. 179)

관절운동의 일반적인 원칙

1. 관절운동기술을 수행할 때 관절의 가동범위 ____________ 내에서 수행한다(p. 180)
2. 가동기술은 부드럽고, ______, 그리고 _______이 특징이라고 할 수 있다(p. 180)
3. 신장을 수행하기 전에 ________ 주위는 가온시킨다(p. 180)
4. 신장을 증진시키기 위하여 호흡을 이용하고, _______ 호흡을 고정하고, 그리고 고객의(하나 선택: 흡기 또는 호기)에 신장을 수행한다(p. 180)
5. 관절운동을 수행하는 동안 대상자의 _______ 범위 내에서 수행한다(p. 180)
6. 관절구조의 ________인식하고, 움직임에 따라 적응시킨다(p. 180)

관절운동 JOINT MOVEMENTS

목 (Neck)

1. 목은 머리와 체간 사이의 부위를 지칭하는 용어이고, 7개의 _______와 ________ 주위를 포함한다(p. 181)
2. 목의 가동기술은 대상자가 (하나선택: 엎드린 또는 바로 누운, 또는 옆으로 누운)자세에서 최고로 수행할 수 있다(p. 181)
3. 목의 간단한 가동기술은 테이블의 끝에 머리를 약간 떨어뜨려 수행하고, 전체 _______에서 목을 움직인다(p. 181)
4. 손가락 밀기는 ________ 사이를 부드럽게 움직이기 위하여 사용될 수 있다(p. 182)
5. Melt-down은 ________ 부위에 주로 사용하는 손가락 밀기의 변용이다(p. 182)
6. _________ 운동은 동시에 양측면에 심부 에플루라지 목에 사용될 수 있고, 목의 기저부에서 후두하 공간까지 수행한다(p. 182)
7. 목 신장은 외측 ________, 전방 ________, 그리고 _______ 교차 신장이 있다(p. 182)

견갑대 (Shoulder Girdle)

1. 견갑대는 신체에서 가장 움직임이 많은 복합적인 구조이다. 이것은 상완 ________, 견봉 ______, 그리고 견갑______관절이 포함된다(p. 183).
2. 견갑대에 수행하는 가동기술은 __________, __________, ________, 또는 ________ 자세에서 대상자에게 수행할 수 있다(p. 183).
3. 대상자가 엎드렸을 때 견관절의 가동기술은 _________, ___________, 직접 가동, 그리고 _________ 가동을 포함한다(p. 183).
4. 대상자가 엎드린 상태에서 어깨에 수행하는 가동기술은 ________, ________, 직접 가동기술 그리고 ________ 가동기술이다(p. 185).
5. 바로 누운 자세에서 어깨를 신장시키는 것은 수평적__________, 그리고 ___________신장이 있다.(p. 187).

주관절 (Elbow)

1. 주관절의 움직임은 _________, _________, ___________, 그리고 _________에서 제한된다(p. 186).
2. 주관절 가동은 손의 ________와 _________, 또는 상완을 고정시키고, 전완을 ______ 하여 수행할 수 있다(p. 186).
3. 주관절을 지나는 근육의 신장은 견관절의 ______ __________ 신장에서 처럼, 전체 팔을 신장시 수행할 수 있다(p. 187).

손목 (Wrist)

1. 손목의 움직임은 굴곡, 신전, ______신전, 요골과 척골 _______와 ______이다(p. 187).
2. 손목의 가동운동은 전체 가동범위에서 수행되는 손목의 (하나선택: 수동 또는 저항)운동이다(p. 187).
3. 굴곡과 __________은 손목을 가장 잘 신장시키는 방법이다(p. 187).

손 (Hand)

1. 손목의 원위부에 위치한 손의 움직임은 굴곡, 신전 _____, ______와 같은 손가락의 움직임; 중______ 사이의 움직임; 그리고 ________의 더 복합적인 움직임을 포함한다(p. 188).
2. 손의 가동기술은 모든 관절의 수동운동; 손가락에 ________; 중수골 사이의 _______을 포함한다(p. 188).
3. 손의 신장은 손가락에 ___________와 손목에 _________ 포함한다(p. 189).

가슴 (Chest)

1. 가슴은 ________의 전방과 측면을 나타내는 용어이고, 일반적으로 ________, _______, 그리고 ___________로 정의된다(p. 189).
2. 흉곽의 가동은 바로누운 자세에서 측면에서 측면으로 가벼운 ______로 수행된다(p. 189).
3. 가슴에 부착하는 팔 근육의 신장은 _________ 신장으로 수행할 수 있다(p. 191).

둔부 (Hip)

1. 둔부의 큰 근육은 상부________와 ________에 위치하고 있다(p. 191).
2. 고관절의 가능한 움직임은 굴곡, ________과 _________, _________, _________, 대각선 ______와 ______, 외______과 내______, 그리고 ________이다(p. 191).
3. 대상자가 바로 누운 자세에서 다리를 편 상태에서 리듬감 있게 ______는 고관절의 가동기술이다(p. 191).
4. 고관절은 _________ 운동을 사용하여 전 가동범위에 수행할 수 있다(p. 193).
5. 대상자가 바로 누운 자세에서 유용한 고관절의 신장은 무릎을 ______로 굴곡 시키기, _______ 펴고 굴곡 시키기, 무릎을 굴곡한 상태에서 대각

선 ________이다(p. 193).

무릎 (Knee)

1. 무릎은 접번관절이고, 움직임은 ___________와 ________로 제한된다(p. 193).
2. 무릎은 대상자가 _______ 자세에서 가장 잘 움직일 수 있다. 간단한 가동기술은 ________, 무릎에서 하지를 __________것이다(p. 194).
3. ________________ 다리의 몇몇 신장들은 또한 무릎을 꼬는 근육들을 또한 신장시킨다(p. 196).
4. 발의 발꿈치를 둔부로 가져가는 것(굴곡)은 허벅지의 ________근육을 신장시킬 수 있다(p. 196).

발목 (Ankle)

1. 발목은 접번관절이고, 움직임은 ____굴곡(굴곡), _____굴곡(신전), ______(내반/내전), ________(외반/외전)이다(p. 194).
2. 발목에 가동기술은 발목을 ____ 굴곡 시켜 발등을 엄지손가락으로 압박하기(엎드린 자세); 전가동범위에서 발목의 ____운동; ________을 사용하여 발목을 측면에서 측면으로 움직이기이다(바로 누운 자세)(p. 195).
3. 발목을 신장시키는 것은 ______와 ______ 굴곡이 포함된다(p. 196).

발 (Foot)

1. 발은 2가지 유형의 관절(예, ____________와 ___________)과 2개 아취(예___________와 ___________)로 구성되어 복합적인 구조이다. 움직임은 __________뼈의 어떤 관절에서 일어날 수 있다(p. 196).
2. 발의 가동기술은 손과 유사하고, 대상자가 _____ ______ 자세에서 가장 쉽게 적용할 수 있다. 이것은 발가락의 ________ 모양; 중족골 사이의 ______; 그리고 발가락의 아래면을 따라 _____이다(p. 196).
3. 발의 신장은 _________굴곡; 발가락의 _______; ________에 발 확장시키기; 그리고 ________(대상자)와 ________(치료사)를 겹치는 것이다(p. 197).

더 많은 이해를 위해서 FOR GREATER UNDERSTANDING

다음의 훈련은 이장에서 설명된 지침의 특별한 적용이다. 동사는 다양한 활동을 강조하고, 기술발전을 조장하기 위하여 밑줄을 그었다. 이러한 훈련은 학습 파트너 또는 그룹, 또는 학급과 함께 수행한다.

1. 이 장에서 설명된 각 각의 신장에서, 수행되는 근육의 이름을 말하고, 골격에 부착되는 위치를 이야기한다. 가능하다면, 골격(skeleton)으로 관절운동을 수행하고, 뼈가 어떻게 움직이는지 관찰한다.
2. 한 사람이 관절에 가동기술을 수행하고, 다른 사람을 관찰한다. 관찰자는 수행하는 기술의 손과 신체 위치를 구두로 설명한다.
3. 문제 2에서, 관찰자는 수행자의 신체역학을 평가하고, 증진시킬 수 있는 방법에 대한 생각을 제안한다.
4. 세 그룹에서, 한 사람은 다른 사람에게 마사지 테이블에 누워있는 대상자에게 특정한 신장을 수행하도록 말한다. 그 또는 그녀는 기술을 수행하는 방법의 단계를 설명한다. 정적, 수축-이완-신장, 그리고 상호억제를 수행한다.
5. 가동기술의 수행을 비디오테이프로 녹화한다. 비디오를 시청하고, 신체역학을 분석한다. 신체역학을 바로잡고, 기술을 다시 수행한다.
6. 이 장에서 설명된 수동운동(가동기술과 신장)을 능동적 수행한다. 정적, 수축-이완-신장 그리고 상호억제를 수행한다.

제 9 장

전신 서양 마사지

Full-Body Western Massage

학습 결과 Learning Outcomes

이 장을 학습하고 난 후, 다음의 정보를 습득할 것이다.

1. 전신 서양마사지의 유형과 목적을 설명할 수 있다.
2. 부위에서 부위로 마사지 기간의 순서를 계획할 수 있다.
3. 각기 다른 부위 내에 적합한 순서대로 기술을 적용할 수 있다.
4. 시작, 준비, 이동과 마지막에서 적합한 기술을 선택할 수 있다.
5. 연속성, 리듬, 속도와 전문성의 원리를 적용할 수 있다.
6. 건강증진을 위하여 한 시간 전신 서양마사지를 수행할 수 있다.

중요한 용어/개념 KEY TERMS/CONCEPTS

연속성
드래핑
절충적인
마지막 기술
흐름
전신 서양마사지

시작 기술
기술의 순서
속도
리듬
일상적인 절차
신체부위의 순서

특이성
기술 혼합
이동기술
준비 기술

MEDEALINK

이 책의 각 부분을 복사한 CD는 이 장에 담겨진 기술을 추가하였다. CD-ROM에 넣으면 마사지 기술의 영상을 볼 수 있다. 이 영상은 새로운 부분을 학습하는데 도움을 줄 수 있게 디자인되었다.

개론 OVERVIEW

전신 서양 마사지는 30분에서 한 시간 30분 동안의 마사지 기간 중 마지막에 대표적으로 수행한다. 이 기간은 일반적으로 건강을 위한 것이고, 목적은 순환 증진, 근육 이완, 관절 움직임 증가, 일반적 이완 감소, 건강한 피부 증진과 일반적 안녕의 느낌을 느끼게 하기 위한 것이다.

전신 마사지 기간에서는 서양마사지 기술 분류에서 모든 7가지 기술을 사용한다. 오일, 로숀 또는 다른 윤활제를 피부 위에서 활주를 증가시키고 매끄럽게 하기 위하여 사용한다. 윤활제의 유형과 성분은 6장에서 설명하였다.

치료사가 다른 방법에서 다양한 마사지 기술을 혼합하고 조화시킨다고 할지라도, 전신 마사지를 적용하기 위한 몇 가지 일반적인 지침이 있다. 이 지침은 대상자의 몸을 가리는 드래핑, 신체에 적용되는 순서, 기술의 순서, 연속성, 리듬, 속도와 특징이다. 표 9-1은 전신 마사지를 수행하기 위한 지침을 요약한 것이다.

전신마사지를 위한 지침 GUIDELINES FOR FULL-BODY MASSAGE

드래핑 (Draping)

드래핑은 시트 또는 커다란 타올로 몸을 가릴 수 있고, 신체 부분은 기술적으로 필요하다면 가리지 않거나 다시 가릴 수 있다. 생식기와 여성의 가슴은 마사지를 수행하는 동안 계속 가려야만 한다. 여성의 가슴은 항상 가려야 하지만, 특별한 훈련을 받은 치료사가 대상자가 허락한 가슴마사지를 수행할 때에는 예외이다.

신체에 적용되는 순서 (Sequence of Body Regions).

전신 마사지 기간에, 치료사는 특정한 순서로 신체의 각 부분(예, 등, 팔, 그리고 다리)을 마사지 한다. 순서는 대개 엎드리거나 또는 바로 누운 자세, 그리고 시작 지점, 방향(예, 시계방향), 마지막 지점이다. 이것은 아래에도 설명되었듯이 일상적인 방법으로 계획된다.

순서에는 엄격하고 움직임이 빠른 규칙이 있는 것은 아니지만, 신체의 한 부위에서 다음 부위로 이동할 때에는 부드러운 흐름으로 수행한다. 이 책에는 두 가지 전신 기법의 순서를 설명하였다.

- 대상자가 엎드린 자세에서 마사지를 받는다면, 일반적으로 등, 둔부와 다리의 순서로 마사지하고, 그 후에 바로 누어서 다리에서 팔과 어깨, 목, 가슴과 복부로 움직이고 마지막은 머리와 얼굴에 수행한다.
- 대상자가 바로 누운 자세에서 마사지를 시작한다면, 일반적으로 머리와 얼굴, 목, 어깨와 팔, 가슴, 복부, 다리와 발 순서로 마사지하고, 그 후에 엎드려 누워서 다리에서 둔부로 마사지하고 마지막에는 등에 수행한다.

엎드린 자세에서 마사지를 시작할 때 장점은 대상자가 안전하다는 느낌을 느낄 수 있고, 등 마사지는 이완반응을 빠르게 나타나게 하고, 마지막에 얼굴 마사지가 더 필요한 사람에게 좋다. 바로 누운 자세에서 마사지를 시작할 때 장점은 치료사가 머리, 얼굴과 즉시 목에 마사지 할 수 있고, 책상 또는 컴퓨터 작업을 많이 하는 대상자에게 좋다.

표 9-1 일상적인 전신 서양마사지의 요소 요약

목적	전신 건강 증진 순환증진, 근육이완, 관절가동성 증진, 이완반응, 건강한 피부, 웰빙의 느낌 치료적 필요성(예, 근육 경직과 근육통 감소, 발통점 완화, 손상회복)
시간	30~90분(대표적으로 60분)
드래핑	전신 시트 또는 큰 타올 마사지 하는 동안 신체부위를 가리지 않고 마사지 후에 덮는다. 서혜부와 여성의 가슴은 마사지 기간 내내 덮어준다
신체 부위의 순서	시작 지점 방향 (예, 시계방향) 마지막 지점 엎드린 자세에서 시작 (예) 등에서 시작 둔부, 다리 바로누운자세로 눕게 하고 다리/발, 팔/어깨, 목, 가슴, 복부 얼굴과 머리에서 마친다. 바로누운자세에서 시작(예) 머리와 얼굴에서 시작 목, 팔/어깨, 목, 가슴, 복부, 다리/발 엎드린 자세로 눕게 하고 다리, 둔부 등에서 마친다.
특정한 부위에 기술의 순서	시작 기술(예, 오일을 바르기 위하여 에플루라지 또는 압박법) 준비 기술(예, 에플루라지 또는 압박법) 기술의 혼합 전반적인 건강을 위하여(예, 에플루라지, 페트리사지, 표면 가온 마찰법, 관절운동) 특정한 치료적 목표(예, 심부 마찰법, 진동법, 직접 압박) 이동 기술(예, 에플루라지, 경타법) 마지막 기술(예, 에플루라지, 경타법)
연속성	기간 전체에서 지속적인 접촉의 느낌 접촉을 제거하는 것은 피한다
흐름	순서에 맞게 부드러운 이동
리듬	부드럽고 리듬감 있게
속도	중간정도의 속도
특이성	특정한 근육 또는 작은 부위에 적용 짧은 마사지 기간 = 전신마사지에서 적은 특이성

기술 순서 (Order of Techniques).

신체 각 부위의 일반적인 기술의 순서는 비슷하다. 한 부분을 시트로 덮지 않은 상태에서, 시작과 준비기술을 적용한다. 이것은 특정한 치료적 효과를 위한 기술처럼, 전반적인 건강증진을 위하여 기술을 혼합하여 수행한다. 기술은 부위에서 완전하게 기술을 수행하였을 때 사용한다.

마사지를 수행하는 각 부위에서 가장 일반적인 시작과 준비기술은 에플루라지이다. 이것은 오일 또는 다른 윤활제를 바르기 위하여, 부위를 준비하고, 순환을 촉진시키기 위하여 사용된다. 사지에 에플루라지는 항상 원위에서 근위로 수행되어야 하고, 압박은 사용하지 않고 매우 가볍게 수행한다. 압박은 시작 또는 준비기술로 사용할 수 있다.

시작은 순환을 증진시키고, 근육을 이완시키고, 관절 가동성을 증진시키고, 다른 건강증진 목표를 위하여 기술을 혼합하여 적용한다. 이 단계에 기술 혼합은 대개 에플루라지, 페트리사지, 가온 마찰법, 그리고 관절운동이 포함된다. 마지막 기술은 에플루라지 그리고/또는 경타법으로 수행한다.

이동기술은 지속적으로 수행하고 다른 것을 선택한다(아래에 설명 참고). 예를 들면, 허벅지에서 종아리로 마사지를 이동할 때, 다리 전체에 약간의 에플루라지 스트로크하는 것은 대상자에게 부위가 운동감각적으로 연결되어 있다는 것을 알려주는데 도움이 된다.

엎드리거나 바로 누웠을 때, 특정 신체부위에 마지막으로 수행할 때, 마지막 기술을 수행하여야 한다. 마지막 기술은 더 특별하게 또는 대상자에게 더 진정 또는 자극을 주기 위하여 작업되는 신체 부분을 재연결시키기 위하여 사용된다. 에플루라지와 경타법은 대개 전체 감각을 일깨우는데 사용할 수 있는 마지막 기술이다. 가끔 신경 스트로크라고 하는 가벼운 에플루라지는 부드럽고, 경타법은 자극적이다. 머리와 다리를 간단하게 잡는 방법의 수동 접촉은 조용하고 가끔 마사지의 마지막에 사용한다.

연속성과 흐름 (Continuity and Flow).

전신 마사지 기간은 **연속성**과 흐름의 감각이 있어야 한다. 마사지 시작에 접촉을 수행하여야 할 때 주의하여야 하고, 마사지 기간 전체동안 지속적인 접촉 감각이 있어야 한다. 접촉의 생성 또는 제거는 갑작스럽게 수행해서는 안된다. 이것은 마사지 기간 동안 대상자에게서 결코 손을 떼서는 안된다는 의미이지만, 가능한 최소한의 접촉은 유지하여야 한다는 것이다. **흐름**의 감각은 한 부위에서 다음 부위로 부드럽게 이동하고 연속적인 순서로 수행한다. 대상자에게 몸을 가리기 위해서 천을 덮어주는 기술은 부드러운 이동의 감각이 부가되어야 한다.

리듬, 속도와 특징 (Rhythm, Pacing, and Specificity)

고대 전신 마사지 기간의 리듬은 부드럽고, 규칙적이고, 속도는 알맞은 속도이어야 한다. 30분 정도 전신 마사지를 수행하는 것은 덜 섬세하고 빠른 속도가 요구된다. 일반적인 이완에 중점을 두는 마사지는 느린 속도이고 대개 기술은 최소한으로 수행하고 경타법과 같은 자극 기술은 제외된다. 대상자가 등, 목과 같은 신체 부위에 마사지를 원한다면, 이러한 부위는 다른 부위보다 더 특별한 기술과 더 많은 시간을 할애한다.

전신 서양마사지 기법 FULL-BODY WESTERN MASSAGE ROUTINE

전신 서양마사지를 수행하기 위한 최고의 방법은 없다. 치료사는 대개 자신만의 스타일과 마사지의 기법으로 순서를 계획한다. 이러한 기법은 대표적으로 경험과 개성 그리고 대상자의 필요에 따라 변한다. 현대의 치료사는 시작 자세에서는 전신 서양마사지 기법을 사용하고, 그 후에는 마사지의 목적에 맞는 기술로 절충한다.

여기에 나오는 한 시간 전신 기법의 예는 신체의 다른 부분을 다양한 전신 서양 마사지 기술을 연습하기 위하여 사용할 수 있다. 기술의 순서와 연속을 세우는 것은 치료사가 다양한 기술에 중점을 두고, 신체치료를 포함하고, 몸을 가리기 위한 천, 특별한 기술, 부드러운 이동, 연속성, 리듬과 속도에 얽매이지 않는다.

이것은 이러한 마사지 순서 동안에 모든 하나의 동작을 설명하는 것이 불가능하다는 것이다. 가끔 부위를 진정시키거나, 몇 가지 에플루라지에 부가되는 '좋은 느낌'이 있을 수 있다. 치료사는 작업을 조절할 수 있는 다양한 기술을 포함시키기 위하여 얽매이지 않아야 한다. 대부분 기술은 7-10장에 그림으로 설명되어 있다. 전신 서양마사지는 기간을 연장시키기 위해서 기술을 반복하거나 또는 적절한 부가적인 기술을 삽입할 수 있다.

엎드린 자세(25분). Prone Position (25minutes)

대상자가 탈의를 하기 전에, 치료사는 대상자 몸을 돌릴 때 천으로 덮어주고 테이블에 엎드리라고 말한다. 얼굴 받침대를 어떻게 사용하는지 보여주고, 베개는 발목아래에 둔다. 마사지를 시작하기 전에 얼굴 받침대와 안전하고 편안함을 위해 배개의 위치를 살펴본다.

등(15분) Back(15 minutes). 허리 아래까지 옷을 벗는다. 치료사는 대상자의 머리를 향하여 서서 오일과 로숀을 바르고 시작한다. 양쪽 나무 스트로킹은 오일을 바르는데 사용되는 좋은 기술이다(그림 7-6). 움직임은 부드럽게 전체 등과 측면으로 움직인다. 알맞은 압박을 사용하여 3~4번 반복한다.

접촉을 시작하여 대상자의 한쪽 측면으로 움직인다. 둔부와 얼굴을 향하여 선다. 다른 측면으로 움직이기 전에 등의 한쪽 측면은 완전하게 작업한다. 척추 측면 부위를 따라 "Shingles" 에플루라지 하고(그림 7-5), 손가락은 머리 쪽으로 향한다. 심부 압박을 사용하여, 척추기립근을 완전하게 따뜻하게 한다. 천골에서 목 쪽으로 움직이면서 척추기립근을 따라 손가락 끝으로 원형 마찰법을 수행한다(그림 7-21). 양손으로 심부 압박을 적용하고, 그림 9-1에서 보여주듯이 한손은 다른 손 위에 올려놓는다.

요방형근(quadratus lumborum)은 장골릉과 마지막 세 개의 늑골 사이의 등 하부를 엄지손가락으로 에플루라지 한다. 엄지손가락은 적합한 정렬을 유지하여야 한다.(주먹으로 비비기를 사용한 가온 마찰법은 더 쉽게 손을 대신 사용할 수 있다; 그림 7-18). 척추 외측으로 움직이면서 두 개 또는 세 개의 근육층을 마치 벗겨내듯이 층층마다 이 기술을 반복하고, 적절한 심부 압박을 사용한다.

가벼운 "Shingles" 에플루라지 스트로크로 어깨와 등의 하부를 재연결한다. 그 후에 등의 상부와 어깨 위를 심부 에플루라지 한다. 강한 압박을 적용하기 위하여 한손을 다른 손 위에 올려놓고 그림 9-2에서 보여주듯이 어깨 주위에 원형 움직임을 사용한다.

전체 상부 등에 원형 양손 페트리사지 한다(그림 7-14). 후에 상부 승모근을 이완시키기 위해서 기본적 유연법을 사용한다. 한손 유연법은 그림 9-3에서 보여주듯이 대상자의 작은 부위를 마사

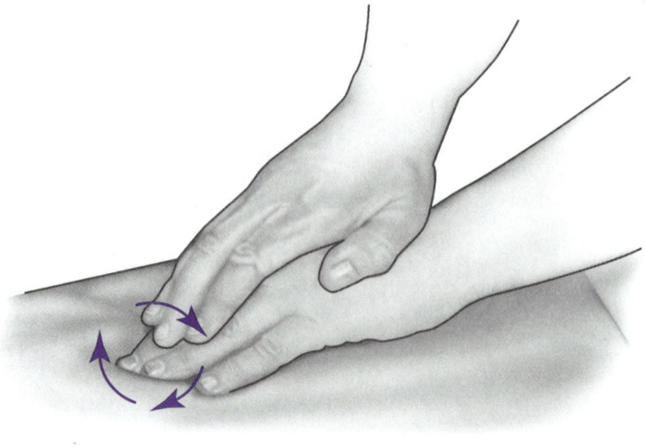

그림 9-1. 척추를 따라 척추기립근에 손가락 원형 마찰법(circular friction).

지하기 좋다. 마지막으로 승모근의 세 방향 스트로킹으로 등의 측면에서 시작하고(그림 7-3), 후에 등의 하부에서 어깨로 움직이면서 등의 횡적 스트로킹을 수행한다.

허리에서 어깨로 가벼운 페트리사지 하면서 다른 부위로 이동한다. Shingles 페트리사지를 시작하기 전에 다른 부위에 전체 순서를 반복한다.

등의 양 측면을 마사지를 수행한 후, 등에 천을 다시 덮어준다. 적당한 압박의 경타법으로 전체 등을 톡톡 두드리면서 끝마친다(그림 7-25).

하지와 둔부(10분) Lower Limbs and Buttocks(10 minutes). 한쪽 다리에서 허리까지는 천을 덮지 않고 둔부선이 노출되지 않게 조심한다. 다리와 허리 아래는 불안하지 않게 천으로 감싼다(그림 6-10).

치료사는 대상자의 머리를 향하여 테이블 옆에 선다. 적당한 압박을 가하면서 기본적 활주 에플루라지 하여 전체 다리와 둔부에 오일 또는 로션을 바른다. 다리에서 둔부로 지속적인 동작은 다리의 곡선을 따라 수행한다. 내측 손은 내전근이 부착되는 아래의 뒤쪽에서 미끄러지고, 외측 손은 둔부 주위에서 수행한다. 치료사의 움직임의 조화는 다리로 다시 되돌아오기 위하여 외측 손을

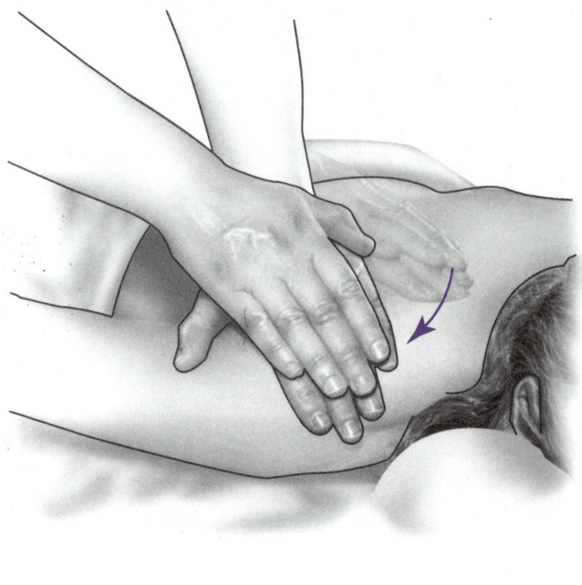

그림 9-2. 상부 등과 어깨에 심부 에플루라지 (deep effleurage)

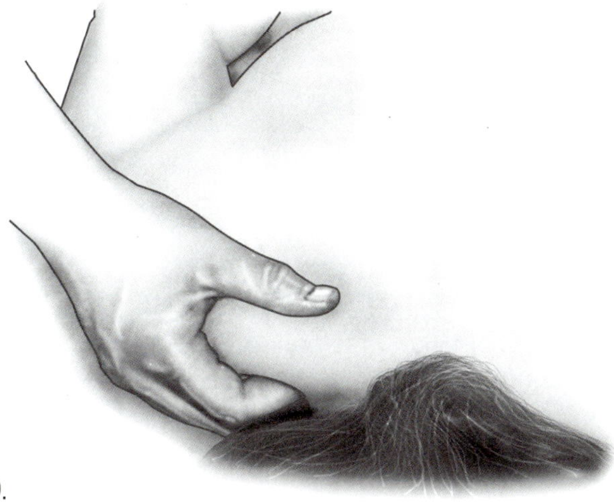

그림 9-3. 상부 승모근에 기본 한손 유연법(kneading).

돌리고, 내측 손이 뒤따른다(그림 9-4). 양손은 가벼운 미끄러짐 동작으로 발목에서 다시 되돌린다.

주의 : 치료사의 손은 성기 부위를 결코 접촉하여서는 안되며, 이유 없이 근접하여서도 안 된다. 도덕적 그리고 편안한 경계를 위해서 다리 내측에 마사지할 때는 주의한다. 이 부위를 숙련되게 천으로 몸을 가리게 하는 것은 대상자와 치료사 모두에게 안전한 느낌을 가질 수 있게 한다.

하지와 둔부는 둔부, 대퇴, 종아리와 같은 순서로 마사지한다. 심부 원형 에플루라지로 둔부 근육을 따뜻하게 하고, 그림 9-5에서처럼 한손을 다른 손위에 겹친다. 심부의 둔부 근육에 마사지하기 위하여 주먹으로 압박을 가한다. 적당한 심부 압박은 커다란 근육에 사용할 수 있다. 장골을 따라 부착지점에 마사지한다. 주먹 또는 양손을 겹쳐서 처음과 같이 마지막에도 원형 에플루라지를 한다.

전체 다리와 둔부에 2~3번의 활주 에플루라지는 대퇴부로 부드럽게 이동하게 한다. 그림 9-6에서 보여주듯이 오금 위에서 장골에 부착된 슬근에 주먹을 교대로 심부 에플루라지를 수행한다. 주먹으로 계속 무릎에서 장골 쪽으로 움직이면서 대퇴근막장근(tensor facia lata)과 장경인대(iliotibial band)에 에플루라지 한다. 넓은 인대와 근육에는 알맞은 심부 압박을 수행하여야 한다.

내전근(adductor)에 기본적 활주 에플루라지로 따뜻하게 한다. 허벅지의 내측에 마사지하고, 그 후에 부드러운 활주 동작으로 허벅지의 뒤쪽에 마사지한다. 손을 교대로 무릎에서 내전근의 부착점 바로 아래로 움직인다. 다리 내측을 마사지 할 때 윗부분은 주의하여야 한다.

뒤쪽과 양측면을 포함한 대퇴부에 양손 유연법을 수행한다. 그림 9-7은 대퇴내전근에 유연법을 보여주는 것이다. 마지막은 원위에서 근위로 에플루라지 하고, 처음에는 대퇴에 그 후에는 전체 다리에 수행한다.

종아리에 양손 유연법을 사용하여 마사지한다. 활주 에플루라지로 무릎의 양측면에 부착된 비복근을 따라서 끝마친다. 대퇴와 종아리에 횡적 스트로킹을 수행하는 마사지는 대퇴에서 시작한다. 발목에서 둔부로 기본적인 에플루라지로 끝마치고 다리에 다시 천을 덮어준다. 둔부에서 발목까지 신경스트로크로 끝마친다.

다른 다리로 움직여서 전체 다리에 반복한다. 대상자를 전체 가리고 양측면에서 끝마친다. 한손

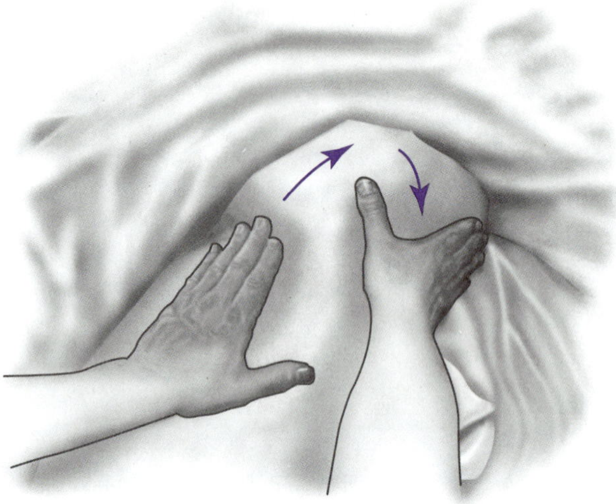

그림 9-4. 엎드린 대상자의 다리 전체에 오일 바르기.

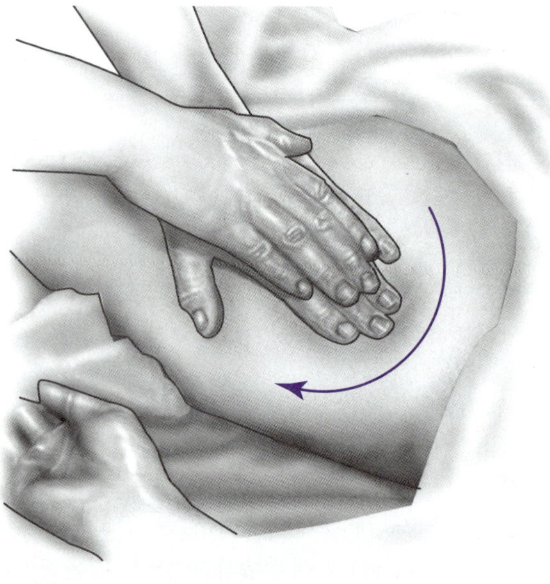

그림 9-5. 손가락을 겹쳐 둔근에 심부 에플루라지.

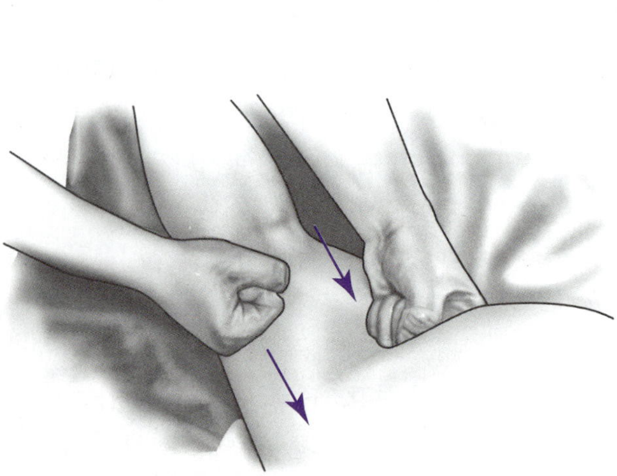

그림 9-6. 주먹으로 슬근에 심부 에플루라지.

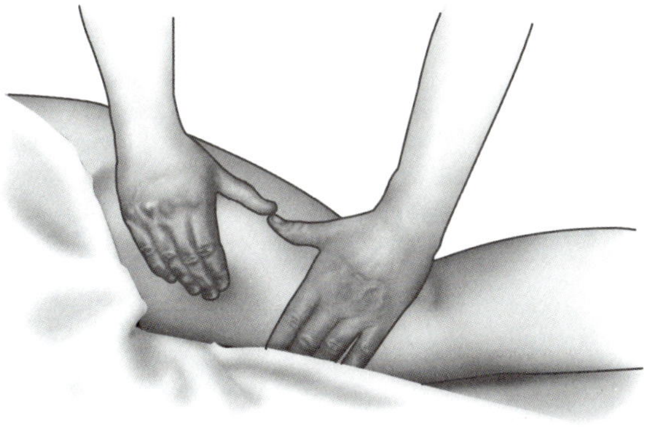

그림 9-7. 허벅지의 내전근에 양손 유연법.

은 등에 올려놓고 다른 손은 종아리에 올려놓고, 몸을 부드럽게 흔든다. 다른 다리로 손을 교체하여 5~10초 정도 흔든다. 어깨에서 다리까지 연결시키고, 신체의 양측 등에 마사지를 마지막으로 수행하는 연결 방법으로 2-3번 가벼운 에플루라지 한다.

몸 돌리기 (Turning over)

대상자에게 몸을 돌리라고 말한다. 치료사의 다리로 테이블 쪽의 천을 잡고 다른 쪽은 고정시켜서 천을 단단히 잡아 대상자가 몸을 돌리는 것을 도와준다. 이것을 "텐트 치는 것"이라고 한다. 이것은 대상자가 몸을 돌리는 동안 몸을 감싸는 것이다.

"텐트" 아래에서 대상자가 몸을 돌리는 것을 쳐다보지 않도록 주의하여야 한다. 치료실 내에 한 사람 이상이 마사지를 받는다면, 다른 사람에게 대상자가 노출되지 않게 주의한다.

바로 누운 자세(35분) Supine Position(35 minutes)

하지(10분)〔lower limbs(10 minutes)〕. 한쪽 하지를 노출되게 하고 몸을 가리는 천으로 나머지 부분은 안전하게 감싼다(그림 6-9). 활주 에플루라지 하여 전체 하지에 오일을 바른다.

양손으로 허벅지에 심부 에플루라지를 수행하고, 그 후에 양손 유연법을 적용한다. 그림 9-8에서 보여주듯이 무릎 관절과 둔부에 수동 운동이 일어나게 허벅지 근육을 민다. 횡적 스트로킹을 사용하여 허벅지 근육을 들어올리고 압박한다. 원위에서 근위로 양손을 사용한 에플루라지로 허벅지 마사지를 끝마친다.

이동하여 전체 하지에 에플루라지를 수행하고, 그 후에 단지 종아리에 에플루라지 한다. 그림 9-9에서처럼 손바닥으로 무릎 주위는 원형 마찰법을 수행한다.

그림 9-10에서 보여주듯이 전경골근에 엄지손가락으로 심부 마찰법을 적용한다. 발목 바로 위에서 경골의 외측 융기의 부착점인 하퇴의 외측 면을 엄지손가락으로 마사지한다. 근육의 크기에 따라 2~4번 완전하게 수행할 수 있다. 그 후에 근위에서 원위로 한번에 1인치 정도 움직이면서 엄지손가락은 전경골근을 따라 직접 압박을 가하면서 벗겨낸다. 그림 9-11은 압박을 더 가하기 위하여 겹쳐진 엄지손가락을 보여주는 것이다.

하퇴 아래로 미끄러지면서 손가락 끝으로 발목 주위에 원형 마찰법을 수행한다. 그 후에 손바닥을 사용하여 발목을 움직인다. 발은 그림 9-12에서 보여주듯이 좌우로 흔들릴 것이다.

엄지손가락을 사용하여 중족골 사이에 에플루라지 한다(그림 7-2). 그림 9-13에서처럼 주먹으

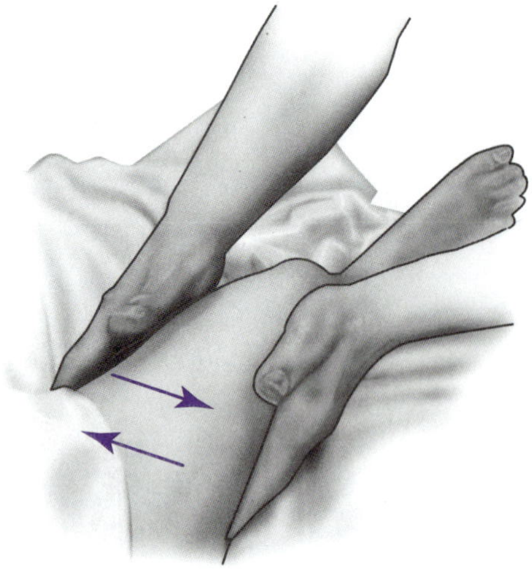

그림 9-8. 바로 누운 대상자의 허벅지 근육 흔들기(jostling).

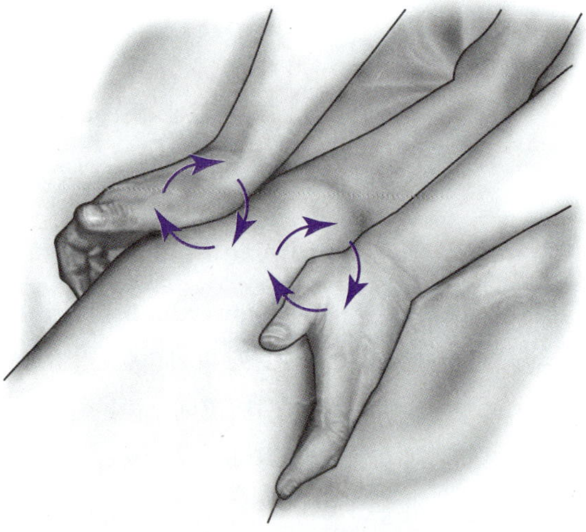

그림 9-9. 손바닥 끝으로 무릎 주위에 원형 마찰법.

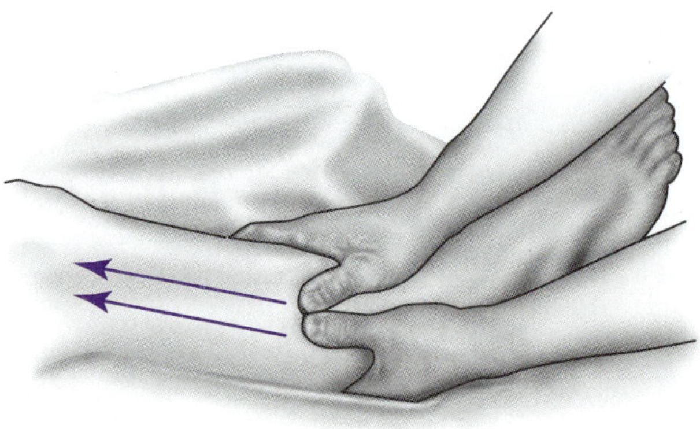

그림 9-10. 전경골근을 따라 엄지손가락 스트립핑(stripping).

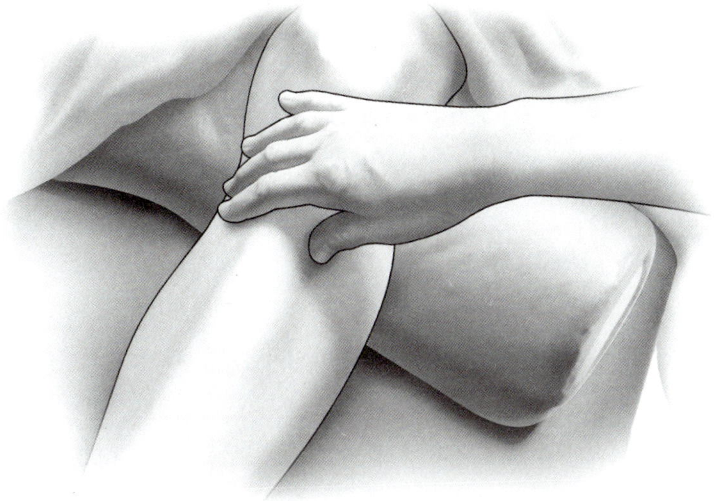

그림 9-11. 전경골근을 따라 직접 압박.

로 적당한 심부 압박을 가하면서 발의 볼에서 뒤꿈치 쪽으로 미끄러지게 한다. 손등을 사용하여 발등에 가벼운 경타법을 수행하여 끝마친다.

원위에서 근위로 움직이면서 전체 사지를 가벼운 에플루라지로 끝마치고, 근위에서 원위로 움직이면서 신경 스트로크를 수행한 후에는 천을 다시 덮어준다.

다른 쪽 다리를 노출되게 하고, 전체 순서를 반복한다. 양다리를 마사지 한 후, 상체로 이동하기 전에 천으로 가려진 다리에 이동과 끝마침 기술과 같은 신경 스트로크를 수행한다.

팔과 어깨(10분)〔arm and shoulders(10 minutes)〕. 한쪽 팔과 어깨를 노출시킨다(그림 6-8). 활주 에플루라지로 근위에서 원위로 움직이면서 전체 상지에 윤활제를 바른다. 움직임은 삼각근을 포함하여 손에서 어깨로 움직인다.

상지는 한손 교대 에플루라지 한다. 규칙적인 동작으로 상완이두근 측면, 그 후에는 상완삼두근 측면에 교대로 압박을 가한다(그림 7-3). 어깨에서 팔꿈치까지 전체 상지에 에플루라지 한다.

어깨 바로 아래를 양손으로 상지를 잡고 원형으로 관절을 움직이면서 어깨를 움직인다. 이 수동 어깨 움직임은 어깨를 전방으로, 위로 올리고 등 쪽으로 굴린 후에 아래로 내리는 동작이다. 시계

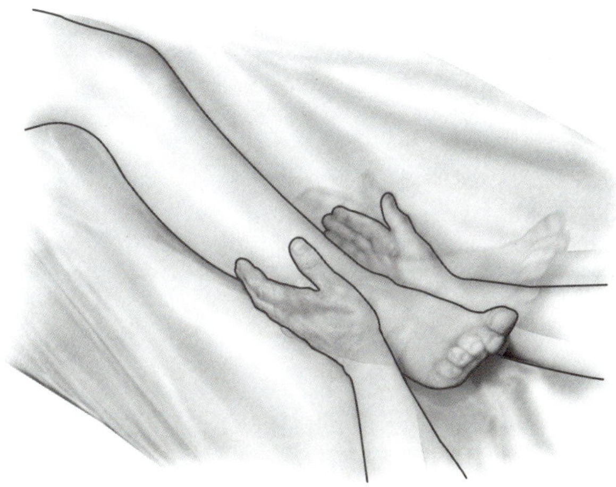

그림 9-12. 손바닥 끝을 사용한 발목 가동기술. 발은 측면에서 측면으로 움직인다.

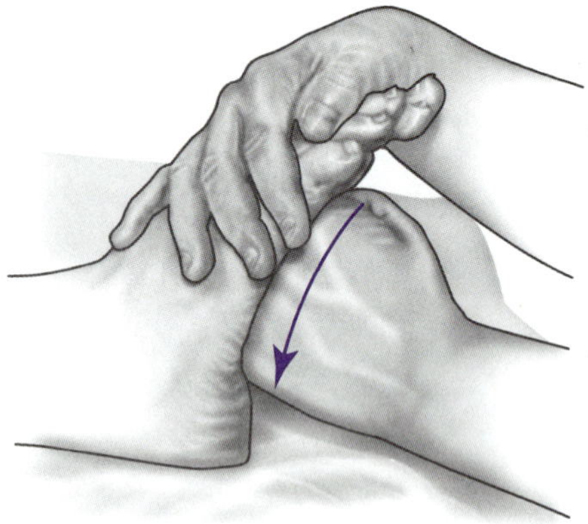

그림 9-13. 주먹을 사용한 발바닥 에플루라지.

방향과 시계 반대 방향 모두로 움직인다(그림 8-5).

전체 사지에 이동하는 것처럼 가벼운 에플루라지 한 후, 적당한 심부 압박을 사용하여 따뜻하게 하고 전완에 한손 에플루라지 한다. 전완 근육을 주무르는 것은, 특히 팔꿈치 근처에서 수행한다. 손목에서 팔꿈치 근처에 부착되는 전완의 굴곡근과 신전근에 엄지손가락으로 압박을 가한다. 그림 9-14 참고.

대상자의 손가락 관절을 가동화하기 위하여 대상자의 손을 서로 맞잡고 치료사의 손가락으로 부드럽게 압박한다. 손가락으로 손을 잡고, 손의 정상 관절 범위로 손목을 움직인다. 치료사의 엄지손가락으로 손등에 중수골 사이에 에플루라지 한다. 그 후에 근위에서 원위로 움직이면서 각 손가락을 가볍게 잡는다. 손을 돌려서 손바닥에도 적용한다. 그림 9-15에서처럼 근위에서 원위로 움직이면서 치료사의 엄지손가락으로 대상자의 손바닥에 에플루라지 한다. 손바닥을 아래로 향하고 5번째 손가락과 엄지손가락을 손으로 잡고, 중수골을 분리하고 손바닥을 넓게 편다.

팔에 운동감각을 재연결시키기 위해서 손에서 어깨 쪽으로 활주 에플루라지 한다. 손목 아래를 잡고 팔을 들어 흉근의 외측에서 내측으로 주먹을 가볍게 쥐고, 움직이고, 가슴 조직에서 멈춘다. 그림 9-16 참고.

활주 에플루라지 스트로크는 그림 9-17에서 처럼 가슴 사이의 흉골 위에 수행할 수 있다. 여성

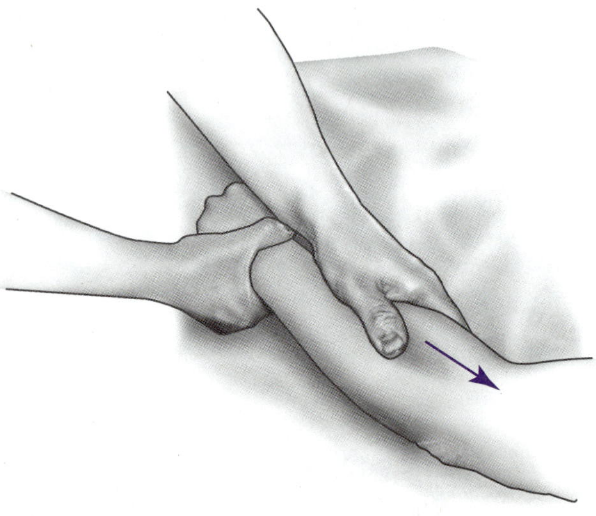

그림 9-14. 전완의 신전근을 따라 엄지손가락 스트립핑.

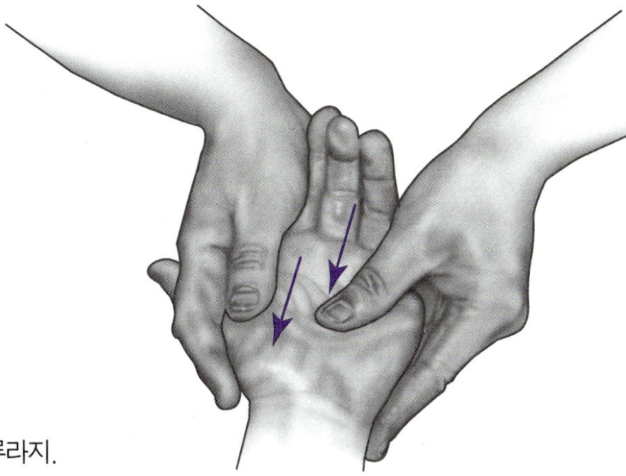

그림 9-15. 엄지손가락을 사용하여 손바닥에 에플루라지.

에게 이 기술을 적용하는 것은 매우 좋은 방법이다. 여성의 가슴이 크거나, 가슴을 만진다는 느낌이 있다면 이 기술은 수행하지 않는다. 의심스럽다고 물어본다면 바람직하지 않은 것이다.

적당한 압박으로 전체 상지를 활주 에플루라지로 끝마친다. 팔과 어깨에 다시 천을 덮어준다. 다른 쪽 팔과 어깨에 전체 순서를 반복한다.

복부(5분)〔abdomen(5 minutes)〕. 복부는 예민한 부위이다. 대상자가 마사지를 처음 받거나, 치료사에게 처음으로 마사지를 받는다면, 이 부위에 마사지를 할 것인지 물어보아야 한다. 여성에게는 가슴을 천으로 가릴 것이라고 설명하고, 또한 복부 마사지의 목적도 설명한다. 식사 후 한 시간이 지나지 않았다면, 마사지하지 않는다. 변비와 장에 가스가 차는 것을 경험한 사람은 압박에 예민할 수 있지만, 복부 마사지는 이러한 상태를 해결하는데 도움을 줄 수 있다.

복부를 노출시키기 전에 장골릉을 천으로 가리고 다른 천으로 여성의 가슴을 덮어준다(그림 6-11). 치골 부위가 노출되어서는 안된다.

복부를 접촉하기 위해 손을 부드럽게 놓고, 원형의 시계 반대 방향으로 움직여 에플루라지 한다. 두 손을 겹치게 하고 아래에 위치한 손의 손가락 끝을 사용한다(그림 9-18 참고). 늑골의 아래 부분에서 골반의 외측부위를 따라서 커다란 원을 그리며 움직이고, 그 후에는 작은 원을 그리고

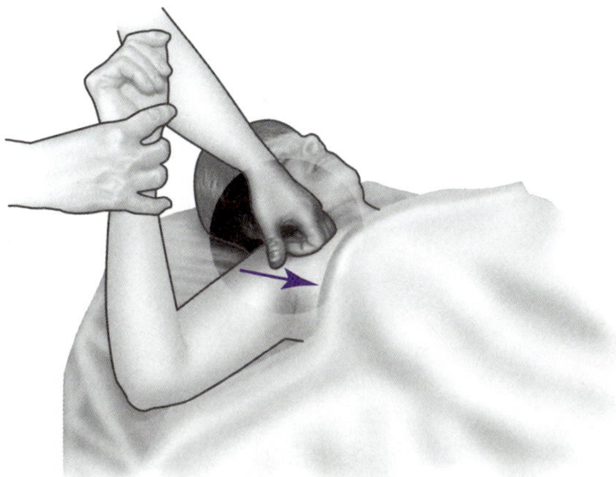

그림 9-16. 느슨한 주먹으로 흉근에 에플루라지.

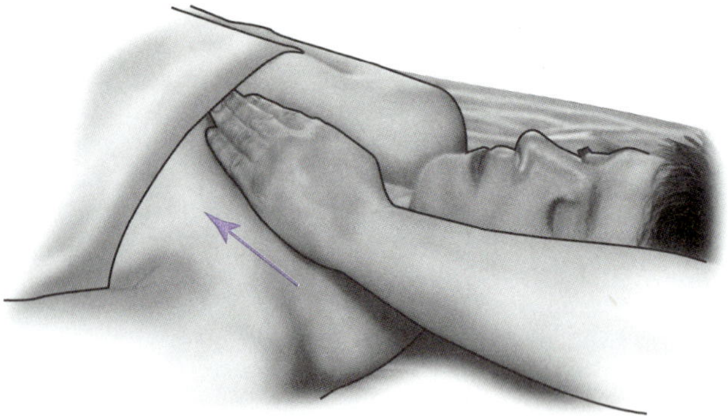

그림 9-17. 손바닥을 사용하여 흉골 위에 기본 활주에플루라지(effleurage).

점점 원을 작게 그리며 움직인다. 압박의 정도가 편안한지 대상자에게 확인한다.

시계반대 방향으로 위치를 움직이면서 손가락 끝으로 진동법을 수행한다(그림 7-13). 대상자가 통증을 느끼는지 살핀다. 손바닥을 아래로 향하게 하고 평편한 손으로 물결 또는 파동 같은 동작으로 복부에 페트리사지 한다. 손바닥 끝으로 먼저 밀고, 다음엔 손가락 끝으로 회전한다. 장의 연부조직은 규칙적인 압박에 자극된다. 복부를 옮기면서 움직인다.

시계반대 방향으로 이동하면서 움직여 원형 에플루라지를 반복하고, 그 후에 복부에 횡적 스트로킹을 수행한다. 복부의 중심선에서 수동 접촉으로 이 부위를 끝마친다. 치료사는 마사지를 끝마친 후 커다란 천으로 대상자의 어깨를 덮어 준다. 가슴에 덮어 준 천은 그대로 남겨두거나, 제거한다.

목과 어깨(5분)〔neck and shoulder(5 minutes)〕. 머리와 어깨에 마사지하는 동안 치료사는 대상자의 머리 위에 앉는다. 치료사의 손은 "고양이 발" 형태로 접촉하여 어깨를 움직이고, 그림 9-19에서 보여주듯이 한 쪽과 다른 쪽을 교대로 민다.

양손으로 목의 각 측면에 윤활제를 바르고, 어깨 끝에서 후두골 융기의 승모근을 따라 에플루라지 한다. 목을 한쪽으로 가볍게 돌리고, 그림 8-20에서 보여주듯이 후두골 융기에서 어깨까지 상부 승모근에 주먹으로 에플루라지 한다. 상부 승모근은 부드럽게 신장될 것이다.

이 부위의 심부 근육을 따뜻하게 하기 위해 목과 후두골 융기를 따라 원형 마찰법을 왼쪽에 계속 시행한다. 후두하(내측에서 외측으로)에서 시작하고 그 후에 경추를 따라 목의 기저부로 내려온다. 후두골에서 목의 기저부로 심부 경추를 엄지손가락으로 미끄러지듯이 따라 내려온다. 왼쪽

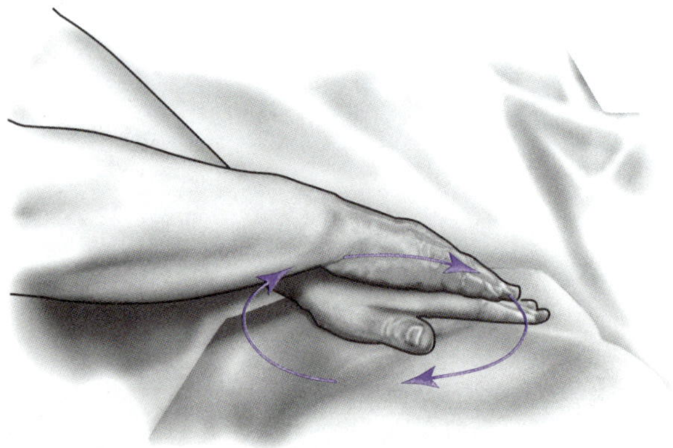

그림 9-18. 복부에 수행하는 원형 패턴 에플루라지.

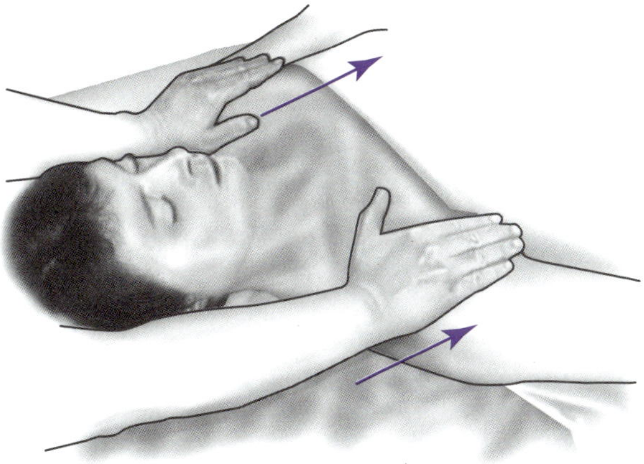

그림 9-19. 어깨를 부드럽게 움직이기 위한 "고양이 발" 동작

의 어깨 끝에서 후두골 전 · 후로 에플루라지 하면서 끝마친다. 머리를 왼쪽으로 돌리고 오른쪽에 순서대로 반복한다.

물결처럼 목의 가동을 만든다. 경부 근육을 손가락 끝으로 압박하면서 손바닥이 위로 향하게 하고 한손은 목의 기저부, 다른 손은 척추에 놓는다. 압박을 위쪽으로 유지하면서 후두골 쪽으로 손가락이 끌리게 한다. 경추는 손가락이 지나가는 밑에서 위로 올라가고 다시 밑으로 떨어진다. 근육이 이완되었다면, 목에서 일어나는 동작은 물결과 같은 동작일 것이다. 그림 9-21 참고.

목과 어깨 양쪽을 에플루라지로 끝마친다. 어깨의 끝에서 움직임을 시작하여 손을 목의 기저부와 후두골 쪽으로 끌어올린다. 한손으로 머리를 잡고 다른 손으로 어깨 끝을 밀면서 동시에 움직인다. 이 마사지의 끝에서는 양손으로 머리를 받친다.

얼굴과 머리(5분)〔face and head(5 minutes)〕. 윤활제는 대상자에게 어느 것을 좋아하는지 물어보고, 윤활제를 바르지 않거나 소량을 사용한다. 로숀은 용해될 수 있는 것을 사용하지만, 얼굴 전체와 머리는 대개 윤활제를 사용하지 않고 수행할 수 있다.

손가락 끝이 턱을 향하게 하고 얼굴에 손을 올려놓는다. 그림 9-22에서 보여주듯이 손바닥 전체로 에플루라지를 수행하면서 관자놀이 쪽으로 손을 끌어올리고, 2~3번 반복한다. 교근(masseter muscle) 위에 손가락 끝으로 원형 마찰법을 수행하고, 다음에 측두근(temporalis muscle)에 수행한다. 엄지손가락을 내측에서 외측으로 움직이면서 에플루라지를 이마 근육에 수행한다.

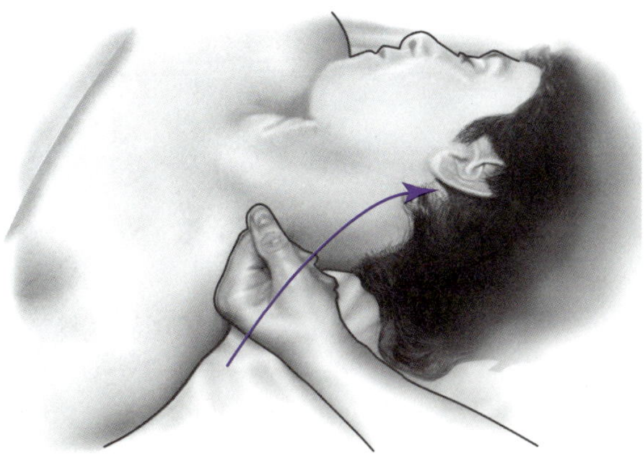

그림 9-20. 주먹을 사용한 상부 승모근 에플루라지.

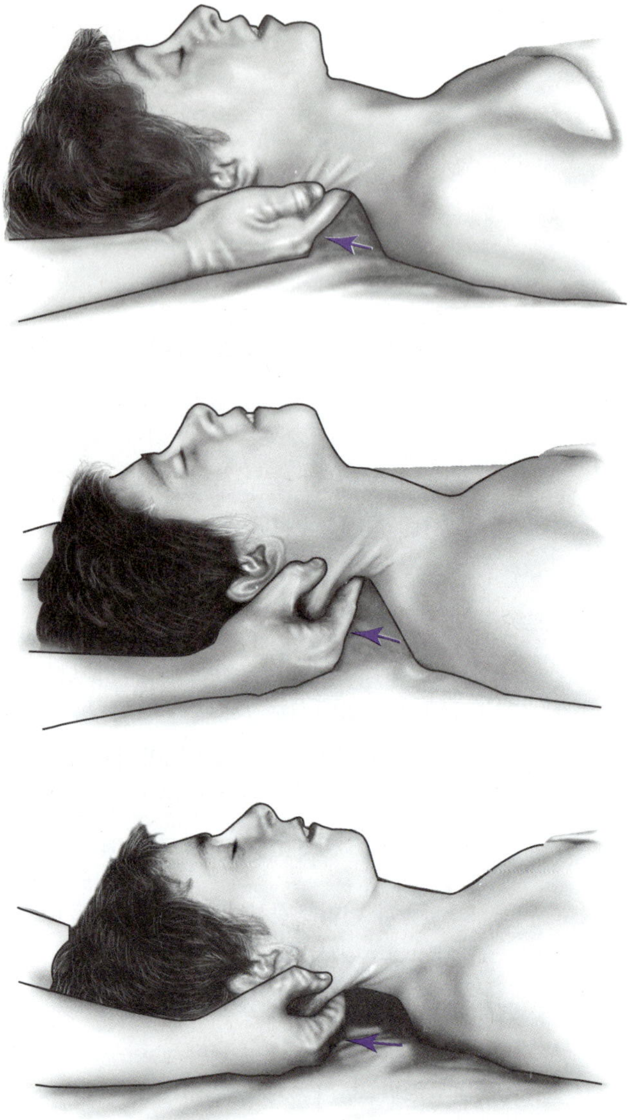

그림 9-21. 물결 목 가동기술. 압박은 위쪽으로 가하면서 손가락은 후두쪽을 향한다.

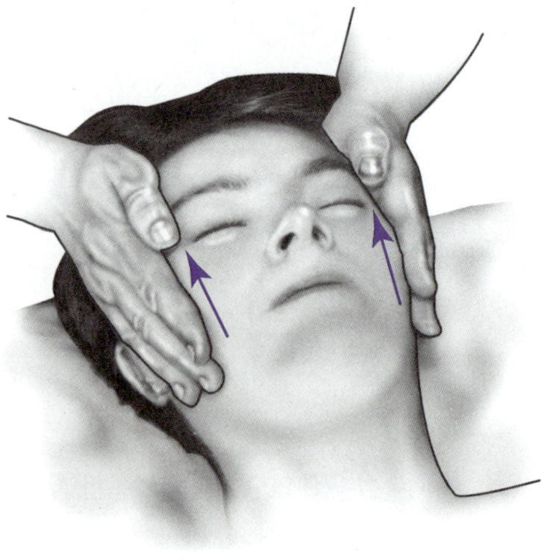

그림 9-22. 손바닥으로 얼굴에 에플루라지.

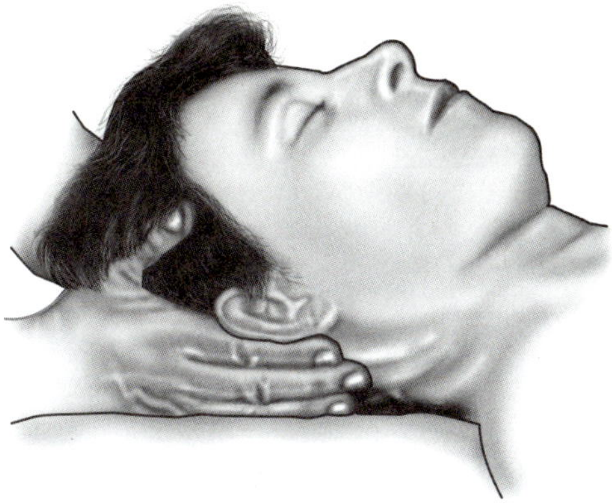

그림 9-23. 마사지 기간의 마지막에 머리 받치기

엄지손가락으로 원형 동작을 사용하여 이마에 페트리사지를 수행한다. 움직임은 엄지손가락을 다른 부위로 움직이면서 조직을 들거나 누르는 것을 조절한다. 이것은 그림 7-14에서 설명되어 있는 양 손 원형 페트리사지와 유사하다.

엄지손가락으로 코 옆을 따라 쓰다듬고 에플루라지 하면서 관골을 따라 움직인다. 가볍게 그리고 적당한 압박을 사용하여 손가락 끝으로 관골 아래를 압박한다.

머리 전체 부위에 원형 마찰법으로 두피를 이완되게 한다. 이완된 두피는 이완되지 않은 두피보다 더 많은 움직임을 얻을 수 있다. 이 부위의 이완은 두피와 모낭에 혈액공급을 증가시킬 수 있다.

그림 9-23에서 보여주듯이 머리를 받쳐주면서 전체 마사지를 끝마친다. 대상자가 완전하게 이완되었다고 치료사가 느낄 때까지 수 초 동안 잡고 있는다.

요약 SUMMARY

전신 서양마사지는 등, 다리 복부, 팔, 목과 머리의 마사지를 포함하여 30분에서 1시간 30분 동안 수행한다. 건강 측면에서 수행할 때, 마사지 기간은 대상자의 치료적 요구와 같이 전반적 건강과 안녕에 중점을 둔다. 치료사들은 마사지 기간에서 수행되는 자신의 스타일과 일상적인 방법을 발전시켜야 하지만, 몇 가지 전반적인 지침을 적용한다.

대상자는 옷을 벗게 하고 시트로 몸을 가려준다. 치료사는 마사지의 순서에 기본적인 7가지 서양마사지기술을 조화시킨다. 순서는 대개 바로누운자세와 엎드린 자세이고, 시작지점, 방향(예, 시계방향), 그리고 마지막 지점이 포함된다. 오일 또는 로숀은 피부 위의 움직임을 증가시키고 피부가 손상되는 것을 예방하기 위하여 사용한다.

신체 각 부분의 기술은 대개 에플루라지 후에 페트리사지로 따뜻하게 하고, 그 다음에는 심부마찰법, 진동법 또는 직접 압박과 같은 적합한 기술을 사용한다. 특별한 부위의 마사지는 재연결시키고, 부드럽고 점진적인 가벼운 접촉을 하면서 마지막 기술로 끝마친다. 마지막 기술은 대표적으로 가벼운 에플루라지, 경타법 또는 고정과 같은 수동접촉이다.

전신 서양마사지는 연속성과 흐름의 감각이 있어야 한다. 접촉은 마사지 기간의 시작에서 수행되고 전체 마사지 기강동안 지속적으로 유지되어야 한다. 흐름의 감각은 신체의 한 부분에서 다음 부분으로 부드럽게 이동하고 정해진 순서를 수행하여야 한다.

전신 마사지의 리듬은 부드럽고, 속도는 중간정도이다. 특이성은 작은 부위에 주의를 요하거나,

특정한 기술적인 목적을 위하여 기술을 적용할 때 필요하다. 절충적인 치료사들은 시작지점에서 전신서양마사지를 사용할 수 있고, 고객의 요구에 따라 적절한 다른 마사지유형을 통합하여 수행할 수 있다.

다음 부분은...

고객은 신체의 특정 부위, 예를 들면, 목과 어깨 또는 다리와 발에 특정한 주의를 더 필요로 한다. 10장에서는 신체의 다른 부위에서 더 많은 특정 치료적 결과를 위하여 기술의 혼합에 대하여 설명할 것이다.

추가 참고문헌

비디오

"Body massage for the day spa." (1997) Erica Miller Professional Education Series. Mile Ranch, British Columbia: Spa Expertise Canada LTD.

"Therapeutic Massage." Santa Barbara, CA: Real Bodywork. (*www.deeptissue.com*)

학 습 가 이 드

학습결과 LEARNING OUTCOMES

학습 가이드는 처음 시작하는 부분에 학습결과를 사용하라. 학습 파트너 또는 테이프에 기록된 것을 이용하여 쓰거나 구두로 말하여서 각 결과에 주어진 과제를 수행하라. 처음에는 "책을 보고" 시작하고, 후에는 기억한다.

중요한 용어/개념 KEY TERMS/CONCEPTS

중요한 기술은 이장을 처음 시작할 때 목록화하였고, 다음에 나오는 연습에서 하나 또는 그 이상을 선택하라. 이러한 이야기에 관한 쓰기 또는 말하기는 이들의 중요성을 심도있게 이해하고, 이것들을 더 기억하는데 도움을 줄 수 있다. 몇몇 연습문제는 수행의 섬세함에 초점을 맞추어 확실하게 고안되었다.

1. 각각의 중요단어와 개념을 하나 또는 두 개의 문장으로 쓰시오.
2. 3×5의 한 쪽 면에 중요한 단어 또는 개념을 쓰고, 다른 면에는 이것에 대해서 자세하게 설명한 학습카드를 만든다. 카드를 섞고 한쪽 면을 읽고, 다른 측면의 정보를 자세하게 이야기 하도록 한다.
3. 2~3개 중요 단어 또는 개념을 선택하고, 이것과 관련된 것을 설명한다.
4. 학습 파트너와 함께, 중요 단어와 개념을 구두로 설명한다.
5. 하나 또는 이상의 중요 단어 또는 개념을 사용하여 문장을 만든다.
6. 학습파트너에게 문장을 읽어주고, 명백한 의미를 당신에게 물어보도록 한다.

학습 개요 STUDY OUTLINE

다음은 이 장에서 중요한 개념을 기억하는지 검사하기 위한 질문이다. 각 질문이 있는 본문의 페이지를 이용하여 대답하라.

전신마사지를 위한 지침

1. 건강적인 측면에서, 전신 서양마사지는 대상자의 요구에 ______ 것처럼, 전반적인 ______에 중점을 둔다(p. 205).
2. 전반적인 건강증진을 위한 목적은 __________, ____________, ____________, ____________, ____________, 그리고 _______의 전반적 감각을 형성하기 위한 것이다(p. 205).
3. 전신마사지는 대표적으로 최소한 ____분에서 ___분까지 수행한다(p. 205).
4. 전신은 등, 다리, ______, ______, ______, 그리고 _____의 전신 부위의 마사지이다(p. 205).
5. 치료사들은 논리적인 순서 또는 절차로 _______ 기술을 조화시킨다(p. 205).
6. 대상자는 시트로 __________하게 한다(p. 205).
7. 오일 또는 로숀은 피부위에 _______을 증진시키고 ______ 예방하기 위하여 사용된다(p. 205).

드래핑 *(Draping)*

1. 대상자는 시트 또는 ______로 덮어주어야 하고, 신체 부분은 기술적으로 덮지 않고 필요하다면 _____________한다(p. 204).
2. 서혜부는 마사지 기간 동안 ____________야 한다(p. 204).
3. 여성의 가슴은 항상 _________, 가슴 마사지를 ___________ 치료사가 수행할 때, 대상자의 _________일 때에는 예외이다(p. 204).

신체 부위의 순서 (Sequence of Body Regions)

1. 마사지 순서는 ________지점, _______, 그리고 _______ 지점이 있다(p. 204).
2. 엎드린 자세에서 마사지를 시작한다면, 효과적인 순서는 등, _______, ______, 그리고 바로 누운 자세로 하여, 다리, ______, ______, ______, ______, 그리고 머리와 ______ 마지막으로 수행한다(p. 204).
3. 바로누운자세에서 마사지를 시작한다면, 효과적인 순서는 머리와 얼굴, ______, 어깨와 ______, 가슴 그리고 엎드린 자세로 하여 다리, 둔부와 마지막으로 ______를 순서대로 수행한다(p. 204).
4. 엎드린 자세에서 마사지를 시작할 때 장점은 대상자가 ________ 느낌을 느낄 수 있고, 등에서 시작하는 것은______ 빠르게 ________, 마사지의 마지막에 얼굴 마사지가 더 필요한 고객에게 에게 좋다(p. 204).
5. 바로 누운 자세에서 마사지를 시작할 때 장점은 치료사가 머리, 얼굴과 즉시 목에 마사지 할 수 있고, ____________ 대상자에게 좋다(p. 204).

기술의 순서 (Orders of Techniques)

1. 신체 각 부위의 마사지는 ______와 ________와 같은 _______로 시작한다(p. 206).
2. 기술의 ________ 전반적인 건강증진과 특정한 _______ 효과를 위하여 수행한다(p. 206).
3. 특정 부위에 마사지를 수행하는 것은 재연결, 부드럽고, 점진적으로 가벼운 접촉을 위한 ______ 기술로 끝맺는다(p. 206).
4. 일반적인 마지막 기술은 가벼운 ______, ______, 또는 ________이다(p. 206).
5. ______ 기술은 한 부분에서 다른 부분으로 연속성과 흐름을 제공하기 위하여 수행한다(p. 206).

연속성과 흐름 (Continuity and Flow)

1. 접촉을 하지 않는 것은 결코 _________ 안된다 (p. 206).
2. 흐름의 감각은 ______ 순서와 한 부위에서 다른 부위로 ________ 이동하는 것으로 수행된다(p. 206).

리듬, 속도와 특이성 (Rhythm, Pacing and Specificity)

1. 전신 서양마사지는 대개 _____ 속도의 _____ 리듬으로 수행한다(p. 206).
2. 짧은 기간(예, 30분), _______는 오직 한 부위에만 가능하다(p. 206).
3. 특정 신체 부위에 특별한 주의를 더 필요하는 것은 ________ 가능하다(p. 206).

전신 서양마사지 기법

1. 치료사들은 마사지 기간에서 수행되는 자신의 _____과 일상적인 방법을 발전시켜야 한다. 이러한 기법은 대표적으로 ________와 _______로 변화된다(p. 207).
2. 기법은 테이블에 대상자의 _________에 따라 조절한다(p. 207).
3. 현대의 ________ 치료사는 시작지점에서는 서양마사지를 사용하고 마사지 기간의 목적에 따라 다른 마사지 유형과 신체치료를 절충할 수 있다 (p. 207).
4. 치료사는 전신 ______를 일상적으로 사용하지만, 마사지 기간에 대상자의 필요와 목적에 따라 적절한 기술로 변경시킨다(p. 207).

더 많은 이해를 위해서 FOR GREATER UNDERSTANDING

다음의 훈련은 이장에서 설명된 지침의 특별한 적용이다. 동사는 다양한 활동을 강조하고, 기술발전을 조장하기 위하여 밑줄을 그었다. 이러한 훈련은 학습 파트너 또는 그룹, 또는 학급과 함께 수행한다.

1. 두 명의 다른 치료사에게 전신 마사지를 받아보아라. 두 개를 비교하고 대조한다. 사용되는 순서, 기술 선택, 그리고 기간의 다른 요소를 주의한다.
2. 같은 사람에게 두 가지 전문적인 마사지를 받아보아라. 두 개를 비교하고 대조한다. 수행방법 기술, 선호하는 기술과 다른 유사점을 인지하였는가? 두 개의 마사지에 다른 점이 있는가? 있다면, 무엇 때문에 왜 다르다고 생각하는가?
3. 같은 치료사에게 60분 전신마사지를 받아보고, 그 후, 30분 전신마사지를 받아보아라. 두 번째 마사지에서 치료사가 어떻게 시간을 단축하는지 분석하라. 두 마사지가 어떻게 비교되는가?
4. 60분 전신마사지에서 신체의 각 부위에 사용되는 기술, 기술의 순서를 적는다. 신체 각 부위에 소요되는 시간, 시작기술, 마지막 기술, 그리고 마사지 기간의 다른 기술을 계획하라.
5. 처음 15분 전신 마사지를 비디오테이프로 녹화한다. 비디오를 시청하고 기술선택과 지속성과 흐름에 특별하게 주의하여 마사지의 요소를 분석한다. 학습파트너 또는 그룹에서 논의하라.
6. 마지막 15분 마사지를 문제 5번과 같이 반복한다.

제 10 장

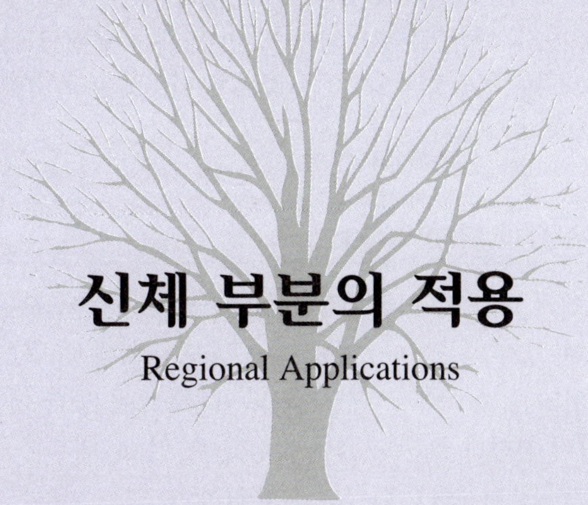

신체 부분의 적용

Regional Applications

학습 결과 Learning Outcomes

이 장을 학습하고 난 후, 다음의 정보를 습득할 것이다.

1. 신체의 "전체"에 대하여 설명할 수 있다.
2. 신체 다른 부위의 인체 의미를 설명할 수 있다.
3. 신체 다른 부위의 전반적인 해부학을 설명할 수 있다.
4. 신체 다른 부위에 마사지 적용을 설명할 수 있다.
5. 신체 다른 부위에 마사지 기술의 변용을 수행할 수 있다.

중요한 용어/개념 KEY TERMS/CONCEPTS

인체 의미　　　　신체 부위　　　　전체

치료사는 등, 목 또는 발과 같은 특정한 신체 부위에 더 시간을 소용하고 중점적으로 수행할 수 있다. 작은 부위에 마사지 기간을 늘리는 것은 더 많은 특이성의 기회를 제공한다. 대상자가 요구하거나, 치료사의 관찰과 평가로 주의를 더 부가할 수 있다. 건강병력양식, 또는 건강관리제공자의 의뢰에서의 정보는 특정 신체부위에 더 중점 되도록 할 수 있다.

MEDEALINK

이 책의 각 부분을 복사한 CD는 이 장에 담겨진 기술을 추가하였다. CD-ROM에 넣으면 마사지 기술의 영상을 볼 수 있다. 이 영상은 새로운 부분을 학습하는데 도움을 줄 수 있게 디자인되었다.

증진된 기술과 신체에 특정기술을 위한 기법은 이 장에서 설명되어 있다. 얼굴과 머리, 목, 등, 둔부, 하지, 상지, 가슴과 복부로 설명되어 있다. 인체 용어에서 신체의 각 특정부위의 의미에 대한 설명은 마사지 적용, 해부학, 그리고 기술에서 설명하였다. 설명된 기술은 9장에서 설명된 전신 서양마사지에 통합될 수 있다.

전체와 의미 WHOLENESS AND MEANING

이 장에서는 신체의 다른 부분에 중점을 두었지만, 실제적으로는 신체를 쉽게 나눌 수는 없다. 조직과 기능은 겹쳐 있기 때문이다. 예를 들면 경추 부위의 상부 승모근에 마사지하는 동안 전체 승모근을 흉추 부위의 척추 아래로 확장시킨다. 다른 예는 둥근 어깨를 가진 사람이 일을 할 때에는 흉근과 같은 어깨 전면의 모든 근육이 짧아질 수 있고, 대부분 이 근육보다 더 많은 근육이 포함될 수 있다. 치료사는 전체적으로 부분을 분리할 수 없고 이러한 방법은 효과적이지 않다. 특정한 부위를 마사지하는 것은 그 부위 주변을 마사지하며 가끔은 신체 **전체**를 마사지한다.

다른 고려사항은 신체의 다른 부분은 신체 용어에서 특별한 의미를 가지고 있다는 것이다. 이 의미는 사회 그리고 감정적 관계, 특별한 사람의 생활에서 특별하게 더 많이 사용하는 것(예, 음악가의 손 또는 육상선수의 다리)으로 결정된다. 치료사는 어깨 또는 다리에만 마사지를 하지 않는 것은 신체의 한 부분이 신체를 의미하는 것이기 때문이다. 치료사와 대상자가 상호작용을 할 때, 치료사가 대상자를 접촉하는 것이다.

머리와 얼굴 HEAD AND FACE

우리가 많이 알고 있듯이 신체의 시작은 머리와 얼굴에 중점을 둔다. 이곳은 생각의 중심과 정보를 받아들이는 곳이다. 시각, 청각, 미각과 후각과 같은 감각이 수용되어 있다. 우리의 신체에 음식물을 가져오기 위한 구조가 여기에 있다. 다른 언어 구조로 대화하고, 우리의 느낌과 감정 상태를 얼굴 표정으로 전달한다. 이마를 주름지게 하고 얼굴을 찡그리는 것과 같이 얼굴 근육은 생각 과정의 한 부분이다. 머리와 얼굴 근육의 이완은 상쾌한 마음과 정신적, 감정적 긴장이 이완되는데 도움을 준다.

마사지 적용 (Application of Massage)

마사지는 매일 생활하면서 생길 수 있는 얼굴과 머리의 긴장을 이완시키는데 도움을 줄 수 있다. 이 부위는 생각을 많이 하고 또는 눈을 많이 사용하는 직업을 가진 사람이 긴장될 수 있는 부위이다. 읽기, 쓰기, 컴퓨터 모니터 쳐다보기와 특히 눈 주위와 같은 얼굴의 근육에 긴장을 주는 바느질과 같이 정교한 손-눈의 협응력을 필요로 하는 활동들이다. 안경을 착용한 사람은 코와 눈에 안경의 무게로 긴장을 느낄 수 있다.

감정적 고민은 얼굴과 머리에 긴장을 일으킬 수 있다. 근심과 걱정은 이마와 관자놀이 부위에 긴장을 일으킬 수 있다. 턱을 습관적으로 굳게 다무는 것은 교근과 측두근에 긴장과 TMJ 통증 증후군을 일으킬 수 있다. 우는 것은 건강한 감정 표출이지만, 눈 주위에 긴장을 일으킬 수 있다. 감정의 보유와 "눈물을 흘리는 것"은 얼굴, 흉곽, 횡경막에 긴장을 줄 수 있다.

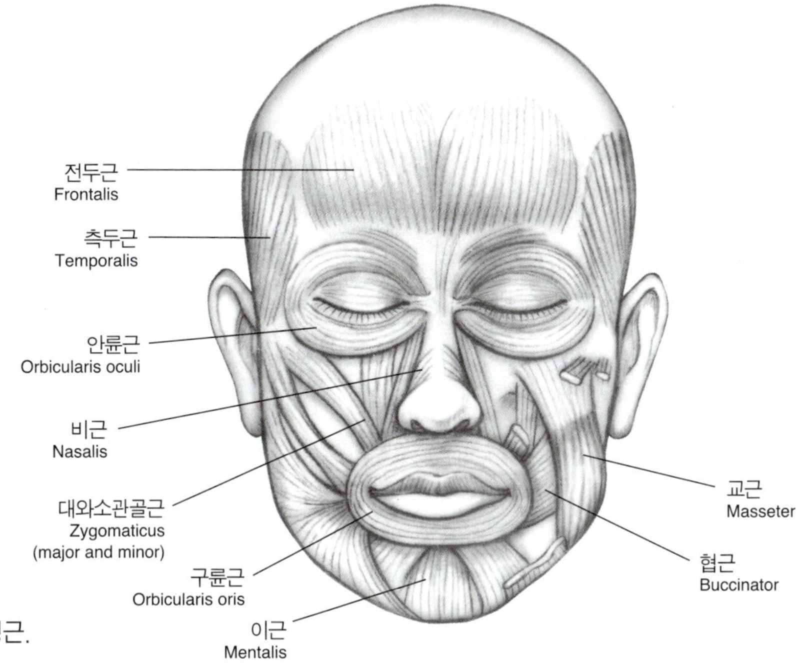

그림 10-1. 중요한 얼굴 표정근.

얼굴과 머리의 근육은 또한 뇌졸중과 안면마비와 같은 병인에 의해서 영향을 받을 수 있다. 얼굴과 머리 마사지는 이러한 상태에 있는 긴장을 감소시키는데 도움을 줄 수 있다.

해부학 (Anatomy)

얼굴과 머리의 근육은 복합적이며 표정, 저작과 움직임의 근육을 포함한다. 몇 가지 근육은 교근과 같이 움직임을 하는 골격근이다. 얼굴에서 표정근은 이마에 주름을 지게하고, 얼굴을 찌푸리고, 미소 짓는 것과 같이 피부 자체를 움직이게 한다. 이러한 근육은 골격근 보다 얇고 더 섬세하다. 얼굴 표정의 중요한 근육은 그림 10-1에서 설명하였다.

기술 (Techniques)

여기에서 설명되어 있는 기술은 8장에 설명되어 있듯이 얼굴과 머리의 기본적 마사지를 통합하였다. 얼굴 근육, 피부, 두피에 특별한 주의를 제공한다.

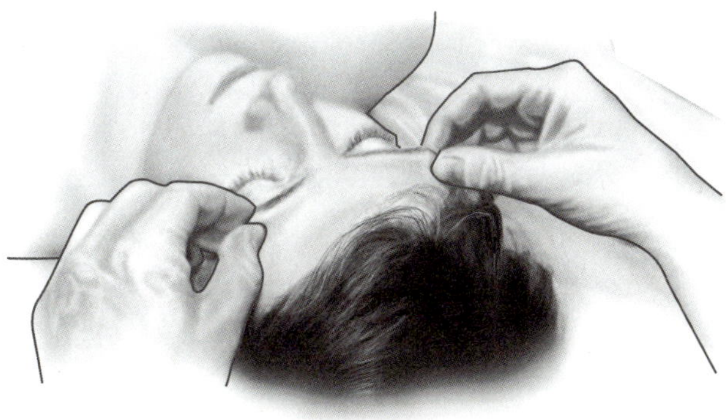

그림 10-2. 눈썹을 따라 부드러운 조직 비틀기(squeezing).

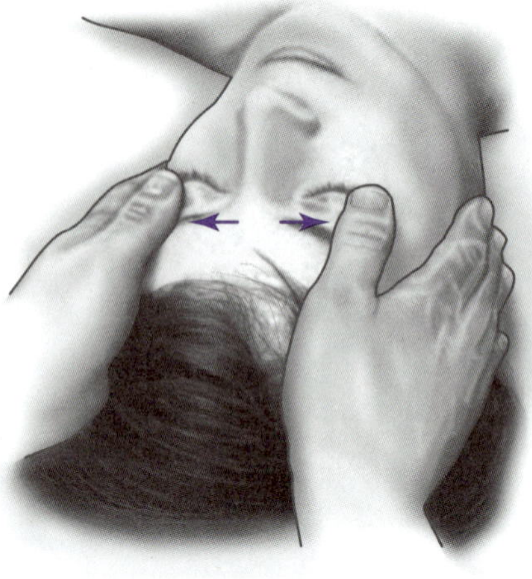

그림 10-3. 엄지손가락으로 눈썹 위에 가벼운 에플루라지.

렌즈를 착용하고 있는지 대상자에게 물어야 하고, 마사지를 하기 전에 렌즈는 빼야 한다. 대상자가 렌즈를 착용하고 있다면, 안와 주위와 안구에는 마사지를 하지 않는 것이 일반적인 규칙이다.

눈썹 압박하기(squeeze to eyebrow). 눈썹 부위의 조직은 사시(squint)인 사람과 빛에 예민하거나, 대상자가 일(컴퓨터 작업, 독서 또는 정교한 손-눈 협응력을 필요로 하는 작업)을 하는데 눈을 많이 사용하는 사람에게는 긴장을 주게 된다. 이 부위의 울혈은 가끔 긴장성 두통을 일으킨다. 이 부위에 위치한 추미근(corrugator supercilii muscle)은 눈썹을 아래와 내측으로 끌어내린다. 엄지손가락과 두 번째 손가락 사이에 조직을 잡고 부드럽게 압박하고, 코에서 시작하여 안와의 외측 가장자리 쪽으로 움직인다(그림 10-2 참고). 압박은 처음에는 가볍게 하고 점차적으로 강하게 하여 적당한 압박을 가한다.

눈꺼풀 위에 에플루라지(effleurage over the eyelids). 이 기술은 피곤할 때 눈을 문지르는 행동과 유사하다. 안륜근(orbicularis oculi muscle)과 눈꺼풀의 괄약근(sphincter muscle)에 마사지한다. 일반적으로 매우 가벼운 압박을 사용하여 그림 10-3에서처럼 치료사의 엄지손가락으로 감은 눈의 눈꺼풀을 쓰다듬는다. 눈꺼풀의 처음 부분, 중간, 마지막 부위에 한번씩 쓰다듬기 한다.

코를 따라 엄지손가락 활주(thumb slides along the nose). 안경을 착용한 사람은 가끔 안경이 걸

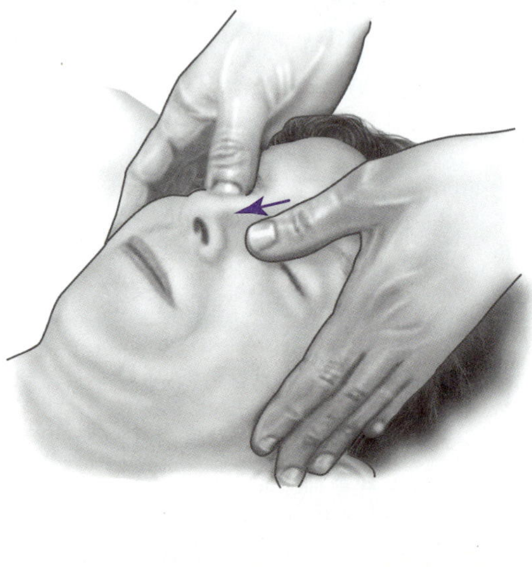

그림 10-4. 코 주위에 엄지손가락 활주.

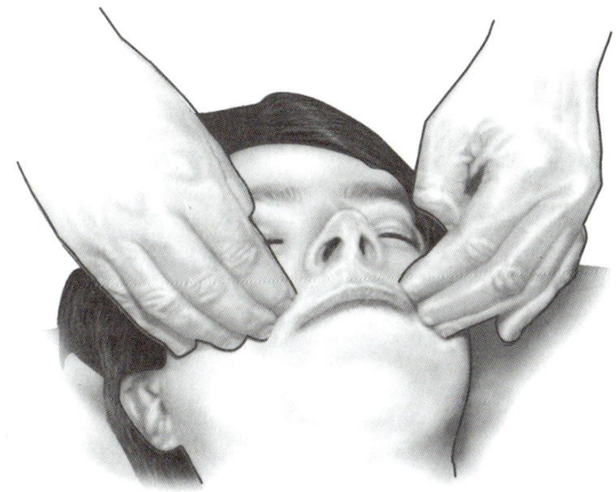

그림 10-5. 손가락 끝으로 관골궁 아래에 직접 압박.

쳐진 부위에 압박을 감소시키기 위해 코 등과 눈썹 사이 조직을 압박하거나 문지른다. 이곳은 작은 근육이 위치한 곳으로 순서는 코 등위에 횡으로 주름을 만들고 눈썹 아래 방향의 내측면으로 끌어내린다. 코의 충혈 또한 코 상부 조직에 압통을 느낄 수 있다.

엄지손가락으로 가볍게 압박하면서 비근(procerus muscle)을 활주하고, 그 후에 양쪽 엄지손가락으로 눈에서 기저부 아래를 따라 미끄러지게 한다. 그림 10-4 참고.

관골궁을 따라 직접 압박(direct pressure along the zygomatic arch). 관골 또는 뺨 부위의 압박은 가끔 이 부위의 울혈을 감소시키는데 도움을 준다. 손가락 끝으로 코의 기저부에서 시작하여 외측으로 움직여 관골 궁 아래를 따라 에플루라지 한다. 코의 기저부 약간 아래에 직접 압박을 가하고, 그 후에 외측으로 움직이고, 두 번째와 세 번째 손가락으로 관골궁 아래를 압박한다(그림 10-5 참고). 가볍게 시작하여 점점 적당한 압박을 가한다. 부비동에 울혈이 있다면, 이 부위에는 통증이 있을 수 있다.

입과 턱 주위 마사지(massage around the mouth and jaw). 입과 턱 주위에는 많은 근육이 있고, 식사하고, 말하고, 표현을 위한 움직임을 만든다. 예를 들면, 턱과 입 주위 모든 근육으로 씹기, 미끄러지고, 속삭이기, 노래하기, 미소 짓기, 얼굴 찌푸리기와 비웃기 작용을 한다. 교근을 포함하여 저작근에 속하는 근육은 익돌근(pterygoid muscle)과 측두근이다.

윗입술 선(콧수염 부위)에 엄지손가락을 사용한 에플루라지로 입과 턱 주위에 마사지를 시작하고 그 후에 그림 10-6에서처럼 아랫입술에 수행한다. 뺨 조직을 문지르고 엄지손가락과 두 개의 손가락으로 턱 선을 따라 문지른다. 심부 원형 마찰법은 교근처럼 강한 턱 근육에 효과적이다.

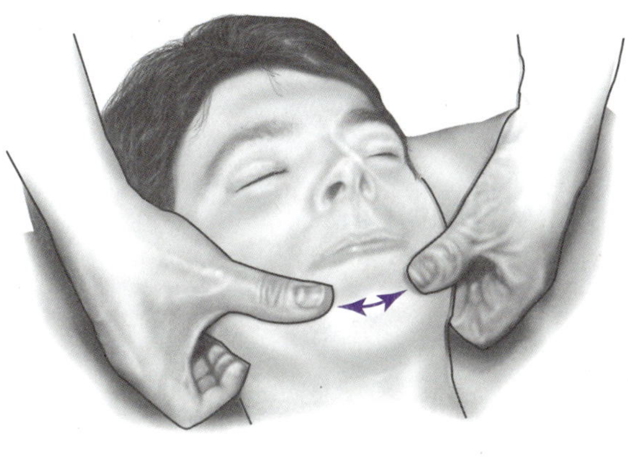

그림 10-6. 엄지손가락으로 아랫입술을 따라 에플루라지.

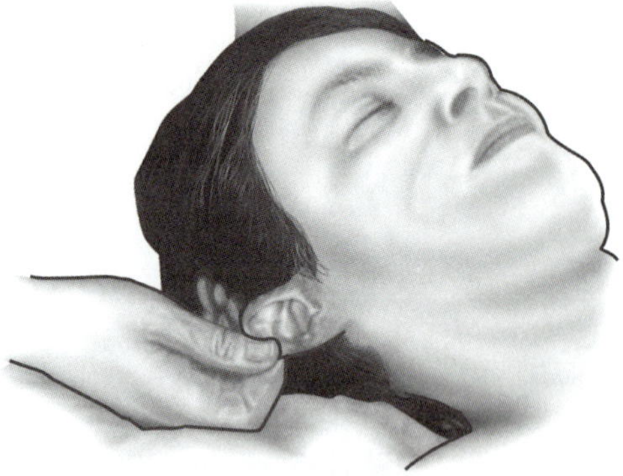

그림 10-7. 귀를 부드럽게 당기기.

귀 마사지(massaging the ears). 귀는 연부 연골로 구성되어 있고 많은 곡선과 주름이 있다. 안경, 고정 귀걸이 또는 무거운 귀걸이를 착용하는 사람은 대개 귀에 마사지를 즐긴다. 엄지와 두 번째 손가락으로 마사지 할 수 있다. 귀 전체를 곡선을 따라서 문지르며, 문지르는 동안 귀의 외측 가장자리에 접근 할 때, 그림 10-7에서처럼 부위를 부드럽게 잡아당겨 자극을 가한다. 작은 관절 근육이 부착되는 부위인 귀의 기저부 원형 마찰법을 수행한다(그림 10-8 참고).

두피 가동화(mobilization of the scalp). 머리를 덮고 있는 피부(두피)는 대부분 쉽게 움직일 수 있다. 긴장은 머리 근육에 긴장을 일으키고 두피의 움직임을 감소시킨다. 두피를 움직이는 것은 피부 굴리기의 효과와 유사하고, 이것은 표층 순환을 증가시키고 근막 아래를 자유롭게 한다. 모낭에 순환이 증가되면, 건강한 모발 유지에 도움을 준다.

두피는 근육과 뼈 위의 피부에 손가락을 올려놓고 마찰법과 같은 기술을 사용하여 움직일 수 있다. 피부를 움직이는 것은, 그림 10-9에서 보여주는 것과 같은 위치에 손가락을 올려놓는다. 머리의 뒷부분을 포함한 두피 전체를 움직인다. 심부 마찰법보다 덜한 압박을 사용하여 두피를 움직이게 한다.

모발은 또한 두피를 움직이는데 사용할 수 있다. 피부에 가까운 모발을 잡고 전 · 후로 두피를 움직이는데 사용한다. 이것은 모발이 두꺼운 사람에게 좋으며, 대상자의 모발이 잡기에 너무 가늘고 짧다면 수행하지 않는 것이 좋다.

머리 근육(muscles on the head). 머리에는 넓고 얇은 근육이 있다. 예를 들면, 후두전두근(occipitofrontal muscle), 측두두정근(temporoparietalis muscle)과 같이 두피를 움직이는 몇 개의

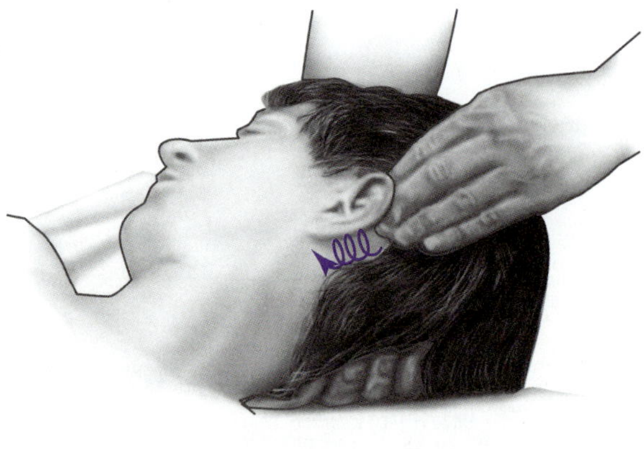

그림 10-8. 귀 주위에 원형 마찰법.

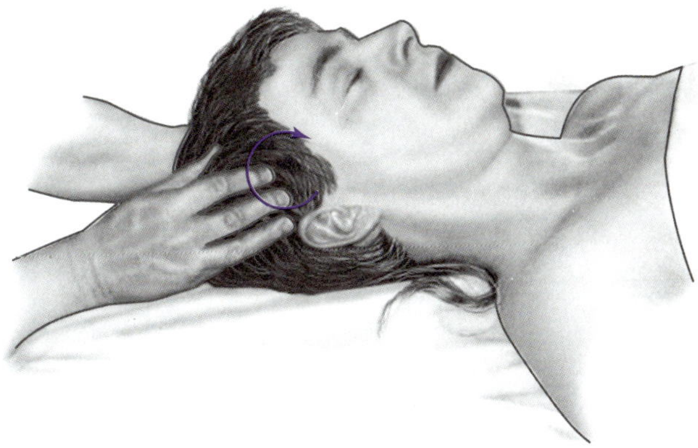

그림 10-9. 손가락 끝으로 두피 움직이기. 피부는 근육과 뼈 위에서 움직인다.

근육이 있다. 귀 위에 위치한 측두근은 상악을 올리고 저작작용도 한다. 이 근육은 위에서 설명한 것과 같이 두피를 움직이는 순서로 마사지한다. 심부 압박은 손가락으로 원형 마찰법을 사용하여 적용할 수 있다.

눈 위의 수동 접촉(passive touch over the eyes). 손바닥을 눈 위에 오게 하고 손을 얼굴에 부드럽게 올려놓는 것은 진정효과가 있다. 이것은 자기의 얼굴을 자신의 손으로 감싸는 자기-편안함과 유사한 것이다. 그림 10-10 참고. 가벼운 압박을 적용한다.

머리 측면 고정 또는 압박(pressing or holding the slides of the head). 그림 10-11에서처럼 머리 측면을 압박하는 것은 긴장을 감소시키는데 도움을 준다. 머리 전체에 대상자에 따라 적당하거나 강한 압박을 가한다. 가해진 압박은 천천히 이완되게 한다. 실제적으로 압박의 느낌이 없어지게 되면 이것이 이완되는 것이다.

그림 9-23에서 설명되었듯이 머리를 가볍게 고정하는 것은 이완시킬 수 있고 마사지를 끝마칠 때 좋은 기술이다. 압박은 가볍게 하고, 고정의 효과를 얻고자 한다면 압박하지 않는다.

목 NECK

경추 또는 목 부위는 많은 감각의 중심 부위이다. 머리는 몸통과 척수와 연결되어 있다. 신경과 혈관은 경추를 통해 뇌로 들어간다. 여기에는 기립 자세와 다른 동작에서 움직임을 하는 동안 머

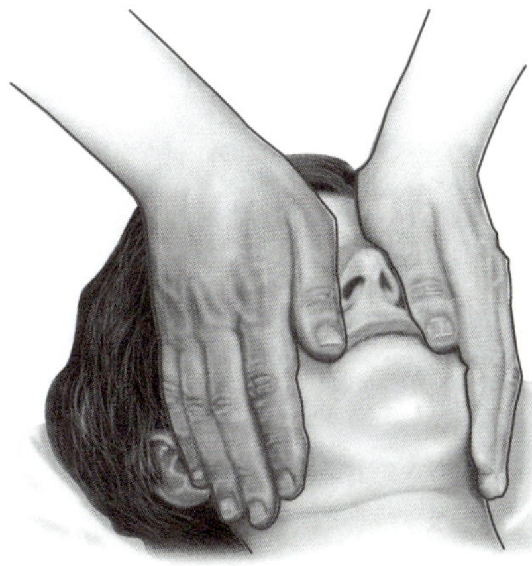

그림 10-10. 손바닥으로 눈 위에 수동 접촉.

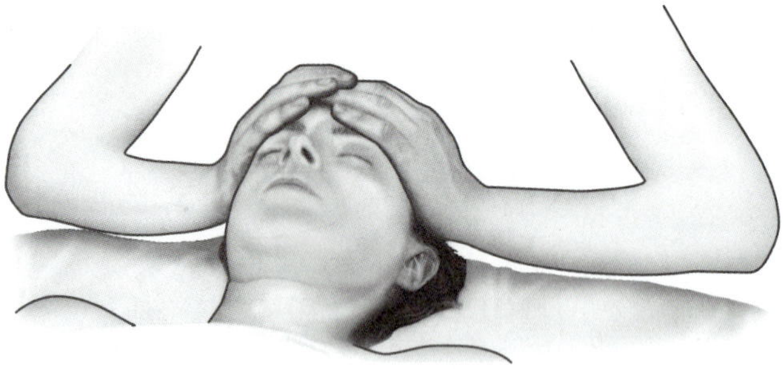

그림 10-11. 손바닥으로 머리 측면 압박하기.

리를 고정시키는 근육이 포함된다. 머리의 축이 되며, 듣고, 냄새 맡고, 맛을 보기 위하여 머리를 움직이기 위한 근육과 구조를 가지고 있다.

목과 인후(throat)는 접촉으로부터 보호하여야 할 부위이다. 질식 또는 익사, 목 외상의 경험이 있는 사람, 또는 특히 목 전면에 어떠한 방법으로 든 접촉을 싫어하는 사람이다. 방어적 반응은 어깨와 목 근육이 긴장되고, 어깨를 들어올리고, 턱을 당기고, 손으로 인후를 가리거나, 심지어 치료사의 손을 목에서 잡아당기기도 한다.

마사지 적용 (Application of Massage)

나쁜 자세와 신체 기전은 목에 과도한 긴장을 줄 수 있다. 작업 중에 머리가 전방에 있는 자세와 나쁜 앉은 자세는 만성 목 긴장의 공통적인 두 가지 원인이 된다. 목의 뒷부분에 차갑거나, 구부린 자세로 잠을 자는 경우, 가끔 목 경직을 일으킬 수 있다. 장시간 비행기 또는 차를 타는 것도 목 근육에 통증과 경직을 일으킬 수 있다.

긴장이 많은 생활은 경추 긴장과 목에 통증이 있을 수 있다. 긴장성 두통의 주요 원인은 경추 근육의 과긴장이고, 이것이 머리에 통증을 유발할 수 있다. 경추와 등 상부 근육의 발통점에 효과적인 긴장성 두통의 감소를 위하여 고대 마사지 기법을 적용한다. 목의 편타성(whiplash) 손상 또는 사경(torticollis)에서 근육의 수축과 통증은 마사지로 감소될 수 있다.

해부학 (Anatomy)

목의 주요 근육은 상부 승모근(trapezius), 두판상근(splenius capitis)과 경판상근(splenius cervicis), 두반극근과 경반극근(semispinalis capitis and cervicis), 두최장근(longissimus capitis), 견갑거근(levator scapulae), 흉쇄유돌근(sternocleidomastoid: SCM)을 포함한다; 후두하의 심부 작은 근육(대후두직근과 소후두직근 rectus capitis posterior major and minor, 상두사근과 하두사근 oblique capitis superior and inferior), 다열근(multifidi)과 회전근(rotators). 일반적으로 말하면, 표층 근육은 크고 두껍고 심부 근육은 작고 얇다. 그림 10-12는 목 뒤쪽의 심부 근육을 보여주는 것이다.

주의. 경부의 위험부위는 목 전면과 기관, 그리고 뇌에 혈액을 공급하는 동맥과 정맥들이다. 경동맥(carotid artery)과 경정맥(jugular vein)은 목의 측면에 위치한다. 특히 동맥이 경화된, 죽삭동맥경화(atherosclerosis)의 병력이 있는 사람 또는 노인에서 이 부위는 피하여야 한다.

기술 (Technique)

본문에 설명된 기술은 목의 기본적 마사지에 통합될 수 있다. 경부에 마사지 할 때, 심부 근육에 마사지하기 위해서 먼저 표층 근육을 이완시켜야 한다. 이 부위에 심부 기술을 수행하기 전에 먼저 근육을 따뜻하게 하여야 한다.

경추의 직접 압박(direct pressure to the cervicals). 대상자가 바로 누운 자세에서 직접 압박은 척추의 양 측면의 경부 근육에 쉽게 적용할 수 있다. 그림 10-13에서 보여주듯이 두 번째와 세 번째 손가락으로 점진적인 압박을 위쪽으로 적용할 수 있다. 압박은 양쪽에 동시 적용하거나 한쪽에 전·후로 적용할 수 있다. 목의 기저부에서 시작하여 후두하 부위 쪽으로 움직이면서 다음 지점에 직접 압박을 하게 되면, 목에 가벼운 움직임이 일어날 것이다.

후두하 부위에 심부 압박(deep pressure to the suboccipitals). 대상자가 바로 누운 자세에서 모든 손가락을 사용하여 후두하 근육에 직접 압박을 적용한다. 손가락을 후두하에 따라 올려놓고 위쪽으로 압박을 가한다. 턱은 올라갈 것이고 머리는 약간 과신전 되면서 뒤쪽으로 떨어질 것이다.

엄지손가락으로 후두하 근육에 심부 압박을 수행한다. 이것은 목 근육의 긴장 또는 경직에 유용하게 사용할 수 있는 기술이다. 한손으로 머리를 받치고 마사지 하고자 하는 쪽의 반대방향으로 고개를 돌리고, 다른 손의 엄지손가락으로 천천히 후두하에 압박을 가한다. 머리를 약간 신전시키면 더 깊게 마사지 할 수 있다. 1~2회 호흡주기 동안 압박을 수행하고 천천히 압박을 제거한다. 통증이 유발되도록 너무 오랫동안 고정하거나 너무 강한 압박을 가하지 않는다. 그림 10-14 참고.

직접 압박은 후두하의 심부 마사지와 심부 횡단 마찰법을 교대로 사용할 수 있다. 더 큰 효과를

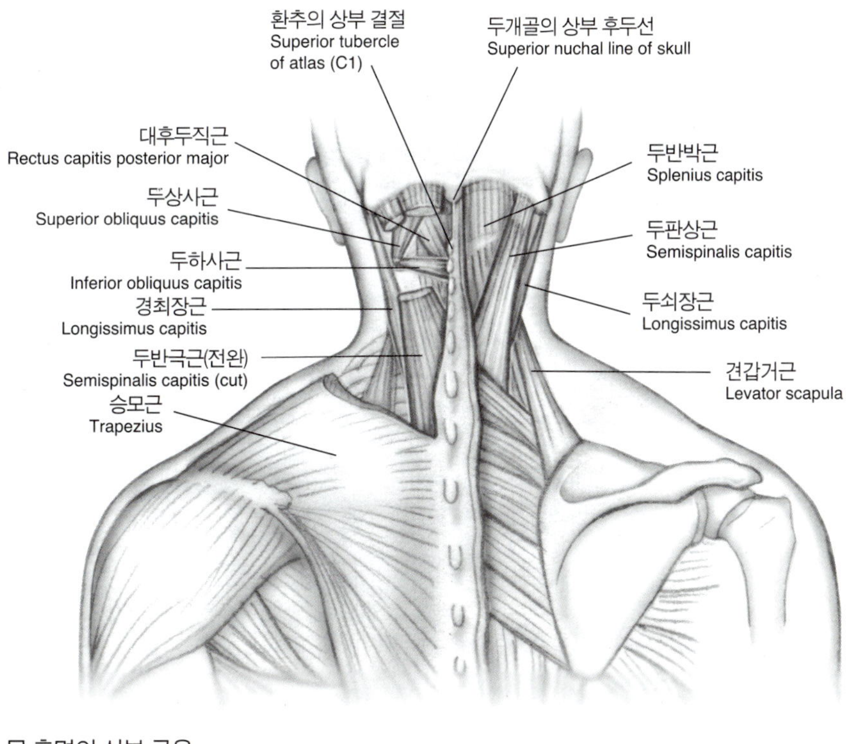

그림 10-12. 목 후면의 심부 근육.

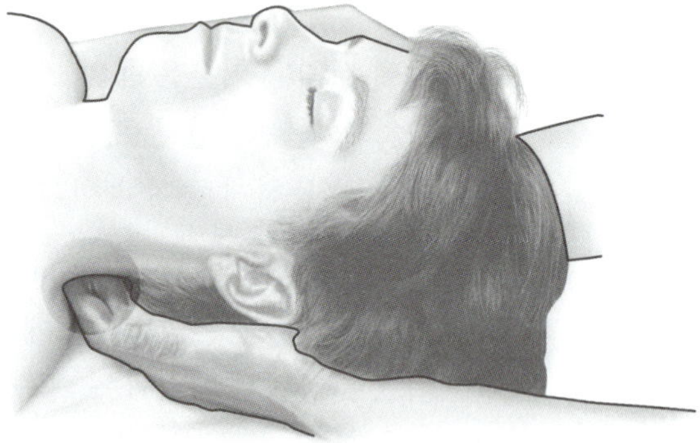

그림 10-13. 바로 누운 대상자에게 손가락을 사용하여 경부 후면근육에 직접 압박.

얻기 위해서는 신장시킬 수 있다.

흉추 부착점에 직접 압박-척추(direct pressure to thoracic-supine). 몇 개의 목 근육은 흉추 또는 늑골에 부착된다. 이러한 부착점에 직접 압박은 목의 유연성을 증가시키는데 도움을 준다. 목을 수동으로 굴곡시킬 때, 치료사는 가끔 경추의 하부 부착점에서 저항을 느낄 수 있다. 이 부착점은 등의 상부와 같이 마사지 할 수 있지만, 대상자가 바로 누운 자세에서는 고려하여야 한다.

4번째 흉추의 체간 아래에 손바닥을 위로 향하게 하고, 척추의 양쪽에 손가락이 위치하게 한다. 한 지점을 밀고 목의 기저부 쪽으로 손을 움직이면서 후에 다음 지점을 민다. 체간의 무게는 저항을 줄 것이고 심부 압박을 적용하게 될 것이다.

이 기술은 손의 위치에 따라 다양하게 사용할 수 있지만, 심부 압박을 이용하여 척추를 손가락으로 미끄러지게 한다. 활주는 조직 신장에 도움을 줄 수 있다. 대상자가 바로 누운 상태에서 이러

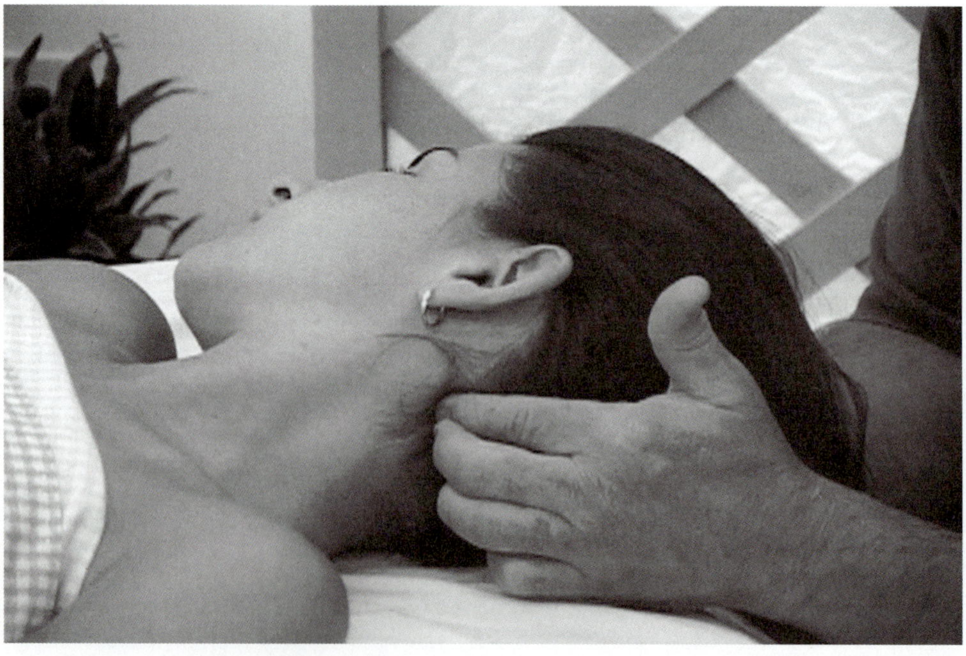

그림 10-14. 바로 누운 대상자에게 엄지손가락으로 후두하근육에 직접 압박.

한 기술 적용은 치료사의 힘을 생각하여야 하고,오직 손과 손목의 강한 굴곡근으로만 수행할 수 있다.

엎드린 자세에서 목 마사지(neck massage in the prone position). 경부 근육은 대상자가 엎드리거나, 앉은 자세에서 마사지 할 수 있다. 적당한 얼굴 받침대를 사용한다면 목을 아래로 내려 가볍게 신장시킬 수 있고, 이것은 목에 더 많은 공간을 만들어 줄 수도 있다.

경부 근육에 엄지손가락으로 목의 기저부에서 후두하까지 에플루라지를 수행하며, 그림 10-15에서 보여주듯이 한 손 또는 양손으로 유연법을 수행한다.

치료사가 테이블 위쪽에 서 있다면, 엄지손가락 또는 손가락으로 준비 마사지를 하고 직접 압박을 수행할 수 있다. 압박은 머리의 위쪽을 향하여 후두하 공간에 수행한다. 대상자의 얼굴이 받침대에서 강하게 부딪치지 않게 너무 강한 압박은 적용하지 않는다. 경부의 흉추 부착점 위에는 엄지손가락 또는 팔꿈치로 직접 압박을 적용한다.

등 BACK

"등에 여러 번 마사지하라"는 것은 대상자가 마사지를 자주 필요로 한다는 것을 의미한다. 등은 직립 자세를 유지하고 다리와 팔 근육이 부착되는 중요한 부위이다. 힘든 일을 할 때 사용되는 근육은 긴장, 통증을 느낄 수 있고 경직될 수 있다. 앉거나, 물건 들기, 스포츠 또는 정원 가꾸기와 같이 신체 활동을 할 때 좋지 않은 신체 기전으로 요통이 유발될 수 있다.

등은 가끔 괴로움을 주거나 걱정이 되는 부위이고, 어깨로 무거운 물건을 옮길 때 중심이 된다는 것을 경험하게 된다. 구부정한 자세는 약함, 실망과 좌절을 표현하고, 곧은 허리는 강함, 자기 확신과 활기를 표현한다.

마사지 적용 (Applications of the Massage)

등 마사지는 영양, 교감작용과 심부 이완의 특징과 관련이 있다. 이것은 아마도 척추 후면에 부교감신경계가 존재하기 때문이고, 등에 마사지하는 동안 이완 반응이 쉽게 일어나게 된다. 등 마사지는 가끔 수면을 원하는 사람에게도 사용된다.

등 근육에 적용하는 심부 마사지는 힘든 신체 작업을 수행하고 경직과 통증이 있는 부위에 긴장

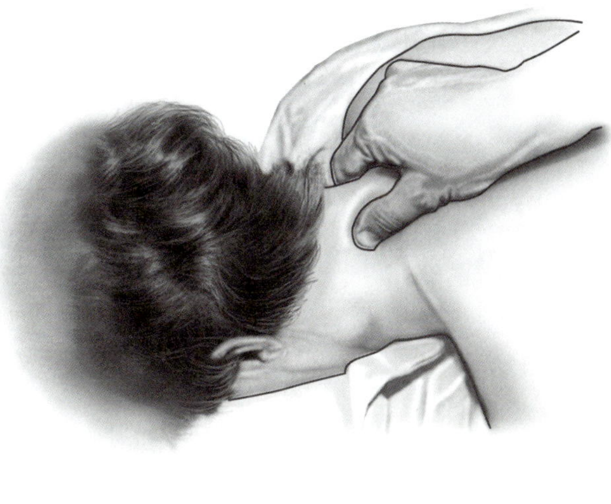

그림 10-15. 엎드린 대상자에게 경부 후면 근육에 한손 유연법.

을 이완시키는데 도움을 준다. 관절운동은 견갑골의 움직임을 증가시키고, 견갑대의 움직임도 증가시킨다. 상부 승모근의 긴장은 머리 통증과 관련이 있을 수 있다. 일반적으로 "어깨 마사지"라고 부르는 이 부위의 마사지는 긴장성 두통을 완화시키는데 도움을 준다.

해부학 (Anatomy)

해부학은 치료사가 등에 3차원적 개념을 이해하기 위해 중요하다. 이것은 등이 몸통의 뒷부분과 측면으로 구성되어 있다는 의미이다. 등은 크고 넓은 표층 근육에서 척추의 얇은 심부 근육까지 근육층이 두껍다. 견갑골은 등의 상부에 위치하고 견갑대를 구성하는 부분이다. 이곳은 매우 많은 근육의 부착점이고, 후방 늑골 위를 미끄러지면서 어깨의 자유로운 움직임이 생성된다. 치료사는 다양한 깊이로 등 마사지를 수행한다.

승모근(trapezius)과 광배근(latissimus dorsi)은 등의 커다란 표층 근육이다. 척추근[척추기립근(erector spinae) 장늑근(iliocostalis), 최장근(longssimus), 극근(spinalis)], 심부 척추 후면 근육[다열근(multifidi), 회전근(rotatores), 극간근(interspinales), 횡돌기간근(intertransversarii)과 늑골거근(levatores costarum)과 흉반극근(semispinalis thoracis)]을 포함한다. 견갑골 주위의 근육은 견갑하근(subscapularis), 상부 승모근(upper trapezius), 후부 삼각근(posterior deltoid), 극상근(supraspinatus), 극하근(infraspinatus), 대원근(teres major)과 소원근(teres minor) 견갑거근(levator scapulae)과 내측면의 능형근(rhomboids)을 포함한다. 마지막 늑골, 위쪽 4개의 요추 횡돌기와 장골릉에 부착되는 요방형근(quadratus lumborum)은 등 하부에 위치한다.

기술 (Techniques)

본문에 설명된 기술은 기본적 등 마사지에 통합될 수 있다. 이것은 등의 일반적 기술(이완을 위한 피부 굴리기)과 척추를 움직이는 특정한 근육을 고려한 더 중점적인 기술이다. 견갑대를 위한 특정한 마사지와 움직임은 상지 부분에 더 섬세한 부분으로 되어 있다.

피부 굴리기(skin rolling). 피부 굴리기는 등의 긴장을 완화시키는데 도움을 주는 훌륭한 기술이다. 이것은 피하 결합조직에 탄력성을 회복시키고 표면 순환을 증가시키게 한다. 피부 굴리기는 근육에서 피하 조직을 들어서 수행한다. 이 부위의 일반적 준비 후에 수행한다. 이것은 한 곳에 조직을 들어 올리고, 후에 다음 조직을 들어 올리는 연속적인 동작으로 수행하며, 전체 등에 수행한다. 또한 조직을 들고 등의 선을 따라 손이 미끄러지는 지속적인 동작으로 수행할 수 있다. 조직을 들어서 엄지손가락과 손가락으로 압박하면서 손을 미끄러지게 한다. 피부 굴리기는 7장, 그림 7-15 에 설명되어 있다.

등에 가온 마찰법(warming friction of the back). 가온마찰법은 평편한 부위에 열을 발생시키기 위하여 사용한다. 이것은 척추의 양쪽에 척추기립근, 능형근과 견갑골 위의 근육에 효과적이다. 윤활제는 마찰 효과를 감소시키기 때문에 준비 마찰법을 수행하기 전에 닦아 내거나, 소량을 사용한다.

톱질 마찰법(sawing friction)은 손을 피부에 대고 손의 5번째 손가락 측면으로 수행한다. 손은 톱질하는 동작처럼 전 · 후로 움직이면서, 피부 위를 미끄러지게 하고, 피부에 마찰을 일으킨다. 심부 압박은 심부 조직에 마찰을 일으킬 것이며, 피부는 표층 혈관확장으로 붉게 될 것이다. 톱질

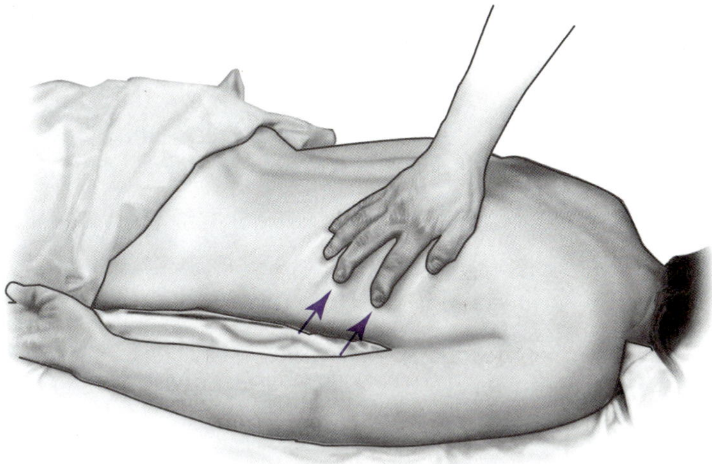

그림 10-16. 엎드린 대상자의 손가락 끝을 사용하는 에플루라지.

마찰법은 또한 주먹으로 수행할 수도 있다. 7장, 그림 7-19는 흉부의 척추기립근 위를 주먹으로 마찰하는 것을 보여주는 것이다.

가온 마찰법은 주먹으로도 수행할 수 있다. 7장에 그림 7-18은 흉추 부위의 척추기립근 위에 주먹 마찰법을 보여주는 것이다.

늑골 사이 에플루라지(effleurage between the ribs). 손가락 끝을 사용한 늑골간의 에플루라지는 이러한 얇은 근육을 이완시키는데 도움을 준다. 늑골을 더 확장시키기 위하여 깊은 호흡으로 더 쉽게 촉진시킨다. 촉진으로 늑골 사이의 공간을 찾고, 늑골의 측면과 척추 외측으로 공간에 손가락을 미끄러지게 움직인다(그림 10-16).

허리의 마사지 순서(therapeutic sequence for the lower back). 허리의 근육은 장시간 앉아 있는 자세 특히, 나쁜 요추 지지로 의자 또는 차에 앉아 있을 경우에는 경직과 통증이 야기 될 수 있다. 기술의 순서는 허리 근육을 이완시키고 이 부위의 피로를 감소시키는데 도움을 준다.

8장에서 전신 고대 서양 마사지의 에플루라지와 원형 마찰법으로 등 전체에 수행하고, 허리에는 5가지 기술의 순서로 마사지 한다.

허리는 엄지손가락으로 12번째 늑골과 장골릉 사이공간에 위치한 요방형근(quadratus lumborum)에 적당한 심부 압박을 사용하여 에플루라지 하여 근육을 따뜻하게 한다. 한손의 엄지손가락은 다른 손으로 지지한다. 처음 압박하기는 극돌기(spinous process)의 외측에 적용하고, 각 압박하기는 외측에서 수행된다(그림 9-17).

척추기립근에도 엄지손가락을 사용하여 원형 마찰법을 수행한다. 엄지손가락으로 척추기립근에 직접 압박한다. 장골릉에서 시작하여 마지막 늑골 한 쪽으로 근육을 따라 1인치 간격으로 압박한다.

혈액순환이 잘되고 근육을 따뜻하게 하기 위하여 요방형근과 척추기립근에 주먹 마찰법을 사용한다. 엄지손가락으로 적당한 압박을 가한다. 신체 휴식을 위하여 허리 근육운동 감각적 재연결을 위하여 등 전체에 에플루라지 한다.

척추주위근에 원형마찰법은 손가락 끝을 사용하여 수행한다. 그 후 중간 정도 압박에서 강한 압

표 10-1 허리에 치료순서*

전반적인 설명:
허리 근육에 긴장과 피로를 완화시키기 위하여 마사지 한다. 목적은 허리 부위에 근육길이를 신장시키고 이완시키는 것이다.

주의. 그림은 기술을 설명하기 위하여 인용한 것이지만, 그림에서처럼 신체의 다른 부분에도 수행할 수 있다.

준비기술 (warming techniques)
1. 등 전체에 에플루라지(그림 7-6, 7-7)
2. 척추의 오른쪽 측면, 둔부에서 어깨까지 에플루라지(그림 7-5)
3. 척추의 오른쪽 측면 척추부위 근육에 원형 마찰법(그림 9-1)

치료적 혼합—허리(therapeutic combination—lower back)
4. 12번째 늑골과 장골릉(요방형근) 사이를 스트립핑(그림 10-17)
5. 척추주위근 위에 횡단 마찰법(그림 7-21)
6. 1인치 간격으로 척추주위근과 장골릉을 따라 직접 압박(그림 10-18)
7. 요추 주위를 주먹 마찰법(그림 7-18)
8. 허리에 부드러운 흔들기

마지막과 이동기술(finishing and transition techniques)
9. 허리 부위를 횡단으로 수평 스트로킹(그림 7-8)
10. 둔부에서 어깨까지 역학적으로 연결시키기 위한 에플루라지(그림 7-5)

* 이것은 허리에 치료적 순서의 예이며, 대상자의 요구에 따라 변화될 수 있다. 이러한 많은 순서변용, 많은 기술은 허리에 긴장과 피로를 완화시키는 목적을 위하여 적용할 수 있다.

박을 사용하여 척추주위근에 엄지손가락으로 직접 압박을 수행한다. 12번째 늑골에서 시작하고 근육을 따라 장골릉 위까지 1인치 간격으로 압박한다(그림 10-18 참고).

허리에 혈액순환이 잘되고 근육을 따뜻하게 하기 위하여 주먹 마찰법을 수행한다. 척추의 한측면에 엄지손가락, 다른 측면에는 손가락을 올려놓고 척추를 측면에서 측면으로 부드럽게 흔들어 허리에 관절운동을 수행할 수 있다.

허리의 마지막 마사지와 마사지의 다름 기간으로 이동 시 허리에 횡단 스트로킹을 수행한다. 등 전체의 에플루라지는 신체의 안정을 위하여 운동학적으로 재연결을 시키는 것이다.

이완을 위한 등 마사지(back massage for relaxation). 이완을 목적으로 등에 마사지를 한다면, 등에 특별한 통증이 있는 부위는 피하거나, 통증이 있는 부위를 마사지 한 후에는 적어도 5~7분 정도는 쉬게 한다. 오일을 바르고 긴 흐름의 에플루라지 하고, 스트로킹을 수행하는 동안 손바닥 전체에 완전한 접촉을 유지한다. 느리고 지속적인 동작을 사용한다. 움직임은 "한결같은" 느낌이어야 한다.

지루하지 않게 다양한 패턴으로 수행하며, 수직, 원형과 횡적 에플루라지 패턴을 혼합하여 사용한다. 어깨에 몇몇 페트리사지는 다양하게 통합될 수 있다. 견갑골 위에 경타법은 피하고, 신경스트로크 또는 수동접촉으로 끝마친다.

등의 진정 에플루라지(sedating effleurage of the back). 등 마사지는 가끔 수면장애가 있는 사람

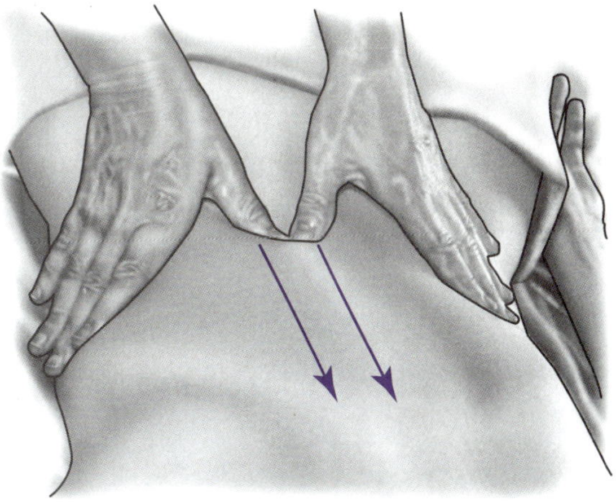

그림 10-17. 등 하부의 요방형근을 따라 엄지손가락 스트립핑.

을 위하여 병원과 너싱홈에서 사용된다. 진정 에플루라지는 오일 또는 로숀을 사용하지 않고 수행할 수 있다. 이것은 이완반응을 유발시키고, 수면을 증진시키는데 매우 효과적이다. 움직임은 두개골의 기저부에서 시작하여 미골까지 척추 위를 직접적으로 긴 활주 스트로크를 수행한다. 손은 교대로 한다. 한손이 미골근처까지 완전하게 동작을 수행하면, 다른 손은 두개골 기저부에서 다음 스트로크를 시작한다. 압박은 가볍게 수행하여야 하지만, 지속적으로 리듬감 있게 수행한다. 가벼운 압박은 진정을 유발할 수 있다. 이것은 한손이 스트로크를 끝마치기 전에 다른 손이 스트로크를 시작하여 대상자에게 지속적인 접촉의 느낌을 주어야 한다. 대상자에게 완전한 이완을 주기 위하여 1분 또는 2분 동안 동작을 유지한다. 이완이 유발되면서 팔과 다리에 따끔거리는 감각을 느낄 수 있다. 기술을 2분 또는 3분 이상 적용한다면, 이완보다 자극을 유발할 수 있기 때문에 너무 길게 수행하지 않아야 한다.

둔부 BUTTOCKS

둔부의 큰 근육은 몸 전체를 지지하고 이동을 위한 힘을 제공한다. 이 근육들은 운동을 할 때 가장 긴장이 되며 가장 중요하다. 둔부는 학생과 책상에서 일하는 사람의 가장 일반적 자세인 앉은 자세에서 앉는 부위이다.

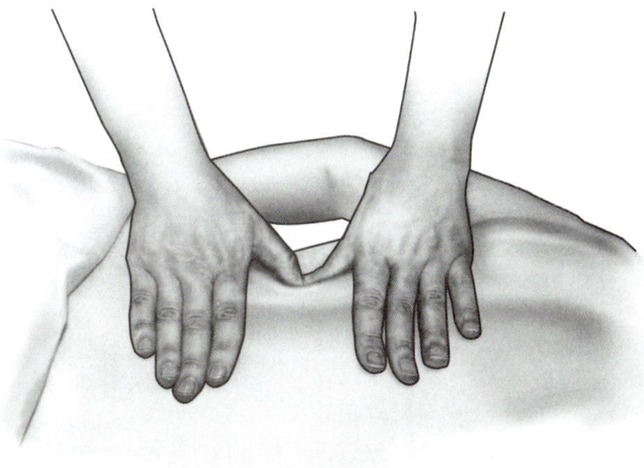

그림 10-18. 엄지손가락을 사용하여 등 하부 근육에 직접 압박.

둔부는 특히 여성에게 있어 성적 매력과 관련된 부위이다. 이러한 문화적 견해에서, 이 부위를 마사지할 시에는 어려움이 있을 수 있다. 신체적 또는 성적 오용을 경험한 사람에게 있어 이 부위는 고통의 경험으로 기억되는 부위이다. 치료사들은 안정감과 조심성의 느낌이 들게 하기 위하여 이 부위를 마사지 할 때에는 더 많은 조심을 하여야 한다.

마사지 적용 (Application of Massage)

스포츠나 운동 관계자들은 가끔 신체 활동으로 인한 긴장 때문에 둔부에 경직과 통증이 있을 수 있다. 반면에, 많은 시간을 앉아 있는 사람은 움직임 부족으로 인하여 경직을 경험할 수 있다. 긴장된 둔부 근육은 좌골신경(sciatic nerve)에 영향을 미쳐 다리 통증을 일으킨다. 연부조직 도수법과 관절운동은 고관절의 순환을 증진시키고, 근육 이완과 움직임을 증가시킬 수 있다. 노인에게는 고관절 움직임이 증가되어 이동이 증가되는 효과를 얻을 수 있다.

해부학 (Anatomy)

둔부의 많은 표층 근육은 커다란 둔부 근육[대둔근(gluteal maximus), 중둔근(gluteal medius), 소둔근(gluteal minimus)]이고, 상부와 하부에 위치한다. 작은 심부 고관절 회전근은 이상근(piriformis), 대퇴사각근(quadratus femoris), 내폐쇄근(obturator internus)과 외폐쇄근(obturator externus)을 포함한다. 심부 근육은 그림 9-19에서 보여주듯이 내측에서 외측으로 위치한다.

기술 (Techniques)

본문에 설명된 기술은 하지와 둔부의 기본적 마사지로 통합될 수 있다. 몇몇 치료사들은 등에 사용되는 기술과 같이 둔부에도 마사지하고, 하지 마사지 순서에 둔부도 포함시킨다. 장골과 대퇴

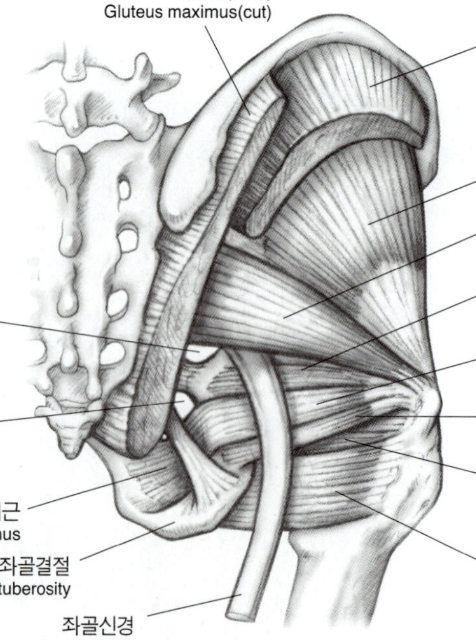

그림 10-19. 둔부에 심부 근육.

에 많은 근육이 부착되어 있어 허벅지에 움직임이 일어나게 하고, 이렇기 때문에 하지를 마사지할 때 둔부도 같이 포함시키는 것이다.

전완과 팔꿈치 사용(use of the elbow and forearm). 치료사는 심부의 작은 근육을 마사지하기 위하여 커다란 표층 근육을 통과하여 작업하여야 하기 때문에, 둔부에 사용하는 기술은 팔꿈치와 전완을 유용하게 사용할 수 있다. 치료사는 강한 압박을 가하기 위하여 손을 사용하는 것은 피해야 한다. 그러나 너무 강한 압박으로 치료하여서는 안되고, 치료사의 손으로 느끼는 조직의 상태에 적합한 압박을 적용한다. 팔꿈치 또는 전완은 조직에 사용하여서는 안되지만, 기술적인 압박으로 적용할 수는 있다.

팔꿈치나 전완은 넓은 부위에 사용할 수 있고, 팔꿈치의 끝(주두돌기 olecranon process)으로 한 지점에 직접 압박을 가하는 것과 같은 특별한 기술을 사용한다. 팔꿈치나 전완으로 에플루라지, 직접 압박과 원형 또는 횡적 마찰법을 적용할 수 있다. 그림 9-20은 팔꿈치를 이용한 심부 둔부 근육에 직접 압박을 수행하는 것을 보여주는 것이다.

주먹 사용(use of the fist). 주먹은 둔부의 커다란 근육에 압박 또는 에플루라지 하는 동안 심부 압박을 적용하는데 유용하다. 그림 10-21은 주먹을 사용하여 둔부에 압박을 적용하는 것을 보여준다. 손바닥의 사용은 손목을 똑바로 펴는 것을 유지할 수 있고, 또한 심부 압박을 적용할 때 손목 손상을 피할 수 있다는 장점이 있다.

둔부 부착점에 직접 압박(direct pressure to gluteal attachments). 둔부 부착점에 직접 압박은 신장을 촉진시키고 근육을 이완시키는데 도움을 준다. 장골릉(iliac crest)과 천장 접합부(sacroiliac junction)의 부착점을 따라 엄지손가락, 손가락 관절 또는 팔꿈치로 압박을 가한다. 그 후에 주먹을 사용하여 이 부위에 에플루라지 한다.

가동과 신장(mobilization and stretching). 둔부 근육은 마사지와 관절운동 모두를 사용하여 치료한다. 가동과 신장은 고관절의 심부 회전근에 도움을 준다. 이 부위는 직접적인 마사지는 할 수 없는 부위이다. 마사지는 엎드린 자세에서 수행하고, 관절운동은 바로 누운 자세에서 수행하는 것

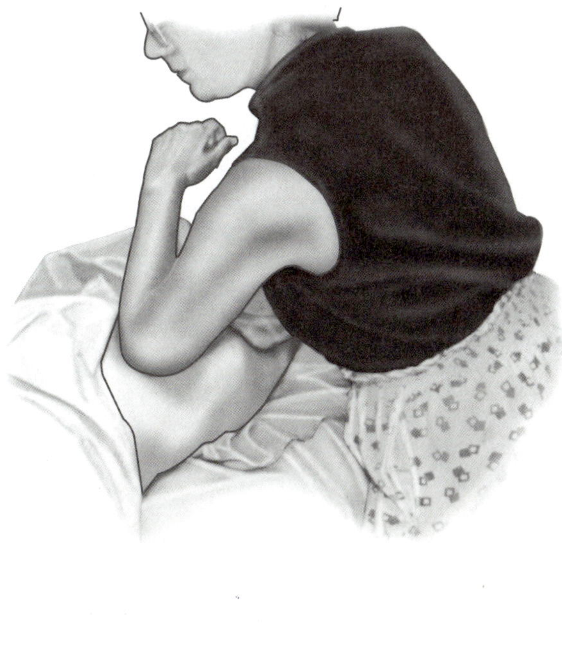

그림 10-20. 심부 둔부 근육에 팔꿈치를 사용한 직접 압박.

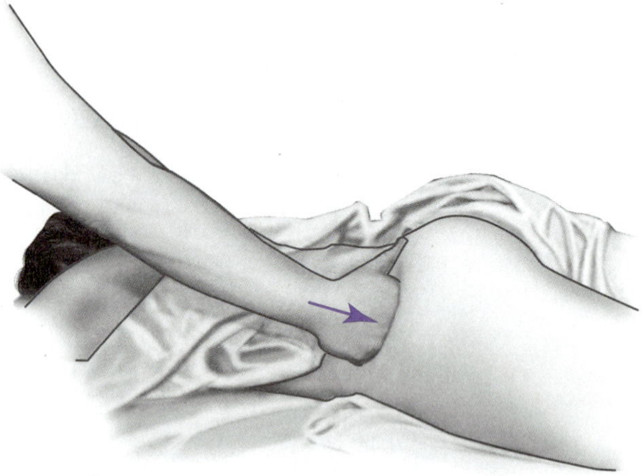

그림 10-21. 주먹으로 둔근에 압박하기. 손목의 정렬에 주의한다.

이 좋다. 둔부 운동의 중요한 목적 중의 하나가 고관절의 움직임이라면, 엎드린 자세에서 근육을 마사지하고, 8장에서 설명하였듯이 관절운동을 위하여 바로 누운 자세에서 끝마친다.

하지 LOWER EXTREMITIES

하지는 인간이 두 발로 이동을 하기 위하여 중요한 의미를 가지고 있다. 하지는 한 장소에서 다른 장소로 독립적으로 자신만의 힘으로 움직일 수 있게 한다. 질병, 사고 또는 노년기에 하지 사용의 감소 또는 손실은 활동의 자유가 감소되고 비독립적인 결과를 가져 올 수 있다. 운동선수는 스포츠를 하는데 그들의 다리에 의존하고, 걷는 것도 하루 활동의 가장 많은 부분을 차지한다.

서양문화에서, 신발은 보호하기 위하여 신고, 발을 가두기도 한다. 하루 종일 신발을 신다가 벗을 때 발이 자유롭다는 편안한 느낌을 준다. 맨발 또는 샌달을 신는 것은 여가와 이완의 표현이다. 발이 다쳤다면, 모든 부분이 손상된다는 것을 의미한다. 발 마사지는 기분 좋은 치료와 같은 가치가 있다.

마사지 적용 (Application of Massage).

오랜 시간 서 있는 직업을 가진 사람은 가끔 다리와 발에 통증과 긴장을 경험한다. 여자는 지지되는 부분이 적은 신발을 신는 경향이 있고, 가끔 하이힐을 신는 경우도 있는데 이것은 다리와 발에 긴장을 주기도 한다. 많은 시간을 앉아 있는 사람에게는 대표적으로 다리 근력의 감소, 근육 단축, 순환의 저하가 나타난다. 근력, 유연성과 "탄력"의 감소가 나타나고 근육은 더 자주 경직되고 통증이 나타난다. 마사지와 신장은 다리와 발에 순환 증가, 관절 가동성과 근육이완이 되는 것을 돕는다.

해부학 (Anatomy)

하지는 허벅지, 종아리와 발의 세 부분으로 마사지한다. 엎드린 자세에서, 둔부는 하지에 포함시킨다. 하지에는 커다란 3개의 관절(고관절, 슬관절과 족관절)이 있고, 발에는 여러 개의 작은 관절이 있다.

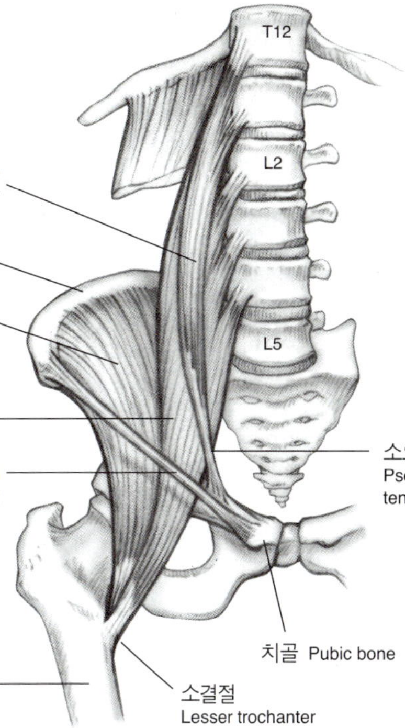

그림 10-22. 장요근의 구성.

허벅지(thigh). 허벅지 앞쪽의 주요 근육에는 대퇴사두근(quadriceps)〔대퇴직근(rectus femoris), 중간광근(vastus intermedius), 내측광근(vastus medialis), 외측광근(vastus lateralis)〕과 봉공근(sartorius)을 포함한다. 허벅지 내측에는 단내전근(adductor brevis), 장내전근(adductor longus), 대내전근(adductor magnus), 박근(gracilis), 치골근(pectineus)과 같은 내전근이 위치한다. 허벅지 외측에는 대퇴근막장근(tensor fasciae latae)과 허벅지 뒤쪽에는 대퇴이두근(biceps femoris), 반막양근(semimembrranosus), 반건양근(semitendinosus)을 포함한 슬근(harmsting)이 위치한다. 장요근(ilioposoa)〔요근(psoas과 장골근(iliacus)〕은 고관절을 움직이지만, 마사지를 하기 위해서는 복부에서 촉진할 수 있다. 그림 10-22 참고.

종아리(lower leg). 종아리 근육은 주로 발목을 움직이고 앞쪽 근육(전경골근 tibialis anterior), 제삼비골근(peroneus tertius)과 신전근), 외측 근육〔장비골근(peroneus longus), 단비골근(peroneus brevius)〕과 뒤쪽 근육〔비복근(gastrocnemius), 가자미근(soleus), 후경골근(tibialis posterior)과 굴곡근flexor)〕을 포함한다.

발(feet). 발에는 많은 내재근이 있고, 이것들의 대부분은 발바닥에 위치한다. 족저근은 표면 층〔무지외전근(abductor hallucis), 장무지굴곡근(flexor hallucis longus), 단지굴근(flexor digitorum brevis), 단소지외전근(abductor digiti minimi brevis)〕, 중간층〔충양근(lumbricales, 단소지굴근(flexor digiti minimi brevis, 사각근(quadratus, 장지굴근(flexor digitorum longus)〕과 심부층〔무지내전근(adductor hallucis), 족측 골간근(interossei plantares), 단무지굴곡근(flexor hallucis brevis, ligamentum plantarum longum)〕이 포함된다. 족저건막(plantar aponeurosis)은 발뒤꿈치에서 발바닥까지 연결되고 횡족궁을 감싸고 있는 표층의 강한 섬유성 밴드인 근막이다. 이것은 발의 족저면 근육을 덮고 있는 넓은 근막의 중심부분이다. 발의 배측면에는 뼈가 많다. 단

지굴근(extensor digitorum brevis)과 배측 골간근(dorsal interossei)에 쉽게 마사지할 수 있다.

주의. 하지에 가장 위험한 부위 중의 한 부위는 무릎 뒤에 위치한 오금이다. 이 부위에 압박을 수행하지 않도록 주의한다. 그러나 이 부위 주위에 부착된 근육에는 수행할 수 있다.

노인에게 일반적으로 나타나는 정맥류에는 심부 압박은 피한다. 혈액응고 또는 정맥염이 있다면 다리에 마사지는 수행하지 않는다.

엄지발가락 기저부에서 발견되는 건막류(bunions)에 자극을 하지 않도록 한다. 운동선수의 발과 접촉을 통하여 번질 수 있는 다른 진균류 감염이 있는지 확인한다. 활동성 감염이 있는 발에는 마사지를 수행하지 않는다.

기술 (Techniques)

여기에 나오는 기술은 8장에서 설명한 하지의 기본적 마사지를 통합한 것이다. 세부적인 것은 발, 하지와 허벅지이다.

발 마사지(foot massage). 발 마사지는 전체 느낌을 좋게 한다. 이것은 하지 근의 부착점인 발의 작은 내재근의 모든 부분에 접촉과 많은 관절의 가동성이 발견된다. 발 마사지는 근육을 이완시키고, 순환을 증진시키고, 대부분 신발을 신고 있으므로 신체 감각을 회복시킨다.

일상적으로 사용되는 발 마사지는 8장과 9장에서 더 자세하게 설명되어 있다. 이것은 발의 복합적인 근골격계 구조의 연부조직 도수법과 관절 움직임을 포함한다. 표 10-2에는 발마사지의 치료순서를 요약하였다.

발과 발목에 윤활제를 바르고 시작한다. 발에 사용되는 특별한 윤활제는 박하, 알콜과 같은 차가운 물질을 포함한 것이다. 윤활제를 발전체와 각 각의 발가락 위에 바른다.

손바닥의 끝을 사용하여 발목을 움직인다. 치료사의 엄지손가락을 사용하여 발등의 종족골(metatarsal) 사이에 기본적인 활주 에플루라지 하고, 그 후에 가위 동작으로 종족골 사이를 움직인다. 8자 모양으로 각각의 종족골(metatarsal)-지절 관절(phalangeal joint)을 움직인다. 그리고 발가락의 근위에서 원위로 움직이면서 부드러운 비틀기(squeezing) 동작으로 각 부위에 부드러운 페트리사지(petrissage) 한다. 위와 아래에 비틀기(squeezing)를 수행하고, 그 후에 측면을 비틀기(squeezing) 한다. 발가락을 당기거나 긁어서는 안된다.

몇몇 발가락은 고리 모양처럼 구부러져 있다. 발등을 자극하는 동안 발가락의 아래쪽을 엄지손가락으로 에플루라지를 수행하여 발가락을 똑바르게 한다. 또는 발등은 엄지손가락으로 발바닥은 두 번째 손가락으로 수행할 수 있다.

주먹으로 발바닥을 전체적으로 압박한다. 한손으로 발등을 잡고 다른 손으로 압박한다. 주먹을 발에 맞추어, 발의 끝을 신장시켜서 횡족궁과 종족궁에 신장을 가한다. 주먹으로 기본 활주 에플루라지 하여 발바닥에 적용할 수 있다(그림 9-13).

더 특별한 압력은 엄지손가락으로 발바닥에 적용할 수 있다. 발바닥의 압박 지점은 지압 이론(acupressure theory)에 따라 신체의 휴식 시 에너지 흐름을 증가시키고(지압이론), 신체와 일치하는 부분에 순환을 증진시킨다(반사요법 이론). 이것은 또한 발바닥의 작은 근육을 이완시키는데 도움을 준다. 그림 10-23은 신체의 다른 부분에 건강한 기능을 자극하기 위하여 발바닥에 압력을 가하는 부위를 나타낸 것이다(15장 참고).

*표 10-2 치료적 발마사지 순서**

전반적인 설명:

피로한 발에 통증을 완화시키고, 발에 관절 가동성을 증가시키기 위하여 마사지한다. 발에 근육이완, 국소순환 증진, 회복 느낌을 위한 것이다.

주의. 다음에 설명된 그림은 기술을 설명하기 위하여 인용한 것이지만, 그림에서처럼 신체의 다른 부분에도 수행할 수 있다.

준비기술 (warming techniques)

1. 에플루라지로 전체 발에 윤활제를 바른다.

치료적 혼합, 관절운동(주의 : 잡아채거나 당기지 않는다)

2. 손바닥 끝을 이용하여 발목을 움직인다(그림 9-12).
3. 발등의 중족골 사이에 기본 활주 에플루라지(그림 7-2)
4. 중족골 사이의 가위운동(그림 8-14)
5. 중족-지절관절에 8자 모양(그림 8-13)
6. 각 발가락을 따라(근위에서 원위) 부드럽게 비튼다–위/아래, 측면
7. 발가락을 구부리지 않고 각 발가락 측면에 엄지손가락 스트로크
8. 중족골 사이에 공간을 만들기 위하여 대상자의 발가락과 치료사 손가락을 맞물리게 하거나 발의 측면을 당긴다(그림 8-26, 8-27)

연부조직(soft tissues)

9. 주먹으로 발바닥을 전체적으로 압박한다(그림 9-13)
10. 주먹으로 기본 활주 에플루라지(그림 9-13)
11. 발바닥 지점에 직접 압박(그림 10-23)
12. 주먹으로 기본 활주 에플루라지 반복(그림 9-13)

마지막과 이동기술(finishing and transition techniques)

13. 손등으로 발바닥 때리기
14. 몇 초간 발 고정하기

* 이것은 발에 치료적 순서의 예이며, 대상자의 요구에 변화될 수 있다. 이러한 많은 순서변용, 많은 기술은 발의 피로와 통증을 완화시키는 목적을 성취하기 위하여 적절할 수 있다.

발의 측면을 잡고 대상자의 발가락을 치료사의 손가락으로 맞잡고 각각의 발가락을 당긴다. 이 기술은 신발로 인한 발의 압박감을 경감시키는데 도움을 준다(그림 8-26, 8-27).

치료사의 손등을 대상자의 발등에 미끄러지게 하면서 끝마친다. 이것은 감각 자극으로 기분이 좋게 할 수 있다. 마지막으로 발을 잡고, 다른 발에 전체적인 순서로 마사지를 반복한다.

하지의 움직임 증진(enhancing mobility in the lower extremities). 하지의 움직임을 제한하는 데에는 많은 이유가 있다. 운동선수와 육체노동자, 노화, 근육의 과사용과 단축, 질병 또는 손상의 회복 또는 앉아서 일하는 생활은 관절을 경직되게 하고 하지 체액의 움직임을 저하시킬 수 있다.

최상의 결과를 위해서, 둔부, 허벅지, 하지와 발의 모든 근육에 에플루라지(effleurage)와 페트리사지(petrissage) 하고 신장(stretching)으로 근육을 늘린다; 부착점에 마찰법(friction)을 수행하여 건을 이완시키고, 관절은 완전 가동범위가 되게 한다. 근육과 건을 따라서 직접 압력을 가하

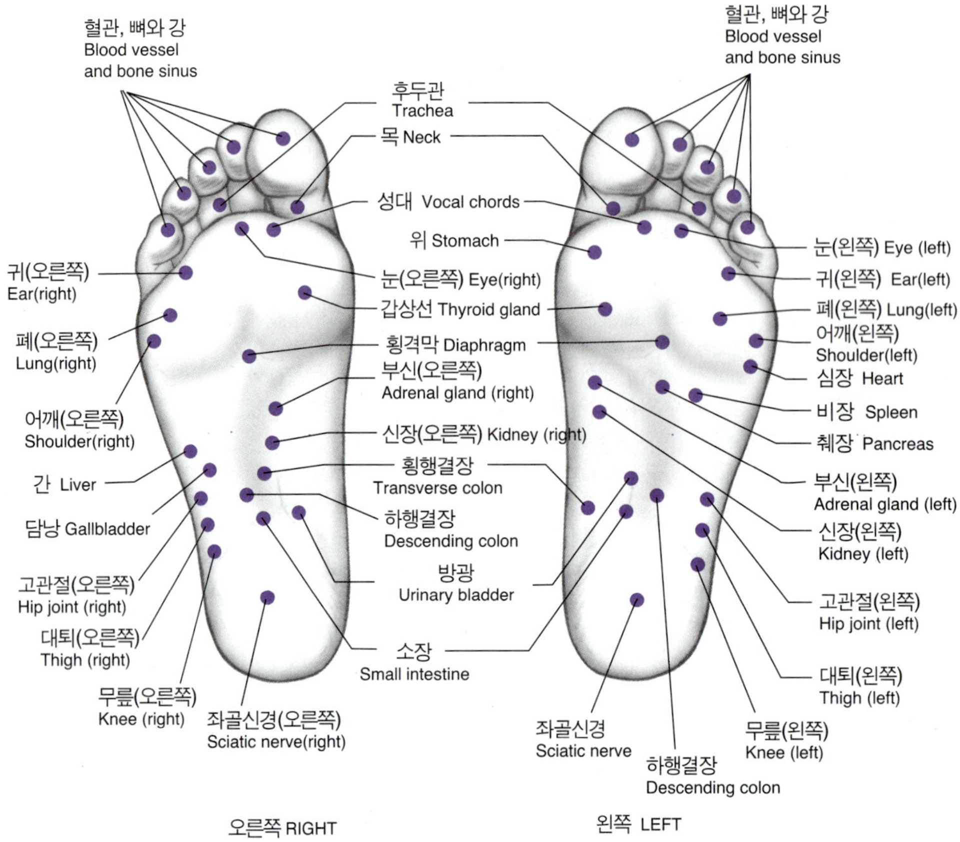

그림 10-23. 신체의 다른 부위에 건강한 기능을 자극하기 위하여 발바닥에 압박을 가하는 부위.

는 것은 이들이 이완되는데 도움이 된다는 것은 알고 있다. 하지의 움직임을 증가시키기 위한 기술의 순서는 표 10-3에 설명하였다.

둔부(hips). 둔부에 일반적 마사지를 한 후에, 천장관절(sacroiliac joint), 장골릉(iliac crest)과 고관절의 대전자(trochanter) 부위를 따라 압력을 가하여 고관절의 움직임을 증가시킬 수 있다. 이것은 엄지손가락, 신전된 손가락 관절 또는 팔꿈치로 수행할 수 있다. 그림 10-24는 압력을 가하는 지점을 표시한 것이다.

대상자가 바로 누웠을 때에는, 허벅지가 완전 관절가동범위가 되어야 한다. 무릎을 가슴으로 당겨서 둔부를 신장시킬 수 있고, 외전 시에는 측면으로 그리고 내전 시에는 몸을 가로질러서 가슴으로 당긴다(그림 8-18에서 8-21).

허벅지(thighs). 허벅지에 일반적 마사지를 수행한 후에, 내전근을 포함한 근위부의 근육 부착점에서 중요한 근육을 따라 심부 에플루라지(deep effleurage) 한다. 그림 10-25는 근위의 내전근 부착점으로 마사지하는 기술을 보여주고 있다. 치료사는 더 큰 효과를 위해서 근육 부착점 근처에 횡단 마찰법(cross-fiber friction)을 수행할 수 있다. 서혜부의 근육 부착점에 마사지를 하기 위해서는 대상자의 허락이 있어야 하고, 마사지를 할 때에는 생식기 부위를 천으로 가려야 한다.

무릎의 근육 부착점에는 원형 마찰법(circular friction)을 수행한다. 처음에는 손바닥의 끝으로

표 10-3 *하지의 가동성 증진을 위한 치료 순서**

전반적인 설명:

둔부와 다리에 가동성 회복과 근육이완을 위하여 마사지 한다. 하지에 긴장완화, 순환증가, 유연성을 증가시킨다.

주의: 다음에 설명된 그림은 기술을 설명하기 위하여 인용한 것이지만, 그림에서처럼 신체의 다른 부분에도 수행할 수 있다.

준비기술 (warming techniques)

1. 전체 다리와 둔부에 에플루라지

치료적 혼합

엎드린 자세(therapeutic combination-prone)

둔부(hip)

2. 둔부에 에플루라지(그림 9-5)
3. 둔근에 페트리사지(그림 10-21)
4. 천장관절, 장골릉 그리고 고관절에 전자(trochanter) 주위를 따라 지점에 직접 압박 (그림 10-24)

허벅지(thigh)

5. 슬근, 내전근, 외전근에 에플루라지(그림 7-3, 그림 9-6)
6. 허벅지에 페트리사지(그림 9-7)
7. 근육 부착점에 마찰법
8. 발뒤꿈치를 둔부에 닿게 하여 신장(그림 8-23)

하지(lower leg)

9. 하지에 에플루라지(그림 7-1)
10. 하지에 페트리사지(그림 7-11)
11. 발바닥에 직접압박을 하며 발목 저측굴곡(그림 8-24)

바로누운자세(spine)

허벅지(thigh)

12. 대퇴사두근, 내전근, 외전근에 에플루라지(그림 7-1)
13. 허벅지 근육에 페트리사지(그림 7-11)
14. 무릎에 근육부착점에 마찰법(그림 7-20)
15. 장경인대에 마찰법(그림 7-22)

하지(lower leg)

16. 하지에 에플루라지(그림 7-1)
17. 전경골근을 따라 마찰법(그림 7-18)
18. 전경골근을 따라 직접 압박(그림 9-11)

발 (foot)

19. 표 10-2에 발마사지 순서

관절운동 (joint movement)

20. 전체 가동범위에서 고관절을 움직인다(그림 8-18)
21. 무릎을 가슴으로 가져가면서 신장하기(그림 8-19)
22. 다리를 곧게 펴고 굴곡하기(그림 8-20)
23. 전체 가동범위에서 발목을 움직인다
24. 발목을 저측굴곡과 배측굴곡하여 신장하기

(계속)

표 10-3 *하지의 가동성 증진을 위한 치료 순서** *(계속)*

마지막과 이동기술(Finishing and Transition Techniques)
25. 다리를 운동역학적으로 재연결시키기 위한 에플루라지
26. 다리 흔들기(그림 8-17)

* 이것은 하지에 치료적 순서의 예이며, 대상자의 요구에 따라 변화될 수 있다. 이러한 많은 순서변용, 많은 기술은 허리에 긴장과 피로를 완화시키는 목적을 위하여 적용할 수 있다.

수행하고 그 후에는 손가락 끝으로 수행한다(그림 9-9). 이러한 부착점들은 가끔 접촉으로 통증을 느낄 수 있다. 횡단 마찰법(cross-fiber friction)은 조직이 유착되어 있는 부위에 수행할 수 있다.

종아리(lower legs). 8장에서 설명된 것과 같이 엎드린 자세에서 종아리에 일반적인 마사지를 수행한다. 종아리를 따라 직접 압력을 가하여 근육의 접합 지점인 아킬레스건을 이완시킨다.그림 10-26 참고). 발을 약간 저측 굴곡(plantar flexion)시켜 건이 느슨해진 상태에서 손가락을 앞뒤로 움직여서 더 이완되게 한다. 발목에 관절 가동을 수행하고 종아리 근육을 신장시킨다.

발(feet). 위에서 설명한 발 마사지를 수행할 수 있다.

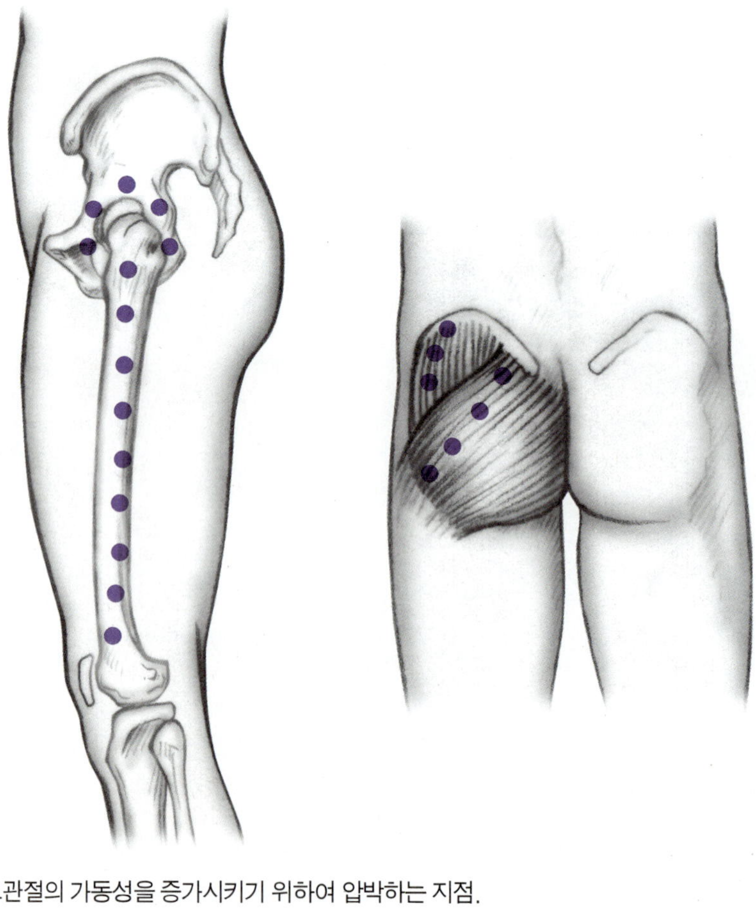

그림 10-24. 고관절의 가동성을 증가시키기 위하여 압박하는 지점.

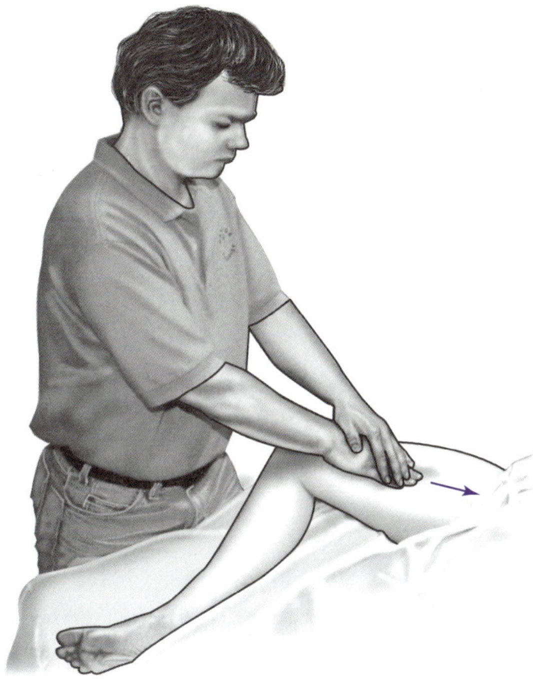

그림 10-25. 내전근 부착점의 근위에 수행하기 위한 자세. 안전하게 가려주어야 한다.

상지 UPPER EXTREMITIES

물건을 다루고 잡기 위하여 손의 사용이 자유로워지기 위해서 인간이 진화하여 적합한 직립자세로 되었다는 가설이 있다. 요리, 식사, 개인 몸단장, 집안 청소 그리고 화단 가꾸기와 같은 일상생활은 팔과 손을 사용하여 수행한다. 취미와 스포츠 그리고 대부분의 직업 활동도 또한 상지를 사용한다.

상지는 대화에서도 중요하다. 몇몇 민족이 언어 표현을 증대시키기 위하여 그들의 손을 사용한다는 것은 알려진 사실이다. 손을 흔들고, 등을 가볍게 두드리고 껴안는 것은 친근감과 애정의 표시이다. 팔 또는 손을 사용하는 것이 상실되면, 개인과 사회생활을 파괴시킨다.

마사지 적용 (Application of Massage)

컴퓨터 키보드를 사용하여 일하는 사람 또는 팔과 손으로 반복적인 움직임을 수행하는 사람은 가끔 상지에 통증과 단축을 경험하게 될 것이다. 테니스 엘보우(tennis elbow)나 골프 엘보우(golf elbow)는 이러한 운동이나 또는 유사한 움직임으로 팔을 과사용(overuse)하게 되면 손상을 경험

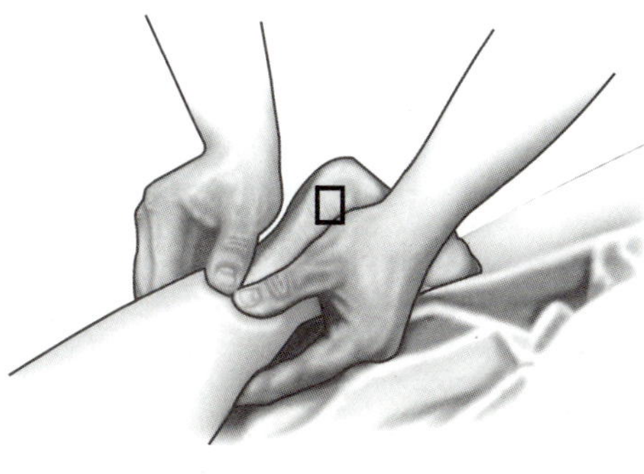

그림 10-26. 아킬레스건에 직접 압박.

하게 된다. 마사지와 신장은 팔과 손의 근육에 이완을 유지시키는데 도움을 주고 과사용으로 인한 손상 예방에 도움을 준다. 마사지는 얼음을 사용하고 테니스와 골프 엘보우는 안정을 취하는 것이 좋다.

마사지와 관절운동은 어깨의 유연성을 유지시키는데 도움을 줄 수 있고, 이것은 나쁜 자세, 과사용, 노화 또는 사고로 인한 움직임 회복에도 도움을 준다. 손은 노인에게 그들의 기능을 유지시키는데 도움을 주기 위하여 마사지와 움직임을 줄 수 있다.

해부학 (Anatomy)

상지마사지는 어깨, 상완(upper arm), 전완(forearm)과 손의 네 부분으로 나누어 수행한다. 어깨는 견갑골이 위치한 부위에 마사지를 하면서 상부의 등에도 마사지한다. 기능적으로, 견갑골은 견갑대(shoulder girdle)의 한 부분이고, 팔과 손의 사용을 용이하게 한다. 상지의 관절은 견갑대, 팔꿈치(elbow), 손목, 손의 여러 개의 작은 관절을 포함한다.

어깨(shoulder). 어깨를 움직이는 근육은 대흉근(pectoralis major)과 소흉근(pectoralis minor), 삼각근(deltoid), 견갑하근(subscapularis), 극상근(supraspinatus), 극하근(infraspinatus), 대원근(teres major), 소원근(teres minor), 전거근(serratus anterior), 견갑거근(levator scapulae), 능형근(rhomboid major)와 승모근(trapesius)이 있다. 광배근(latissimus dorsi)은 등에 위치하지만, 기능은 상완을 움직이는 주요한 근육이다.

팔과 손(arms and hands). 상완과 전완의 근육은 상완이두근(biceps brachii), 상완삼두근(triceps brachii), 회내(pronation)와 회외(supination), 원회내근(pronator teres), 방형회내근(pronator quadratus), 회외근(supinator), 주근(anconeus), 오훼완근(coraco brachialis)과 상완요골근(brachioradialis)이 있다. 전완의 앞면에는 손목 굴곡근과 수장근(palmaris longus)이 위치하고, 후면에는 손목 신전근이 있다. 손가락과 엄지손가락을 움직이는 작은 근육인 내재근(intrinsic)도 위치한다.

기술 (Techniques)

여기에 설명된 기술은 상지의 기본적 마사지를 보완하여 사용할 수 있다. 견갑골은 등에 위치하므로 대상자가 엎드려 누웠을 때 최대로 마사지 할 수 있다. 상완, 전완과 손은 대상자가 바로 누웠을 때 가장 쉽게 마사지 할 수 있다.

견갑대의 움직임 증진(enhancing mobility if the shoulder girdle). 견갑대의 움직임을 제한하는 데에는 많은 이유가 있다. 운동선수와 육체노동자, 노화와 어깨 손상은 어깨의 움직임을 감소시킨다.

어깨의 움직임을 증진시키기 위한 일반적 접근은 에플루라지(effleurage)와 페트리사지(petrissage)로 상완과 상부 등에 있는 표층과 심부 근육을 마사지하고, 그 후에 근육, 건과 부착점에 심부 마찰법(deep friction)을 수행한다. 특히 압통점과 발통점의 근육과 건에 직접 압력을 가하는 것은 근육을 이완시키고 신장시키는데 도움을 준다.

어깨와 상완은 완전 가동범위로 움직인다. 치료는 손상이 있는 조직에 힘을 가하지 않아야 한다. 움직임은 다시 회복될 것이다. 다음에 설명되는 기술은 견갑대의 움직임을 더 증진시키기 위

표 10-4 *어깨의 가동성 증진을 위한 치료 순서**

전반적인 설명:

상부 등과 어깨 근육에 근육을 이완시키고 가동성을 회복시키기 위하여 마사지한다. 어깨에 긴장완화, 순환증가, 가동성을 회복시킨다.

주의: 다음에 설명된 그림은 기술을 설명하기 위하여 인용한 것이지만, 그림에서처럼 신체의 다른 부분에도 수행할 수 있다.

준비기술 (warming techniques)

1. 전체 어깨에 에플루라지과 페트리사지(그림 9-2, 9-3)
2. 척추주위근을 따라 원형마찰법(그림 9-1)

치료적 혼합

엎드린 자세(therapeutic combination-prone)

3. 견갑대 위와 견갑대 사이에 주먹 또는 톱질 마찰법(그림 7-18)
4. 상부 승모근과 견갑거근 위에 심부 에플루라지
5. 상부 승모근과 내측 견갑면을 따라 직접 압박(그림 10-27)
6. 팔의 진자운동
7. 견갑골 가동기술(그림 8-6, 10-28)

바로누운자세(spine)

8. 견갑하근에 직접 압박(그림 10-29)
9. 흉근과 전삼각근에 심부 에플루라지와 압박법(그림 10-31)
10. 흉근에 직접 압박(그림 8-5)
11. 수동 어깨 굴리기(그림 8-5)
12. 신체 횡단과 머리 위로 팔 신장하기(그림 8-7, 8-8)

마지막과 이동기술(finishing and transition techniques)

13. 전체 팔과 어깨 위에 에플루라지

* 이것은 하지에 치료적 순서의 예이며, 대상자의 요구에 따라 변화될 수 있다. 이러한 많은 순서변용, 많은 기술은 허리에 긴장과 피로를 완화시키는 목적을 위하여 적용할 수 있다.

하여 9장에서 설명한 기본적 전신 기법에 보완시킬 수 있다. 어깨에 움직임을 증진시키기 위한 기술 순서는 표 10-4에 요약하였다.

엎드린 자세(prone). 상부 등에 일반적인 마사지 후에, 견갑골 위와 그 사이를 손가락 관절 마찰법(knuckling friction) 또는 톱질 마찰법(sawing friction)을 수행하여 심부근에 온열감을 줄 수 있다. 대상자의 감각과 부위 크기에 따라서 압력점을 결정하여 가한다. 두꺼운 근육에는 심부 조직에 영향을 주기 위하여 더 강한 압을 사용할 수 있다.

견갑거근 위와 상부 승모근을 따라서 심부 마찰(deep friction)은 이 근육을 더 이완시킬 수 있다.

상부 승모근과 견갑거근 위에 수행하는 심부 에플루라지(deep effleurage)는 근육을 더 이완되게 할 수 있다. 그 후에는 전기 진동기(electric vibrator)를 사용하여 상부 승모근에 진동법(vibration)을 수행할 수 있다.

상부 승모근과 견갑골의 내측면을 따라서 직접 압을 가하는 것은 이 근육에 이완을 줄 수 있다. 압을 천천히 가하여 조직에 저항이 느껴지면, 그 후에는 1인치 간격으로 압을 가한다. 엄지를 겹쳐서 압을 강화시키는 기술은 그림 10-27에서 보여주듯이 커다란 상부 근육에 유용하게 사용할 수 있다.

엎드린 자세에서 대상자는 전완을 바닥으로 늘어뜨리고, 추를 흔들 듯이 전완을 전 · 후로 흔든다. 이것은 견갑골과 같이 상완관절(glenohumeral joint)에서 일어나는 움직임이다. 더 커다란 움직임은 테이블에 대상자의 팔을 올려놓는다. 상완관절 바로 아래 상완을 잡고, 어깨를 상부와 하부로 움직이고, 그 후에는 수동으로 어깨를 원형으로 회전시킨다(그림 8-5).

견갑골은 대상자의 손을 등뒤에 올려놓고 움직인다. 이것은 늑골에서부터 견갑골을 들어 올려서 분리시킬 수 있다(그림 10-28 참고). 그림 8-6에서 보여주듯이 팔꿈치를 구부려서 손을 신체 옆에 놓아 자세를 변화시킬 수 있다. 모든 자세에서, 한손은 어깨의 최상부에 다른 손은 견갑골의 하부면에 올려놓고 견갑골을 움직일 수 있고 발쪽으로 가볍게 민다. 견갑골에 부착된 근육이 이완되었다면 견갑골은 들어 올릴 수 있고 움직일 수 있을 것이다.

바로누운자세(supine). 견갑하근은 대상자가 바로 누운 자세에서 접근할 수 있다. 치료사는 어깨 근처의 측면에 서서 테이블을 바라본다. 대상자의 상완은 테이블에 수직이 되게 하고, 전완은 가슴을 가로지르게 놓는다. 자세에서 견갑골 아래쪽이 드러날 것이다. 액와(겨드랑이 밑)에 견갑하근이 위치하므로 그림 10-29에서 보여주듯이 손가락 끝으로 견갑하근에 압을 가한다. 이것은 대개 압통이 있으므로 부드럽게 수행한다.

대원근(teres major)과 광배근은 대상자의 팔이 머리 위로 움직이는 것으로 수동 신장될 수 있는 위치에 있다. 겨드랑이 근처에서 이 근육의 외측을 잡는다. 근육을 부드럽게 주무르고, 그 후에

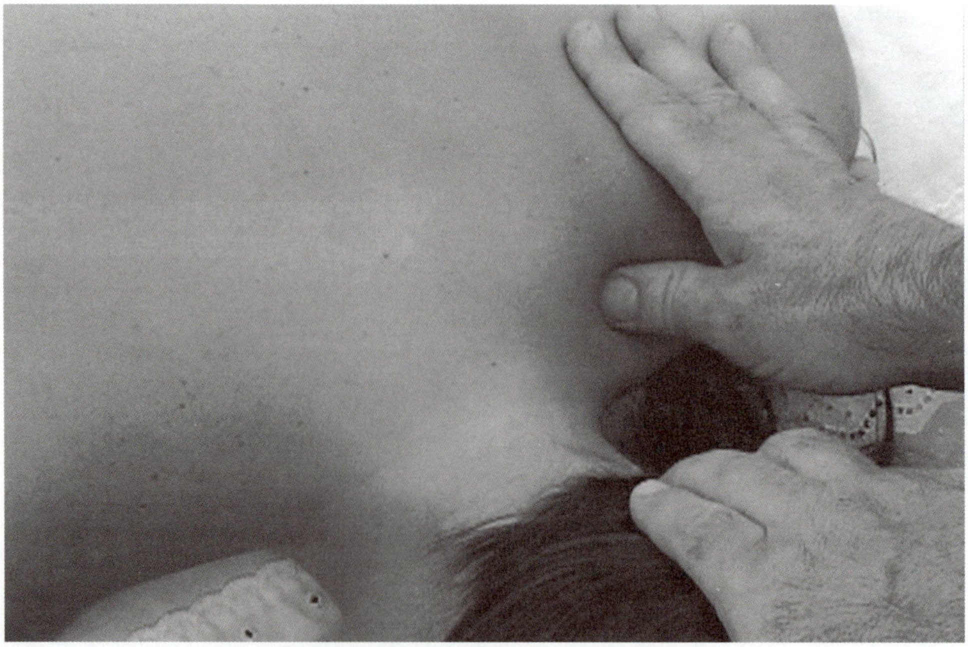

그림 10-27. 엎드린 대상자에게 엄지손가락으로 상부 승모근을 따라 직접 압박.

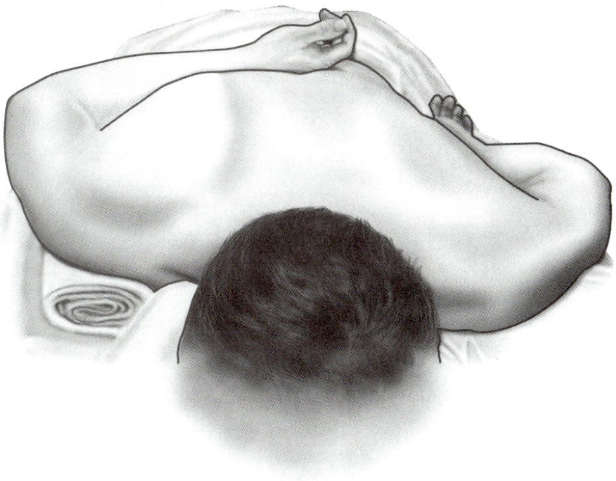

그림 10-28. 견갑골 움직이기. 견갑골을 들어올리기 위하여 대상자의 손이 뒤로 가게 한다.

잡아당겨 부드럽게 신장시킨다.

견갑대의 전삼각근(anterior deltoid)과 대흉근에 의해서 움직임이 전면으로 제한될 수 있다. 일반적인 준비 작업 후, 이 근육에 심부 에플루라지(deep effleurage)한다. 1/2인치 간격으로 대흉근에 직접 압을 가하여 이 근육을 더 이완시킬 수 있다. 이것은 과긴장되어 통증이 있는 흉근에 수행할 수 있다. 상완은 신체를 가로지르고 머리 위로 올려서 신장과 함께 더 특별한 마사지를 수행한다.

손과 전완의 과사용(overuse of hands and forearm). 전완의 근육은 손과 손목에 움직임을 일으킨다. 직업과 활동은 이 근육에 스트레스를 줄 수 있고 만성 긴장을 야기시킨다. 손과 전완의 규칙적인 특별한 마사지는 이 부위의 과사용으로 손상을 예방하는데 도움을 준다. 완전 예방 프로그램은 규칙적인 휴식, 신장과 자가 마사지와 움직임의 안전한 수행을 포함한다. 마사지 치료사는 과사용으로 인해 자신에게 스스로 마사지하는 경향이 있다.

일반적 마사지로 손과 전완에 온열감을 준다. 손목과 전완에 피부 굴리기는 이 부위에 순환을 증진시킨다.

손목에서 팔꿈치의 부착점까지 전완의 근육 전면과 후면에 엄지손가락으로 심부 압박 에플루라

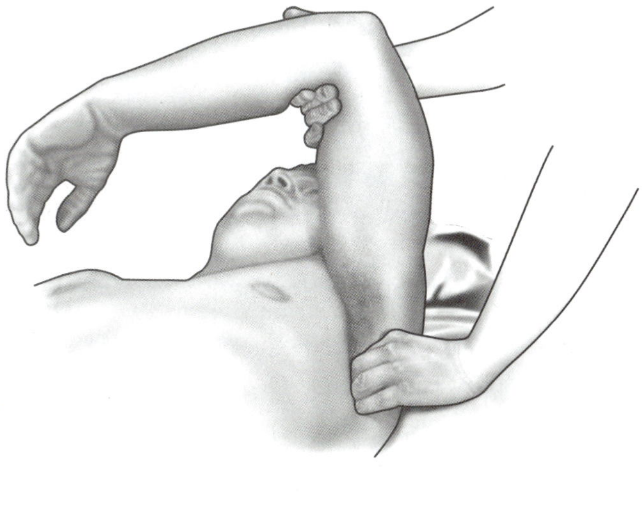

그림 10-29. 바로 누운 대상자에서 견갑하근 촉진하기.

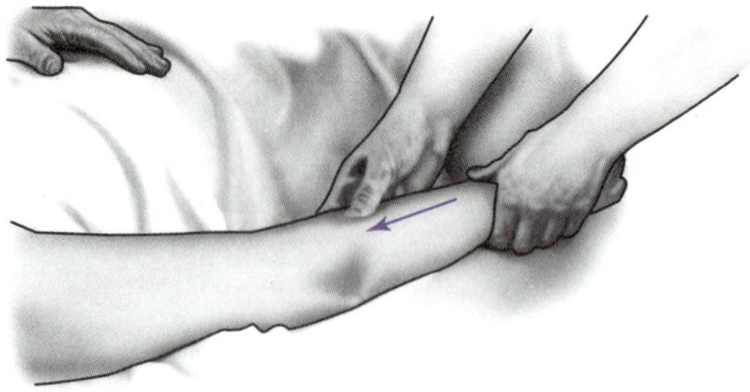

그림 10-30. 전완 근육에 심부 스트립핑 에플루라지.

지(stripping)를 수행한다. 그림 10-30 참고. 팔꿈치 부착점에 심부 원형 마찰법(deep circular friction)으로 마사지한다. 전완의 근육 중심을 따라 가하는 직접 압으로 이들 근육을 이완시키는 데 도움을 준다. 손목을 굴곡과 과신전시키면서 손목관절을 움직이고 전완 근육을 신장한다.

끝마치기 위해서는 8장과 9장에서 설명하였듯이 마사지와 관절운동을 각 측면에 수행한다. 이것은 손의 내재근에 부착된 전완 근육에 영향을 줄 수 있다.

가슴과 복부 CHEST AND ABDOMEN

가슴과 복부는 신체 전면에 위치한다. 이 부위는 분리하여 마사지한다. 그러나, 이 부위는 체간 전면 굴곡을 포함한 움직임과 호흡과 같은 기능과 연결되어 있다.

호흡을 위한 가슴의 수축과 확장은 살아 있다는 증거이다. 이 부위에 여성의 가슴이 위치하기 때문에, 가슴은 성적 매력과 유아의 양육과 관련이 있다. 가슴은 또한 남성에서 흉근이 발달 될 때에는 힘과 체력의 상징이기도 하다.

미국에서, 정숙함을 유지하고 직업적 경계를 유지하기 위하여 공공장소에서 여성의 가슴은 모든 시간동안 가려야 한다. 치료사는 작은 천으로 가끔 주위를 가리고 여성의 흉근과 늑간근에 마사지를 수행할 수 있다. 커다란 가슴을 가진 여성이라면, 근육에 접근하기가 어려울 것이다.

유방조직 마사지는 전반적인 건강 측정, 그리고 특정한 임상적용을 위하여 더 공통적으로 수행될 수 있다. 가슴 마사지는 유방암 치료에서 여성을 위한 가치있는 보완치료가 될 수 있다. 이것을 허락하고 특별한 훈련을 한 후에만 수행하여야 한다(더 많은 정보는, Debra Cuties(1999)의 Breast Massage 참고).

복부는 횡경막(diaphragm)에서 치골(pubis)까지 상처받기 쉬운 부위이다. 소화, 배설과 생식의 내장 기관(viscera)을 포함한다. 가슴에 있는 폐와 심장을 뼈로 보호하는 것은 부족함이 있다. 복부는 주로 복근에 의해서 지지되고 수용되며 이것은 직립자세에서는 복부가 노출된다.

"내장(visceral)"이라는 말은 심부, 본능을 의미하거나 또는 기본적 감정을 행하게 한다. 이 부위는 예민한 부위이므로 치료를 위해서는 부드럽게 접근하여야 한다.

마사지 적용 (Application of Massage)

책상에 오랜 시간 앉아 있는 동안 나쁜 자세와 팔로 물건을 옮기는 것은 가슴과 복부근을 짧아지게 할 수 있다. 만성 웅크린 자세는 내장기관의 기능을 억제시키고, 허리와 목에 긴장과 피로를 유발시키고, 호흡이 제한된다. 마사지는 만성 웅크린 자세로 인한 짧아진 전면 근육을 신장시키는데 도움을 준다. 등과 복부에 알맞은 근력 운동과 마사지는 좋은 직립 자세를 유지하는데 도움을 줄 수 있다.

흉곽은 흡기를 하는 동안 폐가 확장되어 넓어진다. 그러므로 이 부위에 어떤 근육이 제한 있다면 호흡에도 제한이 있다. 호흡에 주요한 근육은 횡경막과 늑간근이다. 힘있는 호기와 흡기 시에는 복근, 사각근, 견갑거근과 같이 늑골을 들어 올리는 근육이 작용한다. 마사지는 최적의 상태에서 호흡근을 유지하는 데 도움을 주고 나쁜 자세 또는 스트레스로 인한 긴장을 완화시킨다.

유방마사지는 여성의 유방건강을 위하여 건강적인 측면에서 수행되는 특별한 기술이고 생리주기, 임신과 간호와 관련된 불편함과 관련이 있다(Debra Cuties(1999)의 Breast Massage 참고).

해부학 (Anatomy)

가슴은 일반적으로 늑골로 정의되며, 이부위에 견갑대의 근육이 부착된다. 가슴의 주요 근육은 대흉근(pectoralis major)과 소흉근(pectoralis minor)이다. 이 근육은 횡경막(가슴과 복부를 나눈다)과 늑간근을 포함하여 호흡에 중요한 기능을 하며 가슴에 위치한다.

유방구조는 흉벽 근육 위에 위치한다. 이것은 "피부의 부속물과 같이 필수적으로 발달된 특별한 선 구조"이다. 여성의 유방은 지방조직으로 만들어졌고, 유선과 맥관은 결합조직(예, 막과 인대)으로 지지된다. 유방조직은 유방의 명확한 형태를 가지고 있고, 가슴의 아래와 외측으로 확장되어 있다(Curties, 1999, p. 19).

복부는 흉곽 또는 가슴과 골반 사이에 위치한다. 복강은 위, 간, 췌장, 소장과 대장, 신장, 방광, 여성에게는 생식기관과 같은 다른 내장 기관도 포함한다. 내복사근(internal oblique), 외복사근(external oblique)과 복부직근(rectus abdominus)을 포함한 복부근이 내장을 둘러싸고 지지한다.

기술 (Techniques)

둥근 어깨(Rounded Shoulders). 흉근과 전삼각근이 짧아지면, 둥근 또는 전방을 향한 어깨 모양이 된다. 상부 근육을 강화하는 동안 가슴과 어깨 근육의 신장 프로그램은 둥근 어깨를 똑바르게 하는 데 있어 필수적이다. 마사지를 수행하는 동안, 둥근 어깨는 흉근과 전삼각근에 신장과 이완을 수행할 수 있다.

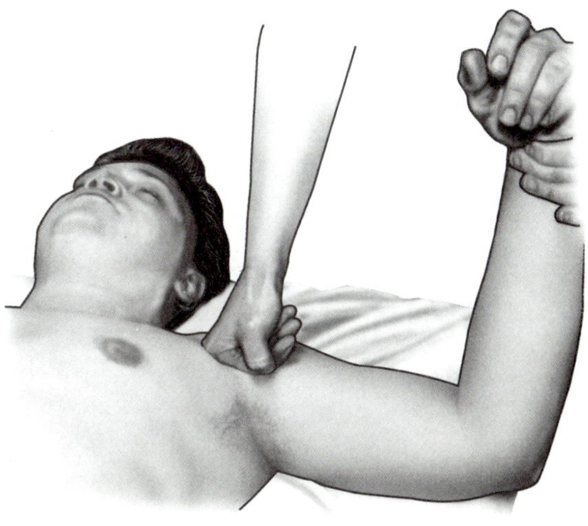

그림 10-31. 주먹으로 전 삼각근 압박.

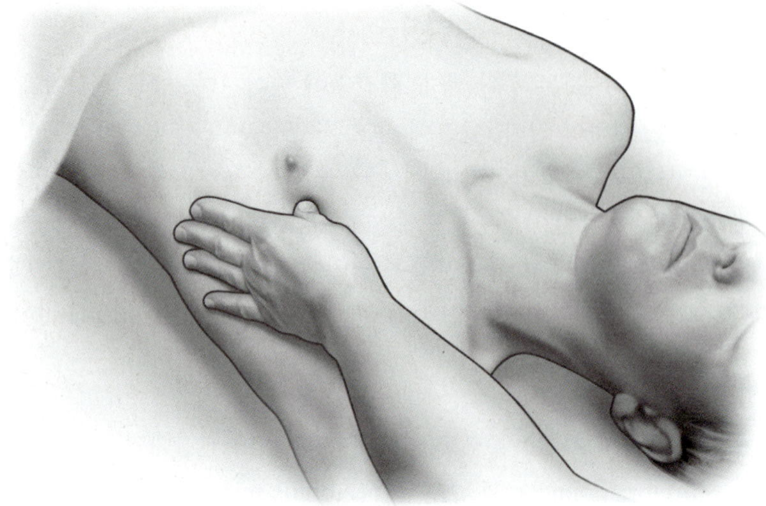

그림 10-32. 소흉근 부착점에 직접 압박

에플루라지(effleurage)와 페트리사지(petrissage)로 전삼각근에 준비 마사지를 수행한다. 그림 10-31에서 보여주듯이 이완된 주먹으로 전 삼각근 위에 압을 가한다.주먹으로 에플루라지 하여 흉근에 준비 마사지를 한다. 처음에는 표층에 수행하고 점차적으로 심부에 압을 가한다. 근육에 온열감이 있다면, 치료사는 대흉근의 부착점인 흉골과 쇄골을 따라서 원형 마찰법(circular friction)을 수행한다. 소흉근에는 엄지손가락으로 심부 에플루라지 하고, 3,4,5번째 늑골의 부착점 위에 정적 압력(static pressure)을 가한다(그림 10-32 참고).

팔을 머리위로 올려 흉근을 신장시킨다. 마사지의 마지막에는, 대상자의 팔을 머리 뒤에 올리고 테이블의 끝에 앉게 한다. 치료사의 하퇴로 대상자의 등을 고정시키고 대상자의 등 뒤에 선다. 그림 10-33에서 보여주듯이 흉근을 신장시키기 위하여 팔꿈치를 등쪽으로 당긴다. 치료사가 등 뒤로 당길 때 대상자는 숨을 들이쉬고 가슴을 확장시킨다.

호흡 증가(enhancing respiration). 숨쉬기는 호흡근이 이완되어 있을 때 더 쉽다. 횡경막, 늑간근, 복근, 사각근과 견갑거근의 근긴장은 흡기를 하는 동안에 가슴을 들어 올려 확장되는 것을 억제시킨다. 호흡증가를 위한 치료순서는 표 10-5에 설명하였다.

경부를 마사지하는 동안, 이 근육들을 이완시키기 위하여 엄지손가락으로 사각근 위에 에플루라지한다. 대상자가 엎드렸을 때 견갑골의 내측 상부 면에 부착된 견갑거근을 따라 엄지손가락 압박 에플루라지한다. 이 근육은 어깨 거상과 가슴을 확장시키는 작용을 한다. 얕은 호흡과 스트레스를 받고 있는 사람에게서 긴장될 수 있다.

대상자가 바로 누웠을 때, 위에서 설명한 것과 같이 가슴의 넓이를 확장시켜 흉근을 신장시킨다. 그 후에 테이블의 양 측면에서부터 늑골 위에 에플루라지한다. 손가락을 넓게 펴고 늑골을 위로 당긴다. 늑간근에 마사지하기 위하여 늑골 사이의 공간을 찾도록 한다. 이 부위를 더 이완시키기 위하여 늑골을 흔든다.

치료사는 대상자의 허리 부위에서 머리를 바라보고 선다. 흉골 아래에 치료사의 엄지손가락을

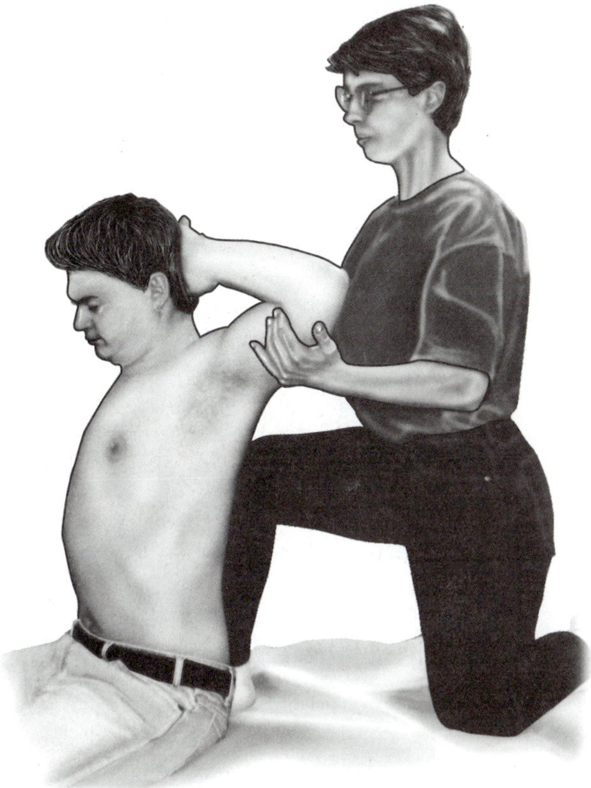

그림 10-33. 앉은 자세에서 대상자의 흉근 신장. 심부 호흡을 하는 동안 흡기를 증가시킨다.

올려놓고 대상자가 깊은 호흡을 하게 한다. 대상자가 숨을 내쉴 때 그림 10-34에서처럼 늑골의 윤곽을 따라 횡경막이 부착된 부위를 치료사의 엄지손가락으로 미끄러지면서 압박을 가한다. 복부 측면 주위를 들어 올리면서 끝마친다. 그림 10-35 참고.

치료사는 대상자가 횡경막 호흡을 연습하도록 하고, 가슴을 확장시키고 횡경막에서 완전 호흡을 시작한다. 그림 10-33에서처럼 신장 운동은 흡기를 하는 동안 가슴을 확장시키는데 사용될 수 있다.

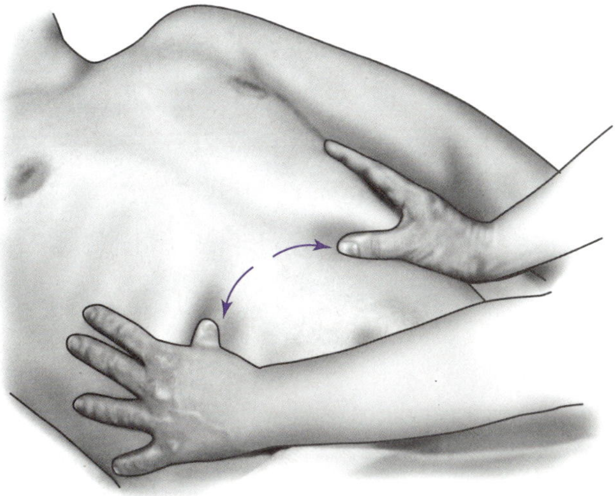

그림 10-34. 횡경막 부착점을 따라 엄지손가락 활주(sliding).

표 10-5 어깨의 가동성 증진을 위한 치료 순서*

전반적인 설명:

흉곽의 확장을 위한 호흡근의 근육긴장을 완화시키기 위하여 마사지한다. 심부 횡경막호흡을 수행하기 위하여 전반적으로 이완시킨다.

주의: 다음에 설명된 그림은 기술을 설명하기 위하여 인용한 것이지만, 그림에서처럼 신체의 다른 부분에도 수행할 수 있다.

준비기술 (warming techniques)

1. 경부근육과 상부 승모근에 에플루라지와 페트리사지(그림 9-2, 9-3)

치료적 혼합

엎드린 자세(therapeutic combination-prone)

2. 상부 승모근에 유연법(그림 9-3)
3. 상부 승모근을 따라 지점에 직접 압박(그림 7-37)
4. 견갑거근을 상부와 하부로 움직이며 심부 에플루라지
5. 견갑거근과 부착점에 마찰법
6. 어깨에 "cat paw" 가동기술(그림 9-19의 엎드린 자세 견해)
7. 늑간근의 에플루라지(그림 10-6)

바로누운자세(spine)

8. 주먹을 사용하여 상부 승모근에 에플루라지(그림 9-20)
9. 사각근 위에 엄지손가락 또는 손가락으로 상부 하부로 움직이면서 에플루라지
10. 흉근에서 상부 하부로 움직이면서 심부 에플루라지(그림 9-16)
11. 흉근 부착점에 직접 압박(그림 10-32)
12. 어깨의 "cat paw" 가동(그림 9-19)
13. 늑간근에 에플루라지(그림 10-16의 바로누운자세 견해)
14. 흉곽 흔들기(그림 8-15, 8-16)
15. 횡경막 부착점을 따라 활주하기와 측면 들기(그림 10-34, 10-35)

마지막과 이동기술(finishing and transition techniques)

16. 어깨와 목 위에 에플루라지
17. 이완과 심부 횡경막호흡을 촉진하기 위하여 얼굴을 받친다(그림 9-23)

* 이것은 하지에 치료적 순서의 예이며, 대상자의 요구에 따라 변화될 수 있다. 이러한 많은 순서변용, 많은 기술은 허리에 긴장과 피로를 완화시키는 목적을 위하여 적용할 수 있다.

복부마사지(abdominal massage). 복부마사지는 9장의 전신마사지에서 설명하였다. 기술은 복부주위를 시계방향으로 움직이는 원형 패턴 에플루라지, 같은 유형으로 손가락 진동법, 그리고 에플루라지 후에 부드러운 물결 압박법이다. 이러한 기술은 하부 소화기계의 움직임을 촉진시키는데 도움을 준다.

요약 SUMMARY

치료사는 신체의 특별한 부위를 주의하고 더 비중을 두어 치료하기를 원한다. 이것은 대상자가 원할 때, 관찰, 촉진 또는 병력에 의한 치료사의 판단, 또는 건강 관리 제공자의 특별한 조언에 의

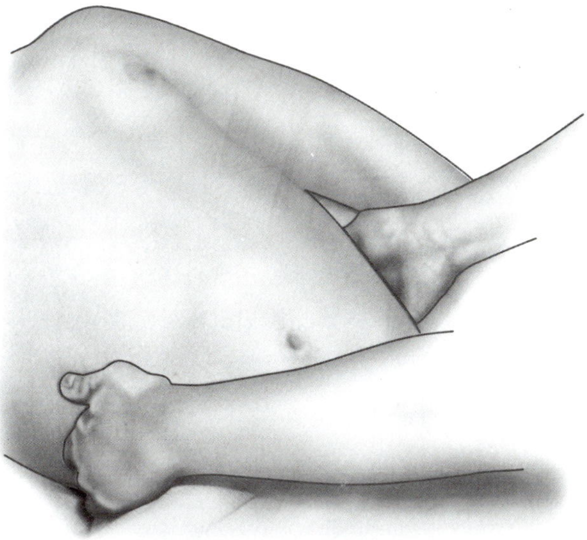

그림 10-35. 허리 주위에 복부근육 들기.

하여 수행될 수 있다.

신체의 한 부분을 마사지할지라도, 신체 전체가 연결되어 있다는 것을 명심하여야 한다. 또한, 신체의 다른 부분은 각 대상자에게 다른 의미가 될 수 있다. 치료사는 대상자의 신체 일부분을 접촉하는 것이 아니라 대상자를 접촉하는 것이라는 것을 인식하여야 한다.

마사지 기간에서 신체 부분은 대개 머리와 얼굴, 목, 등, 둔부, 하지, 상지, 가슴과 복부로 나누어진다. 견갑골은 대개 등 부분에서 마사지된다. 인체 의미, 해부학, 주의, 그리고 적절한 마사지 적용과 기술의 용어에서 각 부위에 대한 지식은 대상자의 요구를 위하여 필수적인 것이다.

머리와 얼굴 부위는 생각하고 대화하는 중심부위이다. 시각, 청각, 미각과 후각의 감각이 있다. 마사지는 직업과 관련된 활동, 감정적인 스트레스, 안면근에 영향을 주는 질환으로 유발되는 긴장을 완화시킬 수 있다. 특별한 기술은 눈썹 비틀기, 눈꺼풀 위에 에플루라지, 코에 엄지손가락 활주, 관골궁에 직접 압박, 입과 턱 주위에 마사지, 귀 마사지, 두피 가동, 머리 마사지, 눈 위에 수동 접촉, 그리고 머리 측면 잡기와 같이 머리와 얼굴마사지에 통합될 수 있다.

목 부위는 머리와 체간과 연결되어 있고, 똑바른 자세에서 머리를 고정시키는 근육이 포함된다. 목에서 근육긴장은 나쁜 자세, 스트레스, 또는 손상으로 유발된다. 이 부위의 위험부위는 목 전면, 뇌로 가는 동맥과 정맥이다. 특별한 기술은 경부 근육 직접 압박, 후두하에 심부압박, 흉추 부착부위에 직접압박, 엎드린 자세에서 목 마사지를 포함하여 목 마사지에 통합될 수 있다.

등 부위는 똑바른 자세를 유지하기 위한 중심 부위이고, 팔과 다리의 부착부위이다. 부드러운 등 마사지는 이완반응을 유발하는데 도움을 준다. 등에 긴장은 과도한 노동, 스포츠, 나쁜 자세 또는 스트레스로 유발될 수 있다. 특별한 기술은 피부 굴리기, 가온 마찰법, 늑골 사이 에플루라지, 허리 마사지와 이완을 위한 등 마사지를 포함하여 등 마사지에 통합될 수 있다.

둔부, 또는 고관절 부위의 큰 근육은 신체 전체를 지지하고 이동하는데 힘을 제공한다. 이들은 성적 매력을 나타내는 부위이다. 특별한 기술은 팔꿈치, 전완과 주먹을 사용, 둔근 부착부위 직접 압박, 그리고 가동 기술과 신장을 포함한 둔부 마사지에 통합될 수 있다.

하지는 두발 이동의 의미를 나타낸다. 다리와 발에 스트레스와 통증은 사고, 노화, 스포츠, 또는 직업 특성으로 인하여 유발될 수 있다. 발 마사지는 발의 내재근 마사지와 다리근육 부착점, 그리고 관절 가동을 포함한다. 하지의 가동성은 고관절, 허벅지, 하지와 발의 마사지로 증진될 수 있다.

상지는 손을 사용하여 물건을 조종할 수 있다. 이것은 매일 일상 활동과 직업 활동, 그리고 의사소통을 위하여 중요하다. 상지에 문제는 반복적인 동작, 나쁜 자세, 노화, 또는 사고로 나타날 수 있다. 견갑대의 가동성은 마사지로 증진될 수 있다.

신체전면에는 가슴과 복부가 포함된다. 가슴에는 흉근과 유방이 위치하고 있고, 여성에서는 성적 매력, 그리고 남성에서는 힘과 관련이 있다. 복부는 내장 또는 내부 기관을 포함한 중요한 부위이다. 가슴 부위에 마사지의 적용은 나쁜 자세, 둥근 어깨, 그리고 호흡증가에 수행된다. 마사지 기술은 하부 소화기에 움직임을 촉진시키기 위하여 복부에 수행된다.

다음 부분은...

마사지의 효과는 온열팩, 얼음팩과 같은 온과 냉의 적용 그리고 증기실과 같은 열 장비의 적용에 의하여 증진시킬 수 있다. 11장에서는 이러한 것을 마사지에 적절하게 효과적이고 안전하게 사용하는 것에 대한 지침과 정보를 설명할 것이다.

참고문헌

Curties, D. (1999) *Breast massage*. Moncton, New Brunswick, Canada: Curties-Overzet Publications.

추가 참고문헌

비디오

"Classical and innovative European facial massage." (1988). Erica Miller Professional Education Series. Mile Ranch, British Columbia, Canada: Spa Expertise Canada LTD.

"Head, Neck & Shoulder Massage." (2003). Massage Master Class™ Series. Riverside, CT: At Peace Media. (*www.atpeacemedia.com*).

"Japanese hand massage." (2001). With Shogo Mochizuki. Boulder, CO: Kotobuki Publications.

"Zoku shin do™, Volume 1: The art of Japanese foot massage." (1999). With Shogo Mochizuki. Boulder, CO: Kotobuki Publications.

학 습 가 이 드

학습결과 LEARNING OUTCOMES

학습 가이드는 처음 시작하는 부분에 학습결과를 사용하라. 학습 파트너 또는 테이프에 기록된 것을 이용하여 쓰거나 구두로 말하여서 각 결과에 주어진 과제를 수행하라. 처음에는 "책을 보고" 시작하고, 후에는 기억한다.

중요한 용어/개념 KEY TERMS/CONCEPTS

중요한 기술은 이장을 처음 시작할 때 목록화하였고, 다음에 나오는 연습에서 하나 또는 그 이상을 선택하라. 이러한 이야기에 관한 쓰기 또는 말하기는 이들의 중요성을 심도 있게 이해하고, 이것들을 더 기억하는데 도움을 줄 수 있다. 몇몇 연습문제는 수행의 섬세함에 초점을 맞추어 확실하게 고안되었다.

1. 각각의 중요단어와 개념을 하나 또는 두 개의 문장으로 쓰시오.
2. 학습 파트너와 함께, 교대로 중요 단어와 개념을 구두로 설명한다.

학습 개요 STUDY OUTLINE

다음은 이 장에서 중요한 개념을 기억하는지 검사하기 위한 질문이다. 각 질문이 있는 본문의 페이지를 이용하여 대답하라.

전체와 의미 (Wholeness and Meaning)

1. 치료사는 ________, ________, ________, 또는 _______으로 인한 신체 특정 부위에 주위와 더 많은 시간 필요로 할 수 있다(p. 224).
2. 마사지 기간 동안 신체의 부분에 마사지 된다고 하더라도, 이것은 항상 ______을 명심하여야 한다(p. 224).
3. 특정 신체 부위의 신체 의미는 ____________, ___________, ___________에 의해서 결정된다(p. 224).
4. 치료사와 대상자가 상호작용을 할 때, 치료사가 ______ 접촉하는 것이다(p. 224).

머리와 얼굴 (Head and Face)

1. 머리는 _________와 __________의 중심이다(p. 224).
2. 머리와 얼굴의 긴장은 __________, 그리고 ________에 의하여 유발될 수 있다(p. 224).
3. 걱정과 불안은 ________와 ______에 긴장을 유발할 수 있다(p. 224).
4. 얼굴에 영향을 주는 질환은 ______와 _______ 포함된다(p. 224).
5. 머리와 얼굴의 근육은 복합적이며 ________, ___________, 그리고 ________의 근육을 포함한다(p. 224).
6. 눈의 손상을 피하기 위하여 _______ 착용하고 있는지 고객에게 항상 물어보아야 한다(p. 224).
7. 얼굴 근육의 두 가지 유형은 ______________와 ____________이다(p. 224).
8. 눈썹을 따라 조직을 비트는 것은 ________, 또는 _________ 사람에게 좋은 느낌을 준다(p. 226).
9. 눈꺼풀 위에 에플루라지를 수행할 때, ________ 압박으로 수행한다(p. 226).
10. 저작을 수행하는 근육은 ________, _______, 그리고 _______ 이다(p. 227).
11. 귀는 _______와 ________사이에서 마사지 된다(p. 228).
12. 두피는 ______ 기술을 사용하여 마사지한다(p. 228).
13. 손으로 얼굴을 감싸는 모양을 하는 자기-편안을 위한 유사한 기술은 ___________이다(p. 229).

목 (Neck)

1. 목은 체간의 상부와 연결된 ______ 부위이고, _______, _______, 그리고_____을 위한 머리의 움직임을 촉진시킨다(p. 229).

2. 마사지는 ________, ________, 또는 장시간 ________에 의하여 유발되는 목의 긴장을 완화시키는데 도움을 준다(p. 230).
3. ______ 두통은 마사지로 완화될 수 있다(p. 230).
4. 목의 특정 마사지에 유용한 기술은 ________ 이다(p. 230).

등 (Back)

1. 등은 ________ 유지하기 위한 중심 부위이고, ________ 근육이 부착하는 부위이다(p. 233).
2. 부드러운 등 마사지는 ________, ________, 그리고 ______ 특성과 관련되어 있다(p. 233).
3. 상부 승모근에 긴장은 ________에 통증과 관련된다(p. 234).
4. 치료사는 등의 _______ 차원적인 개념으로 발전시키는 것이 중요하다(p. 234).
5. 근육 아래를 들어 올리는 표면 조직 기술은 ____ ________이라고 한다(p. 234).
6. 등에 가온 마찰법은 ________로 수행할 수 있다(p. 234).
7. 늑골사이에 에플루라지는 ________ 근육에 영향을 준다(p. 235).
8. 이완을 위한 등 마사지는 _______ 유발을 피하고, 손바닥을 완전하게 접촉하여 수행하는 긴 흐름 _____ 포함된다(p. 235).
9. 등의 진정 에플루라지는 ________에서 _______ 까지 피부를 손가락으로 가벼운 스트로킹으로 수행한다. 손은 ________ 움직임을 위하여 교대로 스트로킹 한다(p. 236).

둔부 (Buttocks)

1. 둔부의 큰 근육은 ______ 지지하는데 도움을 주고, ______ 위하여 힘을 제공한다(p. 237).
2. 이 부위의 긍정적인 것은 ________와 관련이 있다(p. 237).
3. 이 부위의 부정적인 것은 ________와 관련이 있다(p. 237).
4. ________와 _______의 느낌을 유발하므로 이 부위를 조심하여야 한다(p. 238).
5. 이 부위에 인기 있는 마사지의 효과는 ________, _______, 그리고 ________ 포함한다(p. 238).
6. 기술을 적용하기 위하여 _______, ________, 그리고 ________의 사용은 이 부위의 큰 근육의 마사지로 도움을 줄 수 있다(p. 238).

하지 (Lower Extremities)

1. 하지는 인간이 두발로 걷는 것을 의미하는 _____ ______의 의미이다(p. 240).
2. 발 마사지는 장기간 ________ 사람에게 특히 적합하다(p. 240).
3. 하지는 일반적으로 ______, ______, 그리고 ______의 세 부분으로 마사지한다(p. 240).
4. ______가 있는 사람의 다리를 마사지 할 때가 주의점이다(p. 242).

상지 (Upper Extremities)

1. 상지는 ________, ________ 그리고 ________ 과 같은 일상활동에서 사용된다(p. 247).
2. 테니스와 골프 엘보우는 ________(RSI)로 분류한다(p. 247).
3. 어깨 가동성의 상실은 ________, ________, ________, 또는 ________에 의하여 유발될 수 있다(p. 248).
4. 마사지의 목적을 위하여, 상지는 _____, _____, ______, ________ 4부분에서 수행할 수 있다(p. 248-252).

가슴과 복부 (Chest and Abdomen)

1. ______ 위한 가슴의 확장과 수축은 살아있다는 증거이다(p. 252).
2. 여성의 체간과 가슴은 ______와 관련이 있고, 남자의 발달된 가슴은 ______와 ________ 관련이 있다(p. 252).
3. 미국에서, 여성의 가슴은 공공장소에서 ______ 유지되어야 하고, 적절한 ______과 _______ 유지하기 위하여 가려주어야 한다(p. 253).
4. 건강과 임상적용을 위한 유방마사지는 미국에서 더 수용되고 있고 ________와 특정한 ______ 후에 수행할 수 있다(p. 253).
5. 복부는 심부 느낌과 _________와 관련이 있고, 많은 사람을 위하여 _________이다(p. 256).
6. 가슴과 복부 근육의 마사지와 신장은 나쁜 _______ 올바르게 하는데 도움을 준다(p. 256).

더 많은 이해를 위해서 FOR GREATER UNDERSTANDING

다음의 훈련은 이장에서 설명된 지침의 특별한 적용이다. 동사는 다양한 활동을 강조하고, 기술발전을 조장하기 위하여 밑줄을 그었다. 이러한 훈련은 학습 파트너 또는 그룹, 또는 학급과 함께 수행한다.

1. 자신의 신체와 신체 부위의 의미를 설명하여 적는다. 특정 외모인 부위의 의미를 설명하고, 이 부위에 접촉과 마사지의 경험을 설명한다. 학습 파트너 또는 그룹과 구두로 이야기 한다.
2. 다른 부위를 표현하기 위하여 다른 색을 사용하여 종이에 신체를 그린다. 학습 파트너 또는 그룹에서 그림을 설명한다.
3. 문제 1과 2에서 설명된 신체 부위의 의미에 관하여 누군가에게 질문한다. 학습파트너와 그룹과 함께 발견한 것을 의논한다.
4. 최근 마사지 받은 사람에게 질문한다. 특정한 부위에 마사지 받은 것이 불편하다고 대답하였다면, 이유를 물어본다. 학습파트너와 그룹에서 의견을 보고하고, 논의한다.
5. 최근에 마사지 받은 두 사람 또는 그 이상의 사람에게 질문한다. 마사지를 선호하는 부분을 확인하기 위하여 질문하고, 대답한 것에 대하여 설명하게 한다. 학습파트너와 그룹에서 의견을 보고하고, 유사점과 다른 점을 이야기 한다.
6. 치료사에게 마사지를 받아본다. 특정한 신체부위에 마사지를 하도록 요구한다. 요구에 어떻게 답하는지 기록하고, 부위 마사지의 접근을 기록한다. 학습파트너와 그룹에서 치료사의 수행을 보고한다.
7. 표 10-1에서 10-5까지 치료순서를 수행하라. 그 후 가온, 치료적 혼합, 그리고 마지막과 이동기술을 확인하기 위하여 변용을 만든다. 각 신체 부위의 일상적인 접근 방법을 발전시킨다.
8. 팔, 다리, 발, 등, 머리와 얼굴과 같은 신체 부위 중 하나를 선택한다. 이 부위에 가온, 치료적 혼합과 마지막과 이온기술을 포함한 30분 마사지를 계획하라. 계획한 순서, 특이성의 방법, 단조로움은 피하고, 이동을 하면서 수행하라.

제 11 장

수치료/열치료

Hydrotherapy/Thermal Therapies

학습 결과 Learning Outcomes

이 장을 학습하고 난 후, 다음의 정보를 습득할 것이다.

1. 수치료의 역사를 알 수 있다.
2. 물의 치료적 특성을 알 수 있다.
3. 온천과 건강클럽에서 사용하는 수치료 장비를 알 수 있다.
4. 마사지 치료의 범위 내에서 온열팩(Hot pack)의 사용을 설명할 수 있다.
5. 마사지 치료의 범위 내에서 냉온팩(Ice pack)과 얼음 마사지의 사용을 설명할 수 있다.
6. 열-수치료와 냉-수치료 방법에서 적용되는 온도의 범위를 구별 할 수 있다.
7. 수치료와 열치료의 금기증을 확인할 수 있다.
8. 효과적이고 안전하게 수치료 장비를 사용할 수 있다.
9. 온열과 냉을 효과적이고 안전하게 사용할 수 있다.

역사적 인물 HISTORICAL PEOPLE AND DEVELOPMENTS

고대 그리스 체육관	Kellogg, J. Harvey	자연요법
그리스 휴양지	Kneipp, Sebatsian	물리치료사
유럽 온천	마야 한증욕	Priessnitz, Vincent
마무리 사우나	광천 휴양지	로마욕
히포크라테스	광천수 병원들	터키욕
온천	자연 치료자들	비엔나의 Winternitz

중요한 용어/개념 KEY TERMS/CONCEPTS

냉온팩	얼음컵	증기 캐비넷
냉온 샤워	얼음 마사지	증기실
냉치료	얼음팩	스위스 샤워
안면 스팀	습열팩	열치료
물병합기	자연치료	온열치료
수치료	사우나	비키 사우나
온열 목욕	샤워	와류욕조

수치료(hydrotherapy)는 건강과 치료를 수행함에 있어 물을 사용하는 것이다. 물, 마사지, 운동의 트리오는 자연적으로 조합이 되고 목욕탕, 온천과 건강클럽에서 광범위하게 사용되는 것이 발견할 수 있다. 물과 다른 방법들은 열치료(thermal therapy)라고 하는 열과 냉을 국소에 적용하기 위하여 사용할 수 있다.

이 장에서는 더 일반적인 수치료 방법, 그리고 마사지치료의 범위 내에서 온열과 냉의 적용에 대해서 설명할 것이다. 물리치료의 범위 내에서 물리적 요인에 대한 더 많은 정보, 더 광범위한 주제는 전문서적에서 참고하였다(Alain-Yvan Belanger(2002)의 *Evidence-Based Guide to Therapeutic Physical Agents*, 또는 Bernadette Hecox 등(1994)의 *Physical Agents*: A Comprehensive Text for Physical Therapists).

수치료의 역사 HISTORY OF HYDROTHERAPY

목욕, 이완과 휴양을 위한 물의 사용은 전 세계에서 발견된다. **광천수 또는 온천**이 어디에서라도, 고대의 사람들은 진정과 청결의 특성을 즐겼다. 수영하는 사람을 위해서 온수, 광천수, 때로는 거품을 수영장에서 사용하였다. 사람들은 이완과 치료를 위하여 이러한 온수와 온천을 사용하였다. 아메리카 원주민은 치료에 효과를 위하여 자연 온천을 가끔 사용하였다고 말하였고, 그 후 온수와 냉수의 광천수가 있는 곳인 뉴욕의 Saratoga 온천, 알래스카의 온천 그리고 캘리포니아의 Calistoga에 휴양지를 건설하였다(Alev Lytle Croutier(1992)의 Taking the Waters에서 인용).

고대 마야와 아즈텍 문명을 연구하는 고고학자들은 중앙아메리카 도처에서 발한 목욕탕의 폐허를 발견하였다. 가장 오래된 발한 목욕탕은 기원전 1350년 시대이다. 이러한 건물은 1567년 Friar Diego Duran이 집필한 멕시코의 첫 역사서인 temescalli에 기록되어 있고, 대부분의 건물은 지붕이 낮고 입구 통로가 좁은 약 10명 정도 수용할 수 있는 작은 건물이다. 증기는 뜨거운 돌 위에 물을 뿌려서 만들었다. 약초(herbs)는 치료효과를 위해서 증기와 같이 사용하였다. 발한은 신체를 깨끗하게 한다고 생각하였고, 산후여성의 다양한 질병에 사용하였다. 현재 중앙아메리카에서 아직까지 발견되는 temescal 또는 발한건물과 북아메리카 인디언 사이에서 사용되던 발한 오두막의 기원은 **마야 발한욕**이다(Benjamin 2004).

마무리 사우나(finnish sauna)는 수세기 전 건강 수행에서 발전된 것이다. 과열실에서 앉은 후, 건강한 핀란드 사람들은 차가운 강과 눈더미 속으로 뛰어 들었다. 이러한 습관은 정력, 에너지와 힘을 증진시킨다고 믿었다.

와류욕조, 샤워기, 증기실과 사우나와 같은 현재의 온천과 헬스클럽 장비에서 **고대 그리스 체육관**과 **로마 목욕탕**의 흔적을 찾을 수 있다. **터키 목욕탕**은 19세기 후반 유럽과 미국에서 유행하게 되었다. 목욕탕들은 고대 아시아—인도, 중국, 대한민국과 일본에서도 유행하였다. 마사지와 신체 치료는 아직까지 목욕탕에서 경험할 수 있는 부분이다.

물을 근거로 하는 치료들 (Water-Based Therapies)

물의 치료적 효과는 고대 그리스에서부터 알려져 있다. 유명한 그리스 의사인 **히포크라테스**는 그의 치료에서 압박, 소독, 목욕, 그리고 물 마시는 것을 사용하였다(기원전 460년).

다양한 종류의 물의 치료방법들은 1800년에 자연치료방법들 사이에서 발전하였다. 오스트리아-헝가리 제국에서 농부인 **Vincent Priessnitz**는 1829년에서부터 1849년까지 발전시킨 수치료 방법으로 유명하였다. Priessnitz는 다양한 질병을 치료하기 위하여 목욕, 압박과 다른 온열과 냉적용을 체계적으로 발전시켰다.

Sebastian Kneipp는 1821년 바바리아에서 태어났고, 그 시대의 가장 유명한 치료사이다. Kneipp는 약초치료에 대한 자신만의 지식과 Pressnitz의 물에 근거한 치료들을 발달시킨 옹호자이며, 그 분야에서 으뜸가는 권위자가 되었다. 그의 저서, My Water Cure(1889)는 수년 동안 많은 나라에서 번역되었다. 전 유럽의 사람들은 많은 질병을 치료하기 위해서 그를 찾았다.

이완과 같은 치료를 찾는 사람들을 위한 **유럽형 온천**은 Priessnitz와 Kneipp의 방법을 적용한 것이다. Kneipp 치료의 예는 그림 1-1에서 보여주듯이 1989년 독일 Weisbaden에서 Sanitarium 건물에서 적용되었다. 가장 작은 수치료 시설인 이탈리아의 Montecatini Terme, 프랑스에서 Evian-les-Bians와 Eugenie-les-Bains과 독일의 Baden-Baden과 Weisbaden에서 가장 큰 온천은 물을 적용한 치료를 대표적으로 수행하였다.

자연치료 휴양지의 이상은 미국 미시건의 **Battle Creek Sanitarium**과 같은 곳으로 중요한 곳이

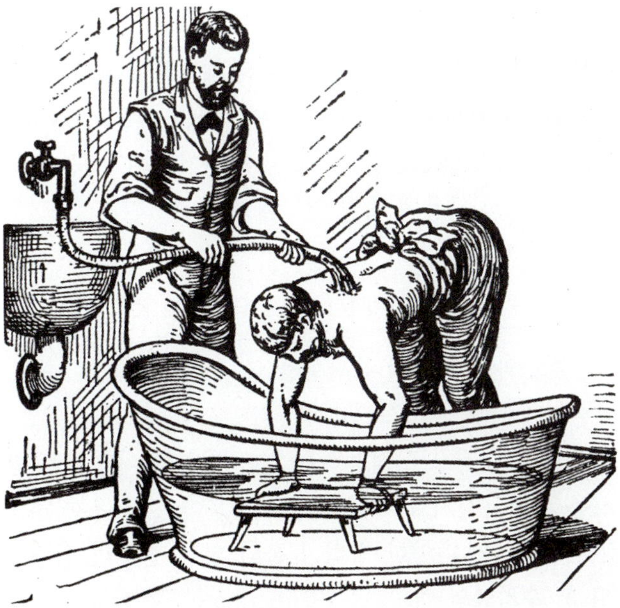

그림 11-1. Kneipp 치료: 독일, Weisbaden에서 Sanitarium에서 호스를 사용한 상지 압주(affusion).

었다. **J. Harvey Kellogg**는 Home Handbook of Domenstic Hygiene and Rational Medicine (1880)을 집필하였고, 겉표지는 수치료, 전기치료와 스웨덴 치료운동이었다. 그의 저서 Raditional Hydrotherapy(1900)에서는 200가지 수치료를 설명하였다.

의학에서 수치료 (Hydrotherapy in Medicine)

John Floyer 경은 영국 Lichfield에서 의사였고, 1702년 The Hystory of Cold Bathing to the Ancient and Modern 제목의 전문서적을 집필하였다. 그 후 영국 Liverpool의 Currie 박사는 Medical Reports on the Effects of Water, both Warm and Cold, as a Remedy in Fevers and Other Disease(1797)을 집필하였다. 치료 요소로 물의 사용은 18세기 생의학 분야의 발전 내에서 인식하게 되었다.

거의 세기 후, **비엔나의 Winternitz**는 다양한 질병의 치료에 외적인 물의 적용을 다양한 방법으로 실험하였다. 그는 도수법과 마사지와 함께 샤워, 분무, 온욕과 냉욕 교대법을 사용하였다. 그는 이러한 적용을 위하여 물의 온도와 물의 힘을 변화시켜 적용하였다(Graham 1923).

광천수 병원들은 목욕으로 시작한 1738년 영국, 1824년 Harrogate, 1836년 Drotiwich, 1858년 Buxton에서 개원되었다. 의사들은 큰 온천을 관리하였지만, 잘못된 치료를 한다고 생각하는 자연치료사와 경쟁하게 되었다. 1890년대 수치료는 두 개의 주요 분류가 있었다. 의학적으로 매우 강한 영향을 준 Nauheim, Bath와 Melvern과 같은 지역에서는 목욕, 운동과 전기의 분별적인 체계가 "수치료"가 되었다. 반면, 대륙성 산악 휴양지에서는 "철학자가 "맨발로 자연으로 돌아가는 의식"을 지도하는..." 경향이 있었다(Barclay 1994, p. 3).

자연치료의 방법과 근대 생의학은 19세기의 전환기에서 각기 나뉘어졌다. **생의학**은 약물과 수술로 치료를 하는 것을 선택하였고 오래된 수치료는 **자연요법**과 다른 자연치료의 프로방스가 되었다. 수치료는 마사지와 운동치료와 관련된 것은 계속 유지되었다.

물리치료 (Physical Therapy)

영국에서 훈련된 안마사 협회 회원들은 제 1차 세계대전동안 부상당한 군인을 치료하기 위하여 수치료, 마사지와 연관된 치료방법을 사용하였다(Barclay 1994). 이러한 생각은 같은 시대의 미국에서 중요하게 여겨졌고, 물리치료의 전문가들은 이곳에서 탄생하게 되었다. **물리치료사들**은 과학적인 물의 치료적 사용에 대한 연구를 지속하였다.

물의 치료적 특성 HEALING PROPERTIES OF WATER

물은 강, 호수와 연못에서 잔잔함을 볼 수 있고, 해변, 폭포 또는 분수에서는 소리를 들을 수 있다.

물을 외적으로 내적으로 적용하는 것은 다양한 자연치료 방법에 근거한 것이다. 복용하는 물의 치료적 사용은 마사지치료 이외 범위의 부분이고, 충분한 양의 물을 고객에게 마시게 하여 치료를 촉진시킨다. 그러나, 다양한 방법의 물의 외적 적용과 침수는 고대 시대에서 사용하던 마사지와 관련이 있다. 수치료와 열치료는 열(thermo-), 중온(neutro-) 그리고 냉(cryo-)으로 나누어 질 수 있다. **열치료**(thermotherapy)는 정상체온 이상의 온도를 적용하는 방법을 포함한다. **중온치료**

표 11-1 열-, 중온-, 그리고 냉-수치료를 위한 온도감각

피부에 온도의 지각에 근거하여 설명하였다. 이러한 지각은 사람마다 주관적이고 다를 수 있다.

유형	분류	화씨(Fahrehheit)	섭씨(Celsius)*
열	매우 뜨거운	111~120°	44~49°
	뜨거운	101~110°	38~43°
	따뜻한	94~100°	34~38°
중온	중온	90~93°	32~34°
냉	미지근한	80~92°	27~33°
	시원한	70~79°	21~26°
	냉	55~69°	13~21°
	한냉	31~54°	1~12°
	얼음	32° 와 그 이하	0° 와 그 이하

* 화씨(° F)에서 섭씨(° C)로 온도 변화: ° C = (° F-32°)/1.8

출처: Erica Miller(1996)의 Day Spa Technique, Albany, NY: Milady Publishers; Alain-Yvan Belanger(2002)의 *Evidenced-Based Guide to Therapeutic Physical Agents*, Philadelphia: Lippncott Williams & Wilkins에서 인용.

(neutrotherapy)는 체온과 유사한 온도를 적용하는 방법을 사용한다. **냉치료**(cryotherapy)는 체온 이하의 온도를 적용하는 방법을 포함한다. 표 11-1은 이러한 열의 범위를 체온은 감각으로 표시한 것이다.

수치료의 유형에 포함되는 마사지치료 범위 내에서 방법은 헬스클럽과 온천에서 찾을 수 있는 것과 같이 건강증진을 위하여 사용된다. 또한 온열팩과 냉팩이 유형으로 적용되는 온열과 냉의 치료적 사용을 포함하고 있다. 이러한 방법에 사용되는 일반적인 온도 범위는 표 11-2에 설명하였다.

물의 치료적 특성은 신체를 청결하게 하는 것과 특정 신체조직의 온도 또는 신체 중심온도를 올리거나 내리게 하는 능력과 연관이 있다. 물은 치료에 기여할 수 있는 액체, 증기와 얼음의 다른

표 11-2 냉에서 열 적용에서 수치료와 열치료 방법을 위한 온도 범위

방법	온도범위
얼음	23° ~ 32° F (-5° ~ 0° C)
냉온팩	33° ~ 50° F (1° ~ 10° C)
냉수	50° ~ 80° F (10° ~ 27° C)
목욕-시원한/차가운	70° ~ 80° F (21° ~ 27° C)
와류욕- 따뜻한	95° ~ 104° F (35° ~ 40° C)
와류욕- 뜨거운	105° ~ 110° (41° ~ 43° C)
증기실*	105° ~ 130° (41° ~ 54° C)
사우나**	160° ~ 180° (71° ~ 82° C)
온열팩-습열	165° ~ 170° F (74° ~ 77° C)

* 100% 습기가 있는 습열

** 6~8% 습기가 있는 건열

출처: Erica Miller(1996)의 Day Spa Technique, Albany, NY: Milady Publishers; Alain-Yvan Belanger(2002)의 *Evidenced-Based Guide to Therapeutic Physical Agents*, Philadelphia: Lippncott Williams & Wilkins에서 인용.

형태를 취할 수 있다. 샤워, 호스 또는 분무기에서 물의 압력은 연부조직의 마사지 형태로도 사용할 수 있다.

와류욕, 목욕, 샤워, 증기실, 사우나
WHIRLPOOL BATHS, SHOWERS, STEAM ROOM, SAUNA

대표적인 온천과 헬스클럽 시설들은 마사지 서비스와 더불어 와류욕, 샤워, 증기실, 그리고/또는 사우나를 시도하였다. 뜨거운 욕조와 Esalen 마사지는 1970년대 이후 캘리포니아에서 실시되었다. 마사지사들은 고객을 위하여 이러한 시설에 관한 정보를 알고 있었고, 마사지에서 이완을 위하여 안전하고 효과적으로 사용할 수 있다고 생각하였다.

따뜻한 것에서부터 뜨거운 형태로 적용하는 수치료의 효과는 체온을 상승시키고, 발한을 증진시키고, 모공을 청결하게 하고, 표면순환을 증진시키며, 일반적인 이완효과가 있다. 이러한 것은 마사지를 받기 전에 가장 많이 사용된다.

시원한 것에서 차가운 형태로 적용하는 수치료의 효과는 체온을 저하시키고, 모공을 수축시키고, 표면순환을 감소시키고, 일반적으로 자극 또는 기운이 나게 하는 효과가 있다. 냉수 샤워는 온천시설에서 가장 보편적인 냉-수치료의 형태이다. 냉수 샤워 또는 냉온수 교대 샤워는 마사지 후 가장 많이 사용한다. 표 11-3에는 온-과 냉-수치료의 중요한 효과를 설명하였다.

표 11-3 *열-치료와 냉-치료를 비교한 수치료의 전반적인 효과*

수치료는 전신에 적용하는 방법을 설명하였다. 예, 와류욕, 샤워, 증기실과 사우나.

열-수치료(thermo-hydrotherapy)

- 중심체온 상승
- 심박동수 증가
- 혈압 저하
- 호흡수 증가
- 근긴장도 감소
- 발한 증가
- 이완/진정효과

냉-수치료(cryo-hydrotherapy)

- 중심체온 저하
- 심박동수 감소
- 혈압 상승
- 호흡수 감소
- 근긴장도 증진
- 오한 유발
- 활력/자극효과

* 특정 수치료 방법의 실제 효과는 고객의 건강, 물 또는 치료실의 실제온도, 그리고 열 또는 냉에 노출된 치료기간에 따라 결정된다.

출처 : Alain-Yvan Belanget(2002)의 System Effects Generally Associated with Cryo-, Thermo-, and Neutro-hydrotherapy, in *Evidenced-Based Guide to Therapeutic Physical Agents*, Table 14-4에서 인용

와류욕(whirlpool bath)은 물을 움직이게 하거나 물을 섞이게 하는 공기 또는 물분사기가 있는 욕조에 물을 채운다. 와류욕조는 사람이 누울 수 있을 정도의 깊이는 되어야 한다. 온천, 헬스클럽 또는 목욕탕에서, 와류욕은 대부분 공통적으로 사용하는 욕조이고, 사람들은 의자에 앉아 물 위로 머리만을 내놓고 몸은 침수시킨다. 물리치료 범위 내에서 사용하는 와류욕은 팔 또는 다리에 적용하기 위한 작은 장비이며, 스테인레스로 만들었다.

와류욕에서 물의 온도는 대부분 뜨겁게 하지만, 고객의 건강과 목욕의 목적에 따라 매우 다양하게 적용할 수 있다. 이완을 위한 물의 온도 범위는 95~105° 이다(Miller 1996).

와류욕의 치료효과는 물의 온도, 물 분사시 압력, 신체 부위에 따라 조절된다. 물의 회전은 피부에 물의 온도를 유지시키고, 피부의 촉각수용기를 자극하는데 도움을 준다.

술통모양으로 된 뜨거운 욕조(hot bath)는 나무로 만들어졌고, 내부를 고무나 플라스틱으로 덧대었다. 뜨거운 욕조에는 가열 장치가 있고, 와류분사기도 있고, 특히 서부 연안에서 인기가 있었다. 와류욕조의 지침은 뜨거운 욕조에도 적용하였다.

샤워(showers)는 벽에 고정된 샤워기로 물을 흐르게 하여 만들어졌다. 샤워는 비처럼 떨어지기 때문에 부가되는 물의 압력은 없을 수 있지만, 압력을 부가시키거나 짧게 압력을 적용하기도 하였다. 샤워는 뜨겁거나 차갑게 사용할 수 있다. 온수 샤워(hot shower)는 이완과 표면순환을 증진시키는 와류욕의 효과와 비슷하다.

냉수 샤워(cold shower)는 자극적이며 전신의 체온을 저하시키는데 도움을 준다. 이것은 열-수치료 또는 운동 후 체온을 감소시키기 위하여 사용할 수 있다.

온천에서 찾아볼 수 있는 샤워의 변형들은 **스위스 샤워**(Swiss shower)이며, 머리와 발의 높이에 샤워기를 부착시킨 형태이다. **비키 샤워**(vicky shower)는 고객을 테이블에 눕게 한 후 약 4피트 위에서 물을 아래로 흐르게 하는 형태이다. 비키 샤워는 온수와 냉수를 교대로 적용하는 형태, 맥동성 형태 또는 소금 또는 스크럽을 함께 사용하는 형태가 있다. 치료자는 물의 압력과 온도를 조절한다(Miller 1996).

증기실(steam room)은 의자가 있고 바닥에서 천장까지 타일을 부쳤다. 증기는 100% 습기를 함유하며 벽에 있는 분사기에서 나오고 105~130° F(41~53° C)가 될 때까지 공간을 채운다. 증기실 내 고객은 스팀을 흡입하여, 공동(sinus)을 청결하게 하고 호흡성 울혈을 완화시키는 것을 돕는다. 증기는 또한 체온을 상승시키고 발한을 유발하게 하며, 이완 청결에 도움이 된다.

증기 캐비넷(steam cabinet)은 증기실의 다른 변형이다. 고객은 머리를 캐비넷 밖으로 나오게 하고 의자에 앉는다. 스팀을 캐비넷 안으로 주입시켜, 중심체온을 상승시키고, 발한을 유발하게 한다. 머리는 캐비넷 밖으로 나오게 함으로 증기는 흡입하지 않는다. 냉수 샤워는 증기실 또는 증기 캐비넷 후 적용하며 땀을 씻어내고 정상으로 체온을 회복시키는데 도움을 줄 수 있다.

중심온도가 상승하여 있을 때에는 금기하거나 주의하여 적용하여야 하며, 얼굴 스팀(facial steam)은 효과적일 수 있다. 얼굴 스팀 장비는 순환을 증진시키는 것과 같이 피부관리에 사용되며 얼굴에 증기가 집중되게 한다.

사우나(sauna)는 핀란드에서 시작된 유형이며, 6~8% 습기를 포함한 160~180° F(71~82° C)의 건열을 적용하는 방법이다. 사우나는 대표적으로 나무로 만든 방에 증기가 아닌 열을 가하여 적용하며, 공기는 매우 건조하며, 고객은 나무 의자에 앉는다. 일반적으로, 물은 증기를 만들어 내기 위해 뜨거운 돌 위에 뿌리고, 공기에 습기를 부가시킨다. 사우나 후 냉수 샤워 또는 수영장 또는 호수에 들어가는 것은 자극이 되며, 피부 모공을 수축시키고, 체온을 감소시키는 데 도움이 된다.

열-수치료의 금기증은 표 11-4에서 설명하였다. 가장 심각한 금기증은 열, 순환, 그리고 조직성 질환과 연관된 것이다. 피부 홍조가 있는 사람은 뜨거운 물에 담근 후 유발되고 표면 순환을 증가시키므로 피해야 한다. 반면, 공공시설을 사용하는 사람은 어떠한 질병이라도 전염시키지 않게 주의하여야 한다.

냉-수치료는 과도하게 적용하면 반작용을 유발시킬 수 있고, 온-수치료는 너무 오래 적용하지 않는 것이 일반적이다. 처음 수행하는 사람은 온수에서는 5~15분 정도 적용하는 것이 좋고, 경험이 있고 건강한 사람은 30분 이상 적용할 수 있다. 나약한 사람이거나 60세 이상의 노인은 온수치료는 5~15분 이상 적용하지 않게 제한한다(Miller 1996).

고객이 어지럽거나 현기증, 구역질, 두통이 있을 경우, 가능한 온수치료를 너무 오래 적용하지 않아야 한다. 중온 환경에서 앉거나 눕게 하여 점진적으로 체온을 저하시키게 하고, 미지근하거나 차가운 물을 조금씩 마시게 한다. 이러한 증상이 지속되거나 없어지지 않는다면, 의학적 평가를 고려하여야 한다. 열-수치료 시설의 안전한 사용에 대한 지침은 표 11-5에서 설명하였다.

마사지 치료의 범위 내에서 열치료의 방법으로 가장 보편적으로 사용되는 것은 온열팩, 얼음, 냉온팩, 그리고 얼음마사지이다. 다음 부분은 열치료의 국소 적용에 중점을 두어 설명하였다.

표 11-4 열-치료의 금기증

중심체온을 상승시키는 수치료 방법의 금기증이다. 몇몇 경우에 낮은 온도의 물을 사용하고 그리고/또는 온수 또는 증기 적용시간을 제한하여 안전하게 사용할 수 있다.

- 고혈압 또는 저혈압
- 심장 또는 순환계 문제
- 임신
- 간염과 같은 체계성 질환
- 간질
- 다발성 경화증
- 감염 또는 염증상태
- 정맥염,정맥류, 당뇨와 관련된 혈관문제
- 피부 홍조
- 물 알러지
- 전염성 질환
- 암과 항암치료

특정한 약물은 수치료를 수행할 때 고객을 불편하게 만든다. 이러한 약물은 다음과 같다.

- 열과 냉에 혈관 반응을 변하게 한다
- 열과 냉에 피부 민감성을 변화시킨다.
- 체온조절 또는 냉각기전을 변화시킨다.

출처 : Erica Miller(1996)의 Day Spa Technique, Albany, NY: Milady Publishers; Randal S. Persad(2001) Massage Therapy and Medications, Toronto: Curties-Overzet Publications; Alian-Yvan Belanger(2002) Evidended-Based Guide to Therapy Physical Agents, Philadelphia: Lippincott Williams & Wilkins.에서 인용.

표 11-5 열-치료의 안전한 사용을 위한 지침: 와류욕, 샤워, 증기실, 그리고 사우나

1. 열-장비 사용 전에 금기증이 없는지 확인한다. 표 11-4 참고
2. 열-장비를 사용하기 전 최소한 식후 1시간이 지나야 한다
3. 열-장비를 사용하기 전 또는 사용하는 동안 알콜은 피한다
4. 미끄러지거나 넘어지는 것을 피하기 위하여 바닥이 미끄럽지 않은 샌달 또는 신발을 신는다.
5. 개인의 인내력, 물 또는 치료실(증기실과 사우나)의 치료범위(표 11-2) 온도를 확인한다.
6. 건강상태나 연령과 같은 요인과 열-장비의 사용경험에 따라 사용을 제한한다. 경험이 없고, 건강하지 않고, 60세 이상 사람은 15분으로 사용을 제한하고, 그렇지 않다면 15~30분을 적용한다.
7. 열치료 동안과 후에 발한으로 손실된 것을 보충하기 위하여 물 또는 다른 음료수를 마시게 한다.
8. 필요하다면 도움을 줄 수 있는 사람이 있어야 한다.
9. 악함, 현기증 또는 구역질과 같은 느낌이 있는지 관찰하여 물이나 치료실에서 나가게 한다. 차가운 곳에 앉거나 눕게 하고 차가운 물을 조금씩 마시게 한다.
10. 열의 반응이 심하거나 장시간 지속된다면, 의학적 평가의 수행을 고려하여야 한다.

마사지를 수행하기 전에 사용효과는 전신 이완을 유발시키고, 근육이완, 표면순환과 결합조직 유연성 증가이다.

마사지 후에는 아래 설명과 같이 효과를 지속시킬 수 있다. 열-장비에 들어가기 전에 오일과 윤활제를 닦아낸다. 윤활제는 물을 더럽힐 수 있고, 벤치 또는 바닥에 미끄러운 피막이 생길 수 있다.

열적용 — 열-치료 HOT APPLICATION—THERMO-THERAPY

열의 치료적 효과 (Healing Effects of Heat)

열은 근육과 연부조직에 국소적으로 적용하며 기분을 좋게 할 뿐만 아니라, 근육이완을 돕고, 국소 순환을 증진시키고, 결합조직은 더 유연하게 만든다. 딱딱하고 통증이 있는 근육에는 순환을 증진시키는 효과가 있다.

104~113° F(40~45° C) 사이에서 조직온도의 상승은 세포대사와 혈류 흐름을 증진시켜 치료적 효과를 유발시킨다. 낮은 온도는 치료적 효과가 적고 너무 높은 온도는 세포에 손상을 줄 수 있다(Belanger 2002).

열을 국소에 적용할지라도, 온열팩의 사용은 중심체온을 상승시킬 수 있다. 이러한 경우, 열-수치료의 금기증을 확인하여야 한다. 표 11-4를 참고하시오. 온열팩 사용의 국소 금기증은 열에 의해서 더 악화될 수 있는 화상, 상처, 부종, 감염과 피부병변(예, 홍조)이다. 온열팩의 사용을 결정하기 전에 치료부위를 시진과 촉진으로 금기증이 있는지를 확인하여야 한다.

온열팩과 마사지 (Hot Packs and Massage)

마사지 전 온열팩의 사용은 근육이완에 도움을 주고, 국소 순환을 증진시키고, 그리고 심부 마사지기술을 적용하는 부위에 준비를 하게 하는데 도움을 준다. 마사지 후, 온열팩의 적용은 근육이완을 증진시키고 증진된 국소순환을 지속시킬 수 있다.

열은 습열팩 또는 건열팩 또는 패드로 적용할 수 있으며, 습열팩이 더 깊게 침투한다. 그러나 건열팩의 새로운 유형은 전자레인지에 가열을 하여 사용할 수 있고, 일반적으로 쉽게 사용할 수 있

표 11-6 마사지 동안과 마사지 후 습열팩의 안전한 사용을 위한 지침 요약

1. 마사지와 관련된 온열팩 사용의 목적을 분명히 하여야 한다.
2. 현재 금기증이 없는 상태이며 고객은 감각을 감소시키거나 순환을 변화시키는 약물을 복용하지 않는지 확인한다.
3. 온열팩을 적용하기 위하여 고객의 동의하에 정보를 얻어야 한다.
4. 온열팩의 느낌이, 특히 너무 뜨거운 느낌인지, 어떠한지에 관하여 말해줄 것을 교육시킨다.
5. 온열팩의 온도가 적당한지 확인하다. 온도가 적당한지 또는 너무 뜨거운지, 그리고 타올 두께가 어떠한지를 판단하기 위하여 자신 피부(예, 손목)를 만져본다.
6. 화상을 예방하기 위하여 고객의 피부와 온열팩 사이에 타올을 넣어둔다. 과민한 피부나 60세 이상 노인에게는 더 많은 타올로 두께를 두껍게 한다.
7. 열이 새는 것을 방지하기 위하여 온열팩 위에 타올을 덮어둔다.
8. 5~7분마다 고객에게 온열팩의 온도를 물어본다. 조직의 열은 온열팩을 장시간 적용하면 증가된다.
9. 고객이 너무 뜨겁다고 한다면 온열팩의 타올을 부가적으로 넣어준다.
10. 피부에 손상이 있거나 열에 부정적인 반응이 있다고 판단된다면 즉시 온열팩을 제거한다.
11. 국소부위에 온열팩의 최대 적용시간은 약 20분이다.

으며, 습열팩은 옷을 젖게 한다.

보편적인 **습열팩**은 다양한 크기와 모양이 있으며, 뜨거운 물에서 가열을 한다. **수치료** 장비는 158~168° F(51~54° C)의 수온을 유지하기 위하여 전기 가열기가 있는 금속 용기이다. 온열팩은 치료적 온도의 온수에 담근 후, 그 후 고객에게 적용한다.

온열팩을 적용하기 전에 항상 고객 신체(예, 손목)의 온도를 체크한다. 장시간(예, 60분 이상) 동안 수치료 장비에 앉아 있을 때 팩은 팩보다 뜨거운 것을 사용하거나, 몇 분 동안 열을 적용한다.

온열팩과 피부사이에 타올을 넣어 온도를 조절하여, 고객의 피부에 화상을 입지 않게 관리한다. 5~7분마다 고객에게 팩이 너무 뜨겁지 않은지 물어본다. 대상자의 피부를 시각과 촉각으로 점검하는 것은 좋은 방법이다. 피부감각을 저하시키거나 열에 혈관의 반응을 변화시키거나, 체온조절 기전을 감소시키는 약물을 복용하는 고객은 온열팩을 사용할 때 주의하여야 한다. 마사지와 습열팩을 사용할 때 지침을 설명한 표 11-6을 참고하라.

냉적용–냉치료 COLD THERAPY-CRYTHERAPY

냉의 치료적 효과(Healing Effect of Cold)

냉은 근육과 연부조직에 국소적으로 적용하며 혈관수축을 유발하며 국소순환을 감소시킨다. 또한 냉을 적용한 부위에는 세포 대사, 신경전도속도, 통증, 근방추 활성과 경련이 감소될 수 있다. 20~30분 지속적으로 적용한 후, 냉으로 인하여 혈관이완이 유발된다. 이것은 순환을 증진시킬 수 있지만, 냉을 적용하기 전에 순환 증가에 대한 기준선은 정확하지 않다. 국소에 적용하는 냉은 중심체온을 낮게 하는데 작용할 수 있다(Belanger 2000 ; pp. 267-270).

외상 또는 손상 후 조직에 냉 적용은 이차적으로 세포와 조직 손상을 감소시킬 수 있다. 이것은 연부조직 손상의 악화를 제한시키고, 조직의 종창(swelling)과 부종(edema)을 감소시킨다.

좌상(strain)과 염좌(sprain), 또는 연부조직 타박상에 즉시 냉을 적용할 때 도움이 된다. 출혈, 종창을 제한시키고, 이차적으로 세포의 산소결핍 또는 손상을 제한시킨다. 사지에 기본원칙은 안정(rest), 냉(ice), 압박(compression), 거상(elevation), 그리고 고정(stabilization)인 R.I.C.E.S를 적용한다.

냉치료는 연부조직 손상 또는 통증이 있는 고객에게 마사지와 함께 사용된다. 이것은 스포츠의학과 재활시설, 그리고 카이로프라틱실에서 사용된다. 그러나 최근 손상이 있거나 근경련이 있는 고객에게는 냉을 적용할 때에는 냉적용에 대한 지식을 가지고 있어야 한다(Kenneth L. Knight(1995)의 Cryotherapy in Sport Injury Management에서 인용).

국소 냉적용의 금기증은 레이노이드 질병과 당뇨병과 같이 순환의 기능부전, 냉에 알러지 반응, 냉에 민감 또는 오한 등이다. 다발성 경화증 또는 천식이 있는 고객은 냉에 대한 반응이 잘 나타나지 않는다. 피부감각을 변화시키고, 열과 냉에 혈관의 반응을 변화시키거나 또는 체온조절기전을 감소시키는 약물을 복용하는 고객은 특별한 관리를 하여야 한다. 냉-수치료와 냉적용의 금기증은 표 11-7에 설명하였다.

냉온팩, 얼음, 얼음마사지 (Cold Packs, Ice, Ice Massage)

다양한 종류의 **냉온팩**(cold packs)은 보편적으로 이용할 수 있다. 이것은 대개 장시간 동안 냉

표 11-7 냉-수치료와 냉적용의 금기증

중심체온을 저하시키는 수치료 방법 적용의 금기증이다.

- 순환 기능부전 또는 혈관경직 질환
- 심장질환
- 냉에 알러지
- 냉의 과민감성 또는 오한
- 다발성 경화증
- 천식
- 류마티스 관절염
- 골관절염
- 암과 항암치료
- 감염
- 우울증
- 임신

특정한 약물은 수치료를 수행할 때 고객을 불편하게 만든다. 이러한 약물은 다음과 같다.

- 열과 냉에 혈관 반응을 변하게 한다.
- 열과 냉에 피부 민감성을 변화시킨다.
- 체온조절 또는 냉각기전을 변화시킨다.

출처 : Kenneth L. Knight(1995)의 Cryotherapy in Sports Injury Management, Champaign, IL: Human Kinetics; Alian-Yvan Belanger(2002)의 Evidenced-Based Guide to Therapeutic Physical Agents, Phildelphia: Lippincott Williams; Randall S. Persad(2001)의 Massage Therapy and Medication, Toronto: Curties-Overzet Publication에서 인용.

을 유지하고 냉동실에 있을 때 변할 수 있는 재질로 만든다. 피부에 접촉하는 동안 안전하고 편안하게 하기 위하여 커버를 사용한다.

얼음팩(ice packs)은 얼음컵으로 만들거나 플라스틱 팩 안에 얼음을 갈아 넣고 밀봉하여 만들 수 있다. 장시간이 되면 얼음이 녹는 단점이 있어 플라스틱 팩이 물에 젖을 수 있다. 32° F(0° C) 이하의 물인 얼음은 접촉하면 딱딱할 수 있고, 손상된 부위에는 안전하지 않을 수 있다. 그러나 얼음은 빨리 이용할 수 있고, 냉온팩보다 냉을 더 오래 유지할 수 있다. 얼음은 어는 온도를 유지하기 위한 팩 안에 넣어 둘 수 있다.

냉온팩(cold packs)은 근경련 또는 근육통이 있거나 고객이 발목 염좌처럼 최근 손상으로 인하여 종창이 있을 때 마사지에 적절히 사용하였다. 냉은 경련과 통증의 감소를 위하여 적용할 수 있고 이 부위를 마사지 할 수 있다. 또한 마사지가 손상 또는 경련을 악화시킨다면 마사지 대신 사용할 수 있다. 냉 또는 얼음은 신체의 다른 부분을 마사지 하는 동안 30분 정도 적용할 수 있다.

얼음마사지(ice massage)는 얼음 또는 얼음컵을 사용하여 피부에 직접 문지른다. 얼음컵은 물을 종이컵에 채우고 냉동실에 넣어 만든다. 종이는 벗겨내면 얼음이 나오게 하거나 종이를 남겨두고 손잡이로 사용한다.

얼음마사지는 대개 작은 부위에 무감각이 있을 때까지 약 5~10분 동안 원형동작으로 수행한다. 얼음마사지는 건염(tendinitis)의 경우처럼 심부 횡단 마찰법(deep transverse friction)을 수행하기 전에 무감각을 유발시키기 위하여 수행할 수 있다. 치료사는 심한 통증을 유발하지 않게 충분히 심부로 적용한다. 얼음은 치료 부위에 무감각을 지속시키기 위하여 치료 후 다시 적용할 수 있다.

얼음 마사지를 수행 받은 사람은 정상적으로 첫째, 냉감각, 둘째 따끔 따끔 아프거나 가려움, 셋째, 통증, 아픔 또는 화끈거림, 그리고 넷째, 무감각 또는 통각상실을 느낄 수 있다. 이것은 고객이 느끼는 감각을 알려주는 정보이며, 몇몇 감각은 불편할 수 있다.

조직 손상과 동상(frostbite)을 피하기 위하여 너무 오래 한냉(very cold)을 적용하지 않도록 주

표 11-8 냉과 얼음팩의 적용 동안과 적용후 안전한 사용을 위한 지침 요약

1. 마사지와 관련된 냉적용의 목적을 분명히 하여야 한다.
2. 현재 금기증이 없는 상태이며 고객은 감각을 감소시키거나 순환을 변화시키는 약물을 복용하지 않는지 확인한다.
3. 냉온팩을 적용하기 위하여 고객의 동의하에 정보를 얻어야 한다.
4. 냉온팩의 느낌이 어떠한지에 관하여 말해줄 것을 교육시킨다.
5. 냉적용에 예상되는 감각단계를 알려준다. 예, (1) 차가운 감각, (2) 따끔 따끔 아프거나 가려움, (3) 아픔 또는 화끈거림, (4) 무감각 또는 통각상실.
6. 원하는 부위에 직접 냉 또는 얼음팩을 적용한다.
7. 동상이 유발될 수 있으므로 압박붕대 아래 냉온팩을 적용하지 않는다.
8. 사지 손상이라면 R.I.C.E.S의 원칙을 적용한다. 예, 안정(rest), 냉(ice), 압박(compression), 거상(elevation), 고정(stabilization).
9. 매 5~7분마다 냉적용에 대한 느낌을 물어본다.
10. 피부홍조, 오한과 같은 좋지 않은 반응이 나타난다고 판단된다면 즉시 냉온팩을 제거한다.
11. 지속적 냉적용의 최대시간은 1시간이며, 마사지기간 범위 내에서는 15분이 적당한 시간이다.

의하여야 한다. 표 11-8은 냉적용을 위한 지침을 설명한 것이다.

요약 SUMMARY

수치료는 건강과 치유에 물을 사용하는 것이다. 물은 냉과 열의 국소 적용을 위한 매개자이며, 열치료(thermal therapy)라고 한다.

건강과 치유에 물의 사용에 대한 역사는 전세계적으로 고대에서 흔적을 찾아볼 수 있다. 물을 근거로한 치료들의 유럽인과 서양 전통은 Priessnitz, Kneipp, Winternitz, Kellogg의 이름이고 영국에서 훈련된 마사지사 인증협회이다.

수치료와 열치료는 매개물질과 물의 온도에 근거하여 열(thermo-), 중온(neuro-), 그리고 냉(cry-)치료로 광범위하게 나눈다. 물은 액체, 증기와 얼음의 형태로 사용한다. 샤워기, 호스 또는 물 분사기의 수압을 연부조직의 마사지의 유형으로 적용한다.

온열 형태의 수치료에는 와류욕조, 샤워, 증기실과 사우나가 있다. 온열 수치료의 효과는 체온상승, 발한증진, 피부모공 청결, 표면순환 증진과 전신 이완이다. 이것은 마사지 수행 전에 가장 많이 사용한다. 이러한 장비를 안전하게 사용하기 위하여 지침을 확인하여야 한다.

근육과 연부조직에 국소적인 열적용은 느낌을 좋게하고, 근육이완을 돕고, 국소순환을 증가시키고, 조직을 더 유연하게 만든다. 습열팩은 열치료에 보편적으로 사용한다. 고객의 피부 화상을 피하기 위하여 타올을 사용하고, 적용시간을 제한한다.

냉적용 또는 냉치료는 혈관수축을 유발시키고, 국소순환, 세포대사, 신경전도를 감소시키고, 통증과 경련을 감소시킨다. 냉적용은 외상과 손상 후 처음으로 사용할 수 있다. 냉치료 방법은 냉과 얼음팩 그리고 얼음마사지이다.

모든 형태의 수치료와 열치료의 금기증과 안전지침은 고객의 위험을 예방하기 위하여 확인하여야 한다.

다음 부분은...

다양한 현대마사지와 신체 접근은 특별한 신체 조직과 계통에 대해 개발되어지고 있다. 12장은 신체 근막 조직의 건강 증진에 사용되어지는 특별한 기술을 설명할 것이다.

참고문헌

Barclay, J. (1994). *In good hands: The history of the chartered society of physiotherapy 1894–1994*. London: Butterworth-Heinemann.

Belanger, A.-Y. (2002). *Evidenced-based guide to therapeutic physical agents*. Philadelphia: Lippincott Williams & Wilkins.

Benjamin, P. J. (2004). "Massage and sweatbaths among the ancient Maya." *Massage Therapy Journal*, Spring, pp. 148–154.

Croutier, A. L. (1992). *Taking the waters: Spirit, art, sensuality*. New York: Abbeyville Press.

Graham, R. L. (1923). *Hydro-hygiene: The science of curing by water*. New York: The Thompson-Barlow Company.

Hecox, B., Mehreteab, T. A., & Weisberg, J. (1994). *Physical agents: A comprehensive text for physical therapists*. Norwalk, CT: Appleton & Lange.

Knight, K. L. (1995). *Cryotherapy in sport injury management*. Champaign, IL: Human Kinetics.

Miller, E. T. (1996). *Day spa techniques*. Albany, NY: Milady Publications.

Monastersky, R. (2002). "Plumbing ancient rituals: Sweatbaths in Maya cities provide a window into lives long ago." *The Chronicle of Higher Education*. 17 May 2002, pp. A22–23.

Persad, R. S. (2001). Massage therapy & medications: General treatment principles. Toronto: Curties-Overzet.

추가 참고문헌

비디오

"Day Spa 1: Hydrotherapy Treatments." (1997) Erica Miller Professional Education Series. Mile Ranch, British Columbia, Canada: Spa Expertise Canada LTD.

학 습 가 이 드

학습결과 LEARNING OUTCOMES

학습 가이드는 처음 시작하는 부분에 학습결과를 사용하라. 학습 파트너 또는 테이프에 기록된 것을 이용하여 쓰거나 구두로 말하여서 각 결과에 주어진 과제를 수행하라. 처음에는 "책을 보고" 시작하고, 후에는 기억한다.

중요한 용어/개념 KEY TERMS/CONCEPTS

중요한 개념과 용어는 이장을 처음 시작할 때 목록화 하였고, 다음에 나오는 연습에서 하나 또는 그 이상을 선택한다. 이러한 이야기에 관한 쓰기 또는 말하기는 이들의 중요성을 심도 있게 이해하고, 이것들을 더 기억하는데 도움을 줄 수 있다.

1. 역사적 인물, 장소와 장비를 각각 연결시킨다. 선택한 것을 설명하고 그들의 연결성에 대해서 학습파트너 또는 그룹에게 설명한다.
2. 수치료의 역사에서 종요한 인물의 일대기를 찾아본다. 학습 그룹에게 구두로 말하거나 보고서를 써서 보여준다.
3. 중요한 단어와 개념의 정의를 작성한다.
4. 학습 파트너와 함께, 중요 단어와 개념을 구두로 설명한다.
5. 중요 단어와 개념을 연결시키고, 학습 파트너 또는 그룹에게 선택한 것과 그것의 연관성을 설명한다.
6. 학습 파트너 또는 그룹에게 당신의 선택과 그들의 연관성을 설명한다.

학습 개요 STUDY OUTLINE

다음은 이 장에서 중요한 개념을 기억하는지 검사하기 위한 질문이다. 각 질문이 있는 본문의 페이지를 이용하여 대답하라.

1. 수치료는 건강과 치유에 ____________를(을) 사용하는 것이다(p. 264).
2. 국소에 열과 냉을 치료적으로 사용하기 위하여 적용하는 것을 ___________라고 한다(p. 264).

수치료의 역사(History of Hydrotherapy)

1. 아메리카 원주민은 치료적 효과를 위하여 ______ __________와 ___________온천을 방문하였다(p. 264).

2. 휴양지는 뉴욕 ________온천; 알라스카 ________ ________ 온천, 그리고 캐나다____________과 같은 장소에 광천수 온천이 세워졌다(p. 264).

3. 고대 ________와 ________ 문명을 연구하는 고고학자들은 중아메리카 전역에 ________의 흔적을 발견하였다(p. 264).

4. 사우나는 ____________________에서 발전하였다(p. 264).

5. 목욕탕의 전통은 고대 그리스 ______________, ________ 그리고 ________욕, 그리고 고대 인도, 중국 __________ 그리고 ___________처럼 전 세계에서 발견되었다(p. 265).

6. 그리스 의사 ____________(기원전 460년)는 질병을 치료하기 위하여 압박, 소독, 그리고 목욕을 사용하였다(p. 265).

7. 오스트리아-헝가리 제국의 Vincent __________는 냉수와 온수치료의 전체 체계를 발전시켰다(기원 후 1840년)(p. 265).

8. 바바리아인인 Sevastian ______________는 약초에 지식에 부가적으로 물의 치료적 사용을 더 발전시켰다(기원후 1880년)(p. 265).

9. 유럽 온천은 독일 Baden-___________, 이탈리아 Montecatini; 그리고 프랑스 Evian-les-____ ________와 같은 장소에 Kneipp의 방법을 적용하였다(p. 265).

10. 자연치료 휴양지인 미시건 __________ Creek Sanitarium은 수치료를 제공하였고, 두 개의 책을 집필하였다(기원후 1900)(p. 265).

11. 의사들이 관리하는 ________ 병원들은 영국에서 1700-1800년대에 Harrogate, Drotiwich, Buxton에서 개원되었다(p. 266).

12. 20세기 초, 오래된 수치료들은 자연요법 지역, ______________ 그리고 ________치료사이었다(p. 266).

13. 제1차세계 대전(1914-1918년)에서 부상당한 병사들은 수치료, 마사지, 그리고 관련된 치료들로 치료하였고, 또한 현재 __________로 발전하였다(p. 266).

물의 치료적 특성(Healing Properties of Water)

1. ________ 물의 치료적 사용은 마사지치료 범위의 이외 부분이고, 깨끗하고 충분한 양의 물을 고객에게 마시게 하여 치료를 촉진시킨다(p. 266).

2. 물의 ________ 적용 그리고 물에서 ________는 고대 이후 마사지와 관련이 있다(p. 266).

3. 수- 그리고 열치료들은 ___________(체온 이상), ____________(체온), 그리고 __________(체온 이하)라는 온도범위로 광범위하게 나눈다(p. 266).

4. 물의 치료적 특성은 신체 __________에 사용하고, 낮은 중심 ________ 그리고 특정한 온도 ________을 상승시키는 효과가 있는 것과 관련이 있다(p. 267).

5. 물 _______은 마사지의 형태와 같은 작용을 한다(p. 267).

와류욕, 샤워, 증기실, 사우나

1. 수치료와 열치료 방법의 온도는 _________에서 _________이고 _________로 나눈다(표 11-1)(p. 267).

2. 마사지치료사는 그들의 고객에게 제공할 수 있는 수치료 장비에 대한 정보를 알고 있어야 하고, 마사지와 관련되어 사용되는 그들의 __________와 ___________ 에 대하여 제안하였다(p. 268).

3. 따뜻한/뜨거운 수치료의 효과는 체온 _______, ________유발, ________청결, _______순환 증진, 그리고 전반적인 이완이다. 이것은 마사지를 적용하기 (선택; 전 또는 후)에 가장 많이 사용한다(p. 268).

4. 시원한/차가운 수치료의 효과는 체온______, 모공 ______, 표면순환 ______, 그리고 전반적인 자극이다. 이것은 마사지를 적용하기 (선택: 전 또는 후)에 가장 많이 사용한다(p. 268).

5. 열(Thermo)- 또는 열(heat)치료는 체온, 심박동수, 그리고 호흡수 (선택: 상승 또는 저하); 혈압과 근긴장도 (선택: 상승 또는 저하); (선택: 진정 또는 자극)효과가 있다(표 11-3)(p. 268).

6. 냉(Cryo)- 또는 냉치료는 체온, 심박동수와 호흡수(선택: 상승 또는 저하); 혈압과 근긴장도 (선택: 상승 또는 저하); (선택: 진정 또는 자극)효과가 있다(표 11-3)(p. 268).

7. ________욕은 공기 또는 분사기가 있는 물통으로 구성되어 있고 물의 움직임 또는 회전이 유발된다. 치료효과는 ________과 마사지와 같은 압력 __________(p. 231).

8. __________샤워는 이완과 표면순환을 유발한다(p. 269).

9. __________샤워는 자극과 전신온도를 감소시킨다(p. 269).

10. _________샤워는 머리에서 발까지 물로 닦아준다(p. 269).

11. _________샤워는 테이블에 대상자를 눕게 하여, 소금 또는 샴푸스크럽을 사용할 수 있다(p. 269).

12. 증기실은 100% 습기가 있는 105~130°F(41~54°C)의 __________ 열을 적용한다(p. 269).

13. 증기 _________는 신체에 증기를 적용하지만, 머리에는 적용하지 않는다(p. 269).

14. ____________증기 장비는 호흡을 증가시키고 피부관리에 사용한다(p. 269).

15. 증기는 강(sinus)를 청결하게 하고 울혈을 _____ _______하고, 체온을(선택: 상승 또는 저하)시키고 발한을 유발시키는데 도움을 준다(p. 269).

16. _____________는 6~8% 습기가 있는 160~180°F(71~82°C)의 열을 적용한다(p. 269).

17. 사우나 후 냉샤워 또는 수영장에 들어가는 것은 정상 ________을 회복하는데 도움을 준다(p. 270).

18. 열치료를 위한 일반적인 _________은 순환질환, 임신, 몇몇 체계성 질환, 간질, 다발성경화증, 피부홍조, 특정 알러지, 전염성질환이다(p. 270).

19. 피부감각을 변화시키고, 열에 혈관반응 또는 체온조절기전을 변화시키는 _______은 열과 냉수치료의 금기증이다(표 11-4)(p. 270).

열적용–열–수치료

열의 치료적 효과(Healing Effect of Heat)

1. 열은 국소적으로 기분을 좋게 하고, 근육 ______ 돕고, ______순환을 증가시키고, 결합조직을 더 _______하고, 중심체온을 약간 ________위하여 적용한다(p. 271).

2. 104~113°F(40~45°C)로 소식온도를 상승시키는 것은 세포_____ 와 확실한 치료적 효과를 위한 _________ 흐름을 증가시킨다(p. 271).

3. _____-수치료의 일반적인 금기증에는 열을 적용할 수 있다(p. 271).

4. 열적용을 위한 국소 ________은 화상, 상처, 종창, 그리고 열로 악화될 수 있는 피부상태이다(p. 271).

온열팩과 마사지(Hot Packs and Massage)

1. 마사지를 수행하기 전에 적용하는 온열팩은 근육 ________시키고, 순환_______증가시키고, ________마사지 기술을 수행하기 위한 준비 하게 한다(p. 271).

2. 습열팩은 다양한 형태와 크기로 되어 있고, ________라 하는 전기장치로 열을 제공한다(p. 271).

3. ________은 화상을 예방하기 위하여 고객의 피부와 온열팩 사이에 넣어준다(p. 272).

냉적용–냉치료(Cold Applications–Cryotherapy)

냉의 치료효과(Healing Effects of Cold)

1. 냉은 국소적으로 혈관수축을 유발하고, 국소순환, 세포대사, ______전도속도, 통증과 경련을 (선택: 증가 또는 감소) 시킨다. 또한 중심체온을 약간 (선택: 증가 또는 감소)시키는 작용을 한다(p. 272).
2. ______분 이상 냉(cold)을 적용하면 혈관이완을 유발할 수 있다(p. 272).
3. 외상 또는 손상 후 조직에 냉을 적용하면 이차적인 세로 또는 조직 손상을 (선택: 증가 또는 감소) 시키고, ______더 예방할 수 있다(p. 272).
4. 냉적용은 사지의 외상에 처음으로 적용하는 부분이다. 예 R.I.C.E.S(__________, ________, ________, ________, ________) (p. 273).
5. 국소 냉적용의 금기증은 ________와 심장문제, 알러지, 오한, 다발성 ______, 천식, 관절염, 감염, 우울증, 그리고 임심이다(p. 273).
6. 피부 __________, __________에 혈관 반응 또는 ________조절 기전을 변화시키는 약물은 열과 냉수치료의 금기증이다(표 11-7)(p. 273).

냉온팩, 얼음, 얼음마사지

1. 냉온팩은 보편적으로 쉽게 이용할 수 있지만, _______ 또는 플라스틱 백에 _______을 넣어 만든다(p. 274).
2. 냉 또는 얼음팩은 근육 __________, 근육 _______ 또는 조직 _________ 감소를 위하여 마사지에 적절하게 사용하여 왔다(p. 274).
3. 냉은 _______시간 이상 적용할 수 있다(p. 274).
4. __________는 얼음 또는 얼음컵을 사용하여 원형 동작으로 작은 부위를 직접적으로 문지르는 것이다(p. 274).
5. 얼음마사지는 부위가 _______ 될 때까지 5~10분 동안 수행한다. 가끔 손상 부위에 ______ 마찰법과 함께 사용한다(p. 274).
6. 얼음을 적용할 때 감각의 단계는 (1)_________, (2)________________, (3)_______________, (4)_____________, (5)______________이다(p. 274).

더 많은 이해를 위해서 FOR GREATER UNDERSTANDING

다음의 훈련은 이 장에서 설명된 적용에 대한 이론의 범위에서 선택하여 디자인된 것이다. 이것은 이상에서 설명된 정보를 더 깊게 이해하는데 도움을 줄 것이다. 동사는 다양한 활동을 강조하고, 더 깊은 생각을 하도록 하기 위하여 밑줄을 그었다. 학습파트너 또는 본인에게 금기증이 있다면 훈련을 수행하지 말아야 한다.

1. 수치료 장비가 있는 온천 또는 헬스클럽을 방문하라. 당신이 할 수 있는 치료 또는 장비를 경험하여 보아라. 흥미가 있는 것 또는 흥미가 없는 것을 하나씩 적어보고, 그것의 효과와 왜 그렇게 생각하는지 적어보아라. 당신이 찾은 것을 학습파트너 또는 그룹에게 보고하라.
2. 수치료 장비가 있는 온천 또는 헬스클럽을 방문하라. 다른 사람들이 장비를 어떻게 사용하는지 관찰하라. 그곳에 금기증 또는 더 흥미 있게 경험하기 위하여 더 필요로 하는 교육은 어떠한 것이 있는가? 당신이 관찰한 것을 학습파트너 또는 그룹에게 보고하라.

3. 학습파트너에게 온열팩을 적용하여 보아라. 표 11-6에서 설명한 모든 지침을 관찰한다.
4. 등에 온열팩을 적용하고, 문제 3번을 반복한다. 10분 동안 습열팩을 적용한다. 온열팩을 제거하고 10분 동안 등 마사지를 수행한다. 마사지에 열의 효과를 관찰한다. 대상자와 함께 당신이 관찰한 것을 논의한다.
5. 학습파트너에게 냉 또는 얼음팩을 적용한다. 표 11-8에 설명한 모든 지침을 관찰한다.
6. 얼음물이 담겨진 물통에 발 또는 손을 담근다. 당신이 경험하는 감각의 단계를 관찰한다. 당신의 경험을 학습파트너에게 말한다(변형: 냉온팩을 대신 적용한다).
7. 본인 자신 또는 파트너에게 얼음마사지를 수행한다. 학습파트너와 함께 느낌과 눈에 보이는 효과를 논의한다.
8. 운동트레이너와 함께 훈련실을 방문하라. 그들이 운동선수의 치료에 수치료와 열치료를 어떻게 사용하는지 관찰하라. 학습파트너 또는 그룹에게 당신이 관찰한 것을 보고한다.

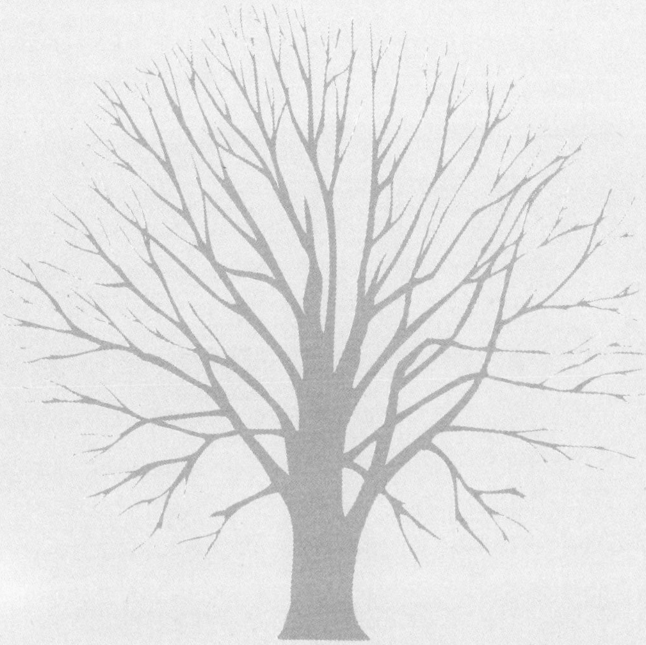

Ⅲ

현대의 마사지 (Contemporary Massage and Bodywork)

제 12 장

근막 마사지

Myofascial Massage

학습 결과 Learning Outcomes

이 장을 학습하고 난 후, 다음의 정보를 습득할 것이다.

1. 근막마사지의 역사에서 중요한 인물을 확인할 수 있다.
2. 근막마사지의 효과를 설명할 수 있다.
3. 근막의 특성과 근막의 해부학을 설명할 수 있다.
4. 기본적인 근막 기술을 효과적으로 수행할 수 있다.
5. 근막마사지의 기본 원리를 이해할 수 있다.

역사적 인물과 발전 HISTORICAL PEOPLE AND DEVELOPMENTS

Barnes, John	Dicke, Elizabeth	Ward, Robert
Bindegewebs 마사지	근막이완(MFR)	
결합조직마사지(CTM)	Rolf, Ida	Rolfing

중요한 용어/개념 KEY TERMS/CONCEPTS

팔과 다리 당기기	손-교차 신장	최저 심부근막

MEDEALINK

이 책의 각 부분을 복사한 CD는 이 장에 담겨진 기술을 추가하였다. CD-ROM에 넣으면 마사지 기술의 영상을 볼 수 있다. 이 영상은 새로운 부분을 학습하는데 도움을 줄 수 있게 디자인되었다.

교원질	심부 근막	탄력소
근막	근막 마사지	피부 들기
근막 해부학	근막 가동법	피부 굴리기
근막 제한	근막 이완	피하 근막
근막(facia sheath)	근막 확장	장막하 근막
근막 구조	근막 기술	요변성(thixotropy)
녹기	근막 긴장이완	횡단면 신장

근막마사지는 신체 전체를 고정시키고 형태를 나타내는 **섬유성 결합조직**과 같은 신체 근막의 해부학을 이해하여야 한다. 근막마사지의 일반적인 목적은 표면 근막, 근육을 감싸고 있는 심부 근막, 그리고 신체 정렬과 관련된 근막의 제한을 이완시키기 위한 것이다. **근막기술**은 근막의 얇은 막을 신장시키고, 근막의 유착을 제거하고, 그리고 조직을 부드럽고 더 유동성이 있게 한다. 이러한 기술은 근막에서 움직임의 제한, 자세 만곡, 좋지 않은 세포 영양, 통증과 기능장애의 원인을 제거시키는 것이다.

근막마사지의 역사 HISTORY OF MYOFASCIAL MASSAGE

신체의 근막에 중점적으로 사용되는 몇 가지 도수 기술 또는 치료에는 체계가 있다. 예를 들면, **결합조직 마사지**(connective tissue massage; CTM)는 1920년대 후반과 1930대에 독일의 **Elizabeth Dicke**에 의해 발전되었고, **Bindegeweb massage**라고 알려져 있다. Dicke는 CTM은 피부에 오일을 바르지 않고 가벼운 스트로크(stroke)를 체계적으로 적용하는 것이라고 하였다. CTM은 피하 결합조직에 순환을 증진시키기 위한 것이고, 이것은 내장기관을 포함한 신체의 다른 부분에 반사작용이 나타날 수 있다.

구조적 통합 또는 **Rolfing**은 **Ida rolf**(1896~1979)에 의하여 발전되었고, 1960년대 캘리포니아의 Esalen 협회에서 교육을 하였다. Rolfing은 근막이 짧거나 유착이 되어 있는 부위를 신장시키고 활주되게 근막 조직에 도수를 사용하여 신체의 수직 정렬을 회복시키기 위한 것이다. Rolf는 심부 근막에 도수법을 사용하여 다른 조직에서도 변화를 일으켜 신체의 구조가 재정렬 되도록 유도하는 것이다.

근막이완(myofacial release)은 정골요법사인 **Robert Ward**가 1960년에 신체의 **근막 조직**을 치료하기 위하여 새로 만들어 낸 용어이다. 1980년대, 근막이완(MFR)이라는 단어는 물리치료사인 **John Barnes**가 근막조직에 제한된 것을 해결하기 위한 방법의 명칭으로 채택한 것이다. Bornes에 따르면, MFR의 목적은 통증 감소, 구조적 기능장애 해결, 기능과 가동성 회복과 정신적 외상을 이완시키는 것이다(Knaster, 1996).

다양한 근막 기술의 발전은 지속되고 있고 근막 이완, 근막 긴장완화(myofacial unwinding), 근막 도수법(myofacial manipulation)과 근막마사지(myofacial massage)로 다양하게 알려져 있다. 건강한 근막조직은 완전한 건강을 의미하기도 한다.

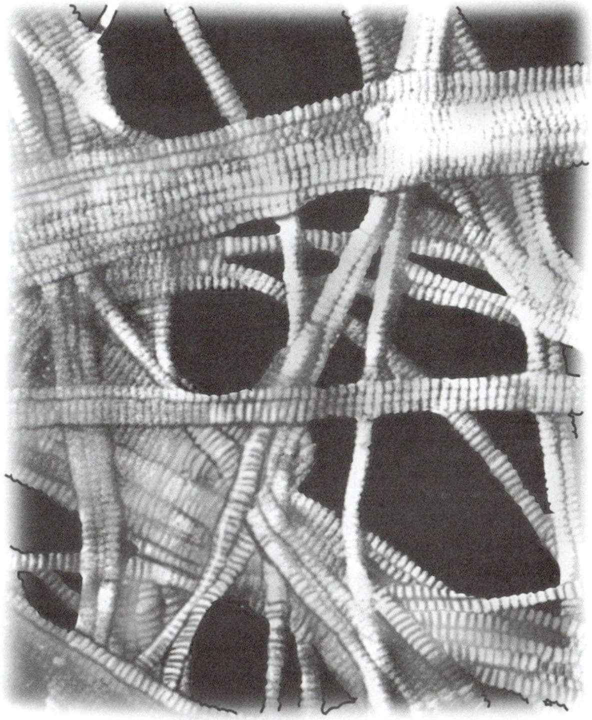

그림 12-1. 불규칙하고 이완된 결합조직인 근막에서 섬유의 낮은 밀도와 다양한 방향성을 나타낸 그림.

근막의 특징 THE NATURE OF FASCIA

근막은 이완된 비규칙적인 결합조직이며 신체의 어느 부위에서도 발견된다. 근막은 모든 근육, 신경, 혈관을 감싸고 있다. 근막은 이들의 특정한 모양을 만들어 고정시키고, 지지하고, 신체 전체를 연결시킨다. 이어져 있는 막으로 신체를 감싼다고 할 수 있다.

근막의 세가지 중요한 요소는 겔과 같은 기질(ground substance), 교원질(collagen)과 탄력소(elastin)이다. 기질은 세포간 또는 간질액의 형태와 같은 점액다당(mucopolysaccharide)이다. 근막에는 요변성(thixotrophy)이라 불리는 물질이 있다. 이것은 고체에서 액체 겔(liquid gel)로 변화시킬 수 있으며 더 유연성이 많은 움직임을 유발할 수 있게 하고 고온에서 더 증가하게 된다(juhan, 1987).

Cantu와 Grodin은 근막은 인대와 건에서 발견되는 치밀하고 규칙적인 결합조직보다 탄력소가 더 많이 함유된 엉성하고 이완된 교원질 섬유의 정렬이라고 설명하였다(1992). 근막의 얇은 막은 교원섬유 사이에서 수소결합에 의하여 형성된다. 그림 12-1에서는 대표적인 근막섬유의 엉성하고 다양한 방향성을 보여주고 있다.

근막은 다른 유형의 결합조직보다 기질(ground substance)을 더 많이 함유하고 신체의 모든 세포에 직접 영향을 미친다. 이것은 틈새 공간을 형성하여 지지, 보호, 분리, 세포호흡, 배설, 대사, 체액 흐름과 면역계 기능에서 중요한 기능을 한다. 근막의 제한 또는 기능장애는 세포의 좋지 않은 영양교환, 통증과 나쁜 가동성을 포함한 다양한 문제로 인하여 나타난다.

근막은 피하근막(subcutaneous fascia), 심부근막(deep fascia)과 장막하 근막(subserous

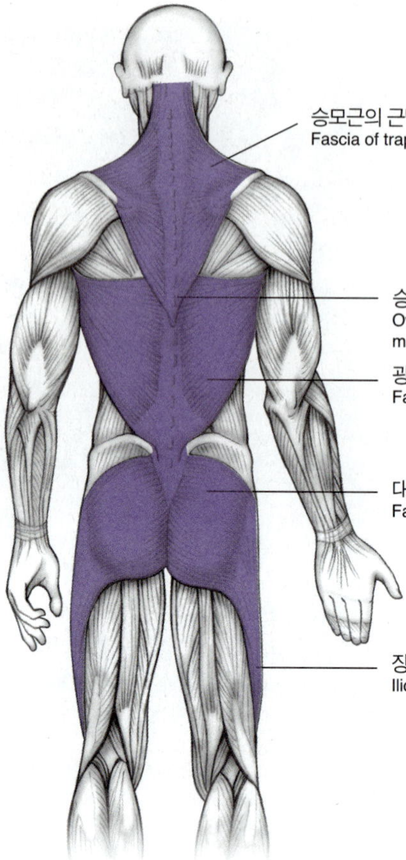

그림 12-2. 신체에서 등 근육을 연결시키고 감싸고 있는 근막.

fascia)과 같이 다른 깊이에 위치한 3가지로 구별된다. 피하근막은 피부와 심부 근막 사이에서 전신에 걸쳐 결합조직으로 연결된 층이다. 심부근막은 전신에 걸쳐 다른 구조와 근육을 고정시키는 띠이고 연속적이고 밀집된 결합조직 막으로 복잡하게 얽혀있다. 장막하근막은 피부와 심부근막사이에 위치한 장막하 막과 같이 신체의 강(cavity)을 가득 채우는 장막(serous membranes)과 심부근막사이에 위치한다(Anderson과 Anderson, 1990). 근막마사지는 근육과 관련된 장막하 근막과 심부근막에 중점을 두었다.

John Barnes는 최저 심부 근막(deepest fascia)이라 불리는 근막 층으로 정의하였고, 이것은 두개천골계(craniosacral system)–두개, 척추와 천골의 경막(dura mater)내에 위치한다(1987). 이것을 한 연구자가 뇌척수액 내 교원섬유에서 발견하였다고 보고하여 흥미를 가지게 되었고, 결합조직의 체계는 전신에서 화학적 마사지에 의해서 운반되는 순환조직과 같은 기능을 한다고 하였다(Juhan, 1987). 신체의 이러한 중요한 조직에 관하여 더 많은 연구를 확실하게 하여야 한다.

근막해부학의 연구는 신체의 외형을 만들어주는 신체의 띠 또는 지지대와 같이 신체의 모양을 갖는 근막의 구조와 근육을 감싸고 근육군을 연결시키는 근막의 얇은 막을 확인하는 것이다. 예를 들면, 그림 12-2는 등에서 큰 근육에 근막 해부학을 보여주는 것이다. 근막구조에 대한 지식은 치료사가 제한된 위치와 이완을 하는데 도움을 준다(Louis Schultz와 Rosemary Feitis(1996)의 The Endless Web: Fascial Anatomy and Physical Reality 인용).

전신의 근막은 퍼져있고 서로 연결되어 있어 한 부분에서의 제한이 다른 부분에 영향을 줄 수 있는 상황을 유발할 수 있다. 가끔 근막을 설명하는데 스웨터 뜨개질과 비교하기도 한다. 뜨개실은 모두 전체적으로 연결되어 있기 때문에 스웨터의 한 부분을 당기면 당겨진 부분보다 먼 부분에서도 당겨질 수 있거나, 또는 전체 스웨터의 모양이 일그러질 수 있다

게다가, 근육을 감싸고 있는 근막은 근육조직의 연장과 완전 이완을 방지하여, 움직임을 제한한다. Scheumann은 "그러나, 근육을 감싸고 있는 근막이 묶여져 있다면 수축된 근섬유가 이완될 때 안정상태의 길이로 회복하지 못한다. 근막의 유일한 특성은 수축된 근막조직을 완전하게 이완하는데 기술은 적용하여야만 한다"라고 하였다(Scheumann, 2002, P.45)

근막 기술 MYOFACIAL TECHNIQUES

근막 기술은 다른 방법으로 분류될 수 있고, Reihl은 4가지로 광범위하게 분류하였다. 첫 번째는 **피부 굴리기**이고, 이것은 표면 근막에 사용한다. 두 번째는 **팔과 다리 당기기**, 또는 전신 신장이고 머리에서 발까지 근막의 제한을 이완시키는데 도움을 준다. 세 번째는 피부에 영향을 주는 **팔 교차 신장**이고, 국소 부위의 제한을 이완시킨다. 네 번째는 골반저, 호흡 횡경막, 그리고 흉추부위의 제한에 수행되는 **횡단면 이완**(transverse plane release)이다(Reihl, 2001).

Scheumann은 근막(피부) 들기와 굴리기, **근막 확장**, 그리고 근막 가동법과 같은 결합조직 기술의 3가지 유형에 대하여 설명하였다. 근막확장은 손으로 피부 측면과 측면을 잡고 부분을 당기고, 저항이 느껴질 때까지 조직을 확장시킨다. 저항은 다른 부분으로 손을 활주시킨다. **근막 가동법**에서, 조직은 유착을 제거하기 위하여 전후 움직임 또는 원형움직임으로 근육과 뼈 사이에서 굴린다. 이것은 서양마사지의 횡단마찰법과 원형마찰법과 유사하다(Scheumann, 2002).

장막하 근막에서 간단하게 사용되는 기술은 **피부 들기** 또는 **피부 굴리기**이고, 서양마사지 용어에서 사용되는 페트리사지의 유형이다. 그림 12-3에서 보여주듯이 피부는 부드럽게 들어 올리고 천천히 잡아당긴다. 이 기술은 장막하 근막을 신장시키고, 유착부위를 제거하고, 조직을 더 유동성 있게 만든다. 국소순환의 증진은 부위에 증가된 홍조로 증명된다.

교차-손 신장은 근막조직의 당김을 유지하게 한다. 그림 12-4는 등의 근막에 횡적 신장을 보여주는 것이다. 한손은 천골 부위에 피부를 고정시키는 동안, 다른 손은 천천히 피부를 밀고 조직을 횡적으로, 상부의 머리 쪽으로 민다. 신장은 저항지점에서 고정한다. 몇 분 후에 조직이 이완되는 것을 느낄 수 있다. 그 후 다른 지점으로 움직이고, 어깨 쪽의 등을 따라서 수행한다. 그림 12-5는 척추에 수직으로 등에 표면 조직을 횡단으로 신장하는 것을 보여주는 것이다.

손가락은 표면 근막조직을 연장시키기 위하여 사용할 수 있다. 민감한 손가락은 그림 12-6에서 보여주듯이 근막에서 제한을 느낄 수 있다. 손가락 끝은 저항지점에서 조직을 횡적으로 신장시키고, 그 후 "완화"되는 것을 느낄 때까지 기다린다.

전완은 상부 등에서처럼 심부 근막에서 제한을 완화시키기 위하여 사용할 수 있다. 그림 12-7 참고. 전완은 심부 근막을 확장시키기 위하여 충분한 압박을 적용하고 그 후 조직을 횡적으로 천천히 신장시킨다. 피부 표층 위에서 팔의 활주를 예방하기 위하여 윤활제는 적게 사용된다. 신장은 심부 근막 조직을 연장시키고 조직 내에서 유착을 이완시키는데 도움을 준다.

조직 신장의 기계적 효과를 위하여, 치료사의 손 또는 팔로 기술을 적용하는 것은 이 부위에 열

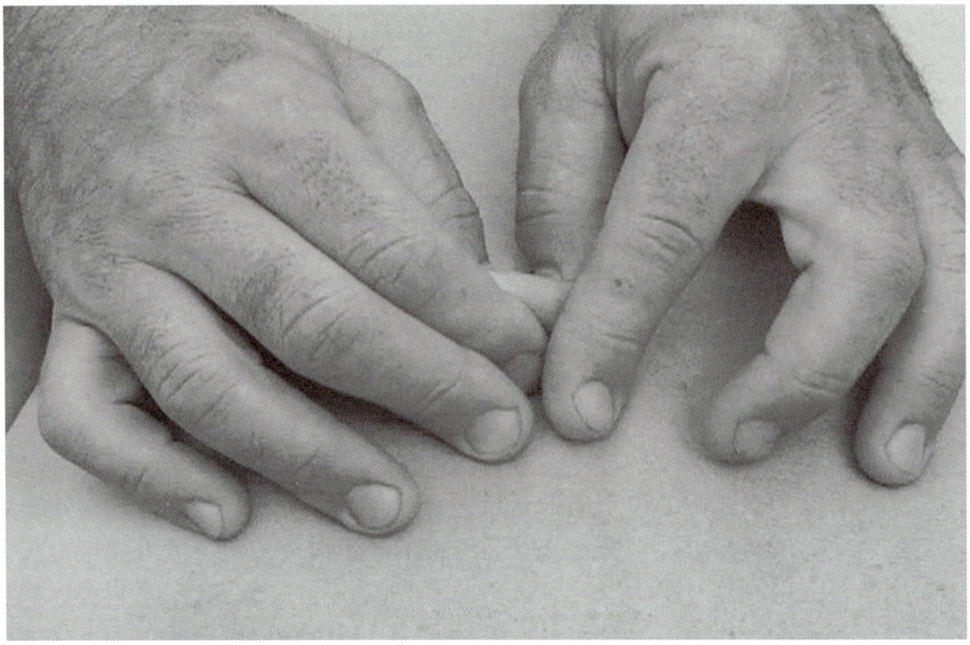

그림 12-3. 피하 근막을 신장하고 조직을 더 유연하게 만들기 위한 피부 들기 또는 굴리기.

도 적용할 수 있다. 신장과 열은 함께 적용하면 근막조직을 더 부드럽게 하고 제한을 제거시키기도 한다.

근막기술은 기본 서양마사지에 통합될 수 있거나 근막이완에 중점을 둔 체계적인 마사지를 적용할 수 있다. 근막마사지에서 능숙함을 얻기 위하여 특별한 훈련을 수행한다(Donald W. Scheumann의 The Balanced Body, 2nd; Carol Manhiem, P.T의 The Myofacial Release Manual, 3rd Edition에서 인용).

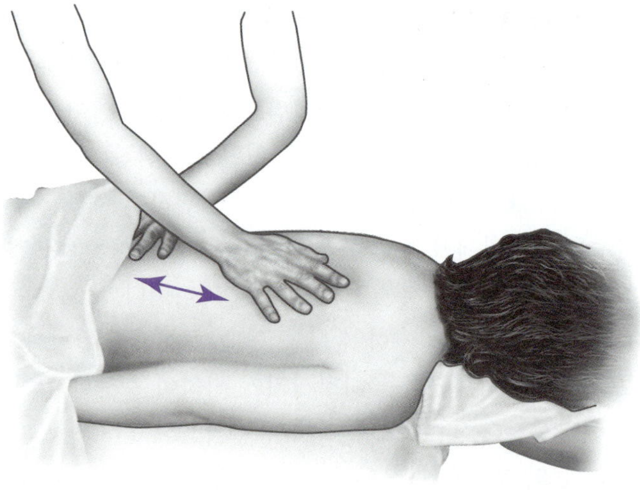

그림 12-4. 등의 표층 근막을 확장시키기 위하여 손을 척추에 평행하게 하여 신장하기.

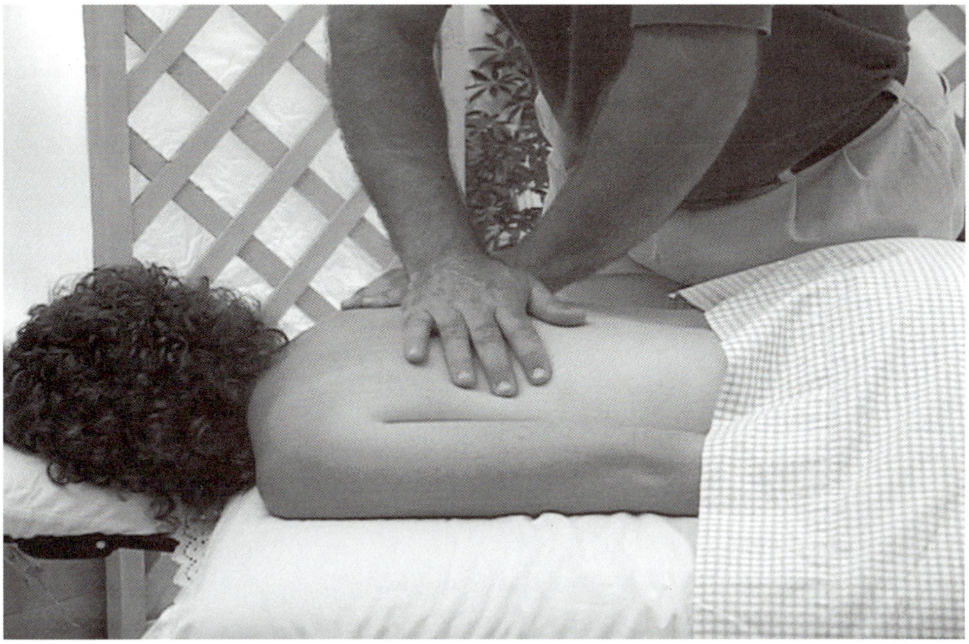

그림 12-5. 등의 표층 근막을 확장시키기 위하여 손을 척추에 수직이 되게 하여 신장하기.

근막마사지 수행을 위한 지침 GUIDELINES FOR PERFORMING MYOFASCIAL MASSAGE

근막마사지의 많은 다른 접근법들은 이 분야의 전문가에 의하여 발전되어 왔다. 몇가지 측면에서 접근법이 다른 것은, 공통적으로 사용되는 원칙을 확인하여야 한다. 표 12-1은 이 장에서 인용된 근막마사지의 지침을 요약한 것이다.

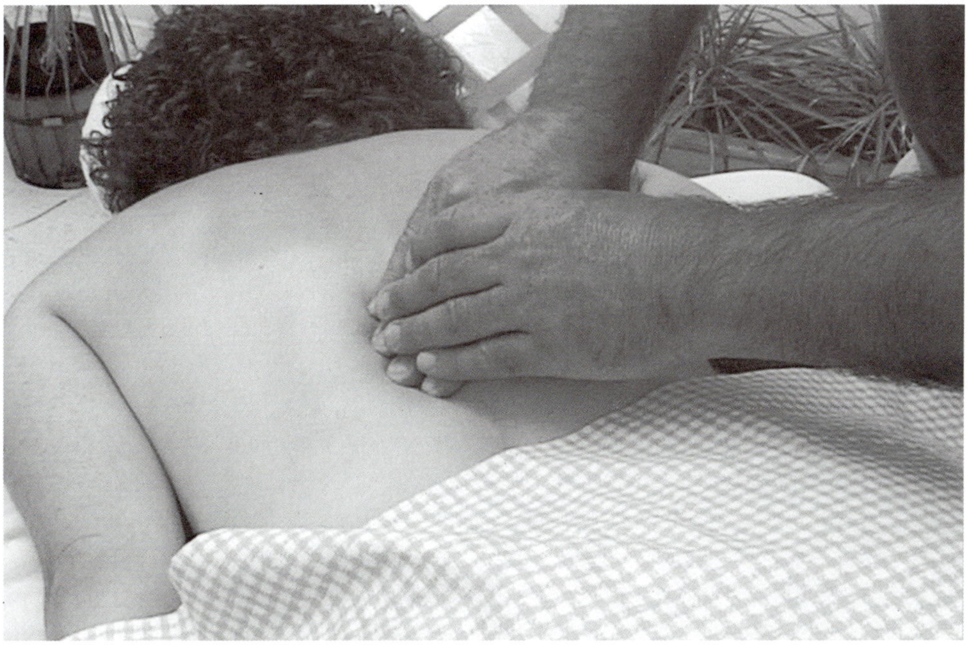

그림 12-6. 근막 조직을 손가락 끝으로 신장하기.

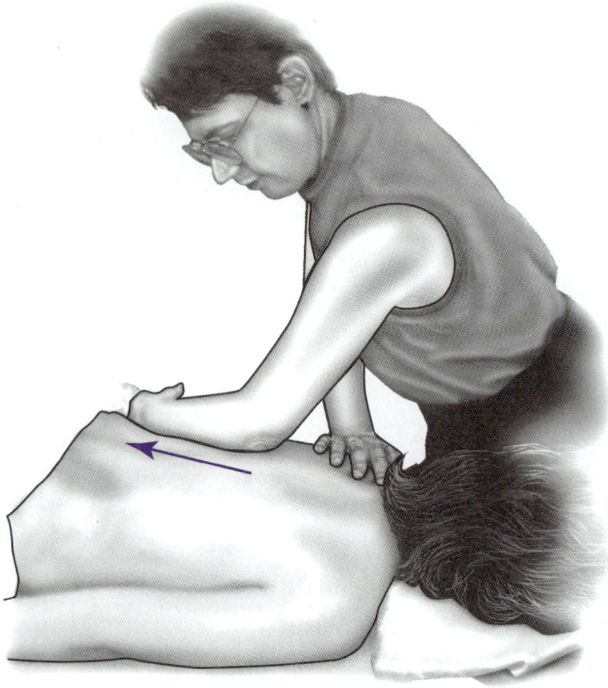

그림 12-7. 심부 근막조직 이완에 전완 사용.

근막 제한은 고객의 자세를 시각적으로 평가하여 위치를 알 수 있다. 자세 만곡을 유발하는 근막이 단축된 부위를 관찰할 수 있다. 제한은 조직 촉진, 또는 "뭉쳐진" 또는 신장 저항이 나타나는 조직에서의 느낌으로 발견할 수 있다. 제한된 위치를 확인하여, 조직이 신장될 때까지 부드러운 횡적 신장을 수행하여 이완되게 한다.

근막기술은 일반적으로 적은 양의 윤활제를 사용하여 수행한다. 치료사는 근막 조직의 움직임

표 12-1 근막마사지의 지침(GUIDELINE FOR MYOFACIALMASSAGE)

근막마사지의 지침 목록은 이 장에서 언급한 정보를 요약한 것이다.

1. 자세관찰, 촉진기술, 그리고 근막의 제한 부위를 확인하기 위한 근막 해부학의 지식을 이용한다.
2. 부위에 적합하고, 수행하고자 하는 깊이에 적합한 근막마사지 기술을 선택한다.
3. 근막제한을 느낄 수 있게 윤활제를 적게 사용하거나 또는 사용하지 않고, 피부 위를 활주하는 기술은 사용하지 않는다.
4. 제한 부위 또는 지점이 느껴질 때까지 전체 조직을 느리고 부드럽게 접촉한다.
5. 원하는 깊이의 효과를 얻기 위하여 조직은 횡으로 이동시킨다.
   - 뼈에 조직이 압박되지 않게 한다.
6. 대개 2~5분간 이완이 될 때까지 근막조직을 신장시키고 유지한다.
   - 지속적인 신장을 유지한다.
   - 이완은 조직이 "부드러운" 또는 "누그러지는" 느낌이다.
7. 조직과 함께 움직인다. 신장의 방향은 이완을 원하는 조직의 방향으로 결정한다.
8. 조직이 이완될 때처럼 조직은 많은 관리와 의식을 하여야 한다.
9. 신장 후에 근막 조직은 안정시키고 통합시킨다.

제한을 느껴야하고 근막이 늘어나고 더 유연성 있게 되도록 하여야 한다. 촉진할 때 피부 위를 미끄러지게 하는 것은 오일을 사용하였을 때 나타난다. 근막 기술은 피부를 천천히 부드럽게 밀고, 당기고, 신장시키는 것처럼 조직을 견인시키는 것이 필요할 수 있다.

Reihl의 근막이완을 위한 지침은 (1) 2~5분 동안 신장을 유지하고, (2) 지속적인 신장을 유지하고, (3) 가벼운 압박을 사용하고, (4) 조직과 함께 움직이는 것이 포함된다(2001).

Schultz과 Feitis(1996)은 조직 들기, 뼈 부위 압박을 피하는 방향으로 움직일 것을 권유한다. 근막 해부학과 섬유 방향에 대한 인식은 마사지에 영향을 주는 조직의 깊이에 관한 정보를 제공한다. 마지막으로, 과도한 마사지를 피하기 위하여 신장 후 근막조직을 안정시키고 통합되게 한다(p. 125).

Robert King(1996)은 근막 마사지치료(Myofacial massage technique) 훈련 안내서에서, 치료사는 부드럽게 접촉하고 제한되는 부위 또는 지점을 느낄 때까지 천천히 수행하고, 조직이 부드러워지거나 없어지는 느낌을 기다려야 한다고 권하였다. 그는 "조직의 수평축에 치료를 필요로 하는 층에 압력을 사용할 수 있고, 위치와 방향이 가장 중요하다"고 말하였다. 치료사가 조직이 부드러워지는 것을 느꼈을 때에는 치료를 끝마친다.

Barnes(1987)는 다음과 같이 "근막의 탄력 요소가 첫 번째 이완될 것이고, 동시에 교원질은 늘어날 것이다. 이 벽은 너무 강하기 때문에 힘으로 되지는 않는다. 부드럽게 압박하고 잠시 기다리면 교원질이 이완되고, 치료사는 조직을 움직일 수 있고 벽이 자유로워지는 것을 느낄 수 있다"라고 과정을 설명하였다.

근막 긴장완화(myofacial unwinding)는 신체의 3차원적 관점에서 비정상적 비틀림과 근막의 회전에 완화와 관련이 있다. 완화는 구조적 통합과 적절한 정렬을 회복시키고 조직과 기관의 기능을 증진시킨다.

근막 기술은 일반적 전신 마사지에 통합될 수 있거나 또는 마사지 또는 치료에서 주요한 접근법으로 사용할 수 있다. 최상의 결과를 위해서 근막이완 기술은 가끔 연부조직 가동법, 발통점 치료와 두개천골 도수법과 결합시켜 사용할 수 있다. 적당한 운동, 영양, 이완과 정신치료 또한 근막이완 적용을 완전하게 접근하기 위하여 함께 사용할 수 있다는 의미이다.

요약 SUMMARY

근막 기술은 신체의 근막 조직에 가동성을 회복시키고 경직된 결합조직을 부드럽게 하기 위하여 사용된다. 이러한 기술은 제한된 가동성, 자세 만곡, 세포에 나쁜 영향, 통증과 다양한 다른 기능장애를 일으키는 근막에서의 제한을 제거한다.

마사지의 역사는 결합조직과 근막 Elizabeth Dicke의 업적과 Bindegewemassage(1920년대), 그리고 Ida Rolf와 Rolfing(1960년 대)이다. 조직의 수평 신장을 포함한 근막 기술은 일반적으로 적은 양의 윤활제를 사용한다. 치료사들은 근막 조직에서 움직임의 제한을 느낄 수 있어야 하고 근막이 늘어나고 더 유연하게 되어 나타나는 "해방되고" 또는 "부드러워지는"것도 느껴야한다.

근막은 전신에서 발견되는 이완된 불규칙한 결합조직이다. 근육, 신경, 혈관과 기관을 감싸고, 이들의 형태를 만든다. 연속적인 막으로 전신을 감는다. 근막은 기저물질, 교원질과 탄력소로 구성된다. 근막은 교원섬유 사이에 수소결합에 의하여 형성된다. 근막의 기능은 지지, 보호, 세포호흡, 배출, 대사, 체액흐름이다. 근막은 유변성이라 하는 특징이 있고, 움직임, 신장과 온도상승으로 더 유연하게 된다.

근막은 장막하 근막, 심부근막과 장막근막처럼 신체의 3가지 다른 깊이에 위치한다. Barne는 두개천골 체계에서 최저심부 근막층이라 하는 다른 층을 정의하였다. 근막 해부학은 신체 외형을 만들고, 근육과 연결하고 감싸는 막으로 횡적으로 묶어주는 구조이다.

근막에서 제한은 신체의 다른 부분에서 만곡을 유발할 수 있고 움직임을 제한한다. 근막마사지는 장막과 심부 근막에 중점을 두었다.

Reihl에 의하여 발전된 근막기술은 피부 굴리기, 팔과 다리 당기기, 교차-손 신장, 그리고 횡단면 이완을 포함한다. Scheumann은 근막들기와 굴리기, 근막 확장, 그리고 근막가동법의 결합조직기술을 설명하였다. 근막기술은 손 전체, 손가락 끝, 그리고 전완으로 수행한다.

근막기술 수행을 위한 지침은 자세의 시각적 평가로 제한의 위치를 확인한다. 근막기술은 적용 깊이와 부위에 근거한 선택이다. 확실한 피부 견인과 근막제한을 느끼기 위하여 치료사는 윤활제를 사용하지 않아야 한다. 움직임은 부드럽고 느리게 조직에서 제한의 지점이 느껴질 때까지 수행한다. 조직은 제한을 완화시키고 신장을 제공하기 위하여 횡적으로 움직인다. 신장은 대개 2~5분 동안 제한이 이완될 때까지 지속하며, 움직임은 조직과 함께 움직인다. 치료와 인식을 가지고 신장시키고, 조직은 신장 후에 안정시킨다.

다음 부분은...

발통점은 근육 조직에 딱딱한 밴드이고 압박을 하였을 때 통증이 있고, 움직임이 제한되고,그리고 다른 부위에 통증과 연관이 있을 수 있다. 신경근치료(neuromuscular therapy: NMT)는 발통점을 비활성화 시키고 이것에 의해서 유발되는 통증을 완화시키기 위한 마사지의 한 유형이다. 13장에서는 NMT의 이론과 기술에 대하여 설명할 것이다.

참고문헌

Anderson, K. N., & Anderson, L. E. (1990). *Mosby's pocket dictionary of medicine, nursing, & allied health*. St. Louis: C.V. Mosby.

Barnes, J. F. (1987). Myofascial release. *Physical Therapy Forum*, September 16.

Cantu, R. I., & Grodin, A. J. (1992). *Myofascial manipulation: Theory and clinical application*. Gaithersburg, MD: Aspen Publishers.

Juhan, D. (1987). *Job's body*. Barrytown, NY: Station Hill Press.

King, R. K. (1996). *Myofascial massage therapy: Towards postural balance*. Self-published training manual by Bobkat Productions, Chicago.

Knaster, M. (1996). *Discovering the body's wisdom*. New York: Bantam Books.

Manheim, C. (2001). *The myofascial release manual*, 3rd ed. Thorofare, NJ: Slack Inc.

Reihl, S. (2001). "Beginning myofascial release." Instructional video produced by Real Bodywork.

Scheumann, D. W. (2002). *The balanced body: A guide to deep tissue and neuromuscular therapy*. 2nd edition. Philadelphia: Lippincott, Williams & Wilkins.

Schultz, R. L. and R. Feitis (1996). *The endless web: Fascial anatomy and physical reality*. Berkeley, CA: North Atlantic Press.

웹사이트

The Rolf Institute of Structural Integration (*www.rolf.org*)
Myofascial Release. Com (*www.myofascial-release.com*)

추가 참고문헌

비디오

"Advanced myofascial release." (2000). Santa Barbara, CA: Real Bodywork. (*www.deeptissue.com*)
"Beginning myofascial release." (2001). Santa Barbara, CA: Real Bodywork. (*www.deeptissue.com*)
"Deep tissue massage and myofascial release: A video guide to techniques." (2003). Seven Volumes. Art Riggs. (*www.deeptissuemassagemanual.com*)
"Myofascial release: Lumbar region." (2002). Halifax, Nova Scotia, Canada: Jenings. (*www.jenings.com*)
"Myofascial release: Cervical Region." (2003). Halifax, Nova Scotia, Canada: Jenings. (*www.jenings.com*)

학 습 가 이 드

학습결과 LEARNING OUTCOMES

학습 가이드는 처음 시작하는 부분에 학습결과를 사용하라. 학습 파트너 또는 테이프에 기록된 것을 이용하여 쓰거나 구두로 말하여서 각 결과에 주어진 과제를 수행하라. 처음에는 "책을 보고" 시작하고, 후에는 기억한다.

중요한 용어/개념 KEY TERMS/CONCEPTS

중요한 기술은 이 장을 처음 시작할 때 목록화하였고, 다음에 나오는 연습에서 하나 또는 그 이상을 선택하라. 이러한 이야기에 관한 쓰기 또는 말하기는 이들의 중요성을 심도 있게 이해하고, 이것들을 더 기억하는데 도움을 줄 수 있다. 몇몇 연습문제는 수행의 섬세함에 초점을 맞추어 확실하게 고안되었다.

1. 각각의 중요한 단어와 개념을 하나 또는 두 개 문장을 쓴다.
2. 3×5의 한 쪽 면에 중요한 단어 또는 개념을 쓰고 이름을 쓰고, 다른 면에는 이것에 대해서 자세하게 설명한 학습카드를 만든다. 카드를 섞고 한쪽 면을 읽고, 다른 측면의 정보를 자세하게 이야기하도록 한다.
3. 문제 2에서처럼 학습카드를 만들고, 한쪽 면에는 역사적 인물의 이름을 쓰고, 다른 면에는 근막마사지의 발전 공헌자를 쓴다.
4. 두 개 또는 세 개의 중요한 단어 또는 개념을 선택하고 이것에 관하여 설명한다.
5. 학습 파트너와 함께, 중요한 단어 또는 개념을 구두로 이야기 한다.

학습 개요 STUDY OUTLINE

다음은 이 장에서 중요한 개념을 기억하는지 검사하기 위한 질문이다. 각 질문이 있는 본문의 페이지를 이용하여 대답하라.

1. 근막마사지는 신체의 __________ 해부학을 알아야 한다(p. 282).
2. 근막마사지의 일반적인 목적은 ______ 근막에서 제한을 이완시키는 것이고, 근막은 ________, 전신 _____ 관련이 있다(p. 282).

3. 근막기술은 제한된 ______, 자세 ______, 나쁜 세포 ______, ____________ 유발하는 근막의 제한을 이완시킨다(p. 282).

근막마사지의 역사(History of Myofacial Massage)

1. ________ 마사지의 체계는 1920-30년대에 독일의 _________에 의하여 발전된 Bindegewebs-massage라고 불린다. 피부의 여러 부위에 오일을 바르지 않은 가벼운 스트로크는 내장기관과 신체의 다른 부분에 _______ 효과를 준다(p. 282).
2. 구조적 통합, 또는 Rolfing은 ________의하여 발전되었고, 1960년대에 Esalen 협회에서 교육을 하였다. Rolfing은 _______ 조직에 도수법을 수행하여 적절한 _______정렬을 재확립하기 위한 것이다(p. 282).
3. 근막이완 용어는 신체의 근막 해부학 교육의 체계를 설명하기 위하여 1960년대에 정골요법사 _______에 의하여 만들어졌다(p. 282).
4. 근막이완(MFR) 용어는 1980년대에 근막 해부학에서 제한을 느끼기 위하여 고안되었고 John _______이 채택하였다(p. 282).
5. 근막기술은 근막 _______, 근막 ________, 근막 ________, 그리고 근막 _______ 처럼 다양하게 알려져 있고 지속적으로 발달되었다(p. 282).

근막의 특징 (The Nature of Fascia)

1. 근막은 이완되고 불규칙적인 ______ 조직이고 전신에서 발견된다(p. 283).
2. 근막은 세포간 공간을 채우고, 그리고 모든 근육, 신경, 혈관, 그리고 기관을 ____한다(p. 283).
3. 근막은 _________, _________, _________, _________, _________, _________, 그리고 _________의 중요한 기능이 있다(p. 283).
4. 근막제한은 나쁜 세포교환 ____________과 _________, _________, 그리고 _________ 가동을 포함한 다양한 문제를 유발한다(p. 284).
5. 근막은 ____________ 특성이 있고, 이것은 _________와 _________ 함께 고체에서 더 겔의 형태로 변화시킬 수 있다(p. 284).
6. 근막의 3가지 깊이는 (1) 피부와 심부 근막사이에서 전체 신체를 연결하는 결합조직 층인 ________근막; (2) 다른 해부학적 구조와 근육을 고정하는 결합조직의 막과 밴드인 _______근막; (3) 심부근막과 신체강의 내용물인 장막 사이의 결합조직인 ________근막으로 구별한다(p. 284).
7. 심부근막은 __________ 체계의 경막내의 층처럼 John Barnes에 의하여 개념이 확립되었다(p. 284).
8. 근막해부학의 연구는 신체 외형과 ________ 만들어주는 근막구조를 확인하고, 근육과 ______근육군을 감싸는 근막_____을 확인하는 것이다(p. 284).
9. 근막을 설명하기 위하여 사용되는 비유는 ______ _________이다. 한 부분을 당기면 멀리 있는 지점도 당겨질 수 있거나, 전체 모양을 손상시킬 수 있다(p. 285).
10. Scheumann은 근막을 감싸고 있는 __________이 묶여 있다면, 근육은 안정상태의 길이로 다시 회복되지 않는다고 제시하였다(p. 285).

근막기술 (Myofacial Techniques)

1. Reihl의 근막기술의 광범위한 4가지 분류는 1. ________, 2 팔과 다리 ________, 3. ________ 손 신장, 4. ________ 면 이완이다(p. 285).
2. Scheumann은 근막기술의 3가지 유형을 설명하였다. (1) 근막_______과 ___________; (2) 근막_______ ; (3) 근막 _______이다(p. 285).
3. ________라고 하는 기술에서, 피부는 구조 위에서 부드럽게 집어올리고 느리게 당긴다(p. 285).
4. 교차-손 신장은 ___________근막을 부드럽게 이완시킨다(p. 285).

5. 손가락 끝은 표면 근막조직을 __________ 그리고 __________ 하기 위하여 사용할 수 있다(p. 285).
6. 전완은 ______ 근막에서 제한은 이완시키는데 사용할 수 있다(p. 285).

근막기술 수행을 위한 지침

1. 근막제한은 _________ 처럼, ________로 위치를 확인할 수 있다(p. 287).
2. 치료사가 근막에서 ________ 느끼고자 근막기술을 적용하고, 손이 조직을 천천히 그리고 부드럽게 밀고, 당기고, 신장시킬 때 _______ 하지 않게 하기 위하여 적은 양의 윤활제를 사용하여야 한다(p. 288).
3. Reihl의 4가지 지침은 (1) _______분 동안 신장을 유지하고; (2) _______ 신장을 유지하고; (3) _______ 압박을 사용하고; (4) 조직과 함께 ___________ 이다(p. 289).
4. Schultz와 Feitis는 ___________에서 조직 압박을 피하고, 과도한 수행을 피하기 위하여 신장 후에 조직을 __________ 되게 할 것을 권유하였다 (p. 289).
5. ________ 지식과 _______ 방향은 기술을 수행할 때, 영향을 주는 조직의 깊이에 관한 정보를 유용하게 제공한다(p. 289).
6. _______________는 가끔 근막제한의 이완(예, 부드럽게 또는 완화된)을 설명하기 위하여 사용하는 용어이다(p. 289).
7. Barnes는 처음에는 근막의 ______를 이완시키고, 나중에 ______ 장벽을 이완시켜야 한다고 권유하였다(p. 289).
8. 근막 __________은 신체의 3차원적 관점에서 근막이 회전되고, 비정상적인 뒤틀림을 이완시키는 것을 설명하기 위하여 사용된다(p. 289).

더 많은 이해를 위해서 FOR GREATER UNDERSTANDING

다음의 훈련은 이 장에서 설명된 지침의 특별한 적용이다. 동사는 다양한 활동을 강조하고, 기술발전을 조장하기 위하여 밑줄을 그었다. 이러한 훈련은 학습 파트너 또는 그룹, 또는 학급과 함께 수행한다.

1. 부가적인 정보가 언급된 웹사이트를 찾아라. 그들이 제공하는 근막마사지의 유형에 대한 정보를 읽어라. 학습파트너에게 당신이 찾은 것이 무엇인지 설명하라.
2. 근막마사지의 형태에서 특별한 훈련을 한 치료사를 찾아라. 근막 마사지를 받아보아라. 학습파트너에게 당신이 경험한 것을 적거나 구두로 설명하라.
3. 문제 2를 완전하게 수행한 후, 근막마사지를 받은 학습파트너와 함께 경험한 것을 비교하라. 유사점과 다른점, 그리고 마사지에 대한 반응에 대해서 논의하라.
4. 근막마사지에서 진보된 훈련을 한 치료사의 마사지 수행을 관찰하라. 구두로, 또는 적어서, 그들이 사용한 기술과 전체적인 접근법을 설명하라. 기술을 적용하는 목적과 조직에 어떠한 반응이 나타나는지 설명하라.
5. 특별한 훈련을 한 치료사에게 근막마사지를 받은 사람과 이야기하라. 그들이 마사지를 받은 이유, 어떠한 효과가 있다고 생각하는지, 마사지를 어떻게 수행하는지에 대하여 물어본다.

제 13 장

신경근 치료: 발통점

Neuromuscular Therapy(NMT): Trigger Point

학습 결과 Learning Outcomes

이 장을 학습하고 난 후, 다음의 정보를 습득할 것이다.

1. 신경근치료의 기원, 역사에서 중요한 인물의 역할에 대하여 이야기 할 수 있다.
2. 발통점을 정의하고, 다른 유형을 설명할 수 있다.
3. 발통점과 관련된 유형을 설명할 수 있다.
4. 발통점의 기원을 확인할 수 있다.
5. 촉진으로 발통점의 위치를 확인할 수 있다.
6. 발통점의 비활성화기술을 수행할 수 있다.

역사적 인물 HISTORICAL PEOPLE

Lief, Stanley	Prudden, Bonnie	Travell, Janet

중요한 용어/개념 KEY TERMS/CONCEPTS

활성 발통점	국소 통증	연관통
연관 발통점	신경근 치료(NMT)	위성 발통점

MEDEALINK

이 책의 각 부분을 복사한 CD는 이 장에 담겨진 기술을 추가하였다. CD-ROM에 넣으면 마사지 기술의 영상을 볼 수 있다. 이 영상은 새로운 부분을 학습하는데 도움을 줄 수 있게 디자인되었다.

손 도구	집기 기술	이차 발통점
허혈성 압박기술	일차 발통점	발통점
잠재 발통점	관련 구역	연관 유형

신경근 치료(neuromuscular therapy)는 근육, 결합조직과 관련된 발통점을 비활성화 시키기 위하여 수행된다. 발통점(trigger point)은 가끔 외상, 나쁜 자세, 반복적인 손상과 근육의 과사용으로 인하여 생성될 수 있다. 발통점은 통증, 약화와 유연성 제한, 그리고 다른 부위에 연관통을 유발시킨다.

신경근 치료의 역사 HISTORY OF NEUROMUSCULAR THERAPY

신경근 기술(neuromuscular technique : NMT)의 기원은 1890년에 Latvia에서 태어난 자연요법사 **Stanley Lief**로 유럽에서 유래를 찾을 수 있었다. Lief는 미국에서 Bernarr Macfaddenr와 자연과학을 공부하였고, 카이로프라틱과 자연요법(naturopathy)을 교육받았다. 그는 1925년 영국 Hertfordshire에 Champneys라는 세계적으로 유명한 자연요법 휴양지를 설립하였다. 현재 미국에서 발통점 치료와 비슷한 연부조직 도수방법을 발전시켰다. NMT는 연부조직 도수법과 마찬가지로 치료, 혼합된 식사, 정서적인 건강과 수치료와 같이 심신 접근법 중의 하나이다(Chaitow, 1996).

미국에서 발통점 치료의 선구자인 **Janet Travell**은 1952년 처음으로 치료를 시작하였다. Dr. Travell은 2차 세계대전에서 부상당한 John F. Kennedy 상원의원의 통증을 완화시켜 명성을 얻게 되었다. Travell은 1960년에 Kennedy와 Johnson 두 대통령의 백악관 주치의로 임명되었다. 이러한 임용으로 Dr. Travell의 치료에 국민들이 관심을 가지게 되었다(claire, 1995, p. 42). Travell은 David Simon과 함께 두 권의 발통점 치료를 집필하였다(1983, 1992). 그들은 근막 통증과 기능장애를 치료하는 치료사를 위하여 책을 집필하였다.

발통점에 체계적인 접근은 1970-1980년대에 **Bonnie Prudden**에 의하여 발전되었고, 인기가 있었다. Prudden의 두 저서인, Pain Erasure(1980)과 Myotherapy(1984)는 신체의 다른 부분에서 공통적인 발통점의 위치를 찾고 완화시키는 방법을 설명한 실습서이다. Prudden은 마사지치료의 분야와 일반적인 공공장소에서 사용이 가능한 NMT를 만드는데 도움을 주었다.

발통점을 완화시키는 다른 체계는 이것을 발전시킨 사람에 의하여 활성화되어 왔고 다양한 이름이 붙여졌다. 신경근 치료는 발통점 치료의 포괄적인 것이다.

발통점 TRIGGER POINT

마사지치료사는 가끔 압박하였을 때 통증 또는 방사통이 나타나는 근육에서 작은 점을 발견할 수 있을 것이다. 다른 명백한 원인(예, 타박상)이 없을 때에도 발통점을 의심하여야 한다. 이러한 압통점은 근육과 건 조직에서 띠처럼 촉진될 수 있고, 다양한 방법으로 완화시킬 수 있다. Travell과 Simons은 **발통점**을 "압박을 하였을 때, 확실한 과민성, 연관통과 압통이 유발되고, 가끔 자율신경계 현상과 고유수용기의 손상 있다"라고 정의하였다(1999, p. 4).

발통점의 두 가지 분류는 "근육의 단단한 띠에서 통증이 유발되는 지점"이라고 하였다. 근육의 현미경적 관점은 근섬유를 따라 작은 수축성 결절이라고 한다. 이것은 발통점을 결절과 단단하게 느끼는 이유를 설명한 것이다(Mense, Simons 2001, pp. 250-251).

연관통의 형태 REFERRAL PATTERNS

발통점은 **국소 통증**을 일으키고 이와 **연관된 부위**에 **연관통** 또한 일으킨다. 예를 들면, 긴장성 두통은 가끔 승모근과 목 근육의 발통점에 의해서 나타날 수 있다. 근막 발통점의 연관통은 "무디고 쑤시고, 가끔 더 심하고, 약간에서부터 심하게 불편하고 고통을 준다. 이것은 휴식 또는 움직일 때 나타난다"(Travell과 Simons, 1999, p. 13).

발통점은 압박하여 통증이 생길 수 있거나 압박 없이도 통증이 있거나 통증이 방사될 수 있다. 활성 발통점을 압박하면 대개 발통점과 연관된 부위의 통증이 더 심하게 된다. 발통점이 위치한 근육은 경직되고 약해질 수 있고 가동범위도 제한될 수 있다. 능동 또는 수동으로 근육을 신장하면 대개 통증이 증가된다. 발통점과 직접적으로 관련된 근육은 긴장 또는 이와 같은 것을 촉진할 수 있다.

다른 감각, 운동과 자율신경 현상은 활성 발통점에 의해서 나타날 수 있다. 이것은 통증, 압통, 운동단위 활동이 증가하고(경련), 혈관수축(창백해지고), 냉기, 발한, 모발운동 반응(pilomotor response), 혈관확장(vasodilation)과 분비과다(hypersecretion)로 나타낼 수 있다. 이러한 효과는 가끔 발통점에서부터 먼 곳에서도 나타날 수 있지만, 특정한 발통 연관통은 일반적인 부위에서 나타난다(Travell과 Simons, 1992, p. 5).

그림 13-1은 일반적인 발통점의 위치를 보여주고 있다. 발통점 도표는 공통 위치와 연관통의 형태를 확인하는데 유용하고, 치료사는 각 대상자의 독특한 발통점과 연관통 형태를 발견할 수 있을 것이다.

발통점의 종류 VARIETIES OF TRIGGER POINT

발통점은 잠재 또는 활성, 일차 또는 이차, 위성 또는 연관과 같이 설명할 수 있다. **잠재적 발통점**은 눌렀을 때에만 통증이 있다. **활성 발통점**은 항상 통증이 있고, 완전 신장을 방해하고, 근육이 약화되고, 직접 압박에도 연관통이 나타난다. **일차 발통점**은 급성 또는 만성으로 근육 과사용에 의하여 활성화되고, **이차 발통점**은 일차 발통점이 포함된 근육에서 일차 발통점의 반응으로 인하여 활성화되는 것이다. **위성 발통점**은 다른 발통점과 연관된 부위의 근육이 활성화되어 나타난다. **연관 발통점**은 이차 또는 위성 발통점과 관련된 것이다(Travell과 Simons 1983, pp. 1-4). 표 13-1은 다양한 발통점을 요약한 것이다.

발통점의 원인 ORIGIN OF TRIGGER POINT

발통점은 근육의 급성 과부하 또는 과사용으로 인한 피로, 심한 외상과 같이 직접 자극에 의하여 활성화 될 수 있다. 간접 자극 또한 발통점을 활성화시킬 수 있다. 예를 들면, 관절염, 정서적 긴장, 내장 질환과 다른 발통점들이다(Travell과 Simons, 1999, p. 16).

운동선수, 음악가, 노동자와 같이 반복적이고 긴장된 일을 하는 사람은 발통점이 생기기 쉽다. 의자에 앉고 또는 운전하는 동안 나쁜 자세 정렬은 근육에 긴장을 과도하게 주기 때문에 발통점이

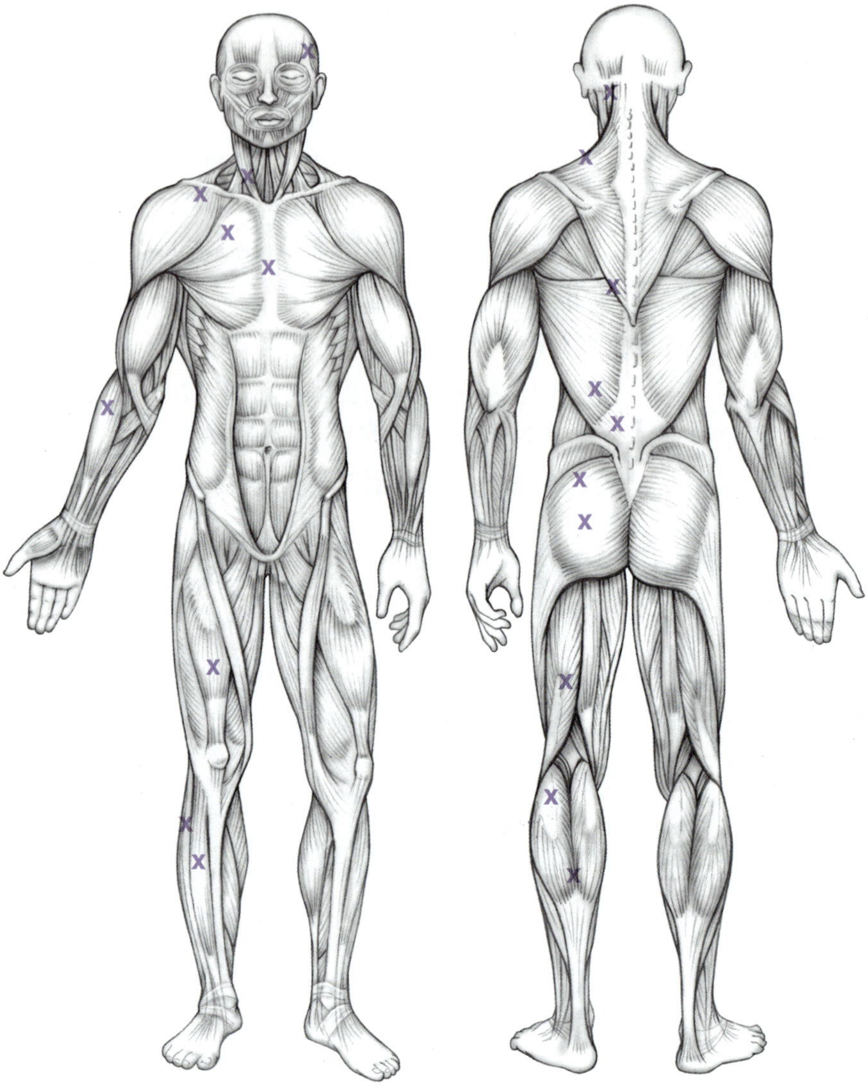

그림 13-1. 전면과 후면에 일반적인 발통점 위치.

표 13-1 다양한 발통점(VARIETIES OF TRIGGER POINTS)

잠재 발통점	압박할 때만 통증이 있다
활성 발통점	항상 근육에 압통이 있고, 약화와 단축, 연관통이 있다.
일차 발통점	급성 또는 만성 근육 과부하에 의하여 활성화 된다.
연관된 발통점	일차 발통점에 의하여 활성화 된다.(예, 이차 발통점) 일차 발통점의 연관 부위에서 시작하여 활성화된다(예, 위성 발통점)

나타날 수 있다. 둥근 어깨에서 머리가 앞쪽에 위치한, 앞쪽으로 굴곡된 자세인 머리가 앞으로 나온 자세는 흉근과 경부 후면 근육에 발통점이 나타난다고 알려져 있다(Travell과 Simons. 1992, p. 20). 동시에 같은 쪽으로 무거운 지갑 또는 가방을 옮기는 것은 근육 과부하로 인하여 발통점을

유발된다.

발통점의 위치 LOCATING TRIGGER POINTS

고객 또는 환자가 근긴장으로 통증이 나타나거나, 국소 근육통과 단축일 때, 또는 고객과 환자가 발통점과 연관된 공통적인 통증 유형 중 하나를 설명할 때 근막 발통점을 의심하게 된다. 이러한 증상이 있을 때와 통증이 어떻게 나타나는지는 근원을 알 수 있는 단서가 된다. 예를 들면, 타박 또는 넘어짐, 반복 동작 또는 발통점의 가능성이 있는 모든 지점에 운전 또는 앉아 있는 것과 같은 고정된 자세이다

대상자에게 도표에 통증이 있는 부위를 그리게 하는 것은 유용하며, 이것은 치료사에게 발통점의 위치를 알게 하는데 도움을 준다. 치료사가 발통점과 연관통 유형에 관한 많은 지식을 알고 있는 것은 정확한 위치를 쉽게 발견할 수 있게 한다.

궁극적으로, 정확한 발통점의 위치는 촉진을 하여 발견할 수 있다. 치료사는 대상자가 도표 또는 말로 이야기한 것을 단서로 하여 위치를 찾을 수 있다. 발통점의 특징인 조직에서 긴장된 띠를 느낄 수 있다. 대상자는 발통점의 정확한 위치, 통증의 정도, 압박에 의한 연관통의 유형과 발통점의 비활성화에 의한 통증 감소의 반응을 줄 수 있다.

대상자는 가끔 "완전히 없어지지는 않았지만, 거의 없어졌다"라고 말한다. 가끔 약간의 위치 변화 또는 압박의 양상으로 정확한 지점을 찾을 수 있다. 가끔 압박을 적용하는 비율에 따라 통증이 나타나고, 압박에 의하여 "점프 징후'가 나타나거나, 대상자가 아픔을 표현할 수 있다. 발통점에 직접 압박하면, 대상자들은 같은 부위에 통증이 증가하거나 다른 부위에 연관통이 나타난다고 말한다.

비활성 기술 DEACTIVATION TECHNIQUES

비활성 기술은 잠재, 활성 또는 일차 발통점을 비활성화 시키고 위치를 찾아내는데 중요하다. 통증을 완화시키고 근육의 모든 기능을 회복시키기 위해서 연관된 지점(이차 또는 위성) 또한 발통점의 활동을 감소시켜야 한다.

발통점은 스프레이와 신장, 식염수 주입, 침과 마취를 포함한 다양한 비도수적 방법으로 비활성화 시킬 수 있다. 도수 기술은 손과 도구를 사용한 허혈성 압박(ischemic compression), 심부 스트로킹 마사지(stroking massage), 발통점 부위에 심부 마찰법과 진동법을 포함한 비활성 발통점이 효과가 있다는 것으로 나타났다. 이러한 기술의 대표적인 것은 손상된 조직을 신장시키는 것이다.

손상된 조직의 신장은 발통점을 비활성화 시키는데 특히 중요하고 손상된 조직을 정상 상태로 회복시켜 준다. Travell과 Simon(1992)이 신장에 초점을 맞춘 다른 비활성 방법은 수축-이완, 상호억제, 호기 때 이완, 자극과 신장, 근에너지 기술과 근막 이완을 포함한다.

허혈성 압박기술 (Ischemic Compression Technique)

허혈성 압박기술은 충혈의 반작용에 의한 저산소증으로 발통점 부위가 창백해진 조직에 압박을 가하는 방법이다(Travell과 simon 1999, p 27). 다시 말해, 혈액과 산소 부족으로 창백해진 조직

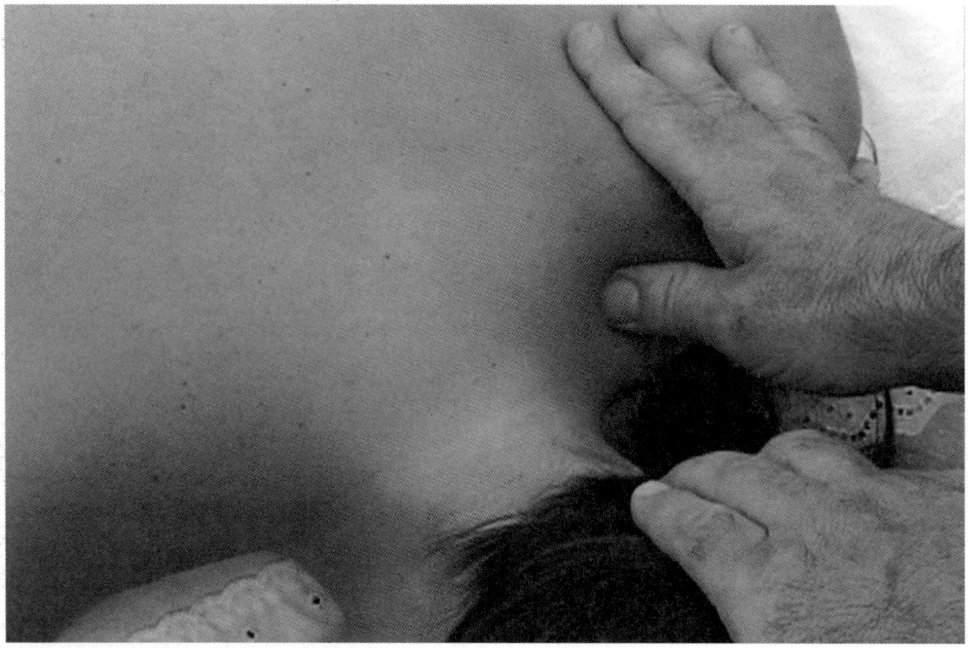

그림 13-2. 엄지손가락으로 발통점에 허혈성 압박.

에 압을 가하고, 압을 가하지 않게 되면 부위에 혈액이 증가하게 된다는 것이다. 지속적인 손가락 압박, 도구, 또는 집게로 허혈 압박을 할 수 있다. Travell과 Simons는 20초에서 1분간 압박을 적용하여야 한다고 권유하였다.

압박은 발통점 완화와 발통점의 긴장 띠가 없어질 때까지 점차적으로 증가시킨다. 발통점 긴장이 완화되는 것을 치료사가 느낄 때 또는 압박으로 더 이상 발통점에 통증이 없을 때 압을 감소시킨다..... 혈관 또는 신경에 지속적인 압박을 하여서는 안된다; 이것은 무감각과 쑤시는 느낌을 유도하게 한다. 허혈 압박은 근육의 길이에 적용하고, 과운동성과 같이 신장이 금기될 때는 예외이다(1992, p. 9).

비활성 발통점에 지속적인 손가락 압박은 엄지손가락을 일반적으로 사용한다. 그림 13-2와 13-3은 발통점에 직접 압박을 수행하는데 엄지손가락을 사용한 것을 보여주는 것이다. 엄지손가락과 손목관절은 정렬된 상태로 수행하여야 한다는 것에 주의하여야 하며, 엄지손가락을 외전시켜 압박을 가하지 않도록 한다.

엄지손가락 대신 손가락 끝과 같은 손의 다른 부분으로 압박을 가할 수 있다. 예를 들면, 그림 13-4에서 보여주듯이 손가락 끝을 사용한다. 두꺼운 근육부위에는 팔꿈치를 사용할 수 있다. 그림 13-5는 승모근의 발통점을 비활성화 시키기 위하여 대상자가 앉은 자세에서 팔꿈치를 사용하는 것을 보여준다. 팔꿈치는 그림 10-20에서 보여주듯이 둔부의 심부 근육과 같이 심부에 위치한 큰 근육에 효과를 주기 위하여 사용할 수 있다.

손의 작은 관절의 과사용을 예방하기 위하여 **작은 도구**로 압박을 가하는 것이 효과적이다. 손가락 끝으로 촉진하여 발통점을 찾아내고, 그 후 압박을 적용하기 위하여 발통점에 도구의 끝부분을 댄다. 예민한 것을 사용한다면, 조직은 도구로 촉진하고, 접촉의 정도는 손으로 직접 사용하는 것과 구별이 할 수 없을 것이다. 도구를 사용할 때 손목을 구부리지 않는 것이 중요하다. 그림 13-6

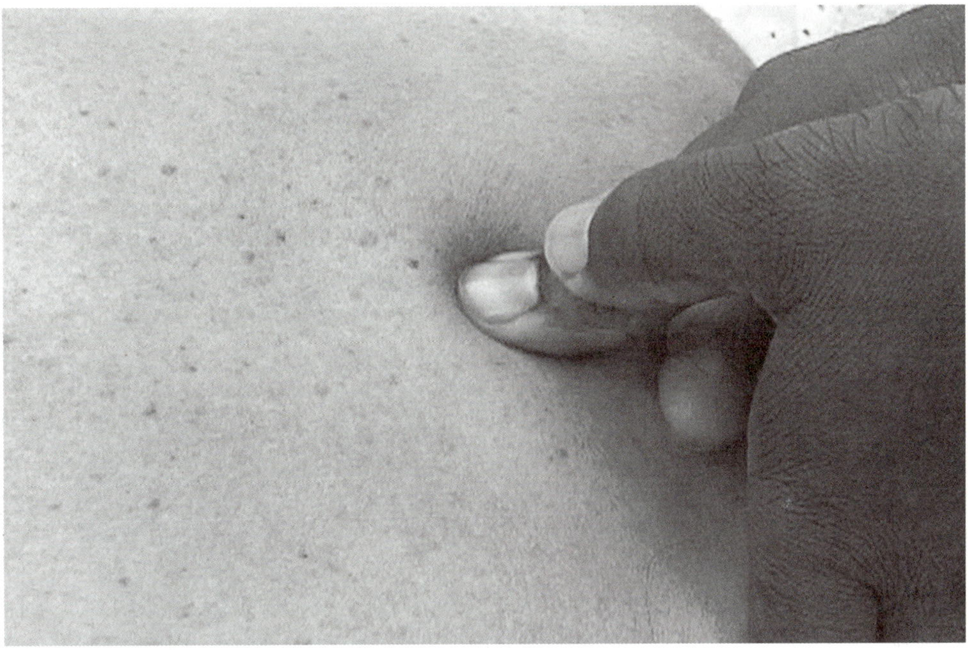

그림 13-3. 겹쳐진 엄지손가락으로 허혈성 압박.

은 발통점에 압박을 가하기 위하여 나무로 만든 도구를 사용하는 것을 보여준다.

위에서 살펴본 예에서, 대상자의 손과 조직 밑의 구조 사이에 위치한 발통점을 포함한 조직에 압박을 가한다. 압박은 연부조직 또는 뼈 위의 심부에 가한다. **집기 기술**(pincer technique)에서, 발통점 부위 조직은 치료사의 엄지손가락과 손가락 사이에서 압박된다. 예를 들면, 흉쇄유돌근의 발통점은 그림 13-7에서 보여주듯이 집게 기술을 사용하여 압을 가할 수 있다.

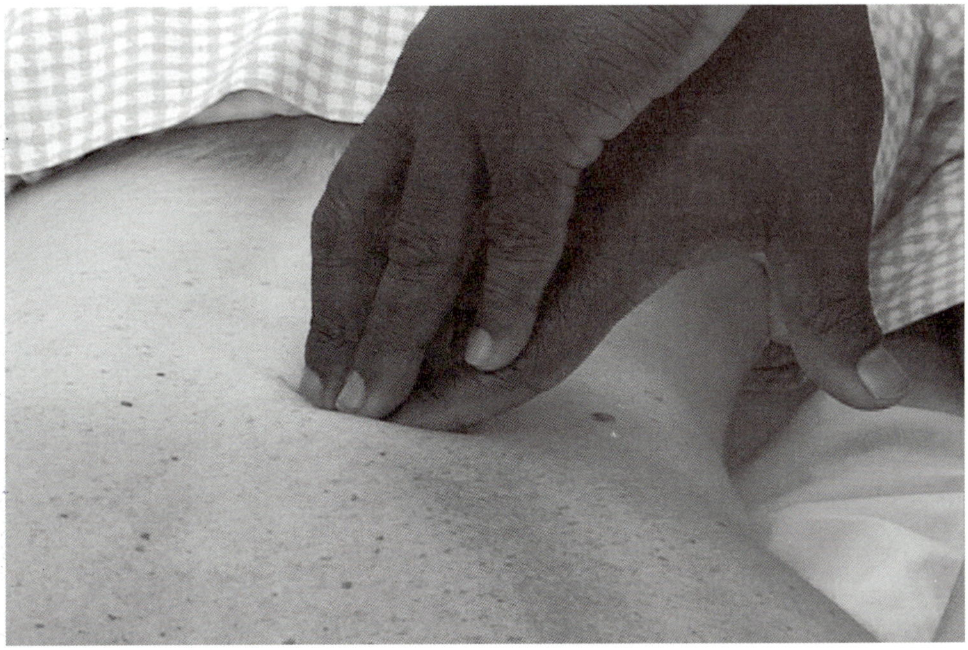

그림 13-4. 발통점에 손가락 압박.

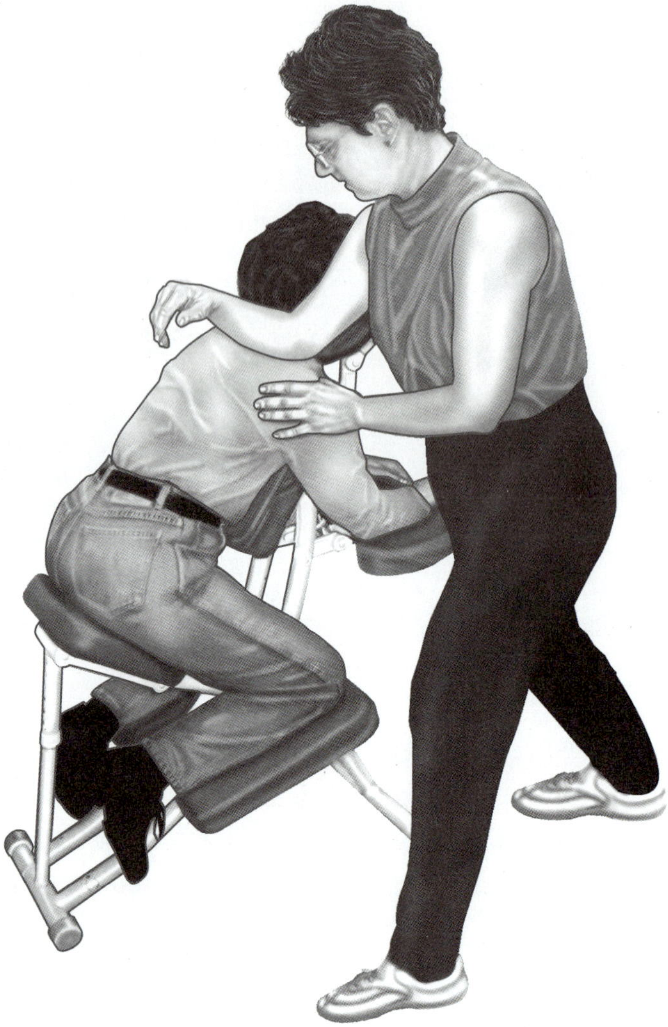

그림 13-5. 앉은 대상자에게 승모근의 발통점에 팔꿈치로 압박 적용.

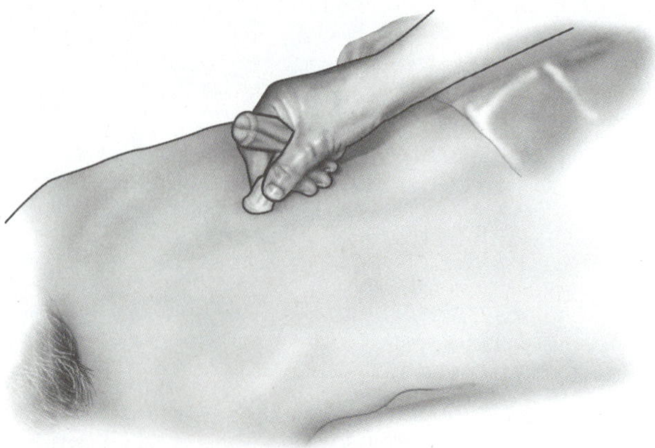

그림 13-6. 발통점에 압박을 적용하기 위하여 "T-막대"라고 하는 손 도구 사용.

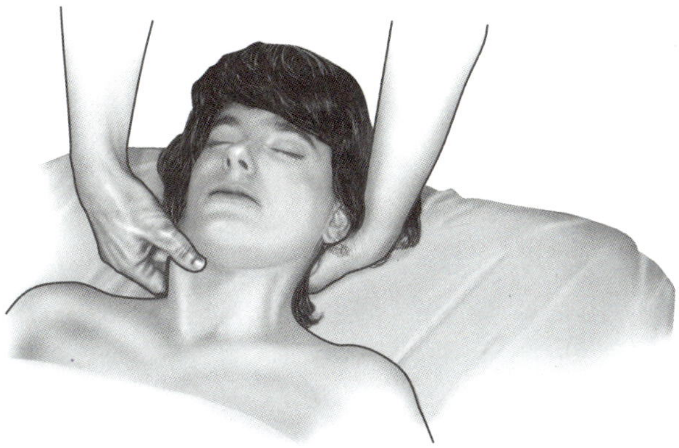

그림 13-7. 집기 기술로 흉쇄유돌근 비틀기.

다른 도수 기술 (Other Manual Technique)

심부 마찰법(friction), 심부 스트로킹(stroking), 진동법(vibration)과 신장은 발통점을 비활성화 시키는데 사용되는 다른 도수 기술이다. 이러한 기술은 최상의 결과를 얻기 위해서 허혈성 압박기술과 함께 사용된다.

기술의 혼합은 발통점을 비활성화 시키기 위하여 사용할 수 있고, 조직의 유착을 분리하고, 부위에 순환을 증진시킨다. 근육의 단축은 발통점으로 유발되고, 신장은 근육의 완전한 길이로 회복시키는데 도움을 주는 중요한 마지막 기술이다.

요약 SUMMARY

신경근치료는 발통점이라 하는 통증점을 비활성화 시키기 위하여 수행된다. 발통점은 외상, 나쁜 자세, 반복적인 좌상, 또는 근육의 과사용으로 발전될 수 있다. NMT 기술은 통증, 약화와 유연성 제한을 유발하는 발통점을 비활성화 시킨다.

1900년대 초에, 유럽의 자연치료사인 Stanley Lief는 NMT와 유사한 연부조직 방법을 발전시켰다. Janet Travell은 1950년대 미국에서 발통점 치료를 창시한 사람이다. Travell과 Davis Simon은 발통점 안내서를 집필하였다. Bonnie Prudden은 1980년대에 발통점치료의 체계를 발전시켰고, 그녀는 이것을 근육치료(Myotherapy)라고 하였다. 신경근치료는 발통점을 찾는 도수치료를 위한 포괄적인 용어이다.

발통점은 근육과 건에서 딱딱한 띠 조직이다. 발통점은 국소적으로 통증이 있고 연관 구역으로 연관통 또는 방사통이 있을 수 있다. 발통점은 근육에 통증, 경직, 약화와 유연성 감소를 유발시키고, 감각, 운동과 자율신경계 현상이 나타날 수 있다. 발통점은 잠재성, 일차적, 이차적, 위성과 관련성으로 분류된다.

발통점은 근육 과부하 또는 과사용, 외상, 오한, 관절염, 감정적 스트레스, 질병 또는 다른 발통점으로 유발될 수 있다. 운동선수, 음악인, 예술가, 육체노동자와 나쁜 자세를 가진 사람은 발통점이 나타나기 쉽다. 발통점은 대상자가 본인이 지적하는 통증부위에서 발견할 수 있고, 근육에서 딱딱한 띠로 촉진할 수 있다. 대상자의 피드백은 발통점의 정확한 위치를 찾는데 도움을 준다.

비활성화 기술은 식염수 주사와 침과 같은 비도수적인 방법, 그리고 허혈성 압박, 근육 스트립핑, 심부 마찰법, 진동법과 신장과 같은 도수방법이 있다. 허혈성 압박은 발통점 부위에 조직을 압박하는 방법이며, 저산소증을 유발시켜 충혈의 반작용을 유발되게 한다. 압박은 엄지손가락, 손가락, 팔꿈치, 또는 작은 손도구로 발통점 부위에 직접 수행하고, 20-60초간 유지한다. 압박은 신장 후에 사용한다.

다음 부분은...

특정 연부조직 도수기술은 림프액의 흐름을 증가시키고 신체의 림프계의 기능을 증진시키기 위하여 발전되어 왔다. 14장에서는 림프배액마사지의 이론과 일반적인 기술에 대하여 설명할 것이다.

참고문헌

Chaitow, L. (1996). *Modern neuromuscular techniques*. London: Churchill Livingston.

Claire, T. (1995). *Bodywork: What type of massage to get and how to make the most of it*. New York: William Morrow

Mense, S. and D. G. Simons (2001). "Myofascial pain caused by trigger points." Chapter 9 in *Muscle pain: Understanding its nature, diagnosis, and treatment*. Philadelphia: Lippincott, Williams & Wilkins.

Prudden, B. (1980). *Pain erasure: The Bonnie Prudden way*. New York: M. Evans.

Prudden, B. (1984). *Myotherapy: Bonnie Prudden's complete guide to pain-free living*. New York: Ballantine Books.

Travell, J. G., & Rinzler, S. H. (1952). The myofascial genesis of pain. *Postgraduate Medicine*, 11, 425–434.

Travell, J. G., & Simons, D. G. (1999). *Myofascial pain and dysfunction: The trigger point manual, Volume 1—Upper half of the body*, 2nd ed. Baltimore: Williams & Wilkins.

Travell, J. G., & Simons, D. G. (1992). *Myofascial pain and dysfunction: The trigger point manual, Volume 2—The lower extremities*. Baltimore: Williams & Wilkins.

추가 참고문헌

비디오

"Deep tissue and neuromuscular therapy: The torso." Santa Barbara, CA: Real Bodywork. (*www.deeptissue.com*)

"Deep tissue and neuromuscular therapy: The extremities." Santa Barbara, CA: Real Bodywork. (*www.deeptissue.com*)

학 습 가 이 드

학습결과 LEARNING OUTCOMES

학습 가이드는 처음 시작하는 부분에 학습결과를 사용하라. 학습 파트너 또는 테이프에 기록된 것을 이용하여 쓰거나 구두로 말하여서 각 결과에 주어진 과제를 수행하라. 처음에는 "책을 보고" 시작하고, 후에는 기억한다.

중요한 용어/개념 KEY TERMS/CONCEPTS

중요한 기술은 이장을 처음 시작할 때 목록화하였고, 다음에 나오는 연습에서 하나 또는 그 이상을 선택하라. 이러한 이야기에 관한 쓰기 또는 말하기는 이들의 중요성을 심도 있게 이해하고, 이것들을 더 기억하는데 도움을 줄 수 있다. 몇몇 연습문제는 수행의 섬세함에 초점을 맞추어 확실하게 고안되었다.

1. 각각의 중요한 단어와 개념을 하나 또는 두 개 문장을 쓴다.
2. 3×5의 한 쪽 면에 중요한 단어 또는 개념을 쓰고 이름을 쓰고, 다른 면에는 이것에 대해서 자세하게 설명한 학습카드를 만든다. 카드를 섞고 한쪽 면을 읽고, 다른 측면의 정보를 자세하게 이야기 하도록 한다.
3. 문제 2에서처럼 학습카드를 만들고, 한쪽 면에는 역사적 인물의 이름을 쓰고 다른 면에는 근막마사지의 발전 공헌자를 쓴다.
4. 두 개 또는 세 개의 중요한 단어 또는 개념을 선택하고 이것에 관하여 설명한다.
5. 학습 파트너와 함께, 중요한 단어 또는 개념을 구두로 이야기 한다.

학습 개요 STUDY OUTLINE

다음은 이 장에서 중요한 개념을 기억하는지 검사하기 위한 질문이다. 각 질문이 있는 본문의 페이지를 이용하여 대답하라.

1. 신경근치료는 ______에 발통점이라 하는 ____점을 비활성화 시키기 위하여 수행한다(p. 296).

신경근치료의 역사 HISTORY OF NEUROMUSCULAR THERAPY

다음은 이 장에서 중요한 개념을 기억하는지 검사하기 위한 질문이다. 각 질문이 있는 본문의 페이지를 이용하여 대답하라.

1. 1920년대, 유럽의 자연치료사인 ______는 오늘날의 NMT와 유사한 연부조직 도수법을 발전시켰다(p. 296).
2. ____________는 1950년대 미국에서 발통점 치료를 창시한 사람이다. 그녀가 John Kennedy를 포함한 많은 미국 대통령을 치료하였을 때 국민적인 주목을 받았다(p. 296).
3. ________는 그녀 자신이 근육치료(myotherapy)라고 칭하는 자신만의 체계로 1980년대에 발통점 치료는 인기가 있었다(p. 296).

발통점 (Trigger Points)

1. 발통점은 근육과 건에 통증점이며 압박할 때 _______ 방사된다(p. 297).
2. 발통점의 두가지 기준은 __________에 명확한 통증과 조직의 ______ 띠이다(p. 297).
3. 발통점의 현미경적 관점은 근조직에 확실한 결절 또는 작은 _________이고, 이것은 촉진으로 느낄 수 있는 결정성 ______이다(p. 297).

연관통의 형태 (Referral Patterns)

1. 발통점은 ______ 통증을 유발하고 _________에 연관통이 있다(p. 297).
2. 발통점의 연관통은 무디고 ______로 설명되고, 가끔 낮은 정도의 불편함에서 _______까지 강도는 다양한다(p. 297).
3. 발통점이 있는 근육은 경직이 있고 약할 수 있고, 길이가 _____ 될 수 있다. 직접적인 부위의 근육은 통증과 _______처럼 느낄 수 있다(p. 297).
4. 활성 발통점으로 인하여 유발될 수 있는 다른 현상은 근육 ________, __________, 그리고 차가움, 발한, 그리고 ______ 반응, 그리고 ______ 분비이다(p. 297).

발통점의 종류 (Varieties of Trigger Point)

1. ______ 발통점은 압박하였을 때에만 통증이 있다(p. 297).
2. ______ 발통점은 항상 통증이 있고, 근육이 약화되어 있고 단축되어 있고, 압박 방향으로 연관통이 있다(p 297).
3. ______ 발통점은 근육의 급성 또는 만성 과부하로 활성화된다(p. 297).
4. ______ 발통점은 일차 발통점으로 인한 근육의 반응 때문에 활성화된다(p. 297).
5. ______ 발통점은 활성 발통점이 포함된 연관 구역의 근육 때문에 활성화된다(p. 297).

발통점의 원인 (Origin Of Trigger Point)

1. 활성 발통점을 직접적으로 자극하는 것은 근육 ______ 또는 ________, 오한, 그리고 _______ 이다(p. 297).
2. 활성 발통점을 간접적으로 자극하는 것은 _____ ______, 감정적 _________, _________, 그리고 다른 __________ 이다(p. 298).
3. 스포츠, 연극 공연, 나쁜 자세와 무거운 물건 옮기는 것은 _________ 예이다(p. 298).

발통점의 위치 (Locating Trigger Points)

1. 고객이 _________________를 호소할 때 근막 발통점을 예측한다(p. 300).
2. 발통점 위치는 근육에서 ________와 ________ 촉진하고 통증을 포함한 고객의 피드백 특히 통증이 ________로 나타내는 것으로 발견할 수 있다(p. 300).
3. 발통점에 직접 압박은 _______에 통증을 유발시키거나, 또는 전체 _____ 부위에 통증이 유발될 수 있다(p. 300).

비활성화 기술 (Deactivation Techniques)

1. 통증을 완화시키고 기능을 회복하기 위하여, ___ _______ 발통점을 치료하거나 비활성화 시켜야만 한다(p. 300).
2. 비활성화 기술의 비도수적 방법은 스프레이와 ________, ________ 주사, ________, 그리고 마취이다(p. 300).
3. 발통점을 비활성화 하기 위한 효과적인 도수방법은 발통점 부위에 손 또는 작은 도구로 ____ 압박, 근육_____, 심부 _____, 그리고 진동법이다(p. 300).
4. 근육의 정상 길이로 회복시키는 것을 돕기 위하여 _______ 함께 도수기술을 사용하는 것이 중요하다(p. 300).

허혈성 압박기술

1. 허혈성 압박은 _______ 유발하기 위하여 강한 압박으로 발통점 부위에 압박하는 것이고, 이후에는 압박이 감소되어 이 부위에 혈액 흐름이 증가된다(p. 300).
2. 허혈성 압박은 ________, ________, ________, 또는 작은 ________과 함께 수행할 수 있다(p. 300).
3. 발통점을 엄지손가락과 손가락 사이에서 비트는 _______ 기술은 흉쇄유돌근과 같이 접근이 쉬운 근육에 사용할 수 있다(p. 300).

더 많은 이해를 위해서 FOR GREATER UNDERSTANDING

다음의 훈련은 이 장에서 설명된 지침의 특별한 적용이다. 동사는 다양한 활동을 강조하고, 기술발전을 조장하기 위하여 밑줄을 그었다. 이러한 훈련은 학습 파트너 또는 그룹, 또는 학급과 함께 수행한다.

1. 신경근치료로 특별한 훈련을 받은 치료사를 찾는다. 신경근치료를 받아보라. 학습파트너에게 당신의 경험을 적거나 구두로 설명한다.
2. 문제 1을 완전하게 수행한 후, 신경근치료를 받은 학습파트너와 경험을 비교한다. 유사점과 다른점, 그리고 치료에 대한 반응을 토론한다.
3. 신경근치료에서 진보된 훈련을 받은 치료사의 수행을 관찰한다. 그들이 사용하는 기술, 전체적인 접근법을 구두로 또는 적어서 설명한다. 적용기술의 목적, 그리고 조직에 반응이 어떻게 나타나는지 설명한다.
4. 훈련을 받은 치료사에게 신경근치료를 받은 사람(예, 운동선수, 음악가, 육체 노동자)과 이야기한다. 신경근치료를 받은 이유와 어떠한 효과가 있다고 생각하는지, 마사지를 어떻게 수행하는지에 대하여 물어본다.
5. 학습파트너에게 발통점의 위치와 비활성화 시키는 방법을 실습한다. 그들의 경험에 관한 피드백을 이야기하게 한다.
6. 문제 5를 수행하는 동안, 챠트에 발통점의 연관통 유형에 파트너의 피드백을 비교한다. 파트너의 경험이 챠트에 나타난 부위와 일치하는가? 챠트에서 발통점을 찾지 못하였는가? 학습파트너와 토론한다.

제 14 장

림프 배액마사지

Lymph Drainage Massage

학습 결과 Learning Outcomes

이 장을 학습하고 난 후, 다음의 정보를 습득할 것이다.

1. 림프 배액마사지의 역사를 이야기할 수 있다.
2. 림프계의 일반적인 해부학과 생리학을 설명할 수 있다.
3. 림프 배액마사지의 적응증과 금기증을 확인할 수 있다.
4. 기본적인 4가지 림프 배액마사지 기술을 수행할 수 있다.
5. 림프 배액마사지 수행을 위한 기본 원리를 이해할 수 있다.
6. 림프 배액마사지 적용에서 중요한 고려사항을 이야기할 수 있다.

역사적 인물과 발전 HISTORICAL PEOPLE AND DEVELOPMENTS

보완적인 충혈완화치료(CDT)
도수 림프배액(MLD)
Vodder의 도수 림프배액
Foldi, Michale과 Ethel
Vodder, Emil과 Astid
Von Winiwarter, Alexander

중요한 용어/개념 KEY TERMS/CONCEPTS

수집혈관
림프
림프 배액마사지(LDM)

MEDEALINK

이 책의 각 부분을 복사한 CD는 이 장에 담겨진 기술을 추가하였다. CD-ROM에 넣으면 마사지 기술의 영상을 볼 수 있다. 이 영상은 새로운 부분을 학습하는데 도움을 줄 수 있게 디자인되었다.

초기 림프액	림프 결절	림프계 혈관
전-수집관	림프부종	림프결절
떼내기 기술(scoop technique)	고정원(stationary circles)	
펌프 기술(pump technique)	회전 기술(rotary technique)	

도수 림프 배액(MLD)은 림프조직의 기능을 도와주기 위한 마사지의 형태이다. MLD 기술은 혈관과 결절의 조직에서 림프액의 움직임을 돕기 위하여 느리고, 가볍고 그리고 반복적인 스트로크(stroke)로 구성된다. 부드럽고 규칙적인 마사지는 일반적 웰빙, 조직에 축적된 체액을 제거하고, 치유를 증진시키고, 림프부종을 치료하기 위하여 사용된다.

림프 배액마사지의 역사 HISTORY OF LYMPHATIC DRAINAGE MASSAGE

림프흐름의 움직임을 증가시키기 위한 연부조직도수법의 사용은 세계 여러 부분에서 발견되는 오래된 수행방법이다. 1894년 초에, 서양의 과학적 연구들은 림프흐름을 증가시키는 방법과 같은 운동과 마사지의 사용을 시험하였다. 독일의 외과의사인 **Alexander von Winiwarter**는 청결, 압박, 운동과 마사지를 포함한 혼합된 방법으로 1890년대에 림프부종을 치료하였다(Kurz 등, 1978 ; Kelly 2002).

1930년대에, 덴마크의 물리치료사 **Emil**과 **Astid Vodder**는 그들의 **도수 림프배액**(MLD) 체계를 발전시켰고, 서양의학에서 림프 배액마사지의 견본이 되었다. **Vodder의 도수 림프배액**은 근본적으로 프랑스에서 발달하였고, 현재에는 유럽과 북아프리카에서 광범위하게 사용되고 있다. 이 장에서 설명한 많은 원리와 기술은 Vodder의 도수 림프배액에서 파생된 것이다.

1970년대에, 헝가리 의사 **Michael**과 **Ethel Foldi**는 완전한 **충혈완화치료**(complete decongestive therapy : CDT)라 불리는 림프부종을 위한 보완치료에 다른 치료와 Vodder의 도수 림프배액을 혼합시켰다. 완전한 충혈완화치료에는 피부 관리, 붕대감기, 운동과 마사지가 포함된다. 독일에 Foldi 병원은 완전한 충혈완화치료를 치료사에게 교육하였다. 북아메리카에 완전한 충혈완화치료를 위한 첫 번째 치료센터는 1980년대에 개업하였고, 림프배액 마사지를 포함하여, CDT의 흥미는 증가하고 있다.

림프배액 마사지가 건강 측면에서 긍정적인 것이라고 할지라도, 최근 몇 년간 림프부종의 발생이 증가하여 건강적인 효과면에서 더 인식하게 되었다. 림프부종환자에서 증가하고 있는 이유는 암으로 인한 생존이 증가하고, 암치료에 확실한 효과가 있고, 림프부종의 진단이 증가하고, 환자들의 지지, 그리고 상태에 관한 정보와 이에 대한 치료가 증가한다는 것이다(Kelly, 2002).

1990년대와 2000년대에서, 림프배액 마사지의 적용은 손상재활과 스포츠마사지를 포함하여 광범위하다. 온천과 미용실에서는 특히 안면부위의 이완과 미용치료에 림프배액 마사지를 사용한다.

림프계과 림프배액 마사지 LYMPHATIC SYSTEM AND LDM

림프계의 구조와 기능에 대한 지식은 림프배액 마사지 기술을 이해하는데 도움을 준다. 몇 가지 기본적인 것은 아래에 설명되어 있고, 이 장의 마지막 부분에 적어둔 참고문헌으로 더 자세하게

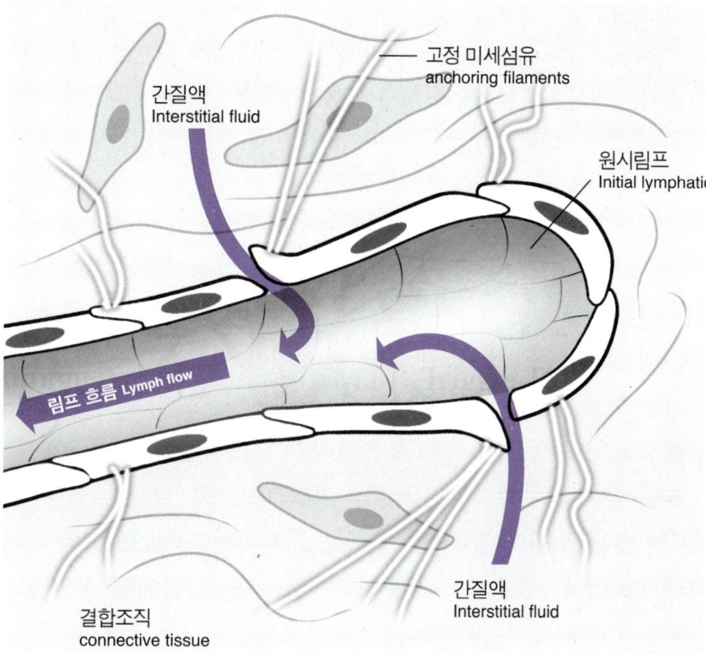

그림 14-1. 처음 림프관의 모식도. 하나의 두꺼운 세포는 림프계에 림프액이 들어가는 부위인 겹쳐진 피판으로 둘러 싸여 있다. 피부 표면에 위치.

학습할 수 있다.

림프와 심혈관계 기능은 신체에서 체액의 건강한 순환을 증진시키는 것이다. 림프와 혈액의 연속적인 움직임은 면역계의 적절한 기능, 조직회복, 그리고 신체세포의 화학적 환경과 적절한 체액의 유지를 위해서 필요하다. 간질액의 90%는 모세혈관에서 재흡수되고, 10%는 림프관으로 들어가서 심혈관계로 환류된다.

림프는 깨끗하고, 무색의 액체이며 혈액순환에서 다시 재흡수되어야 하는 물, 단백질분자, 세포 구성 물질과 지방산을 함유하고 있다. 모세혈관으로 들어가기에 세포내 공간의 분자와 입자는 너무 크기 때문에 **초기 림프**라불리는 림프 모세관의 벽을 통하여 흡수된다.

림프계는 신체 체액의 순환 기능을 하는 혈관의 망상조직으로 구성된다. 과도한 체액 또는 림프는 림프로를 통해서 혈액흐름을 회복시키고 조직 사이 공간에서 이동시킨다. 이것의 기능은 과도한 체액, 박테리아, 세균과 신체 조직에서 부산물을 제거시키고 혈액흐름을 위하여 단백질을 다시 이동시킨다.

림프관은 림프액의 흡수, 수집과 이송을 책임진다. 림프관의 70%는 피부에 위치한다. 가장 작은 관이 초기 림프이다. 이들은 대부분 모든 조직과 기관에 위치한다. 초기 림프벽은 얇은 관으로 단백질분자와 같은 커다란 용매와 체액을 통과시키기 위하여 세포사이가 벌어진 두꺼운 벽을 가진 세포이다. 그림 14-1은 초기 림프의 도식을 보여주는 것이다.

세포 접합부의 겹쳐진 부분은 간질공간으로 체액의 역류를 방기하기 위한 판을 만들었다. 림프배액 마사지를 초기 림프에 부위에 수행하면 가장 큰 효과가 있다.

> 피판(flap) 또는 중복(overlap)의 개방은 다양한 조직 압박과 같은 여러 기전에 의하여 자극되고... 그리고 원섬유(fibrils) 또는 고정 미세섬유(anchoring filament)가 세포벽과 결합조직 주위에 부착된다...세포 간질액의 증가는 원섬유를 잡아당겨, 피판을 개방되게 할 것이다. 외적으로, 부드럽게 피부를 당기는 것처럼 표면 결합조직을 자극하는 기전은 고정 미세섬유를 잡아당겨서 피판을 열게 할 수 있다(Kelly, 2002, p. 5).

강한 압박(심부 마사지)은 피판을 닫히게 하고, 초기 림프로 림프의 흐름을 느리거나 멈추게 한다. 이것은 림프배액 마사지의 이유이고 피부의 표층에서 움직임과 견인을 일으키기 위하여 강한 압박을 적용한다.

초기 림프관의 체액을 중간 또는 **전 수집관**으로 흐르게 하고, 마지막에는 **수집관**이라고 하는 판막이 있는 관으로 흐르게 한다. 이러한 심부 수집관의 벽은 림프를 흐름에 따라 움직이게 하기 위하여 부드러운 수축성 물질을 함유한다. 이들은 신경계, 근접한 근육의 수축, 그리고 기계적 자극 또는 견인에 의하여 자극된다(Kelly, 2002).

림프의 흐름은 신체에서 비대칭적으로 일어난다. 림프는 양 다리와 신체 왼쪽 면에서 쇄골하 정맥 안에 비어있는 수집관인에 흉관(좌 림프)으로 들어간다. 머리, 목과 상부 가슴과 오른쪽 팔의 림프관은 오른쪽 흉관으로 들어간다. 림프흐름의 정상적인 흐름은 그림 14-2에서 확인할 수 있고, 림프배액 마사지의 순서를 결정하는데 도움을 준다. 림프배액 마사지의 목적은 적절한 관과 체계적인 관으로 림프액을 흐르게 하는 것이다.

림프결절은 전체 림프계의 중요한 지점에 분포되어 있다. 이들은 감염과 질환으로 신체를 보호하기 위하여 면역반응을 돕고 촉진시킨다. 중요한 림프결절은 머리, 목, 가슴, 복부와 서혜부에 집단을 이루고 있다. 림프는 집단을 이루고 있는 결절을 통하여 지나간다. 대식세포(macrophage)는 박테리아, 세포 잔해와 이물질을 제거한 노폐물을 제거하는 작용을 한다. 임파구(Lymphocyte)는 결절에서 생성되고 감염물질을 처리하기 위하여 방출된다. 표면배액 경로는 그림 14-3에서 보여준다.

적응증과 금기증 INDICATIONS AND CONTRAINDICATIONS

림프배액 마사지는 림프손상을 포함한 많은 일반적인 상태를 치료하기 위하여 사용되고, 더 좋은 **림프배액**으로 증진시킨다. 이것은 알러지 증상, 관절염, 감기, 대장염, 부종, 동울혈(sinus congestion), 그리고 건선을 포함한다. 근골격계 질환은 림프배액 마사지로 더 잘 치료할 수도 있다(Berube, 1998).

림프배액 마사지는 임파부종이라고 하는 만성 병변의 치료에도 사용된다. 임파부종은 팔, 다리, 또는 신체 다른 부위 조직에서 비정상적인 림프 흐름이 특징이다. 림프계의 기계적인 부적절함으로 가장 많이 유발된다. 부종, 통증, 따끔거리는 느낌, 압박의 감각, 감염의 이환율 증가, 가동성 상실, 그리고 조직 치유능력 손상이 증상이다.

림프계의 관과 결절에서 림프흐름에 손상이 되었다면 임파부종이 유발될 수 있다. 이차적인 임파부종의 원인은 수술, 방사선치료, 외상, 종양, 그리고 만성 감염이다. 대부분의 암치료는 임파부종을 유발할 수 있다(Kelly, 2002).

많은 기관은 림프계 질환의 치료와 증진과 관련된 사명을 가지고 있다.(국제 임파부종 연결망

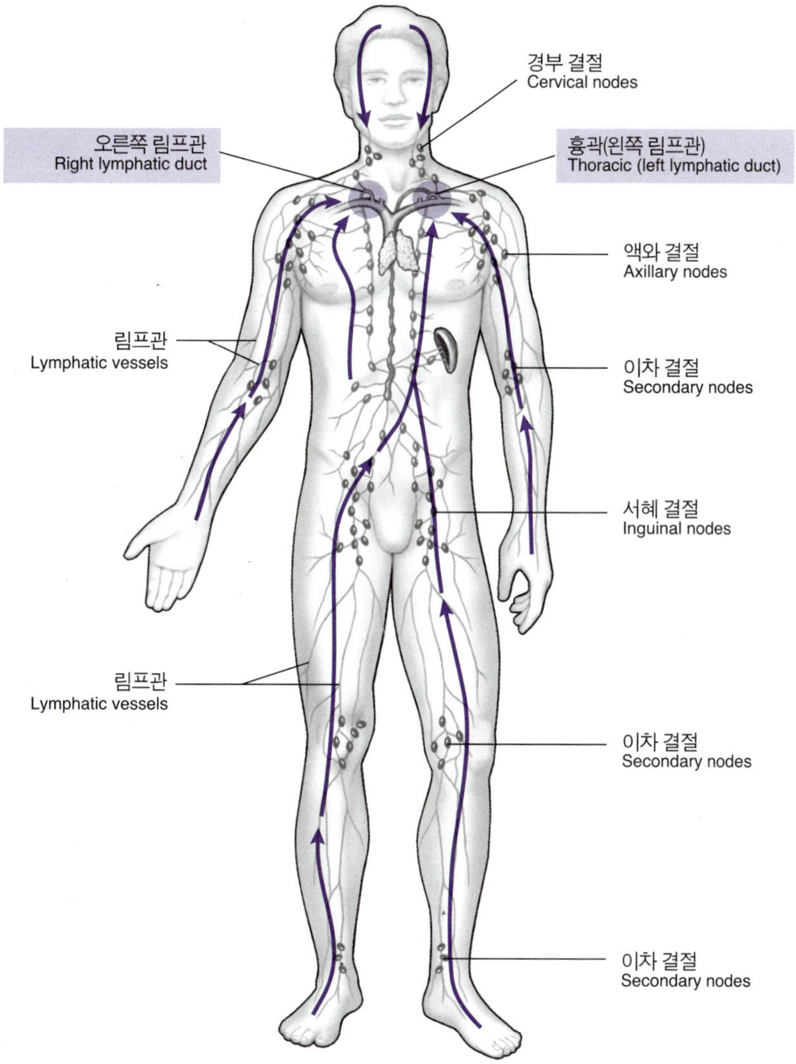

그림 14-2. 림프계, 오른쪽과 왼쪽 흉관으로 들어가는 림프액의 흐름 방향을 그린 모식도.

인 www.lvmphnet.org와 림프 학술재단인 www.lymphaticresearch.org 참고. 임파부종 치료를 위한 마사지에 대한 더 자세한 것은 4장을 참고하라.)

림프배액 마사지의 금기증은 감염, 악성종양, 혈전증, 정맥염, 그리고 중요한 심장질환이다. 어떠한 상태라도 림프배액 마사지를 적용하였을 때 체액순환의 증가에 의하여 증상이 악화될 수 있다. 이것은 신장문제, 천식, 갑상선 문제, 화학치료를 받은 상태에 있는 사람 그리고 생리중인 여성도 포함한다.

림프관은 표층과 심부조직에 정렬되어 있다. 대표적으로 림프의 움직임은 다음과 같이 설명할 수 있다: 조직액은 조직 공간에 남아 있고 림프 모세혈관으로 들어간 후에는 림프라고 부른다. 모세혈관은 구심성 혈관이라 불리는 커다란 혈관으로 들어간다. 이곳을 결절이라 하며 여과를 하는 곳이다. 원심성 혈관은 그 후에 체간 혈관이라 불리는 커다란 혈관으로 체액이 움직이며, 림프가 혈액에 합쳐지는 곳이다. 커다란 림프관에는 정맥과 유사하게 판(valve)이 있어 림프액의 역류를 예방한다.

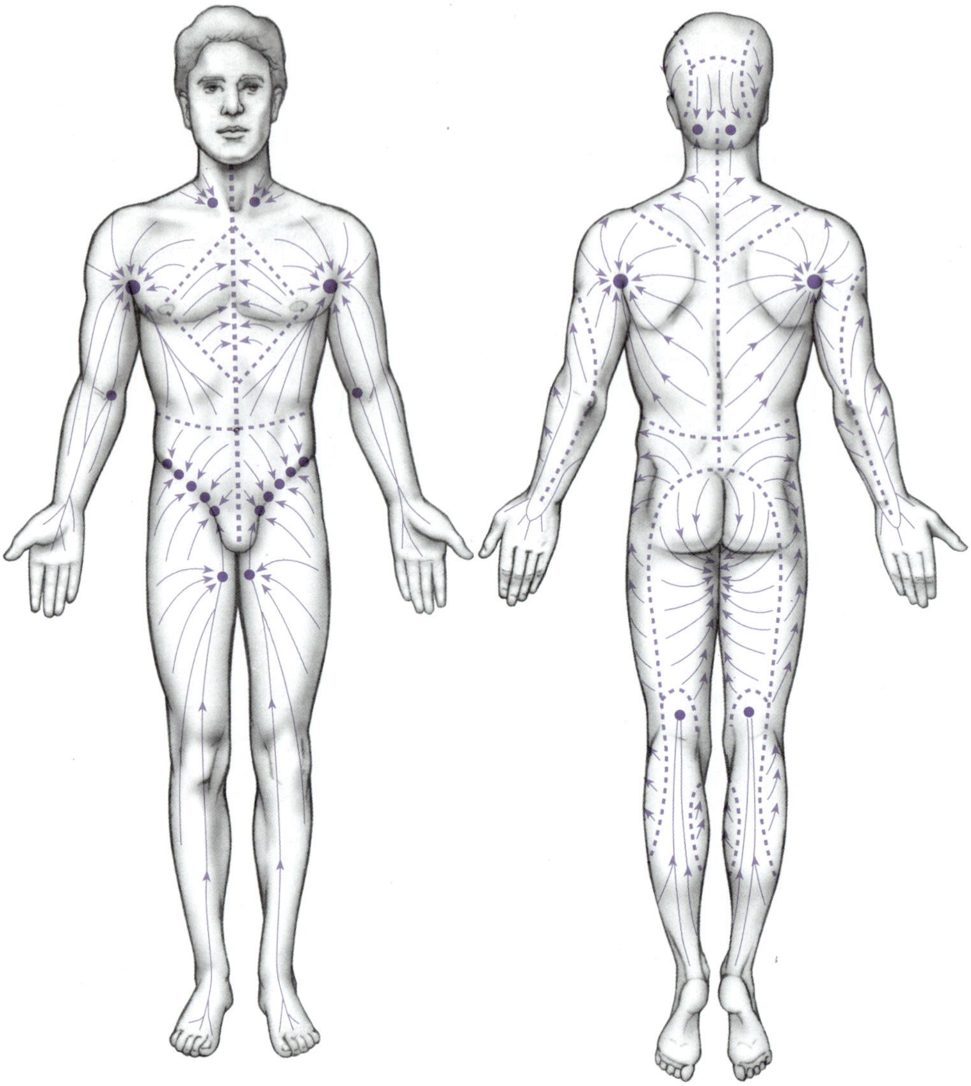

그림 14-3. 표면 림프배액 통로는 LDM 기술의 적용방향으로 결정.

림프배액 마사지의 특징 NATURE OF LDM

림프배액 마사지는 서양마사지의 특별한 유형이다. 무관심하게 관찰하면, 림프배액 마사지는 고대 서양마사지의 도수법, 특히 에플루라지와 공통점이 있다. 그러나 림프배액 마사지는 림프배액을 더 확실하게 하고, 특정한 순서로 적용하고 림프배액을 증가시키기 위한 특별한 기술을 사용한다는 것이다(Wittinger와 Wittinger, 1986).

기술의 적용 (Application of Techniques)

Reihl(2000)은 치료사가 림프배액 마사지 기술을 적용하기 전에 알아야 할 5가지, 압박, 방향, 리듬, 손서와 금기증에 대하여 설명하였다.

압박은 단지 조직위에서 피부의 표층면이 움직이는 것처럼 오직 견인을 유발하기 위하여 매우 가볍게 한다. 압박은 100~400 g 정도이다. 압박은 손을 결정방향으로 움직이면서 적용하고, 그 후에 손은 움직임을 반복하기 위하여 처음 지점으로 다시 되돌린다.

스트로크의 행동부분인 방향은 림프결절 쪽으로 향하게 한다. 피부는 원하는 방향으로 신장되고 그 후에 처음 지점으로 "되돌리기" 위하여 이완시킨다. 관에서 림프를 움직이도록 하기 위하여 각 스트로크 후에는 안정 기간(예, 무압박)을 갖는다.

림프배액 마사지 움직임의 특정한 **리듬**은 관을 따라 민다. 반복적인 리듬으로 능동(압박)기간과 수동(무압박)기간을 교대로 수행한다. 각 스트로크는 리드미컬하게 6~8번 반복한다.

림프배액 마사지 기간은 림프관의 최적의 배액을 위하여 특별한 **순서대로** 수행한다. 그림 14-2와 14-3은 전신과 표층 림프배액 통로를 그림으로 나타낸 것이다. 전체 순서에 대한 것은 Kurz 등이 설명하였다.(1978):

> 마사지는 왼쪽 쇄골하공간에서 시작하고, 겨드랑와 쇄골하정맥으로 흉관이 배액된다. 다음은 서혜와 겨드랑이 밑에 부분적 림프결절에 침체된 부분을 수행한다. 마지막으로 사지의 근위부를 수행하고, 그 후에 원위부를 마사지한다(p. 767).

림프배액 마사지 기술 LDM TECHNIQUES

림프움직임에 효과적으로 사용되는 특별한 기술은 아래에 자세하게 설명하였다. 본문과 함께 포함된 CD ROM, 상업적 비디오는 이장의 마지막에 목록을 적었고 단어로 설명하기 어려운 림프배액 마사지기술을 시각적으로 설명할 것이다.

림프배액 마사지의 주의점은 자격이 주어진 사람에게 특별한 훈련프로그램을 교육받아야 한다는 것이다. 기술의 시범과 감독은 학생들이 안전하게 LDM 기술을 수행하여 숙련함을 가지게 할 것이다. 임파부종과 같이 심각한 의학적 상태는 적절하게 훈련된 치료사가 LDM를 수행하여야 한다. 훈련프로그램과 관련된 정보를 제공하는 웹사이트는 이장의 마지막에 적어두었다.

LDM 기술의 예들은 지금 설명할 것이다. 이것은 Vodder 방법의 고대 기술이 기본이 된다. 기술은 초기 림프관으로 림프액을 부드럽게 움직이게 하기 위하여 사용한다. 이러한 기술은 둥근 또는 타원형, 작은 또는 큰, 심부 또는 얕은 원의 움직임을 혼합하여 수행한다. 기술은 고정된 원과 펌프, 떠내기, 회전기술로 설명된다.

고정된 원 (Stationary Circles)

손가락 패드는 표면 피부 층을 움직이고 견인을 유발하기 위하여 충분한 압박을 사용하여 피부에 평평하게 올려놓는다. 손가락은 시작지점으로 다시 되돌아오는 원형움직임을 의미하는 "고정된 원"으로 움직이고, 다른 부위로 이동하기 전에 같은 부위에서 6~8회 원을 반목하여 수행한다. 이것은 나선형으로 확대시키면서 수행할 수도 있다. 고정된 원형은 일반적으로 목, 얼굴과 림프결절에 수행한다.

고정된 원은 양손을 나란히 올려놓은 8개의 손가락 또는 손을 겹쳐서 원을 만드는 형태로 하며 사지와 신체에서 변화시켜 사용한다. 그림 14-4에서 보여주듯이 손가락은 한 방향으로 또는 양방향으로 피부에 원을 그리면서 압박을 가한다. 움직임의 방향은 림프배액을 위하는 방향으로 결정한다. 손가락은 평평하게 놓는다. 이러한 각 원은 원하는 방향으로 조직을 움직이고, 견인을 유발하기 위하여 부드럽게 압박을 가하고, 손가락을 다시 시작 위치로 되돌아오기 위하여 압박은 이완

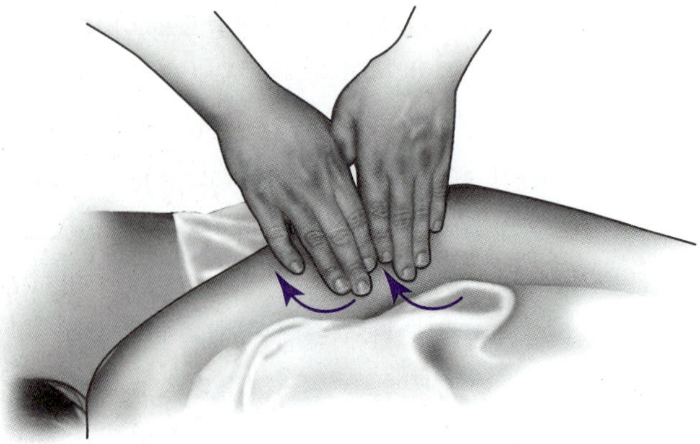

그림 14-4. 고정된 원, 림프배액 마사지 기술.

시킨다.

떼내기 기술 (Scoop Technique)

떼내기 기술은 사지를 위하여 고안되었다. 그림 14-5는 팔에 수행하는 것이다. 떼내기는 치료사가 대상자 쪽(원위에서 근위)으로 피부를 부드럽게 움직이는 "주는(giving) 동작"으로 설명된다. 손목의 굴곡과 신전은 손목-손의 나사모양 움직임 효과가 있다. 손가락은 외측으로 신장하고 신체 쪽으로 흔들고, 팔의 액와 림프결절, 다리의 서혜결절의 방향으로 피부를 움직인다.

펌프기술 (Pump Technique)

펌프기술은 허벅지 전면처럼 표면이 둥근 부위를 위하여 고안된 것이다. 엄지손가락은 외전시키고 엄지손가락과 두 번째 손가락 사이를 "V"로 만들어 피부에 접촉되게 한다. 펌프기술에서, 엄지손가락과 손가락은 함께 피부를 앞으로 움직여 신장시키고, 그 후 다음 지점으로 손을 움직이기

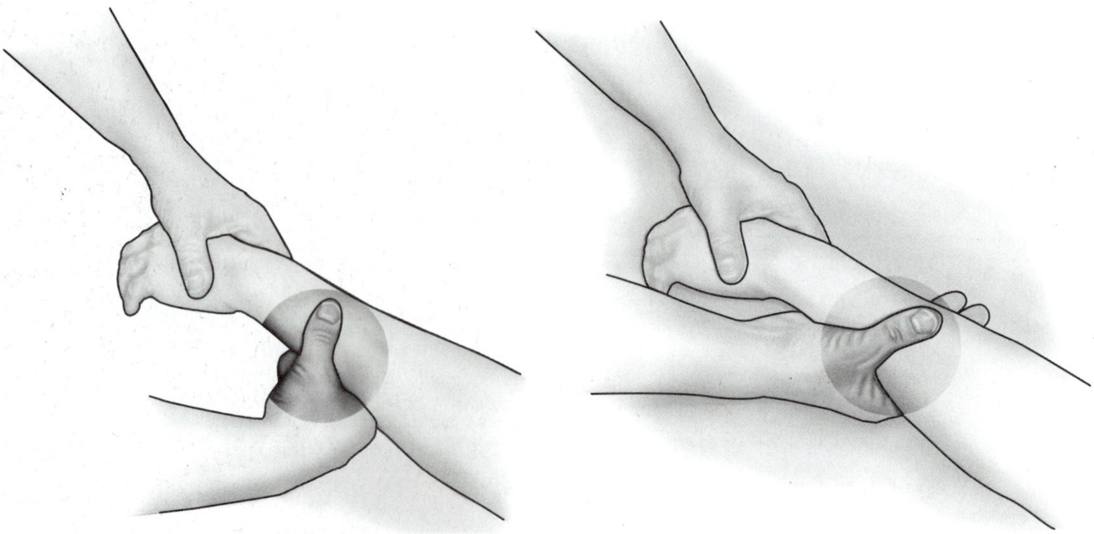

그림 14-5. 떠내기, 림프배액 마사지 기술.

위하여 압박을 완화시킨다. 기술은 접번과 같은 동작으로 손목의 움직임만으로 수행한다. 손가락은 외측으로 신장시키고 이 기술에서는 어떠한 기능도 없다. 손가락의 전방 동작은 아래에 압박을 수행하고, 압박없이 손목의 접번 동작을 유발한다.

회전기술 (Rotary Technique)

회전기술은 등과 같이 신체의 넓은 부위에 사용된다. 손바닥과 손가락은 피부에 평편하게 올려놓는다. 손목은 적용을 하는 동안 다양한 신전 각도에서 위 아래로 움직인다. 아래에 압박을 가할 때, 손가락은 피부에 가벼운 압박을 적용하여 외측에서 내측방향으로 회전시킨다. 엄지손가락은 림프배액의 방향에서 원형움직임을 만들 수 있다. 손목을 들어 올려 압박을 가하지 않을 때, 4개의 손가락은 움직임을 반복하기 위하여 외측으로 신장시켜 뒤로 움직인다.

다른 Vodder 기술은 Compendium of Dr. Vodders Manual Lymph Drainage에 설명되어 있다. 이것은 긴 여정, 토끼 기술, 7가지 기술, 대장 치료와 지방층 기술과 같은 특별한 기술이다(Kasseroller, 1998).

기본 원리 BASIC PRINCIPLE

림프배액 마사지를 수행할 때 지켜야할 몇 가지 기본 원리는 다음과 같다〔Kurz(1986, 1990), 그리고 Reihl(2000) 인용〕.

- 림프는 특별한 순서로 결절 방향으로 민다.
- 결절의 원위부위보다 근위부위 먼저 치료하는 것은 원위부위에서 체액이 흐르도록 공간을 만들기 위함이다.
- 압박은 100~400 g으로 피부를 움직이기에 충분할 정도로 제한한다.
- 피부에서 각 움직임은 압박을 제거하였을 때 다시 회복되는 충분한 강도로 신장시킨다.
- 관에서 림프를 움직이게 하기 위하여 각 스트로크 후에는 안정 또는 압박이 없는 기간을 수행한다.
- 기술과 변용들은 고정된 원형 또는 나선형은 같은 부위에서 대개 리듬감 있게 6~8회 정도 반복한다. 조직 체액의 초기 부피는 시간이 필요하고 반응이 나타나기 전에 반복한다.
- 이완기간보다 원형의 압박 기간을 더 길게 한다.
- 결과적으로 피부의 발적은 나타나지 않게 한다.
- 기술은 통증을 유발하지 않아야 한다.

림프배액 마사지의 적용 APPLICATION OF LDM

LDM의 효과는 크게 체액과 물질의 기계적 이동으로 나뉘어 진다. 도수 기술이 조직 초기에 민감하고, 표면 림프통로를 따라 수행한다는 것으로 중요하다. 경험은 더 좋은 결과를 위해 더 정확한 기술을 보여주는 것이다.

LDM 기술을 적용할 때 사용되는 압박의 정도는 치료할 조직의 상태에 따라 결정된다. 부드러운 조직에는 부드러운 마사지를 수행하여야 한다는 것이다.

신체에 적응하는 시간, 압력의 정도, 움직이는 속도에는 일반적인 규칙이 있다. 이론적인 학습은 이것의 가치와 사용에 대한 이해를 위한 배경을 설명하였고 LDM의 효과를 설명하기 위한 그러나, 이론적인 학습은 단지 LDM의 효과를 설명한다는 의미이기도 하다. 그러나, 실습에서는 같은 증상의 고객은 없다. 결국, LDM의 강도는 치료사의 기술, 지식, 경험과 직감을 사용하여 치료사가 결정하여야 한다. 어떠한 LDM에 대한 설명도 이러한 마음으로 이해하고 읽어야 한다.

요약 SUMMARY

림프배액 마사지는 림프계의 기능을 도와주기 위하여 고안된 연부조직 도수법의 체계와 관련이 있다. LDM 기술은 림프 순환을 증가시키기 위하여 특정한 방향과 순서로 부드럽고, 느리고, 반복적인 스트로크를 수행한다. 이것은 정밀하고 리듬감 있는 마사지로 전반적인 건강, 치유증진, 그리고 임파부종을 치료하기 위하여 사용된다.

림프배액 마사지의 역사는 독일 외과의사인 Alexander von Winiwarter(1890), 1930년에 도수임파배액을 발전시킨 Emil과 Atid Vodder, 그리고 1970년대에 완전 충혈완화치료를 발전시킨 Michael과 Ethel Foldi 도수 림프 배액(MLD)을 임파부종의 치료를 발전시킨 많은 사람의 업적을 포함한다.

현재의 LDM는 연부조직치유를 증진시키기 위하여 사용되고, 스포츠마사지에서, 그리고 미용을 위한 온천에서도 사용된다.

림프액의 움직임은 적절한 면역기능, 조직회복, 그리고 세포건강을 위하여 필수적이다. 간질액의 약 10%는 림프관으로 순환하기 위하여 다시 환류된다. 림프액은 초기 림프관이라고 하는 림프모세관을 통하여 전체 조직으로 여러 분자와 입자가 들어간다. 초기 림프관의 벽은 두꺼운 세포이고, 피부의 표면층에서 운동으로 개방되는 얇은 관인 중복부분으로 입자가 들어간다. 이것은 LDM 기술의 근본이 된다. 림프는 전수집관으로 흐르고, 수집관은 평활근 부분을 따라 림프를 밀어 림프결절을 통하게 된다. 중요한 림프결절들은 머리, 목, 가슴, 복부, 액와, 그리고 서혜부에서 발견된다.

LDM의 적응증은 알러지, 관절염, 감기, 대장염, 부종, 동 울혈, 그리고 임파부종이다. 금기증으 감염, 악성종양, 혈전증, 정맥염, 그리고 심장질환이다. 신장질환, 천식, 갑상선질환, 화학치료를 받은 사람, 생리중인 여성에서는 주의하여야 한다.

LDM 기술은 정확한 압력, 방향, 리듬과 순서로 수행한다. 고대 림프기술의 예들은 고정된 원, 떠내기, 펌프, 그리고 회전기술이다. 기술적용을 위한 기본적인 원칙은 견인을 유발하고 피부를 움직이기에 충분한 압박을 적용하고, 리듬감 있는 움직임으로 6~8회 각 움직임을 반복한다. 림프는 림프결절로 특정한 순서로 움직이고, 결절과 관련하여 근위에서 원위로 적용한다. 부위에 발적 또는 통증을 유발하지 않아야 한다.

LDM는 실습 감독을 할 수 있는 치료사에게 최고의 교육을 받고, 치료사는 임파부종이 있는 환자에게 LDM를 적용하기 전에 특별한 훈련을 받아야 한다. LDM의 정확한 적용과 강도는 지식, 기술, 경험과 직감으로 결정하는 것이 최선이다.

다음 부분은...

마사지와 신체치료의 몇 가지 유형은 기본적인 생체과학에 이론적으로 기본을 두고 있다. 이러한 체계는 과학적 용어로 설명하기 힘들지라도, 대부분의 사람들은 치료적 가치가 있다는 것을 발견하였다. 15장에서는 구역치료와 발의 압박 마사지라고 하는 이론적으로 결합된 체계 중의 하나를 선택하여 설명할 것이다.

참고문헌

Berube, R. (1988). *Evolutionary traditions: Unique approaches to lymphatic drainage & circulatory massage techniques*. Hudson, NH: Robert Berube.

Kasseroller, R. (1998). *Compendium of Dr. Vodder's manual lymph drainage*. Heidelberg: Karl F. Haug Verlag.

Kelly, D. G. (2002). *A primer on lymphedema*. Upper Saddle River, NJ: Prentice Hall.

Kurz, W., Wittlinger, G., Litmanovitch, Y. I., et al. (1978). Effect of manual lymph drainage massage on urinary excretion of neurohormones and minerals in chronic lymphedema. *Angiology, 29*, 64–72.

Kurz, I. (1986). *Introduction to Dr. Vodder's manual lymphatic drainage*. Vol. 2, Therapy 1. Heidelberg: Haug Publishers.

Kurz, I. (1990). *Introduction to Dr. Vodder's manual lymphatic drainage*. Vol. 3, Therapy 2. Heidelberg: Haug Publishers.

Reihl, S. (2000). "Lymphatic drainage massage." An instructional video by Sean Reihl. Real Bodywork.

Wittinger, H., & Wittinger, G. (1986). *Introduction to Dr. Vodder's manual lymphatic drainage*. Vol. 1, 3rd rev. ed. Heidelberg: Haug Publishers.

추가 참고문헌

교육용 비디오

"Lymphatic drainage massage." (2000). Santa Barbara, CA: Real Bodywork. *(www.deeptissue.com)*

웹사이트

Academy of Lymphatic Studies in Sebastian, Florida *(www.acols.com)*
Dr. Vodder School North America in Victoria, BC, Canada *(www.vodderschool.com)*
Lymphatic Research Foundation *(www.lymphaticresearch.org)*
National Lymphedema Network *(www.lymphnet.org)*

학 습 가 이 드

학습결과 LEARNING OUTCOMES

학습 가이드는 처음 시작하는 부분에 학습결과를 사용하라. 학습 파트너 또는 테이프에 기록된 것을 이용하여 쓰거나 구두로 말하여서 각 결과에 주어진 과제를 수행하라. 처음에는 "책을 보고" 시작하고, 후에는 기억한다.

중요한 용어/개념 KEY TERMS/CONCEPTS

중요한 기술은 이 장을 처음 시작할 때 목록화하였고, 다음에 나오는 연습에서 하나 또는 그 이상을 선택하라. 이러한 이야기에 관한 쓰기 또는 말하기는 이들의 중요성을 심도 있게 이해하고, 이것들을 더 기억하는데 도움을 줄 수 있다. 몇몇 연습문제는 수행의 섬세함에 초점을 맞추어 확실하게 고안되었다.

1. 각각의 중요한 단어와 개념을 하나 또는 두 개 문장을 쓴다.
2. 관련된 설명과 관련된 단어를 두 개 또는 세 개의 단어를 선택한다.
3. 초기 림프관(그림 14-1), 림프계 관(그림 14-2), 그리고 림프결절(그림 14-3)의 기능과 구조 그리고 림프배액마사지에서 특징을 학습파트너에게 설명한다.
4. 림프배액마사지의 역사적 배경, 그리고 이것의 발전에 중요한 인물에 관하여 학습파트너에게 말한다. Winiwarter, Vodder, Foldi는 누구인가? 그들은 언제 어디서 연구하였는가?

학습 개요 STUDY OUTLINE

다음은 이 장에서 중요한 개념을 기억하는지 검사하기 위한 질문이다. 각 질문이 있는 본문의 페이지를 이용하여 대답하라.

1. 림프배액마사지는 ________의 기능을 도와주기 위하여 고안된 연부조직도수법의 체계이다(p. 310).
2. LDM 기술은 ________ 순환을 증가시키는 특별한 순서로 수행하며 __________, _________, 그리고 ________ 스트로크로 구성된다(p. 310).
3. LDM는 _______ 치료하고, ________ 증진시키고, 전반적인 _______을 위하여 사용되는 정밀하며 리듬감 있는 마사지이다(p. 310).

림프배액마사지의 역사

1. 18___ 초에, 마사지 효과에 대한 연구는 림프흐름을 증가시키는 효과가 있다는 것을 보여주었다 (p. 310).
2. 1980년대 독일의 _________는 청결함, 압박, 운동과 마사지로 임파부종을 치료하였다(p. 310).
3. 1930년대, 덴마크 물리치료사인 __________ 프랑스에서 연구하고 거주하는 동안 ___________ (MLD)의 정확한 방법을 발전시켰다(p. 310).
4. 림프배액마사지의 가장 근대적인 체계는 ______ ________ 근거를 두고 있다(p. 310).
5. 1970년대 헝가리 의사인 _______________는 __________(CDT)라고 하는 임파부종을 치료하기 위하여 복합적인 체계를 발전시켰다(p. 310).
6. 최근 _______ 환자에서 증가는 CDT와 림프배액마사지에 흥미를 다시 가지게 되었다(p. 310).
7. 최근 LDM은 _______ 치유, ________마사지, 온천에서 _____ 보조를 포함하여 광범위하게 사용된다(p. 310).

림프계와 LDM (Lymphatic System and LDM)

1. 간질액의 약 ______%는 모세혈관을 통하여, ______%는 림프관을 통하여 다시 흡수된다(p. 311)
2. 림프는 무색의 맑은 액체이며 물, ___분자, 세포 ____, 그리고 ____산을 함유하고 있다(p. 311)
3. 림프관은 림프액의 __________, ___________, _____________ 위한 책임이 있다(p. 311)
4. 초기 림프관벽은 큰 분자와 체액을 들여보내기 위하여 세포사이에 개방되는 두꺼운 _____ 이다. 이들 세포 연접부분은 ________ 예방하기 위하여 한 방향 ______ 유발하기 위하여 겹쳐져 있다 (p. 311)
5. 초기 림프관의 개방은 체액에서 _______ 증가로 유발되고, 피부를 부드럽게 _____하여 고정 섬유를 당기는 것과 같이 기계적 자극이 도움을 준다 (p. 311)
6. ______ 압박은 피판을 닫게 하고 림프의 흐름을

느리거나 멈추게 한다. 그러므로 LDM 기술은 매우 ______수행하여야 한다(p. 312)

7. 림프흐름은 ________라고 하는 큰 관과 __________ 관에서 움직이기 위하여 지속된다(p. 312)

8. 림프는 _______을 따라 수집관으로 움직이고 연속적으로 작은 심장박동과 같은 작용한다(p. 312).

9. 림프절은 LDM의 _________ 작용에 의하여 수축되도록 자극될 수 있다(p. 312)

10. 림프결절은 ______ 순환과 생산을 위하여 고안되었고, ________ 반응을 촉진시킨다(p. 312)

적응증과 금기증 (Indication and Contraindiation)

1. LDM는 더 좋은 림프배액을 증진시키기 위한 많은 상태, 예를 들면, 알러지 증상, _________, 감기, ________, 부종, 동_____, _______, 그리고 임파부종을 치료하기 위하여 사용된다(p. 312)

2. LDM는 _________ 손상의 치유를 증진시킬 수 있다(p. 312)

3. ______________는 조직에 림프액의 비정상적인 축적이다(p. 312)

4. LDM의 금기증은 __________, ___________, _________, _________, _________이다(p. 313)

LDM 기술 (LDM TECHNIQUES)

1. LDM은 특히 _______ 환자에게 안전하고 효과적으로 수행하기 위하여 특별한 훈련이 요구된다.(p. 315)

2. 고대 LDM 기술은 고정된 _________, _________, _________, 그리고 ________ 기술이 포함된다(p. 315)

3. 고정된 원은 _______ 패드로 수행한다(p. 315)

4. 떼내기 기술은 손목의 회전움직임과 함께, ______ _________ 동작으로 설명된다(p. 316)

5. 펌프기술에서, 손목은 피부 _____ 향하여 손가락으로 밀기 위하여 경첩과 같이 움직인다(p. 316)

LDM의 기본 원칙 (Basic Principles of LDM)

1. 림프는 특정한 ________에서 결정을 향하여 민다(p. 317)

2. 신체 근위 부위는 림프결절과 연관되어 ________ 부위 전에 치료한다(p. 317)

3. 압박은 ______________하기 충분하도록 제한한다(p. 317)

4. LDM 기술은 압박을 제거할 때 피부가 ________ 되도록 충분한 압박으로 수행한다(p. 317)

5. 각 스트로크 후에는 무 ______ 기간을 갖는다(p. 317)

6. 기술은 ______________ 위하여 ___________ 회 ___________ 반복한다.

7. 피부의 __________는 나타나지 않아야 한다.

8. 기술은 ______ 유발하지 않아야 한다(p. 317)

LDM의 적용 (Application of LDM)

1. LDM의 효과는 _________와 _________의 기계적 이동으로 크게 나뉘어 진다(p. 317)

2. 기술 적용에서, 연부조직은 __________ 압박을 수행한다(p. 317)

3. LDM 적용을 위한 이론적이고 일반적인 규칙은 있지만, 치료사는 특별한 신체 부위에 마사지 시간, 압박의 정도, 그리고 움직임의 속도를 결정하기 위하여 _________, __________, _________, 그리고 ________사용을 실습하여야 한다(p. 318)

더 많은 이해를 위해서 FOR GREATER UNDERSTANDING

다음의 훈련은 이 장에서 설명된 지침의 특별한 적용이다. 동사는 다양한 활동을 강조하고, 기술발전을 조장하기 위하여 밑줄을 그었다. 이러한 훈련은 학습 파트너 또는 그룹, 또는 학급과 함께 수행한다.

1. 이 장을 읽은 후, LDM 기술을 보여주는 비디오를 본다. 학습파트너에게 기술의 적용을 설명한다. 이 장에서 설명된 전반적인 지침을 따랐는가?
2. 특별한 훈련을 받은 치료사에게 LDM를 받아보라. 학습파트너에게 경험을 설명하고, 이 장에서 읽은 것과 무엇이 다른지 비교한다. 특별한 유사점과 다른점을 비교하라
3. 마사지치료사를 위한 잡지 또는 저널을 찾아보라. LDM 훈련을 위하여 도움이 되는가? LDM를 어떻게 설명하였는가? 웹사이트를 알고 있다면, 체계와 훈련에 관한 더 많은 정보를 얻기 위하여 방문한다.
4. LDM 체계와 훈련을 위하여 웹을 찾아라. 발견한 것을 설명하고 목록을 만들어라.
5. LDM 치료사와 이야기 하라. 그들이 학습한 체계가 무엇인지, 그들의 선생님의 이름, 그리고 어디서 훈련을 받고 기간에 대해서 물어본다. 어떻게 작업을하고, 다른 종류의 마사지와 어떻게 다른지 물어본다. 그들의 실습에서 LDM 혼합은 어느 정도 인가? LDM를 받은 고객에게 효과는 어떠한가?
6. LDM 체계에서 소개 훈련을 하라. 파트너에게 배운 기술을 실습한다. 기술 학습에 ? 경험을 설명한다. 기술을 배운 경험을 설명하라.
7. 의학적 상태에서 LDM를 받은 사람과 이야기 하라. 그들이 LDM를 받은 경험의 효과에 관하여 이야기 하라.
8. 림프배액마사지와 관련된 연구 자료를 찾아라. 학습파트너 또는 그룹에게 찾은 연구자료를 보고하고 목록을 만들어라.

제 15 장

발 반사요법

Foot Reflexology

학습 결과 Learning Outcomes

이 장을 학습하고 난 후, 다음의 정보를 습득할 것이다.

1. Eunice Ingham이 공헌한 반사요법의 역사를 이야기할 수 있다.
2. 구역치료를 포함하여 연구한 반사요법에 관한 여러 이론을 설명할 수 있다.
3. 신체부분과 발의 부분을 연관시킬 수 있다.
4. 반사요법을 받기위한 고객의 자세를 이야기할 수 있다.
5. 발 반사요법을 수행할 때 좋은 신체역학을 사용할 수 있다.
6. 기본적인 반사요법의 기술을 수행할 수 있다.

역사적 인물 HISTORICAL PEOPLE AND DEVELOPMENTS

Egyptian
Ingham, Eunice
Riley, Joseph
Fitzgerald, William

중요한 용어/개념 KEY TERMS/CONCEPTS

직접 손가락 압박
당기기와 밀기
비틀기
손가락 이동
반사요법 챠트
엄지손가락 이동
발 반사요법
반 기댄 자세

MEDEALINK

이 책의 각 부분을 복사한 CD는 이 장에 담겨진 기술을 추가하였다. CD-ROM에 넣으면 마사지 기술의 영상을 볼 수 있다. 이 영상은 새로운 부분을 학습하는데 도움을 줄 수 있게 디자인되었다.

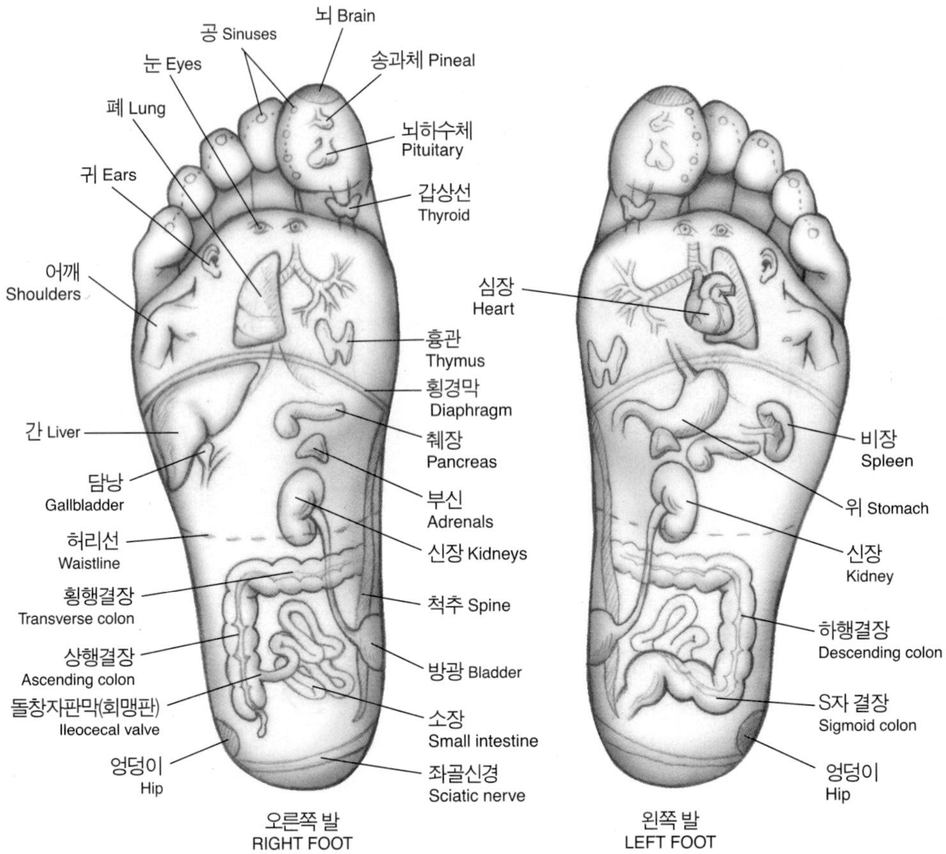

그림 15-1. 해부학적 구조와 일치하고 기관에 영향을 주는 지점의 위치를 그린 반사요법 지도

발 반사요법(foot reflexology)은 신체의 다른 부분과 일치하는 발의 특정한 지점을 자극하기 위하여 압박을 가하는 이론을 기초로 한다. 예를 들면, 엄지발가락은 패드의 중심을 압박하는 것은 뇌하수체(pituitary gland)를 자극한다고 믿고 있다. 이 작용은 영향을 주는 신체의 부분에 순환을 증진시키고 정상적 기능을 돕는다고 생각한다.

그림 15-1에서 보여주는 발 지도는 치료사가 발의 다른 지점을 압박하여 신체를 자극하는 부분을 식별하는 것을 돕는다. 치료사는 전신 또는 발 마사지와 같은 반사요법을 사용할 수 있거나, 발 반사요법의 기술과 이론을 사용하여 전체 마사지를 수행할 수 있다.

반사요법의 역사 HISTORY OF REFLEXOLOGY

발의 연부조직을 압박하고 마사지 하는 것은 인도와 중국을 포함한 세계의 여러 부분에서 발견되는 고대 건강치료이다. 고대 이집트 무덤에서 남자가 발에 마사지 받으면서 앉아 있는 것을 그린 벽화가 발견되었다. 벽화는 기원전 2587~2453년 6번째 왕조의 Ankh-ma-hor의 무덤에서 발견되었다(Knaster 1996, p. 310).

발 반사요법의 치료는 **Eunice Ingham**(1889~1974)에 의해 시작되었다. Ingham은 New York, Rochester에서 살았던 물리치료사였고, Florida, 성, Peterburg에서 겨울을 보냈다. 그녀는 그녀에게 구역치료를 소개해준 Dr. **Joseph Shelby Riley**이라는 전기 자연치료사를 도와 연구를 하였다.

구역치료는 1900년대 초 성 Fracncis 병원에서 이비인후과 수석 외과의사로 존경받았던 **William Fitzgerald**에 의하여 미국에서 인기 있었다. 그의 저서 Zone Therapy는 1917년에 출판되었다. 구역치료의 이론은 아래에 설명하였다.

Ingham은 구역치료의 이론과 발에 압박 마사지를 결합시켜서 오늘날 반사요법으로 발전시켰다. 임상 경험을 통하여, 그녀는 발의 특정 지점에 압박을 가하여 영향을 받는 신체부위의 도표와 발의 지도를 자세하게 만들 수 있었다.

Ihgham은 세계 제2차대전 전인 1930-1940년대에 그녀의 반사이론의 방법을 발전시켰다. 1950-1960년대에, 그녀는 자동차를 타고 미국을 횡단으로 여행하였고, 연수회에서 그녀의 방법을 가르쳤다. 그녀의 처음 교육 대상자는 자연치료사와 자연 건강치료의 지지자였다(Benjamin 1989 a,b).

20세기 말에, 반사요법은 전 세계의 국가로 전파되었다. 세계의 반사요법협회의 웹사이트는 www.reflexolgv.org이다. 반사요법은 마사지와 신체치료 치료사들이 사용하여 왔고, 이들은 반사요법을 기본적인 서양마사지의 보조수단으로서 사용하였다.

반사요법의 이론 THEORIES OF REFLEXOLOGY

발 반사요법의 방법을 설명하는 것은 일반적으로 생체의학의 범위 밖에 있고, 이러한 지점은 추측된 것이다. 그러나 몇몇 연구들은 수행되어져 왔고 이것을 인용한 것을 인터넷(www.reflxolgy-research.com)에서 찾아볼 수 있다. 다음은 반사요법의 역사와 대안방법을 설명한 것이다.

현대 발 반사요법은 구역치료의 이론에서 발전되었다. 이러한 신체이론에 따르면 신체는 신체의 각 측면에 세로로 5개씩, 10개의 구역으로 나누어진다고 생각하였다. 그림 15-2 참고. 종적인 구역은 머리에 윗부분과 발에 끝 지점이 있다.

이론은 구역은 전체 구역에 영향을 주고 어느 부분에도 압박을 수행한다. 끝 지점에 직접 압박을 가하면 구역과 일치하는 전체 종적인 부분을 따라 반사작용을 일으킬 수 있다. 그러므로 발에 가하는 압박은 전신의 기관과 구조에 영향을 줄 수 있다. 발은 압박을 가하기 쉬운 부위이고 특히 민감하다는 것이 확인되었다.

구역 이론에 근거를 둔 반사요법 도표는 신체의 다른 구조 부위와 일치하는 발의 부위를 보여주는 것이다. 이러한 지도는 발의 특정한 지점에 압박을 가하여 신체에 영향을 주는 부위를 치료사가 쉽게 참고하도록 하고자 하는 것이다(그림 15-1).

Eunice Ingham은 반사요법 기술은 발에 부착된 침전물을 용해시킨다고 믿었다. 이러한 침전물은 신경과 혈액공급을 방해한다고 생각하였다(Ingham, 1938).

다른 관점에서 발은 "신체의 모습을 나타내는 것이고, 이것은 구역 장애의 형태에서 좋지 않은 신체의 균형을 반영한다"고 생각하였다(Kunz와 Kunz, 1991, p. 18). 이 이론에 따르면, 구역 장애는 예를 들면, 림프액이 정체되어 있는 것과 같이 내적 또는 외적 장애 모두 보여주는 것이라고 믿었다. 반사요법은 아래에서 설명한 것과 같이 신체의 균형을 회복시킨다.

반사요법은 균형을 회복시키는 것이 목적이다. 이것은 신체의 부분에 이완을 일으키기 위하여 발에 자극을 가하여 반사를 성취하는 것이다. 증진된 순환은 환경을 일정하게 하고 회복에 필요한 요소를 가져온다. 선(gland)과 기관(organ)은 균형을 찾을 수 있다. 신체에 작용하는 반사요법은 이완작용을 하고 이것은 많은

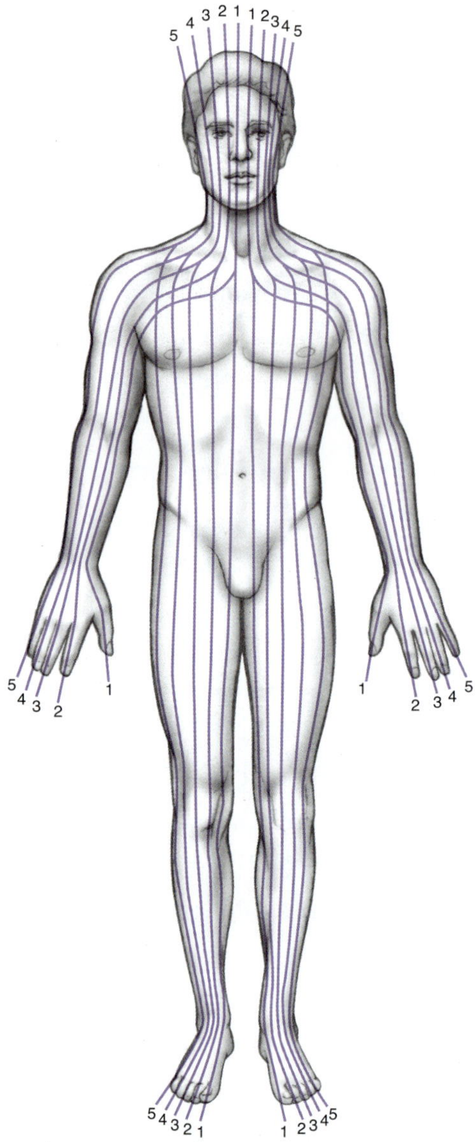

그림 15-2. W. Fitzgerald와 Bower(1971)에 따른 신체구역. 양 측면에 5개씩, 전체 10개 구역이다.

작용을 유지하기 위하여 복합적인 일을 한다(Kunz와 Kunz, 1982, p. 17).

몇몇 사람은 구역이 중국의학의 에너지 경락(energy meridians)과 같은 것이고, 반사요법이 에너지의 흐름을 자유롭게 하는데 도움을 준다고 믿는다. 이러한 이론에 따르면, "특정한 점을 자극하는 것은 정상기능 회복과 울혈을 제거하기 위하여 신체와 일치하는 부위에 에너지를 움직이게 하는 작용을 한다"(Knaster, 1996, p. 310).

이론에 관계없이 반사요법은 기전을 설명하기 위하여 사용되고, 특정한 질환을 치료하기 위한 보완치료와 건강을 증진시키기 위하여 효과적이라는 것을 발견하였다.

대상자의 자세 POSITIONING THE RECEIVER

발 반사요법은 기본적인 서양마사지를 수행하는 것과 같이 대상자가 바로누운자세에서 수행할 수 있다. 마사지 기간에 반사요법만을 수행한다면, 대상자는 마사지 테이블에서 베개로 받쳐주는 반-기댄 자세(semi-reclining)가 더 편안할 수 있다. 몇몇 마사지 테이블은 윗부분이 접혀서 반 기댄 자세를 취하는 동안 등을 편안하게 할 수 있다. 다리를 들게 할 수 있는 기댄 의자도 반사요법에 사용할 수 있다.

무릎 아래에 넣어주는 받침대는 슬관절에 압박을 제거시킬 수 있다. 이것은 치료사의 신체역학을 더 좋게 하기 위하여 대상자의 다리를 들어올리는 것이다.

신체역학 BODY MECHANICS

대상자의 자세와 관계없이, 치료사는 적절한 머리, 목과 등 정렬을 포함한 적절한 신체 역학을 관찰하여야 한다. 반사요법을 수행할 때에는 의자에 앉는 것이 좋다. 대상자의 발에 닿기 위하여 목과 등을 구부리는 것은 피한다. 적절한 테이블 높이, 다리 아래 받침대, 그리고 치료사의 의자 또는 발판은 적절한 정렬을 취하기 위한 높이이어야 한다. 그림 6-21은 앉은 자세에서 좋은 신체 역학을 보여주는 것이다.

기술 TECHNIQUE

발 반사요법의 기본적인 기술은 **직접 압박**하는 것이다. 엄지손가락 이동(thumb walking)이라 불리는 특별한 기술은 발전체를 따라 빠르고 체계적인 압박을 가하는데 사용된다. 엄지손가락 보행을 연습하는 것은, 한손으로 발등을 잡고 다른 손으로 기술을 수행한다. 발뒤꿈치에서 시작하고 첫 번째 관절에서 엄지손가락을 구부려서 발의 측면으로 엄지손가락이 올라가게 하고, 조직을 압박하고, 압박을 이완하고, 그 후에 기술을 반복하기 위하여 다른 지점으로 움직인다. 엄지손가락의 외측 모서리로 압박한다. 그림 15-3 참고.

엄지손가락 이동 움직임은 일정하고 안정되어야 한다. 엄지손가락은 항상 앞쪽으로 움직인다. 압박은 수행하는 엄지손가락의 반대 편 4개의 손가락으로 가중시켜 적용할 수 있다. 고정시킨 손은 엄지손가락이 "이동" 하는 것과 같이 엄지손가락으로 발에 압박을 가하는 것을 도울 수 있다. 이동 기술 또한 손가락으로 수행할 수 있고, 특히 두 번째 손가락으로 수행할 수 있다. 손가락 보행은 발등에 압박을 가하는데 유용하다. 그림 15-4 참고.

당기기와 밀기 기술(hook and backup technique)은 특정 지점에 심부 압박을 가하는데 사용한다. 압박을 가하고자 하는 지점의 위치를 정하고, 지점에 엄지손가락을 올려놓고, 첫 번째 관절을 구부려서 압박을 가한다. 그 후에 치료사의 엄지손가락으로 지점을 가로지르며 당긴다. 그림 15-5 참고.

발목 주위 지점은 손가락 끝으로 직접 압박을 사용하여 자극할 수 있다(그림 15-6). 비틀기 기술은 발가락 지점 예를 들면, 그림 15-7에서 보여주듯이 발가락 패드를 자극하기 위하여 효과적이다.

이러한 기본적 기술은 발의 반사 지점에 자극을 가하기 위하여 발 마사지와 관절 운동을 혼합하여 사용할 수 있다. 발 반사요법에 대한 더 자세한 정보는 대상자에게 적용한 교과서에 설명되어 있다(Dwight Byers의 Better Health with Foot Reflxology; Kevin과 Barbara Kunz의 The

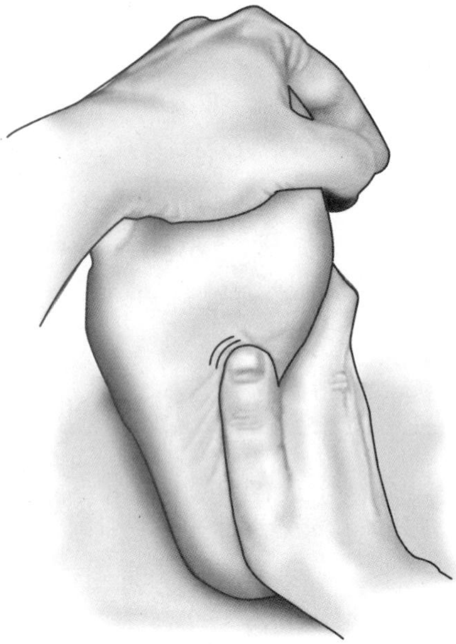

그림 15-3. 엄지손가락 보행.

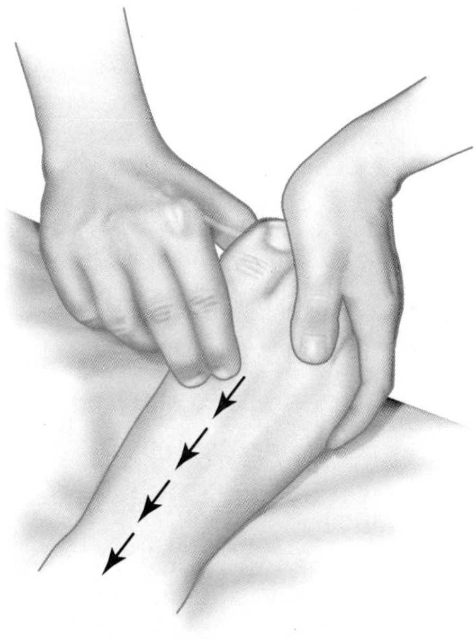

그림 15-4. 손가락 보행.

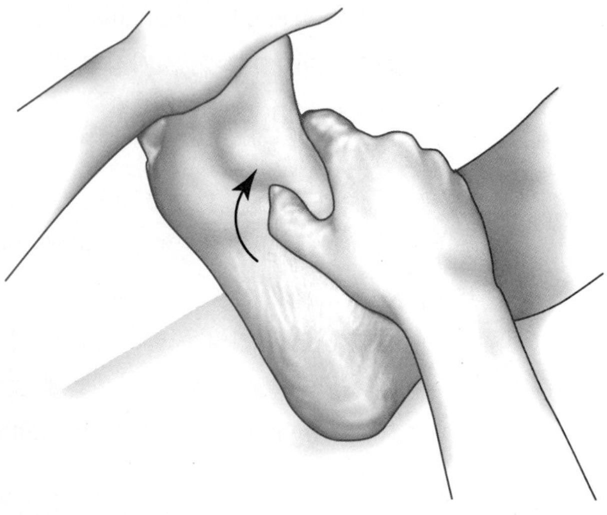

그림 15-5. 밀고 당기기 기술.

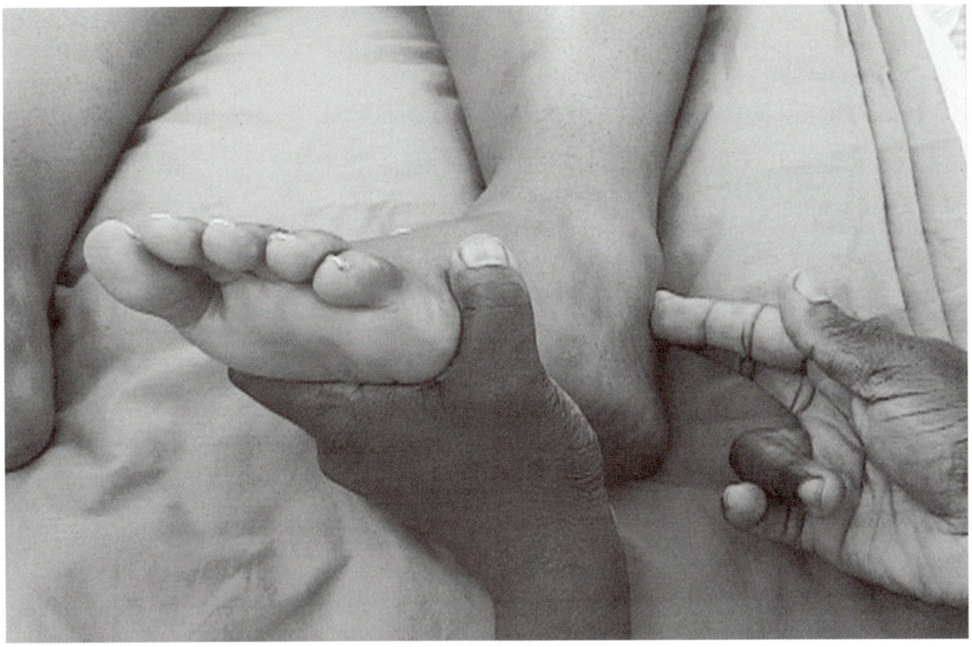

그림 15-6. 손가락 끝으로 직접 압박.

Complete Guide to Foot Reflexology; Laura Norman과 Thomas Cwan의 Feet First: A Guide to Foot Reflxology 참고).

요약 SUMMARY

발 반사요법은 신체의 다른 부분과 일치하는 발의 특정한 지점을 자극하기 위하여 압박을 가하

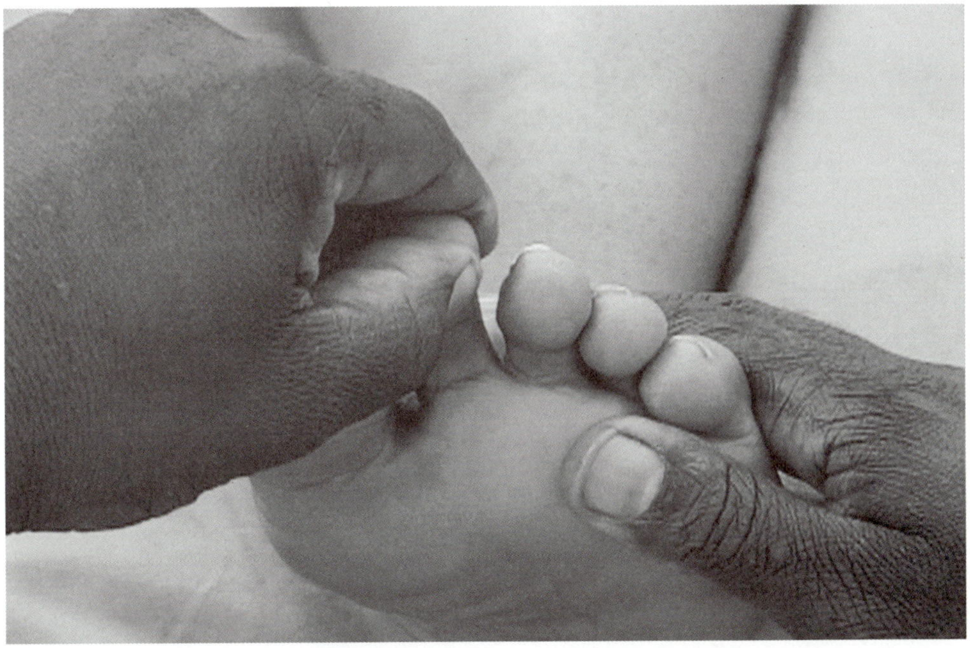

그림 15-7. 발가락 패드 비틀기.

는 이론에 근거를 둔다. 이 자극은 목적이 되는 신체 부위에 정상기능을 돕고 순환을 증가시킨다고 생각한다.

인도, 중국과 이집트의 고대 문명은 발마사지의 몇 가지 유형을 모두 가지고 있었다. 근대 반사요법은 1900년대 초에 W. Fitzgerald에 의하여 인기 있는 구역치료에서 발전되었다. Eunice Ingham은 반사요법을 발전시키기 위하여 발의 압박마사지와 구역이론을 혼합시켰고 1950-1960년대에 미국에서 이것을 교육하였다. 그 이후, 반사요법은 전 세계적으로 많은 나라에 전파되었다.

반사요법의 방법 연구에 대한 설명은 일반적으로 생체의학의 범위 밖이고, 이러한 지점은 추측된 것이다. 그러나 몇몇 연구들은 수행되었다. 구역치료 이론에 따르면, 신체는 10개의 종적 구역으로 나누어지고, 어떤 구역에서의 압박은 구역의 전체 길이에 자극을 준다. 그러므로 발에 위치한 구역 마지막 지점에 가하는 압박은 신체 전체에서 일치하는 구조와 기관을 자극한다. 반사요법 챠트는 이러한 관계를 지도로 나타낸 것이다.

Eunice Ingham은 반사요법 기술은 발에 부착된 침전물을 용해시킨다고 믿었다. 다른 사람들은 반사요법은 구역 장애를 균형화시키고, 또는 중의학에서처럼 에너지를 균형 있게 만다고 믿었다.

반사요법의 대상자들은 마사지 테이블에서 바로누운자세 또는 기댄 자세로 누울 수 있고, 의자에 앉을 수 있다. 받침대는 무릎 아래에 넣어준다.

치료사는 의자 또는 받침대에 앉고, 반사요법을 수행하는 동안 좋은 신체 역학으로 수행하여야 한다. 적절한 정렬을 취하기 위하여 테이블 높이, 받침대, 그리고 치료사의 의자높이를 조절할 수 있다

반사요법 기술은 엄지손가락 이동, 손가락 이동과 당기기와 밀기, 손가락압박과 비틀기이다. 기본적 기술은 발의 반사지점을 자극하기 위하여 발 마사지와 관절운동을 혼합하여 사용할 수 있다.

다음 부분은...

마사지와 신체치료의 몇 가지 유형은 건강과 안녕에 영향을 주는 신체 주위와 신체 내의 에너지 분야의 이론들에 기본을 두고 있다. 16장에서는 20세기 Randilph Stone에 의해서 발전된 극성치료에 따라 신체의 에너지 분야를 균형화시키는데 사용되는 기술을 설명할 것이다.

참고문헌

Benjamin, P. J. (1989a). Eunice Ingham and the development of foot reflexology in the United States. Part one The early years—to 1946. *Massage Therapy Journal*, Spring, pp. 38–44.

Benjamin, P. J. (1989b). Eunice Ingham and the development of foot reflexology in the United States. Part two On the road 1946–1974. *Massage Therapy Journal*, Winter, pp. 49–55.

Byers, D. C. (1997). *Better health with foot reflexology*. Revised. St. Petersburg, FL: Ingham Publishing.

Calvert, R. N. (2002). *The history of massage*. Rochestor, VT: Healing Arts Press.

Fitzgerald, W. H. & Bowers, E. F. (1917). *Zone therapy*. Columbus, OH: I.W. Long.

Ingham, E. D. (1938). *Stories the feet can tell: Stepping to better health*. Rochester, NY, author.

Knaster, M. (1996). *Discovering the body's wisdom*. New York, NY: Bantam Books.

Kunz, K. and Kunz, B. (1982). *The complete guide to foot reflexology*. Englewood Cliffs, NJ: Prentice Hall.

Norman, L. and Cowan T. (1988). *Feet first: A guide to foot reflexology*. New York: Fireside.

추가 참고문헌

교육용 비디오

"Reflexology for the feet and hands with Geri Riehl." (2001). Santa Barbara, CA: Real Bodywork. (*www.deeptissue.com*)

"Reflexology with Rhonda Funes, Volume 1: The feet." (2001). Massage Master Class™ Series. Riverside, CT: At Peace Media. (*www.atpeacemedia.com*)

웹사이트

Reflexology Research Project (*www.reflexology-research.com*)
Home of Reflexology (*reflexology.org*)
International Institute of Reflexology (*www.reflexology-usa.net*)

학 습 가 이 드

학습결과 LEARNING OUTCOMES

학습 가이드는 처음 시작하는 부분에 학습결과를 사용하라. 학습 파트너 또는 테이프에 기록된 것을 이용하여 쓰거나 구두로 말하여서 각 결과에 주어진 과제를 수행하라. 처음에는 "책을 보고" 시작하고, 후에는 기억한다.

중요한 용어/개념 KEY TERMS/CONCEPTS

중요한 기술은 이 장을 처음 시작할 때 목록화하였고, 다음에 나오는 연습에서 하나 또는 그 이상을 선택하라. 이러한 이야기에 관한 쓰기 또는 말하기는 이들의 중요성을 심도 있게 이해하고, 이것들을 더 기억하는데 도움을 줄 수 있다. 몇몇 연습문제는 수행의 섬세함에 초점을 맞추어 확실하게 고안되었다.

1. 각 각의 중요한 단어와 개념을 하나 또는 두 개 문장을 쓴다.
2. 설명과 관련된 단어를 두 개 또는 세 개의 단어를 선택한다.
3. 자신이 가지고 있는 단어에서, 발 반사요법의 역사적 발전에 관하여 학습파트너에게 말한다. 근대 반사요법으로 언제 발전되었습니까? 구역치료와 반사요법을 어떤 연관이 있습니까? Eunice Ingham은 누구 입니까? 반사요법의 지식은 어떻게 전파되었습니까?
4. 학습파트너에게 반사요법 연구에 관한 여러 이론을 설명한다.
5. 반사요법 챠트를 보고, 구역치료의 구역과 관련된 다양한 신체구조와 기관의 위치를 설명하라.
6. 반사요법 챠트를 이용하여, 파트너의 발에 여러 기관과 구조를 그려라. 그 후 가능하다면 챠트를 보지 않고 정확한 위치를 찾고 그려라. 종이에 그려라.

학습 개요 STUDY OUTLINE

다음은 이 장에서 중요한 개념을 기억하는지 검사하기 위한 질문이다. 각 질문이 있는 본문의 페이지를 이용하여 대답하라.

1. 발반사요법은 ______에 일치하는 부위를 발의 특정한 지점을 자극하기 위하여 적용되는 ____ ________ 이론이 기본이 된다(p. 324).
2. 이러한 작용은 목표가 되는 신체의 부분에 _____ 증가시키고 정상적인 ____을 돕는다고 생각한다(p. 324).

반사요법의 역사 (History of Reflexology)

1. 건강과 치유를 위한 발마사지 또는 압박은 고대 ________, ________, 그리고 ________ 포함한 세계의 많은 부분에서 발견되는 오래된 치료법이다(p. 324).
2. William Fitzgerad는 ___________(1971)라고 하는 치료로 인기가 있었고, 근대 반사요법의 이론의 근거를 제시하였다(p. 325).
3. 물리치료사와 자연치료사인 _________는 ____ 치료의 이론과 현대 반사요법 체계를 위한 견본을 발전시키기 위하여 발의 ______ 마사지와 혼합하였다(p. 325).
4. ____경험을 통하여, 그녀는 발의 _____ 더 자세하게 만들었고, 발의 특정한 지점을 압박하여 신체에 영향을 주는 부위를 챠트로 만들었다(p. 325).

반사요법의 이론 (Theories of Reflexology)

1. 반사요법의 이론은 일반적으로 ______ 밖이고, 이 지점에서 더 _________ 한다(p. 325).
2. 반사요법의 효과에 관한 ______ 연구들은 최근에 수행되어졌다(p. 325).
3. 구역치료이론에 따르면, 신체는 ______ 구역에 _______로 나누어져 있다(p. 325).
4. 이러한 구역은 _______, _______, _______에 마지막 지점이 있다(p. 325).
5. 압박은 _______ 구역에 영향을 주는 구역에서 어느 곳이든지 적용한다(p. 325).
6. 반사요법 챠트는 ______와 일치하는 발의 위치를 보여준다(p. 325).
7. Ingham은 발에 침착된 ________을 용해시킨다고 믿었다(p. 325).
8. 다른 사람들은 반사요법이 _______ 균형화시킨다고 믿었다(p. 325).

대상자의 자세 (Positioning the Receiver)

1. 반사요법의 대상자들은 마사지 테이블에 ______ ______로 눕거나, 또는 ________ 자세에서 베개로 받쳐줄 수 있다(p. 327).
2. 대상자들은 _________ 의자에 앉을 수도 있다(p. 327).
3. 받침대는 ____관절에 압박을 제거시키기 위하여 _______ 아래에 넣어준다(p. 327).

신체역학 (Body Mechanics)

1. 반사요법을 수행하는 치료사를 위한 자세는 ____________이다(p. 327).
2. 대상자의 발을 잡기 위하여 ______________ 구부리는 것은 피한다(p 327).
3. 좋은 신체역학을 취하기 위하여 __________, ______, 그리고 _________를 조절한다(p. 327).

기술 (Techniques)

1. 발 반사요법의 기본적인 기술은 _________이다(p. 327).
2. 엄지손가락 ______ 기술은 발바닥을 따라 지점을 체계적이고 빠르게 압박한다(p. 327).
3. 손가락 _____은 발등에 압박을 가하기에 유용하다(p. 327).
4. _________와 _________ 기술은 특정한 지점에 심부 압박을 적용하기 위하여 사용한다(p. 327).
5. 발목 주위 지점은 _______ 압박을 사용하여 압박할 수 있다(p. 327).
6. ______ 기술은 발가락 패드에 사용한다(p. 327).

더 많은 이해를 위해서 FOR GREATER UNDERSTANDING

다음의 훈련은 이 장에서 설명된 지침의 특별한 적용이다. 동사는 다양한 활동을 강조하고, 기술발전을 조장하기 위하여 밑줄을 그었다. 이러한 훈련은 학습 파트너 또는 그룹, 또는 학급과 함께 수행한다.

1. 특별한 치료사에게 반사요법을 받아보라. 반사요법을 어떻게 수행하는지 주의하라. 반사요법이 어떻게 느껴집니까? 안정된 신체에서 기술에 어떠한 반응이 있습니까? 학습파트너와 함께 당신이 찾을 것을 이야기 하거나 기록하라.
2. 반사요법사와 이야기하라. 그들의 훈련, 실습, 그리고 그들의 고객 유형에 대하여 물어보라.
3. 치료사가 반사요법을 수행하는 것을 관찰하라. 그들의 신체 역학과 사용하는 기술을 주목하라. 학습파트너에게 당신이 관찰한 것을 설명하라 (대체: 비디오 시청)
4. 반사요법에 관한 임상연구를 살펴보라. 연구는 무엇을 찾기 위하여 노력하였습니까? 어떻게 접근합니까? 찾은 것은 무엇입니까? 결론은? 학술연구에 대한 요약을 적어보라.
5. 파트너에게 반사요법 기술을 실습하라. 이것의 느낌에 관한 피드백을 물어보라. 신체역학과 기술적용에 대하여 관찰자의 의견을 들어라.
6. 훌륭한 선생님에게 반사요법 소개 코스를 수강하라.

제 16 장

극성치료

Polarity Therapy

학습 결과 Learning Outcomes

이 장을 학습하고 난 후, 다음의 정보를 습득할 것이다.

1. 극성치료의 기원, 인도와의 연관성과 Rhndolph Stone의 연구를 알아볼 수 있다.
2. 극성치료의 생리학적 효과, 서양과학의 용어에서 극성치료 효과를 설명할 수 있다.
3. 에너지, 사랑, 장애제거, 이해, 그리고 영양과 경험을 포함한 극성치료의 기본적인 이론을 설명할 수 있다.
4. 기본적인 극성기술과 운동을 수행할 수 있다.

역사적 인물과 발전 HISTORICAL PEOPLE AND DEVELOPMENTS

아유르베딕 의학	Pannetier, Pierre	Stone, Randolh

중요한 용어/개념 KEY TERMS/CONCEPTS

에너지	영양과 운동	장애 제거
사랑	극성치료	이해

> **MEDEALINK**
>
> 이 책의 각 부분을 복사한 CD는 이 장에 담겨진 기술을 추가하였다. CD-ROM에 넣으면 마사지 기술의 영상을 볼 수 있다. 이 영상은 새로운 부분을 학습하는데 도움을 줄 수 있게 디자인되었다.

극성치료는 운동, 영양과 일반적 신체치료 기술인 사랑을 포함한 심신 건강행위이다. 극성치료의 기술은 간단한 접촉과 부드러운 움직임을 포함한다. 특별한 부위의 안정, 신체 흔들기 또는 다양한 깊이로 리드미컬하게 압박을 가할 때 치료사는 항상 대상자의 양손을 사용한다. 이러한 접촉은 신체에서 자유로운 에너지 흐름이 방해되는 것을 억제시키기 위한 것이고, 이렇게 함으로써 사람은 다시 건강하게 회복된다.

역사와 철학 HISTORY AND PHILOSOPHY

극성치료는 1900년대 카이로프랙틱(chiropractic), 자연요법(naturopathy)과 정골요법(osteopathy)과 같은 자연치료 방법의 교육을 받은 **Randolph Stone**(1890-1891)에 의하여 발전되었다. Stone은 식이 변화, 도수법, 운동과 다른 자연치료의 효과에 근본이 되는 기본 원리가 있을 것이라는 생각에 호기심을 가지게 되었다. 같은 건강 문제를 가진 사람들 중에서도 각기 다른 사람들에게 식이 변화, 척추 도수법과 운동에서 긍정적 반응이 나타나는가? 질병에 걸리기 쉬울 것 같은 사람이 있는 반면에 타고난 체력을 가진 사람은 있는가?

Stone은 이 기본적 원리를 중국 침술과 본초의학, 중동의 헤르메틱 카발리스틱체계(Hermetic Kabalistic system)와 인도의 고대 **아유르베딕 의학**에서 찾아냈었다. 그는 이러한 전통방법이 체계적으로 신체에 흡수되어 건강을 주고, 에너지 흐름 장애의 결과로 질병이 생긴다는 것을 이해하게 하는 신비한 형태의 생명 에너지에 믿음을 가지게 되었으며 두 가지 보완요소를 발견하였다. Stone은 모든 자연치료 기술이 생명에너지 흐름을 균형 있게 하고 자유롭게 자극하여 건강에 대한 개인의 타고난 능력을 지지하기 때문에 효과가 있다는 가설을 세웠다. 그는 그가 공부한 모든 동양 전통에서 얻어진 기술을 서양 기술과 결합시켰고 신비한 생명에너지의 효과에 대한 유일한 장점을 연구하였다.

Stone은 수년 동안 자유로운 에너지 흐름을 훈련하면서 시간을 보냈고, 인도에서 이러한 중재를 공부하였다. 인도의 철학적 체제는 그의 극성치료 연구에 영향을 주었다. 생명에너지는 힘의 종적, 횡적과 대각선, 차크라 chakras(신체의 에너지 중심), 5가지 요소(흙, 물, 불, 공기와 정기)의 용어로 설명되었다. 음식, 손으로 하는 일과 운동은 이러한 요소들의 균형에 영향을 미칠 수 있다. 극성치료의 난해한 측면을 독자에게 이해시키는 것은 카이로프라틱, 정골요법 기술보다 어렵다. 1973년 Stone이 퇴직 후에, **Pierre Pannetier**는 세미나를 통해 미국에 극성치료를 전하기 시작하였다. Pannetier는 신체 가동의 연속적 체계를 수립하고 치료사가 접근하기 쉬운 비밀스런 Stone의 연구 방법을 더 많이 만들었다.(Rahdolph Stone, Harlan Tarbell[삽화가]의 The Complete Collected Works, 1987; Randolph Stone의 The Conscious Art of Living Well, 1991 참고)

그러나 Stone의 가르침은 극성치료를 확실하게 정의하는데 매우 어려움이 있다. 확실하게 극성치료는 생명을 연장시키는 무언가를 포함하고 있다. 수 년 동안, 다른 치료사들은 고객의 건강을 최고로 지켜주기 위한 처방에서 어떤 구체화된 보완적인 기술을 사용하는 경향이 있다. 극성치료에서 근본이 되는 기술의 유형, 즉 실시하고 있는 압박의 정도, 비법의 중점을 두는 것과 심리치료 훈련과 같은 보완적 기술은 각기 서로 다른 것이다.

많은 극성 치료사들은 전통적인 측면을 만족해하고 이들을 발전시키거나 또는 설명하기 위하여 계획하며, "나는 당신의 눈 건강을 위태롭게 하는 불균형적인 화의 흐름을 연구하고 있다" 그러나 비법으로의 접근이 극성치료의 실습의 전부에서 기본적이 되는 것은 아니다. Pannetier는 가끔 학생들에게 아유르베딕에 근거하여 모든 생각을 잊어버리라고 충고하였다. 그는 새로운 것으로 발전된 Stone의 도수법을 사용하여 접촉 순간 직관적으로 수행하고 그들 손의 감각 장애를 교육하였다. 극성의 조직에는 효과적인 기술이고 직관력을 얕보거나, 학습 기술의 가치를 떨어뜨리는 것은 아니다. 치료사는 미묘한 에너지를 가지고 작업을 수행하며 직접적인 경험에서 지식 그 이상의 것은 배워야만 한다.

극성치료를 연구하는 것은 실습을 많이 해야 하는 것하고 이는 음악을 연구하는 것과 유사하고, 새로운 멜로디와 유형은 학생의 능력에 알맞게 학습하여야 하고 독창력을 자극시켜야 한다. 이론이 도움이 될 수 있지만, 기본이 되는 것은 아니다. 원하는 결과는 현재 원하는 반응을 위하여 어떠한 방법으로 누군가의 마음을 작용하게 하는 것이다(극성치료 철학과 훈련에 대한 더 많은 정보를 알기 위하여 미국 극성치료협회 웹사이트 www.polaritytherapy.org를 방문하라).

생리학적 효과 PHYSIOLOGICAL EFFECTS

현재까지, 서양 과학은 생명에너지라 불리는 연구에 흥미를 가졌다. 우리가 극성치료를 하는 동안 일어나는 어떠한 현상을 과학적으로 이해할 수 있는 연구는 아직 부족하지만, 무엇인가 일어나고 있다고 믿는다. 이것은 서양의학으로 몇 가지 원리를 알아내지 못하는 주관적 징후이다.

- 주관적으로, 건강은 충만한 에너지가 있다는 것과 동일시하게 여기고, 반면에 임종을 앞둔 질병의 첫 번째 증상은 에너지가 소실된다는 것이다.
- 주관적으로, 치료사는 다양한 움직임을 행할 때 그 또는 그녀의 손에 확실한 통증이 느껴진다. 이러한 통증의 정도와 유형은 치료하는 부위의 건강 상태에 따라 다양하고, 치료된 부위는 이러한 것이 변하게 된다.
- 주관적으로, 환자와 치료사는 그들의 에너지 감각에서 동시에 변화를 느낀다. 대상자는 더욱 자유롭고, 가벼우며, 보다 더 이완된 것을 느낀다; 치료사는 그와 그녀의 손에서 통증의 강도와 균형을 가지게 되는 것에 주의하고, 에너지에서 전반적인 감각이 증가된다.

극성 치료사는 근육이완, 구조 변화와 자율신경계 균형에 영향을 미치는 생명에너지에 장애가 없는 변화를 관찰한다. 서양의학에서 저린 증상(tinging)은 단지 손에서의 혈관확장이라고 말한다; 에너지는 가성과학이고, 긍정적인 건강은 위약효과의 결과이다.

서양의학은 객관적 변화를 관찰하는 것이다. 극성치료 후에는 심부 이완의 증상이 나타난다. 가끔, 턱은 홍조를 띠고, 혈압이 떨어지며, 타액분비가 증가하고, 심박동이 느려지며, 눈물이 나고 위와 소장은 연동운동이 증가되어 소리가 난다. 이것은 부교감신경계에 이완반응이 나타나는 객관적인 증상이다.

더 정확한 검사로 특별한 기술로 인하여 나타나는 명확한 생리적인 효과의 근본적 이유를 알아내게 되었다. 신경 중추를 자극하는 것이 많다. 예를 들면, 공통적으로 적용하는 기술은 목의 측면을 따라 경동맥에 있는 압력수용체(baroreceptor)에 매우 가벼운 진동 압박을 가하는 것이다. 비록 압박이 매우 약하여 뇌로 공급되는 혈관에 장애를 일으키지 않을지라도, 가능한 혈압이 내려가고 심박동이 느려지는 신경학적 이완 신호를 활성화시킬 수 있다. 이와 같은 반사는 대개 뇌의 혈압이 더 높을 때 압력수용체를 신장시켜 혈압을 내려가게 한다.

극성기술은 가끔 사지와 체간에 흔들기 동작을 수행한다. 이것은 작거나 큰 부드러운 진동, 전신을 움직이는 박력 있는 진동과 같이 다양하다. 이러한 흔들기는 공통적으로 이완을 유발시키고, 근 긴장이 저하되며, 통증이 감소하고, 그 후에 능동 관절움직임이 증가되도록 조성된다. 서양의학은 관절의 기계적 수용체(mechanoreceptor), 관절의 움직임을 인지하는 신경종말을 자극하여 통증을 없게 하는 커다란 효과를 인식하기 시작하였다. 이러한 수용기들은 부드럽게 자극될 때 나타나고, 반사 반응은 근 긴장을 저하시키고, 순환을 증가시킬 것이며, 엔돌핀 방출을 자극하여 이러한 결과로 통증 감각을 저하시키는 결과를 가져온다.

게다가, 두 손을 교대로 규칙적인 방법으로 사용한 접촉은 가벼운 최면 상태를 유발시킬 수 있다. 대상자는 가끔 감각 자극의 간단한 인식을 제외하고 그들의 신체 모든 부분이 최면상태인 느낌이나 잠을 자고 마음이 편안해지는 것과 같은 경험을 하였다고 한다. 이러한 깊은 이완 상태는 건강을 위한 근원과 신체 회복에 의한 안녕과 항상성이 균형된 상태에서 있다는 것이다. 단지 이것이 일시적일지라도, 긴장된 생활에서 경험을 필요로 하는 극성치료를 통해 평온함을 얻을 수 있다. 게다가, 안정 상태는 그들의 문제를 광범위하게 예측할 수 있고, 가끔 복잡함을 잊어버리는 방법이 될 수 있다. 극성치료는 숨겨진 감정이 표출되므로, 심리치료에 적절하고 훌륭한 것이다. 또한, 서양의학은 구조적으로 존재하는 것이므로 에너지를 확인하지 못할 수도 있다. 이것은 신체와 마음의 건강을 지지하는 방법으로 극성접촉이 신체에 반응으로 나타나는 것과 같은 것일 수 있다.

많은 기술들은 아유르베딕 철학을 바탕으로 현대 의학의 계획 내에서 더 쉽게 접근시킨 것이다. Stone의 기본적 원리임에도 불구하고 고대와 현대, 모든 이념을 초월하였고, 이를 설명하기 위하여 사용되는 특별한 이론보다는 도수 작업의 사실적인 경험을 더 구체화하는 것이다. 에너지는 추상적인 비유이고 결과적으로 이것은 극성치료를 통해서 확인할 수 있다. 신경학적 반사는 또 다른 추상적인 비유이고 우리가 확인할 수 없는 기전을 설명하는 한 가지 방법이다.

극성치료의 원리 PRINCIPLES OF POLARITY THERAPY

극성치료의 기본적 원리는 에너지, 사랑, 장애, 이해와 영양, 운동의 개념과 관련이 있다. 극성치료의 배경과 경험적 운동에서 이러한 개념은 아래에 간단하게 설명되어 있다.

에너지 (Energy)

에너지 활동은 대부분 서양인을 위한 개념이다. 우리가 예상하는 것처럼 어렵거나 또는 비정상적인 것은 아니다. 이것은 손에서 나타나는 변화로 인식할 수가 있다. 간단한 실험으로 이러한 감각을 더 자세하게 설명 할 수 있다.

치료사는 양손을 손바닥으로 문질러 신경종말을 자극하고, 집중에 의한 감각입력을 확대시킨다. 느낌이 어떻게 변하는지 손바닥을 멀게 그리고 가깝게 손을 움직인다. 그 후에 손바닥이 더 이상 마주보지 않게 하여, 어떤 느낌이 느껴지는지 알아야 한다.

많은 사람들은 손바닥을 서로 마주하고, 손을 각각 계속 움직일 때, 여기서 연관적인 저린 감각을 갖게 된다. 치료사의 눈을 감고 같은 방법으로 시도해보아 감각이 있는지 또는 치료사의 손바닥은 직접적으로 마주보게 하지는 않아 느끼지 못하는지를 알아본다.

사랑 (Love)

첫 번째 원리는 극성치료가 사랑으로 작용한다는 중요성을 강조한다. Pannetier는 전체 치료의 가장 활력적인 요소가 **사랑**이라고 말하였다. 그는 "무엇을 행하는지 알지 못한다면, 대상자에게 치료사의 손을 올려놓고 대상자를 사랑하라"고 말하였다.

이러한 사랑은 무엇인가? 명백하게 이것은 감정적으로 감상적으로 되는 것이 아니거나, 감정을 억압하는 것이 아니다. 그 이상의 것으로, 이것을 하나의 단어로 말하기는 어렵다. Pannetier가 말한 기회를 다시 잡는 사랑하는 방법을 행하거나, 우리가 생각하는 느낌과 맞게 행동하도록 노력한다. 진정한 사랑은 사랑에 관한 생각을 유지하는 것과는 완전히 다른 방법이다. 이것은 그가 누군가의 도움을 받거나 회복시키는 것이 아니고, 목적도 없는 것을 사랑이라고 하였다. 이것은 예정된 것도 아니고 결과를 알 수 있는 것도 아닌 매우 강한 것이다.

치료사는 항상 필요로 하는 느낌에 반응하고, 치료를 위한 생각은 하지 않으며 단지 그 또는 그녀가 단순하게 일을 하도록 한다. 이러한 사랑은 삶에 도움이 된다. "치료하는 것이 아닌 충분한 치료"라고 말한 치료사 Dylan Thomas는 "전체적으로 완전하게 놓아주고 밀어내는 것이다"라고 말하였다. 이러한 이완의 근원은 그 당시에 대상자 자신이 표현하는 것이며 완전한 심부 이완 상태와 확신할 수 있는 이완상태를 촉진한다. 이러한 의미라면, 이것은 치료가 발생되는 이완 상태라는 것이다. 한때 치료사는 이러한 이론을 이해하려고 했고, 극성치료에 대한 부분은 알려졌지만, 극성치료를 항상 이해하는 것은 아니다. 이것은 져주는 마음과 열린 마음가짐이고, 항상성을 위해 신체의 본질에서 벗어나 많은 단계에서 치료를 하게 한다. 필요로 하는 부위에 근육을 이완시키고, 소화력을 증진시키고, 순환을 증진시킨다. 호르몬의 정도도 정상적이고, 엔돌핀은 증가하고, 호흡은 깊어지게 된다.

이러한 사랑의 특성을 나타나게 하기 위한 좋은 위치는 간단한 "앞에서 뒤로"의 극성기술이다. 이것을 연습하기 위해서는 대상자가 필요하다.

대상자의 가슴과 흉추(상부 등)에 쉽게 접근하기 위하여 등받이 없는 의자 또는 의자의 등받이가 없는 부분에 앉으라고 한다. 대상자의 왼쪽 측면에 서서, 대상자의 심장 위에 치료사의 왼손을 양 견갑골 사이의 상부 등위에 오른손을 천천히 부드럽게 올려놓는다. 에너지 흐름에 의하여 두 손이 연결되는 것처럼 치료사의 손바닥에 "서로 각각 밀어 넣는" 감각이 느껴질 때까지 손이 위치한 주위를 천천히 움직인다(그림16-1 참고). 이 위치에서 치료사의 손을 고정시킨다. 치료사의 호흡은 인위적이지 않고 자연스러워야하며 자세가 이완되었는지를 점검한다. 그런 후에 잠시 치료사의 손바닥은 더 강하게 또는 유난히 따뜻한 느낌을 느끼기 시작할 수 있다. 몇몇 치료사들은 이러한 징후를 경험하지 못하지만, 명확한 내면적 감각을 느끼고, 평안함과 성취감을 느끼게 된다. 모든 사람에게 있어 이러한 경험은 다를 수 있다. 대상자는 심호흡을 하고, 분명히 이완과 그 또는 그녀의 호흡 패턴이 변화되는 것을 보여 준다. 동시에 치료사의 손 또는 정신 상태가 변화되는 것을 느낄 수 있다. 몇 분 후, 치료사의 손을 매우 천천히 떼게 한다.

많은 치료사들은 그들이 알고 있는 지식이 이 연습을 하는 동안 도움이 되지 않았고, 그들의 신비적인 느낌 또는 손에서 전율은 느낄 수가 없었다고 한다. 이것은 치료사가 결과가 나타나는지 신경을 쓰거나 또는 그들 손에서 변화를 느낄 수 없다는 생각을 가진 것 때문에 그럴 수 있다. 대상자에게 지속적으로 '해방되게(letting go)' 하도록 실습을 한다.

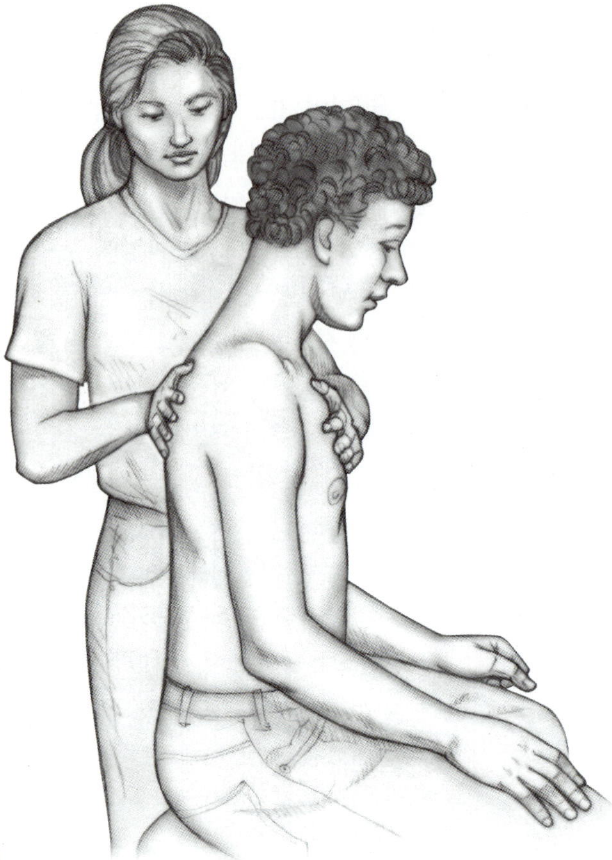

그림 16-1. 각각 밀어 넣는 것을 손바닥으로 느낌.

장애의 제거 (Removing Obstuctions)

극성에서 다른 이론은 최적의 결과를 위해서 장애가 되는 것은 제거시켜야 한다. **장애**는 자유로운 에너지 흐름에 방해가 되는 유형 또는 정체가 되어 있는 것처럼 보이는 신체부위이다. 예를 들어, 만성불안을 경험하는 사람은 복부 긴장, 장의 운동 방해와 구역질을 느낄 수 있다. 이러한 상태는 마치 어느 정도 위험으로부터 그들을 보호하기 위한 노력처럼 보일 수 있다. 사람을 검사한다면, 복부 횡경막 부위에 실제적으로 장애가 있는 사람은 에너지의 수직 흐름이 되지 않는다. 극성을 사용하는 치료사는 긴장을 이완시키고 균형있는 조직의 자유로운 에너지 흐름을 조성하는 기술로 차단된 부위에 반응이 나타나게 한다.

조심성 있는 치료사는 고객이 안으로 들어오자마자 고객을 평가하기 시작할 것이다. 그들은 정렬이 되지 않은 부위, 걸을 때 신체가 불안정한 부위, 방어하는 부위를 찾을 것이다. 더 나아가서 대상자가 자신을 보호하는 부분에서 장애가 되는 부위를 찾을 수 있다. 운동 후에 장애 부위를 찾아내는 원리를 가르쳐준다.

얼굴이 위로 오게 대상자를 눕힌다. 치료사의 오른손을 부드럽고 천천히 그 또는 그녀의 치골과 배꼽사이의 복부에 올려놓는다. 치료사는 근육이 긴장되거나, 이완되어 있는 것을 느낄 수 있다. 치료사는 조심스럽게 호흡 유형을 관찰한다. 제한되어 있거나, 너무 빠르거나 느리지 않은지? 피부 온도에 변화가 있거나 또는 치료사의 손아래 가스가 차 있는 부위는 단단할 것이다. 치료사의 손, 손목, 팔꿈치와 어깨 근육은 완전하게 이완시키고, 치료사는 입을 다물고 호흡한다. 접촉은 매우 가볍게 한다. 치료사가 이완되었다면, 처음에는 손바닥 끝으로 그 후에는 손가락으로 교대로 천천히 압력을 가하여 물결과 같은 동작이 되게 한다.

복부에 올려놓은 오른 손은 그대로 남겨두고, 그림 16-2에서처럼 치료사의 왼손을 대상자의 이마에 올려놓는다. 가볍게 접촉을 하고, 치료사의 손에 '밀어 넣는' 감각이 느껴지는지 확인한다. 따뜻함 또는 욱신거리는 느낌은 양손 또는 한손에서 시작될 수 있다. 오른손으로 아기를 재울 때 흔드는 것처럼 하지를 몇 분 동안 부드럽게 흔든다. 왼손은 이마에 가볍게 올려놓고 흔들지는 않는다. 욱신거림 또는 이와 연관된 감각이 증가하는 것은, 에너지 흐름이 증가되는 신호라고 볼 수 있다. 대상자의 얼굴은 혈색이 좋아지고, 근육이 이완되고 그리고 호흡은 더 규칙적이고 깊게 숨을 쉰다. 치료사의 두 손 아래에 있는 부위에 긴장, 차단이 없어지는 데 도움을 준다.

이해 (Understanding)

이해의 원칙은 대상자의 경험과 극성치료의 효과에 대하여 치료사가 안내한다. 치료에서 일어나는 생리학적 그리고 심리적 반응의 용어에서 광범위한 묘사를 위한 지식이 요구된다.

예를 들면, 위에서 설명한 운동에서, 근육은 사람에게 중요한 기능의 역할을 하고, 그 또는 그녀가 더 안전한 느낌을 가질 수 있게 한다. 이러한 근육은 긴장이 완화되게 하고, 이것은 걱정의 결과로 일반적인 것이다. 사람들은 이러한 반응에 혼란스러울 수 있고, 이것은 중요한 것일 수 있다. 이러한 이유로 극성치료를 가르치는 많은 학교에서는 기본적인 상담 기술도 교육한다. Pannetier는 '장애 제거' 와 최고를 위하여 치료 태도, 수용과 신뢰를 줄 수 있는 상식적인 접근방법을 사용하였다.

극성은 부드러운 기술이다. 치료사는 대상자를 전반적으로 심부 이완시키고 근육을 이완시키지만, 아무런 힘도 작용하지 않는다. Pannetier는 가끔 대상자의 항상성(homeostasis)에 영향을 주지 않는 부드러운 접촉인 극성치료는 해를 주지 않는다고 말한다. 대상자가 차단된 느낌을 지나서 안으로 들어가기를 원한다면, 치료사는 소유 부위, 심부 이완, 균형과 형성을 위하여 손 사이에 에

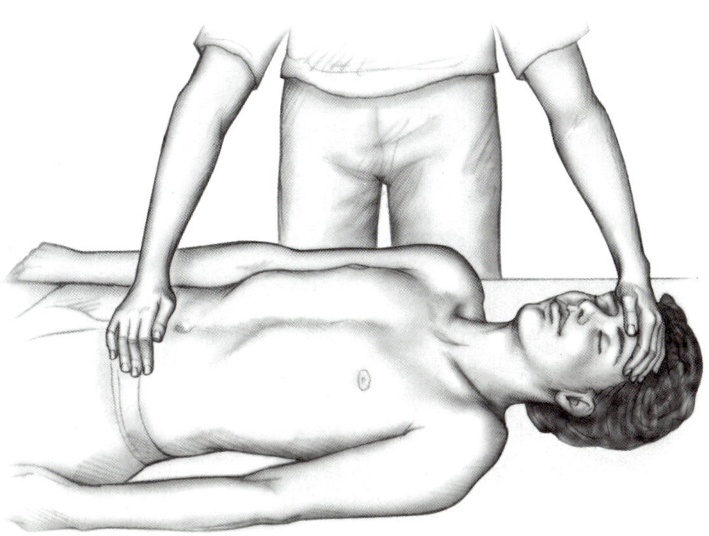

그림 16-2. 복부와 머리의 장애를 이완시키기 위한 일반적 자세.

너지 흐름이 흐르게 하는 것을 계속 수행할 것이다. 대상자가 당겨지는 것을 원한다면, 안심하게 하고 전기가 교류하는 부위에 위험을 주지 않게 작업을 하고, 아마도 이것은 마지막에 단단하게 방어 부위에 작업하기 위하여 신뢰를 줄 수 있을 것이다. 가끔 다른 부위에 대상자가 놓여있는 경우 높게 충전된 부위는 그 또는 그녀의 의식적 자각 없이 이완될 수 있다.

또한, Pannetier은 개인적이 책임의 적절한 이해를 위하여 치료사는 지극히 중요하다고 말하였다. 대상자는 과거 행동과 의견 제공에 따른 결과를 얻는다. 치료사는 대상자를 구제해줄 아무것도 없지만, 씨를 뿌리고 식물을 돌보며, 친구를 사귀게 한다. 이러한 방법은 치료사가 치료를 그릇된 방향으로 시도하는데서 대상자의 병을 이야기 하는 것을 보호한다.

영양과 운동 (Nutrition and Exercise)

영양과 운동 모두는 치료적 식이요법에서 중요한 부분이다. 신장과 조율, 가끔 에너지 흐름을 자극하기 위하여 소리가 추가되기도 한다고 생각한다. 그들의 선택은 아유르베딕의 생활에너지의 균형과 자유로움의 개념에 기초를 둔다. 운동이라는 특별한 체제는 요가에서부터 얻었지만, 그들 자신의 경험과 관점을 구체화하여 더 절충되게 되었다. 기본적 신장의 하나는 젊은 마음가짐 또는 웅크리고 앉는 자세이다. 이 자세는, 모든 흐름이 촉진되게 하고 우주의 힘으로 건강하고 다시 젊어지게 한다.

음식의 제안은 아유르베딕 이론에 주요한 근거를 두고 있으며 이는 다양한 음식의 활동적인 성질이다. 고객 또는 환자는 공통적으로 심각하게 완전한 음식 섭취가 제한될 경우 '정화(cleansing)'의 기간을 통하게 된다. 매일 마늘, 올리브 오일로 만든 음료와 특정한 허브차로 만든 레몬 쥬스를 마시는 것과 같은 간 홍조의 이용을 가끔 추천한다. 간단한 채식은 매일 섭취하는 양의 반으로 추천한다. 특별한 것을 먹는 것보다 극성치료에서는 이완된 정신 상태에 음식을 먹는 것을 강조한다. 음식의 정신적 측면은 물질적인 측면보다 더 중요하고 어떠한 것을 먹던 소화와 흡수의 기초가 된다.

이완된 정신 상태와 균형적인 운동에서 영양적 음식 섭취를 강조하는 것은 건강에 있어 서양 관점의 기본적인 것이지만, 이것은 논쟁의 여지가 있고, 그럼에도 불구하고, 아유르베딕 의학의 분지에서 극성치료의 접근법 중 하나이다. 이러한 이유에서, 이 장의 나머지 부분에서는 극성치료의 손-기술(hand-on art)만을 설명할 것이다.

기본적인 극성 움직임 BASIC POLARITY MOVEMENT

극성치료를 배우는 학생은 전신을 균형 있게 하고 자극하기 위한 일반적인 15~22가지 움직임을 가르쳤다. 일반적인 이완과 치료가 필요한 장애가 나타나는 국소 부위에 치료사가 부드러운 고정, 흔들기와 기술시도가 필요하다.

몇 가지 이러한 기술은 1930년과 1940년의 정골요법, 두개병증(craniopathy)과 카이로프랙틱으로 나누었다. 이것은 심령학자가 관찰한 것, 침술 연구, 이집트 의학을 Stone이 나누었다. 이것은 조화적 울림 이론에 의하여 나누어졌고, 신체의 일부분은 다른 부위를 작업할 때와 같이 부드럽게 진동시키고, 조화롭게 진동시킨다. 모든 것에서, 이 기술은 경험을 하고 바르게 평가한 움직임을 정돈하고 흥미를 끈다.

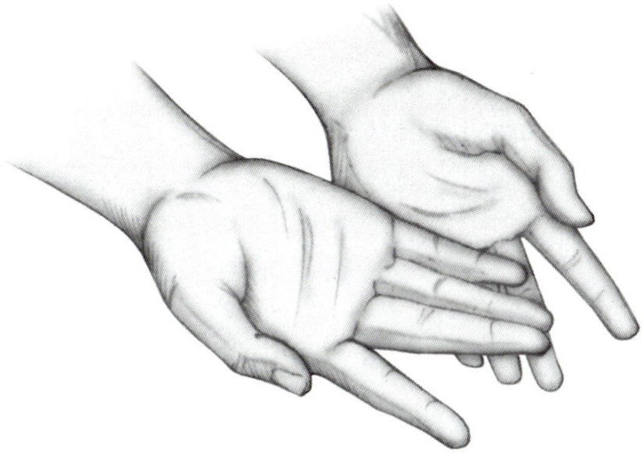

그림 16-3. 받침대를 위한 손의 자세.

단축된 일반적 치료기간 ABBREVIATED GENERAL SESSION

극성치료의 일반적 세션의 단축된 변형은 다음과 같다. 단순히, 대상자는 '그' 와 관련하여 조화로울 것이다. 대상자는 마사지 테이블에 바로 눕고, 치료사는 대상자의 머리 쪽 의자에 앉아 시작한다.

1. **10번째 뇌신경(받침대)〔the tenth cranial("the cradel")〕.** 그림 16-3에서 처럼 받침대를 만들기 위해 치료사의 손바닥을 위로 향하게 하고, 오른손의 3, 4, 5번째 손가락에 왼손의 3, 4, 5번째 손가락을 겹쳐놓는다. 테이블 위에 치료사의 손을 올려놓고, 치료사의 손바닥으로 대상자의 머리를 지지한다. 치료사의 두 번째 손가락은 흉쇄유돌근(경동맥과 10번째 뇌신경 운행로)의 옆을 따라 신장시킬 수 있다. 치료사의 엄지손가락은 대상자의 귀보다 두 번째 손가락 옆에 놓이게 한다. 1~2분 고정하거나 또는 흐름을 강하게 수행한다(그림 16-4 참고).
2. **목 신장(neck stretch).** 대상자의 머리를 치료사의 오른손에 올려놓고, 치료사의 첫 번째 또는 두 번째 손가락과 엄지손가락으로 두개 기저면을 완전하게 잡는다. 치료사의 왼손 엄지손가락은 앞쪽 천문에 위치하게 하고 이마에 가볍게 올려놓는다(유아에서 숨구멍). 오직 오른손으로 압박을 가하고, 치료사 쪽으로 부드럽게 견인한다. 대상자가 숨을 내쉴 때 가볍게 이완하고, 숨을 들이 쉴 때는 가볍게 견인한다. 이 움직임은 대상자가 과하게 움직이거나 또는 움직임을 하는 동안 팔, 어깨, 목 또는 머리에 통증이 증가한다면 중지하여야 한다(그림 16-5 참고).
3. **복부 흔들기(tummy rock).** 치료사는 대상자의 오른쪽에 서서, 대상자의 이마에 왼손을 올

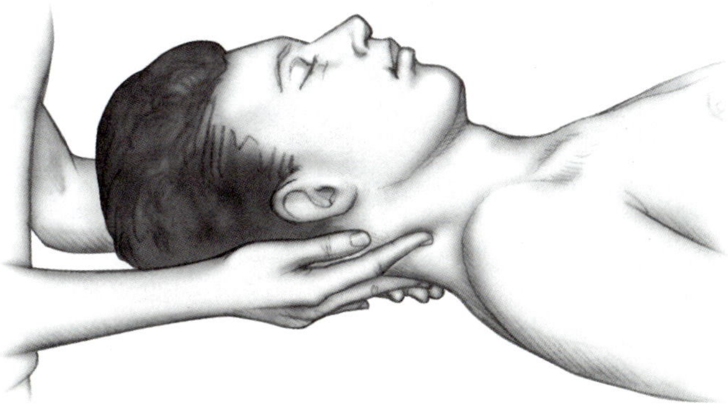

그림 16-4. 받침대.

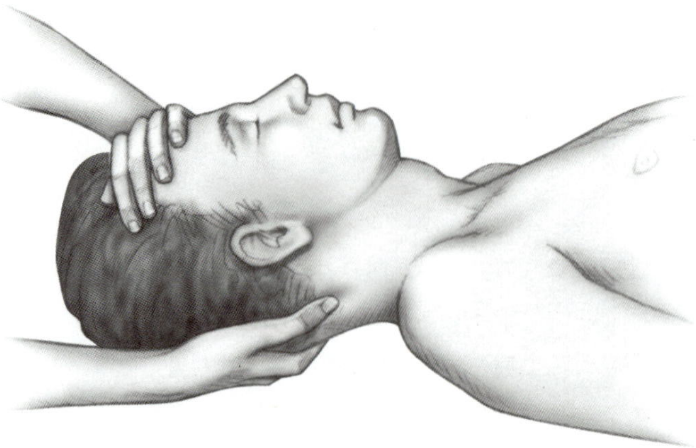

그림 16-5. 목 신장.

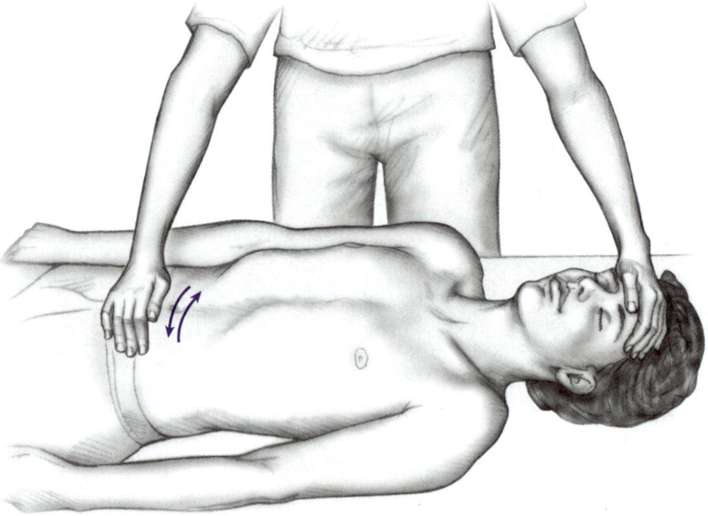

그림 16-6. 복부 흔들기.

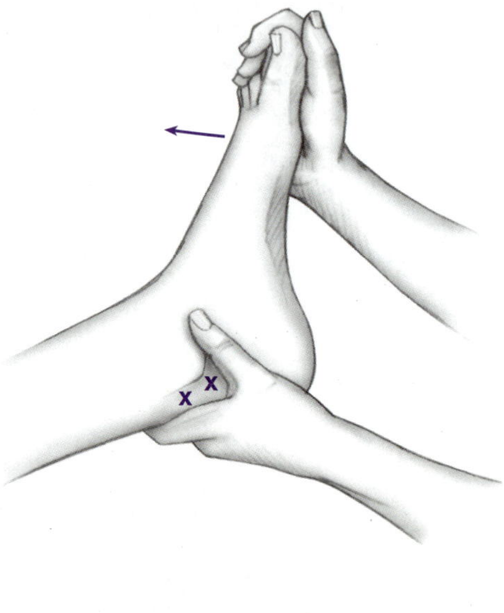

그림 16-7. 왼쪽발의 발목 내측 압박하기.

려놓고, 치료사의 오른손은 장골과 배꼽 사이 중간 지점에 올려놓는다. 복부를 부드럽게 흔들고, 대상자에게 자연스러운 흔들기 리듬이 되도록 한다. 이 움직임은 머리와 몸통에 장애를 이완시키는 의미로 위에서 설명하였다(그림16-6 참고).

4. **다리 당기기(leg pull)**. 양쪽 발의 발뒤꿈치를 잡고 테이블 위로 발을 약간 들어 올리고 치료사 쪽으로 다리를 당긴다. 다시 다리를 테이블에 내려놓고 다리를 당기기 전에 몇 초 동안 발 위에 치료사의 손을 올려놓는다.

5. **발목 내측 압박하기(inside ankle press)**. 치료사는 대상자의 발쪽 의자에 앉는다. 치료사의 왼손으로 대상자의 오른 발의 뒤꿈치를 지지한다, 치료사의 왼쪽 엄지손가락으로 내측 발목 뼈(내측 외과)위를 부드럽게 압박한다(그림16-7 참고).

   압통이 있는 부위는 특별하게 주의하고, 부위에 통증이 없을 때까지 리드미컬하고 부드럽게 압박을 가한다. 이 위치에 치료사의 오른손을 올려놓고, 치료사의 오른손으로 발목을 배측굴곡 시키고 발바닥에 압력을 가한다. 치료사는 발목 지점과 굴곡된 발목에 교대로 압박을 가할 수 있다.

6. **발목 외측 압박하기(outside ankle press)**. 치료사의 왼손으로 대상자의 오른쪽 발꿈치를 지지한다(대상자가 외측으로 엉덩이가 회전되었다면, 치료사는 다리 전체를 들고 발목의 외측에 작업을 수행하기 위하여 자연스러운 자세로 치료사의 손바닥에 올려놓는다). 치료사의 왼손 엄지손가락으로 발목 외측 뼈(외측 외과) 주위에 통증이 있는 부위를 확인한다. 치료사의 오른손으로 발목을 저측굴곡하여 발등을 압박하여 신장되게 한다. 위에서 설명한 것처럼 교대로 수행한다(그림 16-8 참고).

   주의(Note): 그림 7-11의 움직임은 오른쪽 측면에서 연속적으로 수행하고, 그 후에는 그림 12-15의 움직임을 하기 전에 왼쪽-오른쪽 반대로 수행하고 왼쪽 측면에 반복한다.

7. **골반과 무릎 흔들기(pelvic and knee rock)**. 잠깐 동안 발을 다시 고정시키고, 대상자의 오른쪽으로 움직인다. 치료사의 오른손은 손가락을 발쪽으로 향하게 하고 대상자의 오른쪽 복부 아래쪽, 허벅지 주름 바로 위에 올려놓는다. 치료사의 왼손은 무릎 위에 올려놓는다. 왼손으로 부드럽게 다리를 흔들면서 규칙적이고 매우 부드럽게 압력을 가한다. 10~30초 동안 지속한다. 느리게 다리를 흔들면서 움직이지 않게 한다. 30초 동안 고정시키거나 또는 다시 치료사가 어떠한 감각을 느끼게 될 때까지 고정한다. 그림 16-9는 골반은 고정시키고 무릎을 흔드는 것을 보여주고 있다.

8. **팔-어깨 회전(arm-shoulder rotations)**. 그림 16-10에서 처럼 대상자의 오른쪽 손목을 잡는다. 손목에서부터 움직임을 조절하여, 작은 원을 그리듯이 부드럽게 어깨를 회전시키고, 교대로 어깨를 신장시키고 압박한다. 치료사 쪽으로 10회, 치료사 반대쪽으로 10회 수행한다.

9. **엄지-전완 자극(thumb web-forearm stimulation)**. 치료사 왼손의 엄지손가락과 손가락을 사용하여, 대상자의 엄지손가락과 손가락 사이의 가장자리를 비틀고, 통증 부위에 집중하여 수행한다. 팔꿈치 주름 1인치 아래 지점과 팔의 내측에서 1/2인치 지점을 치료사의 오른쪽 엄지손가락 패드로 압박한다(그림 16-11 참고).

10. **팔꿈치 압박-복부 흔들기(elbow milk-abdomen rock)**. 치료사의 왼손 엄지손가락을 대상자의 오른쪽 팔꿈치 주름위에 올려놓는다. 치료사의 엄지손가락으로 위쪽을 압박한다. 치료사의

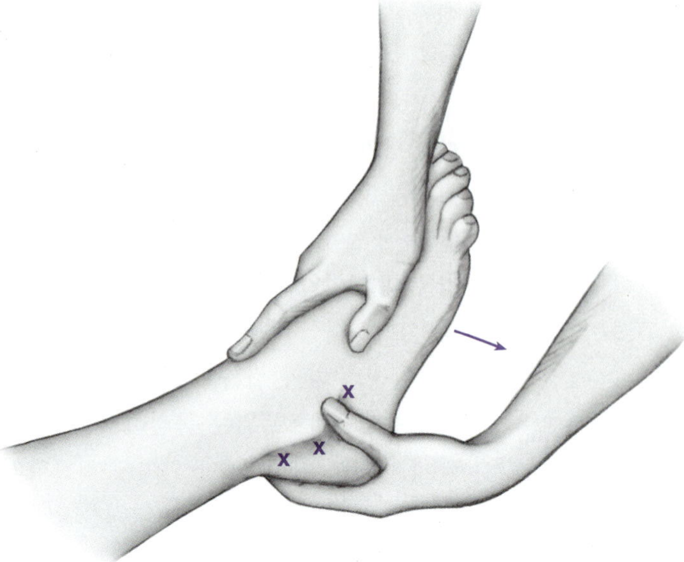

그림 16-8. 오른쪽 발의 발목 외측 압박하기.

오른손은 가볍게 흉곽의 가장자리를 따라 가볍게 올려놓고 복부를 부드럽게 흔든다. 1분에 각 10~12회 정도 교대로 압박하고 흔든다(그림 16-12 참고).

11. **골반 흔들기(pelvic rock).** 대상자의 왼쪽 골반 뼈에 치료사의 오른손을 올려놓는다(전상장골극). 대상자의 오른쪽 어깨에 치료사의 왼손을 올려놓는다. 치료사의 왼손으로 견갑대를 고정시키고, 오른손으로 체간을 부드럽게 흔든다. 20초 동안 점차적으로 흔드는 움직임을 크게 하고, 그 후에 점차적으로 감소시킨다. 움직임을 하기 전에 잠시 고정시킨다(그림 16-13 참고).
12. **후두 압박(occipital press).** 치료사는 대상자의 머리 쪽에 앉고, 대상자의 머리를 왼쪽으로 돌린다. 치료사의 오른손 두 번째 손가락을 사용하여 두개골 기저면 바로 위의 후두하 근육과 중심선의 오른쪽에 원형 마찰법(circular friction)을 수행한다. 치료사의 왼손은 대상자의 이마 왼쪽에 가볍게 올려놓고 이마를 지지하여야 한다. 치료사의 두 번째 손가락은 눈의

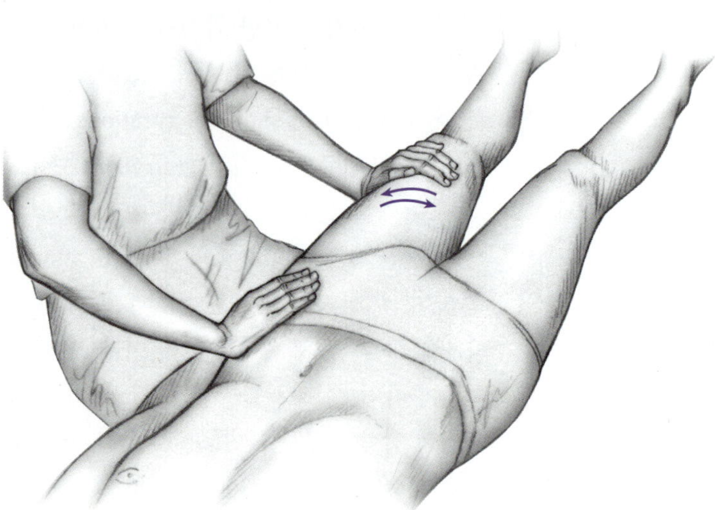

그림 16-9. 왼쪽 골반과 무릎 흔들기.

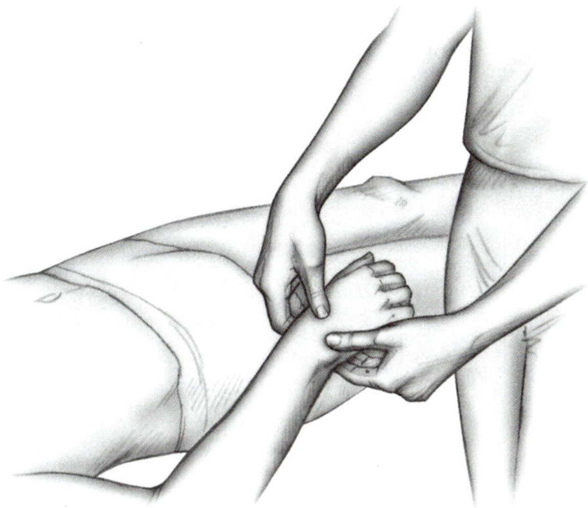

그림 16-10. 팔-어깨 회전.

바로 위 부분, 인도에서는 '세 번째 눈' 이라고 알려진 지점에 올려 놓는다. 후두 부분의 손은 대상자의 이마에 손바닥에서 당기는 느낌을 느낄 수 있다. 욱신거리는 감각을 느끼고 유지시켜라. 손에서 확실한 맥박을 느낄 때 또는 잠시 또는 지나쳤을 때 다른 편으로 머리를 돌려 반복하고 손의 위치를 바꾼다(그림16-14 참고).

13. **뇌의 분극(cranial polarization).** 앞측 천문에 양 엄지손가락을 가볍게 올려놓고, 두 번째 손가락으로 '세 번째 눈' 을 접촉하고 이마를 가로질러 손가락이 놓이게 한다. 치료사의 손이 너무 크다면, 치료사의 5번째 손가락은 측두하악관절(temporomandibular joint)위에 놓이게 하고, 다른 손가락은 이마에 놓이게 한다. 이것은 가능하다면 치료사의 손, 팔과 어깨가 완전하게 이완되게 하는 것이 중요하고, 치료사의 호흡은 이완되고 자세는 안정되어야 한다. 1분 동안 유지하거나 또는 맥박이 느껴질 때 까지 유지한다(그림 16-15 참고).
14. **배꼽 — 세 번째 눈(navel-third eye).** 치료사는 대상자의 오른편으로 움직인다. 대상자의 눈썹 사이에 치료사의 왼손 엄지손가락 패드를 올려놓고 오른손 엄지손가락은 대상자의 배꼽

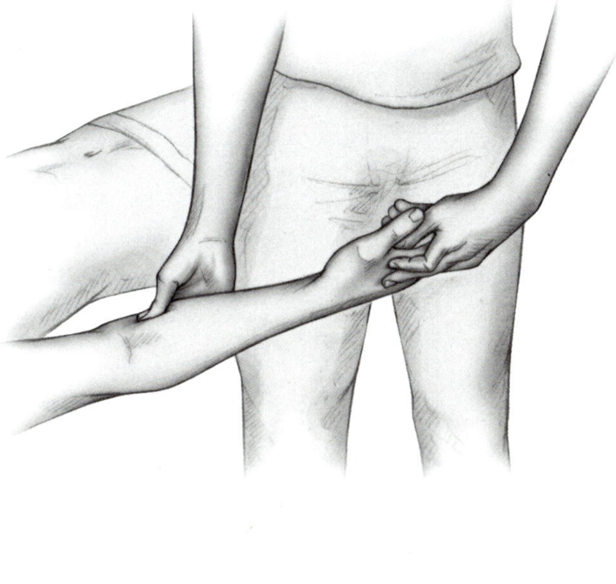

그림 16-11. 엄지손가락으로 전완 자극하기.

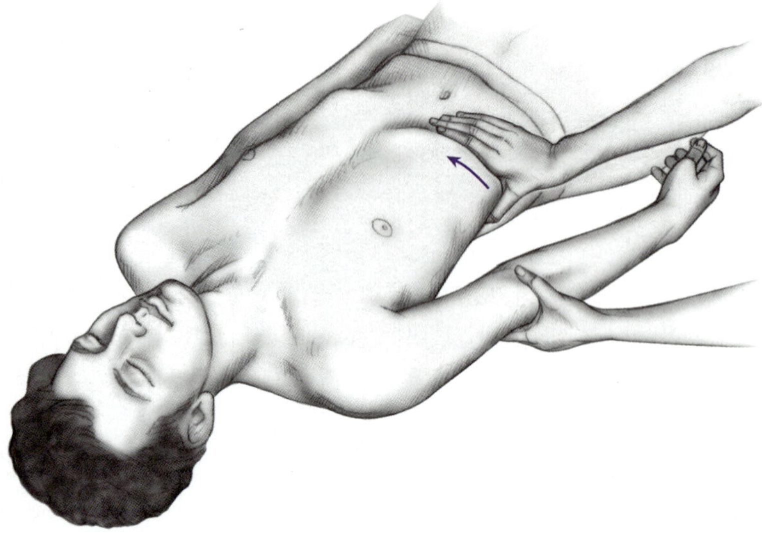

그림 16-12. 팔꿈치 압박하기와 복부 흔들기.

에 올려놓는다. 1분간 유지하고, 그 후에 천천히 손을 들고, 어깨보다는 엄지손가락으로 움직임을 시작한다.

15. **마지막으로 닦아내기(brushing off to finish)**. 잠시 동안 기다리고, 그 후에 조용한 목소리로 테이블에 다리를 내리고 걸터앉으라고 말한다. 대상자의 뒤쪽에 서서 대상자의 어깨에 손을 올려놓는다. 쓸어내리는 동작으로 치료사의 손은 척추를 따라 천골 쪽으로 내려온다. 그리고 둔부의 능선 바깥쪽으로 닦아낸다. 이 동작을 여러 번 반복한다(그림 16-16 참고). 대상자의 앞쪽에 서서, 대상자의 손은 본인의 무릎에 올려놓는다. 치료사의 손을 대상자의 어깨에 올려놓고, 쓸어내리는 방법으로 대상자의 팔에서 무릎으로 다시 대상자의 다리로 올라간다. 이 동작을 여러 번 반복한다(그림 16-17 참고).

이러한 기술을 택하기로 결정하였다면, 사랑의 중요한 원칙을 기억하여야 한다. 치료사가 혼란

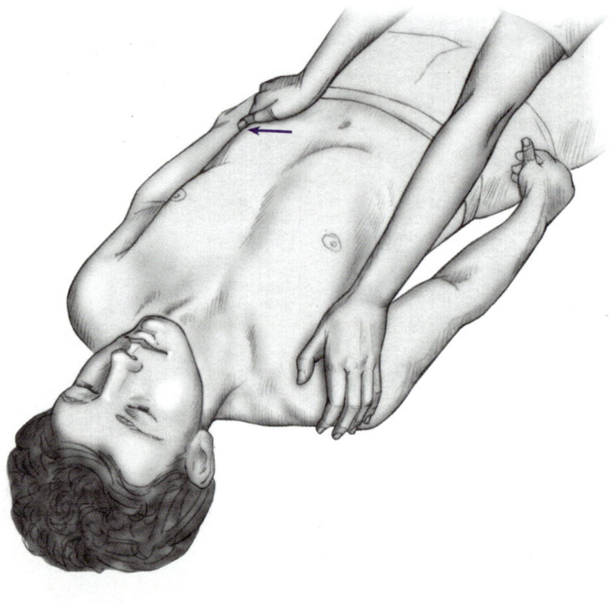

그림 16-13. 골반 흔들기.

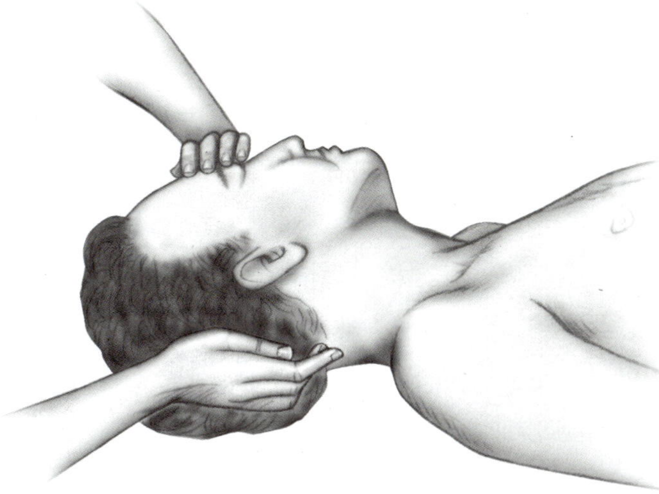

그림 16-14. 후두 압박하기.

스럽다면 스스로 웃음을 만든다. 규칙적인 것을 발견하기 어렵다면, 치료사의 호흡을 이완되게 하고, 어깨를 아래로 내린다. 이완되고 자신을 수용할 수 있다면, 치료사의 기술 정도에 관계없이 대상자에게는 효과가 있을 수 있다. 비록, 치료하지는 못할지라도, 치료사는 극성치료를 하는 동안에는 자기 자신이 치료되는 것을 느낄 수 있다. 장애가 사랑의 범위에서 사라지고 자기 자신을 수용하고 대상자에게 극성을 주는 사람이 더이상 아니라는 것을 발견할 것이다.

치료사는 고대 서양 전신 마사지에서 이러한 움직임을 통합하였다. 치료사는 치료를 시작할 때 또는 치료의 마지막 또는 대상자가 엎드린 상태에서 바로 누운 상태로 몸을 돌리기 전에 유용한 것을 발견하였다. 전신 마사지를 받는 동안, 치료사는 에너지 장애를 느낄 수 있고 에너지 흐름을 다시 자유롭게 하기 위하여 한 가지 또는 많은 기본적 기술을 사용할 수 있다.

마지막 생각 SOME FINAL THOUGHTS

극성치료는 간단하다는 것이다. 기술과 비법의 뒤에는 삶과 자연 에너지가 있고, 이것으로 인도

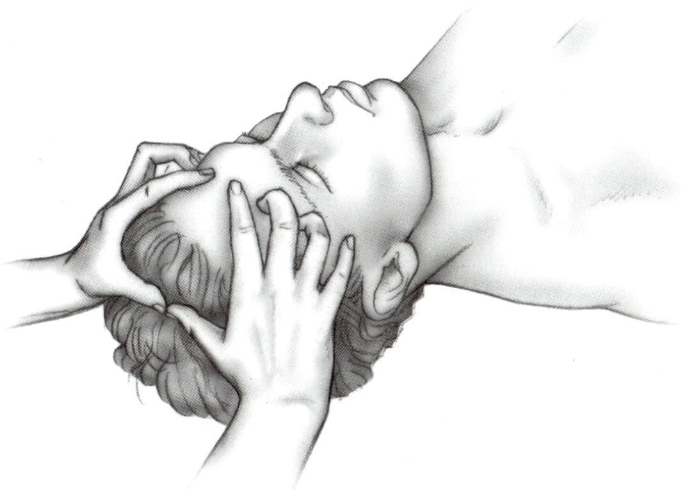

그림 16-15. 뇌 분극.

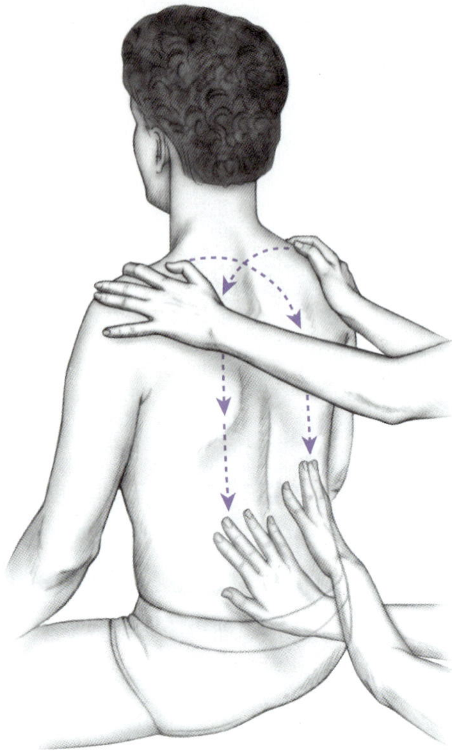

그림 16-16. 등 쓸어내리기.

하는 것이다. 이것을 받아들이기 위한 최상의 선택은 전문적 극성치료사에게 치료를 받게 하는 것

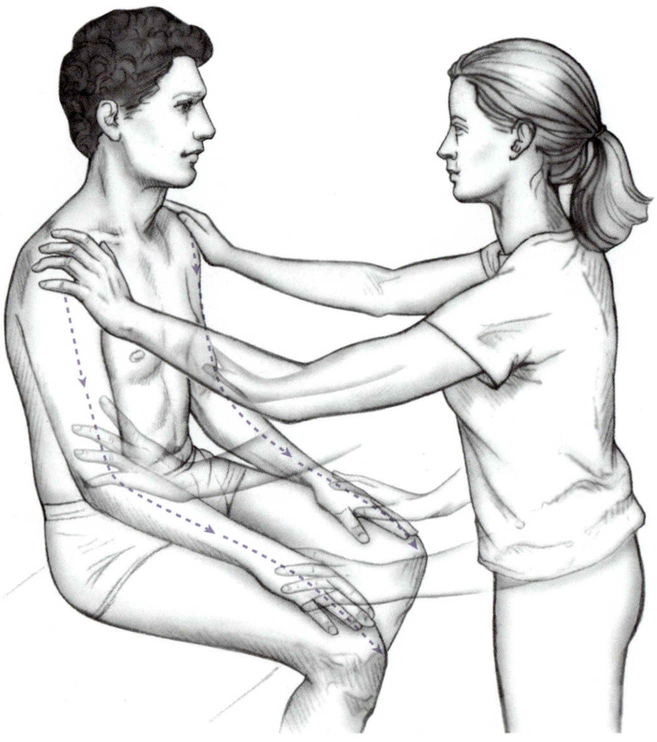

그림 16-17. 전면 쓸어내리기.

이고, 이러한 극성의 경험이 어떤 것이지 표현하는 것은 매우 어렵다. 극성치료는 기술의 형태이고 많은 연구를 필요로 하며, 효과를 위하여 중요한 것은 숙련자는 접촉의 정도와 리듬에 많은 시간 가지고 연습하여야 한다는 것이다. 게다가 손으로 수행하는 작업은 치료의 매우 작은 부분이며, 이것은 대개 기본적인 영양 지도, 운동과 감정적 균형도 함께 수행하여야 한다.

요약 SUMMARY

극성치료는 간단한 접촉과 흔들기와 압박과 같은 부드러운 움직임을 포함한 심신상관적인 신체구조 접근법이다. 극성기술은 신체를 통한 자유로운 에너지 흐름에서 장애를 완화시키고, 또한 건강과 치유를 보조하기 위하여 계획되었다.

극성치료를 수행하는 동안 차단된 신체에서 나타나는 객관적인 변화는 심부 이완이 나타나고 뺨이 붉어지며, 혈압이 낮아지고, 타액분비가 증가하며, 근육이완, 심박동이 느려지고 장의 운동과 관련된 소화계에서 쿡쿡 쑤시는 느낌이 나타난다. 서양의학은 신경중추의 자극과 관절의 기계적 수용기의 자극과 같은 몇 가지 효과에서 생리적 이유를 발견하였다.

극성치료의 기본적 원리는 에너지, 사랑, 장애 현상, 이해, 영양과 운동의 개념과 관계가 있다. 기술은 이완과 관련하여 가볍게 고정하기, 흔들기를 포함한다. 기술은 또한 더 많은 치료를 필요로 하고 차단이 나타나는 국소 부위에 치료사가 더 사용할 수 있다.

극성치료는 단독으로 사용할 수 있으며 대표적인 서양 마사지와 함께 사용할 수 있다.

다음 부분은...

전통 중의학은 침술과 약초의학 유형으로 서양 국가에서 건강과 치유로 잘 알려진 고대 체계의 하나이다. 동양 신체치료의 많은 유형은 연부조직 도수법을 이용한 고대 이론들을 적용하였다. 파트 IV에서는 동양신체치료의 인기 있는 몇가지 유형에 대해서 설명할 것이고, 17장에서는 전통동양의학의 이론을 살펴볼 것이다.

참고문헌

Stone, Randolph. (1987). *Dr. Randolph Stone's Polarity Therapy: The complete collected works*. Harlan Tarbell, Illustrator. Sebastopol, CA: CRCS Publications.

Stone, Randolph. (1991). *Health building: The conscious art of living well*. Sebastopol, CA: CRCS Publications.

추가 참고문헌

Books

Gordon, R. (1979). *Your healing hands: The polarity experience*. Santa Cruz, CA: Unity Press.

Siedman, M. (1982). *Like a hollow flute: A guide to polarity therapy*. Santa Cruz, CA: Elan Press.

Siegel, A. (1986). *Live energy: The power that heals*. Bridgeport, Dorset, England: Prism Press/Colin Spooner.

Sills, Franklin. (2002). *The polarity process: Energy as a healing art*. Berkeley, CA: North Atlantic Books.

웹사이트

American Polarity Therapy Association (*www.polaritytherapy.org*)

교육용 비디오

"Polarity therapy: Five elements." (2001). Santa Barbara, CA: Real Bodywork. (*www.deeptissue.com*)
"Polarity therapy: Three Principles." (2001). Santa Barbara, CA: Real Bodywork. (*www.deeptissue.com*)

학 습 가 이 드

학습결과 LEARNING OUTCOMES

학습 가이드는 처음 시작하는 부분에 학습결과를 사용하라. 학습 파트너 또는 테이프에 기록된 것을 이용하여 쓰거나 구두로 말하여서 각 결과에 주어진 과제를 수행하라. 처음에는 "책을 보고" 시작하고, 후에는 기억한다.

중요한 용어/개념 KEY TERMS/CONCEPTS

중요한 기술은 이 장을 처음 시작할 때 목록화하였고, 다음에 나오는 연습에서 하나 또는 그 이상을 선택하라. 이러한 이야기에 관한 쓰기 또는 말하기는 이들의 중요성을 심도 있게 이해하고, 이것들을 더 기억하는데 도움을 줄 수 있다. 몇몇 연습문제는 수행의 섬세함에 초점을 맞추어 확실하게 고안되었다.

1. 각각의 중요한 단어와 개념을 하나 또는 두 개 문장을 쓴다.
2. 학습 파트너와 함께, 중요한 단어 또는 개념을 구두로 이야기 한다. 용어의 의미에 관한 다른 질문을 한다.
3. 저자가 극성치료의 원칙의 의미가 무엇을 의미하는지 자신만의 단어로 표현하도록 노력한다. 당신들이 학습한 신체체계와 다른 마사지체계와 비교한다.
4. 3×5의 한 쪽 면에 중요한 단어 또는 개념을 쓰고 이름을 쓰고, 다른 면에는 이것에 대해서 자세하게 설명한 학습카드를 만든다. 카드를 섞고 한쪽 면을 읽고, 다른 측면의 정보를 자세하게 이야기 하도록 한다.

학습 개요 STUDY OUTLINE

다음은 이 장에서 중요한 개념을 기억하는지 검사하기 위한 질문이다. 각 질문이 있는 본문의 페이지를 이용하여 대답하라.

역사와 철학 (History and Philosophy)

1. 극성치료는 1900년대 중반 ___________에 의하여 발전되었다. 그는 _______, _______, 그리고 ___________의 자연치유 방법에서 훈련하였다 (p. 336).
2. Stone은 서양, 중국 _____, 헤르메틱 칼리스틱 (Hermetic Kaalistic) 치유, 그리고 인도의학을 포함한 다양한 치유체계를 공부하였다(p. 336).
3. 서양과 동양치유방법을 혼합한, 극성치료는 ____ 흐름 장애를 제거하는데 중점을 두었다(p. 336).

4. 1973년에 Stone이 은퇴하였을 때, Pierre ______ 는 미국 전체에 극성치료를 전파시키는 지도자가 되었다(p. 336).

생리학적 효과 (Physiological Effects)

1. 극성치료의 수행으로 서양의학에서 아직까지 인정하지 못하는 몇 가지 이론의 주관적 징후는 질병이 없고 _______ 건강을 동등하다고 생각하고; 치료 수행의 손에 ________; 고객과 치료사는 치료기간동안 그들의 에너지에서 ________ 느낀다(p. 337).
2. 극성치료기간 동안 객관적인 변화는 심부 ______ 의 징후이다(p. 337).
3. 생리적 변화를 유발할 수 있는 극성기술은 민감한 부위 위에 가벼운 _________ 압박, 부드러운 ________, 그리고 손의 교대 ____ 움직임이다(p. 338).
4. 극성치료의 접촉 유형은 가벼운 _____ 상태를 유발할 수 있다(p. 337).
5. 극성치료의 원리는 고대와 근대의 모든 이론들을 능가하는 것이고, _______의 _______에서 구체적으로 표현된다(p. 338).
6. 에너지와 생리학적 효과는 _________ 생각하거나, 또는 이것의 효과를 제외하고 우리가 눈으로 볼 수 없는 기전으로 설명할 수 있다(p. 338).

극성치료의 원칙 (Principles of Polarity Therapy)

1. 극성치료는 ________와 _________처럼 간단한 ______와 부드러운 움직임을 포함한 심신상관적인 신체치료 접근법이다(p. 338).
2. 극성기술은 신체에 _________의 흐름을 자유롭게 하기 위하여 ________ 이완시키고, 또한 건강과 치유를 보조하기 위하여 고안된 것이다(p. 338).
3. 에너지는 대부분의 서양인들에게는 이질적인 개념이지만, ______처럼 손에서 느낄 수 있다는 인식을 가지고 있다(p. 338).
4. 사랑은 ________ 제외한 대상자의 ________에 응답하고, 치료하고 삶을 만족시키는 것과 관련이 있다(p. 339).
5. 극성치료를 하는 동안 대상자의 ______ 작용에 대한 적절한 반응의 이해는 치료사의 기술에서는 중요한 것이다. Pannetier은 치료사는 대상자를 _______ 아무것도 없지만, 씨를 뿌리고 식물을 돌보며, 친구를 _____한다고 말하였다(p. 339).
6. 영양과 운동은 극성치료의 한 부분이고, 근본적으로 ______ 치료에서 기원되었다. 영양과 운동을 위한 더 ____ 접근은 현대 치료사에 의하여 수행된다(p. 342).

기본적인 극성움직임 (Basic Polarity Movements)

1. 극성치료를 배우는 학생들은 전신을 ________ 하고 ________ 일반적인 15~22가지 움직임을 가르쳤다(p. 342).
2. 이러한 부드러운 ______, __________, 그리고 _______ 기술은 전반적인 이완과 치료가 필요한 장애가 나타나는 국소 부위에 치료사가 도움을 줄 수 있다(p. 342).

마지막 생각 (Some Final Thoughts)

1. 극성치료의 유일한 선물은 이것의 __________ 이다. 기술과 이론은 생명 내에 있고 우리의 자연적인 _______ 함께 가정에 있다(p. 351).

더 많은 이해를 위해서 FOR GREATER UNDERSTANDING

다음의 훈련은 이 장에서 설명된 지침의 특별한 적용이다. 동사는 다양한 활동을 강조하고, 기술발전을 조장하기 위하여 밑줄을 그었다. 이러한 훈련은 학습 파트너 또는 그룹, 또는 학급과 함께 수행한다.

1. 인증된 치료사에게 극성치료를 받아보아라. 치료사가 수행하는 다양한 기술과 같이 에너지의 움직임의 어떠한 느낌도 인식하라. 치료사에게 경험을 이야기하고 나중에는 학습파트너에게 이야기 한다.
2. 훈련된 극성치료사의 치료를 관찰하라. 서양마사지와 어떻게 다른지 주목한다. 학습파트너와 함께 그들의 관찰 그리고/또는 토론을 메모한다(대체: 극성치료 비디오를 시청한다).
3. 이 장에서 설명되었고 그림 16-1에서 보여준 "전-후" 극성기술을 실습하라. 연습의 목적은 실습에 중점을 두어야하고, 에너지 연결의 감각을 발전시키고, 대상자의 반응을 관찰하기 위한 것이다. 그 후에, 학습파트너와 연습을 이야기한다.
4. 이 장에서 설명되었고 그림 16-2에서 보여준 체간과 머리 극성기술을 실습하라. 연습의 목적은 에너지 흐름의 장애를 이완시키고 감각을 실습하기 위한 것이다. 그 후에 학습파트너와 연습을 이야기 한다.
5. 이 장에서 설명된 일반적인 극성기술을 실습하라. 손에서 어떤 느낌이 있는지, 에너지 움직임에 대한 감각을 인식하라. 특정한 기술을 수행하는 동안, 또는 신체의 어느 부분에서 장애 또는 에너지 흐름을 인식하는가? 당신과 대상자의 경험을 이야기하라.
6. 부가적인 교육과 감독을 위한 극성치료 강좌를 소개하라.
7. 극성치료의 이론을 더 깊게 이해하기 위하여 교육비디오를 시청하거나 이장의 마지막에서 언급된 참고문헌 중 하나를 읽어라.
8. 미국 극성치료협회의 웹사이트를 방문하라(www.polaritytherapy.org) 극성치료, 치료사 등록, 그리고 기본적인 실습과 교육 그리고 윤리적 규범을 읽어보라. 학습파트너 또는 그룹에게 당신이 찾은 것을 보고하라.

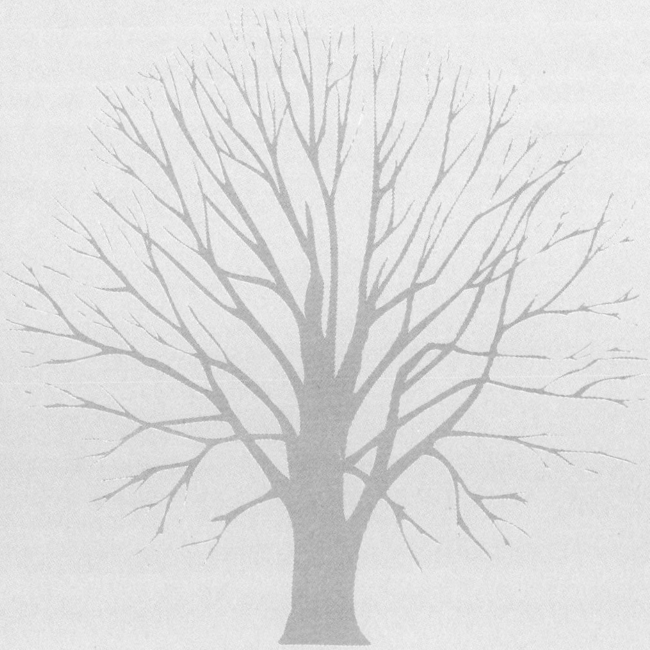

Ⅳ

동양 신체체계치료 (Asian Bodywork Therapy)

제 17 장

동양 신체체계치료—이론

Asian Bodywork Therapy-Theory

Barbra Esher과 John F. Johnson

학습 결과 Learning Outcomes

이 장을 학습하고 난 후, 다음의 정보를 습득할 것이다.

1. 동양 신체체계치료(ABT)의 다른 형태를 확인할 수 있다.
2. 동양 신체체계치료(ABT)의 역사와 기원을 알 수 있다.
3. 동양(중국)의학과 서양의학의 특정 영역을 비교할 수 있다.
4. 음과 양의 원리를 설명할 수 있다.
5. 기의 개념과 기능을 설명할 수 있다.
6. 동양의학에서 5요소와 그들의 적용을 설명할 수 있다.
7. 신과 교의 주기를 설명할 수 있다.
8. 경락 내에서 기의 흐름을 검사하기 위하여 중국 인체시계 모델을 사용할 수 있다.
9. 4가지 평가 pillar를 설명할 수 있다.
10. 중요한 경혈의 위치와 적용 이름을 알 수 있다.
11. 전통 동양의학의 이론이 다른 ABT에 어떻게 적용되었는지 설명할 수 있다.

역사적 인물과 발전 HISTORICAL PEOPLE AND DEVELOPMENTS

Anmo	고대 중의학	Kampo

MEDEALINK

이 책의 각 부분을 복사한 CD는 이 장에 담겨진 기술을 추가하였다. CD-ROM에 넣으면 마사지 기술의 영상을 볼 수 있다. 이 영상은 새로운 부분을 학습하는데 도움을 줄 수 있게 디자인되었다.

변화의 책	Namikoshi, Tokujiro	자연주의 학교
전통동양의학	황국	Qi Bo
Soulie de Morant	전통 중의학	황제내경

중요한 용어/개념 KEY TERMS/CONCEPTS

ABT 기법	불	기술의 범위
동양 신체체계 치료	5가지 요소	기
동양신체체계치료 미국협회	교주기	sheng 주기
중국 인체시계	침과 전통의학 국제인증협회	물
나무	양	토
음		

동양 신체체계 치료 ASIAN BODYWORK THERAPY

동양 신체체계치료(Asian Bodywork Therapy: ABT)는 중의학에 기원을 둔 신체치료의 형태를 설명하는데 사용되어지는 용어이다. 전 세계적으로, 중국, 일본 그리고 한국과 같은 아시아 국가에서 치료사들은 접근법을 구별하고 분리하여 이러한 형태를 변화시키고 발전시켰다.

ABT의 특별한 형태는 Amma(18장), Zen Shiatsu(19장), 그리고 Jin Shin Do(20장)에서 설명하였다. **동양 신체체계치료 미국협회**(American Organization for Bodywork Therapies of Asia: AOBTA)에서 인증된 것은 침, AMMA, Chi Nei Tsang, Nuad Bo' Ran(전통 타이 신체체계치료), 추나와 Shiatsu의 5가지 유형(Zen, 전기통합, 일본인/Namikoshi, 장수/맨발과 5가지 요소)이다.

> 동양 신체체계치료는 인간의 신체/마음/정신을 감싸고 있는 전자기장과 에너지 영역을 치료하고 압박 또는 도수법으로 신체에 삶을 불어넣는다. 동양 신체체계는 에너지 체계를 측정하고 평가하기 위하여 전통 중의학의 원리에 기본을 두고 있다. 이것은 건강을 증진시키며, 유지시키고 회복시키기 위하여 인간의 신체, 감정과 마음, 그리고 에너지 영역과 정신을 치료하기 위하여 에너지 체계에 일차적으로 영향을 주고 균형화시키는 동양 기법과 치료전략들은 사용하였다(AOBTA web site, 5/27/03).

ABT의 **치료범위**는 중의학 이론에 따라 에너지 불균형을 평가하고 치료하는 것이다. 서양에서 질병상태를 진단하는 것이 "치료하는 것"이 아닌 것처럼, 본질적으로 에너지 불균형을 균형화시키는 것에 영향을 줄 수 있는 것이다. 평가는 개인의 에너지 균형과 관련된 중의학 요소에 근거를 두고 있다.

ABT 기법은 (1) 주로 손으로 인체 경락 그리고/또는 경혈을 접촉, 압박, 또는 고정하기; (2) 신장; (3) 식용식물을 외적으로 적용하기; (4) 열 또는 냉을 적용하기; (5) 식이요법 그리고 (6) 운동제안을 포함한다. 숙련된 치료사들은 부황(cupping), gua sha, 뜸(moxibustion)과 다른 방법 또는 기법들을 적절하게 사용할 수 있다.(AOBTA web site, 5/27/03).

동양 신체체계치료는 초보자를 위하여 치료사들이 인증한 **국제 침술과 동양의학 인증협회**(National Certification Commission for Acupuncture and Oriental Medicine: NCCAOM) 중의학의 세 분과 중 하나이다. 다른 것은 침술과 중국 약초연구이다.

ABT의 역사 HISTORY OF ABT

중의학이 고대에서 기원이 상실되었다 하더라도, 천년동안 중국 원주민으로부터 발전되어왔다고 추측하고 있다. 이것은 약초와 같은 다른 동양 치유전통에서 공통적으로 찾아볼 수 있다. 그러나 침술과 이에 대한 이론은 중국에서 유일한 것이고 동양의 대부분의 국가에서 일반적으로 사용하기 위하여 전파되었다.

중의학에서 최초의 저서는 **황제내경**(Yellow Emperor's Classic of Internal Medicine)이다. 이것은 기원전 약 2,500년에 살았다고 생각하는 황제(Huang Di)의 전설적인 황조를 설명하고 있다. 내경(Nei Jing)은 Suwen 또는 간단한 질문과 Lingshu 또는 정신적인 지주의 두 가지를 설명하고 있다. 고대시대에, Lingshu는 침술치료라 하였고, Suwen은 내경이라 하였다(Niune, 1995).

내경은 황제와 그의 대리인 **Qi Bo** 사이에 대화하는 형식으로 쓰여졌다. 중국 신체체계에 대한 **내경**과 같은 더 많은 저서가 있다고 생각하였지만, 왕조가 부적당한 것이라 생각하여 파손하였다는 증거가 있다(Wang, 1994).

음과 양에 관한 최초의 저서는 기원전 약 700년에 씌여진 Yi Jing 또는 ***변화의 책***(Book of changes)이라고 생각하고 있다. 음-양 철학 연구원은 음-양과 5가지 요소에 대한 연구에 전념하였다. 자연과 함께 조화롭게 살아가는 방법을 찾기 때문에 이것을 가끔 **자연주의 연구소**라고 한다. 이것의 주요 대표자 중 한사람은 Zou Yan이다(기원전 350-270년)(Maciocia 1998).

이러한 철학은 고대 중의학의 토대인 삶의 에너지 또는 기(Qi), 에너지 경락 또는 경락(meridians), 기와 접촉하는 지점 또는 경혈(acupoint)의 개념을 같이 가지고 있었다. qi gang과 tai ji는 운동치료와 같은 동양 신체체계치료의 다른 유형은 신체, 마음과 정신에서 균형과 조화를 유지하도록 고안되었다.

초기 발전(Early Development)

중의학은 중국의 황하강 북부지역에서 기원되었다고 생각한다. 이 지역 거주자들은 질환을 치료하기 위하여 침술, 뜸(신체 경혈에 쑥을 태우는 것), 그리고 **안마**(도수 또는 신체치료방법)를 사용하였다.

수년 동안 이러한 경험과 관찰은 중국 사람들에게 최대효과를 유발하기 위한 치료로 신체의 에너지 경락과 지점이 있다는 것을 확인하였다. 이러한 이론을 뒷받침해주는 확실한 증거는 에너지 경락이 처음으로 발견되었고, 후에 특정 지점을 확인하게 되었다. 서양 Han Tomb Mawangdui이 발굴되는 동안 발견된 비단 서적에 쓰여진 것은 이러한 것을 입증해주고 있다(Deadman, 1998). 이것은 명상과 qi gang 치료를 수행하는 동안 느끼게 되는 것처럼 신체를 압박할 때 감각을 유발하게 되는 12개 주요 에너지 경락을 발견하였다. 이 경락과 지점의 체계는 중의학의 기본 에너지 해부학으로 만들어진 것이다(그림 17-1).

중국 북부지방에서 초기 치료방법은 자연과 우주에 관한 확고한 믿음으로 발전하게 되었다. 중국에서 도교철학(Taoist philosophy)은 위에서 언급하였던 자연주의 학교 또는 음-양과 같은 의학의 이론을 발전시키는데 중요한 영향을 미쳤다. 치료와 이론은 건강과 이유에 접근하는 유일한 방법으로 전 세계적으로 서서히 발전시켰다.

미국에서, 중의학은 서양으로 보급되기 전에 동아시아 전역으로 퍼져 있었다는 것 때문에 가끔

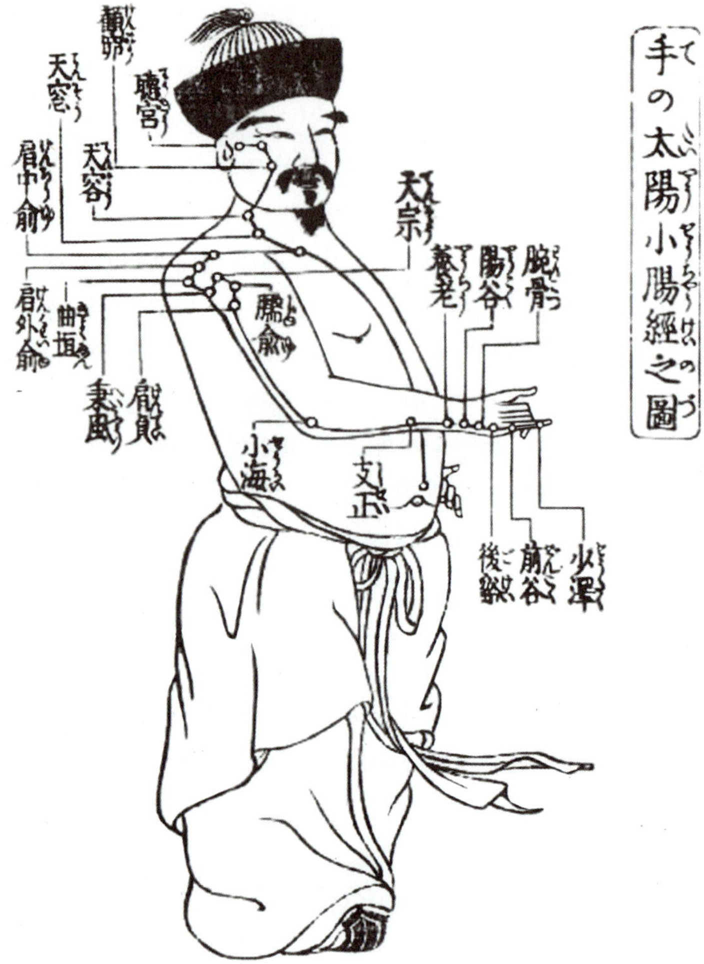

그림 17-1. 고대 에너지 경로 그림.

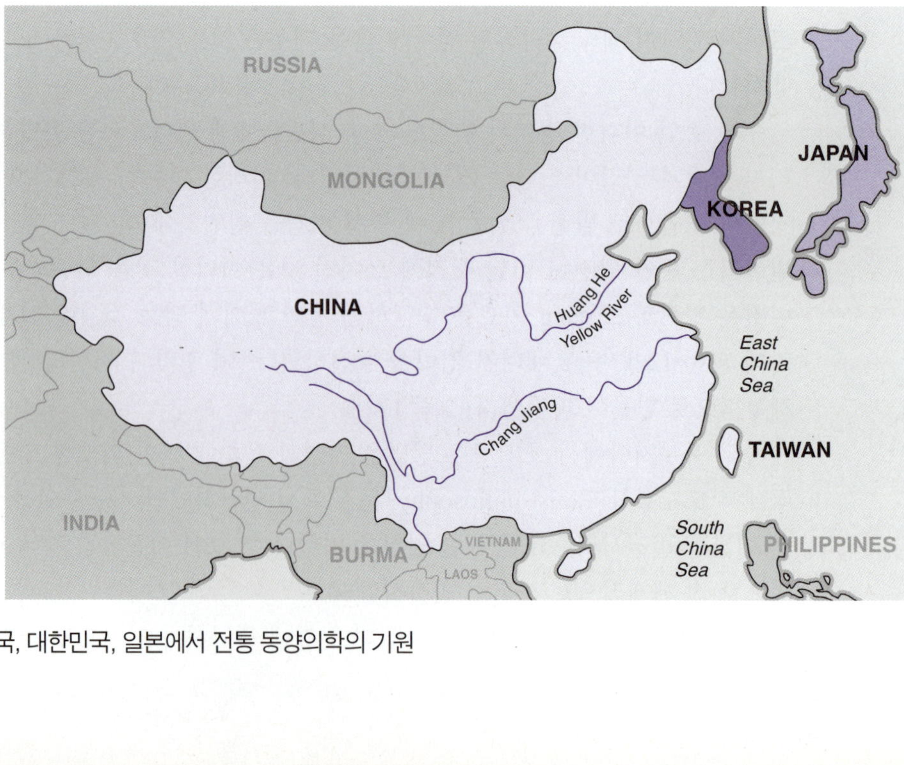

그림 17-2. 중국, 대한민국, 일본에서 전통 동양의학의 기원

전통 동양의학(traditional Asian medicine : TAM)으로 언급된다. TAM은 중의학에서 많은 전통을 구별하기 위하여 사용되는 용어이기도 한다.

고대 중의학(Classical Chinese medicine : CCM)은 Nei Jing과 Nan Jing과 같은 고대 저서에서 의학 체계를 인용한 것이다. CCM내에는 명나라 왕조의 연구를 포함한 것이 있지만, 이것은 현대와 관련이 있고 "고대"와 연관되어 있지 않다.

동양으로 전파(Spread Throughout Asia)

중의학은 현재 중화민국과 대한민국의 영토로 알려진 곳으로 전파되었다. 약 600년경에 중국에서 대한민국으로 전파되었고, 이것이 일본 **kampo**의 기원이 되었다. 동아시아에서 전통 동양의학의 발전은 그림 17-2에서 설명하였다.

중국의 종교와 철학, 격투기(martial art), 치유 방법과 다른 치료들은 국소 효과와 치료에 따라 변화되어 그 지역의 문화에 흡수되었다. 중의학은 경험이 풍부한 것이다. 일본에서 전통 동양의학의 발전에 대한 자세한 것은 18장에서 설명하였다.

동양에서 서양으로(East to West)

동아시아의 학문은 13세기에 마르코 폴로의 여행(Travels of Marco Polo)에 쓰여 졌고 유럽으로 전해졌다. 17세기 후반에, 동양 철학과 치료기술은 중국에서 돌아오는 선교사에 의하여 설명되었다.

이러한 학문은 프랑스 외교관 **Soulie de Morant**이 침에 대한 것을 주제로 저서를 출간한 20세기 중반까지 서양 치료기술에 크게 영향을 주지 않았다. 이것은 서양국에서 학습과 침술협회를 이끌게 되었다. 1940년대 Morant의 연구를 프랑스, 이탈리아, 영국, 독일, 러시아, 동유럽국가, 그리고 남아메리카의 아르헨티나에서 환영하였다.

더 나아가, 동양에서 이주한 사람들은 그들이 여행하는 곳에 중의학의 지식을 전파하게 되었다. 미국에서 이러한 지식은 1970년대까지 이민사회에서 크게 남아있었다.

일본의 동양 신체체계 형태는 특히 미국에서 인기가 있었다. 세계대전 후 shiatu를 발전시킨 유명한 ToKujiro Namikoshi는 1969년 Shitsu : Japanese Finger-Pressure Therapy의 영문 제목의 저서를 출판하였다. 그의 아들 **Toru Namikoshi**는 1953년에서 1960년 사이에 미국 도처에서 shiatus를 설명하였다. 동양 신체치료는 자연치료사와 대체의학요법사에 의해서 미국에 처음으로 도입되었다.

1970년대, 중국과 미국 사이에 교역이 다시 재개되었을 때, 서양에서 침술과 중의학에 대해서 흥미를 가지게 되었다. 이것은 미국에서 인간의 잠재 움직임과 함께 동시에 나타나게 되었고, 동양 철학과 치료기술이 서양적 사고에 받아들여지게 되었다.

동양 신체체계치료의 몇 가지는 1970년대 DoAnn Kaneko(Anma shiatsu), Shizuto Masunaga(Zen Shiatsu), Shizuko Yamamoto(맨발-자연식이 Shiatsu), Toshiko Phipps(전기 Shiatsu)와 Takashi Nakamura(안마)에 의해서 서양에 소개되었다. Jin Shin Do와 같은 몇 가지 체계는 고대 중국치료가 서양에서 현대에 맞게 발전되어온 것이다.

서양에서 동양으로(West to East)

중국과 일본에서, 전통치료기술은 수세기에 걸쳐 서서히 발전시킨 것이다. 메이지유신(1868)과 특히 2차 세계대전동안, 서양의학은 일본의 전통치료에 통합되었다. 중국에서는 1980년대 문화혁명을 통하여 이런 유사한 통합이 유발되었다(Tedeschi 2000).

중의학에 기본을 두고 있는 격렬한 유형인 추나(Tuina)는 현재 중국 의료센터에서 침술, 약초 그리고 서양치료와 함께 사용되고 있다. 서양에서 통합된 의학과 Namikoshi의 pening인 서양의학은 세계의 다른 부분의 치료기술과 통합되었다.

동양 신체체계치료의 특정유형에 대한 더 자세한 역사는 18-20장에 설명하였다. 다음은 전통동양의학의 기본적인 이론을 더 자세하게 설명한 부분이다.

동양의학과 서양의학 ASIAN AND WESTERN MEDICINE

동양의학의 원리에서 변화되고 관련이 있는 유형이다. 이 단순한 상태가 동양의학과 서양의학의 이론적 틀 사이에서 일차적으로 다른 것을 소개하고자 한다.

서양의학에서, 서양의학의 철학적 근거는 마음/신체는 연결되어 있지 않다라고 정의되는 데카르트 학파에서 분열되었다. 데카르트 모델에서, 인간은 근본적으로 물질 성분 또는 신체, 그리고 비물질적 성분인 마음은 매우 다른 측면으로 구성되어 있다.

이러한 이중성은 신체의 기계적 관점을 형성하였다. 신체와 신체의 기능은 측정할 수 있고, 또한 서양의학적 과학은 신체가 존재한다는 것을 입증할 수 있다. 마음은 측정도구로 측정할 수 없고 불명확하고 세밀하게 조사하기가 어렵다.

그러므로, 서양의학은 신뢰할 수 있고 측정할 수 있는 것, 그리고 예측하고 조절할 수 있는 것에 초점을 두었다. 근본적으로, 각 신체체계, 각 기관, 각 각의 증상은 신체의 전체부분에서 다른 것을 분리하여 확인할 수 있다. 인간은 펌프와 같이 일을 하는 심장, 폐는 바람을 불어 넣는 곳, 뇌는 인터넷을 사용하지 않는 컴퓨터와 같은 기계와 같이 여겨왔다. 기계는 부분들이 마모되고 그 부분을 교체할 수 있다. 응급적인 파손에 대한 수리는 서양의학에서는 건강 또는 유지보다는 어느 부분이든 가능하다.

반면, 동양의학은 하나의 개념, 우주는 동적이고, 움직이고 변화하고, 단일성을 유지한다는 개념을 가지고 있다. 인간은 자연이고, 우주에 속해있다는 개념이다. 인간은 우주 속에서 존재하고, 우주의 체제와 관련이 되어 존재하고 같은 요소로 만들어졌다라고 생각한다.

거대한 바다와 같이 우주는 움직이고 변화한다고 생각한다. 인간은 이러한 바다위에 파도와 같이 존재한다. 비록 파도가 글자의 뜻대로 물로 존재한다고는 하지만, 이것은 신체의 물이 같은 구성과 특징을 가지고 있는 물의 측면을 나타내는 것이다. 인간은 자연의 구성으로 존재하고, 자연적으로 발생하는 물질로 구성되었고, 자연에 존재하는 다른 것에 영향을 받는 자연의 법칙에 속해 있다. 또한 인간은 자연에 존재하는 모든 것과 관련이 있고 연결이 되어 있다.

음과 양 YIN AND YANG

음(陰)과 **양**(陽)은 모든 것의 연결과 관련의 개념으로 설명되었고, 음/양 상징은 각기 다른 두

개의 양각 무늬로 설명되었다. 이미지는 원안에 둥근 만곡으로 된 하얀 부분이 곡선으로 구성되고 원의 바깥부분과 혼합이 될 때까지 점차적으로 얇게 된다. 혼합이 되는 부분은 하얀 부분과 만곡을 이루는 검은 부분이고, 원의 가장자리 부분은 하얀 부분이 검은색이 될 때와 같이 얇아진다. 하얀색 부분 내에 작고 둥근 검은 점이 있다. 반면에 검은색 부분 내에는 작고 둥근 하얀 점이 있다. 이것은 상징 내에서 우주의 변화와 움직임을 시각적로 볼 수 있고, 동양의학의 의미를 함유하고 있는 것이다. 음/양 상징과 중국문자는 그림 17-3에서 나타내고 있다.

음의 중국문자는 언덕 또는 산의 어두운 측면을 묘사한 것이다. 이것은 음/양 상징의 어두운 부분을 의미한다. 음과 관련된 것은 우주의 어둡고, 깊고, 짙은 측면이며, 양과는 반대로 여성, 내적이고, 지속적이고, 본질적이고, 차갑고 수축하는 특성이 있다.

양의 중국문자는 태양이 가득한 언덕을 의미한다. 음의 관계처럼, 양은 우주의 크고, 에너지가 있고, 가벼운 측면이다. 양은 음과는 반대의 개념으로 남성, 외적이고, 동적이고, 비본질적이고, 따뜻하고 확장하는 측면을 가지고 있지만 음을 뒷받침해준다.

이론(Principles)

난로에 아늑함이 있는 불을 환영하는 춥고 어두운 겨울밤을 생각해보자. 불의 따뜻함은 오한을 없애준다. 불은 춤추는 촛불이 우리의 눈을 기쁘게 해주듯이 방을 밝혀준다. 난로는 음과 양의 불(火)의 원리를 설명하는 것이다.

첫 번째 이론은 **대립**(opposition)이라는 것이다. 음과 양은 서로를 제한하여 조절한다. 불의 따뜻함을 의미하는 양은 방의 차가운 기운인 음을 조절한다. 위에서 설명하였듯이 음 안에 양의 근원이 있는 것처럼 커다랗고 어두운 음의 방내에 양의 근원처럼 불이 나타난다.

두 번째 이론은 **상호의존적**(interdependence)이라는 것이다. 음과 양이 반대라고는 하지만, 음과 양은 서로 독립적으로 존재하지 않고, 이것은 서로 의존하면서 전체적으로 연결되어 있는 개념이다. 이것은 다른 것이 없이는 또 다른 것이 존재하는 것은 불가능하다는 것이다. 게다가 "양의 항아리"와 "음의 항아리"를 가질 수 있는 것은 불가능하다. 이전에도 설명하였듯이 음이라는 방에

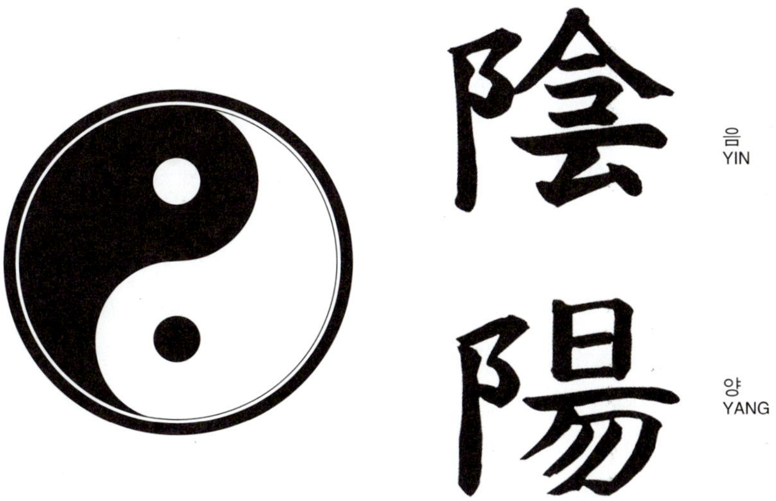

그림 17-3. 전통 동양의학에서 음/양(Calligraphy by Rec. Zenko Oimura)

양이라는 불은 연관성을 가지고 있다. 그러나 바깥의 춥고 어두운 공기와 비교하자면, 방은 양이고 바깥은 음이다. 음과 양은 서로를 필요로 하는 관계이고 서로 연결되어 있다.

세 번째 이론은 음과 양이 서로 **억제/지지하는 관계**(consuming/supporting relationship)라는 것이다. 난로에서, 불꽃은 불의 양의 측면이다. 가까이 관찰한다면, 짙고 어두운 음의 통나무는 불꽃에 영양분을 공급하는 것이다. 음의 물질(통나무)은 존재하여야 하거나 그것은 양의 에너지(불꽃)가 아니다. 음의 물질은 양의 에너지를 만들어낸다. 불이 존재하기 위해서는 음과 양이 모두 존재하여야 한다. 음과 양은 동적균형을 유지하며, 서로 적절한 부분으로 되어 있어야 한다. 통나무가 충분하지 않다면, 불꽃은 죽게 된다. 불꽃 위에 너무 많은 통나무를 얹는다면, 불꽃은 질식하여 죽게 된다.

상호변환(intertransformation)은 네 번째 원리이다. 상호변환은 음과 양이 정적이지 않고 각각 다른 것으로 변환할 수 있다는 것을 의미한다. 음의 통나무는 양의 불꽃과 열로 변환한다. 결국, 불꽃은 차가운 재로 변환한다. 게다가, 밤은 점점 어두움으로 변환하고, 마침내 새벽에서 낮으로 변환한다.

마지막으로, 음과 양은 **무한한 가분성**(infinite divisibility)을 가지고 있다. 가끔 "음"은 무한에서 나눌 수 있다. 통나무의 온도는 불꽃의 가장 뜨거운 부분의 중심에 가까이 근접할 때까지 극히 작은 간격의 불에서 가장 멀리 있는 부분에서 측정할 수 있다. 온도는 불꽃에서 멀수록 매우 차갑게(음), 불꽃에 가까워질수록 매우 뜨겁게(양) 변할 것이다. 모든 것은 음과 양안에서 무한적으로 나누어질 수 있다.

우리는 인체에 음과 양의 개념을 적용하여 이와 같은 동적 균형을 발견하였다. 양은 등, 머리, 외부, 사지의 외측면(후면)을 의미한다. 양의 기관은 음식과 체액을 변환하고, 소화시키고 "더러운"것을 배설하는 기관이다(Maciocia 1998).

인간의 음의 측면은 전면, 내부, 사지의 내측면(내면)이다. 음의 기관은 양의 기관이 음식물에서 추출한 것을 저장하는 기관이다(Maciocia 1998).

기의 개념 THE CONCEPT OF QI

기의 개념은 역사가 기록되기 시작한 후부터 중국에서 존재하였다. 기는 "chee"로 발음하고, Chi로 쓰며, 일본에서는 "Ki"로 쓴다. 광범위한 개념에서, 우주에 모든 것이 기이므로, 가끔 Big Qi로도 불린다. 본질적이고 비본질적인 시기에서 혼합된다는 것에서, 압축될 때 본질적인 형태와 퍼질 때 비본질적인 형태에서 지속적인 에너지의 형태를 기라고 한다.

이러한 개념은 기의 중국문자에서 묘사되었고, 증기로 솥에 쌀을 요리하는 것을 상징하는 것이다(그림 17-4). 기는 쌀과 증기, 물질과 에너지이다. 기는 돌, 나무, 빗방울, 새와 인간을 형성한다. 기는 퍼져서 에너지, 태양, 별빛과 바람의 움직임이 되었다.

이것은 양자물리학의 근대적인 개념과 같지 않다. 과학자들은 자신에게 저장할 수 있고 한 것을 고대 중국의학서에서 읽었다고 한다면, 현대 "발견"은 중국에서 2000년전에 쓰여진 Nei와 Nan Jing에서 명확하게 확인할 수 있다(Fritjof Capra의 The Tao of Physics 1983 ; Gary Zukav의 The Cancing WuLi Masters 1979).

더 좁은 의미에서 기는, 서양과학에서 확인하였다. 가끔 생활 힘 또는 생활에너지라고도 하며,

이것은 요트가 보이지 않는 바람에 의해서 앞으로 나아가는 것처럼 사람을 "전진"하게 만든다. 에너지는 우리가 먹는 음식과 우리가 숨 쉬는 공기에서 추출되고, 사용할 수 있는 기로 변환되어 경락(merdian)이라고 하는 연결경락을 통하여 순환한다.

전통 동양의학은 다른 기본적인 물질인 Shen, Jing, 혈액(blood)과 Jin/Ye와 이와 함께 조화로운 기의 흐름과 마음의 안정에 초점을 맞추었다. 기의 결함이 있다면, 하나를 강화시킨다. 기가 너무 과하다면, 하나를 분산시킨다. 기가 정체되어 있다면, 하나를 움직이게 한다. 기가 가라앉아 있다면, 하나를 들어올린다. 기가 병이 들었다면, 하나를 낫게 한다. ABT의 기술에 포함된 것은 강화시키고, 분산시키고, 움직이고, 들어 올리거나 낫게 하는 것이다.

기의 기능은 변환, 이동, 고정, 예방과 보온으로 요약할 수 있다. 기의 기능에서 어떠한 부조화가 있다면, 질병이 유발될 수 있다.

기는 공기 기와 음식의 기가 기로 변환하는 것은 신체에 사용될 수 있다. 기의 변환기능이 적절하게 작용하지 못한다면, 식사를 한 후 피곤함을 느낄 것이고, 최악의 상태에서는 대부분의 시간 동안 매우 피곤함을 느낄 것이다. 피곤은 기의 변환 기능의 장애로 나타날 수 있으며, 음식과 공기로부터 기본적인 영양소를 추출하지 못할 수 있다.

기는 신체 전체에 영양분과 혈액을 이동시킨다. 감정의 흐름과 마음의 안정에 원인이 될 수 있다. 기는 침체시키고, 스트레스를 유발시키고, 성냄과 우울증을 악화시킬 수 있다.

기는 혈관에 혈액 그리고 위치에 장기를 고정시키듯이 모든 것을 고정시킨다. 이것을 함께 고정시킬 수 없다면, 기의 고정기능의 결함과 관련된 것일 수 있다. 쉽게 멍들고, 기관이 탈장하고 치질이 생기는 것은 기의 결함과 관련되어 나타날 수 있다.

기는 면역계가 정력적으로 활동하는 것으로 신체를 보호한다. 쉽게 아프다면, 기의 보호적인 질적인 면과 양적인 면과 관련이 있다.

기는 신체를 따뜻하게 한다. 쉽게 차가워진다면, 기의 보온기능의 부족으로 볼 수 있다. 대사는 기의 보온기능과 관련이 있다. 기에 열이 부가되어 음식이 만들어지기 때문에, 기본적인 에너지는 매일 섭취하는 음식에서 추출된다고 할 수 있다.

5가지 요소와 이들의 영향력의 궤도 FIVE ELEMENTS AND THEIR ORBS OF INFLUENCE

전통 동양의학(Traditional Asian Medicine : TAM)은 사람을 서양적으로 진단하는 것처럼 예견할 수 있는 것은 사람 내에 에너지와 외부와의 상호관계를 볼 수 있기 때문이다. 이러한 것을 수행하기 위한 최고의 이론적인 틀은 5가지 요소이다. 5가지 요소는 시적이기는 하지만 우리의 정신을 치료하고, 노출된 계절의 변화, 정신적 상태, 질병의 전체적인 과정의 해부학, 생리학과 역학과 같이 자연적 현상을 이용한 과학적인 방법이다.

기는 하루를 주기로는 새벽에서 밤까지, 일 년을 주기로는 봄에서 겨울까지, 평생을 주기로는 태어나면서 죽을 때까지 신체를 흐른다. 기는 상승한 후 떨어지고, 성장한 후 쇠퇴하고, 또한 5가지 요소처럼 삶의 주기를 만들어 낸다. 사람은 달과 태양과 같이 풀리지 않는 원으로 연결이 되어 있다. 이것은 단지 자연의 한 부분으로 생각하지 않는다. 자연은 전체 우주와 같이 같은 리듬으로 흐른다.

TAM에서 5가지 요소는 **나무**, **불**, **흙**, **금**과 **물**이다. 각각의 5가지 요소는 각각의 특성이 있고 신

표 17-1 *5가지 요소와 관련된 경락*

요소*	음 경락	양 경락
불	심장(Heart: Ht)	소장(Small Intestine: Si)
불	삼초(Pericardium: Pc)	삼초(Triple Burner: Tb)
나무	간(Liver: Lv)	담낭(Gall Bladder: Gb)
흙	비장(Spleen: Sp)	위(Stomach: St)
금	폐(Lung: Lu)	소장(Small Intestine: Si)
물	신장(Kidney: Ki)	방광(Bladder: Bl)

* 요소는 양이 가장 많은 요소(불)에서 음이 가장 많은 요소(물)로 나열하였다.

체 내에서 그리고 신체의 환경에서 연결이 되어 있다. 또한, 각 요소는 에너지의 경락과 관련이 있다. 위에서 설명하였듯이, 동양의학은 연결성에 초점을 두고 있다. 균형이 있고 자연스럽게 흐르듯이 하나의 요소와 다른 요소의 연결성은, 5가지 요소의 이해, 사용과 생존의 기본적인 측면이다. 5가지 요소와 관련된 에너지 경락은 표 17-1에서 설명하였다.

나무(Wood)

나무(木)는 불보다는 적은 양(陽)의 요소이다. 나무 에너지는 싹이 트고 태양을 향하여 자라나는 봄에 가장 많이 있다. 이것은 새로운 하루를 시작하는 일출할 때 유사한 느낌을 느낄 수 있다. 나무는 외치는 목소리에서 들을 수 있고 화를 낼 때 느낄 수 있다. 나무는 녹색, 바람, 신맛, 눈물(울 때 흐르는 눈물이 아닌 눈에서 흐르는 체액), 그리고 시각과 관련이 있다.

나무의 힘을 통하여 미래를 확실하게 볼 수 있고, 계획을 짜고 행동의 단계를 단호하게 선택한다. 나무 요소에 불균형이 있는 사람은 투쟁적이거나 겁이 많고, 완고하거나 우유부단할 수 있다(Jarrett, 2000).

간(음)과 **담낭**(양) 기관과 경락은 나무요소와 관련이 있다. 각각은 효과적인 결정을 하는데 역할을 한다. 간은 군인과 같이 전략을 하게 하는 기능을 한다. 담낭은 판단을 하고 결정을 하는데 격려를 하는 전략가와 같은 기능을 한다. 간은 혈액을 저장하고, 기를 부드럽게 흐르게 하고, 감정을 이완되게 하고, 건에 영향을 주고, 눈을 뜨게 하고 손톱에 명백한 표시를 한다. 담낭은 담즙을 저장하고 분비한다.

불(Fire)

불(火)은 양이 가장 많은 요소이며, 여름과 더운 날에서 가장 확실하게 있다. 이것은 신체적으로 감정적으로 따뜻함을 느끼는 능력에서 나타날 수 있다. 불은 열과 빛을 제공한다. 웃음소리를 듣고, 쓴맛을 느끼고, 태우는 것을 냄새 맡고, 기쁨을 느끼는 것이다. 불은 땀과 혀와 혈관과 관련이 있다.

불은 사랑, 정렬적인, 기쁨, 자기 인식과 확신의 능력을 준다. 불 요소가 균형이 되어 있는 사람은 예의바름, 통찰력과 친밀함을 가지고 있다. 불균형이 있다면 신중함이 없고, 상처받기 쉽고 과도하게 조절하거나 감정이 없을 수 있다(Jarrett, 2000).

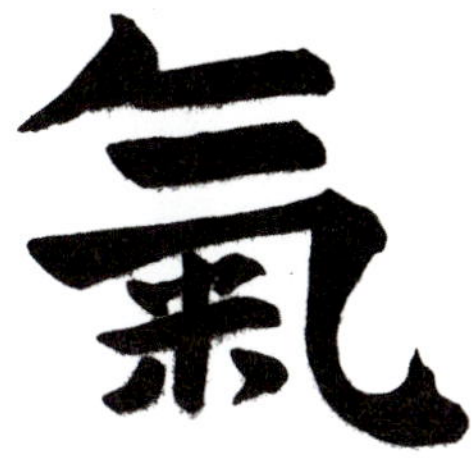
QI

그림 17-4. 고대 에너지 경로 그림.

불의 요소는 **심장**(음), **소장**(양), **심포**(음)과 **삼초**(양)의 4가지 경락으로 나타난다. 이러한 경락과 기관은 각각의 주요한 기능을 가지고 있다.

심장은 혈액과 혈관을 지배하고, Shen을 수용하고, 혀를 열고, 발한을 지배하고 혈색으로 나타난다. 소장은 더러운 것에서 깨끗한 것을 분리하고 선택을 구분하는 것에서 필수적인 것이다. 또한 체액의 이동을 하게한다. 심포는 심장을 도와주고 혈액을 지배하고 Shen을 수용하는 기능을 한다. 나아가, 병인으로부터 심장을 보호한다.

삼초는 소화와 동화작용과 이화작용을 조절한다. 이것은 물의 이동과 체액의 대사를 조절하는 것을 돕는다. Yuan 기/근본적인 기(Yuan Qi/original Qi)는 두 개의 신장 사이에서 형성이 되고 위안/근원지점의 표면에 있는 경락을 통하여 삼초에 순환이 된다. Yuan 기의 순환에 의하여, 삼초는 보호적인 기의 힘을 형성하고 되고 또한 신체의 방어력을 돕는다.

흙(Earth)

흙(土)은 습기가 있고 안개가 있는 변환기가 있는 계절인 늦여름에 가장 많이 느낄 수 있다. 사실, 흙 요소는 주로 특성이 변화하는 모든 계절이 변화될 때 느낄 수 있다. 흙은 노래에서 들을 수 있고, 달콤한 맛을 느끼고, 향긋한 냄새를 맡을 때이다.

균형적으로, 흙 에너지는 성실하고, 이타적이고 순응하는 사람에게서 볼 수 있다. 흙 요소에서 불균형이 있다면, 이기적이거나 순교자, 자급자족 할 수 있거나 빈곤하고, 고집이 세거나 불평이 많은 사람이 있을 수 있다(Jarrett 2000).

흙 요소의 에너지는 비장과 위장 경락을 통하여 흐른다. 이것의 중요한 기능은 신체에 영양분을 공급하기 위해 음식과 음료수를 소화시킨다.

비장 경락은 섭취된 액체와 음식을 변환시키고 수송하는 역할을 한다. 그러므로 이것은 소화와 기와 혈액의 생산에 중요한 역할을 한다. 또한 혈액을 조절하고, 적절한 위치에 혈액을 유지시킨다. 비장은 근육을 지배하고. 미각을 느끼고, 입을 열고, 기의 상승을 조절한다. 학습과 같은 정신활동에 중점을 둔 목적을 유지한다.

위장 경락은 썩는 것과 원숙하게 하는 것을 조절한다. 내리는 것과 체액 소화의 첫째 단계를 조절한다.

금(Metal)

금(金)은 음이지만, 물 요소와 같은 음은 아니다. 금은 나무에서 나뭇잎이 떨어지는 가을에 가장 많이 느낄 수 있고, 새는 그들의 보금자리로 떠나고 사람은 그들의 정원과 여름 활동에 신경을 쓰지 않는다. 이것은 황혼에서 그리고 큰 슬픔에서 느끼고, 울음에서 들을 수 있다. 금은 자극적인 맛을 느끼고 고약한 냄새를 느낀다. 금은 후각과 관련이 있고, 건조한 기후와 점액, 신체 체액에 영향을 받는다.

금 요소에 균형이 있는 사람들은 영감을 가지고 있고, 균형이 있고 감수성을 가지고 있다. 금이 과도하거나 또는 부족하면 자만심이 있고, 자기를 비하하는, 열광적인 행동을 하거나 의기소침한 것과 관련이 있다(Jarrett, 2000).

폐와 대장은 금 요소가 흐르는 두 개의 경락이다. 이 두 개의 경락의 기능은 유지시키고 해방하게 한다.

폐 경락은 영양분을 추출하기 위해서 공기의 기를 가져오고 그 후 노폐물은 버리면서 호흡을 조절하고, 기를 지배한다. 또한 분산시키고 내려가는 것을 조절하고, 물의 경락을 조절하고, 피부와 신체 모발을 조절하고 코를 개방한다.

대장 경락은 소장에서 더러운 물질을 통과시키고 깨끗한 체액을 이용한다. 노폐물을 유지시키고 버리게 된다.

물(Water)

물(水)은 음이 가장 많은 요소이다. 이것은 차갑고, 어둡고, 겨울에서 북쪽 방향과 밤에 느낄 수 있다. 혈액, 발한, 눈물, 타액과 소변을 통해서 흐른다. 물은 가장 많이 산출하는 요소이다. 물 요소는 청각, 두려움, 신음소리와 관련이 있다. 다른 관련된 것은 썩은 냄새와 짠맛이다. 뼈, 귀, 신장과 방광은 물 요소에 영향을 준다.

물 요소가 있는 사람들은 지혜, 집중, 명상의 특징을 가지고 있다. 물 요소가 과도하거나 부족한 불균형이 있을 때 과도하게 무모하거나 낭비가 있고, 보수주의적이거나 신체적으로 또는 감정적으로 잠재된 것이 있는 것처럼 나타난다(Jarrett, 2000).

물 요소의 경락은 신장과 방광이다. **신장** 경락은 영양분을 저장하고(Jing), 출생을 조절하고, 발달시키고 재생산시키고, 골수를 생산하고, 단기기억을 지배한다. **방광** 경락은 소변과 같은 더러운 체액을 일시적으로 저장을 하고 배설한다.

Sheng과 Ko 순환 SHENG AND KO CYCLES

5가지 요소를 포함한 중요한 순환이 있다. 이것은 모으는 순환 또는 Sheng과 조절하는 순환 또는 ko이다.

Sheng 순환은 또한 생산 순환, 발생 순환 또는 증진순환이라고도 한다. Sheng 순환에서, 각 요소들은 다음을 지지한다. 예를 들어 나무는 땅으로 돌아가는 재를 남기게 하는 불을 살린다. 물은 나무에게 영양분을 주고 순환은 지속된다. 임상 치료에서 간과 담낭의 병변이 있다면, 나무 요소의 문제이고 방광과 신장 경락에서 발견되는 물 요소에 충분한 영양분을 제공하지 못한다.

순환을 조절하거나 활동시키는 것을 **ko 순환**이라 한다. 각 요소들은 다른 요소를 조절하고, 다른 요소에 의해서 조절된다. 도끼와 같은 금은 나무를 조절할 것이다. 나무는 나무의 뿌리를 흙이 고정하는 것 또는 땅위에 나무처럼 흙을 조절한다. 흙은 물의 흐름을 막는다. 물은 불을 조절하거나 불을 끈다. 불은 도끼의 금속을 녹인다. ko 순환은 억제되지 않은 성장을 피하기 위하여 Sheng 순환과 균형을 이룬다.

특정한 요소가 특히 강하다면, 다른 요소를 보호하거나 조절할 수 있다. 특히 약하다면, 보호하지 못하거나 쉽게 포기할 수 있다. 다른 것을 유지시키는 요소들의 균형적인 순환적 관계는 가장 건강한 생활을 조정한다고 생각한다.

중요한 경락 THE PRIMARY CHANNELS

경락 (또는 통로), 혈관은 서양의학에서 해부학처럼 동양의학에서 중요한 것이다. 고대 중국사람들은 신체 내부에 신체구조에 약간의 관심을 가지고 있다고 생각하였다. 신체내부와 외부의 모든 부분은 부분으로 나눈 것보다 하나의 단위처럼 신체에 기능을 한다고 하는 이들의 연결통로를 통해서 기와 혈액에 의해서 활기를 주고, 영양분을 주고 따뜻하게 한다.

> 인체에 존재하는 12경락은 질병을 유발시키고, 인간이 치료하고 질병을 치료할 수 있게 한다. 12경락은 시작하는 곳과 끝맺음을 하는 곳이 있다. 시작하는 곳은 쉽게 보이고, 마지막은 어렵게...... 기는 마치 물의 흐름처럼 또는 달과 태양이 쉼 없이 궤도를 도는 것처럼 통로 없이 이동하지 못한다. 음 혈관은 zang에 영양분을 주고 양 혈관은 fu에 영양분을 준다(Deadman의 Huang Di Nei Jing, Ling Shu, 200 AD, 1998).

등 내부에 경락 챠트는 12대 주요 경락의 외부 경로를 보여준다. 8개 중에 2개의 특별한 혈관은 전면과 등의 중심선을 따라 이동하는 것을 그렸다. 16개 luo 부속, 12개 피부 부분, 미세한 부분, 12 sinew 경락과 12개 divergent 경락은 그리지 않았다. 이처럼 대부분 분명치 않은 경락은 이장에서는 설명하지 않았다.

각 경락의 이름은 세 가지 형식으로 명명되었다. 첫 번째는 발과 손처럼 시작하는 부분 또는 끝부분인 사지이다. 두 번째 부분은 음과 음, 양과 양과 같이 같은 극성과 관계가 있는 6경락이다. 세 번째는 각 경락은 다른 것과 관련된 음/양, 외부/내부경락과 관련된 기관경락과 관련이 있다.

대부분의 챠트는 주요한 경락의 외부 경로만을 보여주고 있고, 내부 경로는 제안하여 설명하였다. 심부 경락을 이해하는 것은 겉으로는 관련성이 없는 징후와 증상이 연결될 수 있다는 것이 중요하다. 이것은 또한 경혈의 작용을 설명하는데 도움을 준다. 예를 들어, PC 6은 구역질을 유발하는 것처럼 위장의 기를 다루기 힘들 때 사용한다. 외부 통로는 주로 팔의 내측면을 따라서 주행하지만, 내적으로는 중초(middle burner)라고 하는 위장 부분으로 주행한다.

중국 신체시계 CHINESE BODY CLOCK

경락은 신체 전체를 자연적으로 규칙적인 주기로 흐른다. 이 주기를 **중국 신체시계**라고 하며, 표 17-2에 요약하였다. 각 각의 경락은 기가 최대로 될 때 최대로 흐르고 기가 가장 적을 때 적게 흐른다. 시계는 오전(am)과 오후(pm)를 사용하였다.

오전 3:00-5:00는 **수태음폐경** 에너지가 최대이다. 인간은 자각하고 신장하고 호흡을 깊게 한다. 폐는 양 파트너인 대장과 비교되고, 이것은 모두 금 요소와 관련이 있다. 폐는 수태음이고 또한 족태음인 비장과도 관련이 있다.

폐경락의 일반적인 부분은 간의 끝부분의 외부통로인 가슴에서부터 대장이 시작하는 손까지이다. 이것은 중초에서 시작하고 대장까지 아래로 내려가고 다시 위장으로 올라오며, 횡경막을 통과하고, 폐와 쇄골의 원위 끝부분 아래인 첫 번째 늑간공간으로 빠져 나온다. 팔의 전면 내측면을 따

표 17-2 중국 신체시계(CHINESE BODY CLOCK)

시간	경락
오전 3:00 - 5:00	수태음폐경
오전 5:00 - 7:00	수양명대장경
오전 7:00 - 9:00	족양명위경
오전 9:00 - 11:00	족태음비경
오전 11:00 - 오후 1:00	수소음심경
오후 1:00 - 3:00	수태양소장경
오후 3:00 - 5:00	족태양방광경
오후 5:00 - 7:00	족소음신경
오후 7:00 - 9:00	수궐음심포경
오후 9:00 - 11:00	수소양삼초경
오후 11:00 - 오전 1:00	족소양방광경
오전 1:00 - 3:00	족궐음간경

라 엄지손가락의 내측면에서 끝맺는다.

다음은 **오전 5:00-7:00**까지인 **수양명대장경**은 강하고 장의 움직임을 조절한다. 금요소 시간동안, 어떠한 것도 필요로 하지 않는다. 이것은 6개 경락이론에 따라 족양명위경과 연결이 되어있다.

대장경락은 파트너인 폐경락의 끝부분에서 시작하고 손에서 얼굴로 주행한다. 두 번째 손가락에서 시작하여, 팔의 외측전면부분 위로 올라간다. 팔에서 C7 아래 지점과 상견갑와(supraclavicular fossa)를 따라 아래로 내려가고, 그 후 폐와 대장으로 내려간다. 쇄골에서, 아래 잇몸으로 올라와서 위경락과 연결된 반대 측 코로 올라가서 끝맺는다.

족양명위경의 에너지는 대부분의 사람들이 하루 중 처음 영양분을 섭취하고 소화시키는 **오전 7:00-9:00까지**가 최대이다. 이 경락은 양이고, 음의 파트너는 비장경락이고, 모두 흙요소와 관련이 있다. 6개 경락이론에 따라 수양명대장경과 연결이 되어 있다.

위 경락은 머리에서 발끝까지 주행하는 큰 경락이고, 콧망울의 외측면에서 시작하여, 위쪽으로 주행하여 담낭경락과 만나고, 아래로 주행하여 윗입술 안으로 들어간다. 이것의 외부 경로는 눈의 아래 부분에서 시작하여, 얼굴의 턱 부분 아래로 주행하고, 머리의 모서리 부분으로 올라가서, 기관을 따라 아래로 내려가서, 상쇄골와에서 신체로 들어가서, 횡경막을 통과하여 위와 비장으로 들어간다. 표면 통로는 젖꼭지, 복부, 서혜부 부분을 통하여 지나가서, 방향을 바꾸어 다리의 전외측면을 따라 내려가서 두 번째 발가락의 외측면의 끝까지 주행하여 끝맺는다. 이 경락은 발등의 가장 높은 부분에서 엄지발가락까지 이어지는 비장경락과 연결된다.

족태음비경은 사람들이 일을 하기 시작하고 일을 할 때 요구되는 것에 적합하게 음식을 소화(변환)시킨다. 6개 경락이론에서 짝이 되는 것은 수태음폐경이다.

비장경락은 발에서 가슴으로 주행하는 경락이고, 엄지발가락에서 시작하여, 내측외과의 전면인 발의 내측 아치를 따라 주행하며, 발의 내측전면을 따라 위로 올라가서, 서혜부의 복부로 들어가며, 위로 올라가서 비장, 위장, 횡경막, 심장, 식도를 따라 주행하여 혀의 중심부분에서 끝맺는다. 외부 경로는 외측 늑골부위를 따라 지나며, 심장 경략이 시작하는 부분에서 끝맺는다.

수삼음심경의 에너지는 **오전 11:00**에서 **오후 1:00**까지 가장 강하다. 이 경락은 음이며, 양의 파트너는 소장이고 두 경락은 모두 불 요소와 관련이 있다. 6개 경락이론과 짝을 이루는 것은 족삼음신경이다.

심장경락은 가슴에서 시작하고 팔로 주행하며, 심장에서 기원한다. 이 경락은 횡경막을 통하여 지나가며, 소장과 연결이 되고, 폐로 들어가서 액와에서 끝맺는다. 이곳에서 시작하는 표면 경로는 팔의 전내측면을 따라 주행하여 5번째 손가락의 내측면 끝에서 끝맺는다.

수태양소장경은 어깨에 통증이 있을 때 **오후 1:00-3:00**에서 가장 활발하게 활동한다. 이것은 내부/외부 불 요소와 관련이 있는 심장경락과 짝을 이루며 6개 경락이론에서 족태양방광경과 관련이 있다.

근본적으로, 소장경락은 손에서 머리로 주행하는 경락이며, 5번째 손가락의 척골측에서 시작하는 심장경락에서 시작한다. 견관절의 후외측면을 따라 주행하여 견갑골에서 원을 그리며 주행한다. C7 아래 지점과 연결되고, 상쇄골와(supraclavicular fossa)로 올라가고 심장과 소장으로 내려간다. 표면 경로는 쇄골에서부터 목, 뺨과 귀로 올라가며, 이곳에서, 표면 경로의 가지는 눈 사이의 방광경락과 연결된다.

족태양방광경의 에너지는 **오후 3:00-5:00**에서 가장 강하다. 이 경락은 양이고 신장경락과 짝을 이룬다. 6개 경락이론과 짝을 이루는 것은 수태양소장경이다.

주로, 방광경락은 머리에서 발까지 주행하는 가장 긴 경락이다. 이 경락은 소장경락이 끝나는 내측 안각(canthus)에서 시작하며, 이마로 올라간 후 뒤로 내려가서 목덜미 주행하며 , 독맥 경락의 내부와 연결되고, 정수리와 뇌로 들어간다. 두 개의 가지는 등으로 내려와서 신장과 방광의 내부와 연결된다. 이것은 허벅지 뒷부분의 중심부분으로 내려와서, 두 번째의 가지와 만나는 무릎 오금을 통과한다. 종아리 후면, 발의 외측면을 따라 내려 온 후, 5번째 발가락의 외측면에서 끝맺는다(서양 사람들이 작은 돼지가 집으로 돌아갈 때 "왜 왜" 한다고 기억한다!).

족소음신경의 에너지는 오후 **5:00-7:00**에서 최고가 된다. 신장에 기가 부족한 사람은 요통과 피곤으로 힘들어하고 저녁시간 쯤 다시 유발된다. 6개 경락이론과 짝을 이루는 것은 수삼음심경이다.

신장경락은 발에서 가슴으로 주행하는 경락이며, 방광경락이 끝나는 5번째 발가락 아래 발바닥의 내부에서 시작한다. 이 경락은 발가락의 끝 또는 손가락의 끝에서 시작하지 않는 유일한 경락이다. 발목에서 원을 그리고, 다리의 후내측면을 따라 위로 주행한다. 천골의 내측으로 들어가서, 위로 올라가 요추와 신장과 방광, 간, 횡경막, 폐와 기관을 주행한 후 혀의 뿌리에서 끝맺는다. 외부 통로는 장골 옆면을 지나서 위로 올라가 흉쇄관절 아래 지점까지 평행하게 주행한다. 이것의 내부는 심장과 연결되어 있고 다음 경락인 삼초경락과 가슴에서 연결된다.

수소음심포경은 **오후 7:00-9:00**에 가장 많이 흐른다. 불 요소의 파트너는 양 삼초경이며 이 경락은 족소음간경과 짝을 이룬다.

일반적으로 가슴에서 손으로 주행하는 경로이며, 가슴의 내부 경로에서 시작하며, 삼초, 횡경막과 복부로 주행하며, 상초(upper burners), 중초(middle burners), 하초(lower burners)와 연결된다. 가지는 가슴에서 젖꼭지의 외측면에서 나오며, 겨드랑이의 전면으로 주행하여, 아래로 내려가 팔의 중심부분에서 3번째 손가락으로 주행한다. 손바닥의 중심부분의 가지는 다음 경락인 삼초

경락과 심포 경락과 연결된다.

수소양삼초경은 **오후 9:00-11:00**까지 우세하다. 삼초경락은 팔을 교차하고 신체를 따뜻하게 하기 위하여 반대팔의 윗부분을 문지른다. 삼초(triple burner)는 양/양이 연결되어 있는 다음 경락인 족소양담낭경과 짝을 이룬다.

손에서 머리로 주행하는 경락이며, 4번째 손가락의 척골측면에서 시작하여 전완의 두 개의 뼈 사이를 지나 위로 올라가 견관절, 상쇄골와로 주행하며, 아래로 내려가 상초, 중초, 하초와 연결된다. 가슴에서 쇄골, 목, 귀의 뒷부분으로 올라가서 담낭경락이 시작하는 안와의 아래 부분에서 끝맺는다.

다음 순환은 나무(木)순환이다. 이것은 결정을 할 수 없을 때 나무 요소가 결정을 하기 위한 힘을 주기 때문에 생각을 하게 할 수 있다. 족소양담낭경은 오후 11:00-오전 1:00까지 머리에서 발까지 주행하며 흐른다. 이 경락은 가장 긴 경락은 아니지만, 가장 뒤엉켜 있고 흐름이 어렵다. 눈의 외측 안와에서 시작하여, 귀로 주행하고, 머리의 측면, 어깨, 상쇄골와로 지그재그로 주행한 후, 가슴, 횡경막, 간과 담낭으로 내려간다. 경락의 주요 부분은 어깨에서 겨드랑이, 가슴의 외측면, 엉덩이, 허벅지와 다리의 외측면으로 내려간 후 4번째 발가락 외측면에서 끝맺는다. 발등의 가지는 엄지발가락에서 시작하는 간경락과 연결된다.

족궐음간경은 순환의 마지막으로 **오전 1:00-3:00**까지 발에서 가슴까지 외부 간 경락을 따라 흐른다. 이 경락은 엄지발가락의 외측에서 시작하고, 발등을 따라 위로 올라가며, 다리의 내측면의 비장경락을 가로질러 생식기 주위, 하복부, 위장, 간과 담낭으로 올라간다. 늑골부위, 횡경막, 기관, 눈으로 올라간 후 머리의 끝부분에서 끝맺는다.

이러한 24시간 순환은 사람이 살아 있는 동안 매일 발생한다. 동양 신체체계 치료사들은 마음을 측정하는 도구에서 이것을 유지한다. 하루에 특정한 시간에 문제가 유발되었을 때, 이 시간에 가장 강한 경락을 살펴보아야하며, 이것과 관련이 문제점이 있는지 관찰한다. 예를 들어, 매일 오후 4시 경에 허리에 통증이 있다면, 허리를 포함하여 아래로 주행하는 담낭경락에 문제가 있을 가능성을 살펴보아야 한다.

신체 시계는 치료를 하기 위하여 가능한 이용할 수 있다. 특별하게 확실한 것이 없다고 하더라도, 2시간 동안 순환하는 경락을 치료하는 것이 바람직할 수 있다. 위에서 설명한 예를 다시 살펴보면 3~5시 사이에 고객의 스케줄에 문제를 주지 않을 수 있다. 그러나 폐경락에 불균형이 있는 사람은 호흡의 문제점을 관찰하기가 어려울 수 있다. 이러한 경우에는 집에서 수행할 수 있는 교육을 시키는 것이 도움이 될 수 있다.

평가의 4가지 주석 THE FOUR PILLARS OF ASSESSMENT

동양의학 치료사의 임상적 증상이 나타날 때, 위에서 설명한 이론적 견해를 이용하여 평가한다. 평가는 시진(looking), 촉진(touching), 청취(listening)/냄새 맡기(smelling), 그리고 질문(asking)과 같은 4가지 주석에 따라 수행한다(그림 17-5 참조).

시진에 의한 평가는, 임상의가 신체적 양상, 태도, 움직임, 머리카락과 창백하거나 눈 아래에 다크서클 같은 얼굴색을 관찰한다. 또한 눈도 관찰한다. 모든 평가에서 혀는 조심스럽게 다루어야 한다. 혀의 색, 모양, 그리고 혀에 덮여 있는 백태는 고객의 상태와 에너지에 대한 더 많은 정보를

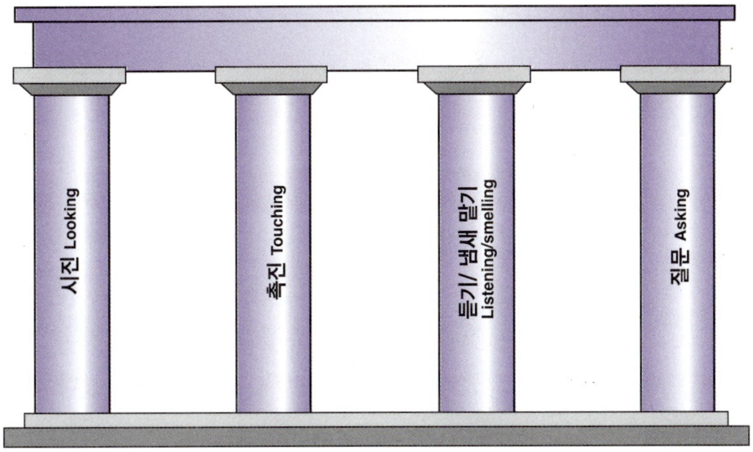

그림 17-5. 평가의 4가지 주석.

제공한다.

촉진 평가는 4가지 주석에서 다른 형태이다. 환자가 불편하다고 하는 특정부위를 딱딱한지 또는 이완이 되어 있는지 평가하기 위하여 촉진할 수 있다. 맥박은 경락을 통한 에너지의 흐름에 대한 정보를 제공할 수 있다. 12개의 각 경락은 손에서 맥박을 촉진하여 평가할 수 있다.

듣기와 냄새 맡기는 평가도구를 사용하여야 한다. 고객은 요소와 관련된 냄새를 혼합하여 그것에 관한 냄새를 맡게 할 수 있다.(흙의 냄새는 향기롭고 불은 탄 냄새이다.) 목소리의 소리 특성을 듣는 것은 조사한 것을 고려하여 치료사가 수행할 수 있다. 우는 특성이 있는 목소리는 금 요소에 문제가 있다고 생각할 수 있으며, 나무 요소에 불균형이 있는 사람은 누군가에게 소리를 지르는 것을 볼 수 있다.

고객에게 **질문하는 것**은 다른 평가방법이다. 치료사는 개인의 정신-심리-신체적 기능에 관하여 질문한다. 식욕, 음식, 소화와 배설에 관한 것을 질문한다. 수면유형, 꿈, 뜨겁거나 차가운 것의 느낌, 에너지 수준에 대해서도 질문한다. 여성에서 생리주기에 대한 질문은 생활의 균형을 알아보는데 도움이 된다. 게다가, 고객은 치료의 금기증 뿐만 아니라 그들이 원하는 치료에 대한 문제에 대한 질문을 한다.

치료사는 4가지 주석에서 얻어진 정보를 통합한다. 정밀하게 검사한 평가에서 치료계획을 수립한다.

평가의 부가적인 방법은 hara진단이다. hara진단에서, 복부 또는 Tanden 부위는 에너지 흐름과 차단을 확인하기 위하여 촉진한다. 19장에서는 hara 진단에 대한 더 자세한 내용을 설명하였다.

경혈 ACUPOINT

365개 압박점 또는 경혈은 중요한 에너지 통로에 위치한다. 경혈은 기를 모을 수 있는 부분에 위치하고, 압박을 가하여 평가하고 영향을 줄 수 있다.

경혈은 에너지 불균형의 치료와 같이 진단에 사용된다. 경혈의 위치는 경락명과 담낭 20(GB 20)과 같은 경혈번호로 확인할 수 있다. 침술에서, 침은 경혈을 자극하기 위하여 대표적으로 사용하지만, ABT 체계에서는 엄지손가락, 손가락 또는 팔꿈치로 경혈에 압박을 가한다. 등 부위의 내부는 중요한 에너지 경락과 중요한 그림 경혈 위치가 있다.

경혈의 효과적인 사용은 정확한 동양의학적 평가에 근거하고 서양의 증상에 따른 방법에서 사용된다면 효과적이지 않을 수 있다(예, 특정 증상을 제거하기 위한 방법). 중국에서는, 아프게 되면 확실하게 나타나는 증상에 근거를 두고 치료를 하는 치료사는 지위가 가장 낮고 숙련되지 않은 치료사로 간주한다.

건강과 예방은 전통 동양의학의 장점과 초점이다. 훌륭한 치료사는 아프기 전에 치료하여 질병을 예방할 수 있다. 고대 황제내경에서, 이러한 상태를 "현자(賢者)는 이미 아픈 사람은 치료하지 않지만, 아프기 전에 치료를 하는 사람이다. 아픈 후 의료를 접하는 것은 소동이 일어난 후 조절을 하는 것과 같은 것이고, 또는 목이 마른 것을 느꼈을 때 우물을 파는 것과 같은 것이다. 또는 적이 영역을 침범하였을 때 새로운 무기를 만들기 시작하는 것과 같은 의미가 있다. 이것은 너무 늦지 않았을까?"라고 설명하였다.

이 장에서 이것에 초점을 맞추는 이유는 인간의 삶은 하늘과 땅의 기의 흐름이라 할 수 있다. 예를 들면, 봄에 양의 기는 우주를 일깨우는 기와 모든 것이 성장하게 하는 것이다. 그러므로, 사람들은 일찍 잠자리에 들고 일찍 일어나고 차갑고 상쾌한 공기 속에서 걸으며 이완하게 된다. 당신이 모든 것이 내부에서 성장하는 기의 도움을 받아서 치료하는 봄의 신이 될 수 있듯이 머리와 옷을 가볍게 입도록 하고, 몸을 부드럽게 움직인다. 상대적으로, 여름, 가을과 겨울은 자연과 조화를 이루어 계절에 맞는 행동과 마음을 가지게 된다(Wing, 1999).

또한, 어떠한 때 누구에게도 사용할 수 있는 지점은 아니다. 결함이 있는 사람에게 일반적인 "이완"을 주기 위한 것은 아니고, 과도한 상태가 있는 사람에게 강화를 하기 위한 것은 아니다. 음, 양 그리고 5가지 요소의 흐름과 차단 내에서 이와 관련된 균형의 상태를 찾는 것이 필수적이다. 사람들은 겨울에는 더 많이 먹고 더 늦게까지 잠을 자기를 원하는 경향이 있다. 확실한 접근은 이러한 사람은 더 강화시키지 않아야 한다는 것이다. 더 나아가 자연적으로, 더 휴식하게 하고 따뜻한 음식을 먹게 한다. 그러므로, 경혈은 4가지 주석 평가에 의한 균형으로 개인의 움직임에 뒷받침 해주는 것을 선택하여야 한다.

표 17-3에는 20개의 효과적인 경혈을 설명하였다. 이 표는 참고로 사용하여야 하고, 정확한 평가를 가지고 적용하는 것이 효과적이라는 것을 명심하여야 한다. 효과적인 경혈의 해부학적 위치는 그림 17-6에서 17-10을 참고하시오.

경고: 특정 경혈은 특정상태가 있을 때 금기하여야 한다. 예를 들어, GB 21, LI 4, Sp 6, Bl 60은 분만을 쉽게 하고 원활하게 하는 것을 제외한 임산부에게는 사용하여서는 안된다.

***표 17-3** 20개 유용한 경혈(TWENTY USEFUL ACUPOINT)*

그림 17-6에서 17-10은 20개 유용한 경혈의 해부학적 위치를 보여주고 있다.

머리와 얼굴

GB 20 (풍지) 바람이 모이는 곳

위치: 후두아래, 흉쇄유돌근과 승모근의 부착점 사이 들어간 곳

특징: 담낭과 삼초경락이 만나는 지점

작용: 바람을 없앤다(외부 또는 내부); 머리, 귀와 눈에 효과적; 머리를 맑게 한다; 간의 양을 경감시킨다.

적응증: 측두, 후두 또는 편두통; 현기증, 구역질 또는 눈의 문제; 목과 어깨의 경직, 감기, 불면증

표 17-3 *20개 유용한 경혈(TWENTY USEFUL ACUPOINT)* (계속)

특별한 경혈 1, 인당(M-HN-3) 도장의 방

위치: 눈썹 사이 중간지점

작용: 바람을 없앤다, 열을 제거한다; 마음을 진정시킨다.

적응증: 불안 완화; 불면증, 전두통, 공동 막힘; 경련 정지

특별한 경혈 2, 태양 (M-HN-9)

위치: 측두에서, 눈썹의 외측 끝과 눈의 외측 사이의 중간 지점에서 후면으로 1촌(엄지손가락 길이 정도)

작용: 바람과 열을 제거한다; 눈에 효과적

적응증: 양이 과하여 유발된 고혈압; 간의 양 또는 불(火) 요소로 인한 편두통; 현기증; 치통; 열로 인한 눈의 문제

LI 20 (영향) 향기로움을 받아들이는 곳

위치: 콧구멍의 외측 모서리의 중간지점

특징: 위장경락과 대장경락이 만나는 지점

작용: 외부 바람을 제거한다; 열을 제거한다

적응증: 비염, 코피, 재채기, 안면마비, 삼차신경통, 안면경련

어깨와 팔

GB 21(견정) 어깨의 벽

위치: C7과 견봉돌기의 중간지점, 어깨의 가장 높은 지점

특징: 담낭과 삼초경락이 만나는 지점

작용: 근육을 이완시킨다; 기를 조절한다; 젖의 분비와 분만 증진

적응증: 머리, 목 그리고/또는 어깨 통증; 유방염; 젖분비 부족; 난산 * 임신기간에 너무 강한 자극은 금기!.

LI 15 (견우) 어깨 이동지점

위치: 팔을 90도 올렸을 때 삼각근의 중심에서 견봉돌기가 들어간 지점

특징: 대장 경락과 Yang Qiao Mai 지점

작용: 근육에 효과적이고 기의 순환을 증진시킨다; 통증 완화와 바람을 제거한다.

적응증: 어깨 통증과 중복증상으로 인하여 팔을 올릴 수 없을 때

LI 11 (곡지)

위치: 팔을 굴곡시켰을 때 팔오금의 횡단선의 외측 끝에서 들어간 지점, 상완골의 외측상과와 폐경락 사이 지점

특징: 대장경락에서 He-sea와 흙(土) 지점

작용: 전반적인 열을 제거시킨다: 습기 배출과 통증 감소; 바람 제거시킨다; 경락을 활성화시키고 통증을 완화시킨다.

적응증: 기관지염에서 발열, 피부 발진(수두), 발열질환으로 인한 고혈압, 팔, 어깨와 목의 통증 또는 위축

Pc 6(내관)

위치: 손목의 횡주름에서 2촌 위 지점, 장장근과 요수굴근의 사이

특징: 심포경락의 Leo와 연결 지점

작용: 가슴을 열과 기를 조절한다; 정신을 맑게 하고 심장경락을 조절한다; 위장 경락을 화합하게 한다.

적응증: 구역질, 구토, 딸꾹질, 위장통증; 가슴 통증, 경직과 가슴 두근거림; 불면증; 기의 정체 또는 심장 경락 유형으로 인한 동요 또는 자극

Lu 7(열결)

위치: 요골의 경상돌기 근위부, 상완요골근의 건과 장무지외전근의 건의 사이 지점

특징: 폐경락의 Luo와 연결 지점, Ren Mai의 지배 지점.

작용: 폐의 기를 아래로 내려가게 하고 기의 분산을 촉진한다; 외부를 이완시키고 바람을 흩어지게 한다; 물의 통로를 조절한다; Ren Mai를 연다.

표 17-3 20개 유용한 경혈(TWENTY USEFUL ACUPOINT) *(계속)*

적응증: 감기의 초기단계; 천식의 모든 유형; 걱정과 슬픔으로 유발되는 감정문제; 두통과 목의 통증; 생리불순을 위한 Ki 6과 같이 사용하고 건조한 기관과 눈(Ren Mai의 지배지점으로 인한)

TW 5(외관)

위치: 손목주름 위 2촌 지점, 팔의 손등에서 요골과 척골 사이.

특징: 삼초경락의 Leo와 연결지점, Yang Wei Mai의 지배 지점

작용: 열을 제거하고 외부를 이완한다; 귀와 머리에 효과적; 간의 양을 경감시킨다.

적응증: 발열질환과 열과 오한; 편두통; 이명; 청각장애 또는 다른 귀의 문제; 충혈되고 부은 눈; 늑골 통증; 팔, 목, 어깨에 영향을 주는 통증성 폐쇄증후군 또는 바람에 의한 통증

LI 4(호구)

위치: 손등 지점, 첫 번째와 두 번째 중수골 사이, 요골측에서 두 번째 중수골의 중간 지점

특징: 대장 경락의 근원지점

작용: 외부 바람을 제거하고 외부를 이완시킨다; 통증 완화와 경락에서 차단을 제거한다; 방어적인 기와 발한을 조절한다; 분만을 유도한다.

적응증: * 분만을 유도하기 위한 경우를 제외하고 임산부에는 금기!; 전두통; 치통, 목의 통증, 코막힘과 얼굴과 눈에 직접적인 영향으로 인한 열성 증후군; 발한문제

SI 3(후계)

위치: 주먹을 쥔 상태에서 척골측 손바닥 주름 지점, 5번째 중수골의 기저부위

특징: 소장경락의 Shu-stream과 나무(木) 지점; Du Mai의 지배 지점

작용: 외부 바람과 열과 Du Mai로 인한 내부 바람을 제거한다; 후두, 목, 그리고 등 부위의 근육에 효과적; 습기와 활당 치유; 정신을 맑게한다.

적응증: 전환진전, 경직된 목, 어깨 그리고 등과 같이 Du Mai에 영향을 주는 내부 바람증후군, (Bl 6과 함께 사용); 후두통; 신체적으로 척주를 강하게 하고자 하는 사람

엉덩이와 다리

GB 30(환도)

위치: 대전자와 천골 사이에서 외측 1/3과 내측 2/3이 만나는 지점

특징: 담낭경락과 방광경학이 만나는 지점

작용: 경락을 활성화시키고 통증 완화시킨다; 바람을 분산시킨다; 열을 제거한다

적응증: 좌골신경통; 요통; 욕구불만; 위축 증후군과 바람으로 인한 뇌졸중의 후유증

BL 40(위중)

위치: 오금 횡주름의 중간 지점, 대퇴이두근의 건과 반건양근 건의 중간 지점

특징: 방광경락에서 He-Sea와 흙(土) 지점; 요통의 지배 지점

작용: 열을 제거한다; 더위와 혈액을 차게 한다; 혈액의 정체를 제거한다; 습기를 제거하고 경락에서 차단된 것을 제거한다

적응증: 요통(만성보다는 급성); 엉덩이 문제; 하지의 운동 장애; 복통; 구역질 또는 설사; 열사병 또는 간질; 극심한 이뇨

GB 34(양릉천)

위치: 비골두의 전면과 아래 부분에서 들어간 지점

특징: 담낭경락의 He-Sea와 흙(土) 지점; 건에 영향을 미치는 지점

작용: 간의 기 흐름을 증진시킨다; 습기-열을 제거한다; 근육을 이완시킨다; 경락을 활성화시키고 통증을 완화시킨다; 간경락-방광경락의 습기-열을 제거한다; 다루기 힘든 기를 제압한다.

표 17-3 20개 유용한 경혈(TWENTY USEFUL ACUPOINT) (계속)

적응증: 건 수축, 경축 또는 경련; 외측 늑골통; 입에서 쓴맛을 느낄 때; 하지에 무감각, 약화 또는 통증; 자주 한숨과 화를 잘 내는 것과 같이 간의 기가 정체

BL 60(곤륜)

위치: 외측 외과와 종골건 사이에 들어간 지점

특징: 방광경락의 강와 불의 지점

작용: 양이 저하된 바람을 진정시키고 열을 제거한다; 방광경락의 찬단을 제거하고 통증을 완화시킨다; 근육을 이완시키고 등(back)을 강화시킨다.

적응증: 후두통, 만성 경직된 목, 어깨, 등 그리고 또는 뒤꿈치 통증; 난산 * 임산부는 금기!

St 36(족삼리)

위치: 슬개골 아래 3촌 지점, 경골결절에서 외측으로 1촌

특징: 위장 경락의 He-Sea와 흙(土) 지점; 복부 지배지점; 영양분이 바다

작용: 위장과 비장을 조화시킨다; 기, 혈액과 음을 강화시킨다; 병인을 제거하고 정신을 맑게 한다; 양을 위로 올리고 의식을 회복시킨다; 경락에서 통증을 완화시킨다.

적응증: 모든 결핍 유형에 전반적인 긴장과 활력을 주기 위하여 뜸과 같이 사용; 위장 통증, 소화불량, 구역질 또는 트림; 설사 또는 방귀; 위장질환으로 인한 불면증; 무릎 또는 손목 통증(팔에 대장경락과 연결되어 유발되거나 차갑고-습기 침입으로 인한 통증); 유산과 산후 이명

St 40(풍륭)

위치: 하지에, 오금주름과 외측외과사이의 중심 지점, 경골결절에서 손가락 두 개 길이

특징: 위장경락 leo와 연결 지점

작용: 담과 습기를 제거한다; 열을 제거한다; 마음을 진정시키고 맑게 한다; 가슴을 열고 천식을 진정시킨다.

적응증: 천식과 같이 신체의 모든 부분에서 담을 제거하는데 사용한다; 신체 또는 정신장애에서 무거운 느낌이 있을 때

Sp 6(삼음교)

위치: 경골의 내측면의 후면에 내과의 3촌 바로 위 지점.

특징: 비장, 신장과 간 경락이 교차하는 지점

작용: 혈액과 음에 영양분을 제공하고; 비장의 기를 조절하고 강화시킨다; 간의 강화 기능, 특히 기의 흐름을 원활하게 한다; 신장의 음과 Jing을 강화시킨다; 습기-열 또는 습기-냉을 제거한다; 자궁, 생리를 조절하고 분만을 유도한다; 이뇨와 생식기에 효과적이다; 정신을 맑게 하고; 경락에서 통증을 완화시킨다.

적응증: * 임산부는 금기; 난산, 하복부 통증; 혈액과 음의 부족으로 인한 불면증; 생리불순; 무릎 내측 통증; 비장경락 부족으로 인한 설사와 부종; 기 부족으로 인한 성기능장애; 이뇨문제

Lv 3(태충)

위치: 발등에서, 첫 번째와 두 번째 중수골이 만나는 원위지점

특징: 간 경락의 Yuen-근원, shu-tream과 흙(土) 지점

작용: 간의 기, 양, 음과 혈액을 조절하고 강화시킨다; 내부 바람을 제거한다;정신을 맑게 한다; 생리와 하부 jiao를 조절한다; 머리와 눈을 맑게 한다.

적응증: 생리중 혈뇨 또는 다른 생리불순; 탈장, 두통, 간의 양 상승으로 인한 고혈압 또는 현기증; 우울증, 한숨, 간의 기 정체로 인한 외측 늑골 팽창 또는 화를 잘 냄; 숙취, 피로(Li 4와 함께 사용), 통증, 눈의 통증 또는 부은 눈; 근육 경직, 수축 또는 경련

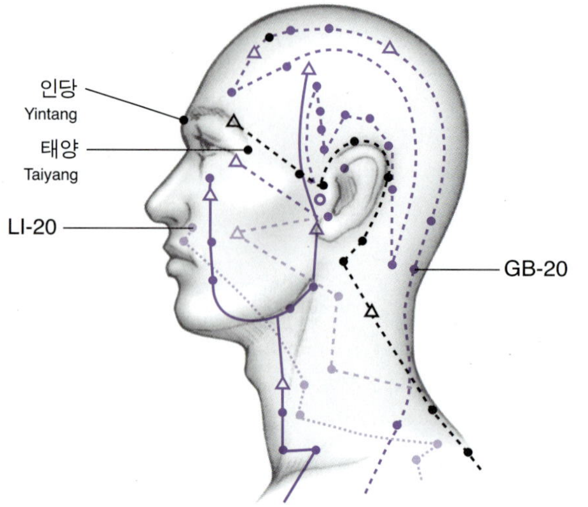

GB-20 풍지 Wind Pond (Fengchi)

Ex-1 인당 Seal Hall (Yintang)

Ex-2 태양 Supreme Yang (Taiyang)

LI-20 영향 Welcome Fragrance (Yingxiang)

그림 17-6. 머리에 유용한 경혈.

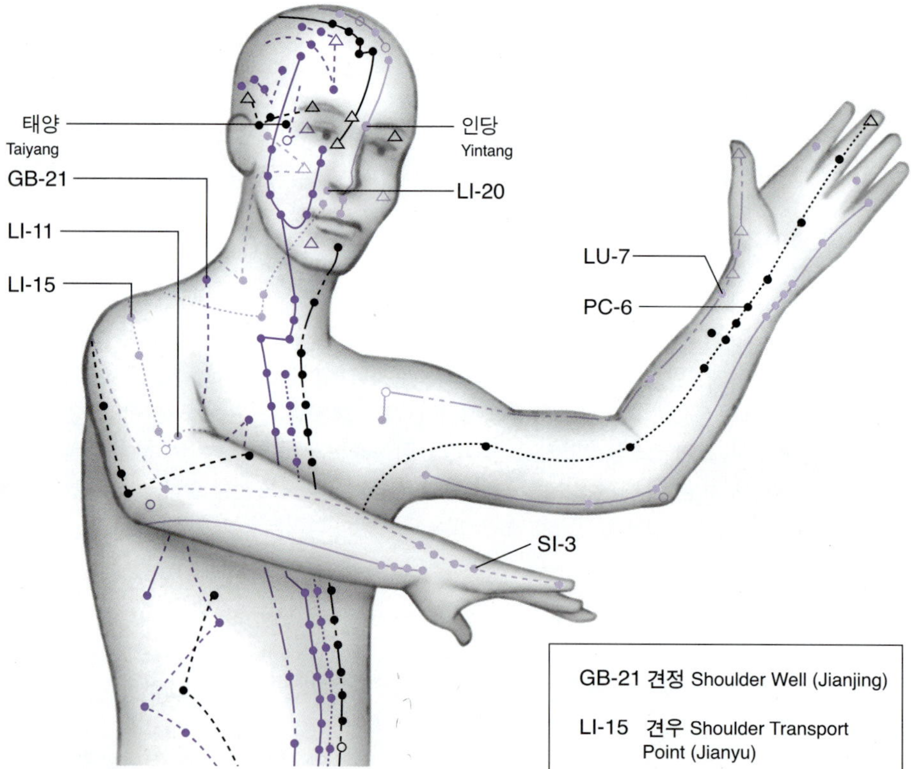

GB-21 견정 Shoulder Well (Jianjing)

LI-15 견우 Shoulder Transport Point (Jianyu)

LI-11 곡지 Crooked Pool (Quchi)

PC-6 내관 Inner Gate (Neiguan)

LU-7 열결 Broken Sequence

그림 17-7. 상지에 유용한 경혈.

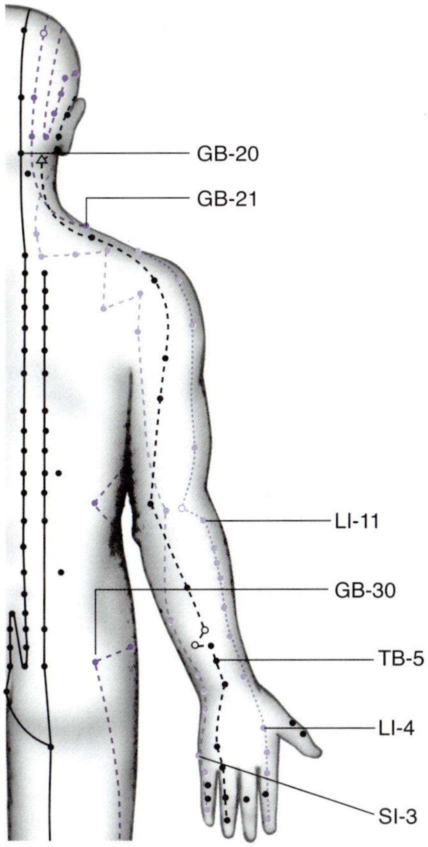

GB-20 풍지
Wind Pond(Fengchi)

GB-21 견정
Shoulder Well(Jianjing)

LI-15 견우
Shoulder Transport (Jianyu)

LI-11 곡지
Crooked Pool(Quchi)

TB-5 외관
Outer Gate(Waiguan)

LI-4 호구
Tiger's Mouth(Hegu)

SI-3 후계
Back Stream(Houxi)

GB-30 환도
Jumping Round (Huantiao)

그림 17-8. 팔과 어깨에 유용한 경혈.

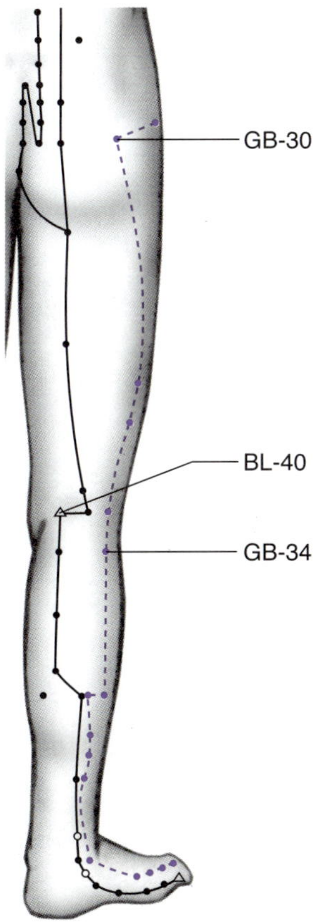

GB-30 환도
Jumping Round (Huantiao)

GB-34 양릉천
Sunny Side of Mountain (Yanglingquan)

BL-40 위중
Entrusting Middle (Weizhong)

그림 17-9. 다리와 엉덩이 후면에 유용한 경혈.

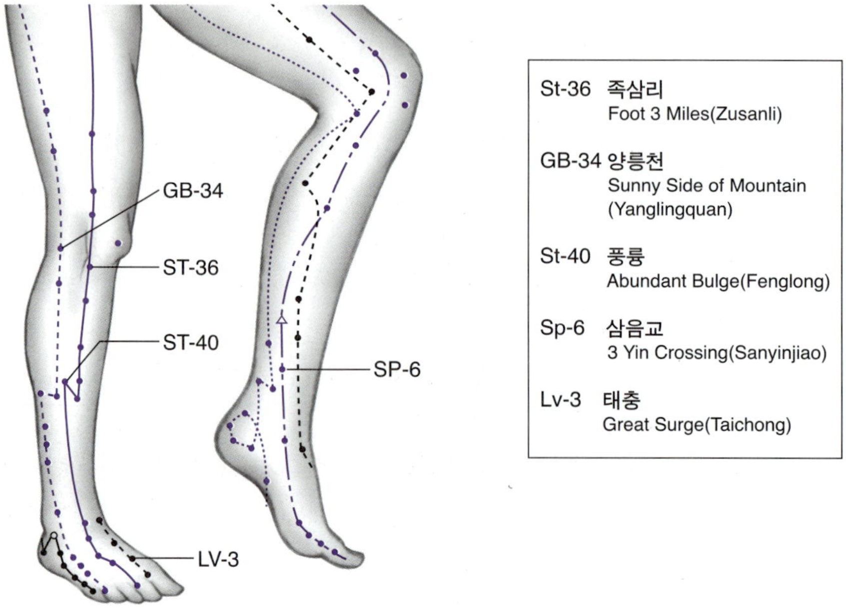

그림 17-10. 종아리에 유용한 경혈.

ABT 치료의 적용 APPLICATION TO ABT PRACTICE

이 장에서 설명한 이론들의 방법은 ABT 치료의 유형에 의해서 사용된다. 예를 들면, Zen Shiatsu 치료사는 경락에 중점을 두었고, 경혈에 지압을 사용하였다. 추나 치료사는 기의 균형과 혈액 순환에 기술을 적용하였고, Jin shin Do는 8개의 특정한 혈과에 더 중점을 두었다. 훈련된 ABT 치료사들은 정체가 있을 때, 기와 혈액을 움직이기 하기 위하여 증상이 차가운 증상이 있을 때 혈관을 따뜻하게 하기 위하여 뜸 또는 guasha를 사용하였다.

동양 신체체계 치료사들의 공통성은 중국의학의 전통과 풍부한 역사, 확실한 이론이 있다는 것이다. 아름다움, 조화와 복잡함의 걸작이 아니라, 성공적인 적용의 국가들은 이것을 수행하는 증거가 있다.

요약 SUMMARY

동양 신체체계치료(Asian Bodywork Therapy: ABT)는 중국의학에서 기원하는 신체체계치료의 유형을 설명하는데 사용하는 용어이다. 이러한 유형은 중국, 대한민국과 일본의 동아시아 나라들에서 기원되었다. 본문에서 설명한 특정 ABT 체계는 Amma, Zen Shiatsu, 그리고 Jin Shin Do이다. 다른 유형은 동양 신체체계 치료 미국협회에서 확인할 수 있다

ABT의 치료범위는 중의학 이론에 따라 에너지 불균형의 평가와 치료가 포함된다. ABT 기술은 접촉, 압박, 경락 또는 경혈을 고정, 신장, 약효가 있는 영양분 적용, 열 또는 냉 적용, 그리고 식이요법을 포함한다. 중의학의 3가지 분류 중 하나가 ABT이며, 약초요법과 국제 침술과 동양의학 인증협회에서 인증 받은 치료사가 수행하는 침술이다.

중의학은 수천년 동안 중국 원주민으로 발전되었다고 추측한다. 중의학의 최초 저서는 황제내

경이며, 기원전 약 2500년 경에 쓰여 졌다. 음과 양의 가장 최초의 문헌은 기원전 700년경에 쓰여진 변화의 책(Book of change)이라고 생각하여 왔다. 철학의 자연주의학교(300년)는 자연과 조화롭게 사는 방법을 찾았고, 음과 양, 그리고 5가지 요소의 개념을 발전시켰다. 이러한 생각에 기의 개념이 더해져서 고대 중의학의 토대가 된 것이다.

중의학은 5,000년 이전에 중국 북쪽 지방의 황하강 유역에서 기원되었다. 거주자들은 여러 질병을 치료하기 위하여 침술, 뜸과 anamo(도수방법)을 발전시켰다. 또한 중의학의 기본적인 에너지 해부학의 형태를 에너지 통로와 경혈로 확인하였다.

중의학은 중국 영토전체로 전파되었고, 그 후 약 600년경에 대한민국과 일본으로 전파되었다. 중의학의 원리는 그 지역의 문화에 흡수되어 국소효과와 기술에 따라 변화되어 전파되었다. 또한 중의학은 지역마다 약간의 차이는 있다. 중의학의 개념으로 사용되는 용어는 전통 동양의학(TAM), 전통 중의학(TCM)과 고대 중의학(CCM)이다.

중의학의 지식은 중국에서 돌아오는 선교사에 의해서 17세기경 유럽으로 전파되었다. 20세기 중기에, 프랑스 외교관 Soulie de Morant는 침술에 대한 책을 썼고, 이것이 1940년대 많은 서양국가에서 학습하게 되었다. 동양에서 온 이민자들은 그들이 정착하는 나라에 중의학의 지식을 가져왔다. 1950년대 Toru Namikoshi는 미국에 shiatsu를 가져왔다. 1970년대, 많은 지도자들이 미국과 서양국가에 ABT의 다른 형태를 소개하였다. 지난 세기에, 서양의학은 중국, 일본과 다른 동양국가의 전통 의학기술에 서양의학을 통합시켰다.

동양의학의 중심은 우주는 단일성을 유지하는 동안 동적으로 움직인다는 개념이다. TAM에 따라, 인간은 우주의 구조와 관련되어 존재한다. 모든 존재하는 것은 관련이 있고 연결되어 있다.

음과 양은 이러한 연결을 설명한 것이고, 음/양 상징은 우주에서의 움직임과 변화를 묘사한 것이다. 음은 어둡고, 깊고, 짙은 측면이다. 이것은 양과는 반대로 여성, 내적이고, 지속적이고, 본질적이고, 차갑고 수축하는 특성이 있다. 양은 밝고, 에너지가 있고, 남성, 외적이고, 동적이고, 비본질적이고, 따뜻하고 확장하는 특성이 있다. 음과 양의 원리는 대립되며, 상호의존적이며, 억제/지지하는 관계이며, 상호변화하며, 그리고 무한한 가분성이 있다는 것이다.

기는 응축할 때는 본질적인 형태로, 분산이 될 때는 비본질적인 형태로 존재하는 에너지의 지속적인 형태이다. 기의 중국문자는 솥에서 쌀을 요리하는 것이다. 좁은 의미에서 기는 우리가 먹는 음식과 우리가 호흡하는 공기에서 추출되는 삶의 에너지이다. 그 후 확인할 수 없는 기로 변환되어 신체의 연결통로에서 순환한다. ABT 기술은 기를 강화시키고, 분산시키고, 움직이게 하고, 상승시키거나 조정한다. 기의 기능은 이동, 변환, 고정, 예방, 보온이다.

중의학의 5가지 요소는 나무, 불, 흙, 금과 물이다. 각 요소는 음과 양으로 관련되어 있고, 에너지 통로와 관련되어 있다. Shen 또는 모으는 순환에서 각 요소는 다음 요소를 지지한다. 예를 들면, 나무는 불을 살리고, 불은 재(흙)를 만든다. 흙은 금을 만든다는 것이다. Ko 또는 조절하는 순환에서, 각 요소는 다음 요소를 조절한다. 예를 들면, 도끼와 같은 금은 나무를 조절하고, 나무는 흙에서 자라나고, 흙은 물을 막는다는 것이다. 사람에서 요소들의 균형적인 관계는 건강한 생활을 촉진시킨다.

통로 또는 경락은 기 또는 에너지가 흐르는 길이다. 12개의 중요한 경락, 8개의 중요한 혈관과 다른 에너지 연결망은 중의학에서 확인하였다. 특정 경락의 이름은 시작 또는 끝 부분의 위치, 6-

경락 관계와 경락과 관련된 기관으로 3개의 부분이다. 경락에 외부와 내부경로 모두는 대부분 외부통로와 같이 그려졌다. 내부통로에 대한 지식은 경혈의 작용을 이해하는데 유용하다.

자연적이고 규칙적인 순환에 따라 신체를 흐르는 경락은 중국 신체시계와 관련이 있다. 하루 중 다른 시간에, 하나의 경락에 에너지는 최고가 된다. 중국 신체시계를 이해하는 것은 에너지 불균형을 평가하고 치료하는데 도움이 될 수 있다.

에너지 불균형을 평가하는 4가지 주석은 시진, 촉진, 냄새 맡기/듣기와 질문하기이다. Hara 진단법은 다른 평가방법이다. 치료사들은 4가지 주석에서 얻어진 정보를 통합하여 에너지 불균형을 발견하고 치료한다.

ABT에서, 경혈은 치료사에 의해서 만들어진 에너지 평가에 따라 선택하고 자극할 수 있다. 특정한 경혈이 특정한 증상과 공통적으로 관련이 되어 있다고 할지라도, ABT의 효과적인 적용하기 위해서는 대상자의 정확한 평가를 수행되어야 한다. 특정한 경혈점은 음산부와 특정 의학적 상태에서는 금기하여야 한다.

ABT의 다른 유형은 다른 방법에서 중의학의 이론을 사용하였다. 예를 들면, 경락에 중점을 두고, 어떤 것은 경혈에 중점을 두었다. 그런 이러한 모든 것은 풍부한 역사, 확실한 이론과 수년간의 변화를 가지고 있다.

다음 부분은...

다음의 18, 19, 20장에서는 동양 신체치료의 특정한 유형, 현재 두 가지 일본의 유형과 하나의 미국 유형을 더 자세하게 살펴보고자 한다. 이것은 전통 동양의학의 다양한 적용, 그리고 이러한 고대 치료의 지속적인 발전을 설명할 것이다. 18장에서는 안마, 전통 일본마사지를 검토할 것이다.

참고문헌

American Organization for Bodywork Therapies of Asia, *www.AOBTA.org*. Accessed 5/27/2003.

Capra, F. (1999). *The Tao of Physics: An Exploration of the Parallels between Modern Physics and Eastern Mysteries*. Boston: Shambhala Publications.

Deadman, P. (1998). *A Manual of Acupuncture*, East Sussex, England: Journal of Chinese Medicine Publications.

Jarrett. L. (2000). *Nourishing Destiny: The Inner Tradition of Chinese Medicine*, Stockbridge, MA: Spirit Path Press.

Maciocia, G. (1998). *The Foundations of Chinese Medicine: A Comprehensive Text for Acupuncturists and Herbalists*. Edinburgh: Churchill Livingstone.

Namikoshi, Toru (1969). *Shiatsu: Japanese Finger-Pressure Therapy*. Tokyo: Japan Publications.

Ni, M. (1995). *The Yellow Emperor's Classic of Medicine: A new translation of the Nei Jing Suwen with commentary*. Boston: Shambhala.

Tedeschi, M. (2000). *Essential Anatomy for Healing and the Martial Arts*. Tokyo: Weatherwill.

Wang, J. (1994). *The History of Massage in Mainland China*. American Organization for Bodywork Therapies of Asia (AOBTA), Video 13, Boston, MA convention.

Wang, J. (1999). "To Treat Before Sick" from *Pulse*, Voorhees, NJ: AOBTA.

Yuen, J. (2001). *Light on the Essence of Chinese Medicine: The Nei Jing Su Wen*, New England School of Acupuncture, Boston, MA.

Zukav, G. (1980). *The Dancing WuLi Masters: An Overview of the New Physics*. New York: Bantam Books.

추가 참고문헌

Beresford-Cooke, C. (1999). *Shiatsu Theory and Practice*. Edinburgh: Churchill Livingstone.
Cheng, X. (1993). *Chinese Acupuncture and Moxibustion*. Beijing, China: Foreign Languages Press.
Connelly, D. (1979). *Traditional Acupuncture: The Law of the Five Elements*, Columbia, MD: The Center for Traditional Acupuncture.
Henshall, K. (1992). *A Guide to Remembering Japanese Characters*. Rutland, Vermont: Charles E. Tuttle Company.
Jarmey, C. and Mojay, G. (1991). *Shiatsu: The Complete Guide*. Hammersmith, London: Thorsons.
Maciocia, G. (1994). *The Practice of Chinese Medicine: The Treatment of Diseases with Acupuncture and Chinese Herbs*. Edinburgh: Churchill Livingstone.
Masunaga, S. and Ohashi, W. (1977). *Zen Shiatsu: How to Harmonize Yin and Yang for Better Health*. Tokyo: Japan Publications.
Moyers, B. "The Mystery of Chi." Volume 1: *Healing and the Mind*. Video series. Ambrose Video.

비디오

"The Mystery of Chi." From the video series *Healing and the Mind* with Bill Moyers. Volume 1.

웹 사이트

American Organization for Bodywork Therapies of Asia (*www.aobta.org*)
National Certification Commission for Acupuncture and Oriental Medicine (*www.nccaom.org*)

학 습 가 이 드

학습결과 LEARNING OUTCOMES

학습 가이드는 처음 시작하는 부분에 학습결과를 사용하라. 학습 파트너 또는 테이프에 기록된 것을 이용하여 쓰거나 구두로 말하여서 각 결과에 주어진 과제를 수행하라. 처음에는 "책을 보고" 시작하고, 후에는 기억한다.

중요한 용어/개념 KEY TERMS/CONCEPTS

중요한 기술은 이 장을 처음 시작할 때 목록화하였고, 다음에 나오는 연습에서 하나 또는 그 이상을 선택하라. 이러한 이야기에 관한 쓰기 또는 말하기는 이들의 중요성을 심도 있게 이해하고, 이것들을 더 기억하는데 도움을 줄 수 있다. 몇몇 연습문제는 수행의 섬세함에 초점을 맞추어 확실하게 고안되었다.

1. 각각의 중요한 단어와 개념을 하나 또는 두 개 문장을 쓴다.
2. 3×5의 한 쪽면에 중요한 단어 또는 개념을 쓰고 이름을 쓰고, 다른 면에는 이것에 대해서 자세하게 설명한 학습카드를 만든다. 카드를 섞고 한쪽 면을 읽고, 다른 측면의 정보를 자세하게 이야기 하도록 한다.
3. 역사와 철학 용어를 문제 2번처럼 반복한다.
4. 두 개 또는 세 개의 중요한 단어 또는 개념을 선택하고 이것에 관하여 설명한다.
5. 학습 파트너와 함께, 중요한 단어 또는 개념을 구두로 이야기 한다.
6. 하나 또는 더 많은 중요 단어 또는 개념을 이용한 문장을 만들어라.
7. 학습 파트너에게 문장을 읽어주고, 정확한 의미를 말할 수 있어야 한다.

학습 개요 STUDY OUTLINE

다음은 이 장에서 중요한 역사적 사실을 기억하는지 검사하기 위한 질문이다. 각 질문이 있는 본문의 페이지를 이용하여 대답하라.

1. 중의학에서 기원이 되는 신체체계의 유형을 설명하기 위하여 사용하는 용어는 ______________ (ABT)이다(p. 356).
2. ABT의 유형이 발달된 3개의 동양 국가는 _____, ________, 그리고 ______이다(p. 356).
3. ABT의 많은 유형은 ____________________ (AOBAT)에서 인식되었다(p. 356).
4. ABT의 치료 범위는 _____________이론에 따라 에너지 불균형의 ______________ 그리고 _____________를 포함한다(p. 356).
5. ABT 기술은 신체의 _______________ 또는 __________를 따라 접촉, 유지 또는 압박을 수행한다(p. 356).
6. NCCAOM에서 인증 된 치료사가 수행하는 중의학의 3가지 분지는 (1)_____________, (2) ___________ 그리고 (3) ___________이다.
7. NCCAOM은 __________ 관련이 있다(p. 356).

ABT의 역사

1. 중의학은 수 천년전 중국 _____________에서 발전되었다고 추측하고 있다(p. 357).
2. 중의학의 최초 서적은 ______________, 기원전 2,500년경에 대표적으로 전설적인 _________ 설명하였다(p. 357).
3. 음과 양의 최초 문헌은 기원전 700년경에 쓰여졌으며, _____________에 생각하였다(p. 357).
4. 중의학은 5000년 전 중국 ________의 북부 지역에서 기원되었다(p. 357).
   a. 거주자들은 여러 질병을 치료하기 위하여 ________, ________, 그리고 ________을 사용하였다.
   b. 수 년 동안, 중국 사람들은 중의학의 에너지 해부학의 형태로 신체에 ________ 통로와 ________을 확인하였다.
5. ___________과 ____________ 학교는 포함한 철학의 다른 학교들은 중의학을 치료적 방법과 혼합되었다(p. 359).
6. 중의학은 약 ________에 ________와 일본으로 전파되었다(p. 359).
7. 동양으로부터 __________는 많은 서양국가에 중의학을 가져왔다(p. 359).
8. 17세기경 중국에서 돌아오는 ________는 유럽에 중국 문화에 관한 정보를 가져왔다(p. 359).
9. 프랑스 외교관 ___________________는 1940년대에 침술에 관한 책을 출판하였고 서양에서 흥미를 가지게 되었다(p. 359).
10. _________________는 1953–1960년에 미국에 일본 shiatsu를 가르쳤다(p. 359).
11. 다른 지도자들은 _________년에 미국과 다른 서양국가에 일본 신체체계의 다양한 유형을 소개하였다(p. 360).
12. 서양에서, 중의학은 동아시아에서 기원되었다고 알고 있는 ______________(TAM)이라 불린다(p. 360).
13. ___________의학은 50년 후에 중국과 일본의 치료기술에 통합하여 왔다(p. 360).

음과 양

1. 음과 양은 ___________ 그리고 ____________의 개념을 설명하였다(p. 360).
2. 음의 중국문자는 ______________을 표현한 것이다(p. 361).

3. 음(양과 관계에서)은 우주의 ____________, ____________ 측면이다. 음은 ____________, ____________, ____________, ____________, 그리고 ________이(가) 특징이다(p. 361).
4. 양의 중국문자는 ____________이다(p. 361).
5. 양(음과 관계에서)은 우주의 ____________, ________ 측면이다. 양은 ____________, ____________, ____________, ____________, ____________, ____________, ____________, ____________이(가) 특징이다(p. 361).
6. 음과 양의 관계에서 5가지 원리는 ____________, ____________, ____________, ____________, ____________ 이다(p. 361-362).

기의 개념

1. 넓은 개념에서, ________에서 모든 것은 기이며, 가끔 ________기라고 한다(p. 362).
2. 기는 ________때 본질적이고, ________ 때는 비본질적인 에너지의 지속적인 형태를 기라고 한다(p. 362).
3. 좁은 개념에서, 기 또는 작은 기는 생활 ________ 또는 생활 ________로 변환될 수 있다(p. 362).
4. 기는 ________ 그리고 ________ 추출되고 통로의 연결망을 통하여 신체를 순환한다(p. 362).
5. 기가 부족하다면, ________이다. 과다하면, ________이다. 정체되어 있다면, ________이다. 축소되어 있다면 ____________이다. 다루기 힘들다면 ____________이다. 이것이 ABT 기술의 목적이다(p. 363).
6. 기의 기능은 ____________, ____________, ____________, ____________, 그리고 ____________이다(p. 363).

5가지 요소와 이들 영향력의 궤도

1. 5가지 요소는 생활의 ____________를 묘사한 것이다(p. 363).
2. 아래에 설명된 일반적인 특성을 가지 요소와 짝을 맞추시오(p. 366).
   a. 나무(木)
   b. 불(火)
   c. 흙(土)
   d. 물(水)
   e. 금(金)

____ 양, 여름, 열과 빛, 땀, 혀, 예의바름, 시각
____ 변환, 늦여름, 습기, 뿌리, 달콤함, 향기로운, 성실
____ 음, 가을, 매운 맛, 점액, 영감을 주는, 감수성이 풍부한
____ 양, 봄, 일출, 녹색, 바람, 신맛, 자비심, 인내
____ 음, 겨울, 밤, 청각, 짠맛, 고분고분한, 지혜로운

3. 경락과 기관과 연관이 있는 요소와 짝을 맞추시오(p. 366).
   a. 나무(木)
   b. 불(火)
   c. 흙(土)
   d. 물(水)
   e. 금(金)

____ 위장과 비장
____ 폐, 대장
____ 담낭, 간
____ 심장, 소장, 심포, 삼초
____ 방광, 신장

4. 5가지 요소를 포함한 두 개의 중요한 순환은 ________ 또는 모으는 순환, 그리고 ________ 또는 조절하는 순환이다(p. 366).

중국 신체 시계

1. 에너지 통로는 중국 신체 시계라고 하는 자연적이고 규칙적인________에 따라 신체를 통하여 흐른다(p. 367).
2. 다음에 설명된 하루의 각 시간과 관련된 중요한 에너지 경락을 확인하여라(p. 367-370).
   오전 3:00-5:00 ____________________

오전 5:00-7:00 ______________________
오전 7:00-9:00 ______________________
오전 9:00-11:00 ______________________
오전 11:00-오후 1:00 ___________________
오후 1:00-3:00 ______________________
오후 3:00-5:00 ______________________
오후 5:00-7:00 ______________________
오후 7:00-9:00 ______________________
오후 9:00-11:00 ______________________
오후 11:00-오전 1:00 ___________________
오전 1:00-3:00 ______________________

평가의 4가지 주석

1. 평가의 4가지 주석은 __________, __________, __________, __________ 이다(p. 370-371).
2. 치료사는 고객의 __________, __________, __________, __________, __________ 을 관찰하여야 한다(p. 370).
3. 혀의 평가는 __________, __________, __________를 관찰하여야 한다(p. 370).
4. 신체의 부분은 __________ 또는 __________ 를 확인하기위하여 촉진하여야 한다(p. 370).
5. 각 손은 평가할 수 있는 __________가 있다(p. 370).
6. 고객은 __________ 중의 하나와 관련된 것을 냄새를 맡을 수 있다(p. 371).
7. 목소리의 ________ 를 듣는 것은 불균형에 정보를 줄 수 있다(p. 371).
8. __________, __________, __________, __________를 평가를 얻기 위하여 질문을 하여야 한다(p. 371).
9. 4가지 평가를 이용하는 것은 __________ 이 발달되었다(p. 371).

경혈

1. 경혈은 적절하게 위치하고 촉진할 때 기의 흐름에 효과가 있는 __________에 위치한 특정한 지점이다(p. 372).
2. 경혈의 효과는 정확한 __________에 달려있다(p. 372).
3. 경혈은 서양 ________ 증상을 이용하여 예견하여 수행하여서는 안된다(p. 372).
4. 경혈은 __________, __________, __________, 그리고 __________ 포함한 임신기간 동안에는 금기하여야 한다(p. 372).
5. 동양 신체체계치료의 공통점은 __________, __________, __________이다(p. 372).

더 많은 이해를 위해서 FOR GREATER UNDERSTANDING

다음의 훈련은 이론의 범위와 실질적인 단어를 선택하기 위하여 고안되었다. 이 장에서 설명된 주제를 더 깊게 이해하는데 도움을 줄 것이다. 동사는 다른 학습유형을 나타내기 위하여 다양한 활동을 만족하고 더 깊게 생각을 하기 위하여 밑줄을 그었다.

1. 인증된 치료사에게 동양 신체체계 치료를 받아보아라. 그들의 평가 방법을 관찰하라. 다양한 기술을 수행하는 치료사에게서 에너지의 움직임의 느낌을 인식하라. 치료기간에서 자극되는 경혈을 확인하라. 치료사와 함께 경험 논의하고 후에는 학습파트너와 함께 경험을 논의한다.
2. 훈련된 ABT 치료사의 치료를 관찰하라. 서양마사지와 다른 방법이 무엇인지 관찰하라. 당신의 관찰을 작성하고 그리고/또는 학습파트너와 함께 그것을 논의한다.(대체: ABT 데모 비디오를 시청한다.)

3. ABT의 다른 유형을 문제 1 또는 문제 2를 반복한다.
4. 인증된 ABT 치료사와 상담을 한다. 그들이 치료하는 ABT의 유형에 관한, 역사, 이론과 기술에 대하여 이야기한다. 그들의 훈련, 인증에 필요한 사항, 그리고 그들의 치료에서 고객의 유형에 관하여 이야기한다. 학습파트너 또는 그룹과 함께 당신이 발견한 것을 나눈다.
5. 챠트를 이용하여 파트너에게 12개의 주요 에너지 경락을 그려본다. 20개의 중요한 경혈의 위치를 찾아본다(대체: 신체 도표에 그려본다).
6. ABT의 몇가지 유형을 학급에 소개한다. TAM 이론은 특정 유형에서 적용하는지 관찰한다. 학습파트너와 당신의 경험을 논의한다.
7. 동양 신체체계 치료의 미국협회(aobta.org)의 웹사이트를 방문한다. ABT, 치료사 인증, 그리고 다른 정보에 관한 것을 읽어본다. 학습파트너와 당신의 경험을 논의한다.
8. 국제 침술과 동양의학 인증협회(NCCAOM)의 웹사이트를 방문한다. ABT 인증과정과 협회에 관하여 읽어본다. 학습파트너와 당신의 경험을 논의한다.

제 18 장

안마, 일본 전통 마사지

Amma, Traditional Japanese Massage

학습 결과 Learning Outcomes

이 장을 학습하고 난 후, 다음의 정보를 습득할 것이다.

1. 미국과 일본에서 안마의 역사를 알아볼 수 있다.
2. 중요한 정보를 위하여 고객을 관찰할 수 있다.
3. 한 시간 안마 형식의 중요한 특징을 열거할 수 있다.
4. 한 시간 안마 kata의 일반적인 기술의 순서를 설명할 수 있다.
5. 안마를 수행할 때 적절한 신체역학을 사용할 수 있다.
6. 일반적인 안마 모델의 기술을 열거할 수 있다.
7. 안마 배우기에서 kata의 유용성을 올바르게 인식할 수 있다.

역사적 인물과 발전 HISTORICAL PEOPLE AND DEVELOPMENTS

전통 일본마사지의 안마협회	Edo 기간	Masunaga, Shizuto
Anmo	Keller, Helen	Nakamura, Takashi
Blind ammas	Kabuki hot springs	Namikoshi, Torujiro
Palmer	Kampo	Ohashi, Wataru

MEDEALINK

이 책의 각 부분을 복사한 CD는 이 장에 담겨진 기술을 추가하였다. CD-ROM에 넣으면 마사지 기술의 영상을 볼 수 있다. 이 영상은 새로운 부분을 학습하는데 도움을 줄 수 있게 디자인되었다.

Kaneko, DoAnn
Yamamoto, Shizuko
Meiji 유신

중요한 용어/개념 KEY TERMS/CONCEPTS

경혈점
안마
안마 kata
등 펴기
신체역학
Kata
수직
검사과정
Shiatsu
관절 겹치기
전통 동양의학(TAM)
Tsubo
체중이동

전통 일본 마사지인 **안마**의 역사는 중국 철학에서 시작하였고 약 5000년 전 중국의 북부 지역으로 연대를 추정한다. 오늘날 미국에서는, 안마를 지속적으로 현대의 효과적이고 다방면에 능한 마사지의 유형으로 발전시켰다.

안마의 역사 HISTORY OF AMMA

중국 사람은 "문질러서 진정시키는 것"이라는 뜻을 **anmo**로 발음한다. 같은 뜻으로 일본 발음은 안마이고, 가끔 **anma**로 읽는다. 일본의 안마는 현대 shiatus의 형식을 포함한 침술 마사지의 모든 형식을 기초로 한다.

안마는 중국의학의 전통에서 시작되었고, 중국 황하강의 북쪽 지역에서 처음으로 발달되었다. 이 지역의 거주자들은 치료를 위한 도수방법인 침술, 뜸(moxibustion)과 anmo를 사용하였다. 수년 동안 마사지, 침술과 뜸의 시술로 중국인이 최대 효과를 얻기 위한 신체의 지점을 확인하게 되었다. 경혈점이라고 하는 이러한 점들은 경혈점에 의하여 만들어진 유형에서 나타나는 14개 주요 경락 또는 에너지 경로도 함께 기록되어 있다. 현재 우리들은 전통 동양의학의 에너지 해부학인 경락과 경혈점으로 알고 있다.(Serizawa, 1976, 1984).

Anmo는 6세기 Asuka 시대에서 시작되었고 한반도에서 일본으로 전파되었다. 이것은 중국의학의 통합된 체계의 한부분이고, 일본인들은 "중국 방식"인 kampo라 부른다(Serizawa, 1972, pp. 14-15; Serizawa).

안마는 Nara 시대(672-707)동안 일본에서 공식적인 의학 저자로 인식되었다. 701 Taiho 법률은 "ammo 전문가"를 기재하여 일본의 새로운 마사지와 관련이 있다(Jowa, 1958).

영국문헌에는 Edo 시대(1603-1857)까지 안마의 역사에 대하여 매우 잘 묘사하였다. 몇 개의 문헌에서 때때로 변화된 의료 중재의 형태인 안마에 대하여 설명하였다. 안마는 수년간 인기가 없었지만, Edo 시대에 알려지게 되었다(Joya, 1958). 안마를 포함한 **Kampo**는 Edo 시대 말까지 소개되었고 일본에서 중요한 의학이라고 하였다(Serizawa, 1972).

1000년 동안 대부분의 문헌에 이러한 것이 설명되어 있고, 안마는 신체의 14경락을 따라 경혈을 자극하기 위하여 압박(pressing), 스트로킹(stroking), 신장(stretching)과 엄지손가락, 손가락, 팔꿈치, 무릎으로 수행하는 자극도수법을 포함한 것이고, 복합적 기술을 포함한 마사지의 특별한 유형으로 발달되었다.

안마는 Edo 시대에 인기가 정절에 이르렀다. 이 기간 동안, 의학생들은 신체 에너지 해부학의 기능과 구조를 이해하기 위하여 안마 공부를 필요로 하였다. Masunaga는 "도수치료의 이러한 유형을 그들이 훈련하는 것은 tusbos와… 침술치료를 쉽게 하기 위하여 정확한 진단과 중국 약초의 학을 가능하게 한다" 는 것과 관련되어 있다고 하였다(1977, p.9).

Edo 시대 말, kampo와 안마가 사람들의 인식과 안마의 교육 방법 모두를 극적으로 변화시킨 두 가지의 역사적 변화가 있었다. 첫 번째 사건은 19세기 초 복지 수단인 침술사와 마사지사의 직업을 가진 맹인에게 Shogunate 권위자가 법령을 공포한 것이다(Serizawa, 1984, p.15). 결과적으로, 많은 학교가 생겨났고 안마 치료사는 국민들이 존경하게 되었고 정부와 의회에 의해서 명예를 얻었다. 그러나, 안마 학교는 맹인 학생에게 교육을 시켰고, 치료 행위인 안마는 "맹인은 진단과 치료의 정식 교육을 받는 것이 유리하지 않다"라고 점차적으로 인식이 되기 시작하였다(Msdunsgs, 1977, p.10). 맹인을 위하여 전문적으로 안마를 교육시키는 프로그램을 만들었고 안마를 실습한 사람에게 자격을 주었다. 많은 치료사가 이러한 규칙을 피하기 위하여 치료의 유형에 이름을 바꾼 것이다. 또한 shiatsu라는 단어를 사용하였다(Masunaga, 1977, p.9).

두 번째 변화는 일본의 근대화인 **메에지 유신**(1868) 기간에 일어났다. 서양의학이 일본의학에 영향을 주기 시작하였다. Serizawa(1976)는 "독일과 네덜란드에서 알려진 서양의학이 일본에 특히 수술방법과 전염병에 효과가 있다는 것에 영향을 주기 시작했다" 고 보고하였다(p.30). 결국, kampo는 서양의학에 의해 뒤로 밀려났고, 안마에 관하여 그릇된 생각을 가지게 되었다.

결과적으로, 1990년대에 시작된 kampo와 안마는 "민간요법"으로 알려지게 되었고 안마는 단지 기분이 좋고 편안한 것으로 잘못 인식되었다. 안마는 맹인의 직업으로 알려지게 되었고, 선입견을 가지게 되는 결과가 나타났다. 일본에서 안마라는 언어는 비천한 직업과 같은 불명예를 갖게 되었다(Serizawa, 1984).

2차 세계대전이 발발하였을 때, 일본에서 안마를 수행하는 사람의 90% 이상이 맹인이었다. 전쟁이 끝났을 때, 맥아더는 일본을 방문하였고, kampo와 안마를 금기시켰다. 생계를 위하여 안마를 시술하던 많은 사람들이 안마를 그만두었다. 그 결과 안마 치료사들 사이에 자살이 유행처럼 번졌다. Helen keller는 이러한 비극적인 이야기를 전해 들었고 Truman 대통령에게 명령을 취소하라는 편지를 썼다. 안마와 일본의 전통 치료 학문은 서양의학에 의하여 더 가려지게 되었다.

Joya는 그녀의 책 Thing Japanese에 "많은 안마는 아직까지 맹인들이 시술한다. 이전에는 작은 플루트로 휘파람을 부는데 사용하였는데 사람들은 맹인을 부르는데 사용한다. 지방에서는 예외였지만, 이 안마 플루트는 더 이상 들을 수가 없었다" 라고 썼다(1958, p. 61).

흥미롭게도, 현재 일본에서 마사지를 가르치는 많은 학교들에선 두 가지 안마를 가르친다. 그러나 사람들은 세계 2차 대전 후에 태어났기 때문에 마사지의 참고문헌에서 amma라는 단어는 듣지를 못하였다.

1940년에, **Torujiro Namikoshi**는 동경에 일본 Shiatsu 학교를 설립하였고, 이곳은 1957년 정부에서 허가되었다. 1940년대 말 "shiatsu"에 대한 Namikoshi의 마케팅 전략 결과는 일본에서 마사지와 관련되어 사용되는 가장 일반적인 언어가 되었다. Shiatsu는 1964년에 안마에서 분리된 마사지의 유형이라고 일본 정부에서 인식하게 되었다. Santa Monica, DoAnn Kaneko에서 California의 Shiatsu 마사지 학교의 지도자는 일본에서 마사지를 수행하는 많은 마사지 치료사가 안마와 shiatsu 모두를 사용하거나 단지 shiatsu라고만 부른다고 하였다.

미국에서 안마 AMMA IN THE UNITED STATES

Torujiro Namikoshi는 1950년에 지금 그의 shiatsu 유형을 만들었을 때 미국에 일본 마사지를 소개하였고, 1953년에 그의 아들 Toru에게 가르쳤다. Toru Namikosui는 Davenport, Iowa의 Palmer 카이로프라틱 학교에서 학생들에게 shiatsu를 소개하기 위하여 7년간 미국에서 살았다. Torujiro는 마사지 학교를 설립하기 위하여 하와이에 갔다. 1969년에, Torujiro는 그의 첫 번째 저서인 Health and Vitality at Your Fingertips, Shiatsu in English를 집필하였고, 미국, 영국, 뉴질랜드와 오스트레일리아에 전파시켰다. 이 책은 후에 Japanese Finger-pressure Therapy, Shiatsu(1969)의 제목으로 여러 다른 언어로 번역되어 전 세계에 알려졌다. Namiloshi의 shiatsu 스타일은 1970년 까지 미국에서 일본 마사지를 가르쳤던 마사지의 주요한 스타일이다.

1970년에, Shiatsu라고 하는 형식을 알린 **DoAnn Kanko**, Zen Shiasu를 발전시킨 **Shizuto Aasunga**; Barefoot Shiatsu를 발전시킨 **Shizuko Yamamoto**와 **Ohashitsu**를 발전시킨 **Wstaru Ohashi**를 포함한 많은 일본인 치료사들은 미국에 그들의 스타일을 알렸다.

Namikoshi의 shiatsu 스타일은 복합적인 안마 기술(손가락, 엄지손가락과 손바닥 압박)을 포함하고 전통적인 안마 경락 체계는 포함되지 않는다. 전 세계를 통해 Namikoshi는 서양의 구조적 해부학에 그의 스타일을 덧붙였다. Toru Namikoshi는 The complete Book of Shiatsu Therapy(1981)에서 도표로 이러한 체계를 자세하게 설명하였다.

Shizuto Masunaga는 자신만의 경락체계를 발전시켰고, 이것은 그의 저서 Zen Shiatsu(1977)에 설명되어 있다. 그의 제자 Wataru Ohashi는 근본적이고 전통적인 중국 경락 체계로 다시 되돌아갔다. 이것은 Do-It-Yourself Shiatsu(1976)에 자세하게 설명되어 있다. Shizuko Yamamoto는 그녀의 저서에 더 이상 경락 체계에 대한 그림과 그녀의 Shiatsu 치료에서 경혈점도 포함시키지 않았다. 그러나, 그녀는 공통적인 문제점을 치료하기 위한 경혈점의 목록을 제안하였다. Mr, Kaneko는 전통적 중국 경락 체계를 따랐고 그의 Shiatsu 스타일에 많은 안마의 기술을 포함시켰다. 누군가가 "나도 Shiatsu를 시술할 수 있다"라고 말한다면 그들은 이러한 고대 치료의 많은 다른 형태 중의 하나라고 말할 수 있다.

전통 안마는 1971년, San Francisco, California에 만들어진 일본 타운. **Kabuki Hot Spring** 개막 때 처음 미국에 소개되었다. 전통 일본 온천, Kabuki Hot Spring은 일본에서 교육받은 안마치료사를 고용하였고 새로운 온천에서 일하기 위하여 미국으로 오게 되었다. 1977년, Hot Spring의 소유자는 치료사를 양성하는 곳으로 발전되기를 원하였다. 그들은 마사지, 침술, 뜸을 가르치는 일본 오사카의 Kensai 학교의 치료사인 **Takashi Nakamura**에게 조언을 얻어, San Francisco에 학교를 설립하였다. 그가 비록 안마를 가르쳤을 지라도, Kabuki Shiatsu 마사지 학교로 불렀다.

Nakamura는 145 **tsubo** 또는 25가지 이상 다른 손과 팔 기술을 이용한 연속적인 전신 치료를 한시간 시술하는 것으로 발전시켰다. 그는 일본에서 가르쳤던 방법에서도 이 시술을 가르쳤다. 그는 학생에게 연속의 작은 부분에 대한 시범을 보였고, 그들은 그 후에 Nakamura 부분을 반복하기 위하여 그들의 능력을 보여주었다. 전체 연속은 이 방법으로 가르쳤고, 각 부분은 다음에 가르쳤다. 안마형태의 온천 시설과 형태에 대한 접근을 가르치는 것은 일본에서 가르쳤던 방법이고,

Takashi Nakamura는 미국에서 안마에 대한 이해를 도왔다. Nakamura는 1981년 일본으로 되돌아왔고, 후에 안마 온천을 가르치기 위한 방법으로 그의 제자인 **David Palmer**를 가르쳤다.

Palmer는 1982년에 학교를 재설립하였다. 전통 안마의 확실한 인식과 미국에서 시술하고 가르쳤던 shiatsu 방법과는 다른 방법이었다. 그는 전통 일본 마사지의 안마 협회로 다시 이름을 붙였다. 미국에서 더 접근하기 쉬운 숙련된 접촉을 시도하였고 Palmer는 의자에 앉은 고객에게 상지 15분, 1시간 전신 온천 방법을 적응시켰다. 15분 의자 방법은 안마를 받으면 안전하고, 확실하고 그리고 가격이 적당한 것으로 만들었다. 마사지 치료사들은 80년 전에 활동했던 일본의 맹인 안마 치료사와 같은 사람들에게 서비스를 다시 시작하였다. 1988년 12월 Palmer는 의자 마사지의 숙련된 접촉을 발전시키기 위하여 안마 협회를 설립하였다. 매년 그가 지도하는 사람들에게 100여개의 전문적 신체치료인 일본마사지의 기술을 소개한다. Palmer의 학생들은 1989년 8월에 안마 협회를 재건립하였고 근본적인 안마 온천을 가르치기 위하여 지속되고 있다.

한 시간 안마 kata의 개론 OVERVIEW OF A ONE-HOUR AMMA KATA

한 시간 **안마 유형**은 건강 또는 안녕을 유지하는 마사지로 만들어졌다. 이것은 다양한 기술을 포함하고 테이블에서 수행하도록 고안되었고, 압박(pressing), 스트로킹(stroking)과 자극 도수법(percussive manipulation)을 사용한다. 기술은 14개의 에너지 경락을 따라 엄지손가락, 손가락, 팔로 140개 경혈점을 자극한다.

안마는 매우 규칙적이다. 60분의 방식은 4가지 두드리는 리듬의 특징을 가지고 있다. **kata**라 부르는 규정된 방법은 신체의 원기회복과 이완을 위하여 고안되었고, 대상자에게 심신이 상쾌하게 되고 생기가 회복되는 느낌을 준다.

이 안마 방식의 목적은 신체의 에너지 흐름을 촉진하기 위한 것이다. 순환을 증진(기, chi)와 혈액, 림프와 다른 체액과 같은 것)시키는 것, 안마 기술은 더 효과적으로 작용하기 위하여 신체의 치유 기전을 돕는다.

치료사의 첫 번째 관점은 kata의 정확한 수행과 대상자의 편안함이다. 치료사의 처음 결정은 안마마사지 효과를 대상자에 가져다줄지 아닐지를 결정한다. 두 번째, 치료사는 대상자가 원하는 것을 제공한다. 목적은 안마가 대상자의 편안함을 확실하게 하게 돕는 것이다. 대상자의 기대를 알 수 있게 되는 것은 각 부분은 검사과정으로 시작하고, 안마 시술이 효과를 제공할지 하지 못하는지에 따라서 결정한다.

검사 (Screening)

검사를 하는 동안, 치료사는 5가지의 기본적인 질문을 한다.

1. 마사지를 받은 적이 있습니까?
2. 일본 마사지를 받은 적이 있습니까?
3. 최근에 손상 또는 병을 앓은 적이 있습니까?
4. 의사의 치료 또는 약물을 복용하고 계십니까?
5. 임신할 예정이고 임신 중입니까(임신가능성이 있는 연령이라면)?

안마는 임산부에게는 금기이다. 압박을 하는 많은 지점은 자궁의 상태를 자극하는데 도움을 주기 위하여 사용된다.

치료사는 대상자가 확신이 없든 있든 간에 마사지의 효과를 주어야 한다면, 다음의 간단한 규칙을 따른다: 의심스러울 때는 행하지 않는다. 두 번째 규칙은 항상 신중하지 않으면 과오가 될 수 있다는 것이다.

마지막으로, 치료사가 마사지를 시작하기 전에 대상자에게 마사지의 편안함을 주기위한 믿음을 주어야 한다. 대상자는 얼마나 강한 압박인지 결정할 수 있지만 치료사는 그렇지 않다. 이러한 지침과 검사에 따라, 치료사는 대상자와 그들을 위하여 안전한 서비스를 확실하게 한다.

안마 Kata 순서 (Amma Kata Sequence)

대상자는 팔을 어깨와 평행하게 하고 마사지 테이블에 엎드리게 하여 시작한다. 치료사는 단지 머리만 노출되게 하고 시트로 대상자를 덮어준다. 모든 기술은 시트위에서 수행한다.

전통적인 한 시간 유형은 치료사가 테이블 위에 올라가서 시작하고 한쪽 무릎을 대상자와 닿지 않게 옆에 위치하게 하고, 다른 발은 대상자의 팔 근처에 위치하게 한다(그림 18-1 참고). 이 자세는 등에 압박을 가하기 위하여 치료사의 신체를 지레로 사용하기 위한 것이다.

치료사는 그 후에 척추기립근(erector spinae)의 융기 즉, 등의 양 측면을 위에서 아래로 손바닥(shusho appokuho)으로 압력을 가한다. 견갑골(scapular)과 천골(sacrum)의 상부 끝 사이에서 시작하고, 등 아래로 내려가면서 4 또는 5곳에 압박을 가한다.

치료사는 테이블에 올라가서 어깨로 움직인다. 그 후 어깨에서 팔로 손가락 끝으로 진행한다.

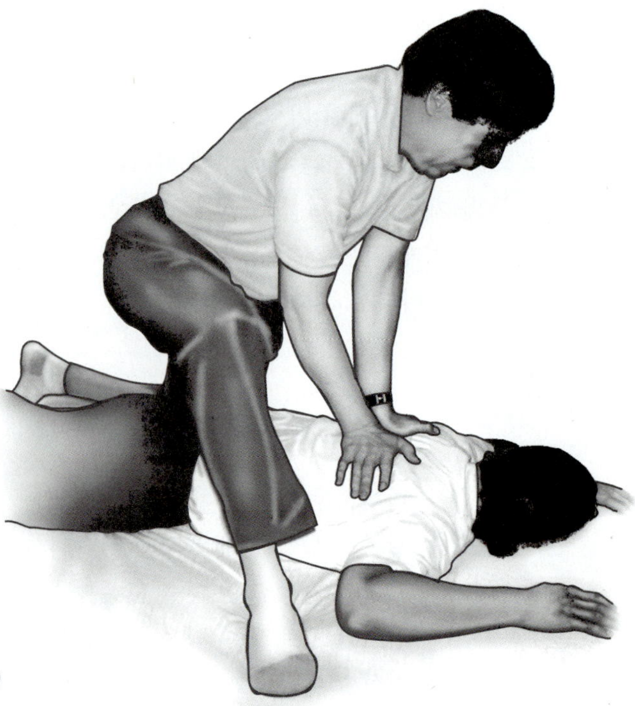

그림 18-1. 손바닥으로 압박을 가하는 shusho apakuho라고 하는 안마기술.

한쪽 어깨와 팔을 완전하게 수행하였다면, 치료사는 다른 어깨와 팔로 이동한다. 이러한 좌우 대칭의 방식은 전체 마사지를 수행하는 동안 지속된다.

어깨와 팔을 완전하게 수행한 후, 치료사는 목에서 등까지, 등에서 둔부까지, 다리에서 발까지 마사지를 수행한다. 치료사는 양쪽 엄지손가락으로 압박하면서 등으로 다시 되돌아가는 것으로 신체의 한쪽 면을 완전하게 수행하고, 그 후에는 자극 마사지로 끝마친다. 마지막 자극 마사지를 끝마칠 때 치료사가 대상자에게 "몸을 돌리세여" 라고 말한다.

시트를 대상자에게 덮어준 후 귀와 눈을 타올로 감싸고, 치료사는 오른쪽 다리에서 시작하여, 다리의 내측 아래에서 발쪽으로 윗부분을 따라 지점에 압력을 가하고 그후에 다리를 신장시킨다. 왼쪽 다리에도 이 순서를 반복한 후에 양측 엄지발가락을 신장시키고 다리를 흔들고, 치료사는 테이블의 위쪽으로 움직인다. 그 후에 치료사는 안면, 목, 가슴과 복부를 마사지한다.

마사지를 완전하게 수행하면 대상자를 일어나서 앉게 하고 머리, 목과 어깨, 등과 팔을 신장시키고 마사지를 수행한다. 그리고 상부 등과 어깨에 자극 마사지로 끝마치고, 마지막으로 "감사합니다"라고 말한다. Palmer는 안마 협회에서 "감사합니다"를 안마 순서에 추가시켜 가르쳤다. 그는 이것을 행하는 세 가지 이유를 (1) 마사지가 끝났다는 것을 고객에게 알리기 위해서; (2) 치료사-고객의 관계는 동등한 관계이고 치료사는 고객 이상으로 그들을 대하지 않는다는 것을 알리기 위해서; (3) 치료사가 겸손한 치료를 하기 위한 방법 때문이라고 설명하고 있다.

표 18-1 전신 안마 순서(FULL-BODY AMMA SEQUENCE)

Shusho Appakuho	손바닥 압박
Boshi Appakuho	엄지손가락 압박
Shusho Junenho	손바닥으로 전후 움직임
Boshi Junenho	엄지손가락으로 전후 움직임
Nishi Junenho	엄지손가락과 두 번째 손가락으로 전후 움직임
Shishi Junenho	4개 손가락으로 전후 움직임
Haaku Junenho	엄지손가락과 손가락을 잡고 전후 움직임
Rinjyo Junenho	엄지손가락 만으로 원형 동작
Wansho Junenho	전완으로 전후 움직임
Rotohyo Junenho	손으로 물결 동작
Shusho Keisatsuho	손바닥으로 스트로킹(Stroking)
Boshi Keisatsuho	4개 손가락으로 스트로킹(Stroking)
Shukendaho	주먹을 가볍게 쥐고 자극하기
Setsudaho	양손을 교대로 자극하기
Gasshadaho	양손으로 자극하기
Gankidaho	컵 모양의 손으로 자극 움직임
Hakudaho	컵 모양의 손으로 자극하기
Kurumade	손가락 끝에서 손등으로 굴리기(rolling) 동작
Tsukide	"손가락으로 쑤시기"
Tsukamide	손목의 빠른 움직임에서 손가락 쥐기
Yanagide	"버드나무"
Yokode	손의 양 측면으로 전후 동작

안마 기술 (The Amma Technique)

한 시간 전신 순서에 가장 일반적으로 사용되어지는 기술의 목록은 아래와 같다. 각각의 기술은 설명을 하였지만; 그러나 신체치료의 4가지 기본 개념과 모든 기술은 압박을 사용한다는 공통점이 있다.

- 체중이동(weight transfer)
- 수직(perpendicularity)
- 관절이 겹쳐지게 한다(stacking the joints)
- 등은 곧게 편다(keeping the back straight)

체중이동은 안정감 있는 균형을 주기 위한 것이고, 대상자에게 편안하게 압력을 가하기 위하여 수행한다. 이것은 또한 치료사의 힘이 아니고 전신을 사용하여 확실하게 수행하는 것이다. 치료사의 체중이동은 한발은 앞쪽으로 다른 발은 뒤쪽에 하고 서거나 또는 무릎을 구부려야 한다. 선 자세에서 앞쪽 다리는 무릎보다 발이 앞에 있게 구부려야하고, 등은 곧게 편다. 둔부는 등과 일직선이 되게 한다. 이동은 앞쪽 다리로 체중이 옮겨지면서 일어나고 손, 엄지손가락의 끝 부분으로 움직이거나 또는 머리 또는 팔의 모든 부분이 압박을 적용하기 위하여 사용된다.

수직은 안마의 정확하고 효율성을 위해서 중요한 부분이다. 경혈점에 수직으로 움푹 들어가게 압박을 가하고, 어깨에서 접촉한 지점(손이나 엄지손가락의 끝)까지의 접촉된 신체 표면과는 90°가 되게 하여야 한다. 만약 선이 90°가 아니라면 대상자의 피부는 한쪽 방향 또는 다른 방향으로 신장될 것이다.

관절 겹치기(stacking)는 수직과 체중이동의 개념에 기본적인 것이다. 전신을 연결하기 위하여

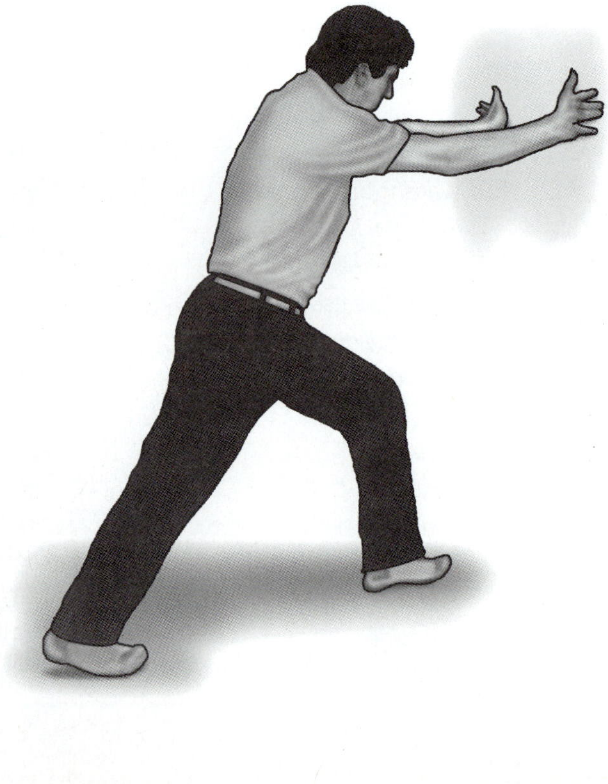

그림 18-2. shusho apakuho와 같은 기술에서 압박을 적용하는 동안 체중이동을 연습하기 위한 벽 운동.

신체 선, 어깨 또는 어깨의 신전에 작용하는 팔꿈치, 손과 엄지손가락은 수직으로 하여야 한다. 예를 들면, 어깨에서 엄지손가락 지문의 위 1/3 지점으로 체중이 움직여야 한다는 것을 말하는 것이다. 어깨는 팔꿈치 위에 겹쳐지게 하고, 팔꿈치는 손목위에 겹쳐지게 하고 엄지손가락과 아치를 만든다. 이러한 방법으로 관절이 겹쳐지게 하는 것은 각각 지점에 힘들이지 않고 수직으로 압박을 가하기 위한 것이다.

등을 곧게 펴는 것은 모든 안마 기술에서 4번째로 필수적인 것이다. 등을 곧게 펴지 않는다면, 치료사는 가끔 체중이동을 하지 않는 대신 상부 등으로 압박하게 된다. 치료사의 체중은 다리에 고정되어 있게 된다. 첫 번째, 이것은 불안전한 느낌을 준다; 그러나, 신체에서 커다란 근육은 다리에 있다. 등에서 체중이 움직인다면, 치료사는 피로를 더 느끼게 될 것이고 결국에는 통증이 있을 수 있다.

4가지 신체 기전 개념의 간단한 운동(a simple exercise to significance of these four body mechanic concept). 다음에 나오는 운동은 체중이동을 설명하기 위한 모든 구성요소를 포함하고 있다. 벽을 바라보고 서서 양손을 어깨 높이로 올리고 어깨 넓이로 벌려서 벽위에 댄다. 걷는 자세로 발목이 45° 구부러지게 하고 벽에 기대어 선다. 치료사의 어깨, 등과 발은 둔부보다 앞쪽으로 오게 한다. 치료사의 체중이 발과 손에 오게 하고, 한쪽 다리를 구부린다. 치료사의 발은 앞으로 오게 하고 무릎의 앞쪽으로 발가락이 위치하게 한다. 다른 쪽 다리는 뒤에서 곧게 편다. 둔부는 어깨와 발 뒤에 위치하게 한다. 치료사의 발 자세는 치료사의 뒤쪽 다리는 치료사의 양손사이의 중심에 있게 하고 앞쪽다리는 한쪽으로 약간 치우치게 한다. 치료사의 팔은 곧게 하고 팔을 이완되게 유지한다. 치료사의 손은 손가락이 밖으로 향하게 하고 손바닥 끝은 양손이 평행하게 한다(그림 18-2 참고). 치료사의 손목에 움직임의 제한이 있다면, 치료사의 손을 조절하여 편안하게 한다. 가끔 치료사의 손가락은 구부러질 수 있다. 치료사의 앞쪽 다리에 체중이 고정되게 하고 치료사의 손으로 지지하지 않도록 연습한다.

치료사의 앞쪽 다리에서 손의 끝으로 체중을 천천히 이동시킨다. 치료사의 둔부는 일직선이 되게 하고 팔은 곧게 편다. 치료사의 둔부는 움직이지 말아야 한다. 체중이 치료사의 손으로 이동하는 것을 느낀다면, 치료사는 뒤쪽 발에 체중이 움직이는 것에 주의하여야 한다. 치료사의 발뒤꿈치가 아래로 내려와서는 안되고 체중은 뒤쪽의 발볼에 있게 한다.

이러한 감각은 확실하게 느끼기 위해서는, 앞쪽 발을 들고, 둔부와 등을 곧게 펴서 유지한다. 팔을 구부려서는 안된다. 치료사의 다리를 들 때, 숨을 내뱉는다. 다리는 낮게 하고 앞쪽 다리로 체중을 지지한다. 앞쪽 다리는 발이 무릎 앞에 오게 하여 충분하게 멀리한다. 손은 체중을 다시 지지하지 않아야 한다. 둔부는 같은 위치에 계속 있어야 한다. 손은 뒤로 당기지 말아야 한다. 팔은 앞으로 계속 뻗어야 한다. 체중이 "손바닥"(손바닥 끝)으로 다시 이동하여야 한다. 안마-shusho appokuho의 첫 번째 기술에 대한 것은 그림 18-1에서 보여주고 있다.

표 18-1은 한 시간 전신 온천 기술에서 가르쳤던 안마 기술의 완전한 목록을 설명한 것이다. appakuho(엄지손가락 압박)과 wansho junenho(전완으로 전 · 후 움직임) 모두는 그림 18-3과 18-4에서 각각 보여주고 있다.

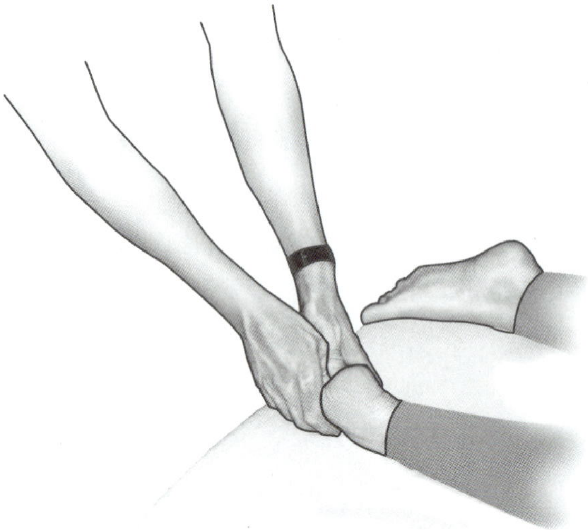

그림 18-3. 엄지손가락으로 압박을 가하는 boshi apakuo라고 하는 안마기술.

KATA를 이용한 마사지 교육의 의미 THE SIGNIFICANCE IF USING A KATA TO TEACH MASSAGE

동양 스타일의 마사지를 가르치는 사람은 서양에서 지도자로서의 목표를 가지고 있어야 한다. 첫째, 지도자는 마사지 방법을 만들어낸 철학의 기초 또는 우주론을 이해하는 것이 필요하다. 둘째, 지도자는 학생들이 새로운 정보를 쉽게 받아들이게 하기 위한 방법으로 자신의 문화 철학을 인식하는 것이 필요하다.

Takashi Nakamura가 1977년에 미국에 안마를 가르치는 것을 시작하였을 때, 그는 전신 마사지를 담당하였다. Kata의 개념은 학생들에게 신체치료를 가르치는 것에서 마사지의 사용은 일본을 이해하는데 도움을 주기위하여 사용되었다.

Kata라는 단어의 정확한 번역은 없지만, 기본적인 개념은 어떤 것을 확립하기 위하여 형식 또는 순서, 또는 체계적인 움직임을 결정하여야 한다는 것이다. Katas는 모든 일본 학문을 공부하고: 그러나 서양 문화의 단어는 대부분 군사 학문의 개념에서 대부분 사용되었다. 학생들은 그들

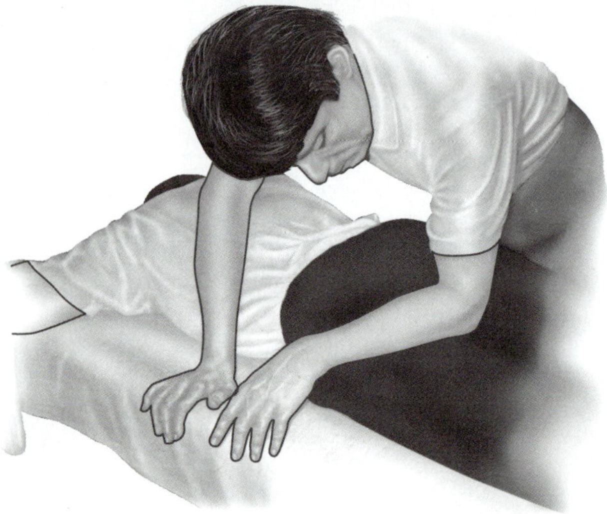

그림 18-4. 전완을 전후로 움직이는 wansho junenko라고 하는 안마기술.

이 자동적으로 될 때까지 계속 katas 또는 움직임의 연속을 실습하였다.

실습 과정은 어떤 신체치료 학습에서도 중요한 것이다. 마사지 교육은 kata가 학생들이 통합된 기술과 경혈 위치를 안전하게 접촉하기 위한 방법 학습을 만족시킬 동안 kata의 효과를 알고 행하는 것을 신뢰하게끔 숙련된 접촉으로 실습하기를 권유한다. 예를 들면, 학생들은 안마 마사지의 높은 효과에 대한 중국의학을 알지 못하지만 kata는 중국의학을 알고 있다. 그러므로 학생은 간단하게 kata를 따라하게 된다. Palmer(1995)는 "우리는 kata를 가르치고 kata는 학생들에게 마사지를 가르쳤다" 고 말하였다(p.26).

> Kata는 세기의 지혜를 가진 현명한 노인 같다. Kata는 교사에서 교사까지 퍼져 있는 계보이고 이론적 기초를 근거로 가지고 우리의 개개인의 이해의 범위를 넘은 철학적 세계의 관점을 가지고 있다.
>
> Kata를 확신하고 정직한 관계로 발전시키고자 한다면, 접촉, 마사지, 서비스, 관계와 자신의 대해서 한없는 통찰의 흐름을 보답하여야 할 것이다.
>
> Kata 마사지(전통 일본인의)를 연습할 때 이것은 아름다운 춤 또는 하나의 고전음악처럼 여기게 될 것이다. 구조와 안무는 같은 시간에 수행되거나 그렇지 않을 수 있고, 다를 수 있다.(Palmer, 1995, pp. 26-27)

요약 SUMMARY

안마는 일본의 전통 마사지이다. 이것은 6세기 경 중국으로부터 한국을 거쳐 일본으로 전해졌다. 안마는 Edo 시대(1600-1857)동안 일본에서 최대의 인기를 누렸다. 안마는 일본에서 맹인을 위한 직업이 되었다. 2차 세계대전 후 안마에서 유래된 shiatus는 Torujiko Namikoshi에 의하여 1970년대에 미국 San Francisco에 소개되었다. David Palmer는 1980년대 초에 Nakamura 학교를 찾았고, 고객이 앉은 상태에서 안마를 수행 받는 형태로 발전시켰다.

안마 기술은 엄지손가락, 손가락, 전완, 팔꿈치와 무릎을 사용한 다양한 압박(pressing), 스트로킹(stroking), 신장(stretching)과 자극 움직임(percussive movement)을 포함한다. 이러한 기술들은 신체의 14경락을 따라 경혈점을 자극하는 연속된 움직임으로 구성된다.

안마 기술의 수행 원칙은 안전하고 효과적으로 적용하는 원칙은 체중이동, 팔을 수직으로 하고, 관절을 겹치고, 무릎과 등을 곧게 펴는 것을 포함한다. 안마는 가끔 kata로 불리며, 중요한 경혈점을 자극하기 위한 기술을 가르친다. 안마 kata 실습은 학생들에게 경혈점의 위치, 숙련된 기술의 발전, 좋은 신체역학, 확신, 접촉의 특징에 대한 시야, 마사지, 서비스를 배우는데 도움을 준다.

다음 부분은...

많은 선생님들은 현시대에 동양 신체체료 기술과 그들 자신만의 유형으로 발전시켰고, 전통 일본 안마의 기초를 만들었다. 19장에서는 Shizuto Masunaga에 의해 발전되고 1070년대 미국으로 도입된 Zen Shiatsu에 대하여 설명할 것이다.

참고문헌

Joya, M. (1958). *Mock Joya's things Japanese*. Tokyo: Tokyo News Service, Ltd.
Masunaga, S. (1977). *Zen shiatsu*. Tokyo: Japan Publications.
Namikoshi, T. (1969). *Japanese finger-pressure, shiatsu*. Tokyo: Japan Publications.
Namikoshi, T. (1981). *The complete book of shiatsu therapy*. Tokyo: Japan Publications.
Ohashi, W. (1976). *Do-it-yourself shiatsu*. New York: E. P. Dutton.
Palmer, D. (1995). What is Kata? *TouchPro massage manual*. San Francisco: Skilled Touch Institute of Chair Massage
Serizawa, K. (1972). *Massage, the oriental method*. Tokyo: Japan Publications.
Serizawa, K. (1976). *Effective tsubo therapy*. Tokyo: Japan Publications.
Serizawa, K. (1984). *Tsubo: Vital points for oriental therapy*. Tokyo: Japan Publications.

추가 참고문헌

비디오

"Anma: Art of Japanese massage." With Shogo Mochizuki. Boulder, CO: Kotobuki Publications.

학 습 가 이 드

학습결과 LEARNING OUTCOMES

학습 가이드는 처음 시작하는 부분에 학습결과를 사용하라. 학습 파트너 또는 테이프에 기록된 것을 이용하여 쓰거나 구두로 말하여서 각 결과에 주어진 과제를 수행하라. 처음에는 "책을 보고" 시작하고, 후에는 기억한다.

중요한 용어/개념 KEY TERMS/CONCEPTS

중요한 기술은 이 장을 처음 시작할 때 목록화하였고, 다음에 나오는 연습에서 하나 또는 그 이상을 선택하라. 이러한 이야기에 관한 쓰기 또는 말하기는 이들의 중요성을 심도 있게 이해하고, 이것들을 더 기억하는데 도움을 줄 수 있다. 몇몇 연습문제는 수행의 섬세함에 초점을 맞추어 확실하게 고안되었다.

1. 각각의 중요한 단어와 개념을 하나 또는 두 개 문장을 쓴다. 학습파트너에게 구두로 설명한다.
2. 학습 파트너에게 중요한 단어 또는 개념과 관련된 설명을 한다.
3. 일본에서 안마의 역사와 1970년대 미국에 어떻게 전해졌는지 학습파트너에게 이야기 한다. 주목할 만한 시대, 인물, 그리고 장소는 무엇입니까? 맹인의 직업에 대한 역사를 설명하라.
4. 수행되는 안마기술의 원칙과 이름을 써라. 좋은 신체역학에 관한 관찰자의 견해를 들어라.
5. 안마에서 사용되는 중국의학의 지식을 설명하라.
6. kata의 개념과 안마를 배우는데 kata의 유용성을 설명하라.

학습 개요 STUDY OUTLINE

다음은 이 장에서 중요한 개념을 기억하는지 검사하기 위한 질문이다. 각 질문이 있는 본문의 페이지를 이용하여 대답하라.

일본에서 안마의 역사 (History of Amma in Japan)

1. 중국의 2개 문자는 anmo를 ________ 하기 위한 의미로 발음한다(p. 388).
2. 일본은 ________ 같은 두 가지 문자로 발음한다(p. 388).
3. 안마는 _______ 포함한 일본마사지의 모든 유형을 기본으로 한다(p. 388).
4. 안마는 고대 ______에서 기원되었다(p. 388).
5. 안마는 ___ 세기 경 _______에서 일본으로 전파되었다(p. 388).
6. 쇠퇴기간 후에, 일본에서 ______ 시대(1603-1857)동안 안마의 수행은 다시 부흥되었다(p. 388).
7. 이 시기에, 안마는 신체의 _______ 따라 지점을 자극하기 위한 복합적인 도수기술을 포함한 특별한 마사지 유형으로 발전되었다(p. 389).
8. 안마는 1800년대 일본에서 _____의 직업이 되었다(p. 389).
9. 서양의학은 _______(1868) 동안 전통적인 일본의학 수행의 영향을 받기 시작하였다(p. 389).
10. 1900년대 안마는 ______의학이라고 생각되었고, 단지 ________와 _______ 관련되었다(p. 389).
11. 맹인의 직업이었던 안마는 2차 세계대전 후 일본에서 금지되었고, _______ 에게 탄원을 한 후 금지령은 철폐되었다(p. 389).
12. Torujiro Namikoshi는 _________ 도쿄에서 _______학교를 열었고, 전 세계로 shiatsu를 전파시키는데 교육을 시켰다(p. 389).

미국에서 안마의 역사

1. Torujiro와 그의 아들 Toru는 ______에 미국에 shiatsu를 가져왔고 Iowa, Davenport _______의 Palmer 학교에서 shiatsu를 가르쳤다. 그들은 _______에 학교도 개관하였다(p. 390).
2. 많은 다른 shiatsu 치료사들은 _______에 일본에서 미국으로 왔다(p. 390).
3. _______ Hot Spring는 미국에 전통 일본마사지인 안마를 가져와 _______에 San Francisco에 개관하였다(p. 390).
4. __________는 1977년에 San Fracisco에 안마학교를 개관하였고, 마사지의 Kabuki Shiatus 학교라 불렀다(p. 390).
5. ________는 1982년에 학교를 다시 열었고, 전통 일본마사지의 ________라고 불렀다(p. 391).
6. Palmer는 그가 개발한 ________ 안마테이블을 채택하였고, 미국에서 _________ 마사지 움직임을 시작하였다(p. 391).

한 시간 안마 Kata의 개론

1. 본문에 설명된 한 시간 안마 Kata는 ______ 또는 건강 유지 마사지이다(p. 391).
2. 이것은 테이블에서 수행할 수 있고 __________, _________, _________, 그리고 ___________ 와 같은 다양한 기술을 사용한다(p. 391).
3. 안마 kata는 중요한 14개 ____을 따라 140개 _____ 위를 자극한다. 이것의 목적은 신체에 ______의 흐름을 자극하는 것이다(p. 391).

검사과정 (Screening Process)

1. 5가지 검사 질문은 (1) _____ 받은 적이 있습니까? (2) ______ 받은 적이 있습니까? (3) 최근에 __________ 있습니까? (4) ______ 또는 ______ 복용하고 계십니까? (5) _________ 또는 _____이다(p. 391).
2. 안마 kata는 임신한 여성에게는 _______이다(p. 392).

안마 Kata 순서 (Amma Kata Sequence)

1. kata는 시트가 덮인 테이블에 대상자를 _______ 시작한다(p. 392).

2. 엎드린 자세에서 kata ________는 등, 어깨, 팔, 손, 목, 등, 둔부, 다리 그리고 발이다(p. 393).
3. 바로누운자세에서 kata ______는 다리에서 시작하고, 그 후 얼굴 목, 가슴, 그리고 복부를 수행한다(p. 393).
4. _______자세에서 kata는 등과 어깨에 ________ 끝마친다(p. 393).

안마 기술 (Amma Techniques)

1. 신체역학과 관련된 4가지 기본 개념은 (1) _____ 이동, (2) __________, (3) _______관절, 그리고 (4) 등을 ________ 유지하는 것이다(p. 393).

안마를 배우기 위하여 kata 사용

1. kata는 어떤 것을 ____ 방법으로 _______ 결정하는 것은 움직임의 형태 또는 순서이다(p. 396).
2. 학생들은 그들이 ________될 때까지 많은 kata 또는 움직임 순서를 실습하여야 한다(p. 396).
3. Palmer는 "우리는 kata를 가르치고 kata는 학생들에게 마사지를 _______ 것이다"라고 말하였다(p. 397).

더 많은 이해를 위해서 FOR GREATER UNDERSTANDING

다음의 훈련은 이 장에서 설명된 지침의 특별한 적용이다. 동사는 다양한 활동을 강조하고, 기술발전을 조장하기 위하여 밑줄을 그었다. 이러한 훈련은 학습 파트너 또는 그룹, 또는 학급과 함께 수행한다.

1. 인증된 치료사에게 안마를 받아보아라. 사용되는 기술과 순서의 리듬에 주목하라. 안마가 무엇처럼 느껴지는가? 학습파트너에게 당신이 찾은 것을 적거나 또는 이야기 하라.
2. 인증된 치료사가 안마를 수행하는 것을 관찰하라. 그들의 신체역학과 사용하는 기술을 주목하라. 학습파트너에게 당신이 본 것을 설명하라.(대체: 본문에 포함된 CD-ROM의 동양신체치료 부분 또는 교육비디오를 시청하라)
3. 인증된 강사의 안마 소개강좌를 들어라.

제 19 장

Zen Shiatsu: 개론

Zen Shiatsu: An Overview

학습 결과 Learning Outcomes

이 장을 학습하고 난 후, 다음의 정보를 습득할 것이다.

1. shiatsu의 역사를 알아볼 수 있다.
2. shiatsu의 중요한 3가지 유형을 구별할 수 있다.
3. 에너지 구조, 기와 경락의 개념을 설명할 수 있다.
4. 삶을 유지하는 여러 과정을 기와 중요한 경락과 연관시킬 수 있다.
5. 정신과 감정적 건강을 기와 중요한 경락과 연관시킬 수 있다.
6. 기의 양과 기의 질의 중요성을 설명할 수 있다.
7. zen shiatsu에서 진단의 과정을 설명할 수 있다.
8. shiatsu 기술 수행에서 중요한 4가지 원칙을 설명할 수 있다.

역사적 인물과 발전 HISTORICAL PEOPLE AND DEVELOPMENTS

지압	Shiatsu 마사지	Zen shiatsu
안마(anma)	Masunaga, Shizuto	
Shiatsu	Namikoshi, Torujiro	

MEDEALINK

이 책의 각 부분을 복사한 CD는 이 장에 담겨진 기술을 추가하였다. CD-ROM에 넣으면 마사지 기술의 영상을 볼 수 있다. 이 영상은 새로운 부분을 학습하는데 도움을 줄 수 있게 디자인되었다.

중요한 용어/개념 KEY TERMS/CONCEPTS

진단	Jitsu	기
항상성	Jitsu 경락	kyo
kyo 경락	관찰	체중의 이동
경락 주기	수직 관통	Tsubos
경락	리듬 유형	진동의 정도

Shiatsu와 Shiatsu의 역사 SHIATSU AND ITS HISTORY

인간은 항상 손이 치유과정에 확실한 도움을 준다고 인식하고 있다. 눈 또는 머리를 문지르는 것이 두통을 진정시키는데 도움을 준다는 것을 모르는 사람은 아무도 없고, 서양의학에서 조차도, 물리치료사의 역할이 넓게 받아들여지게 되었다. 그러나 일본에서, 치료적 도구로 손의 사용은 명예로운 역사와 철학적 기초를 가지고 있다.

Shiatsu(뜻은, *shi*[손가락] + *atsu*[압박])의 일본 학문은 1000년을 걸쳐 발전되어온 치유와 건강유지의 체계이다. 최소한 기원전 200년까지 비공식화 된 shiatsu가 1900년대 초에 조직화되었고 오늘날 넓게 분포되어 있는 치료법의 방법으로 받아들여지게 되었다.

Shiatsu는 침술의 고대 치유 학문과 일본의 전통 마사지 방법인 **안마**(또는 **anma**)에서 유래되었다. 일본에서, 안마는 신체의 질병을 치료하기 위하여 연구된 하나의 방법으로 중국 침술과 근본적으로 동등한 것으로 간주하였다. 이것은 18세기 Tokugawa 시대 말까지 진실한 치료적 효과로 인식되었다(Masunaga, 1983, p.1). 일본 역사에서 평화시대였기 때문에, 지적 성향으로 번영하였다. 그러나 동시에 사회는 생활의 쾌락과 사치에 빠지게 되었고, 안마는 다만 심리적 성적 쾌락의 수단이 되는 결과가 나타났으며, 안마는 치료적 체계로 인정되지 않게 되었다.

마지막으로, shiatsu는 근본적인 이론을 기초로한 치료적 분야로 안마로부터 분리되어 발전되었다. 제 2차 세계대전 기간에 안마는 일본에서 맹인의 주된 직업이 되었다. MacArthur는 안마와 shiatsu(성적인 의미를 가진 잘못된 정보에 의하여) 모두를 금지시켰을때, 일본의 맹인은 그들의 변호를 중재하기 위하여 미국의 Helen Keller에게 호소하였다. 그들의 호소는 성공적이었고 shiatus와 안마를 사용하게 되었다(Ohashi, 1976, p. 10). 결국, 이 허가로 shiatsu의 공식학교인 Nippon Shiatsu 학교가 1940년대 말 **Tokujiro Namikoshi**에 의하여 설립되게 되었다. 그 후에, shiatsu는 일본 정부에 의하여 허가 되었고 대중 의학 치료로 인식되게 되었다.

Shiatsu의 유형 TYPES OF SHIATSU

현재, shiatsu 마사지, 지압과 zen shiatsu의 3가지 중요한 shiatsu가 사용되고 있고, 이것은 에너지 흐름을 균형 있게 하는 목적을 가지는 접근법이다. 처음에 설명하였듯이, **shiatus 마사지**는 안마 기술에 기본을 두고 있고 해부학 또는 생리적인 측면에서 신체를 관찰하는 것이다. 마사지기술과 도수법의 사용과 함께 결합시켜, 강한 압박은 특별한 증상을 유발하기 위하여 신체의 특정한 지점에 적용한다. shiatsu 마사지의 유형으로 가장 널리 알려진 것은 Namokoshi 방법이고, Tokujiro Namikoshi(1969)와 그의 아들 Toru Namikoshi(1981)에 의하여 발전되었다.

지압(acupressure)은 shiatsu 마사지와 유사하다. 그러나 지압은 침술에 사용되는 tsubos와 같은 경락이론을 결합시킨 것이다. 지압 이론과 수행은 Katsusuke Serizawa의 책에 더 자세하게 설명되어 있다(1976, 1984).

Zen shiatus는 침술을 수행하는 것보다 경락과 tsubo으로 더 광범위하게 인식되었다(그림 19-1). tsubos와 경락에 수행되는 압박의 정도는 shiatsu의 다른 유형보다 더 가볍게 수행한다. 또한, shiatus 마사지와 지압은 같지 않고, zen shiatsu는 kyo-jitsu의 진단적 이론을 포함한 것이다. 이러한 shiatus의 유형은 일본의 Iokai Shiatsu 센터의 설립자이고, 관리자인 Shizuto Masuaga에 의하여 발전되었다(Masunaga & Ohashi, 1977). 이러한 shiatsu 유형은 특이하기 때문에, 이것의 기본적 개념을 이장에서 더 자세하게 설명될 것이다.

기와 경락의 개념 CONCEPTS OF KI AND MERIDIANS

Shiatus를 이해하기 위해서, 첫째 침술, shiatsu와 일반적 동양 치유 학문과 나누어진 기본적 개

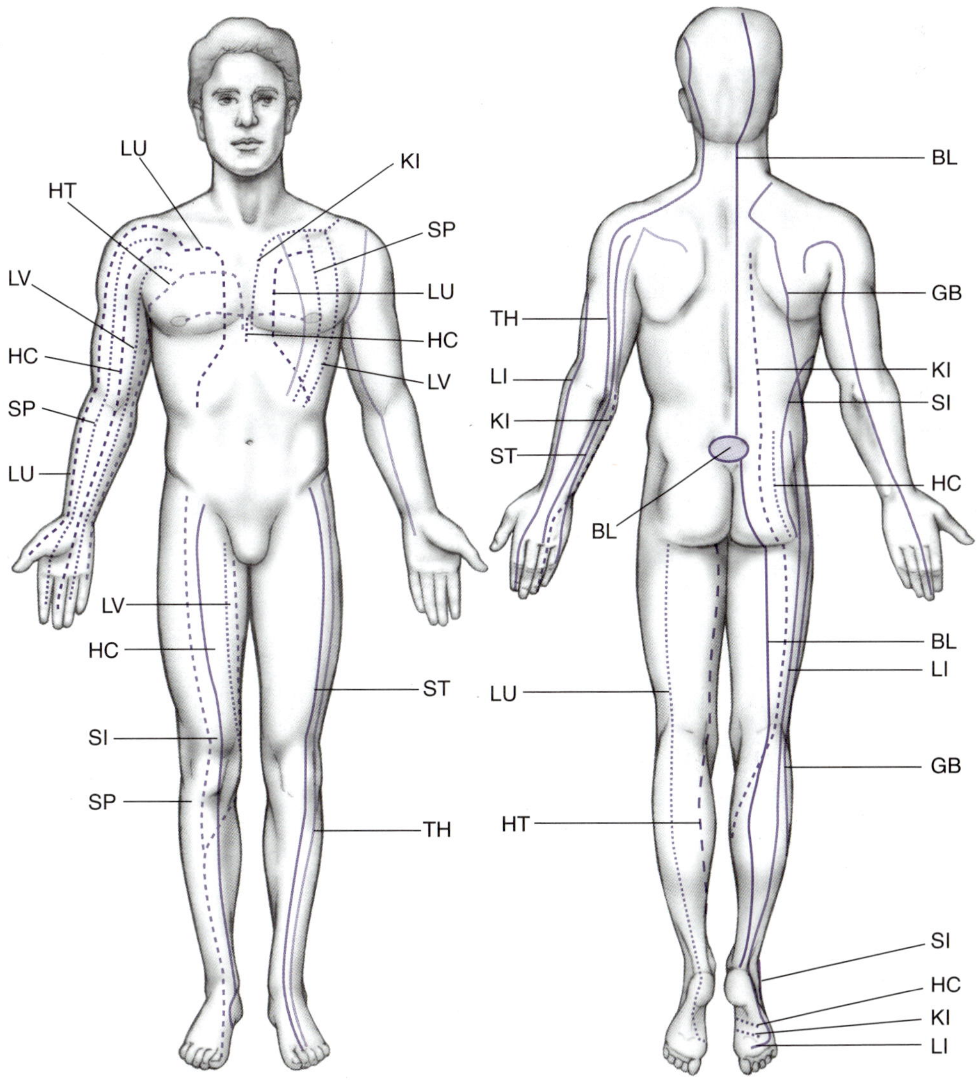

그림 19-1. zen shiatsu에서 사용되는 경락.

념을 이해하여야 한다. 동양의학의 기본 주의는 기원전 2세기와 3세기 사이 중국에서 발견되고, yellow 황제의 Classic of Internal Medicine에서 **경락**이라 부르는 에너지 통로의 체계가 설명되어 있다(Omura, 1982, p. 13). 경락의 조직과 같은 신체 인식은 신체의 어떤 외과적 방해를 허용치 않는 효과적인 신앙으로 형성되었다. 인간 신체의 구조와 기능을 알리는 절차를 위하여 접근을 명확히 하는 것이고, 중국인들은 관찰과 직관력으로 신체 생리와 해부를 위한 실제적인 것으로 발전시켰다. 이들은 생활, 에너지 통로의 기초가 되는 연결망에 영향을 주는 동적 실제 존재의 개념이다. 또한 경락은 신체의 구조, 해부와 반대되는 것과 같은 에너지를 상상하여 묘사하였다.

이것은 해부학보다 에너지를 강조하는 것이고, 서양과 동양의학 사이의 근본적으로 다른 점이다. 신체를 해부학적으로 분석할 때, 이것은 신체가 살아있거나 또는 죽은 경우 존재하는 것아 분리되어 나타나는 것이다. 그러나 에너지를 검사한다는 것은, 신체에 모든 신체의 조직과 기관이 일반적으로 연결되어 있는 동적인 생활에너지(chi 또는 ki와 관련된)의 기능으로 나타난다. 기는 모든 신체 구조와 기능을 함께 연결시키고 하나로 존재한다. 동양인은 기관은 기관의 기능을 유지하게 하고 서로 연결되어 있는 힘인 기(ki)없이 생명을 유지하는 것은 어렵다고 생각한다. 더 나아가서, 기는 생명의 핵심이고, 이 활동적인 구조는 사람이 죽기 전에 없어진다.

기의 역할은 생명의 원천이고, 항상 존재하고 신체 내에서 활동한다. 더욱이, 기는 사람의 전체 생활 구조로 조절되고 영향을 받는다. 동양의 정신은, 방해되지 않은, 경락을 따라 기의 균형적인 흐름은 건강에 좋은 영향을 미치고 건강을 좋게 한다는 것이다. 침술과 shiatsu를 포함한 동양의학은 신체를 통한 기의 흐름을 균형 있게 유지시켜주고 균형이 깨어졌을 때 언제나 균형을 회복시키는 것이다.

경락의 구조 THE STRUCTURE OF MERIDIANS

모든 신체 과정은 다양한 구조와 관련이 있고, 이것은 하나 또는 그 이상과 관련이 있다. 결과적으로, 각 경락에는 기관의 이름이 붙여지게 되었다(경락의 관계는 해부학보다 기관을 비유한 것이고, 많은 서양 사람들은 경락을 알게 되었을 때 혼란을 가지게 되었다. 예를 들면, 폐경락은 팔을 따라서 있거나, 간경락은 다리를 따라서 있다. 경락에 붙여진 이름은 신경락의 외적인 위치와 관련이 있는 것이 아니라, 신체내의 경락이 영향을 주는 기능과 관련이 있다). 표 19-1은 경락과 관련된 것과 경락의 주요 기능의 목록을 나타낸 것이다.

이러한 일반적 기능은 신체 내에서 기의 역할 범위와 생리적인 체계를 통한 경락 활동을 상징적으로 설명할 수 있다. 경락의 생명 순환 이론은 생명을 유지하기 위한 다양한 과정의 목적과 순서로 설명된다.

순환은 폐와 대장 경락에서 시작한다. 한 쌍으로, 이러한 경락은 기의 흡수와 배출을 다스린다. 외부로부터 기의 흡수 작용과 신체내로 기를 가져오는 것은 호흡 조직으로 설명할 수 있고, 외부로부터 기를 배출하는 작용은 배출 조직으로 설명할 수 있다. 상징적으로, 호흡은 인간내의 기와 외부세계의 기 사이를 구분지어서 생명이 시작된다는 것이다. 이것의 예는 어린 아이의 탄생이다. 어린 아이는 첫 호흡을 할 때까지 생존하는지를 알지 못함으로 알 수 있다.

아이가 호흡을 한번이라도 한다면 지속적으로 하게 되고, 인간으로서의 존재가 확립되는 것이다. 외부세계로의 경계 즉, 피부에 의하여 인간의 기와 구분된다. 피부는 두 가지 작용을 한다:

표 19-1 주요 경락과 관련된 기능(FUNCTIONS ASSOCIATED WITH MAJOR MEDIANS)

기능 (Function)	경락 (Medians)
기의 흡수	폐
제거 과정	대장
음식의 흡수	위
소화	비장
감정적 환경의 판단	심장
통화	소장
정제	방광
순화	심포
보호	삼초
축적, 분배	간
기의 해독	담낭

S. Masunaga & W. Ohashi. (1977). Zen Shiatsu. Tokyo: Japan Publications, pp. 42-47에서 인용.

(1) 외부로부터 기의 흡수; (2) 모공을 통하여 신체 내부의 분비물을 배출한다. 2가지 작용이 균형을 이룬다면 인간은 존재한다. 이것이 확실하게 된 후, 생존을 위하여 필요한 2가지는 (1) 외부로부터 음식물, (2) 정신을 만족시키기 위한 감정 자극이다.

외부 음식물 (Nourishment from Food)

주요한 외적 원천은 음식이다. 그러므로 음식의 섭취와 소화의 과정에서 음식의 분해는 소모된 기를 보충하기 위하여 필요한 중요한 기능이다. 위와 비장 경락에서 음식의 분해를 위하여 필요한 소화 효소가 공급되는 것처럼 위, 식도와 십이지장을 지나면서 이러한 기능이 시작된다.

마음의 양식 (Nourishment for the Psyche)

두 번째로 필요한 것은 인간 활동에 의미를 주는 프시케의 정신적인 양식이다. 심장과 소장 경락은 감정과 느낌에 영향을 주는 자극을 받아들이고 판단하는 것과 같은 작용을 한다. 다른 사람과 사람의 상호작용은 이러한 기능에 도움을 받는다; 사람이 환경으로부터 자극을 이해하지 못하고 받아들이지 못한다면, 생활은 존재의 의미가 없어지고, 죽음으로 이를 수 있게 할 수 있다. 심장과 소장 경락은 기의 정신적 측면과 가장 관련이 많고, 모든 경락은 근본적으로 동정심이 있다. 이들은 신체와 우주(우리와 우주와 관계) 사이를 연결시켜 준다. 생리적 수준에서는, 혈액의 빨간색에 의하여 상징된다. 그러므로 심장과 소장 경락은 혈액에 영향을 준다고 말한다.

이 경락의 3쌍은 환경으로부터 기를 추출하는데 관계한다. 기능이 정상적일 때, 기는 그 후 내부로 진행되고 이용된다. 첫 단계는 외부세계로부터 받아들이는 기에서 불순물들을 여과하여 제거하고 신체를 순환하는 경락으로 이동한다. 방광과 신장 경락은 소변, 자율신경계와 내분비계를 통해서 움직이는 과정과 깨끗하게 하는 것을 지배한다.

기가 순화되었을 때, 순환과 보호를 위하여 중심 분배자에게 보내진다. 심장과 삼초 경락은 작용하거나 작용하지 않는 것과 관계없이 신체의 모든 부분으로 기를 이용할 수 있게 하는 중심 분배자이다. 순환을 일으키기 위하여, 특정한 온도는 유지하여야만 한다. 심포와 삼초 경락은 체온을 조절하는 혈관계, 림프계와 면역과정을 통하여 이러한 기능을 수행한다.

기를 사용할 수 있을 때, 간과 담 경락은 특정한 작용을 이루기 위하여 기를 분배하는 것을 조절한다. 예를 들면, 걷는 동작에서 신체의 다른 부분보다 움직이는 다리로 기를 더 많이 보낸다. 그러나 모든 기가 분배되고 사용되는 것은 아니다. 대부분은 나중에 사용하기 위하여 비축해두고 끊임없이 공급하지 않으면 안된다. 다른 시간에 특정한 작용에 의하여 출생과 성장주기의 기간 동안 특정한 작용을 위하여 분배된 기의 기능은 발달에도 도움이 된다. 이러한 기능은 생식기의 생리적 기능으로 설명할 수 있다. 간과 담 경락은 또한 생식기를 다스리며, 이러한 순환은 삶이 끝날 때까지 지속된다.

이러한 기능의 의미는 신체적, 감정적, 지적, 정신적인 것을 포함한 다양한 다른 수준으로 해석할 수 있다. 예를 들면, 소장경락에서 나타나는 불균형은 소화 흡수하는 과정이 잘못되어 있을 수 있다는 것을 지적한다. 신체적 면은 이러한 불균형이 소장에서 음식의 영양분 흡수가 불완전하다는 것을 가리킨다. 이러한 불균형은 여드름, 위장에 가스 차는 것, 편두통과 장문제와 같은 신체 증상으로 나타난다. 흡수 문제를 치료한다면, 신체 증상은 자동적으로 진정될 것이다.

감정적인 면에서, 환경에서 받아들이는 감정적 자극이 너무 과하다면 흡수의 문제점을 일으킬 수 있다. 자극의 반응 과정과 대처는 감정적 환경을 의미하는 정상적인 흡수 기전을 붕괴시킨다. 사람들은 경험으로부터 얻어진 자극의 정도에 대처하지 못하는 외상과 같은 경우, 신체는 충격의 상태에 의해서 흡수 과정을 정지시킨다. 이 불균형은 과민, 감정적 상황을 대처하는 능력 상실 또는 외상 경험을 상기시키는 능력 상실과 같은 증상을 나타낸다.

지적인 면에서, 소장 경락의 불균형은 세심한 것을 따라 수행하는 것과 이론적 개념을 완전히 이해하는데 능력을 상실하는 것이 나타날 수 있다. 증상은 과도한 걱정, 불안 또는 중요하지 않은 것에 집중하는 것이 나타난다.

정신적인 면에서, 종교적 경험 또는 동정심의 결여는 감정적 반응으로 나타내지 못하는 동안 사람의 감정이 압박되는 것으로 나타날 수 있다.

한 가지 원인 불완전한 흡수로부터 다양한 증상이 나타날 수 있다는 것을 분석하여 보았다. 즉, 경락의 부분에 불균형이 나타난다면, 이것은 다른 모든 면에서도 영향을 줄 수 있을 것이다.

항상성 HOMEOSTASIS

항상성은 경락을 따라서 경락 내의 기의 흐름에 알맞은 설명을 하기 위하여 나타난 근대 과학의 용어이다. 항상성의 이해는 모든 균형 상태를 유지시키고 얻으려고 하는 동적인 조직(인간의 신체)이다. 외부 힘이 조직에 적용될 때마다, 균형의 새로운 상태를 확립하기 위하여 조직에서는 적어도 한 번의 변화가 일어난다.

기의 균형을 생각하여, 외부 힘은 신체적, 마음과 정신적 긴장은 tsubos라는 용어의 경락을 따라 경혈점에서 방출되는 내부 장애를 만들어내는 결과를 가져온다. 이러한 장애의 특성은 단지 경락과 경락에 영향을 받는 것이 아니라 불균형에 포함된 기의 정도와 특성에 따라 결정된다. 기의 정도와 특성과 신체의 항상성에 영향을 주는 것은 Kyo-Jitsu와 진동 특성의 개념에 포함된다.

진동 특성 (Vibration Quality)

기는 낮은 것에서 높은 곳은 주파수의 범위인 **진동의 형태**에 따라 생각할 수 있다. 낮은 진동 특성의 기는 무겁고 느리며, 반면에 높은 진동 특성의 기는 가볍고 빠르다. 이러한 특성들은 기의 양에 의하여 영향을 받고, 이것은 불충분하거나 또는 과할 수 있다. 가장 일반적인 진동의 감각은 온도 차이이다. 예를 들면, 높은 진동은 열을 느끼고, 낮은 진동은 차가운 감각을 느낀다. 그러나 이것은 진동의 특징을 측정하기 위한 지표는 아니다. 훈련된 shiatus 치료사들은 신체 내 기의 흐름을 느낄 수 있는 감각을 발달시키는데 수년 동안 훈련하여 질병, 질환, 통증과 관련된 에너지 불균형의 진동 특성을 느낄 수 있게 되었다.

Kyo-Jitsu

Kyo와 **Jitsu**라는 용어는 기의 특성만큼 양(quantity)과도 관련이 있다. Koy-Jitsu의 개념은 Maunga와 Ohashi의 Zen Shiatsu(1977)에 설명되어 있다. Kyo는 기가 약하고 결함이 있는 부위를 설명하는 것이고, 반면에 Jitsu는 기가 과하게 강한 부위를 설명하는 것이다. 기의 결함(kyo)으로부터 일반적인 불균형이 나타나고 경락의 기능을 저지시킨다. 이것이 일어났을 때, 삶의 과정은 위협하고 나머지 조직망을 일그러뜨리고, 기능부전으로 약해진 부위를 보상하기 위해서 다시 에너지는 재분배하게 된다. 에너지의 동적 재분배의 결과와 같이, 과도한 기(jitsu)의 부위가 나타나고 잘못된 상태를 지속시키게 된다. 이 상태는 약함이 남아 있는 기능부전 부위에 지속된다. 허약을 완화시켰을 때, 경락은 정상 기능으로 회복하는 것에 영향을 주고, 신체의 잔유물은 신체의 jitsu 부위를 없어지게 할 수 있고 에너지 흐름을 정상적 유형으로 다시 회복시킬 수 있다.

ZEN SHIATSU 치료사의 역할 ROLE OF THE ZEN SHATSU PRACTITIONER

Zen Shiatsu 치료사는 (1) 진단(환자의 불균형 에너지의 정도와 특징을 확인하기 위하여), (2) 치료(불균형을 완화시키는 방법과 같이 경락을 침투하기 위하여), (3) 유지(에너지 균형을 강화시키고 지속시키기 위한 방법인 도수 압박을 적용하기 위한)인 세 가지 목표를 가지고 있다.

진단 DIAGNOSIS

Shiatsu에서 **진단**의 목적은 **kyo 경락**과 **jitsu 경락**사이의 원인과 영향을 확인하기 위한 것이다. 상태의 원인을 변경하는 목적으로는 자체를 치료할 수 있을 것이다(어떠한 원인과 영향의 관계에서, 원인을 다루기 전까지 영향은 지속될 수 있다. 사실, 음식 부족은 계속 배고픔을 느낄 수 있다. 그 또는 그녀가 음식을 먹으면 배고픔은 사라진다). 특별하게, jinsu 상태(영향)는 자동적으로 약한 kyo 상태(원인)로 바뀔 수 있다. 12 경락을 진단하기 위한 진단 부위는 복부에 위치(그림 19-2)하기 때문에, 사람의 에너지 상태를 평가하기 위해서는 복부 부위를 촉진하는 것이다. kyo와 jitsu를 찾는 것의 목적은 에너지 정도와 흐름의 균형이 깨어진 경락을 확인하기 위한 것이다. (등의 부가적인 부위는 시진을 위하여 사용할 수 있다. 경락에 불균형이 있을 때, 등에 울혈이 있는 부위가 약간 부어 있는 것을 볼 수 있다. 그림 19-3 참고).

진단의 기술은 복부 내의 kyo와 jitsu의 관계를 분별하기 위한 치료사의 능력이다. 유능한 치료

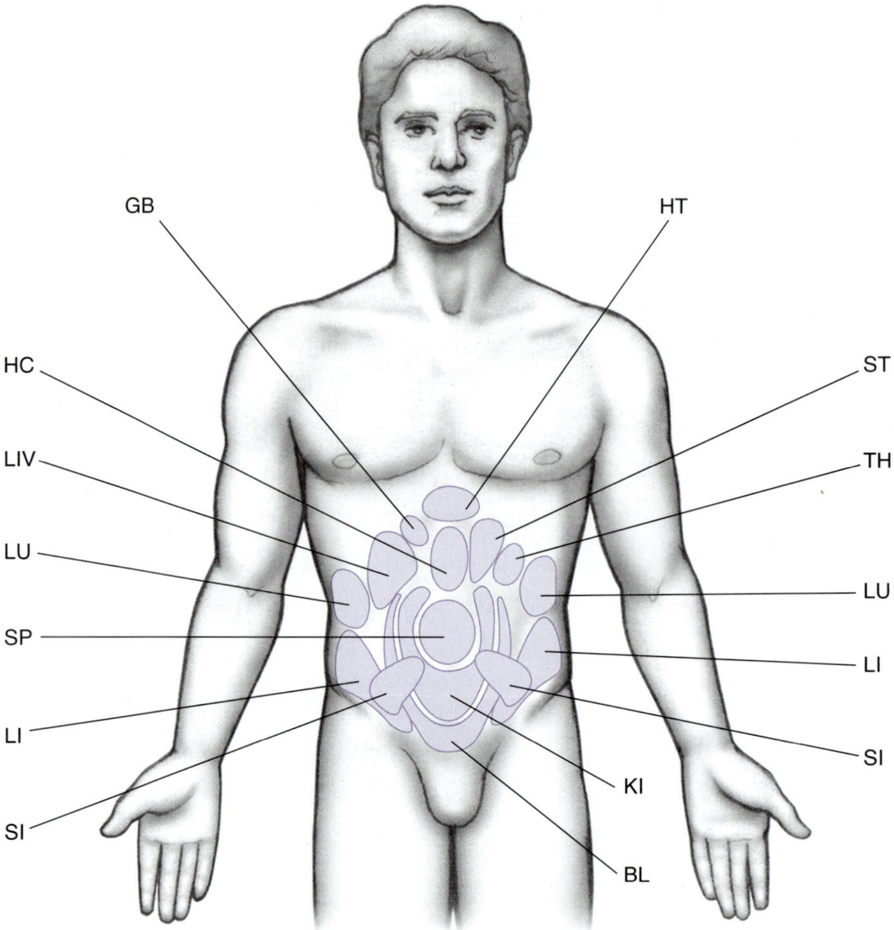

그림 19-2. 복부에서 12경락 진단 부위.

사는 이러한 관계를 바르게 확인할 수 있고, 대개 불균형으로 발전된 이유와 불균형의 정도가 어느 정도 인지를 알 수 있다. 대표적으로 shiatsu는 환자의 복부를 촉진하는 것으로 시작하고; 압박은 kyo와 jitsu 경락을 따라 tsubos에 적용한다. 마지막에는 복부를 다시 촉진한다. 치료사가 효과가 있다고 생각된다면, 마지막 촉진은 kyo와 jitsu 상태를 전체적으로 경감시키고 변화된 것을 알 수 있을 것이다.

SHIATSU 기술의 수행 PERFORMING SHIATSU TECHNIQUES

shiatsu 기술을 사용하기 위한 4가지 중요한 원리는 다음과 같다.

1. 치료사는 관찰자로서의 몸가짐을 유지한다.
2. 치료는 치료되어지는 경락의 표면과 수직이 되게 한다.
3. 치료하는 경락에 수직이 되게 힘보다 체중을 이용한 손으로 사용한다.
4. 압박은 규칙적으로 적용한다.

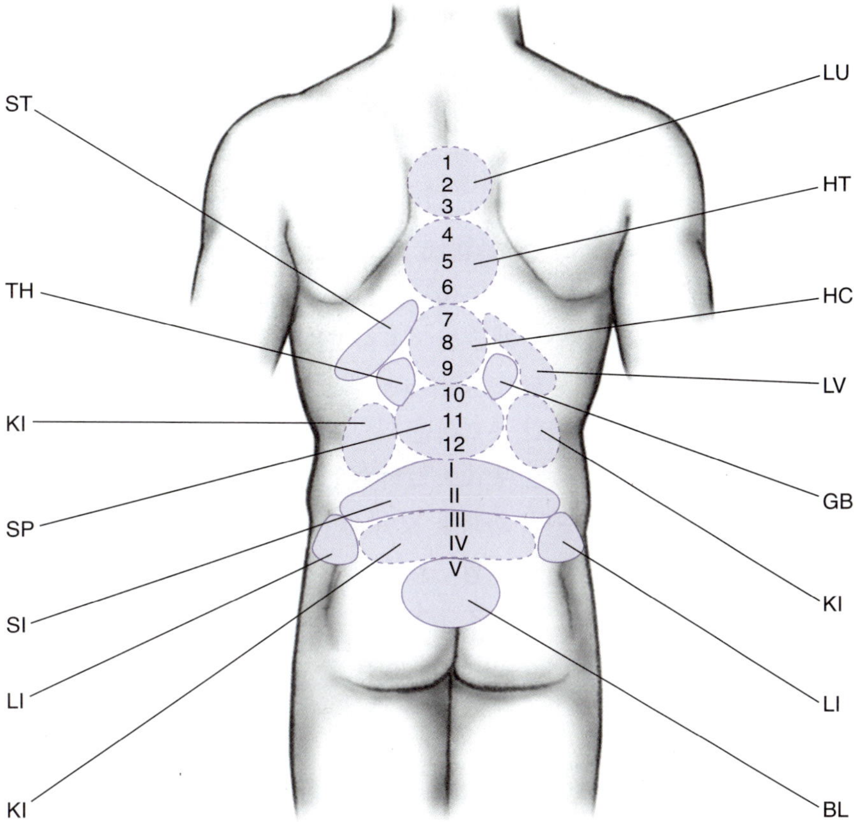

그림 19-3. 등에서 12경락 진단 부위.

관찰자와 같은 치료사 (The Practitioner as Observer)

에너지 치료에서 신체의 자연적 원천에 가볍게 두드리기를 하는 것은 불균형을 치료할 수 있고, shiatsu 치료사는 간단한 도구로 관찰한 신체 내부의 동적인 기를 균형있게 조화시키게 된다. 이완된 손과 태도를 유지하는 것은 대상자의 기를 방해하고 어떠한 의도와 관계없고, 치료사는 병소 치료의 원천과 같은 대상자 자신의 에너지를 사용한다는 것을 확실하게 한다. 치료사는 치료 과정에서 촉매 역활을 하는 사람처럼 행동한다.

수직 침투 (Perpendicular Penetration)

Shiatsu의 목적은 tsubos로 불리는 에너지를 조절하여 경락에 에너지 흐름의 변화를 유도하는 것이다. 일본어로 **tsubo**라는 단어는 병을 의미하며, 좁은 목을 가진 관을 뜻한다. 그 경락에서 기의 흐름이 줄어드는 것은 병으로 물이 흘러내리는 것과 유사하다. 직접 병위에서(수직 침투) 물을, 많은 물을 잃게 될 것이다.

유사하게 shiatsu에서, tsubo의 침투는 경락내의 기의 흐름에 최적의 영향을 주기 위하여 tsubo는 90° 정도에서 일어나야 한다. 다른 각도에서는 심부에 침입하지 않고 표면에 남아 있을 것이다. shiatus 기술은 경락 구조에 유사한 변화를 이끌어 내기 위하여 **수직 침투**를 사용하고 표면 자극이 미치지 않는 곳에 사용된다.

체중 대 근력 (Body Weight Versus Muscle Strength)

압박의 유형은 대상자에게 shiatsu의 특성을 직접 적용하는 것이다. 경락에 강한 압박을 적용하는 것은 치료사가 상체 근육을 긴장시키고; 강한 압박을 지속하기 위하여 대상자는 전체적으로 치료 과정에서 전부 관여하지 않을 수 있다. 긴장으로 대상자의 예민함이 감소하기 때문에, 치료사와 대상자간의 결합이 확립될 수 있다. 치료사는 과정을 이끌고 대상자는 수동적으로 된다. 강한 압박을 사용하는 기술은 더 부드러운 기술을 수행하는 것보다 상체 근력을 필요로 하고, 치료사의 어깨와 팔에 문제점이 나타날 수 있다.

반면에, tsubos의 침투가 체중을 이용하여 성취될 때, 치료사의 손과 상체는 이완되게 한다. 압박은 체중을 손으로 이동시켜 적용한다. 대상자와 치료사 사이에 에너지 경계는 대화로 확실하게 되고, 대상자는 확실하지만 부드러운 압박의 유형을 느끼게 된다. 이 침투의 이완된 형태는 대상자 자신의 에너지를 접촉된 부위로 끌어 들인다. 대상자는 경락의 불균형을 바로잡기 위하여 에너지를 사용하는데 참여한다. 변화를 찾아내기 위하여 치료사가 대화를 할 수 있고 이것에 의하여 대상자의 반응과 과정을 관찰할 수 있다. 대상자와 치료사는 각각 되먹임을 제공하기 때문에, shiatsu의 이러한 유형은 모두 효과가 있다.

리듬 유형 (Rhythm Pattern)

Shiatsu의 대상자 반응은 경락과 tusbos에 사용되는 압박의 정도에 따라 다르다. 압박의 간격은 기술의 규칙적 형태로 느낄 수 있다. 리듬의 반응은 음악의 반응과 같을 수 있다. 느린 리듬의 음악이라면, 이완 또는 진정되는 느낌이 일반적인 반응이다. 느린 리듬은 또한 음악의 구성과 연주하는 것에 초점을 맞추어 듣게 된다. 리듬이 빠르다면, 몸을 움직이고 또는 춤추는 것으로 반응하여 청취자는 흥분하게 된다. 사람은 박자에 능동적으로 반응한다.

Shiatsu 기술의 리듬에서도 유사한 반응이 나타난다. 느린 리듬에서 수직 압박은 짧은 시간동안 tsubo를 유지할 때 사용한다(대개 접촉된 부위에 진동적 변화를 만들어 내기 위하여 필요하다). 이것은 대상자의 불균형을 일으키는 kyo 경락을 따라 수행할 때 사용되고, 에너지 유형에서 변화가 나타나지 않는 결과가 나타날 수 있다. 압박을 지속할 때, 약해지고 치료된 부위를 조절하기 위하여 대상자는 에너지를 제공한다. 동시에, 느린 리듬은 이완되고 진정되고, 치료과정에서 대상자를 더 쉽게 참여하게 할 수 있다.

다른 손으로 수행하는 빠른 리듬은 tsubos에서 기를 흩어지게 하기 위하여 접촉한다. 빠른 움직임의 수직 압박은 불균형을 일으키는 것에서 대상자의 주의를 산만하게 하는 빠른 리듬을 제공한다. 이것 때문에, shiatus 전체에서 이러한 유형의 압박 사용은 매우 일시적인 결과를 가져온다. 이 기술은 손상의 경우에 비정상적으로 폐쇄된 부위에 과도한 기의 재분배를 돕기 위하여 jitsu 경락에 주로 사용된다.

이러한 4가지 주요 지침들을 충실히 따른다면, shiatsu는 대상자에게 적은 노력으로 빠르게 불균형의 기를 올바르게 바로잡는 효과적인 방법이 될 것이다. 이것을 완수하였을 때, 치료사와 대상자 모두는 치료 능력이 강해지게 될 것이다.

Shiatsu의 전망 SHIATSU PERSPECTIVE

중국의학에서, 치료적 접근은 건강을 좋아지게 하는 것으로 장시간 이상 긍정적 결과를 일으키게 된다면 확실한 방법이라 생각한다. 서양의학과 비교하여 보면 서양의학은 장기간 효과를 고려하지 않은 단기간에 현 증상의 빠른 완화에 중점을 둔다. 비록 서양과학이 아직까지 신체의 경락구조에 대한 존재를 인정하지 않더라도, shiatsu의 실제적인 적용에 대한 기본 원칙을 의심하는 것은 아니다.

인류는 수년 동안 변화하였지만, 자연 법칙에 의한 인간의 관계는 아직까지 남아있다. Shiatsu는 법칙, 도구, 손을 근거로 수행하고 개인이 가지고 있는 이러한 법칙을 평가하기 위하여 필요로 하는 특징을 가지게 되었다. 경락과 tsubos의 고대 체계는 수천 년 전과 같이 오늘날에도 효과가 있고, shiatsu는 신체, 마음과 정신을 동일화시키기 위하여 지속되어 왔으며 건강에 도움이 되고 대상자가 느낀 경험을 통하여 긍정적인 방향으로 삶을 살아갈 수 있게 하는 도움을 주었다.

요약 SUMMARY

일본의 기술인 shiatsu는 수 천년 동안 유지되어온 치유와 건강의 방법이다. shiatsu의 기초는 경락이라 하는 에너지 통로, tsubos라 하는 경혈점, 일본에서 "기"라고 하는 동적인 생명력의 체계인 고대 중국의학이다. 장애가 없고 균형화된 기의 흐름은 좋은 건강을 유발하고 shiatsu의 목적이다. Zen shiatsu는 Shizuto Masunaga에 의하여 발전된 ABT의 특이한 유형이다.

기의 경로 또는 경락은 신체의 중요한 기능과 관련이 있다. 이것들은 기와 음식의 흡수와 제거, 기의 감정, 소화, 정화, 순환, 보호, 그리고 저장을 포함한다. 경락의 생활주기의 이론은 삶을 유지하기 위한 여러 과정의 목적과 순서를 설명하는 것이다. 항상성은 현대 과학 용어이며 경락을 따라서 그리고 경락 내에서 기의 흐름을 설명하는 것이다.

기의 진동의 질은 낮은 것(무겁고, 느린)에서 높은(가볍고, 빠른) 주파수의 범위에 있다. 기의 양은 kyo(부족한, 약한) 또는 jitsu(과도하게 강한)으로 설명할 수 있다. shiatsu 치료사들은 경락에서 기의 양과 질을 측정하고, shiatsu 기술을 적용하고, 더 건강한 상태로 되기 위하여기의 흐름을 균형화 시키거나 또는 회복시킨다. Shiatsu 기술은 균형이 깨어진 경락의 지점 또는 tsubos에 손가락 압박을 수행한다.

shiatsu 치료사의 목적은 에너지 불균형을 진단하고, 불균형을 완화시키기 위하여 치료하고, 지속적인 균형을 유지하는 것이다. 에너지 불균형의 진단은 복부(hara), 12개의 중요한 경락이 있는 등에서 수행한다. Shiatsu 기술을 수행하기 위한 4가지 원칙은 (1) 관찰자의 태도를 유지하고, (2) 경락의 표면에 수직으로 압박하고, (3) 체중이동은 압박을 적용하기 위하여 사용하고, (4) 압박은 리듬감 있게 수행한다.

다음 부분은...

20장에는 20세기에 발전된 동양 신체치료의 다른 유형인 Jin Shin Do를 설명할 것이다. Hin Shin Do는 신체 정신 균형과 좋은 건강을 유도하는 변환적 과정에서 현대 심리학의 지식과 고대 치료가 통합된 것이다.

참고문헌

Masunaga, S. (1983). *Keiraku to shiatsu*. Yokosuka: Ido-No-Nihonsha.
Masunaga, S., & Ohashi, W. (1977). *Zen shiatsu*. Tokyo: Japan Publications.
Namikoshi, T. (1969). *Shiatsu*. San Francisco: Japan Publications.
Namikoshi, T. (1981). *The complete book of shiatsu therapy*. Tokyo: Japan Publications.
Ohashi, W. (1976). *Do-it-yourself shiatsu*. New York: Dutton.
Omura, Y. (1982). *Acupuncture medicine*. Tokyo: Japan Publications.
Serizawa, K. (1976). *Tsubo*. Tokyo: Japan Publications.
Serizawa, K. (1984). *Effective tsubo therapy*. Japan Publications.

학 습 가 이 드

학습결과 LEARNING OUTCOMES

학습 가이드는 처음 시작하는 부분에 학습결과를 사용하라. 학습 파트너 또는 테이프에 기록된 것을 이용하여 쓰거나 구두로 말하여서 각 결과에 주어진 과제를 수행하라. 처음에는 "책을 보고" 시작하고, 후에는 기억한다.

중요한 용어/개념 KEY TERMS/CONCEPTS

중요한 기술은 이 장을 처음 시작할 때 목록화하였고, 다음에 나오는 연습에서 하나 또는 그 이상을 선택하라. 이러한 이야기에 관한 쓰기 또는 말하기는 이들의 중요성을 심도 있게 이해하고, 이것들을 더 기억하는데 도움을 줄 수 있다. 몇몇 연습문제는 수행의 섬세함에 초점을 맞추어 확실하게 고안되었다.

1. 각각의 중요한 단어와 개념을 하나 또는 두 개 문장을 쓴다.
2. 3×5의 한 쪽 면에 중요한 역사적 인물, 장소 또는 사건의 이름을 쓰고, 다른 면에는 이것에 대해서 자세하게 설명한 학습카드를 만든다. 카드를 섞고 한쪽 면을 읽고, 다른 측면의 정보를 자세하게 이야기 하도록 한다.
3. 역사적 인물, 장소와 사건도 문제 2번을 반복한다.
4. 두 개 또는 세 개의 중요한 단어 또는 개념을 선택하여 이것과 관련된 것을 설명한다.
5. 학습파트너와 함께, 교대로 중요한 단어와 개념을 구두로 설명한다.

학습 개요 STUDY OUTLINE

다음은 이 장에서 중요한 개념을 기억하는지 검사하기 위한 질문이다. 각 질문이 있는 본문의 페이지를 이용하여 대답하라.

Shiatsu와 Shiatsu의 역사

1. Shiatsu는 shi 또는 _____ + atsu 또는 _______ 을 의미한다(p. 402).
2. Shiatsu는 _______라 하는 전통 일본마사지와 침술의 고대 치유기술에서 유래되었다(p. 402).
3. ________는 1940년대 도쿄의 일본 Shiatsu 학교를 개관하였다(p. 402).
4. 1940년대 이후, shiatsu는 일본에서 인기있는 ______가 되었고, shiatsu 치료사들은 일본정부에서 __________였다(p. 402).

Shiatsu의 유형 (types of Shiatsu)

1. 현재 미국에서 수행되는 shiatsu의 중요한 유형은 ________이다(p. 402).
2. ____________는 안마기술을 사용하였고, 해부학적 측면에서 신체를 바라보았다. 예는 _______ 방법이다(p. 403).
3. _____________은 shiatsu 마사지와 유사하지만, 침술의 경락이론과 혼합한 것이다, 예는 Katsusuke Serizawa의 연구이다(p. 403).
4. ________은 경혈과 경락을 사용하였고, kyo-jitsu 진단을 포함한다. 이러한 스타일은 _________에 의하여 발전되었다(p. 403).

기와 경락의 개념 (Concepts of Ki and Meridian)

1. 중국인들은 신체의 _____ 해부학을 설명하기 위하여 _____ 통로 또는 경락의 개념을 발전시켰다(p. 404).
2. 기 또는 동적 _____는 모든 신체 조직과 기관의 연결망을 따라 공급된다(p. 404).
3. 경락을 따라 장애가 없고, 균형이 있는 기의 흐름은 _________의 효과와 원인이다(p. 404).
4. 동양의학은 전신에 기의 균형화된 ____ 유지하고, 이것이 일그러진 것이라면 ____ 회복시키기 위하여 제공된 것이다(p. 404).

경락의 구조 (The Structure of Meridians)

1. 각 경락은 해부학적 기관의 이름으로 지정되었다. 이것은 해부학적인 설명보다 더 _________ 것이다(p. 404).
2. 각각의 경락은 중요한 신체 ____과 관련이 있다(p.).
3. Zen shiatsu에서 사용되는 경락은 전통 경락의 ______이다(p. 404).
4. 경락의 순환주기 이론은 삶을 유지하기 위한 _________과 _________의 여러 과정으로 설명된다(p. 404).
5. 주기는 폐와 대장 경락에서 시작하고, 이것은 __________과 _________를 다스린다(p. 404).
6. 위와 비장경락은 ________ 흡수과정과 기를 공급하기 위하여 ________ 시작한다(p. 405).
7. 심장과 소장경락은 기의 ___ 측면과 연민과 관련이 있고, ______와 ______에 영향을 받는 자극의 동화와 해석하는 작용을 한다(p. 405).
8. 방광과 신장경락은 ________, ________ 신경계, 그리고 ______ 체계 따라 정화를 한다(p. 405).
9. 심포와 삼초경락은 신체의 전체 부분에 이용할 수 있는 기를 만드는 중심 분배자이다. 이것은 ________와 _________ 체계에 영향을 주고, 신체 _____ 조절을 한다(p. 405).
10. 간과 담경은 특정한 작용을 수행하기 위하여 기를 조절하여 분산시킨다. 이들은 ______ 체계를 다스린다(p. 406).
11. 이러한 기능의 의미는 ________, __________, _________, 그리고 _______ 정도에서 설명할 수 있다(p. 406)

항상성 (Homeostasis)

1. 항상성의 개념은 전체의 균형 상태를 유지하고 인간이 타고난 _______ 체계이다(p. 406)
2. 기의 흐름은 __________라 하는 경락을 따라 지점에 내부______ 이완시켜 항상성을 시도한다(p. 406).
3. 기의 __________와 ________는 항상성에 영향을 주는 불균형에 포함된다(p. 406).
4. 기의 진동 정도는 낮은 것(_____, ______)에서 높은 (______, ______)주파수의 범위에 있다(p. 407).
5. Kyo는 기의 양과 ______ 관련이 있고, jitsu는 기의 질과 _______ 있다(p. 407).

6. 일반적으로 불균형의 기의 _____를 멈추게 하고, 이것은 약해진 부위에 보완하기 위하여 노력하는 에너지 연결망이 일그러진 것이다(p. 407).
7. 균형은 jitsu 부위가 _______과 에너지 흐름이 정상적인 유형으로 회복된 것이다(p. 407).

Zen Shiatsu 치료사의 역할

1. Zen Shiatsu 치료사의 역할은 (1) 에너지 불균형의 __________, (2) 균형을 재확립하기 위한 ______, (3) 존재하는 에너지 균형의 ________이다(p. 407).

진단 (Diagnosis)

1. Zen shiatsu에서 진단의 목적은 ________ 경락과 ________ 경락 사이에 관련된 효과와 원인을 확인하기 위한 것이다. 예, 에너지 정도와 흐름의 균형이 좋지 않은 부위(p. 407).
2. 에너지 불균형을 진단하는 중요한 의미는 12경락과 관련된 ______ 부위의 촉진하는 것이다(p. 407).

Shiatsu 기술의 수행 (Performing Shiatsu Techniques)

1. 4가지 중요한 원칙은 Shiatsu 기술의 _________ 결정한다(p. 408).
2. 제공자는 _______ 태도를 유지한다(p. 409).
3. 침투는 치료하고자 하는 경락의 표면에 _______이다(p. 409).
4. 근력보다 _____ 이동은 압박을 적용할 때 사용한다(p. 410).
5. 압박은 ________ 적용한다(p. 410).

Shiatsu의 전망 (Shiatsu Perspective)

1. Shiatsu는 약간 또는 _______ 효과가 없는 긴 ______ 위에 긍정적인 결과를 제공하는 치료적 접근법이다(p. 411).
2. Shiatsu는 _______과 ________을 하나로 통합하기 위하여 지속되고, 이것은 _______위하여 삶이 지속되기 위하여 도움을 준다(p. 411).

더 많은 이해를 위해서 FOR GREATER UNDERSTANDING

다음의 훈련은 이 장에서 설명된 지침의 특별한 적용이다. 동사는 다양한 활동을 강조하고, 기술발전을 조장하기 위하여 밑줄을 그었다. 이러한 훈련은 학습 파트너 또는 그룹, 또는 학급과 함께 수행한다.

1. 인증된 치료사에게 Zen shiatsu를 받아보아라. 진단 방법에 주목한다. 다양한 기술을 수행하는 치료사처럼 에너지의 움직임의 느낌을 인식하여라. 치료 전화 후의 느낌을 비교하라. 치료사에게 당신의 경험을 말하고 나중에 학습파트너에게 이야기 한다.
2. Zen shiatsu 치료사의 치료를 관찰하라. 서양마사지와 어떻게 다른지 주목하라. 당신이 관찰한 것을 적고 그리고/또는 학습파트너에게 이야기한다 〔대체: Zen shiatsu 비디오를 시청하라〕.
3. 인증된 zen shiatsu 치료사와 이야기하라. 그들의 훈련, 인증에 필요한 것, 그들이 치료하는 고객의 유형에 대하여 물어보라. 학습파트너 또는 그룹에게 당신이 찾은 것을 나누어 주어라. (치료 후에 문제 1과 혼합한다)
4. Zen shiatsu의 소개강의를 들어라. TAM 이론은 ABT의 특정한 유형에서 수행된다. 학습파트너와 함께 당신의 경험을 이야기 하라.

제 20 장

Jin Shin Do

Jin shin do

학습 결과 Learning Outcomes

이 장을 학습하고 난 후, 다음의 정보를 습득할 것이다.

1. Jin Sin Do의 발전을 이야기할 수 있다.
2. 경혈을 정의하고, 딱딱해진 경혈점을 설명할 수 있다.
3. Jin Sin Do에서 이상한 흐름과 중요성을 설명할 수 있다.
4. 5가지 요소와 12개의 중요한 경락 사이의 상관성을 이야기할 수 있다.
5. 에너지 흐름의 평가를 설명할 수 있다.
6. 신체 분절에서 치료의 중요성을 이야기할 수 있다.
7. Jin Sin Do 치료에서 사용되는 경혈점을 설명할 수 있다.
8. Jin Sin Do의 심리적 그리고 신체적 효과를 열거할 수 있다.

MEDEALINK

이 책의 각 부분을 복사한 CD는 이 장에 담겨진 기술을 추가하였다. CD-ROM에 넣으면 마사지 기술의 영상을 볼 수 있다. 이 영상은 새로운 부분을 학습하는데 도움을 줄 수 있게 디자인되었다.

역사적 인물 HISTORICAL PEOPLE AND DEVELOPMENTS

Teeguard, loan Marsaa	Jin Shin Do Foundation

중요한 용어/개념 KEY TERMS/CONCEPTS

경혈점	경락의 평가	원위 점
딱딱해진	신체 분절	4쌍의 이상한 흐름
커다란 중심 통로	국소 지점	이상한 흐름
Jin Shin Do	경락	변형의 과정

Jin Shin Do 소개 INTRODUCTION TO JIN SHIN DO

Jin Shin Do는 신체의 특정한 지점에 심부 손가락 압박을 적용하여 근육 긴장과 스트레스를 완화시키는 새로운 방법과 관련이 있다. **경혈점**이라 하는 지점은 경락 — 신체 기관과 관련된 에너지 통로를 따라 활기차게 활동하는 지점이다.

Jin Shin Do는 현대의 대표적인 아시아 지압-침술 이론과 기술, 호흡 운동, 도교 철학과 현대 심리학의 통합체이다. **Iona Marsaa Teeguarden**는 다양한 지압기술을 연구하였고, 1978년에 Acupressure Way of Health라는 책을 집필하였다. 이 책은 그녀가 통합한 기본적인 이론을 설명하였고, 그녀는 이것을 Jin Shin Do라 불렀다. 수년간, 그녀는 이 통합체에 심리학을 추가시켰고, 이것은 The Joy of Feeling: Bodymind Acupressure(1987)에 설명되어 있다.

1982년에, Teeguatden은 이러한 방법을 위임한 지도자들과 함께 교육하기 위하여 **Jin Shin Do의 근본**을 설립하였다. Jin Shin Do는 등록상표이며, ABT의 이러한 형태를 배우기 원하는 사람들은 인증된 강사에게 교육을 받게 할 수 있다(더 자세한 역사는 www.jinshindo.org에서 Iona Teeguarden의 The Development of Jin Shin Do Body를 참고).

딱딱해진 경혈점 ARMORED ACUPOINTS

간단하게 적용, 지압점에 직접 손가락 압박을 가하는 것으로 신체와 감정적 스트레스 그리고 긴장을 완화시키는데 도움을 준다. 중국의학 용어로, 이러한 **경혈점**은 신체의 표면에 생활 에너지가 들어오게 하는 부분인 경락을 따라 위치한다. 서양 용어로는, 주위의 부위와 비교하여 높은 전기전도 또는 낮은 전기저항을 갖는 부위이다.

사람이 환경, 사회, 감정 또는 신체적 자극, 긴장(에너지)으로 인하여 경험하는 스트레스는 이러한 몇 개의 지점에 집합시키는 경향이 있다. 긴장이 이완되지 않는다면, 긴장이 많은 상황을 경험 할 수 있을 것이다. 한편으로는 근본적인 긴장 또는 외상을 느끼지 못하는 사람이 있을 수도 있다. 이러한 경우, 벌을 받는 것을 피하기 위하여 눈물을 흘리거나 또는 소리 지르는 것을 참거나 또는 통증으로 무감각해진 신체의 부분이 긴장될 수 있다. 스트레스는 외상을 당할 때 경험한 냄새, 보는 것 또는 소리의 응답에 의하여 후에 감소될 수 있지만, 이러한 상황에서 사람들은 더 긴장되는 이유를 인식하지 못한다. 그동안, 긴장이 있는 지점(목, 어깨 또는 등에서)은 더 딱딱해지고 접촉하면 긴장이 증가되는 것을 느낄 수 있다.

딱딱해진 지점은 심리적인 병력을 포함하기 때문에, 가끔 억압된 감정 또는 방어적인 태도는 이 지점이 이완되는 동안 의식하고 있는 자각으로 나타날 수 있다. Jin Shin Do 치료사는 필요로 할 때 심리치료사와 의사에게 신체적 긴장을 이완되게 도와줄 수 있으므로 감정적 이완을 통하여 사람에게 도움을 주고 만족을 주는 교육을 받는다. Jin Shin Do는 의학적인 치료는 아니며, 신체, 마음, 감정과 정신의 균형을 회복시키는 것으로 의식을 포함하여 변화되는 과정이다.

Jin Shin Do는 근육긴장과 딱딱해진 것을 이완시키기 위한 부드러운 방법이다. 치료사는 가볍게 압박을 가하면서 시작하고 고객이 요청할 때에는 심부로 깊게 가한다. 치료사는 장시간 한 지점에서 압박을 가하며 심부에 수행할 수 있다. 한손으로 긴장된 부위에 압박을 가하는 동안 다른 손은 연속된 다른 지점에서 수행하고, 신체 에너지의 균형을 잡히게 하고 긴장을 이완되게 하는데 도움을 주므로 더 많은 효과와 더 만족할 수 있게 이완을 가능하게 한다. 비록, 드물게 하나의 긴장된 부위에 압박하여 모든 긴장이 이완되는 것을 가능하게 할 수도 있다. 사람들은 대개 한 번에 획기적인 변화를 얻을 수 있지만, 너무 빠르게 전체 심리적인 병력을 치료하기에는 그들은 충분히 준비되어 있지 않다.

훈련된 치료사는 이완 또는 강한 것을 동반하는 느낌과 감각, 감정과 마음이 상승하는 것을 배우고 일어나게 할 수 있게 된다. 이완은 심부 이완 또는 가끔 욱신거리고 떨림, 울음 또는 소리치는 것이 나타날 수 있다. 절차는 평온하고 내재적이고, 마사지를 수행하는 동안 대상자는 잠들 수 있다. 이완은 새로운 전환, 의식 또는 무의식에 의해서 나타나고 기쁘게 생활하기 위하여 능력을 보충하는 것이다.

불가사의한 흐름 STRANGE FLOWS

고대 중국 철학자들은 신체가 우주와 지구의 작은 세계라고 믿었다. 이 철학자들은 강이 넘쳐흐를 때, 물이 수로보다 많으면 물이 부족한 강으로 흐르는 것을 관찰하였다. 또한 철학자들은 경락이 에너지로 과도하게 차게 되었을 때, 불충분한 경락에 재분배하는 것을 관찰하였다. 이러한 경로를 불가사의한 흐름 또는 놀라운 경로라고 부른다. 경락을 통한 흐름 같지 않게, 에너지는 불가사의한 흐름을 통하여 지속적으로 흐르지는 않고, 단지 에너지가 경락을 따라 불규칙하고 부족하게 되었을 때에만 불가사의한 흐름이 나타난다. 이러한 불가사의한 흐름에는 경혈점은 없다 — 모든 경혈은 경락에 존재한다. 임맥과 독맥으로 결합된 것에 의해서 형성된 중심 경로(great central channel : GCC)는 예외이다.

흐름이 장애를 받지 않는다면, 신체는 경락을 통해서 균형과 조화를 유지할 것이다. 그러나 이상한 흐름은 딱딱해지거나 장애가 있을 수 있다. Jin Shin Do 치료사는 흐름이 방출되게 하지 않고 경락을 균형 있게 할 수 있다.

경락의 흐름에는 4쌍이 있다. 이것은 음과 양의 정식 경로(great regular channel ; GRC), 음과 양의 교량 경로(great bridge channel : GBC), 띠 모양의 경로(belt channel : BC)와 침투 경로(penetrating channel : PC)와 임맥과 독백이다. 임맥과 독맥이 결합된 것이 중심경로이다. 중심경로(그림 20-1, 20-2)의 방출은 척추 또는 병변(먼저 카이로프랙터 또는 의사에게 확인)을 가진 사람에 좋고 특히 여성의 생식계의 균형을 위하여 사용된다. 이것은 또한 정신적 에너지 흐름을

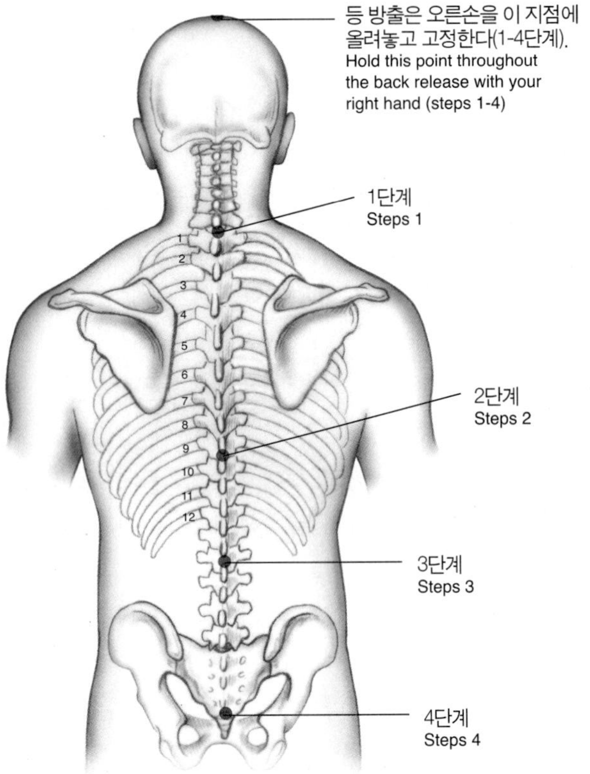

그림 20-1. 등 방출을 위한 지점의 위치. 중심 경로를 위한 등의 방출은 대상자가 엎드린 상태에서 수행된다. 치료사는 대상자의 왼쪽 편에 앉고, 대상자의 머리 맨 끝에 오른 손의 손가락 또는 손바닥을 올려놓는다. 오른 손은 전체 방출을 위해 그대로 남겨둔다. 왼손은 대상자 등의 각 지점에 일직선으로 부드럽게 압박한다. 1단계는 7번째 경추와 1번째 흉추 사이. 2단계는 9번째와 10번째 흉추 사이. 3단계는 2번째와 3번째 요추 사이. 4단계는 대상자의 미골에 왼손의 손바닥을 올려놓는다.

돕는데 효과적이다.

음과 양의 정식 경로는 신경계 긴장 또는 어깨, 목 긴장으로 고통 받는 사람에게 사용된다. 음과 양 교량 경로는 등에 긴장이 있는 사람을 위해서 선택할 수 있다. 이것은 또한 사람의 에너지를 증가시키는데 도움을 주고 대표적으로 운동선수에게 이완시키기 위한 경로이다. 침투 경로와 띠모양의 경로는 복부와 요부 부위를 방출하고 성적 에너지와 기관을 강화시키는데 도움을 준다. 모든 흐름을 방출하기 위하여 자세하게 교육시키는 것은 Teeguarden의 The Acupressure Way of Health(1978)와 A Complete Guide Acupressure(1996)에서 찾을 수 있다.

경락의 평가 ASSESSMENT OF MERIDIANS

경락의 흐름을 평가 없이 방출할 수 있지만, 더 확실한 경락의 균형을 위해서는 에너지 흐름의 평가가 필요하다. 이론적으로, 에너지 흐름이 자유롭다면, 우리의 신체는 완벽할 수 있고, 신체적, 마음, 감정적 또는 정신적 긴장 또는 질환을 경험하지 않을 것이다. Jin Shin Do에서, 신체와 정신의 웰빙을 증가시키고 긴장을 이완시키는 것은 불균형이 있는 경락을 평가하는 것이며, 이곳은 신체에서 가장 통증이 있거나 딱딱한 부분이다.

증상이 아닌 에너지 불균형과 근육 이완을 강조하는 것이다. 예를 들면, 일반적인 감기의 경우에, 폐 경락에 불균형이 있을 수 있고, 이것은 가장 확실하게 일어날 수 있는 것이다. 그럼에도 불구하고, 경락의 평가는 삼초 경락(신체의 온도와 에너지 생산의 항상성을 유지하는 것과 관련이 있는)의 불균형의 문제로 나타날 수 있다. 또는 간 경락 불균형이 나타날 수 있다. 그리하여 환자

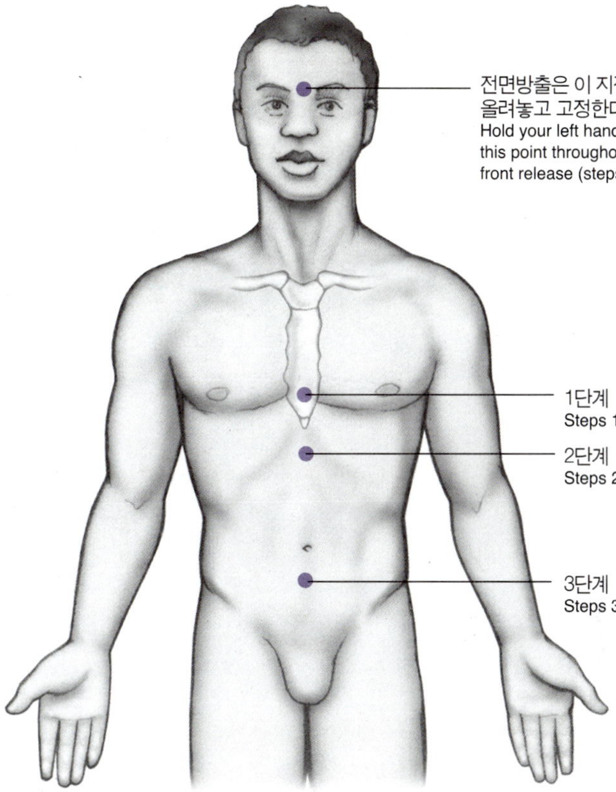

그림 20-2. 전면 방출(임맥). 치료사는 오른쪽에 앉는다. 대상자는 바로 눕게 한다. 1단계는 대상자의 미간(눈과 눈 사이) 위에 치료사의 왼손바닥을 올려놓는다. 치료사의 왼손은 나머지 3단계동안 그대로 유지시킨다. 치료사의 오른손의 손바닥 또는 손가락의 위치는 대상자의 양쪽 유두 사이의 중간지점위에 올려놓고 압력을 가한다. 2단계는 치료사의 오른손을 대상자의 solar plexus에 올려놓고 압력을 가한다. 3단계는 치료사의 오른손바닥을 대상자의 하복부(hara)에 올려놓는다.

가 독성의 문제점을 가질 수 있다. 또는 신장 경락의 불균형이 있을 수 있고, 반대로 환자가 에너지를 배출될 수 있다(아마도 만성 긴장에 의하여). 담낭 경락의 불균형이 있는 사람은 자신이 아픔을 만들어 고통을 줄 수 있다. 불균형이 어디에서 시작하든지, 올바른 것이 아니라면, 다른 경락에 점차적으로 영향을 주게 된다. Jin Shin do의 대표적인 이론에 따르면, 신체와 정신은 하나이고, 한 부분에서의 문제는 다른 부분에도 영향을 주게 된다는 것이다.

기관이 아닌 경락을 평가한다는 것을 가장 주의해야 한다. 경락은 불균형하게 되어도, 사람은 신체적으로 건강할 수 있다. 사실, 심장 경락의 불균형은 심장의 문제점 보다는 심장 통증이 나타나거나 또는 근본적인 어려움이 나타날 수 있다. 경락은 상징이고, 많은 의미를 가지고 있다. 중국의학 이론에서, 경락은 단지 신체의 기관과 관계가 있는 것은 아니고, 특정한 감각, 색, 경험, 감정, 맛, 신체 활동과도 관계가 있다고 하였다. 경락의 불균형은 다른 부위에 과도 또는 불충분으로 반영될 수 있다. 각 경락은 에너지가 강한 시간과 계절이 있다. 경락은 관련된 시간 또는 계절에 따라 강함과 약함이 두드러진다.

12 경락은 금, 토, 화, 수, 목의 5가지로 분류된다. 이 요소들은 5가지 에너지 성향 또는 신체 정신의 5가지 측면의 상징이다.

각 경락과 관련된 특징은 표 20-1에 기입하였다. 이것은 명확한 목록은 아니지만, 기능적 관계는 침술 이론의 근본인 심신상관적인 개념에 대한 생각을 독자에게 줄 것이다.

대상자에게 가장 중요한 감각은 무엇인가? 감각이 약한 것은? 대상자가 감각 기관에 문제가 있다면, 관련된 경락에 약화가 나타난다. 예를 들면, 시각에 의지하고 냄새를 맡지 못하는 것은 금과

표 20-1 요소와 경락의 중요한 연관성(KEY ASSOCIATIONS OF ELEMENTS AND MERIDIANS)

요소	금(Metal)	토(Earth)	화(Fire)	수(Water)	목(Wood)
음	폐	비장	심장과 심포	신장	간
양	대장	위	삼초와 소장	방광	담낭
감각	후각	미각	말하기	청각	시각
감각기관	코	입, 입술	혀	귀	눈
체액	점액	타액	땀	소변	눈물
색	하얀색	노란색	빨강색	청색, 검은색	녹색
표현	눈물	노래	웃음	고통	소리치기
극도의 감정	슬픔, 화	걱정, 회상	충격, 매우 기뻐함	불평, 두려움	노여움
균형된 감정	솔직, 감정이입	동정, 연민	기쁨, 동기부여	결심, 신	주장
미각	양념, 자극성	달콤한	쓴, 뜨거운	짠	시큼한
계절	가을	늦가을	여름	겨울	봄
관련된 행동	자제를 잃다	정신 활동	영감과 사교	의지와 활력	계획과 의사결정
시간	폐 오전 3-5 대장 오전 5-7	위 오전 7-9 비장 오전 9-11	심장 오전 1-오후1 소장 오후 1-3	방광 오후 3-5 신장 오후 5-7	담낭 오후11-오후 1 심포 오후 7-9 삼초 오후 9-11

목의 불균형 모두를 나타내는 것이다. 유사하게 신체의 체액이 너무 많거나 또는 너무 적을 경우에도 불균형이 나타난다. 사실, 사람의 점액이 너무 많거나 또는 너무 적다면 금 요소-폐 또는 대장 경락 모두에 불균형이 있을 수 있다는 것이다.

사람의 얼굴색과 입고 있는 옷 색깔을 보라. 사실, 천식환자는 가끔 하얗고, 폐 경락에 불균형이 나타난다. 금에 불균형을 가진 사람은 하얀색을 좋아하거나 또는 싫어한다. 사람들의 목소리를 들어보라. 노래(토)하는 목소리를 가진 사람 그리고 항상 소리 지르는(목 불균형) 사람이 있다. 부적당한 시간에 소리죽여 웃는 사람도 있고 예를 들면, 마음을 아프게 말을 하는 사람도 있다(화 불균형).

감정의 문제를 일으키는 것은 무엇인가? 몇몇 사람은 다른 사람의 슬픔에 동정심을 보일 수 있다. 반면 다른 사람은 그들의 동정이 과하거나 또는 느끼지 않을 수 있다. 모든 경우 토의 불균형을 가지고 있는 것이다.

하루 중에 사람이 불편하거나 또는 피곤하게 느껴지는 시간이 불균형이 나타나는 것을 나타낸다. 오후 2시에 피곤함을 느끼는 사람은 오후 1시에서 오후 3시의 소장 경락의 불균형을 가지고 있는 것이다.

이러한 사람들의 표현으로 그들 자신의 불균형을 알 수 있을 것이다. 예를 들면, 지성을 무시하는 사람은 토의 불균형을 가지고 있고, 반면에 친분에 두려움이 있는 것은 화의 불균형으로 생각할 수 있다.

평가는 진단이 아니다. 중국 철학자는 체계에서 아무것도 좋지도 나쁜 것도 아닐 수 있다고 하였다. 서양 사회에서. 화를 내는 것은 가끔 나쁜 것으로 생각한다. 화를 내는 것은 봄과 초록의 특성을 가진 목의 요소이다. 이것이 부드럽게 흐를 때, 화를 내는 것은 정직한 것이고, 심장에서부터 자연스러운 감정이고, 화내는 것은 중요하게 생각되어지는 한사람 또는 누군가를 사랑하는 것을 느끼는 것이다. 건강하게 화내는 것은 사람과의 관계를 원만하게 회복하는 것이다. 반면에, 화를 참는 것은 괴롭고 독이 될 수 있고, 화를 폭발하는 것은 목의 불균형이라고 생각할 수 있다.

신체에서 경락을 평가하기 위한 다른 방법은 관련된 경혈점을 자극하는 것이고 통증이 있는 부위를 찾아낸다. 이러한 지점들은 척추기립근의 측면인 두개의 방광 경락을 따라 등에 위치한다. 이러한 선에, 지점은 특정한 경락과 일치하는 척추 사이의 공간에 평행하게 있다(그림 20-3). 긴장이 척추기립근의 내측에 있다면, 문제는 단기간 또는 초기이고, 긴장이 척추기립근의 외측에 있다면, 문제는 불균형이 만성화되었다는 것이다. 사실, 이러한 선의 지점은 3번째와 4번째 흉추 사이의 디스크에 폐 경락과 관련이 있다. 폐 경락이 약하다면, 3번째 또는 4번째 흉추는 외측으로 정렬되거나 또는 폐 경락과 관련된 하나 또는 양쪽 지점의 부위는 통증 또는 활기가 없고, 창백하거나 또는 과도하게 붉거나 ,또는 다른 예외적인 특징이 나타날 수 있다. 이러한 지점은 접촉을 할 때 통증이 있거나 또는 감각이 없을 수 있고 근육 경련이 있을 수 있다.

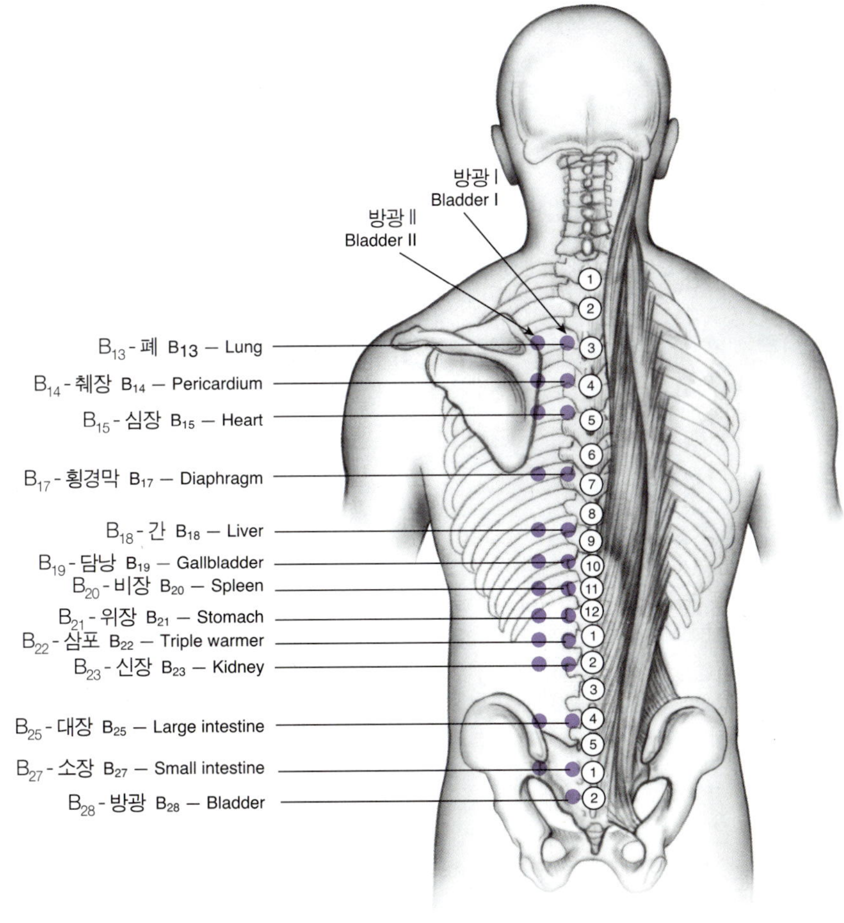

그림 20-3. 목 후면의 심부 근육.

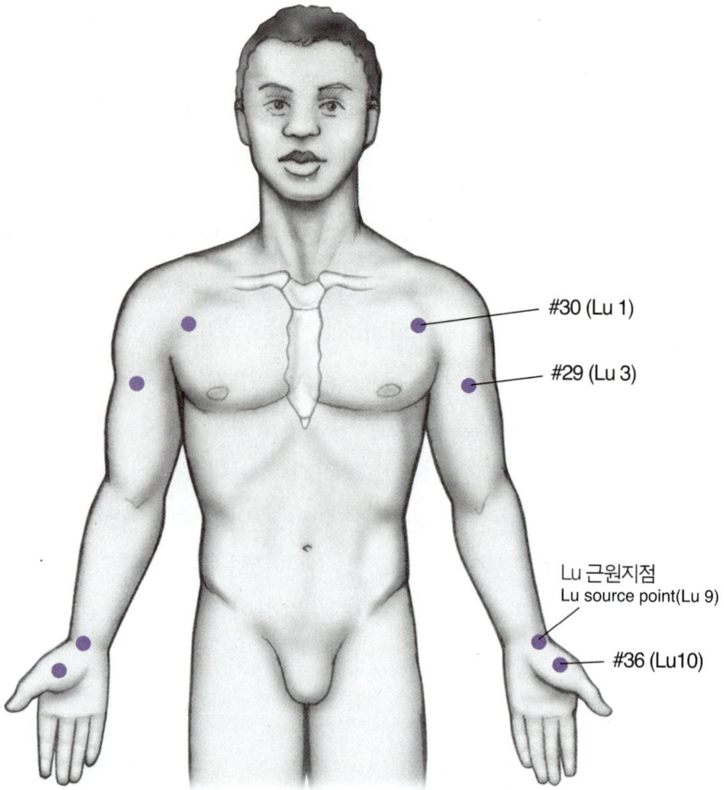

그림 20-4. 전면과 후면에 중요한 신체 분절.

Jin Shin Do에서, 치료사는 첫 번째로 수행하기 위한 경락을 선택하여야 하고 그 후에 방출을 필요로 하는 경락의 지점을 선택한다. 사실, 폐 경락에 수행하는 것은, #30이라 불리는 지점이 **국소 지점**으로 선택하기 좋다. 이것이 과도한 긴장 또는 문제가 되는 지점이다. 이 지점은 폐 경락의 적어도 두개의 다른 지점을 압박하는 2분 정도 동안 압박을 유지하여야 한다. 이러한 지점들을 문제가 되는 부위에서 멀리 있다고 하여 **원위 지점**이라 부르지만, 국소 지점에서 심부 방출되는 것을 촉진한다. 자극하는 두 지점사이는 연결이 되어 있기 때문에, 두 지점을 자극하는 것은 한 지점을 자극하는 것보다 능률적으로 방출된다. 이것은 숙련된 치료사가 경락을 더 효과적으로 방출되게 하는 방법에서 Jin Shin Do를 공부하기 위하여 필요한 것이다. 그림 20-4에서는 폐 경락에 수행하는 방법의 예를 보여주고 있다.

신체 분절 BODY SEGMENT

Jin Shin Do 치료사는 또한 신체 부분의 용어로 수행한다. 이것은 기능과 관련이 있고 움직임과 동작을 표현하기 위하여 함께 움직이는 근육의 그룹이다. 예를 들면, 치아에 문제가 있다면 목에 통증을 느낄 수 있다. 그러므로 이 부위는 같은 분절이다. 따라서 턱의 통증이 없어질 때까지 목의 완전한 이완은 불가능하다는 것이다. 주요한 신체의 분절은 그림 20-5에 설명하였다.

이러한 분절을 결정하는 긴장은 치료사가 환자의 감정 대립을 이해하는 데 도움을 준다. 사실, 가슴은 우리의 느낌을 흐르게 하거나 또는 흐르지 못하게 나타난다. 팽창된 가슴을 가진 사람은

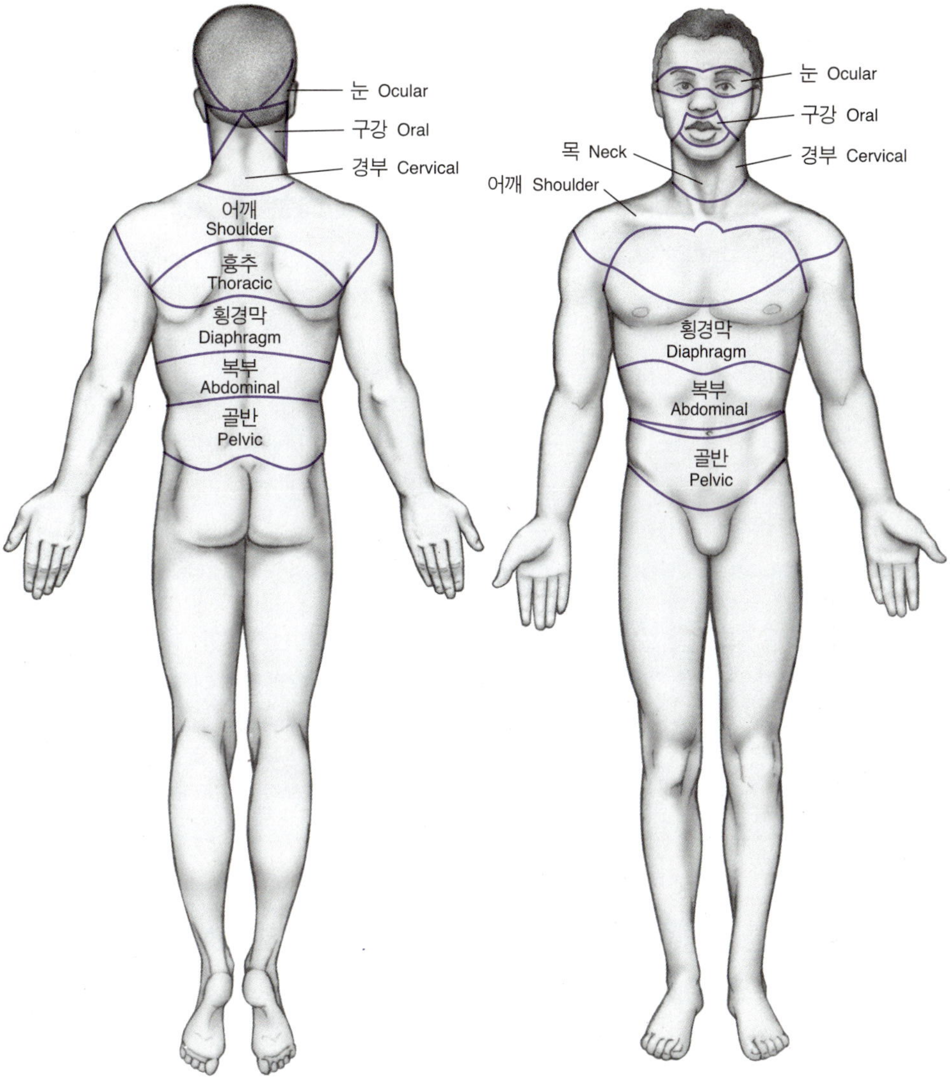

그림 20-5. 바로 누운 대상자에게 엄지손가락으로 후두하 근육에 직접 압박.

사나이다운 외모와 그들의 실제 모습보다 더 강하게 보인다. 분절과 감정을 서로 연관시키는 하나의 방법은 분절과 관련이 있다고 생각하는 것이고, 예를 들면 "나의 어깨에 세상의 무게를 옮기는 것" 또는 "나는 소화시킬 수 없다(I can' t stomach situation)"라고 표현하는 것이다. 표 20-2는 주요한 신체 분절과 관련된 감정의 예를 보여준다.

대개, 모든 분절은 몇 가지 방출을 필요로 한다. Jin Shin Do에서, 일반적인 순서는 위에서 아래로 분절을 방출하고, 첫 번째로 자기-표현과 관련된 부위를 자유롭게 한다. 그 후 에너지가 하부 분절로 방출이 될 때, 불가사의한 흐름을 따라 위로 흐르는 것을 방해해서는 안 된다. 상부 분절이 자유로울 때, 사람은 음성 표현으로 흐르지 않는 에너지를 방출 할 수 있다. 모든 Jin Shin Do는 가끔 긴장된 부위를 이완시키기 위하여 목의 방출을 마지막으로 한다-목이 매우 기분이 좋기 때문이다(그림 20-6).

표 20-2 *신체분절과 관련된 감정*

신체 분절	감정 연관
눈과 입	감정 표현 합리적인 생각
목	신체의 합리와 느낌 사이의 분배 감정의 하향 표현의 어려움
어깨	책임감 판단(자기 판단 포함)
가슴	감정 흐름의 제한 호흡 제한은 제한된 감정의 하나이다 사랑을 잃어버린 만큼 사랑과 경험 적용은 심장 분절(심장 통증 또는 애통)
횡경막과 복부	감정과 사람과 사람의 힘 자신의 감정을 잃어버리는 것의 두려움 이러한 사회에서 위를 고정시킨다고 말하고, 개인적 힘과 내장을 느끼는 것과 관련된 부위. 반면에 고대에서 철학은 복부가 이완되는 것이다.
골반	이 분절은 사회적 환경-성과 배설에 대하여 이야기 하지 않는다 우리가 생존하는데 필요하거나 또는 근본적 자신을 조절을 하지 못하는 것의 두려움

Iona Marsaa Teeguarden The joy of feeling: Bodymind acupressure(1987)와 A complete guide to acupressure(1996)에 더 많은 정보가 있다.

Jin Shin Do를 수행하는 방법 HOW TO GIVE JIN SHIN DO SESSIONS

친구와 가족 그리고 자신에게 기본 수준의 Jin Shin Do를 사용하고자 배우는 것은 간단하다. 40 시간의 기본 코스를 공부한 후, 학생들은 다양한 방출 또는 그들 자신의 지점의 연합에 따른 전체

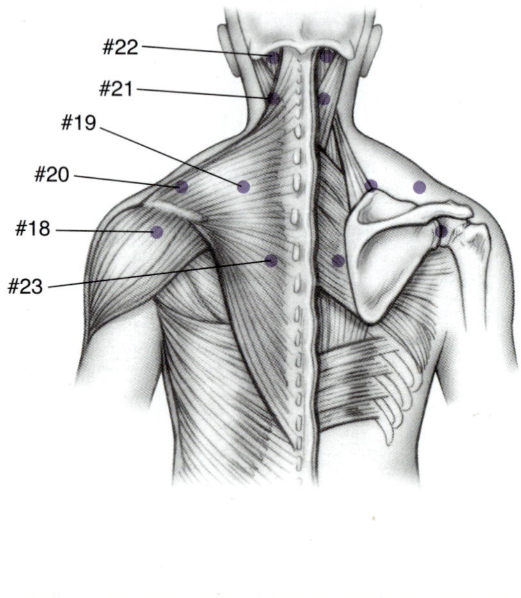

그림 20-6. 목과 어깨 방출. 대상자는 바로 눕는다; 치료사는 머리부위에 앉는다. 어깨 밑에 손을 놓고 이완이 될 때까지 양쪽의 23을 각 손의 한 손가락을 사용한다. 그 후 양쪽 18을 방출한다. 손가락으로 어깨 위를 엄지손가락으로 19을 방출하고, 방출될 때까지 20번을 엄지손가락으로 압박한다. 다음은 손가락으로 21을 압박한다. 치료사는 방출될 때 까지 22를 압박하고 후두를 당기면서 끝마친다. JSD 목 방출에서 인용(Teeguarden, 1978).

부분에 여러 유형을 수행할 수 있을 것이다. Jin Shin Do에서 모든 동작은 지점을 압박하고 유지하는 것이다. 방출을 필요로 하는 대부분의 지점을 국소 지점이라 부른다. 국소 지점은 적어도 두 원위 지점을 유지하는 동안 계속 고정하고, 그 후에 다른 지점에 사용한다. 원위 지점은 국소 지점과의 관계에 의하여 선택된다. 대개, 두 지점은 같은 분절, 같은 경락 또는 같은 흐름이 있다.

압박 지점은 지점을 완전히 손가락으로 압박하여 유지하지만, 대상자가 이완하지 않으면 심부에 적용하지 않는다. 지점을 방출하고자 한다면 치료사의 손가락은 자동적으로 지점의 심부에 가하게 된다. 이 지점은 다음과 같은 것이 나타날 때까지 또는 평균 1~2분간 유지한다.

1. 치료사는 확실하게 근육이 이완되는 것을 느낀다.
2. 치료사는 맥박을 느끼거나 증가하는 것을 느낄 수 있다(이 느낌을 느낄 수 있게 연습하여야 한다.).
3. 대상자는 예민함이 감소(또는 가끔 처음에는 증가한다)하는 것을 느낀다.

Jin Shin Do의 효과 BENEFIT OF JIN SHIN DO

심리적 효과 (Psychologic Benefits)

많은 질환은 어린 시절에 형성된 좋지 않은 생각과 관련이 있다. 다음에 설명된 예는 해를 끼치는 생각의 한 유형이다.

지금 30세 여성인 Andrea는 그녀의 아버지가 "감정적으로 무기력한 사람"은 아니라고 교육 받았다. Andrea가 처음 저자에게 치료를 위하여 찾아왔을 때, 그녀는 심한 천식으로 12년 동안 약을 먹었고, 약의 효과가 더 이상 없었다. Andrea는 저자에게 그녀는 결코 울지 않고 그녀가 조절할 수 없을 때까지 화를 내지 않는다고 말하였다. 그녀는 화가 났을 때 그녀의 치아에 문제가 있었고, 가끔 상처가 났다. Andrea는 얼굴이 매우 창백하고 폐 경락의 에너지가 너무 과하게 나타난다고 평가되었다. 저자는 Jin Shin Do 안내서(1981, p. 8)에서 이것은 폐 경락 #30(폐 1), 다른 폐 경락 지점, 가슴 분절의 다른 지점을 포함하여 방출하는 방법을 사용하였다.

이것을 수행하는 동안, Andrea는 그녀의 천식이 지난달에 매우 심하였다고 설명하였다. 한 달 전에 그녀의 생활에 어떠한 일이 있었는지 물었고, 그녀의 이모가 돌아가셨다고 말하였지만, 그녀는 훈련을 받은 것처럼 울지 않았다. 저자가 Andrea가 그녀 자신의 감정에 숨이 막힐 수 있다고 설명하였을 때, Andrea는 그녀 자신이 숨이 막히는 것 보다 우는 것이 더 낫다고 동의하였다. 치료의 마지막에, 그녀의 얼굴은 붉어졌다. 그녀는 저자가 그녀를 치료하는 9개월 동안에는 약을 복용하지 않았다. 비록, 감추고 있는 그녀의 감정이 해로운 것일 지라도, 이 행동은 근본적으로 적응하기 위한 것이고, 그녀 아버지의 사랑을 얻는데 도움을 주었다.

Jin Shin Do에서 하나의 목적은 사람을 신체와 마음이 연결되어 있다는 것을 인식하게 하는데 도움을 주는 것이다. 가끔 사람들은 그들의 신체가 "그들을 위해서 행동을 한다" 고 믿는다. 우리의 신체는 통증을 주는 존재와 나누어져 있지 않다. 우리 자신에게 나타나는 통증의 원인을 찾는 것을 배울 때, 우리는 건강을 바꾸기 위하여 우리의 마음을 이용하기 위한 준비가 되어 있다. 판단하는 것보다 우리의 긴장에서 배우는 것이 중요한다. 전환기의 중국어는 두개의 특성-위험과 기회로 구성되어 있다. 이것이 고객에게 긴장, 통증, 또는 다른 건강 위기를 포함한 발전을 위한 기회의 인식을 가지는데 도움을 주는 것이 치료사가 수행하는 것이다. 환자는 그들이 원하는 이러한 지식을 이용할 수 있으며, 몇몇 사람들은 그들의 질환에 필요하다.

Jin Shin Do 치료사들은 마술의 치료사는 아니다. 그들은 경혈점의 상태를 유지하고 방출을 촉진하기 위하여 자가-치유 과정을 돕는다. 사람들은 단지 자신이 치료할 수 있다(그들은 의사, 물리치료사 또는 심리치료사의 도움을 필요로 한다).

Jin Shin Do의 연습에서, 건강은 생체 에너지와 신체 마음-정신의 균형과 같은 것이다. 건강은 유지되기 위하여 얻어지는 것은 아니지만, 우리 자신의 지식과 발전을 포함한 지속적인 과정이다.

신체 효과(Physical Benefits)

압박의 깊이와 정도 모두 대상자가 원하는 속도로 수행하여야 하기 때문에, Jin Shin Do는 스트레스를 감소시키는 것과 같이 긴장을 부드럽고 심부 이완시키는데 도움을 준다. Jin Shin Do는 움직임이 없기 때문에, 움직이지 않거나 또는 특정한 자세로 일을 하는 사람을 위해서 좋다. 비록 작은 부위에 접촉을 할지라도, 신체 모든 부위의 근육과 경락에 영향을 준다.

그러므로 Jin Shin Do는 접촉을 하지 않는 상태에서 효과적이다. 예를 들면, 치료사는 손상된 디스크에 직접 수행하지 않지만, 주위 근육을 이완시키는데 도움을 줄 수 있다. 이러한 경우에, 치료사는 항상 카이로프랙터 또는 의사의 허락을 받아야만 한다. Jin Shin Do는 카이로프랙틱 전에 사용하기 좋다.

신체 반응 교육 시스템 연구는 어린이에게 불리한 Jin Shin Do의 효과를 California에서 연구하였다. 더 최근에, Kentucky에서 Steve Schumacher는 20장의 A Complete Guide to Acupressure (Teeguarden, 1996)에서 설명된 것과 같은 유사한 연구를 하였다. 연구는 알러지, 발작, 오줌싸기(bedwetting), 변비, 야간 기침, 폐 울혈, 귀 감염, 콧물, 코피, 피부 상태와 체중 문제의 감소와 교육의 증가를 포함한 많은 효과를 보여주고 있다. 연구자들은 아이들이 덜 활동적이고, 화를 덜 내고, 덜 행복해 한다고 보고하였다. 말을 못하는 아이들은 3가지 단어의 문장을 말하기 시작하였다. 다른 아이들은 언어 발달에서 거의 2등급이 증가하였다. 이 연구는 정상 아이들에게 Jin Shin Do의 사용이 커다란 효과가 있다는 것을 제시하였다(Teeguarden, 1985, p. 22).

요약 SUMMARY

Jin Shin Do는 에너지 흐름을 증진시키고 정신, 신체와 마음의 조화를 이루게 하는 지압의 형태이다. 이것은 중의학의 감정과 에너지 경락 사이의 상관성에 대한 지압 이론들과 감정과 딱딱해진 곳에 관한 Reichial의 개념을 통합한 것이다. 이것은 근육군 또는 신체분절에서 긴장을 이완시키기 위한 부드러운 방법이다.

Jin Shin Do의 기본적인 기술은 1분 또는 2분간 두 개의 경혈점에 손가락 압박을 지속하는 것이다. 체계적으로 긴장된 지점(국소 지점)에서 한 손가락이 압박하는 동안, 다른 손가락은 다른 지점(원위 지점)을 압박한다. 지점이 이완되고 근육이 이완되면, 손가락은 조직으로 더 깊이 들어갈 것이고, 치료사는 맥박을 느낄 수 있고, 대상자는 민감함이 감소되는 것을 느낄 수 있다.

Jin Shin Do의 심리적 효과는 신체정신 자각 증가, 스트레스 감소이다. 신체적인 효과는 근육 긴장의 이완이다. 연구들은 많은 다른 의학적 상태의 아이들에게 효과를 보여주었다. Jin Shin Do

치료사들은 신비한 치료사는 아니지만, 고객의 자가 치유과정을 돕는 사람이다.

참고문헌

Teeguarden, I. M. (1978). *Acupressure way of health: Jin Shin Do*. New York/Tokyo: Japan Publications (distributed by Putnam).

Teeguarden, I. M. (1985). Acupressure in the classroom. *East West Journal*, *15* (August), 22.

Teeguarden, I. M. (1981). *Jin Shin Do handbook*, 2nd ed. Felton, CA: Jin Shin Do Foundation.

Teeguarden, I. M. (1987). *Joy of feeling: Bodymind acupressure*™. New York/Tokyo: Japan Publications (distributed by Putnam). Harper & Row.

Teeguarden, I. M. (1996). *A complete guide to acupressure*. New York/Tokyo: Japan Publications (distributed by Putnam).

추가 참고문헌

웹사이트

(www.jinshindo.org) Jin Shin Do® Foundation

학습 가이드

학습결과 LEARNING OUTCOMES

학습 가이드는 처음 시작하는 부분에 학습결과를 사용하라. 학습 파트너 또는 테이프에 기록된 것을 이용하여 쓰거나 구두로 말하여서 각 결과에 주어진 과제를 수행하라. 처음에는 "책을 보고" 시작하고, 후에는 기억한다.

중요한 용어/개념 KEY TERMS/CONCEPTS

중요한 기술은 이 장을 처음 시작할 때 목록화하였고, 다음에 나오는 연습에서 하나 또는 그 이상을 선택하라. 이러한 이야기에 관한 쓰기 또는 말하기는 이들의 중요성을 심도 있게 이해하고, 이것들을 더 기억하는데 도움을 줄 수 있다. 몇몇 연습문제는 수행의 섬세함에 초점을 맞추어 확실하게 고안되었다.

1. 각각의 중요한 단어와 개념을 하나 또는 두 개 문장을 쓴다.
2. 3×5의 한 쪽 면에 중요한 단어 또는 개념을 쓰고 이름을 쓰고, 다른 면에는 이것에 대해서 자세하게 설명한 학습카드를 만든다. 카드를 섞고 한쪽 면을 읽고, 다른 측면의 정보를 자세하게 이야기하도록 한다.
3. 역사적 인물, 장소와 사건도 문제 2번을 반복한다.
4. 두 개 또는 세 개의 중요한 단어 또는 개념을 선택하여 이것과 관련된 것을 설명한다.
5. 학습파트너와 함께, 교대로 중요한 단어와 개념을 구두로 설명한다.

학습 개요 STUDY OUTLINE

다음은 이 장에서 중요한 개념을 기억하는지 검사하기 위한 질문이다. 각 질문이 있는 본문의 페이지를 이용하여 대답하라.

1. Jin Shin Do는 신체에 특정 지점의 결합을 위하여 ______을 적용하여 근육긴장과 스트레스를 이완시키는 방법이다(p. 416).
2. ______라 하는 이러한 점들은 신체 기관과 관련된 ________의 통로 또는 경락에 있는 높은 에너지를 주는 지점이다(p. 416).
3. Jin Shin Do는 ____의 방법을 의미한다(p. 416).
4. Jin Shin Do는 이론과 기술의 ______합성, 호흡 운동, ______ 철학과 현대______이다(p. 416).
5. Jin Shin Do는 1970년대 ______________에 의하여 발전되었다(p. 416).
6. Jin Shin Do는 1982년에 이 방법의 훈련, 인증 그리고 ________ 연결망을 위하여 설립되었다(p. 416).

딱딱해진 경혈점 (Armored Acupoints)

1. 중국의학에서, 경혈점은 신체의 표면과 가까운 ________ 부위인 에너지 경락을 따라 위치하고 있다(p. 416).
2. 서양의학에서, 경혈점은 주위 부분과 비교하여 높은 ______ 전도 또는 낮은 ____ 저항의 위치로 설명될 수 있다(p. 416).
3. ________은 사람이 환경적, 사회적, 감정적 또는 신체 스트레스를 경험할 때 경혈점에 모이는 경향이 있다. 시간이 지나면, _______은 만성으로 될 수 있다(p. 416).
4. 만성긴장은 _________라 하고, 가끔 경혈점에 모인다(p. 417).
5. 딱딱해진 경혈점이 이완될 때 가끔 억압된 _____ ______ 또는 오래된 _________ 유형이 나타난다(p. 417).

6. Jin Shin Do는 ________ 과정이고, 신체, 마음, 감정과 정신에 ______ 회복에서 의식을 포함한다(p. 417).
7. Jin Shin Do는 근육 긴장과 딱딱한 것을 이완시키는 _______ 방법이다(p. 417).

불가사의한 흐름 (Strange Flows)

1. 불가사의한 흐름은 경락에서 __________ 에너지를 모으는 통로이다(p. 417).
2. 불가사의한 흐름은 그들 자신의 _______ 가지지 않는다. 중요한 경락에 ________은 불가사의한 흐름에 영향을 받는다(p. 417).
3. 불가사의한 흐름에는 ____ 쌍이 있다(p. 417).
4. 통로의 각 쌍은 _______의 특정한 유형과 관련이 있다(p. 417).
5. GCC는 약한 ________ 또는 __________병변, ________, 그리고 __________ 에너지 흐름이다(p. 417).
6. GRS는 _______, __________, 또는 _______ 긴장이다(p. 417).
7. GBC는 ______ 긴장, 그리고 증가된 _________이다(p. 417).
8. PC와 BC는 _______와 __________ 등 부위, 그리고 강해진 ______에너지와 기관이다(p. 417).

경락의 평가 (Assessment of Meridians)

1. Jin Shin Do에서 정열적인 _______와 근육이완이지만 _________는 아니다(p. 418).
2. _________ 시작할 때마다, 정확하지 않다면, ______ 처럼 신체와 다른 경락에 영향을 줄 수

있다(p. 418).

3. 12개의 대표적인 기관경락은 5 ______, 5 정열적인 __________, 그리고 ___________처럼 신체의 5측면과 관련이 있다(p. 419).

4. 경락평가는 ________ 읽기, _________와 등 평가, __________, 그리고 ________ 물어보기로 수행할 수 있다(p. 419).

5. 평가는 이것이 ________ 또는 __________, ____________, 또는 ________ 근처 근육인지 결정하기 위하여 지점을 접촉할 수 있다(p. 419).

6. 평가는 비_____ 이다(p. 420).

7. ________ 지점은 과도한 긴장 또는 문제 부위에 있는 지점이다(p. 422).

8. ______ 지점은 문제의 부위와는 거리가 있지만, 국소 부위의 심부 이완을 촉진시킨다(p. 422).

신체 분절 (Body Segment)

1. Jin Shin Do 치료사들은 기능적으로 관련이 있고 _____움직임과 _______을 만들기 위하여 함께 작용하는 _____군과 같이 신체분절에 치료를 수행한다(p. 422).

Jin Shin Do를 수행하는 방법

1. Jin Shin Do 기간에서 단순한 동작은 _____ 지점과 ________이다(p. 424).

2. 국소지점은 ______ 요구되는 지점이다(p. 424).

3. 국소지점은 두 개의 원위지점을 고정하는 동안 _______ 고정한다(p. 425).

4. 경혈점은 ___ 지점에 손가락으로 압박하면서 고정하지만, 대상자가 _______ 않게 너무 깊게 수행하지 않는다(p. 425).

5. 지점이 이완될 때, 치료사의 손가락은 지점으로 더 깊게 _____ 될 것이다(p. 425).

6. 지점은 ___ 또는 ___분간, 또는 근육 ____이 확실한 정도로 이완될 때까지 고정하고, _____을 느끼거나, 또는 대상자는 _____이 감소되는 것을 느낀다(p. 425).

Jin Shin Do의 효과 (Benefits of Jin Shin Do)

1. Jin Shin Do는 _____ 연결, 그리고 _____감성의 이완을 인식하게 된다(p. 425).

2. Jin Shin Do는 고객이 그들의 __________, _________, 또는 ________에서 포함된 성장의 기회를 인식하게 되는데 도움을 준다(p. 426).

3. Jin Shin Do는 ______과 _______의 심부 이완을 부드럽게 제공할 수 있다(p. 426).

4. Jin Shin Do는 __________ 않는 사람 또는 ________ 유지하여야만 하는 사람에게는 좋다(p. 426).

5. Jin Shin Do는 직접적으로 _______ 않는 상태에서는 효과적이다(p. 426).

6. Jin Shin Do는 아이들에게 다양한 ________을 위하여 효과적이다(p. 426).

더 많은 이해를 위해서 FOR GREATER UNDERSTANDING

다음의 훈련은 이 장에서 설명된 지침의 특별한 적용이다. 동사는 다양한 활동을 강조하고, 기술발전을 조장하기 위하여 밑줄을 그었다. 이러한 훈련은 학습 파트너 또는 그룹, 또는 학급과 함께 수행한다.

1. 훈련된 치료사에게 Jin Shin Do를 받아보아라. 기술을 어떻게 수행하는지, 치료 전과 후의 느낌이 어떤지에 주목하라. 치료사에게 당신의 경험일 이야기 하고, 나중에 학습파트너와 함께 이야기한다.

2. 훈련된 Jin Shin Do 치료사의 치료를 관찰하라. 서양마사지와 어떻게 다른지 그리고 당신이 받아본 다른 동양 신체치료의 유형과 어떻게 다른지 주목하라. 당신이 관찰한 것을 적고 그리고/또는 학습파트너와 함께 이야기한다.[대체: Jin Shin Do 비디오 시청]
3. 이 장에서 설명한 Jin Shin Do 등 이완, 전면 이완 그리고/또는 목과 어깨 이완을 실습하라. 어떠한 이완 또는 에너지 흐름을 느끼는지 주목하라. 학습파트너와 함께 수행을 이야기한다.
4. 이 장에서 설명한 폐경락에 지점 이완을 수행하라. 어떠한 이완 또는 에너지 흐름을 느끼는지 주목하라. 학습파트너와 함께 수행을 이야기한다.
5. 인증된 강사에게 Jin Shin Do 소개강좌를 들어라.

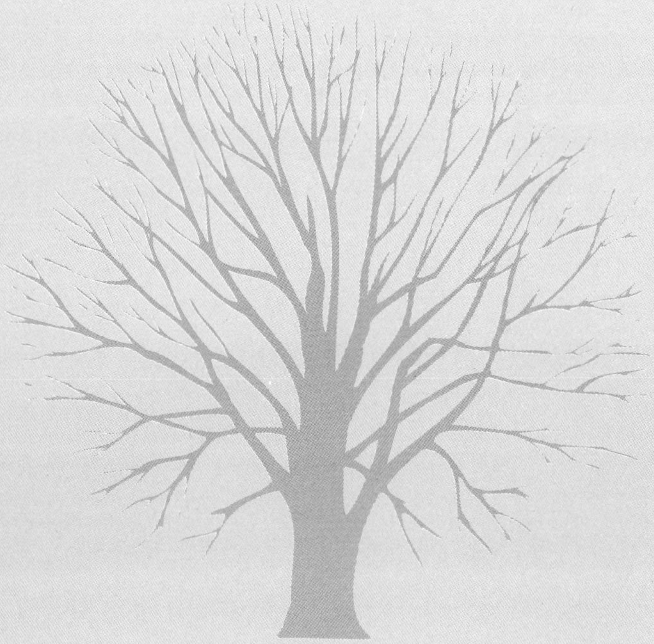

V

마사지의 적용
(Applications of Massage)

제 21 장

스포츠와 운동

Sports and fitness

학습 결과 Learning Outcomes

이 장을 학습하고 난 후, 다음의 정보를 습득할 것이다.

1. 스포츠마사지를 정의할 수 있다.
2. 스포츠마사지의 5가지 목적을 설명할 수 있다.
3. 회복을 위한 스포츠마사지 기간을 계획할 수 있다.
4. 스포츠마사지의 치료적 적용을 설명할 수 있다.
5. 어떤 마사지가 재활을 위하여 사용되는지 설명할 수 있다.
6. 지속적인 스포츠마사지 기간을 계획할 수 있다.
7. 스포츠경기에서 운동선수의 필요에 따라 마사지 기간을 계획할 수 있다.

중요한 용어/개념 KEY TERMS/CONCEPTS

시합	시합 후	치료적 마사지
5가지 중요한 목적	시합 전	스포츠마사지
시합 중	회복	
유지	재활	

MEDEALINK

이 책의 각 부분을 복사한 CD는 이 장에 담겨진 기술을 추가하였다. CD-ROM에 넣으면 마사지 기술의 영상을 볼 수 있다. 이 영상은 새로운 부분을 학습하는데 도움을 줄 수 있게 디자인되었다.

마사지는 운동선수의 훈련에 고대이후부터 사용되어져 왔다. 고대 그리스와 로마에서는 오늘날 스포츠마사지라 불리는 전문분야가 있었다. 2장에서는 고대와 현대의 스포츠마사지 역사에 대해서 간단하게 설명하고 있다.

스포츠마사지의 정의 DEFINITION OF SPORTS MASSAGE

스포츠마사지는 "운동 수행을 가능하게 하고 운동선수의 안녕과 건강을 증진시키기 위한 기술과 관련된 것으로 마사지 적용의 기술과 과학이다"라고 정의하였다(Benjamin와 Lamp, 1996). 스포츠마사지의 기본원리는 신체의 건강한 활동과 관련하여 적용한다는 것이다. 많은 운동 참여자는 그들이 경쟁하는 것은 아니지만, 운동선수처럼 힘들게 운동하고, 그들과 비슷하게 운동을 한다. 마사지는 활기찬 신체 활동 수행에서 손상을 치료하는데 도움을 준다.

5가지 목적 FIVE APPLICATIONS

Benjamin과 Lamp(1996)가 설명한 스포츠에서 마사지를 적용하는 목적에는 5가지가 있다.

1. **회복**(Recovery). 활기찬 신체 활동에서 신체와 정신 회복을 증가시키기 위하여
2. **치료**(Remedial). 허약한 상태를 증진시키기 위하여
3. **재활**(Rehabilitation). 손상된 후 치유를 촉진시키기 위하여
4. **유지**(Maintenance). 격렬한 운동에서 회복을 증가시키기 위하여, 허약한 상태를 치료하기 위하여, 그리고 운동선수의 최적 건강이 유지되는 것을 돕기 위하여
5. **시합**(Event). 특별한 시합의 준비와 회복을 돕기 위하여

기술과 이해 TECHNIQUES AND KNOWLEDGE

지금 미국에서 사용되는 스포츠마사지는 고대 서양 마사지에 기초를 두고 있다. 원하는 결과와 상태에 따라 몇 가지 기술은 다른 것보다 더 많이 사용된다. 예를 들면, 압박은 운동선수가 옷을 입었을 때 시합 전과 시합 후 순환을 증진시키기 위하여 사용되고(그림 21-1), 에플루라지(활주 sliding)와 유연법(kneading)은 운동선수가 옷을 입지 않고 천으로 가린 부위에 오일을 사용하여 회복과 유지를 위하여 수행된다.

신체에는 긴장, 과부하와 외상이 되풀이되기 때문에, 운동선수들은 유지 기간 동안 특별한 보충활동을 필요로 한다. 12장에서 설명한 것처럼, 근막마사지 기술은 근막을 이완시키고 최적의 가동성을 회복시키는데 유용한 것이다. 13장에서 설명되었듯이, 신경근 치료는 수행제한과 통증을 유발하는 발통점을 비활성화시키고 위치를 찾아내는 것이다. 림프배액마사지는 14장에 설명되었고, 관절 주위의 부종을 감소시키고 조직회복을 증진시킨다.

기술은 근육과 건에 매우 특별하게 적용된다. 그러므로 스포츠마사지 전문가들은 근골격계 해부학의 지식과 촉진 기술을 가지고 있어야 한다. 특별한 스포츠와 운동 활동에서 생체 역학의 이해는 긴장의 부위를 찾아내고 계획을 세우는데 도움이 된다. 운동선수와 운동 참가자에게 마사지를 수행하는 치료사들은 그들이 특별하게 필요로 하는 것을 마사지 기간에 적용할 수 있다.

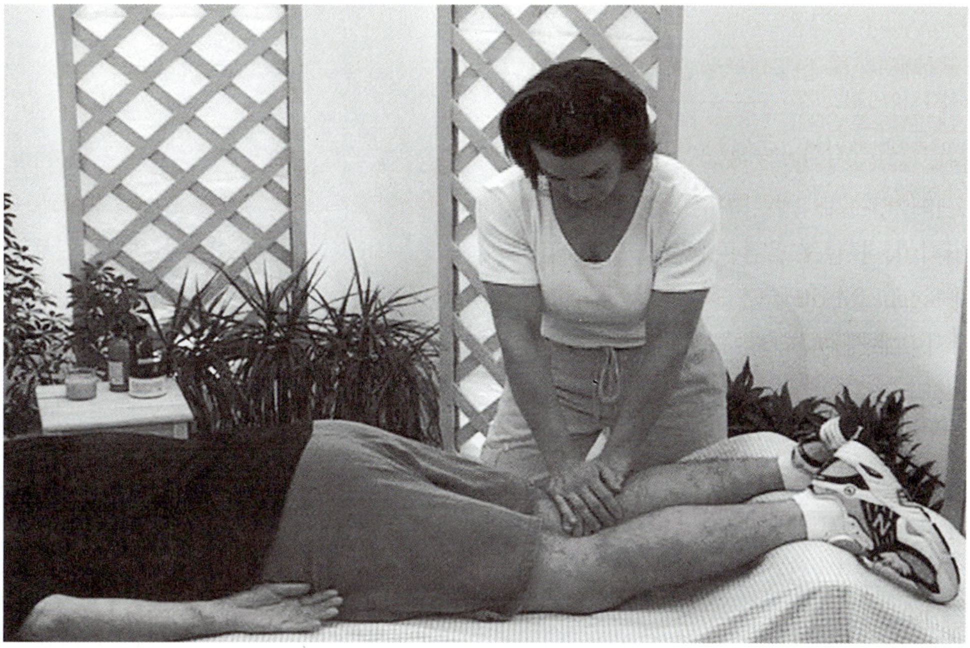

그림 21-1. 운동선수가 옷을 입었을 때 시합전과 시합 후에 순환을 증가시키기 위하여 사용하는 압박법.

회복 RECOVERY

격렬한 운동 후 **회복**에는 스포츠마사지가 중요하게 적용이 된다. 운동으로 나타나는 것은 근육이 딱딱해지고, 경직되고 통증이 있고 국소 조직 손상의 치유를 돕는다. 회복은 또한 스포츠마사지의 중요한 구성요소이다. 회복을 위해서, 치료사들은 운동선수가 특정한 스포츠를 운동하거나 또는 운동 참여자가 일상적인 운동을 하는 동안 가장 많이 긴장된 신체 부위에 많은 시간을 소비하게 된다.

회복 마사지는 일반적으로 순환을 증진시키고, 근육과 전체 이완 모두를 증진시키고, 유연성을 증가시키는 기술을 포함한다. 에플루라지(effleurage)와 페트리사지(petrissage)는 순환을 증진시키는데 사용할 수 있고, 그렇기 때문에 영양소를 공급하고 대사산물을 제거한다. 대상자가 옷을 입었을 때, 압박은 근육군에 충혈을 일으키기 위하여 선택하는 기술이다.

관절 운동과 신장은 근육을 이완시키고 연장시키는데 도움을 준다. 밀기(jostling)와 흔들기(rocking)는 근육에 무의식적인 긴장을 이완시키는데 좋은 기술이다. 넓게 확장시키는 기술은 근섬유를 분리시키는데 도움을 주고, 근섬유는 운동하는 동안 계속되는 긴장에 의하여 유착될 수 있다. 그림 21-2와 21-3은 시합 후 수행되는 회복 스포츠마사지에서 사용되는 관절운동과 확장기술을 보여주는 것이다.

회복에 중요한 구성요소는 전신 이완이다. 긴장은 자가 치유 능력을 방해하고, 이완은 치유 과정을 증진시킨다. 전체적인 에플루라지(effleurage) 또는 가볍고 규칙적인 압박으로 이완반응이 나타날 수 있다. 가능한 적은 빛과 적은 소음의 환경이 이완시킬 수 있다. 회복 마사지 전에 뜨거운 물로 샤워, 사우나 또는 증기욕을 하는 것은 효과를 더 증진시킬 것이다.

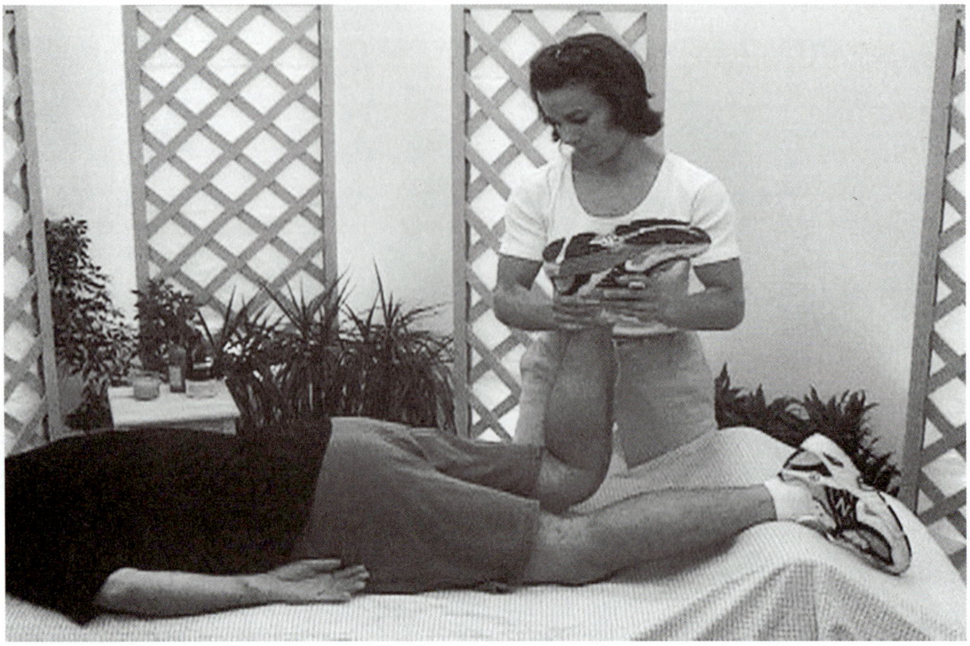

그림 21-2. 격렬한 운동 후 회복을 위하여 하지에 관절운동.

치료적 마사지와 재활 REMEDIAL MASSAGE AND REHABILITATION

운동선수에게 **치료와 재활마사지**의 적용에는 다른 목적이 있다. 가장 일반적인 상황은 근 긴장과 비유연성, 근육통, 발통점, 부종, 건염, 건초염, 염좌, 좌상과 일반적 긴장을 포함한다. 심부 마찰 마사지는 특히 외상 후 조직에 유착을 없애주고 반흔조직의 가동성을 증진시키는데 도움을 준

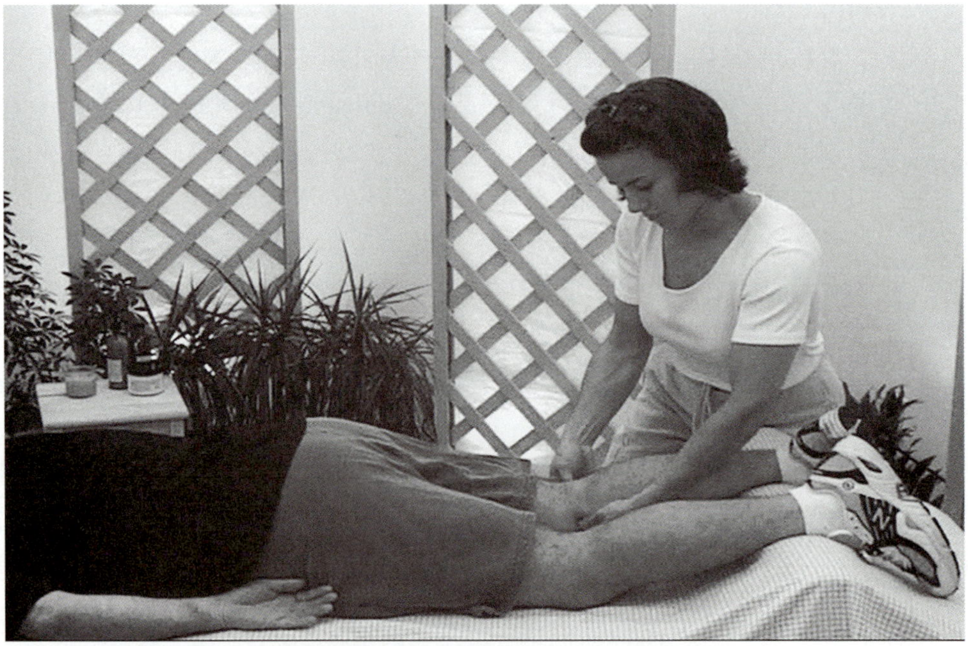

그림 21-3. 격렬한 운동 후 회복을 촉진하기 위하여 슬괵근에 수행하는 확장기술.

다. 이러한 상태에서 사용되는 마사지 기술(예, 근막마사지, 신경근치료, 그리고 림프배액마사지)은 본문 전반에 걸쳐서 설명되어 있다.

유지 MAINTENANCE

유지는 대상자가 유일하게 원하는 규칙적으로 마사지를 받는 모든 목적으로 설명되어 사용되는 단어이다. 마사지 기간에, 특별한 주의는 대상자의 스포츠 또는 운동 활동으로 인하여 나타나는 일반적으로 긴장된 부위에 적용한다는 것이다. 기간의 목적은 그들이 훈련하는 것처럼 최적의 상태를 유지시키는 것이다. 마사지 기간은 적어도 60분에서 90분이다. 이것의 근본은 회복을 위하여 고안된 마사지이고, 또한 문제가 있는 상태를 위한 치료적 마사지도 포함된다.

시합 EVENTS

운동선수 시합에서 마사지의 적용은 **시합 전**, **시합 중** 또는 **시합 내**와 **시합 후**이다. 이러한 적용은 운동선수를 준비시키고 시합으로 인한 회복을 돕기 위한 것이다. 운동선수는 시합장 옆에 특정한 장소에서 스포츠마사지를 받는다. 예를 들면, 실외 시합에서 스포츠마사지는 텐트에서 가끔 수행된다.

시합 전(pre-event) 마사지는 설명되었던 스포츠마사지의 적용과는 매우 다르다. 시합 전 마사지의 목적은 다가오는 시합에 대비하여 운동선수의 신체적 정신적 준비를 도와주기 위한 것이다. 운동선수의 일상적인 준비의 한 부분이라 할 수 있다.

시합 전 마사지는 15~20분 정도 수행하고, 경쾌한 속도, 불편함을 일으키는 것은 피하고, 시합에 사용되는 근육군에 집중하고, 심리적 준비를 위한 것이다. 운동선수가 불안해한다면, 진정 기

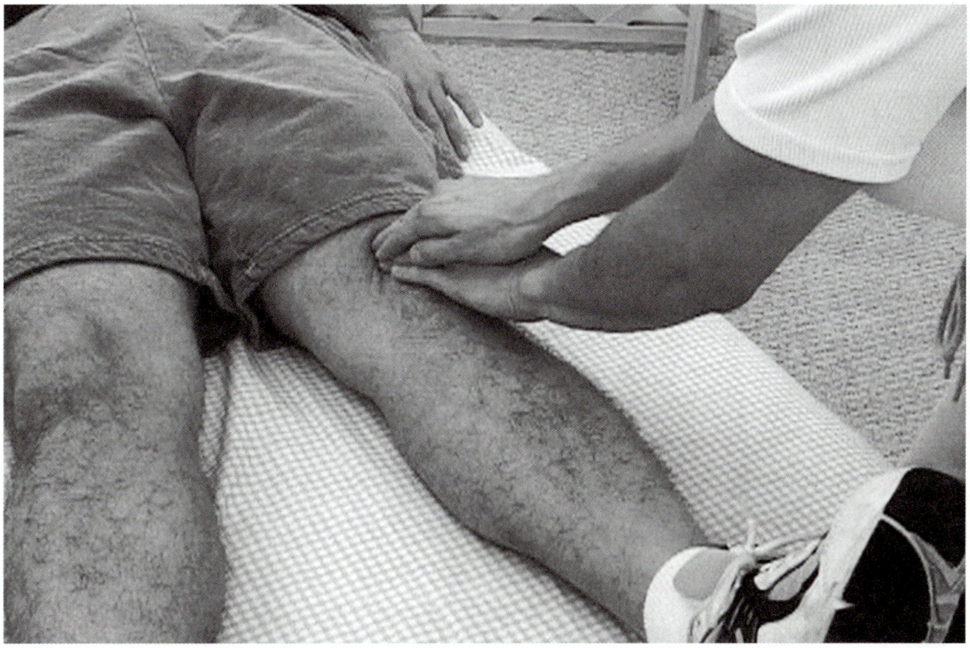

그림 21-4 시합 전 스포츠마사지에서 무릎 주위에 마찰법.

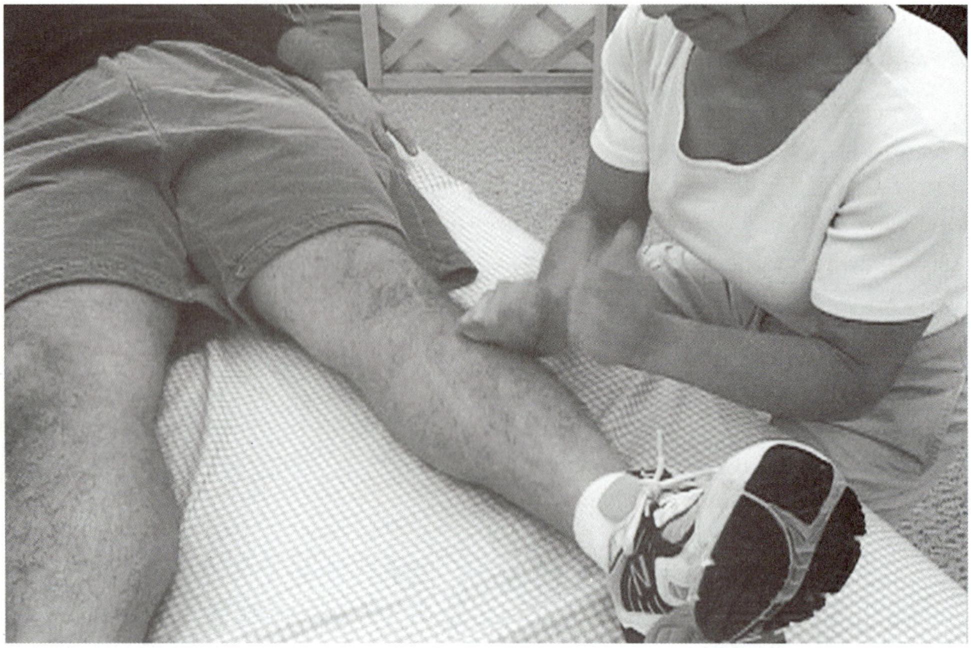

그림 21-5 시합 전 스포츠마사지에서 하지에 경타법.

술을 사용할 수는 있지만, 운동선수에게 자극 효과가 더 있어야 한다. 운동선수는 대개 옷을 입고 있고, 기술은 압박, 긴장 부위에 직접 압박, 마찰법(friction), 들기와 확장, 자극, 밀기, 관절 가동과 신장을 사용한다(Benjamin와 Lamp, 1996, p.68). 그림 21-4, 21-5와 21-6은 무릎 주위에 마찰법, 하지에 경타법, 그리고 밀기를 포함한 다리의 시합 전 기술을 보여주는 것이다.

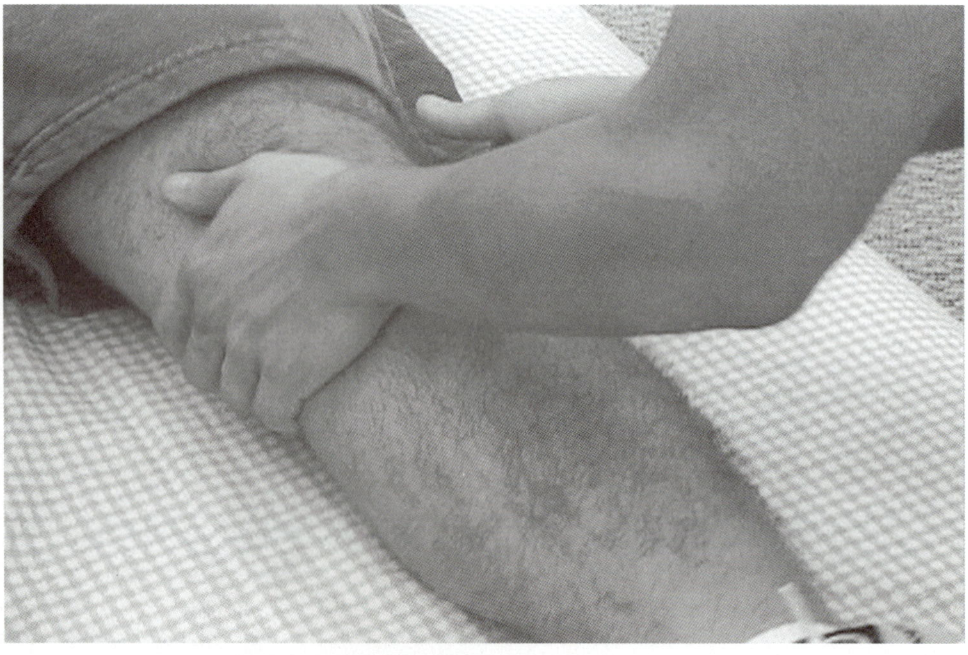

그림 21-6 시합 전 스포츠마사지에서 다리 흔들기(jostling).

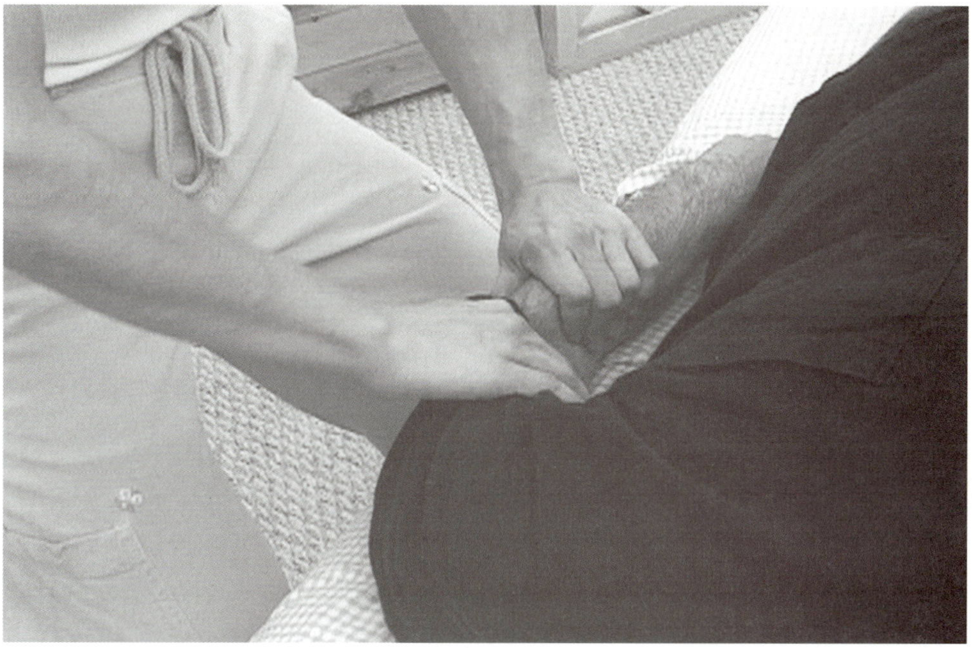

그림 21-7 시합 후 스포츠마사지에서 오일을 사용하지 않은 팔 유연법.

시합 중(inter-event) 마사지는 육상과 수영과 같은 시합 사이에 운동선수에게 수행한다. 이것은 짧고(10~15분), 불편한 것은 피하고, 근육의 회복에 중점을 두고 시합 바로 전에 대부분 사용한다. 심리적 회복과 다가오는 시합을 준비하여 수행한다. 기술은 시합 전과 시합 후에 사용되는 것을 혼합하여 사용한다.

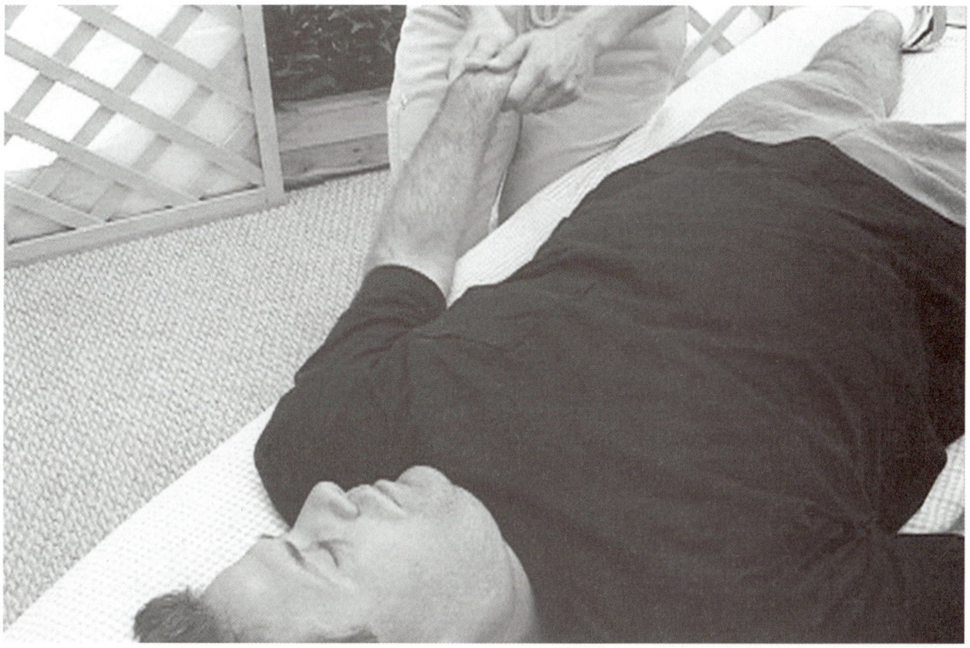

그림 21-8 시합 후 스포츠마사지에서 팔과 어깨의 관절운동.

시합 후(post-event) 마사지의 주요한 목적은 운동선수의 신체와 심리 회복이다. 시합이 끝난 후에 마사지를 수행한다면, 치료사는 시합하는 동안 손상이 있었는지 평가하고 확인할 수 있다. 이것은 치료할 수 있고, 또는 다른 건강관리 치료사에게 의뢰한다.

시합 후 마사지는 시합이 끝난 후라면 짧게(10~15분) 수행하여야하고, 시합 후 1시간 또는 그 이상의 시간이 지났다면 30~60분 정도로 길게 수행할 수 있다. 운동선수는 시원하게 하여야 하고, 체액을 섭취하고, 마사지를 받기 전에 정상적으로 호흡하여야 한다. 압박은 일반적으로 가볍고 느린 속도로 수행하며, 시합에 사용한 근육에 적용한다. 순환을 증가시키고 근육과 전체 이완을 증진시키는 기술을 사용한다. 이것은 압박(compression), 활주 스트로크(slide strokes), 유연법(kneading), 밀기(jostling), 자세 이완, 관절 가동과 신장이다. 그림 21-7과 21-8에서는 시합 후 스포츠마사지에서 사용되는 기술인 오일을 사용하지 않은 팔에 유연법, 그리고 팔 흔들기를 보여주고 있다.

요약 SUMMARY

스포츠마사지는 격렬한 신체 활동을 하는 운동선수, 운동참여자, 다른 사람의 안녕과 건강을 증기시키기 위한 기술과 관련되고 마사지 적용의 기술이며 과학이다. 이것은 또한 운동 수행을 증진시키기 위하여 사용될 수 있다.

현재 북아메리카에서 사용되는 스포츠마사지는 다른 기술과 관련된 고대 서양 마사지에 기초를 두고 있다. 게다가, 신경근(발통점) 치료, 근막 마사지, 림프마사지 그리고 심부 횡단 마찰법은 운동선수의 신체 긴장에 도움을 준다. 압박기술은 시합이 있을 때 운동선수들은 옷을 입고 오일을 사용하지 않고 마사지를 받을 때 자주 사용한다.

스포츠마사지의 5가지 목적은 회복, 치료, 재활, 유지, 시합이다. 회복 스포츠마사지의 목적은 시합과 훈련에서의 염좌와 긴장을 치유하는데 도움을 주는 것이다; 보충 스포츠 물리치료는 악화되기 전에 문제를 완화시키는데 도움을 주고; 재활 적용은 손상 치유를 하는 것이고; 유지 기간은 회복과 보충 적용에 중점을 둔다; 그리고 시합에서 스포츠마사지는 운동선수가 시합의 가혹한 행위에서 회복되고 준비되게 하는데 도움은 준다.

다음 부분은...

마사지의 다른 효과는 특별하게 요구하는 것에 맞춘 것이다. 22장에서는 임산부의 스트레스와 좌상을 완화시키고 유아의 성장과 발달을 위한 마사지를 설명할 것이다.

참고문헌

Benjamin, P. J., & Lamp S. P. (1996). *Understanding sports massage*. Champaign, IL: Human Kinetics.

추가 참고문헌

비디오

"Massage for sports health care: For enhanced athletic performance and recovery." (1998) Champaign, IL: Human Kinetics. (*www.humankinetics.com*)

"Sports massage." Nelson, British Columbia, Canada: Sutherland Massage Productions. (*www.sutherlandmassage productions.com*)

학 습 가 이 드

학습결과 LEARNING OUTCOMES

학습 가이드는 처음 시작하는 부분에 학습결과를 사용하라. 학습 파트너 또는 테이프에 기록된 것을 이용하여 쓰거나 구두로 말하여서 각 결과에 주어진 과제를 수행하라. 처음에는 "책을 보고" 시작하고, 후에는 기억한다.

중요한 용어/개념 KEY TERMS/CONCEPTS

중요한 기술은 이 장을 처음 시작할 때 목록화하였고, 다음에 나오는 연습에서 하나 또는 그 이상을 선택하라. 이러한 이야기에 관한 쓰기 또는 말하기는 이들의 중요성을 심도 있게 이해하고, 이것들을 더 기억하는데 도움을 줄 수 있다. 몇몇 연습문제는 수행의 섬세함에 초점을 맞추어 확실하게 고안되었다.

1. 각 각의 중요한 단어와 개념을 하나 또는 두 개 문장을 쓴다.
2. 3×5의 한 쪽 면에 중요한 역사적 인물, 장소 또는 사건의 이름을 쓰고, 다른 면에는 이것에 대해서 자세하게 설명한 학습카드를 만든다. 카드를 섞고 한쪽 면을 읽고, 다른 측면의 정보를 자세하게 이야기 하도록 한다.
3. 학습파트너와 함께, 중요한 단어와 개념을 구두로 설명한다.
4. 하나 또는 그 이상의 중요한 단어 또는 개념을 선택하여 문장을 만든다.
5. 스포츠마사지의 5가지 중요한 목적으로 그 또는 그녀가 어떠한 효과를 얻는지에 관하여 이야기를 만들고 스포츠 그림을 선택한다. 특정한 년도에서 스포츠마사지가 훈련기간과 시합시즌동안 어떻게 수행되는지 설명한다. 스포츠는 시합기간 그리고 시즌 기간과 시즌 후(트랙과 필드 여름 시합시즌, 또는 가을에 축구) 시합의 유형, 게임하고, 훈련하는지에 대한 방법에 관한 특이점을 설명한다.

학습 개요 STUDY OUTLINE

다음은 이 장에서 중요한 개념을 기억하는지 검사하기 위한 질문이다. 각 질문이 있는 본문의 페이지를 이용하여 대답하라.

1. 스포츠마사지는 선수의 ______과 ______ 그리고 운동참여를 증진시키기 위하여 관련된 기술과 마사지 적용의 기술과 과학이다(p. 434).
2. 스포츠마사지는 운동 ______을 증진시키기 위하여 사용할 수 있다(p. 434).
3. 스포츠마사지의 5가지 목적은 ______, ______, ______, ______, 그리고 ______이다(p. 434).

기술과 이해 (Techniques and Knowledge)

1. 현재 미국에서 사용되는 스포츠마사지는 ______ _____ 마사지 기술에 기초를 두고 있다(p. 434).
2. _______ 그리고 _______은 전반적인 순환을 증가시키고, 근육과 전신이완을 위하여 회복과 유지 스포츠마사지에서 사용되는 기술이다(p. 434).
3. _____기술은 자극을 위하여 시합 전 마사지에 사용된다(p. 434).
4. _____은 옷을 입은 운동선수에게 마사지를 적용하기 위하여 시합에 사용되는 기술이다(p. 435).
5. 전통적인 서양마사지에서, 치료적 스포츠마사지는 가끔 ________, ________, 그리고 _______ 마사지도 포함된다(p. 435).
6. 심부 마찰법은 근육-건 손상의 _____에 사용된다(p. 434).
7. 스포츠마사지 전문가들은 ____ 해부학의 지식과 ______기술을 발전시켜야 한다(p. 434).
8. 특정한 스포츠와 운동 활동의 _______이해한다는 것는 스포츠마사지 기간을 계획하는데 유용하다(p. 434).

회복 (Recovery)

1. 신체적 격렬한 활동을 동반하는 ___________, ________, 그리고 ______근육에 수행하는 회복 스포츠마사지는 경한 ______ 회복을 돕는다(p. 435).
2. 회복마사지의 목적은 ______ 증가, 근육과 전반적인 _____ 증진, 그리고 ____증가이다(p. 435).
3. 특정한 회복마사지 기술은 ________, _______, _______, 관절운동과 ______ 포함한다(p. 435).
4. 전신이완은 회복마사지의 중요한 측면이고, ______ 과정을 증진시킨다(p. 435).
5. 회복마사지 전에 __________, ___________, __________, 또는 ______와 같은 수치료는 이러한 효과를 증진시킬 것이다(p. 435).

치료적 마사지와 재활

1. 운동선수를 위한 가장 일반적인 치료적 상황은 근육긴장과 _______, _______ 부족, _______점, _________, ___________, ___________, _______, 그리고 전반적인 ______이다(p. 436).
2. ______마사지기술은 특히 건강한 _____ 조직과 _____을 위한 재활에 특히 도움을 준다(p. 436).

유지 (Maintenance)

1. 유지는 _______마사지 기간을 설명하는데 사용되는 용어이고 운동선수의 특정한 필요성을 나타낸다(p. 437).
2. 외적 ____는 대개 운동선수의 _____활동에서 공통적으로 스트레스 받는 신체 부위에 수행된다(p. 437).
3. 유지 스포츠마사지의 목적은 그들이 _________ 동안 _______상태에서 운동선수를 지켜주는 것이다(p. 437).
4. 유지 스포츠마사지의 기초는 문제 상태를 위한 _______마사지에 _____을 더한 것이다(p. 437).

시합 (Events)

시합 전(Pre-Event)

1. 시합 전 마사지의 목적은 운동선수가 ________ 시합 또는 경기를 위한 ________과 _________ 준비를 하는데 도움을 준다(p. 437).
2. 시합 전 마사지는 ____없이, 운동선수는 옷을 입고 수행하고, ________ 분동안 수행하고, _____ 속도로, _______ 유발은 피하고, 시합에서 사용되어지는 _________ 집중시키고, 적절한 심리적 _____을 위하여 사용된다(p. 438).

3. 시합 전 마사지에 일반적으로 사용되는 기술은 순환 증가를 위한 ______, ______스트레스에 직접 압박, ________ 마찰법, 들기와 ________, 자극을 위한 ________, 그리고 ________와 ________과 같은 관절운동이다(p. 438).

시합 중(Inter-Event)

1. 시합 중 스포츠마사지는 __________ 같이 시합 사이에 운동선수에게 수행된다(p. 439).
2. 시합 중 마사지는 운동선수가 옷을 입고 오일을 바르지 않고 수행하며, 짧게(_____분) 수행하고, ______ 피하고, 최근에 사용한 근육의 ______에 중점을 두어 수행하고 시합을 위한 _________ 고려하여 수행한다(p. 439).
3. 시합 중 마사지에 사용되는 기술은 _________ 그리고 ________스포츠마사지에서 사용되는 것을 혼합한 것이다(p. 439).

시합 후(Post-Event)

1. 시합 후 마사지의 중요한 목적은 ________ 그리고 ______ 회복이다(p. 440).
2. 시합 후 바로 수행한다면, 치료사는 ________ 확인하는데 도움을 줄 수 있고, ______ 제공한다(p. 440).
3. 시합 후 마사지는 운동선수가 옷을 입고 오일을 사용하지 않고 수행하며, 시합 후 바로 수행한다면 짧게(________분)수행하거나, 또는 시합 후 1시간 또는 그 이상의 시간 후라면 길게(______분) 수행할 수도 있다(p. 440).
4. 운동선수는 __________ 하여야 하고, 적절한 ________ 취하고, 시합 후 마사지를 받기 전에 호흡 ________을 하여야 한다(p. 440).
5. 시합 후 마사지는 일반적으로 시합 전 마사지보다 ________ 그리고 _________이며, 사용된 근육에 중점을 둔다(p. 440).
6. 시합 후 마사지에서, 기술은 ________ 증가, 근육과 전신 ___ 증진시키는 것으로 알려져 있다(p. 440).

더 많은 이해를 위해서 FOR GREATER UNDERSTANDING

다음의 훈련은 이 장에서 설명된 지침의 특별한 적용이다. 동사는 다양한 활동을 강조하고, 기술발전을 조장하기 위하여 밑줄을 그었다. 이러한 훈련은 학습 파트너 또는 그룹, 또는 학급과 함께 수행한다.

1. 마사지를 규칙적으로 받은 운동선수와 이야기한다. 그녀와 그의 느낌은 어떻고 운동 후 받는 마사지의 주요한 효과는 무엇인지, 그들의 요구에 해당하는 마사지치료사의 지식과 기술은 무엇인지에 대하여 물어본다. 개인적인 경험을 얻도록 노력하라. 학습파트너와 그룹에게 발견한 것을 보고하고, 다른 운동선수의 반응과 비교한다.
2. 학습파트너와 함께 시합 전과 후 마사지를 역할에 맞게 수행한다. 다양한 계획은 운동선수의 스포츠, 그들의 신체적인 문제, 그들의 심리적인 상태, 그리고 수준(초보자, 여가, 또는 엘리트 운동선수)이 포함된다. 그 후 학습파트너와 함께 역할에 대하여 이야기한다.
3. 강의에서 시합 전과 후 기술을 실습한 후, 스포츠 시합에서 스포츠마사지 팀에 합류한다. 스포츠마사지에 관한 운동선수의 예상을 주목한다. 예상되지 않은 것이 일어났습니까? 운동선수가 손상되었습니까? 당신 또는 다른 사람이 얼마동안 상황을 처리하였습니까? 학습파트너 또는 그룹과 함께 이야기하라〔대체: 시합 또는 경기에서 스포츠마사지 관찰〕.

4. 스포츠의학 재활센터에서 운동선수를 치료하는 것을 관찰하라. 시설에서 치료사, 운동선수 트레이너, 그리고 마사지치료사의 역할을 주목하라. 역할이 어떻게 다른가? 비슷한가? 치료사가 사용하는 마사지는 어떻게 다른가? 학습파트너 또는 그룹에게 당신의 경험을 이야기하라.

5. 스포츠마사지 워크샵의 소개강좌를 들어라. 스포츠마사지와 전통 서양마사지에서 유사점가 다른 점을 주목하라. 기본 서양마사지에 부가적인 지식은 무엇입니까? 학습파트너 또는 그룹과 이야기하라.(대체: 스포츠 마사지에 관한 비디오 시청)

제 22 장

임산부와 아이들

Mother and Child

학습 결과 Learning Outcomes

이 장을 학습하고 난 후, 다음의 정보를 습득할 것이다.

1. 임산부에게 특별하게 필요한 것에 따라 마사지 세션을 계획할 수 있다.
2. 임신기간동안 경험하게 되는 신체적 그리고 감정적 변화를 고려할 수 있다.
3. 임산부에게 마사지를 수행하기 위하여 금기증과 주의점을 확인할 수 있다.
4. 임산부에에게 마사지를 적용하기 위한 적절한 환경을 제공할 수 있다.
5. 마사지 테이블에서 임산부가 편안한 자세를 취할 수 있다.
6. 임산부 마사지에서 중요한 요소와 기술을 알 수 있다.
7. 쉬운 분만, 출산과 회복을 도울 수 있는 마사지 방법을 설명할 수 있다.
8. 아이가 있는 여성과 산모를 위한 마사지의 효과를 설명할 수 있다.
9. 유아에게 특별하게 필요한 것에 따라 마사지 세션을 계획할 수 있다.
10. 유아의 적절한 성장과 발달을 위한 마사지를 수행할 수 있다.

중요한 용어/개념 KEY TERMS/CONCEPTS

유방 마사지 | 운동역학적 자극 | 기울어진 자세

방광경락 | L 14와 Sp 6 | 옆으로 누운 자세

MEDEALINK

이 책의 각 부분을 복사한 CD는 이 장에 담겨진 기술을 추가하였다. CD-ROM에 넣으면 마사지 기술의 영상을 볼 수 있다. 이 영상은 새로운 부분을 학습하는데 도움을 줄 수 있게 디자인되었다.

소아마사지 임산부 자세 촉각 자극

마사지는 임신 기간 동안 여성이 경험하는 신체와 감정적 스트레스를 해소하는데 도움을 줄 수 있다. 예를 들어, 많은 여성은 뱃속에 태아가 있는 동안 외부 체중에 의하여 하지와 척추에 생기는 염좌가 마사지로 완화되는 것을 알게 되었다. 여성은 임신기간 동안 누워있기 있기 때문에 마사지를 하는 동안 순환, 관절 움직임의 증가와 사회 접촉의 효과가 있을 수 있다. 여성은 특히 임신기간 동안 마사지의 불안감소와 이완 효과에 고마움을 느낀다.

임산부 마사지의 효과 BENEFITS OF PREGNANCY MASSAGE

임신은 여성의 신체가 양육, 움직임의 변화와 출산을 준비하는 확실한 경험을 하는 특별한 시간이다. 이러한 변화는 임신이 아닌 상태보다 호르몬, 구조와 자세의 변화가 포함한다. 몇 가지 변화는 마사지로 완화될 수 있는 불편함 또는 고통이 나타날 수 있다.

대부분의 여성은 호르몬 작용의 증가로 감정이 불안정하고 커다란 감정 반응을 경험 할 수 있다. 불면증도 문제가 될 수 있다.

구조적 변화는 가슴이 커지고 태아가 성장하면서 체중이 앞쪽으로 가중된다. 이러한 체중 중심의 변화는 자세가 왜곡되고 요부에 압박이 가해지고, 가끔 목이 긴장될 수 있다. 대표적 자세는 머리는 전방으로 향하고, 가슴은 뒤로, 배는 앞으로 나오고, 둔부는 앞쪽으로 기울고, 무릎은 고정되고 발은 바깥으로 향한다. 그림 22-1은 **임산부의 대표적인 자세**와 긴장 부위를 보여준다. 임신과정에서 증가되는 체중으로 인한 압박과 신체 활동의 감소는 손, 다리와 발에 부종을 일으킬 수 있다.

임신기간 동안, 연골과 인대를 포함한 신체의 결합조직이 연약하게 된다. 이것은 정상적인 아기의 출산을 촉진하는 것이다. 또한 관절에 통증과 불안정을 일으킬 수 있다.

임신기간의 마사지 목적은 산모를 이완시키고 감정적 긴장을 방출하게 하고 요부, 목, 다리와 발에 느껴지는 긴장을 이완시키는 것이다. 마사지는 상지와 하지의 부종을 감소시키는데 도움을 줄 수 있다. 마사지에 관한 연구는 조산을 감소시키고 출산 후 합병증을 감소시키는데 긍정적인 효과를 가지고 있다고 보고하였다(Field T 등 1999).

금기증과 주의점 CANTRAINDICATIONS AND CAUTIONS

여성은 유일하고, 임신기간 중에 많은 합병증이 있을 수 있으므로 마사지를 받기 전에 건강관리 제공자의 허락을 받아야 한다. 마사지는 몇몇 경우에 금기될 수 있거나, 마사지를 제한하거나, 주의하여야 한다. 치료사는 마사지를 안전하게 수행하기 위하여 여성의 몸에서 일어나는 것을 이해하는 것이 중요하다.

복부 마사지는 임신기간 동안에는 금기된다. 약간의 신경 스트로크(stroke), 수동 접촉과 몇 가지의 에너지 방식은 안전하게 수행할 수 있다. 복부에서는 주의하여 사용할 수 있는 가장 좋은 것이다.

Elaine Stillerman은 그녀의 저서 Mother-Massage(1992)에서 임산부 여성을 위한 마사지의 일반적 금기사항을 목록으로 작성하였다: 아침 구역질, 메스꺼움 또는 구토; 질의 출혈; 발열; 24시간동안 태아의 움직임 감소; 설사; 복부 또는 신체의 다른 부위 통증; 팔 또는 다리의 과다한 부

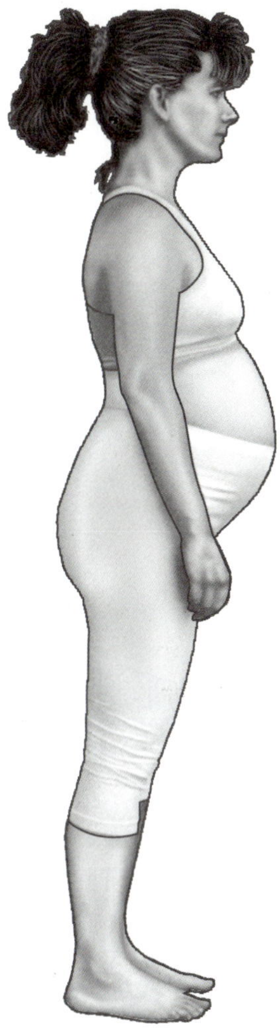

그림 22-1. 임산부의 대표적 자세; 머리는 전방, 가슴은 뒤로, 복부는 앞으로 그리고 둔부는 전방으로 경사지고 무릎은 고정된다..

종; 식후(2시간 정도 후에 실시); 타박상 또는 피부 자극(국소 금기).

중의학에 따르면, **LI4**와 **Sp6** 지점인 어깨의 부분에 **담낭경락**에는 강한 압박을 가하지 말아야 한다. 임신초기 유산에 대한 위험이 있다면, 하지 내측의 음 경락에 압박을 수행하지 말아야 한다 (Lundberg 1992, p. 176).

환경 조절 SETTING THE ENVIRONMENT

임산부에게 마사지를 수행하기위하여 준비할 때 고려해야 할 일반적인 시설과 환경이 있다. 일반적으로 마사지 하는 것보다 5-10도 정도 서늘하게 하지만, 가끔은 따뜻해도 된다. 공기 흐름은 좋아야 하고 신선한 공기가 바람직하다. 임산부가 자주 배뇨를 느끼기 때문에 마사지 공간은 가능하면 욕실과 가까워야 한다. 어떤 음악이든 틀어서 진정시키게 하여야 한다.

치료사의 테이블은 특히 임신 초 여성에게는 일반적인 것보다는 낮아야 한다. 특히 옆으로 누운 상태에서 낮은 테이블로 신체 기전을 사용할 수 있을 것이다. 임산부가 편안한 자세를 위하여 지지하기 위해 여러 개의 베개 또는 받침대가 필요하다. 물 한 컵과 휴지도 대상자가 닿을 수 있는 곳에 준비한다.

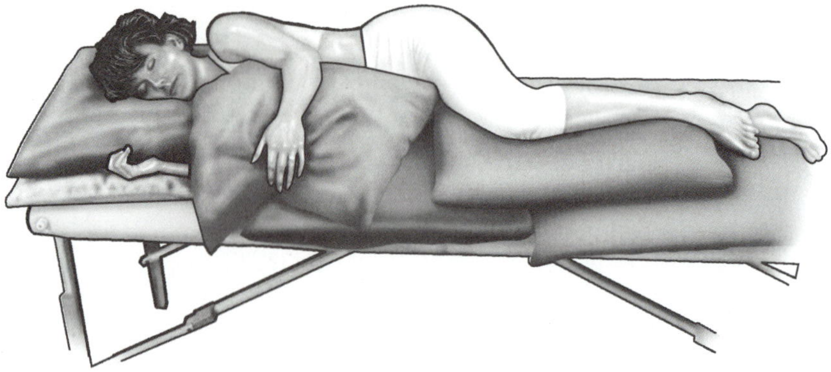

그림 22-2. 임산부가 옆으로 누운 자세에서 지지하기; 베개는 복부 주위, 머리, 팔과 다리 아래에 놓는다.

발판은 임산부가 테이블에서 일어나는데 도움을 준다. 대상자를 도와주거나 편안한 자세로 도움을 줄 수 있다. 이것은 특히 임신 말기의 여성에게 필요하다.

자세 선택 POSITIONING OPTIONS

마사지를 받는 동안 대상자의 안전하고 편안한 자세는 중요하다. 엎드린 자세, 바로 누운 자세, 기댄 자세 그리고 옆으로 누운 자세는 임산부가 취할 수 있는 자세이다.

처음 몇 개월에, 임산부는 대개 일반 마사지처럼 편안하게 엎드리거나 또는 바로 누울 수 있다. 태아가 성장하고 임산부의 배가 더 부르게 되면, 다른 자세가 더 편할 수 있다. 임신 말기에, 임산부는 태반의 혈액 흐름을 방해하고 호흡 부족을 일으킬 수 있는 태아가 대동맥에 압박을 주지 않고 누울 수는 없다. 바로 눕는 것은 아래쪽의 정맥을 압박할 수 있고, 구역질과 요통을 느낄 수 있다. 베개를 받친다 하더라도 엎드리는 것은 어려울 수 있다. 기대거나, 앉은 자세는 바로 누운 자세와 선택하여 사용할 수 있다. 베개는 반쯤 앉은 자세에서 대상자를 지지하는데 사용된다. 고정된 마사지 테이블은 등을 지지하는 평평한 테이블 면이 있다.

옆으로 눕는 자세는 마사지 받는 임산부에게 가장 일반적인 자세이다. 몇몇 의사들은 잠잘 때 왼쪽으로 눕는 것을 주의하라고 한다. 이것은 단기간 마사지에는 문제가 없지만, 특히 어떤 합병증의 요인이 있다면 이 자세는 임산부의 주치의에게 확인하여야 한다.

임산부를 지지하는 자세의 일반적인 규칙은 베개, 받침대 또는 타올을 말아서 공간을 채운다. 바로 누운 자세와 기댄 자세는 베개를 무릎 아래에 넣는 것은 요부에 압박을 감소시키기 위한 것이다. 엎드린 자세에서 어깨, 발목 아래와 필요로 하면 복부 주위를 지지할 수 있다. 옆으로 누운 자세에서, 베개는 지지를 위하여 복부 주위에 놓고, 팔아래와 다리 또는 다리 사이에 놓는다. 베개는 필요하면 머리 아래에도 놓는다. 그림 22-2는 옆으로 누운 자세에서 지지하는 것을 보여주는 것이고, 그림 22-3은 다리 마사지를 수행하는 동안 옆으로 누운 자세에서 드래핑을 보여준 것이다.

임산부 마사지 세션 PREGNANCY MASSAGE SESSION

마사지는 일반적으로 부드럽고 이완되게 한다. 고대 서양 마사지와 진동법, 지압의 다양한 방법

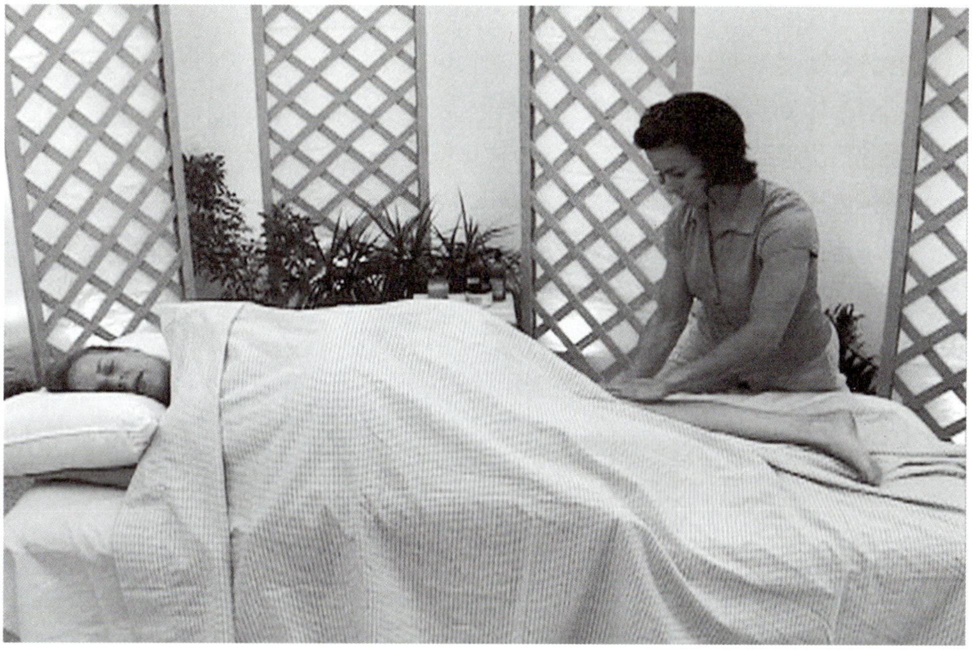

그림 22-3. 다리 마사지를 수행하는 동안 옆으로 누운 자세에서 드래핑.

과 다른 에너지 작업, 반사요법과 마사지의 다른 형태와 신체체계는 임산부의 건강을 위하여 사용할 수 있다.

임신기간 동안 마사지의 특별한 기술이 없이도 특별한 주의가 필요로 하는 신체 부위는 예를 들면, 목, 가슴 요부, 둔부, 다리와 발이다, 특정한 부위에 마사지는 아래에 설명되어 있다.

머리가 전방으로 나와 있기 때문에, 목과 상부 등은 긴장을 느낄 수 있다. 이것은 긴장성 두통을 가져올 수 있다. 목은 바로 눕거나 또는 옆으로 누운 자세에서 거의 쉽게 평가할 수 있다. 에플루라지(effleurage), 심부 마찰법(deep friction)과 압박은 목과 상부 등의 근육에 긴장을 감소시키는데 효과적이다. 이것은 발통점을 완화시킬 수 있다. 특정한 지압점에 직접 압박을 수행하는 것은 목 긴장을 감소시킬 수 있다. 그림 22-4와 22-5에서는 옆으로 누운 자세에서 임산부의 견갑골과 목 주위에 마사지를 수행하는 것을 보여주고 있다.

가슴도 임신 기간에 쳐질 수 있다. 자궁이 확장되어 복부의 많은 부분을 차지하므로 임산부는 호흡이 힘들 수 있다. 그러므로 흉곽과 횡경막의 움직임을 편안하게 하는 마사지는 중요하다. 호흡근을 포함한 골격근에 마사지는 긴장을 완화시키고 호흡을 쉽게 수행할 수 있게 한다.

임신으로 인한 전만이 증가하는 것은, 요부에 압박을 가할 수 있다. 옆으로 누운 자세에서는 요부의 압박을 효과적으로 완화시킬 수 있다. 상부 등에서 천골까지 손바닥으로 에플루라지 하는 것은 등 근육에 긴장을 완화시키는데 도움을 줄 수 있는 간단한 기술이다. 천골 위에 수행할 때, 전만을 감소시키는데 도움을 주기 위하여 약간의 압을 가한다. 여러 번 반복한다.

출산은 하지 전체에 긴장을 준다. 엉덩이와 다리의 근육은 임신기간 동안 증가된 체중을 움직이기에 힘들게 된다. 하지는 정체된 체액의 움직임을 돕기 위하여 원위에서 근위로 에플루라지 하여 평상시에도 마사지하여야 한다. 임신의 말기에서는 허벅지 내측면에 심부마사지를 수행하는 것은 피하여야 한다.

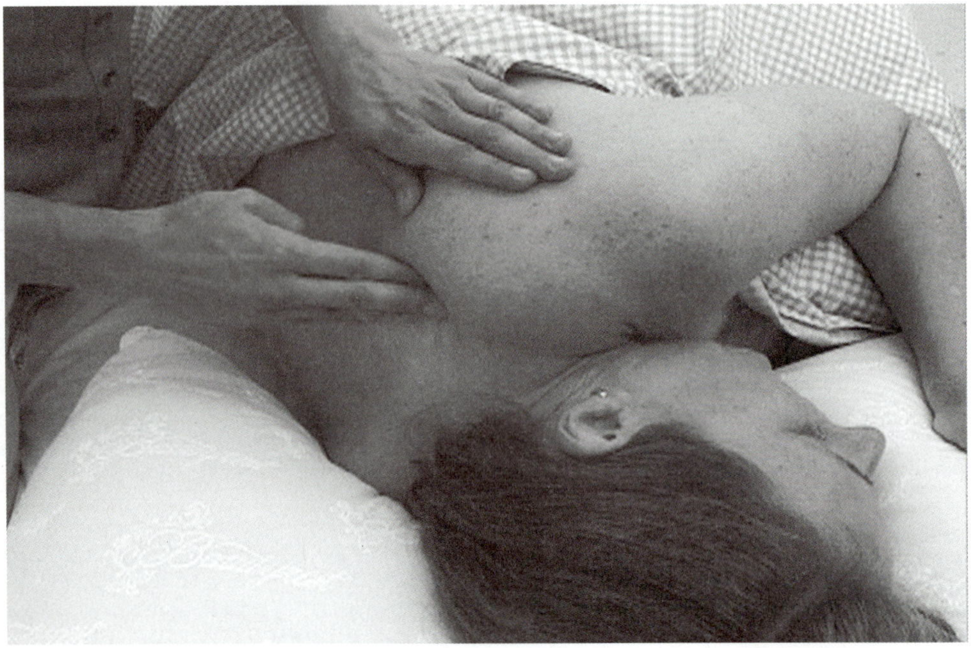

그림 22-4 옆으로 누운 자세에서 임산부의 견갑골 주위에 마찰법.

발에 마사지 할 때, 반사요법을 적용할 수 도 있다. 자둔부와 척추와 일치하는 내측면과 자궁과 일치하는 발목 뼈 아래 발의 내측면을 따라 자극한다. 반사요법으로 유산이 된다는 사항은 고려하여야 한다. Kunz와 Kunz는 임산부에게 반사요법은 안전하고 원하지 않는 결과는 결코 일어나지 않는다고 믿었으며, 자신의 균형을 찾는데 도움을 준다(1980).

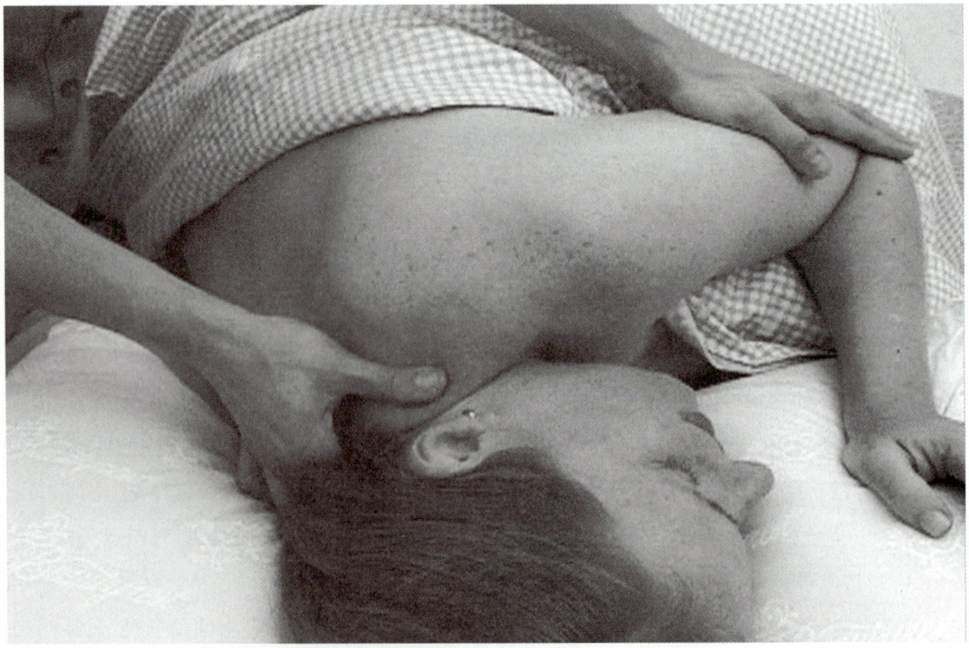

그림 22-5 옆으로 누운 자세에서 임산부의 목에 유연법.

진통, 출산과 회복 LABOR, DELIVERY, AND RECOVERY

아이의 출산을 돕는 조산원들과 출산실에서 다른 사람들은 진통과 출산을 하는 동안 산모들에게 마사지를 사용할 수 있다. 불안을 감소시키기 위하여 부드러운 스트로킹(stroking)처럼 간단한 것을 수행할 수 있다. 마사지는 진통과 불안 감소가 있고, 진통의 기간과 약물의 필요를 감소시키고자 하는 임산부에게 수행한다(Field T 1997).

또한 진통을 감소시키기 위하여 특정한 지압점을 압박할 수 있다. 지압점은 승모근에 견정(GB 21); 천골 지점(GB 27-34); 엄지손가락의 가장자리인 호구 또는 합곡(L 14); 아킬레스 건 근처의 태계(K3); 5번째 발가락의 지음(B67)이다(Gach, 1990).

마사지는 진통과 출산에서 회복되는 동안에도 사용될 수 있다. 고대 서양 기술은 신경을 진정시키고 긴장되고 통증이 있는 근육을 이완시키는데 도움을 준다. 회복을 위하여 압박하는 지압점은 독맥의 척중(CV6); 손목위 전완 내측면의 내관(P6); 등의 허리부분에 있는 신유와 혼문(B23과 B47); 천골의 외측에 있는 양광(B48); 무릎 외측 바로 아래 족삼리(St36); 첫 번째와 두 번째 발가락 사이 위에 있는 태충(Lv3)이다(Gach, 1990).

제왕절개로 아이를 출산한 여성은 복부 마사지와 반흔 주위에 마사지로 효과를 볼 수 있다. 심부 횡단 마찰법(Deep transverse friction)은 유착을 방지하고, 상처 치유처럼 반흔조직에 움직임을 증가시키는데 도움을 줄 수 있다.

소아와 유아가 있는 여성 WOMAN WITH INFANTS AND TODDLERS

소아와 유아가 있는 여성은 모성을 강요받기에 새로운 긴장이 있을 수 있다. 마사지는 이완하기 위한 기회가 될 수 있다. 이것은 또한 들고, 잡고, 자라는 아이들을 양육하면서 팔과 상부 등에 긴장이 있을 수 있다. 산후 간호를 받고 있는 산모는 간호의 불편함을 완화시키기 위하여 **유방마사지**가 효과가 있다는 것을 확인하였다(Debra Curties의 Brest Massage 참고, 1999).

소아 마사지 INFANT MASSAGE

Benefits

부모와 다른 보호자가 수행하는 마사지가 소아의 건강한 성장과 발달을 위하여 **기본적인 움직임과 접촉하는 자극**을 제공하는 가장 좋은 방법이다. 확실한 신체 효과가 있다는 것을 확인한 마사지는 정상 유아에게 건강한 성장을 촉진할 뿐만 아니라, 조산, 코카인에 노출되었고, HIV에 노출되었고, 그리고 다른 높은 위험이 있는 유아의 회복을 증진시키는데 효과가 있다(Field 2000; Dieter, Emory 2002).

마사지는 방출, 긴장과 이완시키는 교육, 부모와 결속, 소화와 배설을 돕고, 수면을 증가시키고, 성장통을 완화시키는 효과가 있다. 게다가 접촉과 손으로 만지는 것은 아이에게 프로락틴의 분비를 자극하여 엄마의 모유 생성을 증진시킨다. 마사지는 또한 아버지를 만족하게 하는 방법에서 아이들을 접촉하기 위한 기회를 가질 수 있고 아이들을 다룰 때 신뢰를 형성할 수 있다(Schneider, 1982).

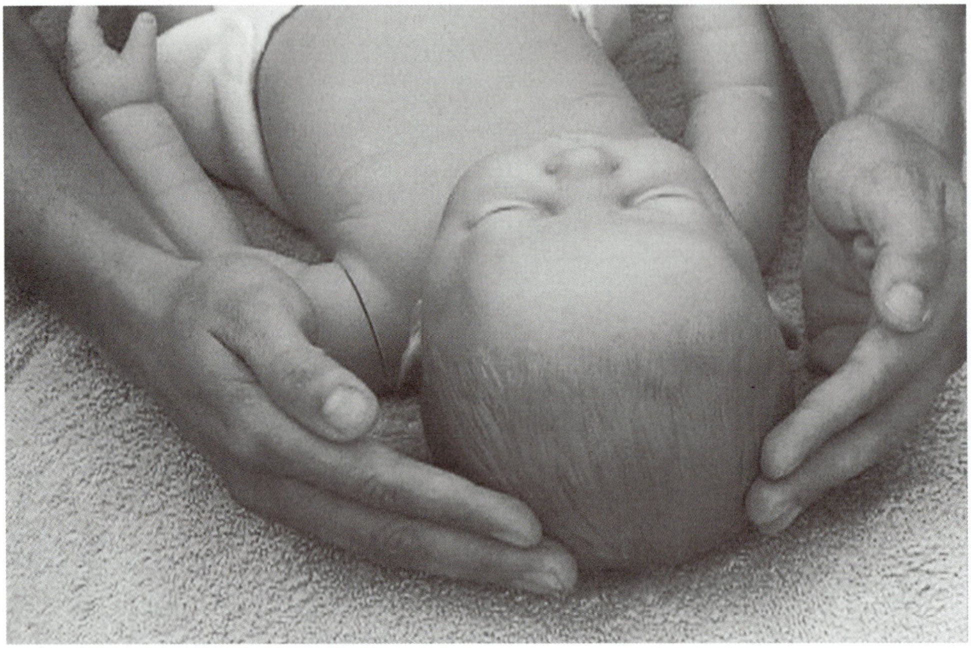

그림 22-6 유아의 머리 위에서 부드럽게 감싼다.

소아 마사지 기술 (Infant Massage Techniques)

소아 마사지는 간단하고, 부드럽게 하고, 스트로킹(stroking), 압박(pressing), 쥐기(squeezing)와 사지의 움직임을 적용하는 것은 좀 이른 면이 있다 기술의 예는 아이의 머리 위 전체에 손가락 끝으로 부드러운 원형 동작, 팔의 근육에 부드럽지만 확실한 비틀기와 쥐기, 발등에 엄지손가락으

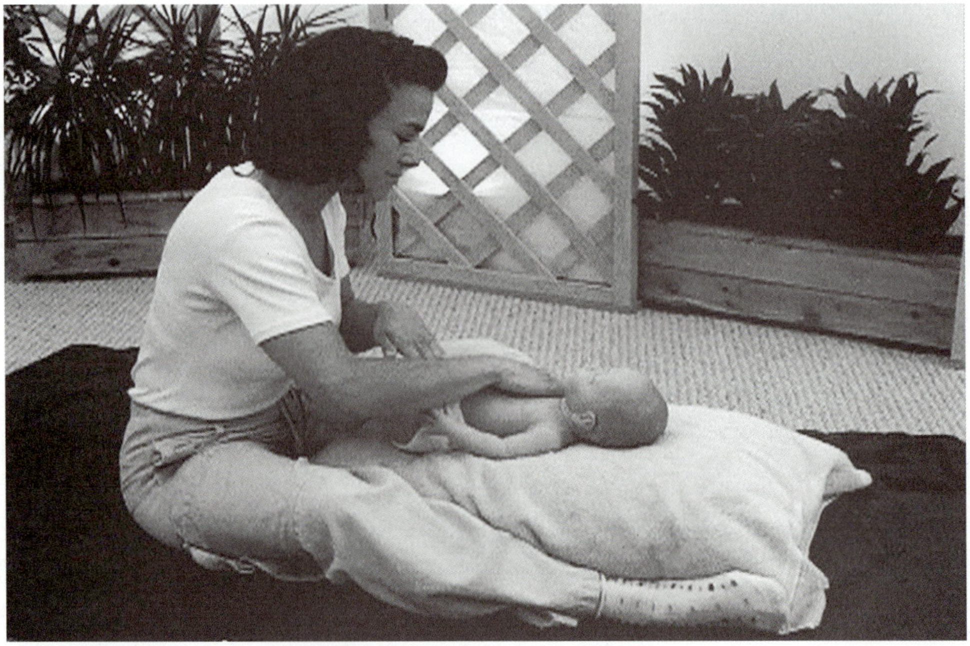

그림 22-7 에플루라지로 가슴에 오일을 바르고 늑골에서 어깨까지 수행한다.

로 스트로크(stroke), 가슴에 넓은 스트로크(stroke), 팔 짜기(milking) 그리고 손가락 끝으로 등 주위에 작은 원형을 그린다.

마사지 전체 기간 동안 마사지는 이완이 되고 편안하여야 하는 것이 중요하다. 치료사는 다리는 바닥에 펴서 앉고 벽이나 가구에 기대어 허리는 곧게 편다. 유아는 바로 눕게 하거나 치료사의 다리사이에 눕게 하거나 다리를 교차해서 엎드리게 한다. 그림 22-6에서 그림 22-14에서는 인형을

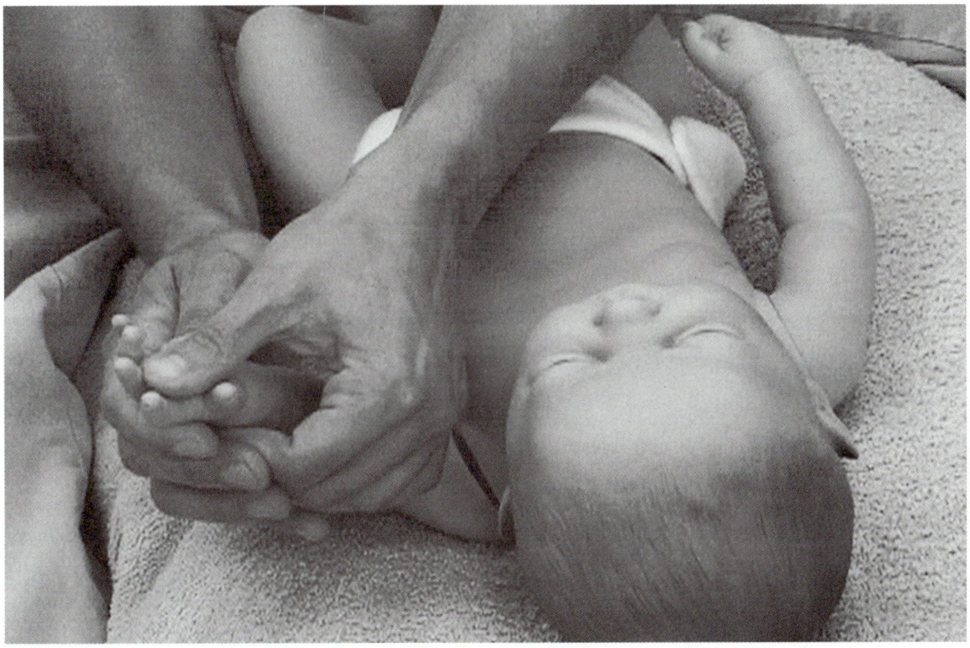

그림 22-8 소아의 손바닥과 손가락에 엄지손가락 스트로크.

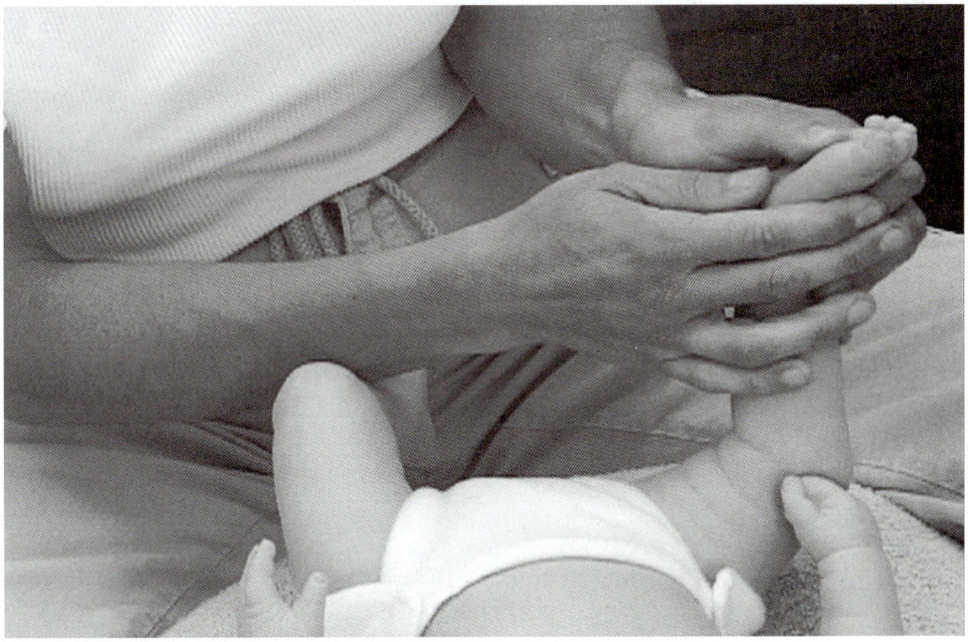

그림 22-9 엉덩이에서 발까지 엄지손가락 스트로크.

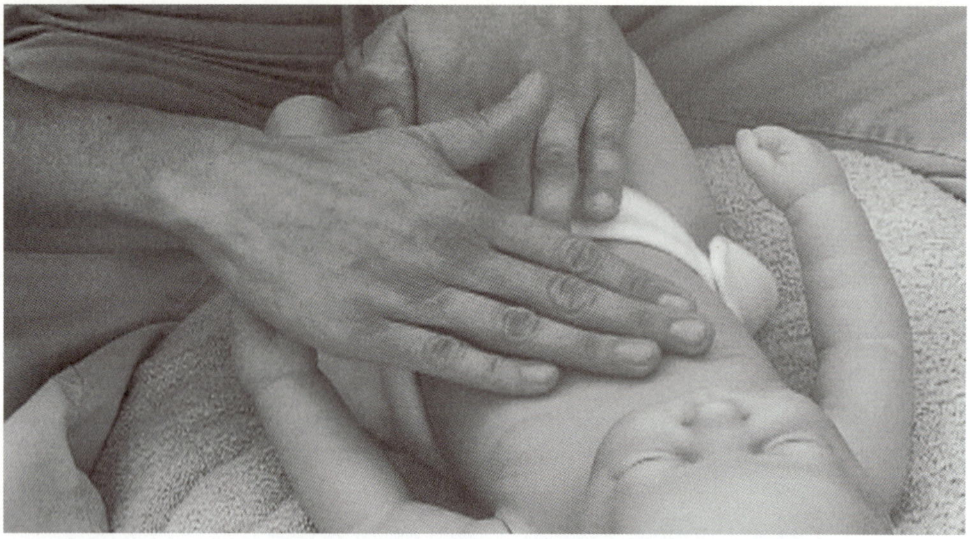

그림 22-10 복부 위에 시계방향으로 원형 에플루라지.

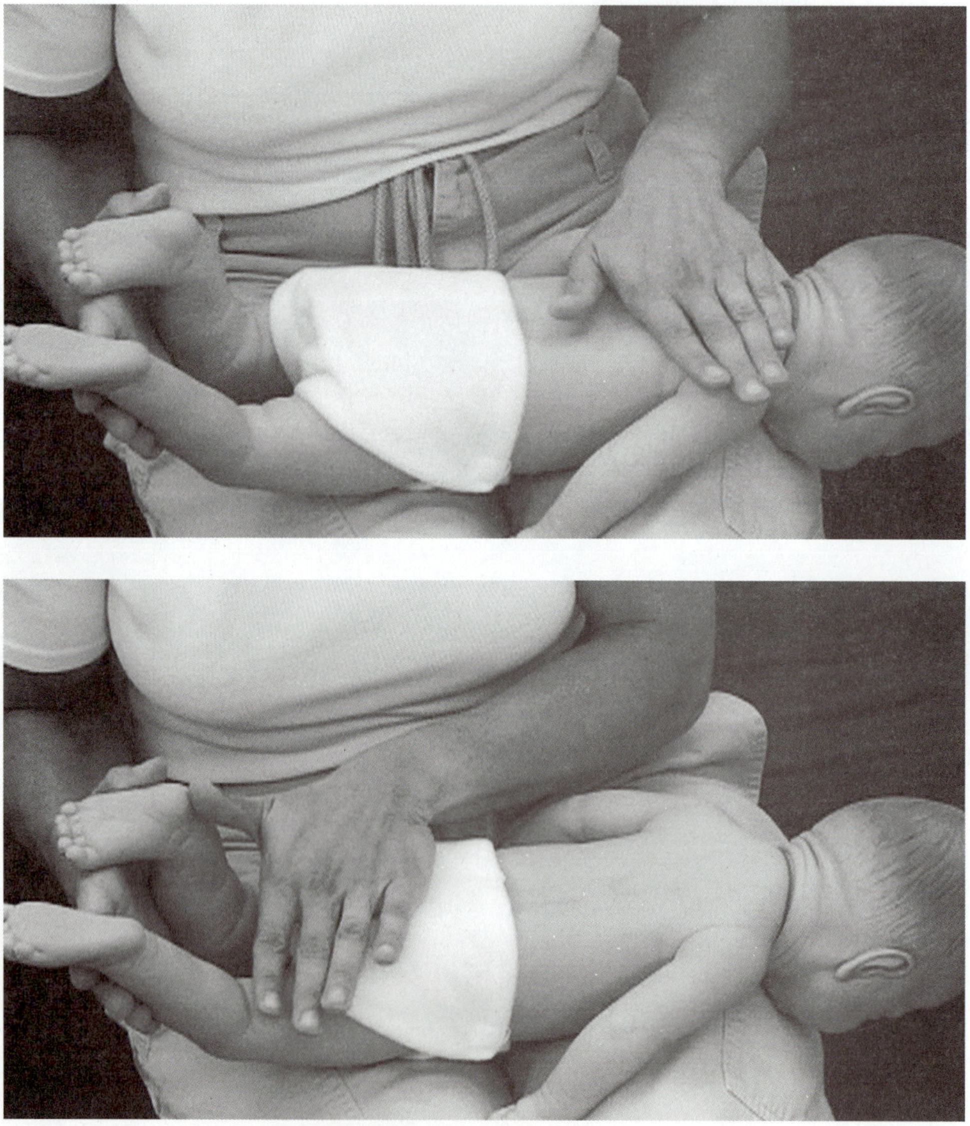

그림 22-11 A-C 보호자의 허벅지 위에 유아를 엎드리게 하고, 등과 다리에 긴 스트로크.

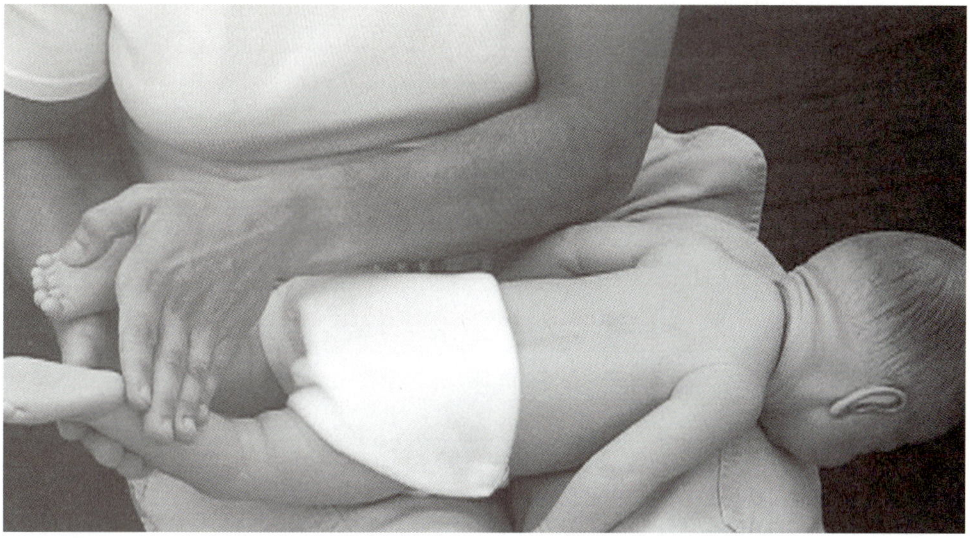

그림 22-11 *(계속)*

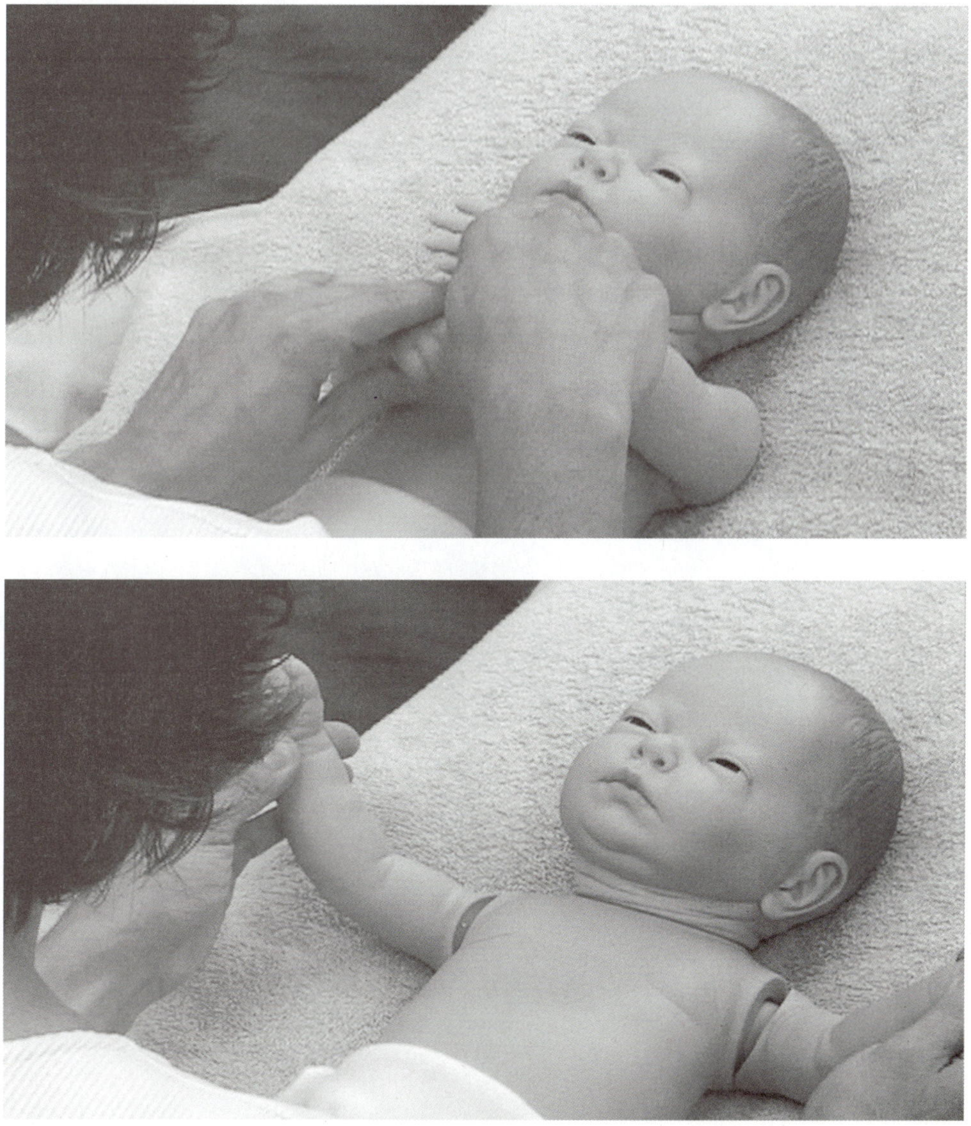

그림 22-12 A, B 팔을 가슴에 교차하게 하고(껴안고) 후에 팔을 벌리게 하는 팔 움직임.

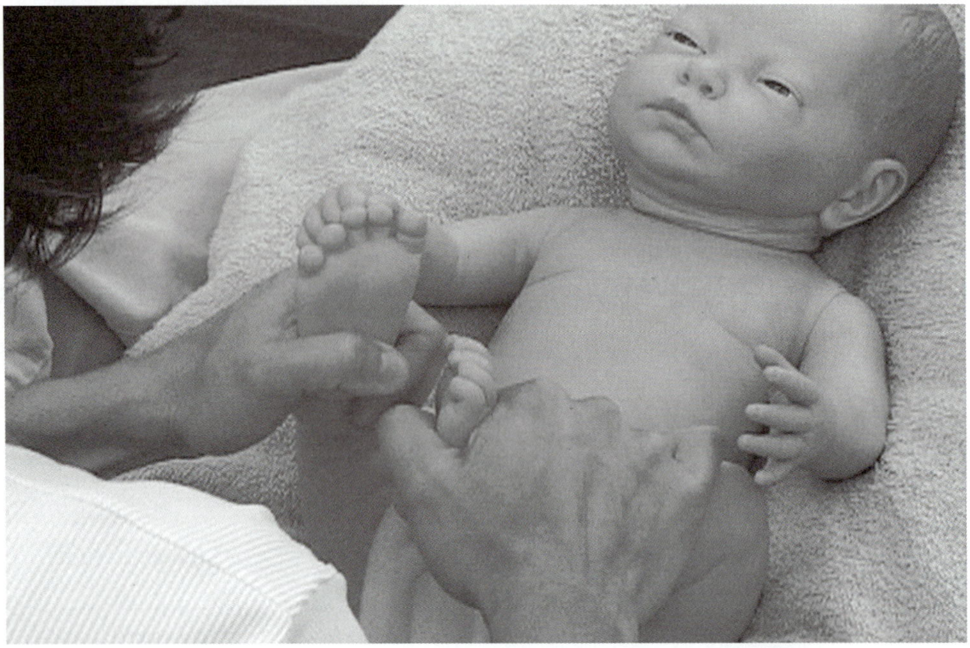

그림 22-13 무릎을 복부로 가져가게 하고 그 후에 다리를 쭉 펴게 하는 다리 움직임.

이용한 중요한 유아마사지의 기술과 자세를 보여주고 있다.

그림 22-4에서는 다리와 팔에 쥐기와 비트는 기술을 수행하는 것을 보여주고 있다. 야구 방망이를 잡듯이 사지를 잡고, 그 후에 양 손의 반대 방향으로 부드럽게 쥐고 비튼다. 다리에서 발등까지 움직이는 동안 지속한다. 부드러운 비틀기는 주로 표면 조직에서 움직임을 유발하고, 성인에서

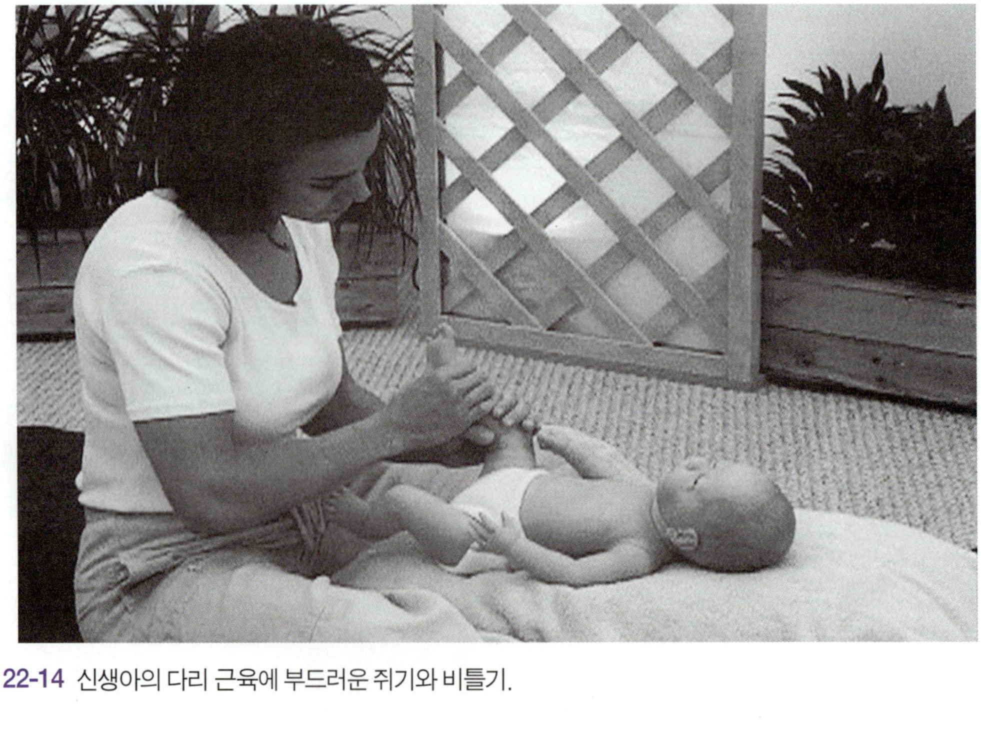

그림 22-14 신생아의 다리 근육에 부드러운 쥐기와 비틀기.

의 심부 에플루라지와 혼동하지 말아야 하고 원위에서 근위로 수행하여야 한다.

보호자는 마사지 하는 동안 아이와 눈을 맞추고 말을 하거나 또는 노래를 부른다. 이것이 신생아의 신체만큼이나 감정과 사회적 발달을 돕는 즐거운 대화와 연결의 시간이 될 것이다.

마사지 치료사는 그들의 임산부에게 출산 전 또는 출산 후에 신생아 마사지를 훈련시킨다. 아이를 출산하기 전에 마사지 기술을 소개하는데 인형을 사용할 수 있다.

요약 SUMMARY

마사지는 임신기간 동안 여성들이 경험하는 긴장을 완화시키는데 도움을 준다. 이것은 하지와 척추의 긴장을 포함한다. 또한 이완과 감정 완화도 된다. 마사지는 임산부의 경우 대개는 안전하지만, 주치의에게 특별한 주의점 또는 지시를 확인하여야 한다. 복부 마사지는 금기하고, 산모가 구역질, 구토, 설사 또는 비정상적인 통증과 부종 또는 출혈이 있다면 마사지는 피해야 한다.

임신 초기에, 여성은 바로 눕거나 또는 엎드릴 수 있다. 복부가 더 커지면, 기대거나 또는 옆으로 누운 자세로 교체한다. 베게와 다른 받침대의 사용은 신체를 지지하기 위하여 사용한다. 치료실 온도는 일반적인 마사지보다 약간은 서늘하게 유지하고; 공기는 신선하게 환기되어야 하고, 음악은 진정시키는 것이어야 한다. 욕실은 이용하기 쉬워야 한다. 받침대는 대상자가 테이블에서 내려올 때 도움이 될 수 있다.

기술은 부드럽고 이완되게 한다. 고전 서양 마사지, 지압과 반사요법은 임산부에게 필요한 것을 확인할 수 있다. 마사지의 중점은 목, 요부, 다리와 발 그리고 전체 이완이다. 마사지는 진통을 완화시키고 불안을 감소시키는데 도움을 주기위하여 출산하는 동안 수행될 수 있다.

출산하는 동안 긴장된 부위를 회복시키는데 도움을 주기 위하여 출산 후 몇 주 동안 마사지를 받을 수 있다. 제왕절개를 받은 여성은 건강한 반흔 조직 형성을 돕는 기술과 회복하는 동안 마사지의 효과를 얻을 수 있다. 신생아와 유아가 있는 여성은 그들의 일반적 자기관리의 한 부분인 이완 마사지를 받고 그들 자신을 위하여 이야기 하는 것이 효과적이다.

마사지는 부모, 조부모와 다른 보호자가 신생아에게 수행할 수 있고, 쾌활하고, 건강하고 경험을 연결시켜줄 수 있다. 접촉과 움직임은 신생아와 유아의 신체, 감정과 사회적 성장과 발달을 위하여 중요하다. 신생아를 위한 마사지 기술은 부드러운 스트로킹(stroking), 압박(pressing), 쥐기(squeezing)와 사지의 움직임이다.

다음 부분은...

마사지는 생의 주기를 더 길게 하기 위하여 효과적으로 사용할 수 있다. 23장에서는 중년과 그 이상의 성인에서 특별히 필요로 하는 것, 그리고 건강과 기력을 유지하기 위한 마사지 적용을 설명할 것이다.

참고문헌

Curties, D. (1999). *Breast massage*. Moncton, New Brunswick, Canada: Curties-Overzet Publications.

Dieter, J. N. I., & E. K. Emory (2002). "Supplemental tactile and kinesthetic stimulation for preterm infants." Chapter 7 in *Massage therapy: The evidence for practice*. Rich, G. J., Editor. New York: Mosby.

Field, T. (2000). "Enhancing growth." Chapter 1 in *Touch Therapy*. New York: Churchhill Livingston.

Field, T., Hernandez-Reif, M., Hart, S., & Teakston, H. (1999). "Pregnant women benefit from massage therapy." *Journal of Psychosomatic Obstetrics and Gynecology, 19*.

Field, T., Hernandez-Reif, M., Taylor, S., Quintino, O., & Burman, I. (1997). "Labor pain is reduced by massage therapy." *Journal of Psychosomatic Obstetrics and Gynecology, 18*, pp. 286–291.

Gach, M. R. (1990). *Acupressure's potent points: A guide to self-care for common ailments*. New York: Bantam Books.

Kunz, K., & Kunz, B. (1991). *The complete guide to foot reflexology*. Englewood Cliffs, NJ: Prentice-Hall.

Lundberg, P. (1992). *The book of shiatsu*. New York: Simon & Schuster.

Schneider, Vimala (1982). *Infant massage: A handbook for loving parents*. New York: Bantam Books.

Stillerman, E. (1992). *Mother-massage: A handbook for relieving the discomforts of pregnancy*. New York: Delta/Delcorte.

추가 참고문헌

Books

Osborne-Sheets, C. (1998) *Pre- and perinatal massage therapy: A comprehensive practitioner's guide to pregnancy, labor, postpartum*. San Diego, CA: Body Therapy Associates.

웹사이트

www.bodytherapyassociates.com (Pre- and Perinatal Massage Therapy)
www.lovingtouch.com (International Loving Touch Foundation)
www.iaimi.com (International Association of Infant Massage Instructors)

비디오

"Gentle touch infant massage." (2003) Goldhil Home Media.
"Infant massage: A gift of love." (1999) With Cheryl Brenman. Sedona, AZ: Brenman Productions.
"Infant massage: The power of touch." (1995). View Video.
"Living Arts massage practice for infants." Gaiam/Living Arts. (*www.gaiam.com*)
"Living Arts massage practice for pregnancy." (2000) With Michelle Kluck. Gaiam/Living Arts. (*www.gaiam.com*)

학 습 가 이 드

학습결과 LEARNING OUTCOMES

학습 가이드는 처음 시작하는 부분에 학습결과를 사용하라. 학습 파트너 또는 테이프에 기록된 것을 이용하여 쓰거나 구두로 말하여서 각 결과에 주어진 과제를 수행하라. 처음에는 "책을 보고" 시작하고, 후에는 기억한다.

중요한 용어/개념 KEY TERMS/CONCEPTS

중요한 개념과 용어는 이 장을 처음 시작할 때 목록화 하였고, 다음에 나오는 연습에서 하나 또는 그 이상을 선택하라. 이러한 이야기에 관한 쓰기 또는 말하기는 이들의 중요성을 심도 있게 이해하고, 이것들을 더 기억하는데 도움을 줄 수 있다.

1. 각각의 중요한 단어와 개념을 하나 또는 두 개 문장을 쓴다.
2. 학습파트너와 함께, 중요한 단어와 개념을 구두로 설명한다.
3. 하나 또는 그 이상의 중요한 단어 또는 개념을 선택하여 문장을 만든다.

학습 개요 STUDY OUTLINE

다음은 이 장에서 중요한 개념을 기억하는지 검사하기 위한 질문이다. 각 질문이 있는 본문의 페이지를 이용하여 대답하라.

임산부 마사지의 효과

1. 임신이 아닌 상태에서의 편위으로 유발되는 불편함은 ____________, ____________, 그리고 __________, __________를 포함한 마사지에 의해서 완화될 수 있다(p. 446).
2. 대표적인 임산부의 자세는 머리는 _________, 가슴은 _________, 둔부는 ______ 경사되고, 무릎은 _______과 발은 내측으로 회전된다고 설명할 수 있다(p. 446).
3. 마사지는 임산부 자세에 의하여 유발되는 __________, 그리고 __________에 염좌를 완화시키는데 도움을 줄 수 있다(p. 446).
4. 임신기간 동안 증가되는 체중으로 인한 압박은 손, 다리와 발의 ________을 유발 시킬 수 있다 (p. 446).
5. 임신기간 동안 _______ 조직의 연화는 관절의 불안정과 통증을 유발시킨다(p. 446).

금기증과 주의점

1. 마사지는 대부분의 임산부에게 ____________, 그러나 어떤 특별한 ________ 또는 ________를 위하여 산모의 치료사는 같이 점검하여야 한다 (p. 446).
2. 복부에 마사지는 임산부에게는 ____________ 한다(p. 446).
3. 산모가 ________, __________, __________, 또는 ________, __________, __________ 또는 ____________의 경험이 있다면 마사지는 수행하지 않아야 한다(p. 446).
4. 중의학에서 ______경락 위에 과도한 압박을 수행하도록 하고, 임산부에게는 종아리 내측에 (선택: 음 또는 양) 경락과 LI 4와 Sp 6에 _______ _______에는 수행하지 않아야 한다(p. 447).

자세와 환경

1. 치료실의 온도는 임산부 마사지를 위한 일반적인 것보다는 _________ 유지하여야 한다(p. 447).
2. 공기는 _________ 그리고 _________ 하여야 한다(p. 447).
3. 대기와 음악은 _________ 하여야 한다(p. 447).
4. ____________는 자주 소변을 봐야하는 임산부에게 적용할 수 있다(p. 447).
5. 마사지 테이블은 일반적인 것보다 (선택 높게 또는 낮게) 사용할 수 있다(p. 448).
6. _________________는 테이블에 대상자를 위하여 유용하게 사용할 수 있다(p. 448).
7. 임신 초기에서, 여성은 _____________ 또는 ___________ 누울 수 있다(p. 448).
8. 배가 많이 부른 후에는 _____________ 또는 __________ 자세로 변화시킨다(p. 448).
9. 몇몇 의사들은 임산부가 그들의 (선택 오른쪽 또는 왼쪽) 측면으로 눕는 것을 조심하라고 하였다 (p. 448).

10. 옆으로 누운 자세에서, 베개는 고객의 ________, ____________, 그리고 ____________ 아래에 놓게 한다(p. 448).

11. 신체를 편안하게 지지하게 하기 위해서 ______ ______ 사용한다(p. 448).

임산부 마사지 세션

1. 임산부 마사지의 특징은 ______________ 그리고 ______________라고 설명할 수 있다(p. 451).

2. 전통 서양마사지, ______________, 그리고 ____________는 임산부가 필요로 하는 신체 체계의 유형이라는 것을 발견하였다(p. 449).

3. 임산부 마사지 세션의 중점은 신체의 ________, ________, ________ 그리고 ________ 부분이다(p. 449).

4. 임산부 마사지의 목적은 전반적인 ________ 이다(p. 449).

5. 마사지는 불안과 진통을 감소시키는 것을 돕기 위하여 ________ 동안 수행할 수 있다(p. 449).

분만 후 마사지

1. 분만하는 동안 스트레스를 받은 ________ 부위에 도움을 주기 위하여 출산 후 몇 주동안 마사지를 받을 수 있다(p. 451).

2. ________ 받은 여성은 건강한 ________ 조직에 도움을 주는 기술과 회복을 하는 동안 마사지의 효과가 있을 수 있다(p. 451).

3. 아이와 유아가 있는 여성은 규칙적인 자기관리의 부분으로 ________ 마사지를 받고 ________ 효과가 있다(p. 451).

4. 유방마사지는 유아와 엄마________의 불편함을 감소시키는데 효과가 있다는 것을 확인하였다(p. 451).

신생아마사지

1. 부모, 조부모와 다른 보호자가 수행하는 마사지는 ________ 그리고 ________자극은 유아의 건강한 성장과 발달을 위한 필수적으로 제공하기 위한 효과적인 방법이다(p. 451).

2. 유아마사지에 대한 연구는 건강한 아이들 뿐만 아니라, ________, ________, ________, 그리고 다른 높은 위험 유아의 회복을 증진시키는데에도 효과가 있다(p. 451).

3. 유아의 다른 효과는 ________ 이완, ________를 위한 학습, 부모와 함께 ________, 부가적인 ________ 그리고 배설, ________ 증진, ________ 통증 완화, 그리고 ________ 아이들을 진전시키는데 도움을 준다는 것이다(p. 451).

4. 유아마사지 기술은 부드러운 ____________, ____________, ____________ 그리고 ____________ 이다(p. 452).

5. 보호자는 유아를 바로 눕혔을 때 마사지를 수행하는 동안 ____________ 접촉을 유지한다(p. 452).

더 많은 이해를 위해서 FOR GREATER UNDERSTANDING

다음의 훈련은 이론의 범위와 실질적인 단어를 선택하기 위하여 고안되었다. 이 장에서 설명된 주제를 더 깊게 이해하는데 도움을 줄 것이다. 동사는 다른 학습유형을 나타내기 위하여 다양한 활동을 만족하고 더 깊게 생각을 하기 위하여 밑줄을 그었다.

1. 임산부와 이야기하고, 임신기간 동안 신체와 감정에서 관찰할 수 있는 변화를 질문하라. 임산부의 자세, 어떻게 움직이는지, 다른 신체적 변화를 관찰하라. 당신이 발견한 것을 기록하고, 임산부가 필요하는 마사지 방법에 대해서 논의하라.
2. 개인사무실, 헬스클럽 또는 온천에서 임산부 마사지에 도움이 되는 것을 결정하기 위하여 마사지를 수행하는 공간을 분석하라. 임산부 마사지에서 이용할 수 있는 도구와 환경적인 측면을 분석한다. 리포트를 쓰고 학습파트너와 그룹에게 나누어 준다.
3. 옆으로 눕거나 도는 기댄 자세에서 임산부의 마사지를 분석한다. 마사지 치료사의 자세는 어떠합니까? 치료사가 집중하는 부위는 어디 입니까? 특정한 기술은 어떠한 것을 사용합니까? 당신이 관찰한 것을 보고서로 쓰고 학습파트너와 그룹에게 나누어 준다.(대체: 임산부에게 적용하는 마사지 비디오를 시청한다.)
4. 인증된 치료사에게 훈련된 보호자가 수행하는 유아마사지를 관찰하라. 어떠한 기술을 적용하는지, 적절한 기술을 유아에게 적용하는지, 유와와 보호자의 반응을 설명하고 보고서를 쓴다. 유아마사지의 효과를 관찰한 보호자와 이야기 한다.
5. 인형을 이용하여 기술을 실습하고 유아마사지를 훈련하여라. 성인에게 수행하는 마사지와 비슷한 점과 다란 점을 무엇인가?
6. 부가적인 근원을 언급한 웹사이트를 방문하라. 유아마사지가 있는 협회는 무엇인가? 그들의 임무는 무엇인가? 그들이 이용할 수 있는 근원은 무엇인가? 무엇을 훈련하고 인증된 것은 무엇인가? 당신이 찾은 것을 학습파트너와 그룹에게 보고한다.

제 23 장

건강한 노화

Healthy Aging

학습 결과 Learning Outcomes

이 장을 학습하고 난 후, 다음의 정보를 습득할 것이다.

1. 노화의 영향을 설명할 수 있다.
2. 건강한 노화를 위한 마사지의 이익을 설명할 수 있다.
3. 노인을 위한 마사지의 이익을 확인할 수 있다.
4. 생물학적 그리고 연대학적 연령을 구별할 수 있다.
5. 강건한, 나이에 알맞는, 그리고 나약한 노인을 구별할 수 있다.
6. 노인의 특별한 요구에 맞는 마사지 기간을 계획할 수 있다.
7. 노인과 작업에서 적절한 주의점을 관찰할 수 있다.

중요한 용어/개념 KEY TERMS/CONCEPTS

나이에 알맞는
나약한 노인
생리학적 연령
생활 연령
일생의 건강
강건한 노인
노인
노화의 신체적 영향

MEDEALINK

이 책의 각 부분을 복사한 CD는 이 장에 담겨진 기술을 추가하였다. CD-ROM에 넣으면 마사지 기술의 영상을 볼 수 있다. 이 영상은 새로운 부분을 학습하는데 도움을 줄 수 있게 디자인되었다.

마사지는 개인적 생활의 건강 프로그램의 중요한 구성요소라 할 수 있으며. 이것은 노화와 공통적으로 관련된 상태인 신체와 감정적 웰빙을 증진시키고, 삶의 질을 높일 수 있으며, 노화를 지연시키고 젊음을 유지하게 한다.

마사지를 수년 동안 규칙적으로 받았다면 가장 좋은 것이다. 노인이 된다는 것은 좋거나 좋지 않은 건강 습관 모두가 축적되는 것이다. 좋은 식생활과 운동 습관, 규칙적인 마사지는 노인이 경험하는 기능 감소를 예방하는데 도움을 줄 수 있다.

노화의 영향과 마사지의 효과 EFFECTS OF AGING BENEFITS OF MASSAGE

노화가 신체에 미치는 영향은 가장 뚜렷하고 노년에 가장 눈에 띄는 것이다. 일반적으로 가동성과 근력, 신경전도 감소, 순환 감소, 조직 탄력성 감소, 얇아지고 건조한 피부, 골밀도 감소, 감각기능 감소와 면역 기능 감소를 포함한다. 이것은 일반적으로 쑤신 통증, 느려진 움직임, 체력의 감소를 경험한다. 이러한 많은 생체 요인의 작용은 좋은 영양과 운동을 포함한 건강한 생활 유형으로 느려진다고 하였다(Evans와 Rosenberg, 1991).

마사지는 노화에 직접적인 영향을 준다. 예를 들면, 표면 순환이 증가하여 피부가 건강하게 되고 오일과 로숀을 사용하여 피부에 수분을 공급한다. 마사지는 특히 사지에 혈액 순환을 증진시킨다. 면역 기능은 전체 이완과 림프 흐름을 증가시켜 강화된다.

노화과정에서는 만성 긴장과 활동이 감소되는 것을 발견할 수 있고(Evans와 Rosenberg, 1991), 마사지는 신체와 정신적으로 긴장과 불안을 감소시킨다. 마사지는 이완 반응을 일으키고, 근육 긴장 완화, 불안 감소, 수면 증가와 웰빙의 느낌을 증가시킨다고 알고 있다. 노인에게 마사지는 가끔 운동 프로그램으로 나타나는 근육 긴장과 통증과 경직을 감소시키는데 도움을 준다. 마사지가 근육의 유연성을 증가시키고 유지시켜 운동을 하는 동안에 생기는 손상을 감소시킬 수 있다. 3장과 4장은 이 부분에서 언급된 마사지의 효과에 대한 연구를 재검토한 것이다.

노인을 위한 효과 BENEFITS FOR ELDERS

마사지는 위에서 언급한 것과 같이 **노인**에게 특별한 효과가 있다. 예를 들면, 65세 이상과 그 이상의 노인들은 관절 유연성과 조직의 탄력성이 증가됨에 따라 독립적이고 가동성을 유지하게 된다. 운동은 노인에게 의자에서 일어나고, 옷을 입고 벗고, 계단을 오르고, 욕조에 들어가고 나오는 것과 같이 간단한 일을 수행하기 위하여 필요로 하는 유연성과 근력을 유지하는데 도움을 준다. 그림 23-1 참고.

인생의 말년에는 미래에 대한 좌절과 두려움을 갖게 된다. 직업, 가정, 배우자, 가족, 친구를 잃게 되고 독립 또는 경제적인 문제도 나타난다. 몇몇 노인들은 다른 사람보다 이것에 대처하는 능력이 더 좋을 수도 있다. 접촉과 이완은 이러한 감정적 아픔을 감소시키는 것이 마사지의 효과이다. 그림 23-2는 얼굴의 이완마사지를 보여주는 것이다.

마사지는 특히 가정 간호 또는 가정에 거주하는 노인에게 사회적 상호관계를 제공한다. 치료사와 개인적 상호관계는 사회적 고립의 느낌을 감소시키고, 마사지에서의 접촉은 다른 사람과 특별한 연결을 만든다.

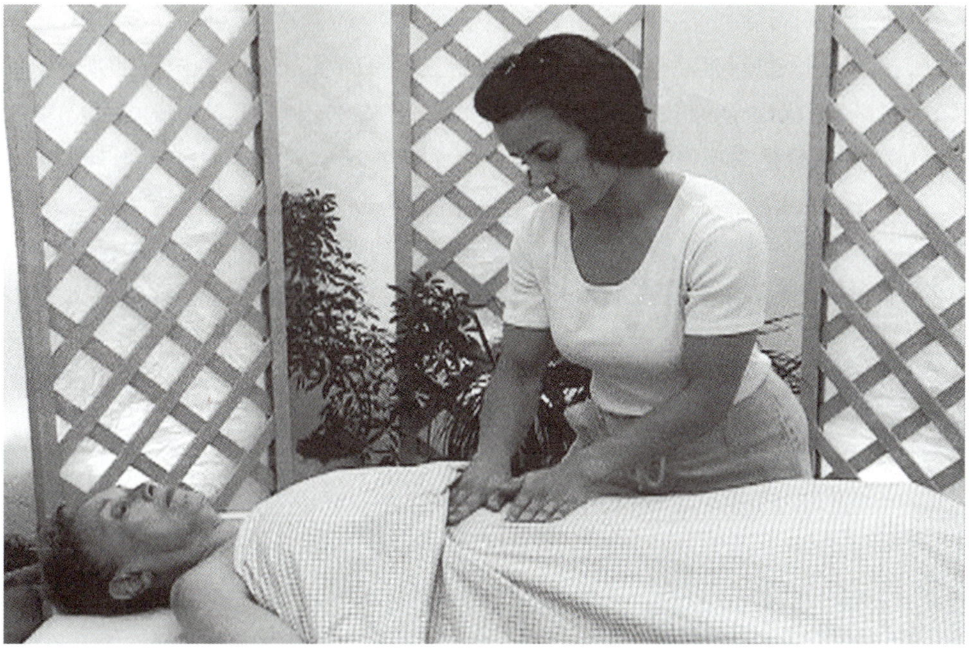

그림 23-1. 소화와 배설을 도와주기 위한 복부마사지.

David Nelson은 그녀의 저서 Compassionate Touch에서 노인이 경험하는 상황과 마사지가 완화시키는데 도움을 주는 몇 가지 일반적 상태를 목록화 하였다. 이것은 불면증, 식욕 감소, 비가동성, 변비, 순환 감소, 면역 기능 감소, 탄력성 감소, 건조, 욕창과 같은 피부문제, 신체적 불편함과 통증, 만성 긴장, 만성 우울증, 혼자라는 느낌과 쓸모없다는 느낌이다(1994).

본문의 4장에서는 의학적 배경에 마사지를 시행하는 몇 가지 연구를 검토하였다. 심장질환, 암

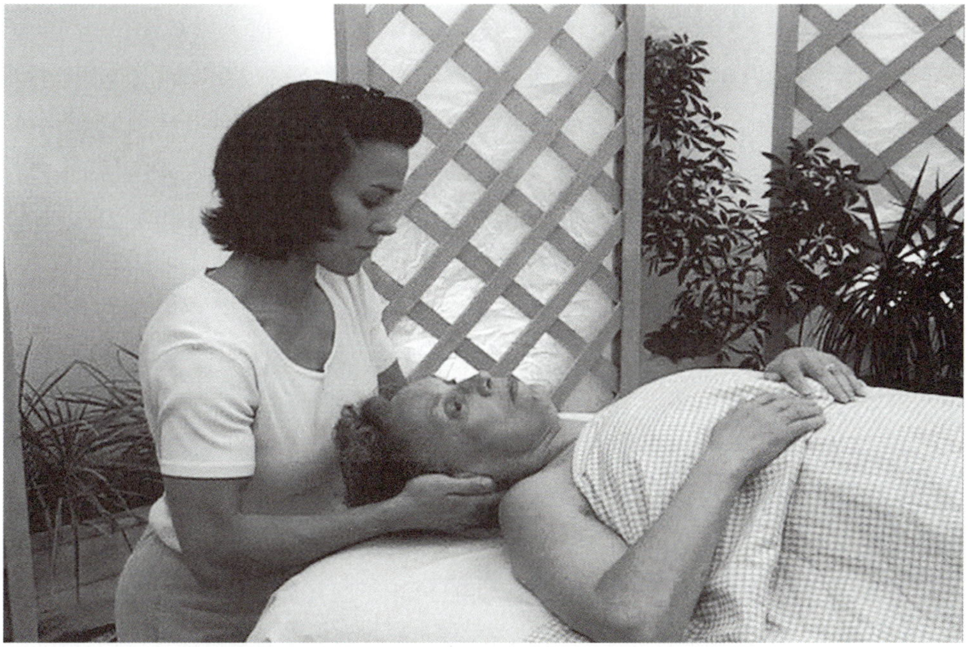

그림 23-2. 전신 이완마사지를 하는 동안 얼굴의 마사지.

과 정신적 문제를 포함한 병원에 입원한 많은 상태에서의 마사지 효과를 보여준다. 요양시설에 있는 노인의 등에 마사지를 수행한 결과 효과는 이완, 대화 증가, 시설관리에 영향을 미치는 비인간화의 감소이다(Frazer와 Kerr, 1993). 이러한 결과는 간호사가 노인의 등에 느린 스트로크(stroke)를 수행한 다른 연구에 의하여 확실하게 입증되었다(Fakouri와 Jones, 1987).

여기에는 알츠하이머 질환과 치매가 있는 노인들과 시설에 거주하는 노인을 위한 마사지 연구가 있다. 많은 연구들은 규칙적인 10분 마사지로 동요된 행동이 감소한다는 것을 발견하였다. 연구들에서 수행되는 마사지는 가벼운 압박, 규칙적인 리듬, 그리고 느린 스트로크를 사용한 특징이 있다.

노인의 활동 WORKING WITH THE ELDERLY

노인은 활동에서 가장 구별이 되는 인구이며, 개인은 일반적으로 다른 연령대보다 일반적으로 다르다. 65세 이상의 사람은 일생 동안 좋고 나쁜 건강 습관, 질병과 손상, 생활 경험이 축적되어 그 영향이 나타난다. 그들은 대부분 만성 건강 문제가 있으며, 약물을 복용하고 있다. 치료는 마사지를 계획하고 이것을 적용하는 것이다.

노인은 **생활 연령**(chronologic age)보다 **생리적 연령**(physiologic age)의 용어로 생각하는 것이 더 유용하다. 노인들은 유전학적 구조, 생활 습관, 자동차 사고 또는 스포츠 손상과 같은 사건에 따라 노화 진행이 다르다. 인생 초에 질환의 경험은 40~50세에 영향을 받는 소아마비 후 증후군의 영향과 같이 나중에 영향을 받을 수 있다.

노인들은 건강한, 연령에 맞는, 나약한 노인으로 3가지 분류 중 하나에 속해 있다. **건강한 노인**은 건강의 징후가 외면으로는 거의 없고, 그들의 생활연령보다 더 젊게 보이며, 활동적이고 정신적으로도 분명하다. 노화의 대표적 징후 중의 몇 가지를 보이는 사람은 **연령에 맞는 노인**이라고 생각한다. **쇠약한 노인**은 작은 접촉에도 손상될 것처럼 보인다(Meisler, 1990).

건강한 노인들은 일반적으로 중년의 대상자와 같이 마사지를 치료한다. 건강 질문서에 포함된 정보는 뚜렷하지 않은 주의를 요하는 부위를 확인하는데 도움을 준다.

연령에 맞는 노인들은 노화와 관련하여 몇 가지 문제점을 가지고 있을 것이다. 건강 질문서로부터 얻은 정보는 주의를 요하는 부분을 확인하는데 도움을 줄 것이다. 최대한 편안하게 하고 관절의 긴장을 적게 하기 위하여 베개와 받침대를 사용한다. 엎드린 자세는 15~20분으로 제한한다. 마사지 후, 대상자를 앉게 도와주거나 또는 앉을 때까지 기다린다. 대상자가 현기증이 없고 테이블에서 일어나는 것이 안전하다고 확신될 때 치료실에 혼자 두어도 된다.

나약한 노인들은 특별한 관리가 필요하다. 마사지를 받기 전에 그들의 주치의에게 확인한다. 나약한 노인들은 테이블에 눕게 하고 일어날 때 도와주어야 한다. 그들의 침대 또는 의자에서 마사지 하는 것이 필요할 수 있다. 마사지기간에는 15~20분 정도로 제한한다. 테이블에서 편안한 자세를 주의 깊게 관찰한다. 나약한 노인을 도와주기 위하여 팔을 당기는 것은 피하고, 자세를 바꾸는 것을 도와주기 위하여 그들의 몸을 받쳐준다(Meiser, 1990).

의자에서 노인을 위한 마사지 MASSAGE FOR ELDERLY IN CHAIRS

의자에서 노일을 위한 마사지는 매우 기분 좋고 효과적이라 할 수 있다. 앉아있는 고객에게 마

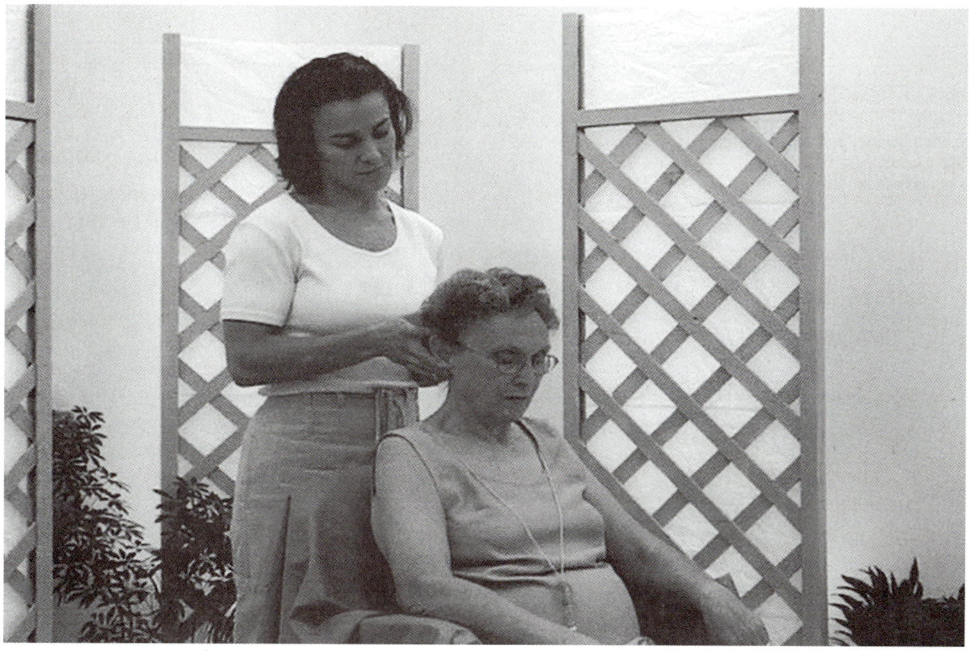

그림 23-3. 앉아있는 노인 고객의 머리 마사지.

사지를 수행할 때 목과 등의 정렬을 유지한 좋은 신체역학을 사용한다는 것을 기억하여야 한다. 그림 22-3, 22-4와 22-5는 앉아 있는 노인의 머리, 손과 발에 마사지하는 것을 보여주는 것이다.

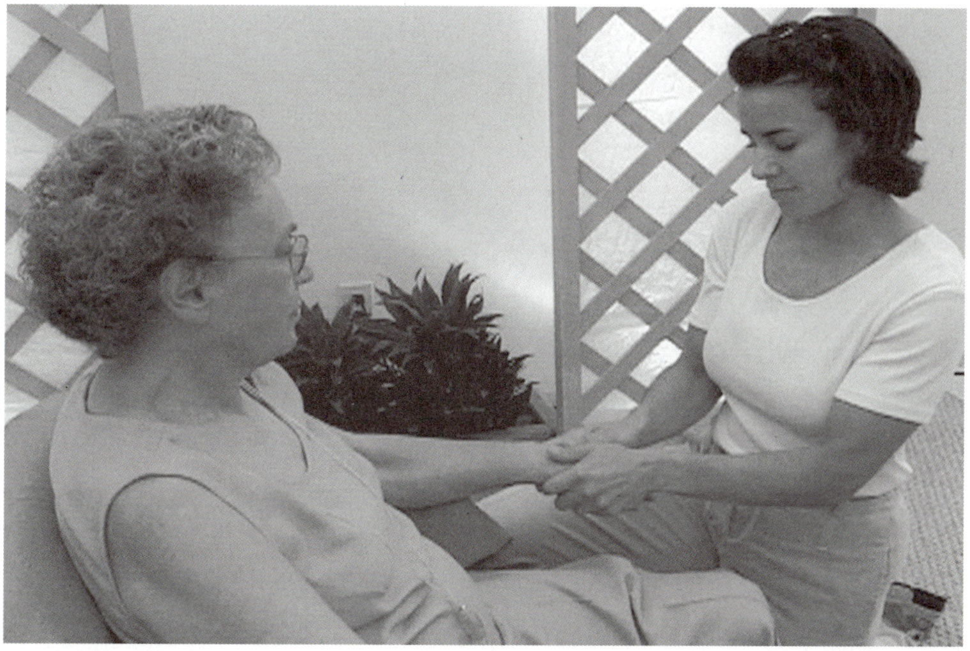

그림 23-4. 앉아있는 노인 고객의 손 마사지.

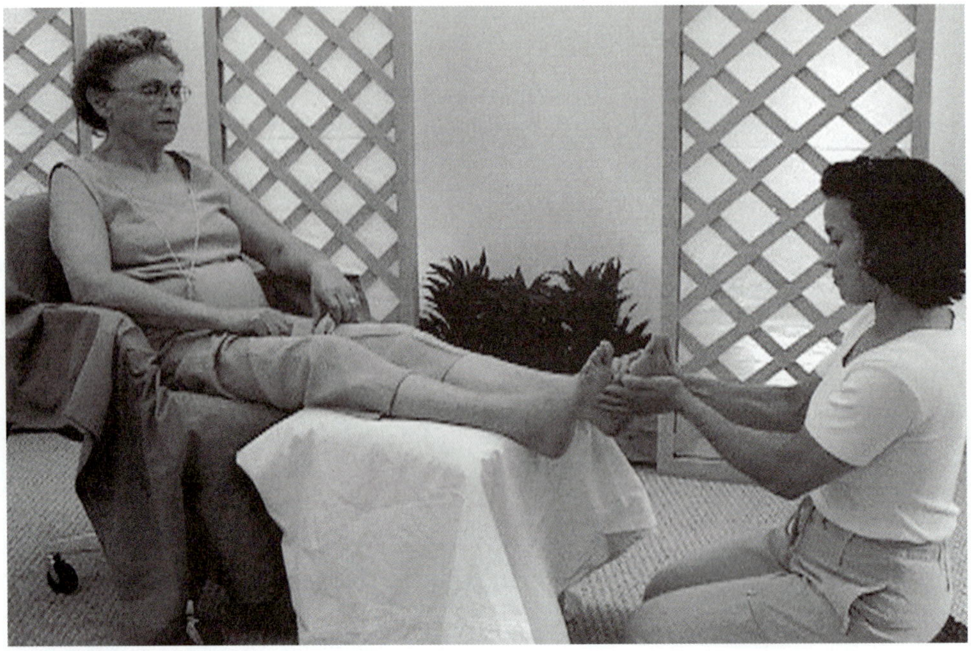

그림 23-5. 앉아있는 노인 고객의 발 마사지.

건강한 노인을 위한 마사지 기간 MASSAGE SESSION FOR HEALTHY AGING

노화과정을 느리게 하는 특별한 마사지 기술은 없다. 그러나, 노인에게 마사지를 수행하기 위한 확실한 자세는 있다.

건강한 노인을 위하 마사지 기간에 수행되는 것은 다음과 같다.

- 사지에 순환을 증진시키기 위한 기술. 에플루라지는 정맥 환류를 증가시키기 위 해 원위에서 근위로 수행하고, 유연법(kneading)으로 근육을 이완시키고 밀기로 국소 순환을 증가시킨다.
- 유연법(kneading)과 다른 페트리사지는 근육과 결합조직을 부드럽고 탄력을 유지시키는데 도움을 준다.
- 움직임과 유연성을 증가시키기 위하여 하지 신장과 관절운동. 통증을 완화, 순환 증가와 관절 움직임을 위하여 발에 중점적으로 수행한다. 다리와 발의 움직임은 근 운동감각의 인식을 증가시키는데 도움을 줌으로써 계단을 오르고 보행과 같은 움직임을 증가시킬 수 있다.
- 머리 위의 물건을 잡고 옷을 입고 벗는 것과 같은 중요한 일상생활 기능을 유지하기 위하여 어깨를 신장시키고 움직인다. 손은 움직임과 감각을 유지하기 위하여 특별한 주의를 하여야 한다.
- 목과 머리의 정상 움직임을 유지하는데 도움을 주기 위하여 경추를 수동으로 움직이고 신장시킨다. 사물을 보기 위하여 머리를 돌리는 능력은 말초시각의 쇠퇴 때문에 중요하다. 이것은 자동차를 운전하는 노인의 안전을 위하여 중요한 것이다.
- 신체의 전면 길이, 특히 복부와 골반을 신장시키는데 중점을 두는 기술은 직립 자세를 유지하는데 도움을 준다. 운동은 또한 자세 근육 강화를 유지시키는데 필요하고 인생 말기에 몸

이 구부러지거나 또는 쇠약해지는 상태를 피하게 하기 위하여 필요하다.

- 소화와 배설을 증가시키기 위하여 앉아 있는 노인을 위하여 매우 중요한 내장 기관에 복부마사지를 한다. 압박을 사용하지만 부드럽게, 원형 움직임을 수행하며 시계 방향으로 움직인다.

주의점 CAUTIONS

노인에게 마사지를 적용할 때 몇 가지 주의하여야 할 문제점이 있다. 마사지의 금기는 드물지만, 아래에 언급된 상태에서는 확실하게 주의하여야 한다. 주의점과 금기시 되는 상태를 확인하기 위하여 건강 병력을 점검하는 것은 중요하다. 대상자가 마사지로 인하여 상태 또는 질환에 의심이 있을 때 대상자의 주치의와 상담한다.

- 마사지는 약물치료를 받고 있을 시에는 금기될 수 있다. 노인이 규칙적으로 마사지를 받는다면, 일반적 약물의 효과와 역효과를 설명해주는 참고 서적을 권하는 것이 현명하다. 약물치료와 마사지를 함께 하는 것에 의심이 있다면, 대상자의 주치의와 상담한다.
- 노인들은 대개 피부가 허약하고 얇고 젊은 사람보다 쉽게 멍들 수 있다. 마사지에 사용되는 압박은 대상자의 상태에 따라 점진적으로 부드럽게 수행한다.
- 다리에 정맥류가 있으면, 그 위에는 심부 에플루라지 또는 강한 유연법(kneading)을 수행하지 않는다. 가벼운 에플루라지와 밀기 동작은 이러한 경우에 순환을 위하여 더 효과적 일 수 있다. 대상자가 바로 누워 있다면 다리를 약간 들어 올리는 것이 마사지 하는 동안 정맥 환류에 도움을 줄 수 있다.
- 노인들은 동맥경화 또는 죽상경화증을 진단받거나 그렇지 않을 수 있다. 이것은 특히 목을 지나가는 뇌동맥에서 위험하다. 외측 목 부분에 심부로 마사지 하는 것은 피한다. 목을 과신전 또는 경추 전만을 증가시키는 움직임은 피한다. 이 자세는 머리의 혈관을 차단하여 기절시킬 수 있다.
- 고관절을 인공관절로 대체한 사람을 위한 고관절을 포함한 관절운동과 신장을 수행한다. 외전과 회선 움직임은 피한다. 교육을 위하여 대상자의 건강관리 제공자에게 상담한다. 외부 관리는 관절의 불안정 때문에 관절 대체를 한 경우에 할 수 있다.
- 암 환자의 경우, 항상 마사지를 수행하기 전에 주치의에게 확인한다. 몇 가지 암의 유형은 마사지로 전이될 수 있고, 영향을 받지 않을 수도 있다. 위험하지 않다. 암 부위에 마사지를 수행하는 것도 가능할 수 있다.
- 노인들은 퇴행성-류마토이드 관절염을 포함하여 그들의 관절에 문제가 있을 수 있다. 이 부위의 마사지는 관절에 염증이 있다면 피하는 것이 좋다. 염증이 없다면, 관절에 긴장을 완화시키기 위하여 근육 주위에 마사지를 수행할 수 있다.
- 마사지는 피부에 직접적으로 수행하기 때문에, 치료사는 대상자가 모르는 피부암을 발견할 수 있다. 기저 편평 세포 암과 편평 세포 암은 대개 얼굴, 팔과 가슴 부위에 나타난다. 악성 흑색종은 사마귀 부위에서 생성될 수 있다. 병변 또는 의심스러운 피부 상태는 대상자 또는 나약한 노인의 경우 간병인에게 보고하여야 하고 주치의 또는 피부 전문의에게 확인하여야 한다고 말한다. 이 부위에는 직접 마사지 하지 않는다.

요약 SUMMARY

규칙적인 마사지는 정상적인 노화과정의 부분인 상태와 기능에서 쇠퇴를 지연시키는데 도움이 된다. 마사지는 웰빙-건강한 피부로 증진시키고, 전체 혈액 순환과 림프 흐름을 증가시키고, 근막과 근육을 유연하게 하고, 관절 유연성을 증가시키고, 면역기능을 강화시킨다. 이것은 노화과정에서 촉진되는 긴장의 신체와 정신적 영향을 감소시키는데 도움을 준다.

마사지는 특히 65세 또는 그 이상의 노인에게 효과적이다. 그들의 유연성과 독립성을 유지시키고, 말년에 경험하는 좌절감과 상실의 고통을 경감시키는데 도움을 준다. 불면증, 변비, 우울증과 같은 일반적인 문제를 완화시킨다. 마사지는 규칙적 접촉, 이완으로 집에만 있는 노인과 시설에 있는 노인에게 사회적 상호작용을 제공한다.

노인은 생활 연령(chronologic age)보다 생리적 연령(physiologic age)의 용어에 대해서 생각하게 하는 것이 도움이 된다. 노인은 건강한, 연령에 맞는, 나약한 3가지 분류로 나누어 생각할 수 있다. 쇠약한 노인은 특별한 관리가 필요하다. 특별한 주의 또는 금기시되는 상태는 약물치료, 얇아진 피부, 피부 종양, 순환 문제, 관절 질환과 인공관절 대체를 포함한다.

노화과정을 느리게 진행시키는 특별한 마사지는 없다. 그러나 마사지는 건강한 조직, 가동성과 독립, 좋은 자세, 소화와 같은 생리적 기능을 유지시키기 위한 것과 관련된 노인의 관심과 필요에 의하여 요구될 수 있다. 마사지는 생활의 개인적 안녕 프로그램의 한 부분으로 중요하고 제도화된 시설에서 노인 관리를 위하여 조성되었다.

다음 부분은...

마사지는 노인 또는 질병으로 인하여 삶의 마지막에서도 특별한 효과 가 있다. 24장에서는 매우 특정한 사람에게 마사지를 제공하기 위한 정보와 지침을 제공할 것이다.

참고문헌

Evans, W., & Rosenberg, E. H. (1991). *Biomarkers*. New York: Simon & Schuster.

Fakouri, C., & Jones, P. (1987). Relaxation ℞: Slow stroke back rub. *Journal of Gerontological Nursing, 13*(2), pp. 32–35.

Frazer, J., & Kerr, J. R. (1993). Psychophysiological effects of back massage on elderly institutionalized patients. *Journal of Advanced Nursing, 18*, pp. 238–245.

Miesler, D. W. (1990). *Geriatric massage techniques: Topics for bodyworkers no. 2*. Guerneville, CA: Day-Brea Productions.

Nelson, D. (1994). *Compassionate touch: Hands-on caregiving for the elderly, the ill, and the dying*. Barrytown, NY Station Hill Press.

Persad, R. (2001). *Massage therapy & medications: General treatment principles*. Toronto: Curties-Overze Publications.

Remington, R. (2002). "Hand massage in the agitated elderly." Chapter 8 in *Massage therapy: The evidence for prac tice* by G.J. Rich, editor. New York: Mosby.

추가 참고문헌

Books

Nelson, Dawn (2001). *From the heart through the hands: The power of touch in caregiving*. Forres, Scotland Findhorn Press.

비디오

"ABC's of Geriatric Massage." Day-Break Massage Institute (*www.daybreak-massage.com*).

웹사이트

Aging Research Centre (ARC) (*www.arclab.org*)
American Society on Aging (*www.asaging.org*)
Day-Break Geriatric Massage Institute (*www.daybreak-massage.com*)
National Council on Aging (NCOA) (*www.ncoa.org*)
National Institute on Aging at the National Institutes of Health (*www.nia.nih.gov*)
U.S. Administration on Aging (AoA) (*www.aoa.gov*)

학 습 가 이 드

학습결과 LEARNING OUTCOMES

학습 가이드는 처음 시작하는 부분에 학습결과를 사용하라. 학습 파트너 또는 테이프에 기록된 것을 이용하여 쓰거나 구두로 말하여서 각 결과에 주어진 과제를 수행하라. 처음에는 "책을 보고" 시작하고, 후에는 기억한다.

중요한 용어/개념 KEY TERMS/CONCEPTS

중요한 기술은 이 장을 처음 시작할 때 목록화하였고, 다음에 나오는 연습에서 하나 또는 그 이상을 선택하라. 이러한 이야기에 관한 쓰기 또는 말하기는 이들의 중요성을 심도 있게 이해하고, 이것들을 더 기억하는데 도움을 줄 수 있다. 몇몇 연습문제는 수행의 섬세함에 초점을 맞추어 확실하게 고안되었다.

1. 각각의 중요한 단어와 개념을 하나 또는 두 개 문장을 쓴다.
2. 학습파트너와 함께, 중요한 단어와 개념을 구두로 설명한다.
3. 하나 또는 그 이상의 중요한 단어 또는 개념을 선택하여 문장을 만든다.

학습 개요 STUDY OUTLINE

다음은 이 장에서 중요한 개념을 기억하는지 검사하기 위한 질문이다. 각 질문이 있는 본문의 페이지를 이용하여 대답하라.

1. 마사지는 ________의 중요한 부분이고, ______ 시설에서 노인을 관리하는데 도움을 준다(p. 464).

노화의 영향과 노화의 이익

1. 노화의 신체적 영향은 _______에서 시작하고, 전반적인 가동성 감소, 느려진 ____ 전도, _______ 순환, _______ 탄력성, _______ 그리고 ______ 피부, 뼈의 ___ 상실, 감각기능 감소, 그리고 면역기능 ____를 포함한다(p. 464).

2. 규칙적인 마사지는 정상적인 노화과정을 지연시킨다. 예를 들면, 마사지는 _____ 피부 증진, 전신 혈액 ___ 증가, 그리고 림프 ______, 근막과 근육을 더 _____ 유지하는데 도움을 주고, 관절 ____ 증가, 면역기능 ____하게 한다(p. 464).

3. 마사지는 ______ 과정을 가속화시킬 수 있는 ________의 신체적 그리고 정신적 영향도 감소시킨다(p. 464).

노인을 위한 효과 (Benefits for Elders)

1. 마사지는 특히 ______의 노인 또는 고령자에게 효과가 있다(p. 464).

2. 마사지는 노인의 가동성과 _______를 유지하는 것을 돕고, 노년기에 경험한 상실의 감정적 고통과 ______을 완화시키는 것을 돕는다(p. 464).

3. 마사지는 _______, ________, ________, 신체적 불편함, 그리고 ________와 같은 일반적인 노인의 신체적 불편함을 완화시킬 수 있다(p. 464).

4. 마사지는 ________, ________, __________, 외로움, 그리고 _______과 같은 일반적인 감정 문제도 완화시킬 수 있다(p. 465).

5. 마사지는 규칙적인 ______ 관리, ________, 그리고 _________과 가정 노인의 _____상호작용을 제공한다(p. 465).

6. 병원에서 노인을 위한 마사지의 효과는 이완, ______ 증가, 그리고 시설관리의 _______ 효과를 감소시키는 것이다(p. 466).

7. 마사지는 너싱홈에서 몇몇 ______ 노인의 좋지 않은 행동을 감소시킨다고 한다(p. 466).

노인의 활동 (Working with the Elderly)

1. 노인은 __________ 보다 _____________의 용어로 생각하는 것이 더 유용하다(p. 466).

2. _______ 노인은 약간의 손상된 건강의 징후를 보인다(p. 466).

3. ________ 노인은 노화의 대표적 징후를 보인다(p. 466).

4. _______ 노인은 접촉에도 나약하게 보이고 느껴진다(p. 466).

5. 마사지 후에, 대상자를 치료실에 혼자 남겨두지 않도록 하여야 하고 테이블 ______에서 나오지 않도록 한다(p. 466).

6. 노인을 ________ 들도록 한다. 자세 변화를 돕기 위하여 그들의 신체를 __________(p. 466).

노인을 위한 마사지 (Massage for Elders)

1. 노인의 엎드린 자세는 _______ 분으로 제한한다(p. 466).

2. ___________ 위의 받침대를 스트레스를 완화하기 위해 사용하시오(p. 467).

3. 노화과정을 ________ 특별한 마사지는 없다(p. 467).

4. 노인을 위한 마사지 기간에 포함되는 요소는 다음과 같다(p. 468).
   a. ______ 증진 마사지, (예, 에플루라지).
   b. ________와 _______ 결합조직에 사용되는 페트리사지.
   c. ______와 _____ 증진시키기 위한 관절운동.
   d. _________ 기능을 증진시키기 위한 상지에 관절운동.
   e. ______ 외전을 증진시키기 위한 경부근육의 수동운동.
   f. 똑바른 _____를 증가시키기 위한 기술.
   g. 소화와 배설을 증가시키기 위한 ____ 마사지.

주의점 (Cautions)

1. 노인의 일반적인 상태는 금기증이 될 수 있거나 또는 특별한 주의를 요한다. 이것들은 규정된 ______ 사용, 얇은 ____, _______ 성장, 발달, ______와 ______와 같은 순환문제, ________와 같은 관절문제가 포함된다(p. 469).

2. ______ 대치 주위의 제한을 관찰한다(p. 469).
3. 고관절 인공관절치환술을 한 __________과 ________ 피한다(p. 469).
4. _________ 목의 마사지는 피한다(p. 469).
5. 기술에 사용하는 압박은 ________ 피하기 위하여 가볍게 수행하여야 한다(p. 469).
6. ________가 예측이 되는 고객의 어떠한 피부 증대도 말하여야 한다(p. 469).

더 많은 이해를 위해서 FOR GREATER UNDERSTANDING

다음의 훈련은 이 장에서 설명된 지침의 특별한 적용이다. 동사는 다양한 활동을 강조하고, 기술발전을 조장하기 위하여 밑줄을 그었다. 이러한 훈련은 학습 파트너 또는 그룹, 또는 학급과 함께 수행한다.

1. 공원 또는 쇼핑몰과 같은 공공장소에서 여러 노인을 관찰한다. 그들의 움직임의 방법에서 다른 점, 그리고 다른 시각적인 특성을 관찰하라. 아이들, 젊은이, 성인과 노인을 비교한다. 학습파트너 또는 그룹에게 당신이 발견한 것을 적은 것을 보고하고 요약한다.
2. 많은 노인들을 관찰한다. 건강한, 나이에 맞는, 또는 나약한 노인으로 분류한다. 당신의 결정에 근거를 설명한다. 학습파트너 또는 그룹에게 당신이 발견한 것을 적은 것을 보고하고 요약한다.
3. 노인을 위한 너싱홈 또는 치료시설을 방문한다. 환자의 이동성, 활동과 제한을 관찰한다. 당신이 관찰한 것과 그들의 건강과 웰빙을 위하여 어떠한 마사지를 수행할 것인지 설명한다. 학습파트너 또는 그룹에게 보고한다.
4. 노인(50~65세)과 이야기 하고 자신의 노화에서 어떠한 변화를 느끼는지 물어본다. 그들의 삶을 증진시키기 위하여 직접 적용할 수 있는 마사지의 특별한 효과가 무엇인지 설명한다. 그들이 특별하게 요구하는 것에 맞는 마사지 기간을 계획한다.
5. 성인 또는 노인에게 마사지를 수행한다. 젊은이의 마사지와 어떻게 다른가? 노화와 관련된 금기증, 주의점, 약물, 피부상태, 조직의 질, 유연성, 과거 손상, 그리고 다른 요인에 주목한다. 당신의 경험을 보고한다.
6. 노인센터, 너싱홈 또는 다른 시설에서 노인에게 의자에 앉아 마사지(머리, 어깨, 손 또는 발)를 자발적으로 수행한다. 각각의 사람에게 마사지를 어떻게 변경합니까? 당신과 마사지에 대한 그들의 반응은 무엇입니까? 경험에서 생각할 수 있는 효과는 무엇입니까? 당신의 경험을 보고한다.
7. 이장의 마지막에 목록화된 노인을 위한 협회의 웹사이트를 방문한다. 그들의 임무는 무엇이고, 노인의 이익을 위한 방법은 무엇인가? 마사지치료사들에게 제공하는 어떠한 자료가 있는가? 당신이 찾은 것을 보고한다.
8. 노인 마사지를 위한 특별한 훈련을 받는다. 이 특별한 사람들의 요구에 맞게 마사지를 어떻게 변경하는가?

제 24 장

말기 질환과 임종

Terminally Ill and Dying

학습 결과 Learning Outcomes

이 장을 학습하고 난 후, 다음의 정보를 습득할 것이다.

1. 건강 측면에서 말기질환을 위한 마사지의 가치를 설명할 수 있다.
2. 임종을 위한 마사지의 다른 접근법을 설명할 수 있다.
3. 심각한 질병과 임종을 맞이하는 사람을 위하여 필요한 지식과 기술을 찾아볼 수 있다.
4. 심각한 질병 또는 임종을 하는 사람을 위한 마사지기간을 계획할 수 있다.
5. 말기질환과 임종을 하는 사람을 관리하는 동안 자기관리를 수행할 수 있다.

중요한 용어/개념 KEY TERMS/CONCEPTS

편안한 접촉	호스피스	완화치료
의식적 자기관리	비언어 대화	접촉 부족
감정적 고통	양육적 접촉	

MEDEALINK

이 책의 각 부분을 복사한 CD는 이 장에 담겨진 기술을 추가하였다. CD-ROM에 넣으면 마사지 기술의 영상을 볼 수 있다. 이 영상은 새로운 부분을 학습하는데 도움을 줄 수 있게 디자인되었다.

마사지는 말기 질환과 임종에 있는 사람에게 접촉과 편안함을 주기 위하여 병원, 호스피스와 가정관리에서 사용될 수 있다. 간단한 마사지 기술은 건강 치료사에 의해서 사용되며 인생의 말기 또는 심각한 질병에 도움이 되는 비전문적인 간병인에게 교육을 시킨다.

마사지의 치료적 접촉 CARING TOUCH OF MASSAGE

건강의 기준에서, 말기 질환 또는 임종에서 최적의 안녕을 위한 노력을 지속적으로 한다. 마사지가 임종에 처한 사람을 치료 또는 구할 수는 없을 지라도, 신체 기능을 증진시키고 통증과 불안감을 경감시키는데 도움을 준다. Dawn Nelson은 그녀의 저서 Compassionate Touch에서, "주의 깊은 접촉은 다양한 심리-사회, 정신, 감정과 신체적 효과가 있기 때문에 질환 그리고/또는 노화에서 실망감을 치료하는 확실한 요인이 될 수 있다"고 지적하였다(1994, p. 12). **양육적 접촉**은 신체와 정신과 마찬가지로 정신을 위한 양식을 제공한다.

전체 이완, 혈액과 림프의 순환 증가, 근육 긴장 감소와 피부의 자극은 모든 사람에게 영향을 주는 마사지의 효과이다. 이러한 효과는 장시간 신체적 비활동 또는 누워만 있는 사람의 특별한 문제점을 위한 것이다. 마사지는 불면증, 소화, 변비, 호흡곤란과 피부 변화의 문제점을 완화시키는데 도움을 준다.

말기 질환과 임종은 많은 이유에서 **감정적인 고통**을 경험할 수 있다. 그들은 격리를 느끼고, 친구와 자유의 상실감으로 슬퍼하고, 포기의 두려움, 질병 또는 노화진행의 두려움 또는 임종의 두려움을 느낄 수 있다. 우울증은 심각한 질병과 노인사이에서는 일반적이고 **접촉 손실**에 의해 나타나거나 악화될 수 있다.

전체 이완 마사지가 불안을 감소시키고, 전체 웰빙의 느낌을 유발시킨다는 것을 알고 있다. 마사지는 또한 억제된 감정, 좌절, 슬픔과 감정적 활력의 표출을 촉진한다. 긴장에 의해 악화되는 통증은 이완 마사지로 감소된다.

호스피스와 완화치료 HOSPICE AND PALLIATIVE CARE

호스피스와 **완화치료 프로그램**은 독립시설, 병원, 너싱홈, 그리고 다른 장기관리시설에서 제공된다. 이들은 생의 마지막에 의료적 관리에 팀 접근법, 통증관리와 임종의 요구에 맞는 감정적 그리고 정신적 지지를 포함한 특별한 관리를 제공한다. 호스피스 서비스는 간호관리, 개인적 관리, 의사 방문, 상담과 가정관리를 포함한다. 목적은 높은 질의 완화치료를 제공하는 것이다. (www.hospiceinofo.org에 호스피스재단, www.capc.org에 증진된 완화치료 센터 참고)

마사지치료는 호스피스시설에서 이용할 수 있는 서비스 중의 하나이다. 완화치료와 같은 마사지의 가치는 연구되어져 왔고 통합된 의료시설에서 확인되었다(Ellis 등., 1995; Hiwdyshell, 1998; Ruebottom, 1989)

임종을 위한 마사지 MASSAGE FOR THE DYING

인생의 마지막에서, 마사지는 **말을 하지 않는 방법**으로 편안한 접촉과 대화와 사랑을 줄 수 있다. 이것은 부드러운 접촉이 중요하고, 기술은 스트로킹, 잡기와 같이 간단한 방법을 사용한다.

Jules Older는 그녀의 저서 Touching is Healing(1982)에서, 심각한 질병과 임종을 위한 뉴질랜드의 TLP 프로그램을 설명하였다. TLP의 기능은 단기간 재활과 장애 제거, 삶에서 죽음으로의 변화를 편안하게 받아들이는 것이다. 죽음이 임박하였을 때, 진정시키는 접촉은 편안하고 대화의 의미로 사용된다. 몇 가지 전문적인 기술은 통증을 일으키거나, 쇠퇴한 조직에 손상을 피하기 위하여 필요하다.

Cathleen Farnslow, RN은 The Many Facets of Touch(1984)에 임종에 치료적 접촉을 사용하는 방법을 설명하였다.

> 인생의 말기와 임종을 맞는 사람을 치료할 때, 손은 긴장되게 위치하게 하거나, 심장 근처에 있게 한다. 이것은 두려움과 관련된 부위이고 삶의 에너지를 필요로 하는 것이고 임종은 잘못을 고칠 수 있고 죽음 전에 안녕, 미안해 또는 사랑해라고 말할 수 있게 한다. 나의 손을 잡거나 또는 심장 근처에 놓고 의식적으로 평화, 사랑과 전체의 생각을 전해준다. 이것은 죽음 전의 불안을 감소시키고 남아 있는 사람에게 그들의 주변을 정리하기 위하여 환자들이 이용할 수 있는 에너지를 만든다. 노인들은 침착하고 평화의 감각을 보고 하고 심장부위에 따뜻함이 스며드는 것을 느낀다.(p. 187)

호스피스와 가정관리에서, 가족과 다른 보호자들은 임종환자에게 마사지를 적용하는 것을 간단하게 가르친다. 이것은 보호자가 그들이 사랑하는 사람을 위하여 제공하고 말할 수 없는 사람을 위하여 연결의 의미를 제공하는 두 가지 모두의 효과가 있다.

지식과 기술 KNOWLEDGE AND SKILL

대상자의 의학적 프로필은 치료사와 대상자 모두를 보호하기 위하여 심각한 질병과 임종에 마사지를 수행하는데 필수적이다. 다른 마사지에서와 같이, 마사지를 수행하기 전에 금기증과 주의를 요하는 부분을 확인한다. 이것은 또한 특별한 질환 또는 상태 과정처럼 예기되는 증상을 이해하는데 도움을 줄 것이다.

말기 질환과 임종에 마사지를 수행할 때 특별한 기술은 다른 기본적 기술보다 덜 중요하다. Dawn Nelson은 다음을 지적하였다.

> 신체를 보는 것보다 개인의 "보는" 능력이 발달된다면, 마음을 열고 사람에게 다가간다면, 치료사의 접촉은 다른 훈련된 전문가보다 더 효과적일 수 있다. 개인에게 순수하고 진심되게 접촉한다면, 진행하는 방법과 어느 정도로 수행해야 하는지 직관적으로 알 수 있을 것이다.(1994, p. 43)

직감과 예민함은 말기 질환과 임종환자에게 마사지를 적용하는데 중요한 것이다. Nelson(1994)이 추천한 다른 특성과 능력은 접촉을 적응시키고, 마음을 열고, 중점 에너지를 위한 능력, 죽음을 받아들이고, 개인에 초점을 맞추는 것이 포함된다. 그녀가 중요하다고 인정하는 기술은 민감한 마사지, 듣기와 되먹임, 시각화와 상상으로 안내, 명상으로 안내, 호흡 분배와 임종을 교환하는 것을 포함한다. 몇 가지 기술은 마사지 치료사의 범위가 아닐 수 있고, 그들은 이들에게 마사지를 하는 것이 도움이 될 수 있다.

말기 질병 또는 임종을 위한 마사지 계획에서, 특별한 절차는 없거나 규칙을 어길 수 있다. 개개인은 임종에 대한 경험과 마사지의 효과가 다를 수 있다. 그러나 지켜야 하는 일반적인 규칙은 있다.

일반적으로, 임종환자에게 마사지는 더 가볍고, 더 부드럽고 더 짧게 수행한다. 10~20분으로 효과가 있을 수 있다. 기술은 간단한 손 고정에서 전신 마사지로 변화될 수 있다. 마사지는 기본적인 마사지 테이블에 대상자를 눕게 하거나, 의자 또는 휠체어(wheelchair)에 앉거나 침대에 눕게 하여 수행한다. 환자들은 신체에 튜브를 연결하여 병원 침대에 있을 수 있다. 이러한 상황에서 마사지 치료사는 환경에 적합한 융통성이 필요하다. 듣기와 되먹임 기술은 대화가 죽음의 직면에서는 필요하기 때문에 더 중요한 것이다.

손과 팔 마사지는 새로운 환자 또는 고객을 알고 가정 간호와 호스피스 자원봉사자가 수행하기에 유용한 것이다. 손은 쉽게 접근할 수 있고, 상대적으로 마사지는 안전하고, 로숀의 적용으로 효과적이고, 다른 사람과 접촉하여 친숙하게 될 수 있다, 손을 접촉하는 것은 편안함을 주고 말을 하는 동안 눈을 마주치는 기회를 준다.

자기 관리 SELF-CARE

말기 질환과 임종 환자를 마사지 하는 것은 신체와 감정적으로 도전이 될 수 있다. 이것은 자기 자신의 안녕을 유지하는데 도움을 주기 위한 **의식적 자기 관리**를 하여야 한다는 것이다.

말기 질환과 임종 환자에 사용되는 현재 마사지 기술은 간단하고 가볍고 치료사의 손으로 쉽게 수행할 수 있는 것이다. 그러나 좋은 신체 기전을 유지하는 것은 의자 또는 침대에 누워있는 사람을 마사지 할 때는 어려울 수 있다. 좋은 기전을 적용하는 일반적 원리가 있고, 치료사는 등을 곧게 하고 척추와 목의 정렬이 올바르게 유지하는 방법을 찾을 수 있을 것이다.

대상자가 대화할 수 있는 사람이라면, 예방과 위생을 관찰하여야 한다. 사용하기 불편할 지라도, 라텍스 장갑은 보호를 위하여 필요하다면 착용하여야 한다.

감정적 안녕을 유지하는 것은 다양한 요인이 있다. 이것은 질병과 죽음을 받아들이기 위해서 자기 자신의 문제와 두려움을 직면하는데 도움을 준다. 심각한 질병 또는 임종에 있는 사람이 느끼는 의식적 자각은 친구, 동료 또는 관리자와의 느낌을 통하여 일하는데 도움을 줄 수 있다.

결과로서 일어나는 임종은 예상된 것이다. 치료사의 환자 또는 고객과의 관계를 자연스럽게 발전시키는 것이다. 전문적 관리자 행동 또는 동료의 상담은 이러한 특별한 사람에 마사지할 때 도움을 줄 수 있다.

요약 SUMMARY

마사지는 말기 질병과 임종 환자에게 접촉과 편안함을 주기 위하여 사용될 수 있다. 간단한 마사지 기술은 건강 치료사가 사용하고 생의 마지막에 있는 사람의 신체와 감정적 안녕을 증가시키는데 도움을 주기 위하여 비전문적 보호자에게 가르친다. 부드럽고 진정시키는 스트로킹(stroking)과 고정은 평온한 감각을 증가시키고 불안을 감소시키는데 사용되는 주된 기술이다. 마사지는 순환증가, 건강한 피부와 전체적 이완과 관련된 효과가 있다. 자기 자신의 접촉은 접촉 상실에서 오는 우울증에 도움을 주고 사랑과 치료적 대화를 할 수 있다.

호스피스와 완화치료 프로그램은 생의 마지막에 의료적 관리의 팀접근을 포함한 특별한 치료를 제공한다. 완화치료방법과 같은 마사지의 가치는 연구되어져 왔고 통합된 의료시설에서 확인되었다.

임종 환자의 마사지는 더 부드럽고, 더 가볍고, 더 짧게 수행한다. 치료사는 사람들에게 접근하는 방법을 결정하는데 그들의 직관과 예민함을 필요로 한다. 대상자의 의학적 프로필에 관한 지식은 치료사가 마사지 계획을 세우는데 도움을 주고 대상자와 치료사 모두에게 안전한 환경을 제공한다. 신체와 감정적 자기 관리는 치료사가 일상적인 환경에서 마사지 하는 동안 그들 자신의 안녕을 유지시키고 말기 질병과 임종환자에게 마사지 할 때 직면하는 슬픔과 상실의 극복에 도움을 준다.

다음 부분은...

근대 의자 마사지시의 중재는 시사회, 회의, 공항, 쇼핑몰과 전시회와 같은 공공장소에서 마사지를 수행할 수 있는 것이다. 25장에서는 작업장에서 시간을 보내는 환경에서 앉은 자세 마사지의 인기를 살펴볼 것이다.

참고문헌

Ellis, V., Hill, & Campbell, H. (1995) Strengthening the family unity through the healing power of massage. *Journal of Hospice & Palliative Care*, V.12, pp. 19–20.

Fanslow, C. (1984). Touch and the elderly. In *The many facets of touch*, edited by C. C. Brown. Skillman, NJ: Johnson & Johnson Baby Products Company.

Howdyshell, C. (1998). Complementary therapy: Aromatherapy with massage for geriatric and hospice care for a holistic approach. *Hospice Journal*, V.13, pp. 69–75.

Nelson, D. (1994). *Compassionate touch: Hands-on caregiving for the elderly, the ill and the dying*. New York: Station Hill Press.

Older, J. (1982). *Touching is healing*. New York: Stein & Day.

Ruebottom, A., Lee, C., & Dryden, P. J. (1989). Massage for terminally ill AIDS patients. *International Conference on AIDS*, June.

추가 참고문헌

Books

Nelson, Dawn (2001). *From the heart through the hands: The power of touch in caregiving*. Forres, Scotland: Findhorn Press.

비디오

"Cancer massage video." Canada Institute of Palliative Massage. Nelson, British Columbia, Canada: Sutherland Massage Productions. (*www.sutherlandmassageproductions.com*)

"AIDS massage video." Canada Institute of Palliative Massage. Nelson, British Columbia, Canada: Sutherland Massage Productions. (*www.sutherlandmassageproductions.com*)

웹사이트

Center to Advance Palliative Care (*www.capc.org*)

National Hospice and Palliative Care Organization (*www.nhpco.org*)

National Hospice Foundation (*www.hospiceinfo.org*)

학 습 가 이 드

학습결과 LEARNING OUTCOMES

학습 가이드는 처음 시작하는 부분에 학습결과를 사용하라. 학습 파트너 또는 테이프에 기록된 것을 이용하여 쓰거나 구두로 말하여서 각 결과에 주어진 과제를 수행하라. 처음에는 "책을 보고" 시작하고, 후에는 기억한다.

중요한 용어/개념 KEY TERMS/CONCEPTS

중요한 기술은 이 장을 처음 시작할 때 목록화하였고, 다음에 나오는 연습에서 하나 또는 그 이상을 선택하라. 이러한 이야기에 관한 쓰기 또는 말하기는 이들의 중요성을 심도 있게 이해하고, 이것들을 더 기억하는데 도움을 줄 수 있다. 몇몇 연습문제는 수행의 섬세함에 초점을 맞추어 확실하게 고안되었다.

1. 각각의 중요한 단어와 개념을 하나 또는 두 개 문장을 쓴다.
2. 두 개 또는 세 개의 중요 단어 또는 개념을 선택하고 이것과 관련된 것을 설명한다.
3. 학습파트너와 함께, 중요한 단어와 개념을 구두로 설명한다.
4. 하나 또는 그 이상의 중요한 단어 또는 개념을 선택하여 문장을 만든다.

학습 개요 STUDY OUTLINE

다음은 이 장에서 중요한 개념을 기억하는지 검사하기 위한 질문이다. 각 질문이 있는 본문의 페이지를 이용하여 대답하라.

1. 마사지는 ______, ________, 그리고 _______ 관리에서 말기질환과 임종을 위한 편안한 접촉과 치료를 하는데 사용할 수 있다(p. 478).
2. 간단한 마사지기술은 건강한 치료사들이 사용할 수 있고, 생의 마지막에 신체적 그리고 ______ 건강을 증가시키는데 도움을 주기위하여 간병인에게 교육시킨다(p. 478).

마사지의 치료적 접촉(Caring Touch of Massage)

1. ______ 측면에서, 그들의 생활환경에서 최적의 _____ 위한 노력을 위하여 말기질환 또는 임종이 가까운 사람에게 지속적으로 수행한다(p. 476).
2. 마사지가 ______ 또는 절박한 사람을 구하지는 못한다고 할지라도, 통증과 ______을 완호시키고 신체적 기능을 증가시키는데 도움을 줄 수 있다(p. 476).
3. 마사지는 신체적으로 ________ 또는 장기간 ________한 사람의 특별한 몇몇 문제에 수행할 수 있다(p. 476).
4. 이러한 사람들은 가끔 나쁜 _______, ________, ___________, 그리고 ___________, 어려운 _______과 피부 _________ 경험한다(p. 476).
5. 마사지는 침대 _______ 예방하는데 도움을 줄 수 있다(p. 476).
6. 이완 마사지는 ___________, ___________, ___________, _____________, ____________, 의 느낌, 그리고 접촉 _________으로 인한 감정적 고통을 완화시키는데 도움을 준다(p. 476).
7. 마사지는 _______ 감각과 전반적인 _______ 느낌을 제공한다(p. 476).

호스피스와 완화치료(Hospice and Palliative Care)

1. 호스피스와 완화치료프로그램은 생의 마지막에 ________치료를 제공하고, 대표적으로 ________ 포함된다(p. 476).
2. 호스피스 서비스는 ________ 관리, ________관리, ________서비스, ________방문, ________, 그리고 ________ 서비스가 포함된다(p. 476).
3. 완화치료 방법과 같은 마사지의 가치는 연구되어져 왔고 ______ 의료시설에서 ________(p. 476).

임종을 위한 마사지 (Massage for the Dying)

1. 마사지는 ________ 방법에서 치료와 사랑으로 대화할 수 있다(p. 476).
2. TLP는 뉴질랜드의 임종을 위한 프로그램이며 삶에서 죽음으로 이동을 더 쉽게 하기 위하여 단기간 ______제공한다(p. 477).
3. 치료적 접촉은 ______느낌과 깊은 ______의 임종을 경험을 돕기 위하여 사용되어 왔다(p. 477).
4. 호스피스시설에서 간병인이 수행하는 마사지는 말할 수 없는 환자를 위하여 ________ 의미를 제공한다(p. 477).

지식과 기술 (Knowledge and Skills)

1. 말기질환환자의 의학적 프로필은 ______ 마사지 기간을 위하여 필요하며, 대상자와 치료사 모두 ____________(p. 477).
2. 특별한 기술은 ________과 ________ 같이 질보다 말기질환자에게 수행할 때에는 덜 중요하다(p. 477).
3. 다른 유용한 기술은 ________, 청취 그리고 ________, ________, ________, ________이다(p. 477).
4. 일반적으로, 임종을 위한 마사지 세션은 ______ ________ 그리고 ________ 이다(p. 478).
5. 임종을 위한 마사지 세션은 약 ______분간 지속된다(p. 478).
6. 대상자는 테이블에 누울 수 있고, 의자 또는 ____ ________의자에 앉을 수 있고, 또는 ________ 누울 수 있다(p. 478).
7. 임종을 위한 마사지의 중요한 것은 ________, ________, 그리고 ________ 것이다(p. 478).

자기관리 (Self-Care)

1. 말기질환과 임종에게 작업할 때 마사지치료사는 ______ 자기관리의 전략을 가져야 한다(p. 478).
2. 치료사들은 의자 앉아있고 침대에 누워있는 대상자를 마사지하는 동안 좋은 ________ 유지하여야 한다(p. 478).
3. 적합한 ________는 대상자가 대화가 가능한 질병이 있을 때 관찰하여야 하여야 한다(p. 478).
4. 임종을 맞이한 사람에게 마사지를 수행할 때 ______ 측면을 유지하는 것은 질병과 임종에 관한 자신의 문제를 직면하고, ________, ________ 또는 ________ 느낌을 이야기하는 것을 포함한다(p. 478).
5. 당신의 고객의 ________은 자신의 ______와 ________의 과정에 도움을 줄 수 있는 개인적 관리와 예측을 하여야 한다(p. 478).

더 많은 이해를 위해서 FOR GREATER UNDERSTANDING

다음의 훈련은 이 장에서 설명된 지침의 특별한 적용이다. 동사는 다양한 활동을 강조하고, 기술발전을 조장하기 위하여 밑줄을 그었다. 이러한 훈련은 학습 파트너 또는 그룹, 또는 학급과 함께 수행한다.

1. 말기질환 또는 임종을 앞둔 사람과 작업을 하는 사람 또는 건강한 전문가와 이야기 한다. 그들에게 시설의 유형, 환경에서 개인적인 의욕에 관하여 질문한다. 그들의 환자가 가장 많이 요구하는 것이 무엇인가? 마사지의 역할, 그들이 어디에서 일하는지, 이러한 사람들을 위한 마사지의 특별한 효과에 대하여 알아본다. 학습파트너와 그룹과 함께 당신이 찾은 것을 이야기 한다.
2. 말기질환 또는 임종을 앞둔 사람과 일하는 사람 또는 마사지 치료사에게 문제 1번을 반복한다.
3. 호스피스와 완화치료 시설을 방문한다. 생의 마지막에 제공하는 관리의 접근법은 무엇인가? 그들이 제공하는 서비스의 유형은 무엇인가? 학습파트너에게 당신이 발견한 것을 보고하고, 다른 사람들과 비교하라.
4. 이 장의 마지막에 주어진 웹사이트를 방문하고, 호스피스와 완화치료프로그램과 관련하여 다른 것을 찾아라. 협회의 목적은 무엇인가? 어떤 서비스를 제공하는가? 마사지의 목적은 무엇인가? 학습파트너와 그룹에게 당신이 찾은 것을 보고하라.
5. 호스피스 또는 완화치료 프로그램에서 마사지를 자발적으로 수행하라. 시설에서 제공하는 훈련을 받는다. 당신의 경험을 기록하라.

제 25 장

직장에서의 의자 마사지

Seated Massage in the Workplace

학습 결과 Learning Outcomes

이 장을 학습하고 난 후, 다음의 정보를 습득할 것이다.

1. 직장 마사지의 역사를 알아볼 수 있다.
2. 직장 건강프로그램에서 마사지의 효과를 설명할 수 있다.
3. 앉은 자세에서 마사지를 수행하기 위한 적합한 기술을 선택할 수 있다.
4. 직장마사지의 대중성을 설명할 수 있다.

중요한 용어/개념 KEY TERMS/CONCEPTS

인간환경공학	반복적인 염좌 손상	직장 건강프로그램
마사지 의자	의자 마사지	
현장 마사지	직장인 생산력	

MEDEALINK

이 책의 각 부분을 복사한 CD는 이 장에 담겨진 기술을 추가하였다. CD-ROM에 넣으면 마사지 기술의 영상을 볼 수 있다. 이 영상은 새로운 부분을 학습하는데 도움을 줄 수 있게 디자인되었다.

마사지는 직장에서 인기 있는 **건강 프로그램**으로 점점 증가하고 있는 추세다. 많은 사업주들은 그들의 고용인에게 미치는 마사지의 효과를 인식하여 작업장에서 마사지의 이용을 가능하게 만들었다. 특히, 의자 마사지는 직업과 관련된 손상을 예방하고 일에서 받는 긴장을 감소시키는 방법으로 인기가 많다.

직장 마사지의 역사 HISTORY OF WORKPLACE MASSAGE

19세기 말과 20세기 초에, 마사지는 큰 공장과 가정고용 서비스인 소매상점에서 가끔 이용되었다. 산업 레크레이션 프로그램은 마사지를 포함한 건강과 스포츠 활동을 제공하였다. 큰 회사는 가끔 물리치료를 포함한 의료부를 설치하였고, 이러한 가정 프로그램은 20세기 중간에 나타났다.

1980년대, 사업주들은 건강한 고용인의 효과를 재발견하고 건강한 생활 습관을 장려하기 위한 프로그램을 시작하였다. 이것은 운동, 체중감소, 금연과 스트레스 완화와 같은 프로그램이다. 건강한 고용인은 더 생산적이고 질병 또는 손상이 적은 경향이 있다. 직장에서의 건강 프로그램으로 작업자가 보수 요구와 결근이 감소하는 것을 발견하였다.

특별하게 고안된 의자의 발명은 앉은 자세에서 마사지 받는 사람을 위한 것이고, 다른 작업장과 사무실에서 마사지의 이용에 많은 영향을 주었다. 첫 번째 근대 **마사지 의자**는 1980년 샌프란시스코, CA의 David Palmer에 의해서 고안되었고, **앉아서 마사지를 수행**하는 것이 기초가 되었고 장려되었다. 1985년, 고용인에게 앉아서 마사지를 제공한 첫 번째 주식회사 중 하나가 Apple 컴퓨터 주식회사였다(Palmer, 1985).

특수한 의자는 더 많은 사람이 마사지를 받게 하기 위하여 만들어졌다. 이것은 이동이 쉽고, 마사지 테이블 보다 적은 공간이 필요하고, 대상자가 옷을 입고 앉아서 마사지를 받는다. 마사지 기술은 대부분 앉은 자세 마사지에서 사용하는 압박법, 직접 압박과 유연법과 같이 오일을 사용하지 않아도 된다.

직장에서 마사지의 효과 BENEFITS OF MASSAGE IN THE WORKPLACE

과거에는 공장 근로자가 수행하던 직무를 지금은 컴퓨터의 기계가 정교하게 수행하고 있다. 그러나 아직까지도 장시간 반복적인 직무를 수행하기 위하여 작업장에서 일하는 근로자가 있다. 예를 들면, 많은 사무실 근로자들은 지금 장시간 컴퓨터 앞에 앉아 있고 키보드를 사용하여 손상을 입는 것이 일반적이다.

반복적인 염좌손상(RSI)은 많은 직업에서는 일반적으로 나타난다. RSI에는 건염(건에 염증), 점액낭염(관절 주위에 점액낭의 염증), 신경절낭(건위에 형성된 덩어리), 그리고 신경충돌이 포함된다.

작업 환경에서 **인간공학**(좋은 자세와 신체역학)을 고려하는 것은 잠재적인 손상을 경감시킨다. 예를 들면, 컴퓨터 키보드와 모니터를 안전하게 설치. 관리하는 것은 사용자의 신체 손상을 확실하게 감소시킬 수 있고, 헤드폰의 사용은 목 염좌를 예방한다. 이러한 것은 고용인에게 부정적인 영향을 감소시킬 수 있지만, 그들의 전체 문제는 제거되지 않는다.

고용인의 긴장 정도는 중요한 건강 요인이다. 매일의 생활과 일에서 고용인의 긴장은 부가된다.

만성 긴장의 정도는 건강에 부정적인 영향을 미치게 된다.

마사지는 위에 언급한 많은 잠재적인 해로운 상태에 도움을 줄 수 있고, 정신 명쾌와 조심성을 증가시키는 것을 발견하였다(Field 등, 1993 ; Massage, 1996). 마사지로 근로자의 생산성을 증가시킬 수 있다. 치료사는 **근로자가 필요로 하는 마사지**를 적용하고, 의자 마사지는 적당한 작업장에서 수행할 수 있다.

작업장 지압마사지의 최근 연구에서는 특별한 마사지를 받은 그룹에서 유의한 건강의 효과가 있었다고 발표하였다. 8주 동안 일주일에 2번씩 20분간 마사지를 받았다. 대상자는 옷을 입었다. 기술은 서양마사지, 지압과 반사요법을 사용하였다. 마사지를 받은 사람은 유의하게 불안 감소, 감정조절 증가, 수면 장애 감소, 혈압감소, 인지 증진, 근육 긴장의 인지 감소가 되었다는 결과가 있었다(Hdoge 등, 2002).

특히, 작업장에서 수행하는 의자 마사지의 몇 가지 효과는 아래의 목록에 설명되어 있다. 이 목록은 On-Site Therapeutic Massage : Investment for a Healthy Business (Benjamin, 1994)라는 정보용 책자를 수정한 것이다.

- 스트레스로 인한 신체와 정신의 영향을 감소시키고, 또한 스트레스와 관련된 질병과 피로를 예방하는데 도움을 준다.
- 책상 또는 작업실과 같은 자세로 장시간 앉아 있는 것에서 올 수 있는 부정적 효과를 감소시킨다.
- 컴퓨터 키보드 사용, 서류 정리, 기계 조립과 같은 반복적인 작업과 관련된 신체적 문제를 완화시킨다.
- 작업 부진을 제거하는데 중점을 두고 작업 능력과 경계를 증진시킨다.
- 긴장성 두통, 근육통, 경직과 같은 일반적인 문제를 제거하는데 도움을 준다.
- 감기와 다른 질환을 방어하고 더 좋은 일반적 건강을 위한 면역기능을 증진시킨다고 생각한다.
- 작업으로 다시 돌아오기 위하여 준비하고 회복되는 느낌을 고용인에게 준다.

사무실 근로자를 위한 의자 마사지 SEATED MASSAGE FOR OFFICE WORKERS

의자 마사지는 특별한 공간을 필요로 하지 않는다. 이것은 작업장, 빈 사무실 또는 작은 방 또는 사무실 또는 사무실의 구석과 같은 작은 공간에서 수행할 수 있다. 사무실 근로자를 위한 의자 마사지 시간은 10~20분 정도이다. 대상자는 그들의 작업장에 앉거나 또는 휴대용 마사지 의자를 사용할 수 있다. 그림 25-1은 책상에서 마사지를 받을 때 대상자를 지지하는 테이블의 윗면을 보여주고 있다.

대상자는 옷은 입지만, 자켓, 넥타이, 보석 또는 마사지에 방해를 주는 물건은 제거하여야 한다. 치료사는 대상자가 화장을 하였다면 얼굴에 마사지를 하여도 되는지 물어보아야 하고, 머리가 어지럽다면 두피에 마사지 수행하여도 되는지 물어야 한다.

마사지는 주로 상체에 중점을 둔다. 사무실 근로자에게 중요한 부위는 목과 어깨, 머리와 두피, 상부등과 전완, 손목과 손이다. 오일을 사용하지 않는 효과적인 기술은 예를 들면, 페트리사지

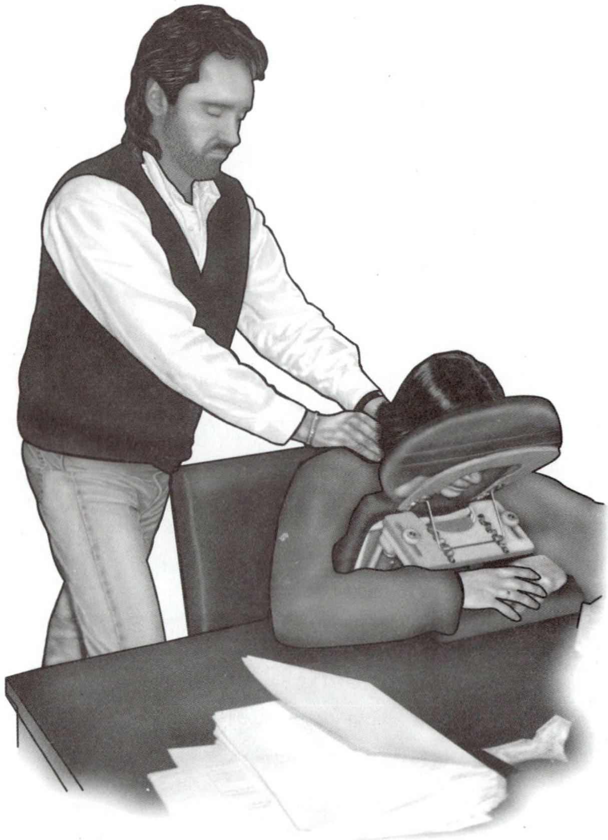

그림 25-1. 작업장에서 대상자를 지지하기 위한 휴대용 테이블의 장비.

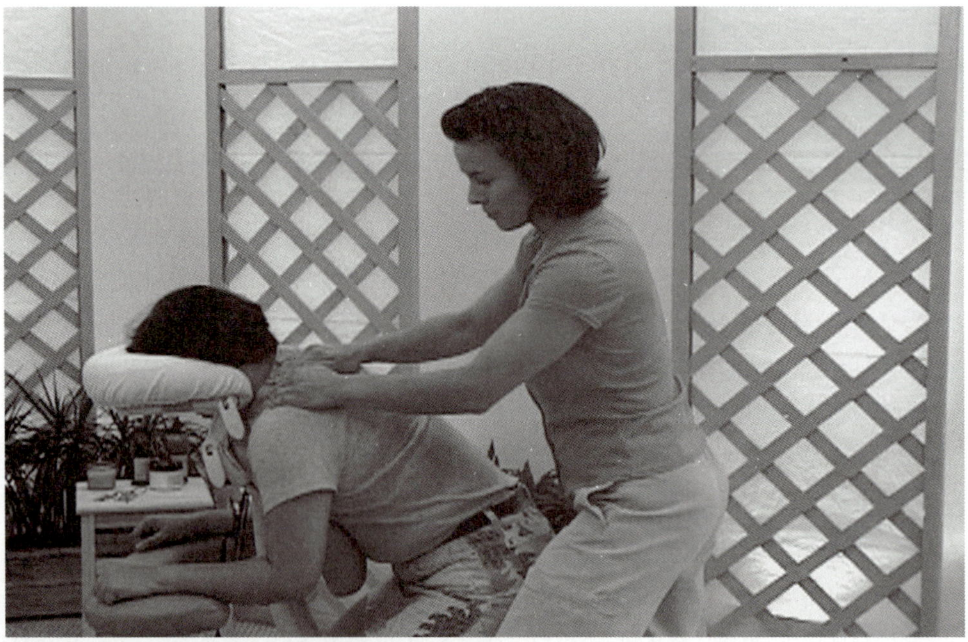

그림 25-2. 의자마사지에서 어깨에 유연법.

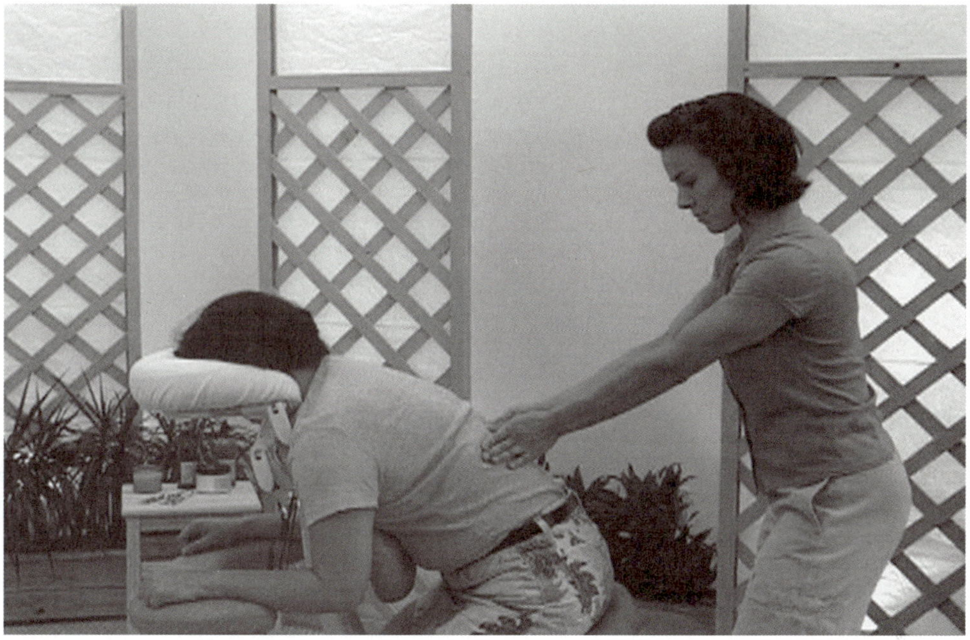

그림 25-3. 의자마사지에서 척추를 따라 근육에 직접 압박.

(petrissage), 마찰법(friction), 경타법(tapoment), 가벼운 스트로킹(stroking)과 관절 운동이다. 극성과 같은 에너지 균형을 주는 마사지에서 사용할 수 있다. Shiatsu, 지압과 안마는 윤활제를 바르지 않고 직접 압박, 압박과 자극을 하는 기술로 의자 마사지에서 사용할 수 있다.

의자 마사지는 어깨에 유연법(그림 25-2), 척추의 각 측면에 직접 압박(그림 25-3)을 포함한다. 상지는 팔을 아래로 내리거나 또는 팔걸이에 놓이게 할 수 있다. 그림 25-4는 팔걸이를 사용한 손

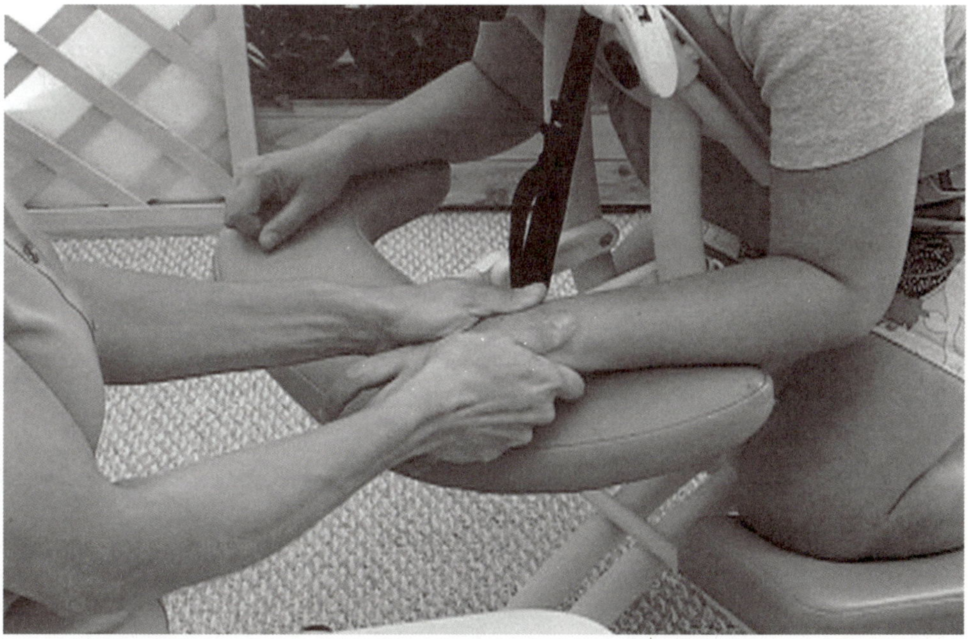

그림 25-4. 의자마사지에서 팔을 팔걸이 올려놓고 수행하는 손과 손목 마사지.

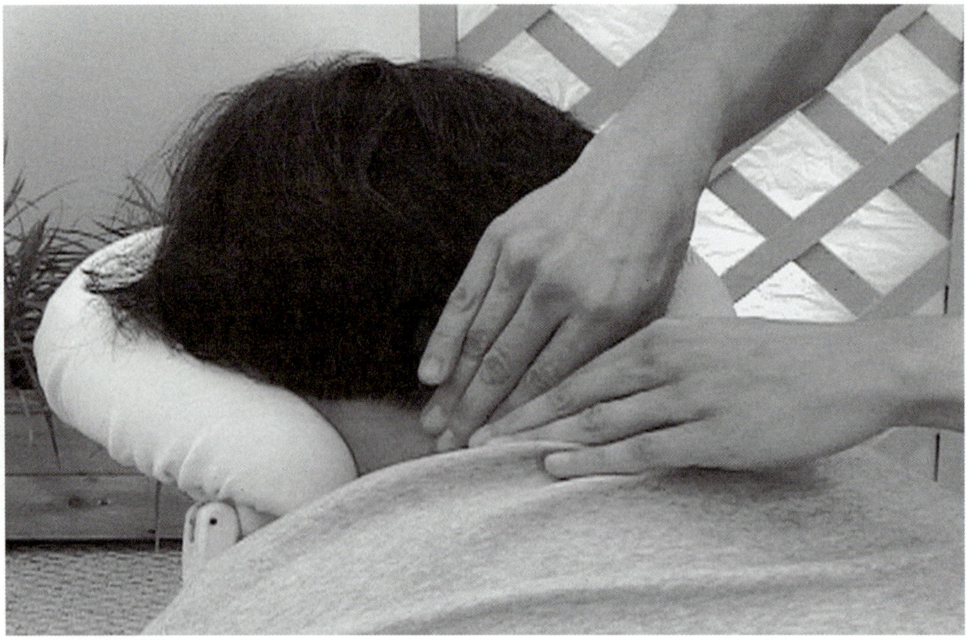

그림 25-5. 의자마사지에서 목에 마사지하는 고객의 자세.

과 손목 마사지를 보여주는 것이다.

목 마사지는 얼굴 받침대에 고객이 자세를 취하여 수행할 수 있다(그림 25-5). 머리와 두피의 작은 근육에 수행하는 마찰법은 그림 25-6에서 설명하였다. 목과 어깨에 유연법, 승모근과 경부근육을 따라 압박, 머리와 두피의 마찰법의 혼합은 긴장성 두통을 완화시키는데 도움을 줄 수 있다.

그림 25-7에서 보여주는 머리에 가벼운 경타법은 작업을 다시 시작하기 전에 경계를 증가시키

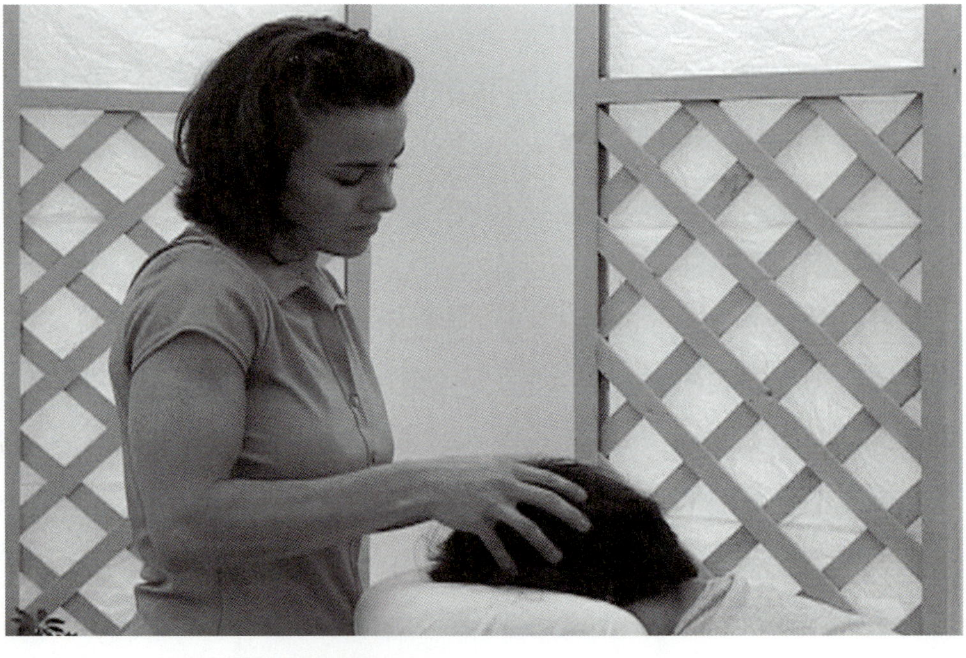

그림 25-6. 의자마사지에서 두피와 머리에 마찰법.

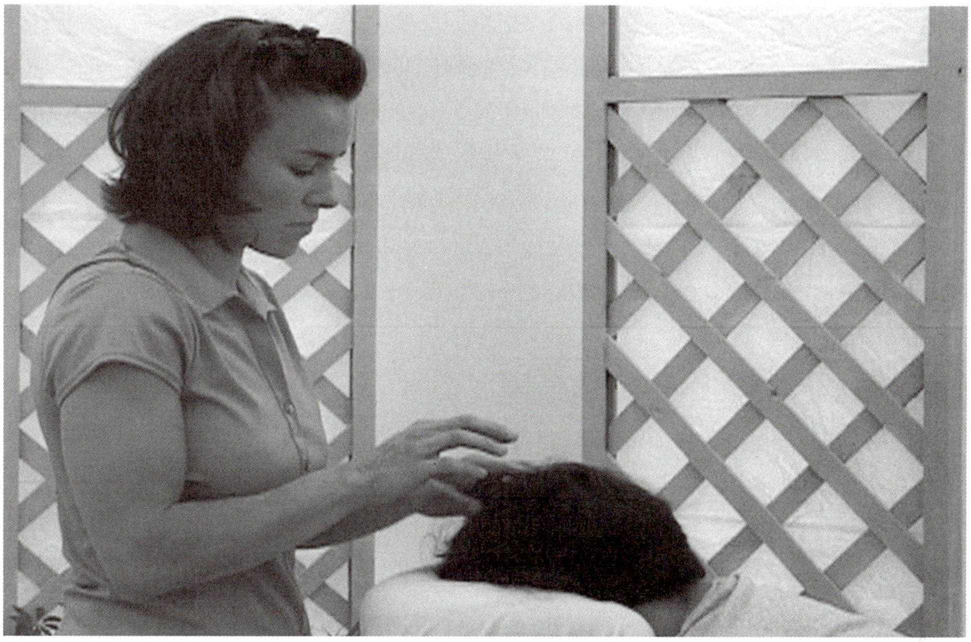

그림 25-7. 의자마사지 기간에 포함된 머리에 가벼운 경타법.

는 것이다.(의자마사지 훈련의 정보는 www.touchpro.org 참고)

직장 마사지의 대중성 POPULARITY OF WORKPLACE MASSAGE

마사지는 여러 가지 이유로 고용자와 고용인에게 인기가 있다. 이것은 대상자가 대개 느낌을 더 좋게 느끼고 긍정적인 효과가 나타난다. 책상에 장시간 동안 앉아 있는 경우에 생기는 신체 통증을 경감시킨다. 다른 건강 훈련과 비교하면, 마사지는 대상자가 훈련 또는 노력을 필요로 하지 않아도 된다. 운동과 긴장 감소 프로그램과 같은 다른 건강 훈련을 보완하는 것이다.

마사지 프로그램은 고용주들이 고용인의 안녕을 위한 치료에 확고한 믿음과 작업장에 관한 좋은 느낌을 갖게 하는데 도움을 준다. 그들은 생산성을 증대시키고, 모든 근로자들에게 효과를 줄 수 있다(Benjamin, 1994).

요약 SUMMARY

마사지는 작업장 건강 프로그램의 한 부분으로 인기가 증가하고 있다. 고용주들은 근로자의 건강과 생산성의 증대가 마사지의 효과라고 인식하게 되었다. 마사지는 반복적인 작업을 수행하기 위하여 장시간 앉아 있는 사람의 근육 긴장을 완화시키는데 도움을 주고, 작업 환경에서 느끼는 긴장을 감소시켜 준다.

1980년대에 특별한 마사지 의자의 발명으로 더 쉽게 마사지를 받을 수 있게 되었다. 마사지는 작은 공간에서 수행할 수 있고, 대상자는 앉아서 옷을 입고 마사지를 받는다. 마사지 기술은 오일을 사용하지 않아도 되는 예를 들면, 페트리사지(petrissage), 마찰법(friction), 경타법(tapotement)의 고대 서양 마사지 기술과 안마, Shiatsu와 극성요법과 같은 다른 접근법이 있다.

마사지 부위는 대개 목과 어깨, 머리와 두피, 상부 등, 전완, 손목과 손이다.

효과적인 의자마사지기술은 어깨 유연법, 척추 양 측면에 직접 압박, 그리고 팔과 손 마사지이다. 긴장성 두통은 목과 어깨에 유연법, 승모근과 경부근육을 따라 압박, 머리와 두피 마찰법으로 완화될 수 있다. 머리에 가벼운 경타법은 작업으로 다시 돌아가기 전 경계를 증가시키고 자극시킨다.

의자마사지는 긍정적인 효과가 있고, 다른 건강치료를 대신하고, 작업장에 대한 좋은 느낌을 증가시키고, 작업능률을 증가시켜 고용인과 고용자에게 모두 인기가 있다.

참고문헌

No author (1996). Massage helps lower stress of working, taking final exams. In *Massage*, 62 (July/August), p. 148.

Benjamin, P. J. (1994). *On-site therapeutic massage: Investment for a healthy business*. Information brochure. Rockford, IL: Hemingway Publications.

Field, T. M., Fox, N., Pickens, J., Ironsong, G., & Scafidi, F. (1993). Job stress survey. Unpublished manuscript. Touch Research Institute, University of Miami School of Medicine. Reported in *Touchpoints: Touch Research Abstracts*, *1*(1).

Hodge, M., Robinson, C., Boehmer, J., & Klein, S. (2002). "Employee outcomes following work-site acupressure and massage." Chapter 9 in *Massage therapy: The evidence for practice*. New York: Mosby.

Palmer, D. (1995). The death of on-site massage? *Massage Therapy Journal*, *34*(3), pp. 119–120.

웹사이트

TouchPro Institute (*www.touchpro.org*)

추가 참고문헌

Books

"Chair Massage with Connie Scholl." Riverside, CT: At Peace Media. (*www.atpeacemedia.com*)

"Japanese Chair Massage Video." (2002) By Shogo Mochizuki. Boulder, CO: Kotobuki Publications.

학 습 가 이 드

학습결과 LEARNING OUTCOMES

학습 가이드는 처음 시작하는 부분에 학습결과를 사용하라. 학습 파트너 또는 테이프에 기록된 것을 이용하여 쓰거나 구두로 말하여서 각 결과에 주어진 과제를 수행하라. 처음에는 "책을 보고" 시작하고, 후에는 기억한다.

중요한 용어/개념 KEY TERMS/CONCEPTS

중요한 기술은 이장을 처음 시작할 때 목록화하였고, 다음에 나오는 연습에서 하나 또는 그 이상을 선택하라. 이러한 이야기에 관한 쓰기 또는 말하기는 이들의 중요성을 심도 있게 이해하고, 이것들을 더 기억하는데 도움을 줄 수 있다. 몇몇 연습문제는 수행의 섬세함에 초점을 맞추어 확실하게 고안되었다.

1. 각각의 중요한 단어와 개념을 하나 또는 두 개 문장을 쓴다.
2. 2~3개의 중요한 단어 또는 개념을 구두로 설명한다.
3. 학습파트너와 함께, 중요한 단어와 개념을 구두로 설명한다.

학습 개요 STUDY OUTLINE

다음은 이 장에서 중요한 개념을 기억하는지 검사하기 위한 질문이다. 각 질문이 있는 본문의 페이지를 이용하여 대답하라.

1. 마사지는 작업장 ________ 에서 인기가 증가하고 있다(p. 485).
2. 의자마사지는 직업에서 _______ 감소시키고, 직업과 관련된 ______ 최소화하기 위한 방법으로 인기가 있다(p. 485).

직장 마사지의 역사

1. 19세기 후반과 20세기 초에, 마사지와 물리치료는 고용인의 ______과 같이 많은 사업에서 수행되었다. 이러한 가정 건강 프로그램은 크게 20세기 중반에 ____________(p. 485).
2. 작업장 건강프로그램은 커다란 _______ 움직임의 파생적 결과와 같이 ________에서 부흥하였다(p. 485).
3. David Palmer에 의하여 1980년대에 만들어진 ________ 마사지의 목적은 작업장에서 더 편안하게 마사지 하는 것이다(p. 485).
4. ________ 마사지 용어는 공원, 가게와 작업장과 같은 공공장소에서 마사지 의자에서 마사지를 제공하는 것을 설명하기 위한 것이다(p. 485).
5. 마사지의자는 쉽게 ________ 있고, 마사지 테이블 보다 더 _______ 사용하고, 그들의 ______ 앉은 자세에서 마사지를 받도록 허용한다(p. 485).

작업장에서 마사지의 효과

1. 작업장에서의 마사지는 __________ 손상을 최소화하고, 고용인들 사이에 ________ 감소시키는데 도움을 준다(p. 485).
2. 마사지는 작업자의 생산성을 증가시킬 수 있는 ________ 명쾌를 증가시키는 것으로 밝혀졌다(p. 485).
3. 마사지는 장시간 _________의 효과를 감소시키는데 도움을 줄 수 있다(p. 485).
4. 마사지는 _________ 두통과 ________ 그리고 _______ 근육과 같은 문제에 적용된다(p. 486).
5. 마사지는 더 건강한 고용인을 위하여 ________ 기능을 증가시킨다(p. 486).
6. 마사지는 고용인들이 ______ 느낌과 ________ 위한 준비 상태로 되게 한다(p. 486).

사무실 근로자를 위한 의자마사지

1. 작업장에서 의자마사지는 최소한 ________ 분 수행한다(p. 486).
2. 기간은 주로 _____ 신체에 중점을 둔다(p. 486)
3. ________ 사용하지 않은 기술을 주로 사용한다(p. 486).
4. 의자마사지 기술은 __________, ___________, ______________, 가벼운 ___________ 그리고 ________운동을 포함한다(p. 489).
5. Shiatsu와 다른 ______ 신체기전의 유형은 특히 의자마사지에 적합하다(p. 489).
6. 긴장성 두통을 완화시키기 위한 혼합된 기술은 목과 어깨의 _____________, 척추 양 측면에 __________, 그리고 머리와 두피의 ________ 이다(p. 490).

직장 마사지의 대중성

1. 작업장 마사지는 즉시 ______ 효과, ________과 관련된 통증에 적용하고, 대상자의 부분에 _______ 않고, 그리고 ____ 감소와 같은 다른 건강 치료를 보완하기 때문에 인기가 있다(p. 491).
2. 작업장 마사지는 성실함, 그리고 _________ 증진시킨다(p. 491).

더 많은 이해를 위해서 FOR GREATER UNDERSTANDING

다음의 훈련은 이 장에서 설명된 지침의 특별한 적용이다. 동사는 다양한 활동을 강조하고, 기술발전을 조장하기 위하여 밑줄을 그었다. 이러한 훈련은 학습 파트너 또는 그룹, 또는 학급과 함께 수행한다.

1. 의자 마사지 전문가인 마사지 치료사와 이야기한다. 그들에게 마사지의 목적, 사용되는 기술과 접근법, 그리고 고객의 유형에 관하여 물어본다. 당신이 찾은 것을 학습파트너 또는 그룹에게 보고하라.
2. 쇼핑몰, 비행기, 또는 거리와 같은 공공장소에서 의자마사지를 받아보라. 치료사가 준비한 마사지는 어떠한가? 어느 정도 받았는가? 사용하는 기술은 무엇인가? 느낌은 어떠한가? 당신의 경험을 학습파트너 또는 그룹에게 보고하라.
3. 그들의 작업장에서 마사지 받은 사람과 이야기하라. 그들에게 의자마사지의 기간에 대하여 물어본다. 개인적 경험에 어떠한 효과가 있는가? 당신이 찾은 것을 학습파트너 또는 그룹에게 보고한다.
4. 작업장 의자 마사지를 관찰한다. 마사지를 위한 공간과 환경에 주의한다. 의자마사지를 위하여 치료사는 어떻게 인사하고 어떻게 준비하는지 관찰한다. 마사지기간과 후에 대상자의 반응은 어떠한지 관찰한다. 당신이 관찰한 것을 학습파트너 또는 그룹에게 보고한다.
5. 의자마사지에서 훈련을 받는다. 일반적인 테이블 마사지와 사용하는 기술을 비교하고 신체역학에서 다른 점을 주목한다.

제 26 장

치료적 접촉의 기술-에세이

The Art of Healing Touch-An Essay

다음 글은 1980년대 Frances M. Tappan이 쓴 에세이를 접촉의 힘과 치유 기술과 같은 마사지에 대한 그녀의 철학을 요약한 것이다. 그녀는 건강과 질병의 인간의 경험과 환자와 고객과 상호관계의 중요성에서 그녀의 통찰력을 제공하였다.

치료적 접촉의 기술에는 두 가지 방법이 있다. 마사지는 고객 또는 환자에게 단순히 신체 도수법의 기술보다는 더 현저한 효과가 있다. 치료사는 걱정, 동정과 치료과정 중 대화를 하는 치료사는 건강 회복을 위한 노력에서 더 치료 과정을 위하여 대상자에게 마사지를 더 열심히 수행할 것이다.

치료사와 대상자 모두 공통적인 목적은 협력적인 노력으로 대상자의 의지를 회복시키는 것이다. 이러한 관계를 확립시키기 위한 것은, 고객 또는 환자가 치료사에게 교육을 간단하게 받는 것보다 생각의 교환과 같은 대화를 함께 하여야 한다. 이러한 접근은 절망의 감정을 최소화하고 긍정적 태도를 강화시킬 것이다.

즐거운 분위기, 같이 웃고, 활력 또는 확신의 느낌, 사랑의 감정은 자신의 일정한 항상성을 위하여 신체의 기운을 북돋아 준다. 자신의 신체는 동양 또는 서양의학의 접근에서 어떤 의학적 센터를 이용하는 것보다 포괄적인 화학 치료로 더 복잡하게 만들 수 있다.

마사지를 받은 동안, 대상자의 자각에서 치료의 긍정적 원인을 이해하기 위하여 대상자를 격려할 수 있다. 대상자는 자신을 치료하는데 활동적이거나 도움이 필요 없고, 수동적이고, 우울하고 또는 자포자기되지 않게 하기 위하여 도와줄 수 있다. Bernie Siegle에 따르면, "신체는 치유되고, 치료되지는 않는다… 신체는 치료를 위하여 어떠한 형태의 에너지를 사용할 수 있다… 비록 물일지라도 — 환자가 이것을 믿기만 한다면"(1986a, p.129). 모든 이들은 사랑하고 사랑 받기를 원한다. 기술적인 면은 신체의 방어와 치유 기전을 자극하는 것이다.

식물, 동물과 인간에 행해진 현재 연구들은 "손의 위치"를 통하여 가능한 긍정적 효과를 주고 있다. 1964년에 수행된 실험에서, Bernard Grad는 "아픈" 상태를 자극하기 위하여 보리씨를 식염수에 담가두었다. Oskar Estebany는 Grad와 함께 "치료자"로 연구하였고 그가 손을 위치하게 하는 것처럼 물병을 고정시켰다. 보리씨가 담긴 다른 식염수 병은 손의 위치에 의하여 치료되지 않았다. Estebany에 의하여 고정된 씨앗은 더 빠르게 발아되기 시작하였고, 크게 성장하였고, 더 많은 클로로필을 함유하고 있었다.

Peter Tompkins과 Christopher Bird는 The Secret Life of Plants(1973)의 책에서, 애정을 가지고 접촉을 한다면 식물에 반응이 나타난다는 것에 대해서 Cleve Backster가 증명한 것을 기록하였다. 식물이 긍정적인 방법에서 부드러운 음악과 사랑으로 관리하는 것에 반응하는 Grad의 연구를 입증하였다. 반대로, 해로운 느낌과 하드 락 음악에는 부정적인 반응을 나타내었다.

사실, Backster는 검류계를 첨부한 기계에 dracaenia 식물의 잎이 타는 징조를 생각하였다. 맞는 곳으로 옮기기 전에, 즉각 마음속으로 계획을 세웠고, 기록하는 펜이 위쪽으로 지나치면서 길어지는 형태에서 그래프가 드라마틱한 변화가 있었다. Backster는 식물 쪽으로 또는 기록하는 기계 쪽으로도 움직이지 않았다. 식물이 그의 마음을 읽을 수 있을까?

사실, 화분에 심은 식물을 고정하는 토대, 시장의 등불이 있고, 잎을 접촉하였을 때, 빛은 지속될 것이다. 낮은, 중간 그리고 높은 정도의 빛의 세 가지 방법을 통해서 순환될 것이고, 매 시간 잎을 접촉하였다. 증명을 하는 동안, 최근에 화분에 물을 주었을 지라도 빛은 계속하여 주지 않았다. 몇몇 사람은 전구의 빛 에너지를 충분히 이동시키기 위하여 노력하였고 실패한 후에, 연구자는 식물은 갈증을 느껴야만 하고 물을 필요로 한다고 생각하였다. 식물을 접촉하기 전에(사실, 한 잔의 물은 적어도 식물에 4인치이어야 한다), 등불의 빛은 바뀐다. 모든 것을 다시 접촉하기 전에 연구자는 그녀의 손을 뒤로 당기고 불을 끈다. 이러한 식물은 사람의 생각 또는 정신적 의지에 반응하는 Backster의 이론에 근거를 둔다고 생각하였다.

치료자와 대상자 사이의 태도에 대한 개념도 있지 않은 물질의 상태를 통하여 일어난다고 믿었다. 이것을 산스크리는어로 prana라 불렀다. 가장 비슷한 영어로 번역을 한다면 생명력(vitality) 또는 활력(vigor)이다. 중국어로는 이것을 기(chi)라 부르고, 에너지라고 번역하였다. 그러나 무엇으로 부르던지 간에, 이러한 현상은 신체와 생명 에너지 힘의 기능을 균형시키는 것과 관련이 있고, 이것으로 사람이 생리적 정신적 건강을 유지하는 것이다. "총체적인 자각"과 "자기 자신" 힘과 결합한 것과 같은 세계를 생각하는 것이다. "단지 하나"와 같은 자기 자신을 바라보는 생각이다.

이러한 개념의 주창자는 긍정적 에너지는 환자를 정상적 건강 상태로 되돌리기 위하여 접촉을 통하여 치료사에서 환자로 이동한다고 믿는다(맥박을 읽고, 침술 또는 더 근대 의학의 방법을 통하여). 그들은 또한 치료사에 대한 믿음과 더 강하게 되기 위하여 환자를 위한 것이 필요하다고 믿었다. Love Medicine(1986b)이라 하는 문헌에서, Siegel은 병원에서 "그녀의 신체 안에 태양의 귀중한 광선"과 같은 X-ray 치료가 눈에 보이는 사람은 여성이라고 말하였다. 그는 또한 누구와도 그들의 가장 깊은 곳의 느낌을 나누는 것에 방어를 하는 사람은 있다고 믿었다. 그들이 사랑에 약해지게 하기 위하여 그들의 능력을 느낀다면, 그들은 더 절망을 일으키는 옳지 않은 순환을 만들 수 있다. 화를 내는 것과 우는 것이 도움이 될 수 있다.

치료사의 손으로 수행하는 마사지와 다른 치료는 치료사에서 대상자로 강한 치유 에너지를 이동시키는 가장 좋은 방법이다. 통제된 연구에서, Kreiger(1976)는 치료적 접촉 또는 손을 올려놓는 것은 사람의 치유 동작에 효과적인 특유한 것이라는 것을 확인하였다. 그녀의 결과는 치료적 접촉을 받은 후에 환자의 헤모글로빈에서 확실한 변화를 보여주었다. 도움 또는 치료를 목적으로 하는 접촉은, 환자가 치료사의 손 아래쪽 부위에서 따뜻함을 느낄 수 있다. 대상자는 안녕의 감각을 가지고 깊이 이완이 되는 것을 느낀다고 보고하였다.

Anatomy of an Illness as Perceived by the Patient(1979)에서, Norman Cousins는 그의 의사인 William Hitzig가 그 자신의 회복에 참여한 것을 기록하였다. 그들은 함께 그의 질병을 일으키는 높은 침전 작용 비율을 감소시키는 것과 관련된 생각의 변화와 상쾌하고 좋은 공기를 제공하였다. 그는 거의 완전한 회복과 기능적 건강상태로 되돌아 왔다.

이와 같은 태도는 치료되고자 하는 희망과 치료자의 노력에 힘을 기울이지 않고는 발전되지 않는다. 모든 환자들은 개인적인 문제점이 있고, 신체적인 문제점은 완전한 협동 정신적 태도를 위한 치료 거절의 모든 방법에서 변경될 수 있다. 환자를 치료하기 전에, 치료를 실행 할 것이 무엇인지 설명한다. 항상 말하는 것보다 듣는 것에 의하여 환자가 생각하고 느끼는 것이 무엇인지를 찾아내도록 노력하며, 환자와 함께 수행한다. 치료사의 지식과 기술이 유용하다는 것을 나타내는 긍정적인 태도로 환자에게 확신을 주어야 한다. 이것은 또한 치료사가 어떠한 개인적 것을 보여주고, 환자의 화냄 또는 신경을 건드리는 부정적인 느낌을 가져오지 않을 수 있다는 것을 의미한다. 치료사의 확고함, 성격을 조절하는 능력은 치료에 효과적이라는 믿음을 환자가 받아들이게 한다.

아픈 사람은 많은 경우에 다른 것에 의존하게 된다. 건강 치료사는 자기 충족; 삶의 목표의 중요한 확신; 그리고 환자의 쓸쓸함과 절망의 느낌을 없애는 것에 대체하기 위하여 노력한다. 이것은 지식을 나누고 생각을 교환하여 수행될 수 있다.

생명과 관계가 없다면, 두려움은 우울증이 될 수 있고, 모든 가능한 것은 긍정적인 태도를 강화시키기 위하여 수행될 수 있다. 공기는 항상 쾌적하여야 한다. 기분 좋은 창에서 비추는 직접적인 태양광선도 도움이 된다. 열대 물고기 어항과 편안한 음악은 평화롭게 하는데 도움을 준다. 잘 조화된 관계는 용기를 북돋아 줄 수 있는 것이다.

질병은 희망이 없고 절망의 감각을 생기게 하는 것이다. 몇몇 이론들은 각 각의 사람이 질병과 회복 모두 궁극적으로 책임을 져야한다고 생각한다. 건강치료의 모든 측면에서 사람들은 그들 자신의 특별한 방법으로 신체에 도움을 줄 수 있거나, 치료를 자신이 해결하는 것이 아니라면 치료를 하지 않는다.

치료사는 접촉하는 첫 번째 움직임에서 환자가 말하는 것에 주의 깊게 말하는 것이 가장 효과적일 수 있다. 신체 언어는 말보다 더 강하게 말하는 것이다. 치료사는 그녀의 눈을 바라보면서 느낄 수 있고, 그의 머리를 잡고, 그녀의 어깨가 쳐져있고, 그의 목소리 톤, 또는 그 또는 그녀가 행복하거나 우울하게 보이는 것에서도 결정할 수 있다.

위의 모든 것에서, 치료사는 환자가 우울증의 회복과 통증을 완화시키는데 주는 치료에 대한 확신을 주는 것이 필요하다. 각 각의 환자는 지지, 이해, 삶의 목적과 그 또는 그녀의 효과에서 앞으로의 노력과 관련된 만족감을 필요로 한다.

마사지가 대상자와 치료사 모두에게 "치료"를 한다면 느낌은 전달된 에너지와 치료를 향한 강한 동기를 제공하는 무제한적 사랑이 생각을 편안하게 할 것이다. 사람에게서 사랑과 빛을 찾는 것이다. 이러한 치료 에너지의 교환은 마사지보다 다른 형태에 많다. 이것은 유사한 문제점을 가진 사람들과 관계된 그룹에서 나타날 수 있다. 사람은 부정적 또는 긍정적으로 상호작용할 수 있다. "하루에 4번 껴안는 것을 유지하라". 비록 사람을 받아들이거나 또는 거절할 수 있으며, 긍정적 에너지는 그들 주위의 외부 환경에서 확대되어진다.

그들의 치료에서 접촉을 사용하는 건강한 치료사는 특히 치료하는 동안 보여준 기술과 지식의 방법에서 치료 에너지를 이동시키는 효과적인 자세를 수행한다. 치료하는 각각의 사람들은 가능한, 이완되고 평온한 느낌 격려, 애정어린 치료에 대한 것을 치료사가 이해시켜야 한다.

임종에 임박한 암 환자의 경우 그들의 치료사에게 "나는 임종에 관해서 누군가와 더 이야기하기를 원한다! 나의 주치의는 항상 바뀌고 나의 가족은 임종에 관한 이야기를 꺼린다"고 말하였다. 마사지를 제공하는 치료사는 "당신이 나에게 원하는 모든 것을 말하세요"라고 말한다. 나머지 마사지 기간을 위하여 그들은 죽음과 긍정적인 언어로 환자와 믿음을 이야기 할 수 있다.

한 사람은 긴장된 상황과 심장 마비의 죽음에 대하여 무서워 할 것이다. 다른 사람은 모든 상황에서 공포 없이 같은 상황을 직면할 수 있다. 무서워하거나 또는 화가 난 상황에 있는 이러한 사람은 치료에너지의 확대에 대한 반응을 덜 일으킨다.

심각한 질환을 앓고 있는 환자에게 사는 것이 좋은지를 묻는다면, 대부분의 사람들은 "아니오"라고 말한다. 반면 자유롭게 움직이고 활동하는 동일한 환자에게 살기가 좋은지를 묻는다면 그들은 "예"라고 대답할 것이다. 심각한 질환의 사람은 진정으로 죽기를 원한다고 추측하는 실수는 하지마라. 임종에 임박한 사람은 애정 어린 마사지의 접촉을 필요로 하기 때문에 모든 치료사는 어떠한 나이에서의 죽음도 이해하여야만 한다.

사람의 신체와 정신은 하나이다. 모든 치료사는 그들 자신 개개인의 상태를 인식하고 그들이 원하는 치료에너지를 증진시키기 위하여 충분히 균형이 잡혀있는지를 알아야 한다. 그들은 환자의 안녕을 위하여 그들 자신의 에너지를 "중심에 집중시키는" 방법을 알고 있다.

부분 또는 그룹 마사지에서, "에너지를 깨뜨리다"는 긍정적인 에너지 흐름을 유지시키는데 사용될 수 있다. 한 가지 기술은 소개하지 않고 끼워 넣고 표시를 방해할 수 있는 것이고, "누군가에게 손을 뻗고 접촉하는" 것이다. 그룹에서 반응은 접촉을 거절하거나 접촉한 사람으로 만족을 하지 않는 사람에서 변할 것이다. 어떤 치료는 에너지가 이동하기 전에 깨어지는 것과 같이 심각한 상태가 될 수 있다. 사람들이 믿음을 배울 때 이러한 파괴는 "몰래 움직이다"로 할 수 있고, 그리고 아래에 설명한 것은 변할 수 있는 것이다.

- 누군가에게 팔을 뻗어 접촉한다.
- 지금 팔을 뻗고, 따뜻함, 치료적 접촉으로 누군가에게 접촉한다.
- 예민함을 찾고, 통증이 있는 부위와 부드럽게 접촉, 치료적 사고 계획, 따뜻함.
- 통증 부위에서 멀리 긴장된 부위를 마사지 한다.

"누군가에게 팔을 뻗어 접촉하라"를 그들에게 말한 후에 주먹을 만들라고 말한다. 주먹을 접지 않게 최대한 가까이에서 즉시 사람에게 말한다. 반응은 그들 자신의 주먹이 열리게 노력하는 누군가에게 강한 저항을 가하는 사람은 수의적으로 자신의 주먹을 열 수 있다. 이것은 무엇을 말하는 것일까? 사람은 모두 다르고 그들의 내적 환경에 의존하고 외적 자극에 반응한다.

저자는 넓은 범위의 반응을 목격하였다. 사실, 평화로운 마음 상태에서 이방인을 받아들여야 한다면, 이것은 사람의 생각을 받아들이거나, 저항, 본능, 관찰, 대화를 사용하는 것은 독자의 의무이다. 독자의 정보가 최대 치유 결과를 위하여 긍정적 관계를 확립하기 위하여 시도할 수 있다.

치료 전문가는 그들이 "무엇이 지속되는지' 에 관하여 보고 느낀 것은 그렇게 필요하지 않다라는 것을 확실히 이해하여야 한다. 예를 들면, "오늘 기분 어떻습니까?" 라고 물었을 때 대개 "좋습니다"라고 대답한다. 사실, 사람은 머리가 몹시 아픈 두통 또는 독감을 앓을 수 있지만, 특별하게 그것에 관에 이야기 하지 않는다.

건강 치료사들은 환자가 가장 많이 느끼는 느낌을 찾는 것이 필요하다. 치료하는 사람들은 그들의 가족 또는 일상적으로 일하는 것에서 항상 발견하지 못한다. 환자는 치료사를 부정적으로 느낄 수 있거나 "단지 일을 한다"고 생각할 수 있다. 치료사가 이완을 일으키는 것이 어렵다는 것을 발견할 수도 있을 것이다.

치료사는 "빠른 조정" 마사지를 즐긴다. 이것은 긴장을 감소시키는데 도움을 주고; 평화로운 잠에 빠져 이완될 수 있다. 훌륭한 치료사는 "빠른 조정"이 어떻게 수행되는지 확실히 이해해야 한다.

많은 기관들은 마사지 치료사를 고용하여 일주일에 두 번 "빠른 조정"을 제공한다. 이러한 절차는 웰빙과 생산성을 증진시킨다. 그들 자신과 작업 효과를 고용자가 만족하는 느낌을 주도록 한다. 이것은 마사지의 전문 직업에 혁명을 일으켰다.

접촉을 필요로 하거나 원하는 것은 정상인에서도 존재한다. 몇몇 사람들은 사랑으로 태어나고, 접촉하고, 껴안고, 이해한다. 그들이 이러한 주위 환경에서 산다면, 그들은 평화로운 사람이다. 어떠한 사람은 태어나고 또는 배우고, 가까운 접촉도 허용되지 않는다. 그들은 더 이상 접촉을 하지 않는 것을 좋아한다. 이런 다른 점을 이해하는 마사지 치료사는 더 외향적이고 환경에 덜 적응하는 사람에게 도움을 줄 수 있고, 그 후에 "긴장을 파괴시키는 사람"과 같은 마사지는 치료에 긍정적인 효과를 줄 수 있다.

긴장 상태에 있지 않을 때에는 어느 누구도 심장 마비로 죽을 수 있다. 그러나 삶이 평화롭다면, 면역계는 강화되고, 건강과 치료가 더 가능할 것이다. 신뢰는 치료 또는 파괴시키는데 강력할 수 있고, 가끔 드라마틱한 효과가 있을 수 있다.

"내 자신이 옳은 것을 선택하였나요?"라고 물어 "예"라고 대답하는 사람은 대개 좋은 면역 조직을 가지고 있고 신체의 균형을 유지하고, 이러한 사람은 마사지 기술에서 빠르게 이완한다. "단지 1년을 산다면, 무엇을 할 것인가?"라는 질문에 평화로운 정신을 가진 사람은 "충동적인 목표 또는 불가능한 꿈 없이 최대한 좋게 살고 싶다. 모든 생활이 가능하게 평화롭게 조절하고 싶다"라고 응답한다.

이러한 대답이 아니라면, 사람은 목표를 향하여 그들의 기본적 스타일을 바꾸려고 노력할 것이다. 기대하는 것보다 더 많은 에너지를 가지려고 하는 사람 중에 이것을 수행 할 수 있는 사람은 없다. 다른 사람에게 무조건적인 사랑을 주는 작업은 거의 더 즉시 받을 수 있다. 이것은 변화가 요구되는 것이고 확실하지는 않지만 죽음과 관련되어 나타날 수 있다. 이것은 변한다. 그러나 이것을 결정하는 것은 쉽지 않다. 모든 사람은 자신의 환경을 주시하고 자신의 DNA(유전인자가 유전된)에 의존하여 반응한다. 출생부터 또는 태아가 발달하는 동안에서 나타나는 모양과 성격은 변한다. 이러한 사람은 생활 패턴이 변화되지 않는다. "삶에서 목적이 무엇입니까? 라고 질문하면 긍정적인 생각을 한다. 사람의 전체 신념 체계의 평가는 변화의 시작일 수 있고 사람의 면역 조직의 증가는 자신을 강화시키는 것이다. 마사지 치료사는 다른 사람에게 치료에너지를 이동시키기 전에 이러한 질문을 하여야 한다.

그러므로 이것은 환경을 인지하지는 않지만, 면역 조직의 강화 또는 약화된 내부 환경을 의미한다. 몇몇 사람들은 화내는 것과 다른 동작에 반응할 수 있고, 그 후에는 자신의 감정을 숨긴다. 다른 사람은 큰소리로 말하고 유사한 행동으로 소리칠 수 있다. 요약하면, 이것은 생명과 관계되는 외부 환경은 아니다. 이것은 손상을 입을 수 있는 외부 환경과 관련된 자신의 내부에서 느끼는 방법이다.

어떤 사람은 세 그룹으로 나눈다고 말하였다. 일을 만드는 사람, 일어난 일을 지켜보는 사람과 무슨 일이 일어났는지 걱정하는 사람이다. "일을 만드는" 힘을 대상자가 할 수 있도록 환자를 격려하는 것이 치료사의 의무라는 것이다.

요약 SUMMARY

마사지를 통한 치유적 접촉의 기술은 환자와 파트너와 같은 치료사를 포함한 두 가지 길이 있다. 치유의 원인은 환자 자신에 있고, 이것은 목적, 긍정적인 에너지와 마사지치료사의 손에 의하여 증진된다. 치유적 환경은 빛과 소리, 이해와 치료사의 사랑과 같은 외적 요인을 포함한다.

현대의 많은 질병의 원인은 스트레스와 불안이다. 마사지 치료사는 환자와 고객이 그들의 고통의 원인과 그들을 이해하기 위하여 그들의 말을 들어야 한다. 마사지는 내적 평화를 만들어주고, 면역기능을 강화시키고, 더 좋은 건강과 치유를 유도하는데 도움을 준다. 이것은 좋은 건강을 증가시키는 방법으로 그들 삶을 변화시키기 위한 치료사의 책임감이다. 치료사의 책임감은 그들 자신의 건강을 확실하게 하기 위하여 그 또는 그녀의 힘을 모두 환자에게 행하는 것을 촉진하기 위한 치료사의 책임감이다.

참고문헌

Cousins, N. (1979). *Anatomy of an illness as perceived by the patient: Reflections on healing and regeneration*. New York: Norton.

Grad, B. et al. (1964). A telekinetic effort on plant growth, part 2. Experiments involving treatment with saline in stoppered bottles. *International Journal of Parapsychology*, 6, p. 473.

Krieger, D. (1976). Nursing research for a new age. *Nursing Times*, 72 (April), p. 1.

Siegel, B. S. (1986a). *Love, medicine & miracles*. New York: Harper & Row.

Siegel, B. S. (1986b). Love medicine. *New Age Journal*, 50 (April), p. 512.

Tompkins, P., & Bird, C. (1973). *The secret life of plants*. New York: Avon.

학 습 가 이 드

이 소논문은 Tappan 여사의 마사지를 예술로 본 관점에서 작성된 것이다. 그녀가 성취하려고 한 중요점을 표시하기 위하여 강조한 특수 문장들을 다시 읽으시오. 스터디 그룹 또는 같이 연구하는 사람과 그녀의 철학에 대해 토의하고 중요 문장의 목록을 작성하시오.

부록 A

25가지 유형의 치료적 마사지와 신체치료

25 Forms of Therapeutic Massage and Bodywork

아래에 설명되어 있는 치료적 마사지와 신체 치료 유형은 현재 사용되어지는 중요한 몇 가지체계이다. 설명은 기원과 역사, 기술과 적용, 그들이 근거를 두고 있는 이론, 그리고 몇가지 정보를 더 요약하였다. 비상업적인 웹사이트는 이용할 수 있도록 목록화하였고, 책과 같은 적절한 웹사이트가 없는 유형(예, Ayurvedic 마사지)도 인용하였다. 독자들은 본문에 출판된 후 발견되는 웹사이트를 위하여 인터넷을 확인하기 바란다.

대부분의 마사지와 신체치료유형은 다른 유형 또는 부산물들로부터 파생된 것을 목록화하였다. 마사지치료의 영역이 대기업과 같이 최근에 만들어진 전문분야이기 때문에 Rolfing와 같은 몇몇은상표등록이 되어 있다. 파생된 유형들은 상표등록이 되어 있을 수 있거나, 상표등록이 없는 것일 수 있다.

마사지와 신체치료의 이러한 부산물과 다른 유형에 대한 설명은 Mirka Knaster의 Discovering the Body' s Wisdom을 참고하라(New York: Bantam Books, 1996).

1. Alexander 기술

기원: Alexander 기술은 1900년대 초 런던에서 수행하였던, 오스트리아인 Frederick Matthias Alexander(1869-1955)에 의하여 발전되었다. 셰익스피어의 배우인 알렉산더는 머리와 목의 잘못된 자세로 목소리를 잃어 스스로 치료하였다. 그는 후에 다른 배우와 연설가들과 같이 성대능력을 증진시키기 위하여 같은 방법을 사용하면서 함께 일하였다.

기술: Alexander 기술은 앉기, 걷기와 구부리기와 같은 다양한 움직임을 통하여 선생님이 학생들을 지도하는 보완적인 신체체계의 유형이다. 중요한 조절이라고 하는 머리-목 상호관계에서 균형을 성취하는 것에 중점을 두었다. 나쁜 습관패턴은 가볍고, 쉽고, 간단하고, 그리고 통합된 움직임으로 대체된다.

이론: 적절한 신체 정렬과 움직임 패턴은 강화된 운동역학적 자각, 그리고 의식적

움직임을 성취하는 것이다.

웹사이트: Alexander 기술 (www.alexandertechnique.com)

Alexander International (www.ati-net.com)

Alexander 기술 미국협회 (www.alexandertech.org)

2. 아로마치료 마사지 (Aromatherapy Massage)

기원: 건강과 치료 효과를 위하여 자연식물 에센스의 사용은 오래된 것이다. 근대 용어인 "향기치료(aromatherapie)"는 프랑스 화학자 Rene Maurice Gattefosse (1881-1950)에 의하여 만들어졌고, 그는 1920-1930년에 치유 특성을 위하여 향기로운 오일의 사용을 연구하였다. 그 후, Madame Marguerite Maury(1985-1968)이 그녀의 환자에게 에센스 오일을 처방하기 시작하였고, 마사지에 에센스 오일의 사용을 인정받았다. 그녀는 1961년 프랑스에서 중요한 아로마치료 안내서를 집필하였고 이것이 1964년에 영어로 번역되었다.

기술: 아로마치료 마사지는 치료적 효과에 마사지 오일에 에센스 오일을 혼합하여 사용한다. 서양마사지, 아유르베딕 마사지, 그리고 연부조직 도수법의 다른 체계의 기술은 아로마치료 마사지 오일을 적용하여 사용할 수 있다.

이론: 에센스 오일은 풀, 잎, 꽃, 씨앗, 나무, 그리고 뿌리와 같은 식물을 냉압 또는 증기로 분리, 추출한 것을 고농축 시킨 것이다. 각각의 에센스 오일은 이완, 면역체계, 울혈완화, 또는 근육통과 통증 완화와 같은 특정한 치료효과가 있다. 일반적인 마사지 상품은 페파민트, 라벤더, cirtus, tea tree와 로즈마리와 같은 에센스 오일이다.

웹사이트: 심신상관적 아로마치료의 국제 협회 (www.naha.org)

3. 아유르베딕 마사지 (Ayurvedic Massage)

기원: 아유르베딕 마사지는 고대 인도의 치유기술의 하나이다. 기원전 3000년 경 인도의 Vedic 경전에 오일로 마사지 하는 것이 포함된 치료수행을 설명하였다.

기술: 아유르베딕 마사지 기술은 신체를 문지르기, 유연법, 비틀기, 가볍게 두드리기와 당기기 또는 비틀기가 포함된다. 머리와 발의 마사지를 적용하는 것을 강조하였다. 세션은 기운나게 하고 대상자를 몇 차례 자세를 변화시킨다.

이론: 아유르베딕 마사지는 인도의 전통 아유르베딕 의학에 기본을 두고 있다. 마사지는 통증을 감소시키고, 긴장을 완화시키고, 더 자연스러운 호흡패턴을 강조하기 위하여 siras 또는 바람을 이동시키는 관을 통하여 vayu(바람)의 흐름을 차단하는 것을 제거한다는 것이다. 마사지 오일은 신체 유형, 대기와 계절에 따라 선택한다.

참고문헌: Harish Johari의 *Ayurvedic Massage : Traditional Indian Techniques for Balancing Body and Mind*(Rochester, TV : Healing Arts Press, 1996).

4. 임상 마사지 치료 (Clinical Massage Therapy)

의료마사지(Medical Massage)를 참고하라.

5. 두개천골 치료 (Craniosacral Therapy: CST)

기원: 두개천골마사지는 1900년대 초 접골사인 William Garner Sutherland

(1873-1954)에 연구로부터 시작되었다. Sutherland는 두개봉합 움직임, 뇌척수액의 규칙적인 움직임(예, 생활의 호흡), 그리고 두개천골 리듬과 건강 사이의 상관관계를 포함한 CSF의 기본 이론을 발전시켰다. Johe E. Upeldger, D.O는 이러한 작업을 지속적으로 발전시켰고, 손상된 조직에 저장된 부정적인 감정의 체성감정 이완(Somato Emotional Release: SER)의 개념을 부가시켰다. CST 연구를 하기 위하여 1987년에 Upledger 협회를 설립하였다.

기술: 두개천골치료는 두개천골 리듬에 균형을 맞추고, 신경계의 기능을 증진시키기 위하여 연관된 막을 신장시키고, 두개골에 부드러운 압박을 적용하는 보완적 신체 치료의 한 유형이다.

이론: 두개천골 치료는 서양 해부학과 생리학, 그리고 정형과학에 근거를 두고 있다. 두개천골체계(예, 두개골, 척주, 그리고 천골)는 뇌와 중추신경계를 보호하는 경막이라고 하는 근막으로 연결되어 있다. 뇌척수핵은 이 체계를 통해 분출되고, 맥박 또는 뇌척수액의 흐름을 형성한다. CSF 기술은 이 체계를 통하여 뇌척수액을 자유롭게 흐르게 하는 것과 같이 CSR을 균형있게 하는 것이 목적이다. 이것이 성취되어 진다면, 신체 스스로의 치유기전은 기능을 적절하게 할 수 있다.

웹사이트: Upledger 협회(www.upledger.com)

북아메리카 두개천골 치료협회(www.craniosacraltherapy.org)

6. Esalen 마사지 (Esalen Massage)

기원: Esalen 마사지는 1970년대 Big Sur California의 Esalen 협회에서 발전되었다. 1960년대의 인간 잠재적 움직임과 반문화로 성장 발전되었다. Esalen 마사지는 1972년 출판된 George Dowing의 The Massage Book으로 인기가 있었다.

기술: Esalen 마사지는 스웨덴 마사지에 근거가 있는 서양마사지의 유형이다. 이것은 마사지의 육체적인 특성을 강조하였고, 향이 있는 오일, 향료, 그리고 뉴에이지 음악과 관련이 있다. 초기에는 드래핑 없이 수행하였지만, 기본적인 드래핑은 대부분의 시설에서 찾아 볼 수 있다.

이론: Esalen 마사지는 그들의 감각, 그리고 그들의 내적 자아와 접촉하여 대상자에게 도움을 주기 위하여 수행하고, 명상과 개인적 성장 경험을 고려한다.

참고문헌: George Downing의 *The Massage Book*(New York: Random House Trade Paperbacks, 1998)(1st edition, 1972).

웹사이트: Esalen 협회(www.esalen.org)

7. Feldenkrais 방법 (Feldenkrais Method)

기원: Feldenkrais 방법은 엔지니어, 물리학자, 유도 선생, 그리고 수학자인 Moshe Feldenkrais(1904-1984)에 의해 발전되었다. 무릎 손상의 자가 치유를 위한 노력에서, Feldenkrais는 움직임 재교육의 체계를 발전시켰다. Feldenkrais 방법은 1970-1980년대 인간 잠재적 움직임의 기간 동안 시작되었다.

기술: 치료사는 그녀의 손을 사용하여 수동움직임을 통해 대상자에게 새로운 감각

움직임 패턴을 교통하고자 손을 테이블 위에 올려놓는 것과 같이 Feldenkrais 방법은 기능적 통합의 보완적인 신체체계의 유형이다.

이론: Feldenkrais 방법은 서양 해부학과 생리학에 근거를 두고 있다. 통합된 움직임 패턴은 반복적인 움직임을 통한 감각-운동신경계 재교육에 의해 설립되었다.

웹사이트: 북아메리카의 Feldenkrais 안내(www.feldenkrais.com)
국제 Feldenkrais 협회(www.feldenkrais-method.org)

8. 소아마사지 (Infant Massage)

기원: 마사지는 아이들의 엄마, 할머니와 다른 보호자가 아이들에게 수행한다. 소아마사지는 아프리카, 남태평양 제도, 그리고 북아메리카의 원주민, 고대와 근대 인도, 그리고 유럽의 민속 문화에서 발견된다. 최근 소아마사지의 흥미로운 것은 1980년대에 Vimala Schneider에 의해서, 1990년대 마이애미 대학에 Roffany Field 박사의 연구에 의해서 재개되었다는 것이다.

기술: 소아마사지는 서양마사지 내에서 전문적인 부분이고 스트로킹, 유연법, 비틀기, 가벼운 압박으로 수행되는 압박하기와 같은 간단한 기술로 구성된다. 몇 가지 수동관절운동도 혼합하였다. 아이들과 눈 맞추기와 대화하기도 포함된다.

이론: 소아마사지는 서양 해부학, 생리학. 아이들 성장 이론들에 기본을 두고 있다. 이것은 소아의 이완을 돕고, 순환과 다른 신체기능을 증진시키고, 면역기능을 증진시키고, 신경학적 발달을 증진시키는 것이 목적이다. 연구는 건강한 신체 발달을 위하여 접촉과 움직임이 필수적이고, 그리고 조산아를 위한 마사지의 효과에 대한 것을 수행하였다.

참고문헌: Vimala Schneider McClure의 *Infant Massage : A Handbook for Loving parents*(New York : Bantam Doubleday Dell, 2000).

웹사이트: 국제 소아마사지 협회(www.infantmassageinstitute.com)
Loving Touch 협회(www.lovingtouch.com) 소아마사지
접촉 연구협회(www.miami.edu/touch-research)

9. Lomi-Lomi

기원: Lomi-lomi는 하와이언 원주민들이 수행하던 전통 마사지이다. lomi-lomi의 다른 형태는 가족들 내에서 발전되었다. 대표적으로 tutu는 할머니 또는 다른 친척들이 전통을 지켰다. 근대 형식은 1970-1980년대 하와이 Kona의 Aunty Margaret Machado에 의해서 인기를 얻게 되었다.

기술: Lomi-lomi는 손가락, 손바닥과 팔꿈치로 압박하기와 비틀기 기술을 수행하는 전통 원주민 마사지의 유형이다. Kukui 열매, 마카다미아, 또는 코코넛 오일을 사용할 수 있다. 대상자는 lomi-lomi를 받기 위하여 매트 또는 치료 테이블에 눕게 한다. 연관된 방법은 목욕, 뼈 접합기술과 기도이다.

참고문헌: Nancy S. Kahalewai의 *Hawaian Lomi-Lomi : Big Island Massage* (Hilo, Hi : Island Massage Publishing, 2000).

웹사이트: Aunty Margaret Homepage(www.hawaiian.net/~kea/aunty.html)

10. 림프배액 마사지 (Lymphatic Drainage Massage)

기원: 도수기술은 1880년대 초에 발전된 림프부종을 치료하고 림프계 기능을 증진시키기 위하여 적용한다. Emil와 Astid Vodder는 1930년대 프랑스에서 그들의 도수 림프배액 또는 Vodder 방법을 발전시켰다. 1970년대에, 헝가리인 Michale와 Ethel Foldi는 완전 비울혈치료(complete decongestive therapy: CDT)라 하는 림프부종을 치료하기 위하여 다른 방법과 Vodder의 도수림프배액을 혼합하였다.

기술: 림프배액마사지는 정맥 혈관으로 림프체액이 더 쉽게 들어가게 하기 위하여 표면 림프관을 열고 조직을 신장시키기 위하여 표면 피부층에 적용하는 부드러운 기술로 구성된다. 고대 Vodder 기술은 정적 원형, 뜨기, 압박하기, 회전하기와 가벼운 에플루라지는 특정 방향에서 리드믹컬하게 수행하였다.

이론: 림프배액마사지는 서양 해부학과 생리학, 그리고 림프계의 지식에 기본을 두었다. 기술은 표면 정맥과 체계에서 림프액의 움직임을 증진시키는 방법을 수행한다. 림프배액 마사지는 면역기능을 증진시키고, 부종 부위를 감소시키고, 손상 치유를 돕는다.

웹사이트: 림프연구 아카데미(www.acols.com)

Dr Vodder의 북아메리카 학교(www.vodderschool.com)

11. 의료마사지 (Medical Massage)

기원: 마사지는 전세계적으로 먼 옛날부터 질병을 치료하기 위하여 사용하여 왔다. 서양 마사지에서 역사적으로, 의료 문지르기, 마찰법, 마사지, 마사지치료, 그리고 물리치료라고 하였다. 의료마사지는 치료적 마사지와 신체체계의 광범위한 영역 내에 전문적인 것과 같이 21세기에 새로 만들어졌다. 이것을 가끔 임상 마사지(clinical massage)라고도 한다.

기술: 의료마사지는 연부조직 도수법과 병리학적 상태를 치료하는데 사용되는 기술과 관련한 서양마사지의 전문분야이다. 하위 전문분야는 근골격계 비정상적인 기능을 치료하는 것이다.

이론: 의료마사지는 서양 해부학, 생리학, 운동역학과 병리학이 기본이 된다. 전통 그리고 보완마사지 기술은 치료 계획에 따라 적절하게 사용된다.

참고문헌: James H. Clary와 David M. Pounds의 *Basic Clinical Massage therapy: Intergrating Anatomy and Treatment* (Philadelphia: Lippincott Willams & Wilkins, 2003)(Treating Musculoskelectal Dysfunction).

Fiona Rattary 그리고 Linda Ludwig의 *Clinical Massage Therapy: Understanding, Assessing and Treating over 70 conditions*(Toronto, Canada: Talus Incorporated, 2000).

Thomas Hendrickson의 *Massage for Orthopedic Conditions*(Philadelphia: Lippincott Williams & Wilkins, 2003).

Ross Turchaninov 그리고 Connie Cox의 *Medical Massage*(Scottsdalle, AZ: Stress Less Publishing, 1998).

12. 근막마사지 (Myofacial Massage)

기원: 근막 조직에 중점을 둔 도수기술은 1950년대 Ida Rolf(1896-1979)에 의해서 그녀의 Rolfing 체계로 발전되었고, 접골사인 Robert Ward는 1960년대 근막 이완기술을 발전시켰다. 그 후 신체체계의 많은 체계들은 근막조직을 치료하기 위하여 발전되어왔다.

기술: 근막마사지 기술은 느리고, 부드럽게 밀고 당겨 피부와 조직 아래를 견인시키고, 근막조직을 신장시키고, 근막 유착을 제거하기 위하여 적용한다. 이것은 오일을 사용하지 않으면서 적용하고 제한을 촉진할 수 있고 기술을 미끄러짐 없이 수행한다.

이론: 근막마사지는 서양 해부학과 생리학에 근거를 두고 있다. 근육, 신경, 혈관, 그리고 신체의 다른 기관 주의의 결합조직 또는 근막조직에 중점을 두었다. 근막조직의 제한은 가동성 제한, 자세 비정렬, 나쁜 세포영양, 그리고 통증과 같은 다양한 기능장애를 유발할 수 있다.

근막마사지는 조직을 부드럽게 하고 근막 제한을 자유롭게 한다.

참고문헌: Carol J. Manheim의 *The Myofacial Release Manual*, 3rd edition (Thorofare, NJ: Slak,Inc., 2001).

13. 신경근 치료 (Neuromuscular Therapy: NMT)

기원: 현재 NMT의 선구자는 1920년대 자연치유사인 Stanley Lief에 의해서 발전되었다. 발통점 치료(Trigger Point Therapy)는 Janet Travell(1901-1997)의 작업을 통하여 공식적으로 주목을 받게 되었고, 근막 통증에서는 전문가이고, 그녀의 치료는 1960년대 케네디와 존슨 대통령을 치료하였다. 체력운동 전문가 Bonnie Prudden은 1970년대에 근육 치료라고 하는 NMT의 극성체계를 발전시켰다.

기술: 신경근 치료는 근막조직에 과민성 긴장띠인 발통점에 허혈성 압박을 사용하여 발통점을 비활성화시키는 보완적인 서양마사지의 유형이다. 엄지손가락, 손가락, 또는 작은 손도구를 사용하여 30초간 발통점에 압박을 적용한다. 발통점에 압박을 적용하면 손상 받은 근육이 신장된다.

이론: 발통점은 근막조직에 긴장 띠이거나 과민성 부분이며 발통점과 이와 연관된 부위에의 근육통을 유발시킨다. 이것은 또한 근육 단축을 유발시키고, 신장을 감소시킨다. 현미경적으로, 발통점은 수축된 근육조직의 띠로 보인다.

참고문헌: Travell, J.G.,와 Simons, D.G.(1999). *Myofacial pain and dysfunction: The trigger point, manual, Volume 1- upper half of the body*, 2nd edition. Baltmore: Williams & Wilkins.

Travell, J.G.,와 Simons, D.G.(1992). Myofacial pain and dysfunction: the trigger point manual, Volume 2-The lower extremities. Baltmore: Williams & Wilkins.

웹사이트: Bonnie Prudden 근육치료(www.bonnieprudden.com)

14. 극성치료 (Polarity Therapy)

기원: 극성치료는 1930-1950년대 Randolph Stone(1890-1981)에 의해서 발전되었다. Stone은 중의학과 Ayurvedic 의학, 특히 에너지 균형의 이론과 서양 지식을 혼합하였다. 1973년에 그의 업적은 Stone의 계승자가 미국전역에서 극성치료를 교육하였다. 미국 극성치료협회는 1984년에 창립되었다.

기술: 극성치료는 에너지 신체체계의 절충적인 형태이다. 대부분의 극성치료기술은 에너지 흐름에 영향을 받은 신체의 다른 위치에 손을 올려놓는 것이다. 다른 기술은 압박하기, 부드럽게 흔들기, 그리고 문지르기이다.

이론: 극성치료기술은 신체에 에너지 흐름의 제한을 제거하는 것이 목적이다. Stone는 중의학과 아유르베딕 의학을 공부한 후 에너지 흐름의 그 자신만의 난해한 이론으로 발전시켰다.

웹사이트: 미국 극성치료협회(www.polaritytherapy.org)

15. 반사요법 (Reflexology)

기원: 근대 반사요법은 발과 손에 압박마사지와 구역치료 이론을 혼합시킨 Eunice Ingham Stopfel(1889-1974)에 의해서 발전되었다. 그녀는 관련된 부위와 일치하는 발을 지도로 만들었고, 신체의 특정 기관과 구조에 영향을 주는 발의 지점을 자극하기 위하여 압박기술을 발전시켰다. 그녀는 1930년대에 일을 시작하였고, 1950-1960년대에 미국 전역에서 교육을 하였다.

기술: 반사요법은 발에 주로 수행한다. 신체의 다른 기관을 자극하기 위하여 발의 부분에 압박을 가한다. 반사요법 기술은 발에 서양마사지와 관절 운동을 수행하는 엄지손가락 이동, 손가락 이동을 포함한다.

이론: 반사요법은 신체의 끝 부분인 발과 손에 10개의 횡적 구역을 설정한 구역치료에 근거를 두고 있다. 발의 구역에 압박을 가하는 것은 전체 구역에 자극을 유발한다. 반사요법 챠트에 그려진 특정기관 또는 신체구조는 발의 특정부위에 압박을 가하면 영향을 받을 것이다. 반사요법은 기능을 정상화시키고, 순환을 증진시키고, 그리고 이완을 증진시킨다고 생각하였다. 반사요법에서는 서양 해부학, 생리학과 병리학에 대한 지식이 중요하다.

웹사이트: 반사요법의 집(www.reflexology.org)

국제 반사요법 협회(www.reflexology-usa.net)

16. Rolfing 구조 통합 (Rolfing Structural Integration)

기원: Rolfing은 Ida P. Rolf(1896-1979)에 의해서 발전되었고, 인간 잠재적 움직임 내에서 1970년대에 공적으로 재인식되었다. 구조적 통합의 Rolf 협회는 1971년에 창립되었고, Rolfing 치료사들을 위한 훈련과 인증을 제공한다.

기술: Rolfing은 보완적인 서양신체체계의 형태이며, 구조적 통합이라고도 한다. 이것은 연부조직 도수법과 운동 교육을 포함한다. Rolfing에서, 근막조직은 길이를

늘리고 활주하는 도수법을 적용하고, 신체의 수직축 주위의 신체를 균형 있게 하고, 적절한 정렬 또는 자세를 취하게 한다. 심부 근막 조직에 수행하는 과정에서, 과거 감정 외상도 또한 이완된다.

이론: Rolfing은 서양 해부학과 생리학, 특히 근막조직과 심리학에 기본을 두고 있다.

웹사이트: 구조통합을 위한 Rolf 협회(www.bonnieprudden.com)

17. Shiatsu-Namikoshi

기원: Shiatsu는 안마라고 하는 전통 일본마사지에서 파생된 것이다. Tokujiro Namikoshi(1905-)는 다양한 질병을 치료하기 위하여 지압의 체계를 발전시켰다. 그는 1925년 호카이도에서 처음 Shiatsu 치료협회를 창성하였고, 1940년 도쿄에서 일본 Shiatsu 협회를 창성하였다. 그의 아들 Toru Namikoshi(1931-)는 1950-1970년에 일본과 세계 전역에 Shiatsu를 알렸다.

기술: Shiatsu는 동양 신체체계치료의 한 형태이다. Shiatsu는 일본어로 손가락 압박(shi-atus)을 의미하는 것이다. 에너지 경락과 경혈점을 따라 엄지손가락과 손가락, 또는 팔꿈치로 압박을 가한다. 대상자는 매트 또는 바닥 또는 치료테이블에 눕게 한다.

이론: Shiatsu는 Namikoshi에 의해서 발전되었고, 전통 중의학과 서양 해부학과 생리학을 혼합한 것이다. 중요한 경혈점은 원하는 효과를 얻기 위하여 압박을 가한다.

웹사이트: 아시아 신체치료들의 미국협회(www.aobta.org)

18. 스포츠마사지 (Sports Massage)

기원: 스포츠마사지는 마사지를 체육관과 공공목욕시설에서 수행하였던 고대 그리스와 로마에서 흔적을 찾을 수 있다. 마사지는 선수들이 운동을 준비하게 하고, 시합 후 회복을 돕는다. 19세기 후반, 마사지사들은 선수들의 훈련에 마사지를 사용하였다. 스포츠마사지는 서양마사지의 범위 내에서 1970년대 다시 되살렸다.

기술: 스포츠마사지는 서양마사지내의 전문 분야이다. 서양마사지기술은 운동 수행을 증진시키고, 손상을 예방하고, 시험 준비와 회복을 위해 수행하였다. 근대 스포츠마사지는 압박과 페트리사지의 다른 유형의 기술을 적용하였다. 개인 치료사들은 운동의 목적을 성취하기 위하여 다른 신체체계 접근법을 부가시켜 사용할 수 있다.

이론: 스포츠마사지는 서양 해부학, 생리학, 운동역학, 병리학, 그리고 스포츠 과학에 기본을 두고 있다.

참고문헌: Patricia J. Benjamin과 Scott Lamp의 *Understanding Sports Massage* (Champaign, IL: Human Kinetic, 1996).

19. 돌 마사지 (Stone Massage)

기원: 돌은 아시아를 포함한 세계 전역에서 치유 수행에서 사용하여 왔다. 치유 또는 뜨거운 돌 마사지는 1990-2000년대에 북아메리카 온천에서 유행하던 치료이다.

기술: 돌 마사지는 보완적 신체치료와 온천치료의 한 유형이다. 돌의 크기, 모양, 재질은 온열치료의 한 유형처럼 마사지 도구로 사용된다. 마사지 도구인 돌은 에플루라지와 같은 기술을 수행하는 동안 압박을 적용하기 위해서 손 대신에 사용한다. 온열치료에서 돌은 특정 해부학적 구조, 에너지 센터와 경락의 신체에 올려놓고 열을 가하거나 돌을 차갑게 해서 부종을 감소시키고 조직을 차갑게 하기 위해서 냉치료에 사용된다.

이론: 돌 마사지는 전통 동양의학과 서양 해부학과 생리학을 결합시킨 신체체계의 한 유형이다. 다양한 돌의 지질학적 특성을 고려하여야 한다. 뜨거운 돌은 이완, 정상 신체기능, 그리고 에너지 균형을 증진시키기 위하여 신체의 여러 부분에 열을 가한다.

참고문헌: Carollanne Crichton 비디오, *Healing Stone Massage*(Real BodyWork, 2001).

Mark Hess와 Shoo Mochizuki의 *Hot Stone Massage*(Kotobuki Publication, 2002).

20. 스웨덴 마사지 (Swedish Massage)

기원: 스웨덴 마사지와 연관된 기술은 1800년대 유럽에서 발전하였고, 1860년에 북아메리카에 전해졌다. 이것은 역사적으로 스웨덴의 Pehr Henrick Ling(1776-1839)과 암스테르담의 Johann Mezger(1838-1909)인 두 사람에서 흔적을 찾을 수 있다. 1930-1950년대 미국에서 스웨덴 마사지의 전성기였고, 헬스클럽, 살롱과 물리치료분야에서 수행하였다.

기술: 스웨덴 마사지는 전통 서양마사지의 한 유형이다. 스웨덴 마사지의 연부조직 도수법 5가지 기술의 분류는 에플루라지(스트로킹, 활주), 페트리사지(유연법, 압박), 경타법(타진법), 마찰법과 진동법이다. 관절운동과 수치료도 스웨덴마사지의 범위에 속한다.

이론: 스웨덴 마사지는 서양 해부학, 생리학과 병리학에 기본을 두고 있다. 이것은 신체와 신체 체계의 정상기능을 지지하기 위하여 수행한다.

21. 타이 마사지 (Thai Massage)

기원: Nuad bo-Rarn은 태국어로 "고대 마사지"라는 뜻이다. 이것은 2500년 전부터 수행되어져 왔다. 방콕의 불교 사원에, 오래된 돌조각에는 에너지 선과 점, 그리고 고대에서 수행하던 기술을 그림으로 그린 것이 있다. 타이마사지는 가족 내에서 전해져 왔고, 국립 타이의학학교에서 가르치기도 한다.

기술: 타이 마사지에서, 치료사들은 수동운동, 신장과 같은 요가, 그리고 sen line이라고 하는 에너지 통로를 자극하고, 신체의 긴장을 이완시키기 위하여 압박 기술을 사용한다. 적용은 부드럽고 리드미컬 하게 수행한다. 타이 마사지를 받는 대상자는 매트에 눕게 한다.

이론: 타이 마사지는 아유르베딕(인도)과 중의학에 기본을 두고 있으며, 고대 태국에 전해졌던 요가의 영향을 받았다. 기술은 통로를 통한 에너지의 흐름을 자유롭

게 하기 위하여 자극한다.

웹사이트: 타이마사지 협회(www.thai-massage.org)

22. 치료적 접촉 (Therapeutic Touch: TT)

기원: 치료적 접촉은 1960-1970년대에 간호과 교수인 Delores Krieger와 그녀의 스승인 Dora Kunz에 의해서 발전되었다. 이것은 손을 올려 놓고 수행하는 고대 방법을 변경한 것이다.

기술: 치료적 접촉은 5단계로 에너지 신체치료의 체계를 수행한다: (1) 치료사의 중심, (2) 손바닥으로 대상자의 에너지 부분을 측정, (3) 손의 움직임으로 에너지의 불균형, 또는 정체를 확실하게 없앤다. (4) 마음으로 에너지 부분의 조화를 이루게 한다. (5) 손을 쓸어내려 에너지 부분의 끝부분으로 에너지가 이동하게 한다.

이론: 치료적 접촉은 생체 전기와 전자장 에너지 부분의 이론에 기본을 두고 있다. 손을 쓸어내리는 움직임은 사람의 에너지 부분에서 균형과 조화를 이루기 위하여 에너지를 이동시킨다. 에너지 부분의 불균형, 차단과 정체는 질병과 기능장애의 결과라고 생각한다. 치료적 접촉은 많은 질병을 치료하기 위해서 사용된다.

웹사이트: 간호 치유자- 전문적 국제 협회(www.therapeutictouch.org)

23. Trager 접근법 (Trager Approach)

기원: Trager 접근법은 심리신체 통합으로 알려져 있고, Milton Trager(1908-1997)에 의해서 발전되었다. 제 2차 세계대전 후 의학학위를 취득한 후, Trager는 1959년 하와이에 치료실을 만들었고, 1973년에 그의 작업을 보여주었다.

기술: Trager 접근은 조직과 관절 가동, 이완과 운동재교육과 혼합된 보완적 서양 신체체계의 한 체계이다. 치료사들은 대상자를 테이블에 눕게 하고 신체의 다른 관절에 지속적인 리드미컬한 움직임을 수행하였다. 대상자는 mentastic이라하는 능동운동의 체계를 쉽게, 가볍게, 자유로운 움직임을 다시 얻게 된다.

웹사이트: Trager International(www.trager.com)

24. 추나 (Tuina)

기원: 추나 또는 중국 마사지의 기원은 안개 속에 구름으로 덮여있는 것이다. 이것은 중의학에서 침술과 같은 기원에서 발전되었다. 추나는 고대의 많은 의학 서적에 쓰여 졌고, 추나 분야는 Tang 왕조(618-907)에서 황실 건강 관리에 시설이 있었다. 소아와 어린아이들을 위한 추나는 Qing 왕조(1644-1911)에서 인기가 있었다.

기술: 추나는 동양 신체체계 치료와 같이 중의학 마사지의 한 유형이다. 추나의 기술은 스트로킹, 밀기, 잡기, 압박하기, 손바닥으로 문지르기, 비틀기, 꼬집기, 문지르기, 굴리기, 두드리기, 신장하기, 유연법, 들어올리기와 잡기이다. 기술은 혈액 순환과 경혈을 촉진하기 위하여 적용한다. 추나는 관절 가동법, 약초와 치료적 운동도 포함한다.

이론: 추나는 기 또는 에너지, 에너지 통로, 그리고 음-양과 같은 중의학의 이론에 기본을 두고 있다. 근대 추나는 서양 해부학, 생리학과 병리학의 지식과 결합시켰다.

추나는 서양의 병리학과 같이 중의학에서 인식되는 질병을 치료하기 위하여 사용된다.

참고문헌: Wang Fu의 *Chinese Tuina Therapy*(Bejing, China: Foreign Languages Press, 1994).

25. 서양마사지 (Western Massage)

기원: 서양마사지는 고대 그리스와 로마에서 건강과 치유수행에서 흔적을 찾을 수 있다. 연부조직 도수법 기술은 유럽과 북아메리카에서 수세기 동안 더 발전되었다. 서양 마사지는 스웨디쉬 마사지에서 파생된 것이고, 마사지는 서양 의학, 다양한 보완적 마사지와 신체체계에서 사용되어진다.

설명: 서양마사지 기술은 고대 스웨디쉬 마사지 기술에 신경근 치료, 근막 마사지, 림프배액마사지와 같은 다양한 보완적 마사지와 서양 해부학, 생리학, 그리고 병리학에 기본을 두고 있는 다른 마사지 치료의 유형이 더해진 것이다. 서양마사지 치료사들은 에너지 접근법, 고대 스웨디쉬 마사지, 다양한 기술을 결합시키는 경향이 있다.

이론: 서양마사지는 서양 해부학, 생리학과 병리학에 기본을 두고 있다. 이것은 신체와 신체 조직의 정상기능을 증진시켜준다.

웹사이트: 미국 마사지치료협회(www.amtamassage.org)
Associated Bodywork & Massage Professional(www.abmp.com)

부록 B

협회와 공공시설

Organizations and Publications

협회 Organizations

American Massage Therapy Association (AMTA)
820 Davis Street, Suite 100
Evanston, IL 60201-4444
(847) 864-0123
www.amtamassage.org

AMTA Foundation
820 Davis Street, Suite 100
Evanston, IL 60201-4444
(847) 869-5019
www.amtafoundation.org

American Organization for Bodywork Therapies of Asia (AOBTA)
1010 Haddonfield-Berlin Rd., Suite 408
Voorhees, NJ 08043
(856) 782-1616
www.aobta.org

American Polarity Therapy Association (APTA)
P.O. Box 19858
Boulder, CO 80308
(303) 545-2080
www.polaritytherapy.org

Associated Bodywork & Massage Professionals (ABMP)
1271 Sugarbush Drive
Evergreen, CO 80439-7347
(800) 458-2267
www.abmp.com

Canadian Massage Therapist Alliance (CMTA)
344 Lakeshore Road East, Suite B
Oakville (Ontario)
Canada L6J 1J6
(905) 849-8606
www.cmta.ca

Canadian Touch Research Center
760 Saint-Zotique Street East
Montreal (Quebec)
Canada H2S 1M5
(514) 272-5141
www.ccrt-ctrc.org

Commission on Massage Therapy Accreditation (COMTA)
820 Davis Street, Suite 100
Evanston, IL 60201-4444
(847) 869-5039
www.comta.org

Day-Break Geriatric Massage Institute
7434-A King George Drive
Indianapolis, IN 46240
(317) 722-986
www.daybreak-massage.com

Dr. Vodder School of North America
P.O. Box 5701
Victoria (British Columbia)
Canada V8R 6S8
(250) 598-9862
www.vodderschool.com

International Association of Infant Massage Instructors (US)
1891 Goodyear Avenue, Suite 622
Ventura, CA 93003
www.iaim-us.com

International Institute of Reflexology, Inc.
5650 First Avenue North
P.O. Box 12642
St. Petersburg, FL 33733-2642
(727) 343-4811
www.reflexology-usa.net

International Loving Touch Foundation (infant massage)
P.O. Box 16374
Portland, OR 97292
(503) 253-8482
www.lovingtouch.com

International Spa Association (ISPA)
2365 Harrodsburg Road, Suite A325
Lexington, KY 40504
(888) 651-4772
www.experienceispa.com

Jin Shin Do® Foundation for Bodymind Acupressure™
P.O.Box 416
Idyllwild, CA 92549
(909) 659-5707
www.jinshindo.org

National Center of Complementary and Alternative Medicine
National Institutes of Health
Bethesda, Maryland 20892
www.nccam.nih.gov

National Certification Board for Therapeutic Massage and Bodywork (NCBTMB)
8201 Greensboro Drive, Suite 300
McLean, VA 22102
(800) 296-664 or (703) 610-9015
www.ncbtmb.com

National Certification Commission for Acupuncture and Oriental Medicine (NCCAOM)
11 Canal Center Plaza, Suite 300
Alexandria, VA 22314
(703) 548-9004
www.nccaom.org

National Association of Nurse Massage Therapists (NANMT)
P.O. Box 24004
Huber Hts., OH 45424
(800) 262-4017
www.nanmt.org

Nurse Healers–Professional Associates International (Therapeutic Touch)
3760 South Highland Drive Suite 429
Salt Lake City, Utah 84106
(801) 273-3399
www.therapeutic-touch.org

Rolf Institute of Structural Integration®
205 Canyon Blvd.
Boulder, CO 80302
(800) 530-8875 or (303) 449-5903
www.rolf.org

TouchPro Institute
(Professional Chair Massage)
584 Castro Street, #555
San Francisco, CA 94114
(800) 999-5026
www.TouchPro.com

Touch Research Institutes (TRI)
University of Miami School of Medicine
P.O. Box 016820
Miami, FL 33101
(305) 243-6781
www.miami.edu/touch-research

World of Massage Museum (WOMM)
1636 W. First Avenue, Suite 100
Spokane, WA 99204
(800) 872-1282
www.worldofmassagemuseum.com

공공시설 Publications

Massage Magazine
1636 W. First Avenue, Suite 100
Spokane, WA 99204
(800) 872-1282
www.massagemag.com

Massage & Bodywork Magazine
(Published by Associated Bodywork & Massage Professionals)
1271 Sugarbush Drive
Evergreen, CO 80439
(800) 458-2267
www.massageandbodywork.com

Massage Therapy Canada
1088 Fennell Avenue East, 2nd Floor
Hamilton (Ontario)
Canada L8T 1R8
(888) 247-2176
www.massagetherapycanada.com

Massage Therapy Journal
(Published by American Massage Therapy Association)
820 Davis Street, Suite 100
Evanston, IL 60201-4444
(847) 864-0123
www.amtamassage.org

Massage Today
P.O. Box 4139
Huntington Beach, CA 92605
(714)230-3150
www.masssagetoday.com

부록 C

북아메리카에서 마사지 면허 법률

Massage Licensing Laws in North America

다음 목록은 마사지 치료사를 위한 미국과 캐나다 면허에 관한 정보를 설명한 것이다. 본문의 시설은 현재 존재하는 것이다.

면허에 대한 더 많은 정보(www.amtarnassage.org; www.abmp.com; massagemag.com) 또는 주 대행사에 관한 것은 다음에 설명된 웹사이트를 방문하라.

미국 UNITED STATES

Alabama Massage Therapy Board
610 S. McDonough St.
Montgomery, AL 36104
(334) 269-9990
www.almtbd.state.al.us
Education required: 600 hours*
Exam: NCETMB

Arizona (Effective date: July 2004)
www.massagetherapy.az.gov
Education required: 500 hours*
Exam: NCETMB

Arkansas State Board of Massage Therapy
103 Airways
Hot Springs, AR 71903
(501) 623-0444
www.state.ar.us
Education required: 500 hours*
Exam: NCETMB or state exam

**Education required* only lists massage therapy education required. States may also require CPR and other education. Most require graduation from a state-approved or accredited massage school or program. Check state law for most complete information.

NCETMB refers to the National Certification Examination for Therapeutic Massage and Bodywork.

Connecticut—Massage Therapy Licensure
Department of Public Health
410 Capitol Avenue—MS#12APP
P.O. Box 340308
Hartford, CT 06134
(860) 509-7573
www.dph.state.ct.us
Education required: 500 hours*
Exam: NCETMB

Delaware Board of Massage and Bodywork
Cannon Building
861 Silver Lake Blvd., #203
Dover, DE 19904
(302) 744-4506
www.professionallicensing.state.de.us/boards/massagebodyworks
Education required: 500 hours*
Exam: NCETMB

District of Columbia Massage Therapy Board
Occupational and Professional Licensing Administration
941 N. Capitol St., N.E., 7th Floor
Washington, DC 20002
(202) 727-7185
www.dcra.org/main.htm
Education from approved school required
Exam: State exam

Florida Board of Massage Therapy
Department of Health
2020 Capitol Circle S.E., Bin #C09
Tallahassee, FL 32399
(850) 488-0595
www.doh.state.fl.us/mqa/massage/mahome.html
Education required: 500 hours*
Exam: NCETMB

State of Hawaii
Board of Massage Therapy
P.O. Box 3469
Honolulu, HI 96801
(808) 586-2699
www.state.hi.us/dcca/pvl
Education required: 570 hours*
Exam: State exam

Illinois Department of Professional Regulation
320 West Washington St., 3rd Floor
Springfield, IL 62786
(217) 785-0800
www.ildpr.com
Education required: 500 hours*
Exam: NCETMB
(Effective date: January 2005)

Iowa Department of Health
Board of Massage Therapy Examiners
Lucas State Office Building, 5th Floor
321 E. 12th St.
Des Moines, IA 50319
(515) 281-6959
www.idph.state.ia.us/licensure
Education required: 500 hours*
Exam: NCETMB

Kentucky Board of Licensure for Massage Therapy
P.O. Box 1360
Frankfort, KY 406021
(502) 564-3296
www.state.ky.us/agencies/finance/occupations
Education required: 600 hours*
Exam: NCETMB

Louisiana Board of Massage Therapy
12022 Plank Road
Baton Rouge, LA 70811
(225) 771-4090
www.lsbmt.org
Education required: 500 hours*
Exam: NCETMB

Maine Board of Massage Therapy
Department of Professional and Financial Regulation
35 State House Station
Augusta, ME 04333
(207) 624-8613
www.state.me.us/pfr/led/massage
Education required: 500 hours*
Exam: NCETMB

Maryland Board of Chiropractic Examiners
Massage Therapy Advisory Committee
4201 Patterson Ave., 5th Floor
Baltimore, MD 21215
(410) 764-4738
www.mdmassage.org
Education required: 500 hours massage* + 60 hours college
Exam: NCETMB

Mississippi State Board of Massage Therapy
P.O. Box 12489
Jackson, MS 39236
(601) 856-6127
www.msbmt.state.ms.us
Education required: 700 hours
Exam: NCETMB

Missouri Massage Therapy Board
3605 Missouri Blvd.
P.O. Box 1335
Jefferson City, MO 65102

(573) 522-6277
www.ecodev.state.mo.us/pr
Education required: 500 hours*
Exam: NCETMB or approved exam

Nebraska Massage Therapy Board
Health and Human Services
Credentialing Division
301 Centennial Mall South, 3rd Floor
Lincoln, NE 68509
(402) 471-2115
www.hhs.state.ne.us/crl/massagerules.htm
Education required: 1000 hours*
Exam: NCETMB + practical exam

New Hampshire Office of Program Support
Board of Massage Therapy
Health Facilities Administration
129 Pleasant Street
Concord, NH 03301
(603) 271-5127
www.nhes.state.nh.us/elmi/licertoccs/massa01.htm
Education required: 750 hours*
Exam: NCETMB or state exam

New Jersey Board of Nursing
Massage, Bodywork & Somatic Therapy Examining Committee
P.O. Box 45010
Newark, NJ 07101
www.state.nj.us/lps/ca/nursing
Education required: 500 hours or NCETMB
(Effective date: 2003)

New Mexico
Board of Massage Therapy
2055 Pacheco St., #400
Santa Fe, NM 87504
(505) 476-7090
www.rld.state.nm.us/b&c/massage
Education required: 650 hours*
Exam: NCETMB

New York State Board of Massage Therapy
Cultural Education Center, #3041
Albany, NY 12230
(518) 473-1417
www.op.nysed.gov/massage.htm
Education required: 1000 hours*
Exam: State exam

North Carolina Board of Massage and Bodywork Therapy
P.O. Box 2539
Raleigh, NC 27602
(919) 546-0050
www.bmbt.org
Education required: 500 hours*
Exam: NCETMB

North Dakota Board of Massage
P.O. Box 218
Beach, ND 58621
(701) 872-4895
www.ndboardofmassage.com
Education required: 750 hours*
Exam: Written and practical state exam

Ohio Massage Therapy Board
77 South High Street, 17th Floor
Columbus, OH 43266
(614) 466-3934
www.state.oh.us/med
Education required: 600 hours*
Exam: State exam

Oregon Board of Massage Technicians
State Office Building
3218 Pringle Road S.E., #250
Salem, OR 97302
(503) 365-8657
www.oregonmassage.org
Education required: 500 hours*
Exam: NCETMB + practical test

Rhode Island Department of Health
Professional Regulation
3 Capitol Hill, Room 104
Providence, RI 02908
(401) 222-2827
www.health.state.ri.us
Education required: 500 hours*
Exam: NCETMB

South Carolina Department of Labor
Licensing and Regulation
P.O. Box 11329
Columbia, SC 29211
(803) 896-4588
www.myscgov.com
Education required: 500 hours*
Exam: NCETMB

Tennessee Massage Licensure Board
Cordell Hull Building, 1st Floor
425 Fifth Ave. N.
Nashville, TN 37247
(615) 532-3202
www.state.tn.us/hh.html
Education required: 500 hours*
Exam: NCETMB

Texas Department of Health
1100 West 49th St.
Austin, TX 78756
(512) 834-6616
www.tdh.state.tx.us/hcqs/plc/massage.html
Education required: 300 hours*
Exam: Written and practical exam

State of Utah Department of Commerce
Board of Massage Therapy
P.O. Box 146741
Salt Lake city, UT 84144
(801) 530-6964
www.commerce.state.ut.us/dopl/wp-app.htm
Education required: 600 hours*
Exam: NCETMB

Virginia Board of Nursing
6606 W. Broadway St., 4th Floor
Richmond, VA 23230
(804) 662-9909
www.vdh.state.va.us
Education required: 500 hours*
Exam: NCETMB

State of Washington Department of Health
1300 S.W. Quince St.
P.O. Box 47867
Olympia, WA 98504
(360) 236-4700
www.don.wa.gov
Education required: 500 hours*
Exam: NCETMB

State of West Virginia
Board of Massage Therapy
200 Davis St., #1
Princeton, WV 24740
(304) 487-1400
www.wvmassage.org
Education required: 500 hours*
Exam: NCETMB

Wisconsin Department of Regulation and Licensing
Massage Therapy Board
1400 E. Washington Ave.
Madison, WI 53703
(608) 266-0145
www.state.wi.us/regulation
Education required: 600 hours*
Exam: State approved exam

캐나다 CANADA

British Columbia
Registered Massage Therapist
(604) 736-3404
Education required: 3,000 hours*

Newfoundland and Labrador
Registered Massage Therapist
(709) 739-7181
Education required: 2,200 hours*

Ontario
Massage Therapist
(416) 489-2626
Education required: 2–3 year program*

부록 D

수행 평가 형식

Performance Evaluation Forms

마사지 기술의 수행평가와 적용은 교육시설에서 중요하다. 학생은 어떻게 수행하여야 편안한지 효과적인 마사지를 수행하는지 그들의 수행하는 것에 관한 되먹임 대한 효과를 볼 수 있다. 선생님들은 학생들이 최소한으로 적당한 정도를 성취하는지 결정하는 것이 필요하다.

여기에 설명되는 형식은 마사지를 수행하는 학생을 위한 수행 평가에 사용할 수 있는 형식의 예를 제공하는 것이다. 일반적인 형식은 대상자 평가의 많은 방법에서 숫자로 나타내고 등급을 정하기 위하여 필요한 것이다. 학생들은 학습에서 어떻게 잡는지, 어떻게 관찰하는 지에 관한 선생님의 직관력을 배워야한다.

평가 도구에서 가장 중요한 요소 중의 하나는 평가 목록을 결정하는 것이다. 이것은 학습과정에서 기본적으로 배우는 것이다. 여기에 설명된 도구들은 7장에 설명된 고대 마사지 기술의 수행 평가, 8장에서 설명된 전신 마사지 기술 적용, 특별한 의학 상태 또는 본문을 통하여 설명된 특정한 사람에게 적용한 것이 발전된 것이다. 척도는 0-5까지 사용된다. 0은 전체적으로 부적당하고, 1은 매우 불충분하고, 2는 불충분하고, 3은 적절하고, 4는 우수한, 5는 훌륭한 것으로 사용된다.

척도 등급에 사용되는 간단한 방법은 학생들이 모든 요인을 고려하고 적절한 수행을 판단하고 그들의 경험을 적당하게(등급 3) 수행할 것인지 첫 번째로 결정하여야 한다. 학생들이 최소한 "적당하다"라고 하지 않는다면, 평가는 등급이 2, 1, 0이라고 결정하고 수행을 하지 못하게 하는 특별한 요인을 확인 할 수 있다. 학생들이 적당한 것보다 더 좋게 수행한다면, 평가는 4 또는 5로 등급을 정하고 우수한 또는 훌륭한 수행하는 특별한 요인을 확인할 수 있다. 등급을 주는 이유와 수행을 증가시키기 위한 방법은 "견해" 부분을 주의하여야 확인한다. 더 특별한 평가는 더 객관적인 평가가 될 것이다.

형식에서 설명 부분은 등급에 영향을 주는 요인을 확인하기 위한 것을 제공할 것이다. 예를 들면, 바로 누워서 치료를 받는 환자에게 무릎 밑의 받침대를 놓는 것을 환자에게 잊어버리지 말라고 하는 의견이다. 학생은 그들이 설명으로부터 그들의 수행에 관한 특별한 되먹임을 받아들이게 된다. 이러한 점에서 평가는 배우는 기술이 될 수 있다.

학교시설에서 평가 등급의 변화는 코스의 부분 또는 코스를 통과한 학생들은 희망하는 자격의 정도를 결정하여야 한다. 몇 가지 상황에서, 평균 등급은 3 또는 적당한 것은 만족스럽거나 통과를 생각하여도 된다. 또 통과 등급보다 더 우수한 상황이 있을 수 있다. 일반적인 학교는 수적 평가를 변화시킨 것이 A, B, C, D 또는 F 등급이다. 이러한 수행 평가 형식은 졸업하기 위한 기본적인 것을 제공하는 것이지만, 통과 등급으로 적용되지는 않는다. 특별한 학교 또는 선생님들은 다음 단계를 선택하기 위하여 사용할 수 있다.

개인마사지 기술의 수행 평가 : 서양 마사지
(Performance Evaluation of Individual Massage Technique: Western Massage)

학생 이름 : 평가 날짜 :
평가자 이름 : 학급 :

0=부적당한, 1=매우 불충분한, 2=불충분한, 3=적당한, 4=우수한, 5=훌륭한

부드럽고 지속적인 움직임으로 피부 위를 미끄러지거나 활주하는 에플루라지 기술

기술/등급 **견해**

1. 기본 활주 에플루라지
   0 1 2 3 4 5

2. 양측 나뭇가지 스트로킹
   0 1 2 3 4 5

3. 승모근에 세 번 스트로킹
   0 1 2 3 4 5

4. 수평 스트로킹
   0 1 2 3 4 5

5. Mennell의 표면 스트로킹
   0 1 2 3 4 5

6. 신경 스트로크
   0 1 2 3 4 5

7. 손가락 관절 스트로킹
   0 1 2 3 4 5

8. 등에 진정 에플루라지
   0 1 2 3 4 5

유연법 동작으로 연부조직을 들기, 비틀기 또는 쥐는 페트리사지 기술; 조직 아래서 또는 손 사이에서 조직을 압박하거나 굴리기

9. 기본 양손 유연법
   0 1 2 3 4 5

10. 한손 유연법
    0 1 2 3 4 5

11. 한손 교대 유연법
0 1 2 3 4 5

12. 양손 원형 페트리사지
0 1 2 3 4 5

13. 손가락-엄지손가락 교대 페트리사지
0 1 2 3 4 5

14. 피부 굴리기
0 1 2 3 4 5

15. 압박하기
0 1 2 3 4 5

한 표면을 마찰하는 것으로 수행되는 마찰법

16. 표면 가온 마찰법
0 1 2 3 4 5

17. 톱질 마찰법
0 1 2 3 4 5

18. 주먹을 사용한 표면 마찰법
0 1 2 3 4 5

19. 심부 횡단 마찰법
0 1 2 3 4 5

20. 원형 심부 마찰법
0 1 2 3 4 5

빠르고, 교대로 방식으로 활기찬 자극 움직임으로 구성된 경타법

21. 누르기
0 1 2 3 4 5

22. 흡각법
0 1 2 3 4 5

23. 두드리기
0 1 2 3 4 5

24. 손바닥으로 때리기
0 1 2 3 4 5

25. 가볍게 두드리기
    0 1 2 3 4 5

26. 꼬집기(pincement)
    0 1 2 3 4 5

27. 오리 우는 소리(quacking)
    0 1 2 3 4 5

진동법은 진동, 떨리다 또는 흔들리는 움직임과 같이 설명될 수 있다; 전 후 또는 위 아래로 빠르고 반복적으로 움직인다.

28. 손가락끝으로 정교한 진동법
    0 1 2 3 4 5

29. 진동법과 가벼운 에플루라지
    0 1 2 3 4 5

30. 흔들기 - 거친 진동법
    0 1 2 3 4 5

31. 밀기 - 거친 진동법
    0 1 2 3 4 5

움직임 없는 접촉

32. 수동 접촉
    0 1 2 3 4 5

33. 직접 정적 압박
    0 1 2 3 4 5

총점 ______________ **/33** = ______________ **평균 등급** **학생 이름 :**

전신 마사지 수행 평가 (Performance Evaluation of Full-Body Massage)

학생 이름 : 평가 날짜 :

평가자 이름 : 학급 :

0=부적당한, 1=매우 불충분한, 2=불충분한, 3=적당한, 4=우수한, 5=훌륭한

목록 **견해**

1. 직업 태도
   0 1 2 3 4 5

2. 환경
   0 1 2 3 4 5

3. 드래핑
   0 1 2 3 4 5

4. 대상자의 자세
   0 1 2 3 4 5

5. 신체 역학
   0 1 2 3 4 5

6. 윤활제의 사용
   0 1 2 3 4 5

7. 마사지 기간의 체계
   0 1 2 3 4 5

8. 기술 적용
   0 1 2 3 4 5

9. 압박
   0 1 2 3 4 5

10. 리듬과 속도
    0 1 2 3 4 5

11. 안전성
    0 1 2 3 4 5

12. 전체 효과
    0 1 2 3 4 5

총점 ____________/12 = ____________ 평균 등급 **학생 이름 :**

마사지 치료의 수행 평가 (Performance Evaluation of Full-Body Massage Treatment)

학생 이름 : 평가 날짜 :

평가자 이름 : 학급 :

특별한 상태/평가/진단 : ______

치료되는 부위 : ______

치료 목표 : ______

0=부적당한, 1=매우 불충분한, 2=불충분한, 3=적당한, 4=우수한, 5=훌륭한

평가 목록 **견해**

1. 직업 태도
   0 1 2 3 4 5

2. 환경
   0 1 2 3 4 5

3. 드래핑
   0 1 2 3 4 5

4. 대상자의 자세
   0 1 2 3 4 5

5. 신체 역학
   0 1 2 3 4 5

6. 기술의 선택(적합한)
   0 1 2 3 4 5

7. 기술의 적용 솜씨
   0 1 2 3 4 5

8. 사용되는 보조 양식
   0 1 2 3 4 5

9. 마사지 기간의 체계
   0 1 2 3 4 5

10. 관찰되는 안전 예방책
    0 1 2 3 4 5

11. 치료의 효과
    0 1 2 3 4 5

총점 ______ **/11 =** ______ **평균 등급** **학생 이름 :**

부록 E

마사지 치료를 위한 건강 병력 양식

Health History Forms for Massage Therapy

건강 병력 정보는 효과적인 마사지 기간과 안전을 위하여 필수적이다. 건강 모델에서, 건강 정보는 건강을 위하여 대상자에게 도움을 주기위한 마사지를 계획하는데 사용된다. 치료 모델에서, 의학적 상태에 관한 정보는 건강관리 제공자의 진단, 치료목표는 치료사가 마사지를 적용하는 상태를 경감시키는데 도움이 된다.

건강 병력 정보의 중요한 목적은 마사지가 금기시 되는 부위를 변화시키기거나 특별한 상태에 마사지를 적용하기 위한 것이다. 대상자는 금기된 상태에서 마사지가 유해한 것인지 의식하지 못할 수 있고, 이것은 치료사의 판단과 같은 정보를 수집하기 위한 치료사의 책임이다. 신체의 정확한 부위는 피하고 확실한 기술을 수행하고, 적용은 건강 병력 정보에 근거하여 변화시켜야 한다.

건강 병력 양식의 두 가지 예는 모델에 고객 또는 환자가 잠재적이고 치료사의 치료 기술을 고정시키는 형태를 제공한다. 하나의 형식은 일반적 건강 기간의 정보를 수집하는데 사용될 수 있고, 다른 하나는 의학적 정보를 자세하게 묻기 위한 것이다.

마사지 치료를 위한 건강 병력–건강 (Health History for Massage Therapy-Wellness)

이름 : ____________________ 처음 방문한 날 : ____________

주소 : ____________________ 전화번호 : ____________

직업 : ____________________ 생년월일 : ____________

스포츠/신체활동/취미 : ____________________

다음 정보는 마사지 기간을 효과적이고 안전하게 계획을 세우는데 사용될 것이다. 확실하고 정확한 대답을 하라.

1. 전문적인 마사지를 받은 적이 있는가? 예 아니오
2. 바로 눕거나, 엎드리거나 옆으로 누운 자세가 어려운가? 예 아니오
   예라면 어떻게 어려운지 설명하시오. ____________
3. 오일, 로숀, 연고 또는 바르는 약 또는 다른 물질에 피부가 알러지 반응을 일으키는가?
   예 아니오
   예라고 상태를 설명하시오. ____________
4. 콘택트렌즈( ) 틀니( ) 청력보조기( )를 착용하였는가?
5. 작업실, 컴퓨터 또는 운전하면서 1시간 이상 앉아 있는가? 예 아니오
   예라고 상태를 설명하시오.. ____________
6. 직업, 스포츠, 취미생활에서 몸을 반복적으로 움직이는가? 예 아니오
   예라면 상태를 설명하시오. ____________
7. 직업, 가족 또는 생활의 다른 면에서 스트레스를 경험하는가? 예 아니오
   예라면 당신의 건강에 어떻게 영향을 준다고 생각하는가? 근육 긴장( ) 불안( ) 불면증( ) 과민성( ) 다른 사항 ____________
8. 긴장, 경직 또는 다른 불편함을 경험하는 신체의 특정 부위가 있는가? 예 아니오
   예라면, 상황을 설명하시오. ____________
9. 마사지 수행 시 특별한 목표가 있는가? 예 아니오
   예라면, 목표를 설명하시오. ____________

안전하고 효과적인 마사지 기간을 계획하기 위하여, 의학적 병력에 관한 일반적 정보가 필요하다

10. 의학적 관리를 받으십니까? 예 아니오
    예라면, 상태를 설명하시오. ____________
11. 약물을 복용하고 있습니까? 예 아니오
    예라면, 약물 목록을 말하시오. ____________

12. 아래 문항에서 본인에게 해당되는 상태에 표시하시오.

_________ 전염성 피부상태
_________ 개방성 상처
_________ 최근 사고 또는 손상
_________ 지속적인 발열
_________ 부어있는 선
_________ 알러지
_________ 심장 질환
_________ 순환 장애
_________ 관절 장애
_________ 혈관성 질환
정맥류
죽상 경화증
정맥염
_________ 관절 병변 류마티스 관절염
_________ 골다공증
_________ 간질
_________ 두통
_________ 당뇨
_________ 감각 감소
_________ 고혈압 또는 저혈압
_________ 최근 수술
_________ 인공관절
_________ 타박상

견해 :

____
____
____

13. 여성이라면, 임신 중입니까? 예 아니오 예라면, 몇 개월 입니까? _______

14. 안전하고 효과적인 마사지를 위하여 치료사가 알아야 할 다른 건강 병력이 있습니까?

____
____
____
____

이러한 마사지는 일반적으로 건강을 목적으로 수행하는 것이고 의심되는 의학적 진단과 치료를 위해서는 의사 또는 다른 적절한 건강관리 제공자에게 문의하여야 한다. 또한 대상자는 자신에게 변화된 건강 상태, 앞으로 복용하게 될 약물에 관한 정보를 마사지 치료사에게 알려야 하는 책임이 있다.

서명_______________________________ 날짜 _______________________

마사지 치료를 위한 건강 병력 (Health History for Massage Therapy Treatment)

이름 : ______________________ 처음 방문한 날 : ______________

주소 : ______________________ 전화번호 : ______________

직업 : ______________________ 생년월일 : ______________

치료사 이름 : ______________________ 전화번호 : ______________

다른 건강관리 제공자 : ______________________

의뢰인 : ______________________

1. 마사지를 받은 적이 있습니까? 예 아니오
2. 여성이라면, 임신 중입니까? 예 아니오
   예라면, 몇 개월입니까? ______________
3. 바로 눕거나, 엎드리거나 옆으로 누운 자세가 어려운가? 예 아니오
   예라면 어떻게 어려운지 설명하시오. ______________
4. 오일, 로숀, 연고 또는 바르는 약 또는 다른 물질에 피부가 알러지 반응을 일으키는가?
   예 아니오
5. 콘택트렌즈( ) 틀니( ) 청력보조기( )를 착용하였는가?
6. 작업실, 컴퓨터 또는 운전하면서 1시간 이상 앉아 있는가? 예 아니오
   예라고 상태를 설명하시오. ______________
7. 직업, 스포츠, 취미생활에서 몸을 반복적으로 움직이는가? 예 아니오
   예라면 상태를 설명히시오. ______________
8. 직업, 가족 또는 생활의 다른 면에서 스트레스를 경험하는가? 예 아니오
   스트레스의 정도는? 낮음 중간 높음 아주 높음
   스트레스가 높다면 당신의 건강에 어떻게 영향을 준다고 생각하는가? 근육 긴장( ) 불안( )
   불면증( ) 과민성( ) 다른 사항 ______________
9. 신체 부위 중 긴장, 경직 또는 다른 불편함을 경험한 부위가 있습니까? 예 아니오
   예라면 상태를 설명하시오. ______________

안전하고 효과적인 마사지 계획을 위하여 필요로 하는 의학적 병력의 일반적 정보

10. 의학적 관리를 받으십니까? 예 아니오
    예라면, 상태를 설명하시오. ______________
11. 약물을 복용하고 있습니까? 예 아니오
    예라면 약물 목록을 말하시오. ______________

12. 아래 문항에서 본인에게 해당되는 상태에 표시하시오.

_______ 피부상태(예, 건선, 홍조, 피부암, 알러지, 타박상, 전염 상태)
_______ 알러지
_______ 최근 사고, 손상 또는 수술(예, 편타성 손상, 염좌, 골절, 심부 타박상)
_______ 근육 문제(예, 긴장, 경련, 만성 통증)
_______ 관절 문제(예, 퇴행성관절염, 류마티스관절염, 통풍, 과가동성관절, 최근 탈구)
_______ 림프 상태(예, 부어있는 선, 결절 제거, 임파종, 임파부종)
_______ 순환 또는 혈관 상태(예, 죽상동맥경화증, 정맥류, 정맥염, 부정맥, 고혈압 또는 저혈압, 심장질환, 최근 심장마비 또는 뇌졸중, 빈혈)
_______ 신경학적 상태(예, 신체 부위에 무감각 또는 쑤시는 느낌, 좌골신경통, 뇌졸중으로 인한 손상, 간질, 다발성 경화증, 뇌성마비)
_______ 소화 상태(예, 궤양)
_______ 면역계 상태(예, 만성 피로, HIV/AIDS)
_______ 골격계 상태(예, 골다공증, 골수암, 척수 손상)
_______ 두통(예, 긴장, PMS, 편두통)
_______ 암
_______ 감정적 어려움(예, 우울증, 불안, 공항 발작, 식욕 장애, 정신적인 문제).
이러한 상태로 최근에 정신과 치료사에게 상담을 받은 적이 있습니까?
예 아니오
_______ 과거에 수술, 질환 또는 다른 의학적 상태가 지금까지 영향을 미칩니까?
(예, 소아마비, 과거 심방마비 또는 뇌졸중, 과거 골절)

견해 :

____

____

____

13. 안전하고 효과적인 마사지를 위하여 치료사가 알아야 할 다른 건강 병력이 있습니까?

____

____

____

14. 위 목록에 있는 상태로 인하여 당신의 치료사나 건강관리제공자가 마사지를 권한 적이 있습니까? 예 아니오

____

15. 위에 언급된 상태와 관련하여 마사지 치료를 받는 동안 특별한 목표가 있습니까?
예 아니오 예라면, 목표를 설명하시오.

____

의학적 문제를 진단하고 치료하기위하여 의사 또는 건강관리제공자에게 문의하여야 한다. 이것은 치료과정에 도움을 주고 상태를 악화시키지 않는 마사지를 결정하기 위하여 상태를 의사에게 문의하는 것이다. 고객은 마사지 치료사가 유용하다고 생각이 된다면 치료사가 의사와 만나는 것을 허락할 수 있다. 또한 대상자는 자신에게 변화된 건강 상태, 앞으로 복용하게 될 약물에 관한 정보를 마사지 치료사에게 알려야 하는 책임이 있다.

서명____ 날짜 ______________________________

부록 F

그림과 표 목록

List of Figures and Tables

7. 서양마사지 기술

8. 관절운동

9. 전신 서양마사지

용어정리

Glossary

능동 운동(Active movement)는 치료사의 도움을 받지 않거나 약간의 도움을 받아 수의적인 움직임을 수행하는 것. 능동운동의 유형은 자유로운, 보조 그리고 저항운동이다.

지압(Acupressure)은 전통 중국 경락이론에 근거한 에너지 또는 기(chi)의 흐름을 자극하기 위하여 압박을 가하는 침술점의 서양 용어이며 신체 치료의 한 형태이다.

대체치료(Alternative therapy)는 의학의 주류가 아닌 치유체계 또는 방법과 관련이 있다.

안마(Amma)는 전통 일본마사지의 형태이다.

동양신체치료[Asian bodywork therapies(ABT)]의 치료들은 전통 동양(중국) 의학에 이론적 근거가 있는 마사지와 신체치료의 유형이다.

보조 운동(Assistive movement)은 대상자가 움직임을 일으키는 능동운동의 한 형태로 치료사의 도움으로 움직임을 수행한다.

Ayurvedic 마사지(Ayurvedic Massage)는 인도에서 Ayurvedic 의학과 같이 건강과 질병의 전통 이론들에 기원한 연부조직 도수법의 한 체계이다.

효과(Benefits) 긍정적인 결과. 마사지의 효과는 일반적 건강과 웰빙을 지지하기 위한 효과를 대상자가 경험하는 것이다.

신체 중심치료(Body-centered therapy)는 주로 신체를 통한 치료 방법이지만 신체, 마음, 감정과 그리고 정신-개인 전체를 통한 치료방법이다.

신체역학(Body mechanics) 마사지를 수행할 때 치료사의 자세. 좋은 신체역학은 마사지 기술을 최대한 안전하고 효과적으로 수행하기위하여 체계적이고 기계적으로 신체에 사용된다.

신체치료(Bodywork) 대상자에서 치유와 건강을 증진시키기 위하여 움직임과 접촉을 포함한 도수기술을 치료사가 수행하는 일반적 용어. 본문에 설명된 치료적 마사지 기술은 신체치료의 형식을 포함하고 있다.

경계(Boundaries)는 치료적 관계 내에서 치료사와 고객의 역할을 확실하게 하고 유지시키는 것과 관련이 있다.

CAM은 보완의학과 대체의학의 약어이다.

임상 마사지치료(Clinical Massage therapy)는 질병을 치료하기 위하여 마사지를 적용하는 것을 설명한 것이다. **의료마사지**(medical massage)라고도 한다.

보완치료(Complementary therapy)는 환자를 회복시키고 일차 치료의 효과를 증진시키기 위하여 이차 치료처럼 사용하는 치유방법과 관련이 있다.

비밀(Confidentiality)은 고객의 허락 없이 다른 고객에게 고객에 관한 정보를 제공하는 것을 금지하는 윤리 원칙이다.

현대 마사지와 신체체계(contemporary massage and bodywork)는 20세기에 발전된 근막 마사지, 신경근 치료, 극성치료와 같은 도수치료 체계의 일반적인 분류이다.

금기증(contraindication)은 유해하기 때문에 마사지를 받거나 수행하지 말아야하는 상태 또는 상황이다.

역전이(Counter-transference)는 치료사와 고객이 무엇인가 중요한 것과 연결되었다고 할 때 치료사가 고객에 반응할 때 유발되는 정신적 현상이며, 치료적 관계에서 긍정적, 또는 부정적 느낌이 전달 될 수 있다. 전이(transference) 참고.

냉치료(Cryotherapy)는 치료적 효과를 위하여 냉(얼음)을 적용하는 것이다.

심부 마찰법(Deep friction)는 치료사는 손가락을 대상자의 피부를 움직이지 않으면서 마찰법을 수행하지만, 반면 피부 밑에 조직은 움직여야 한다, 횡단마찰법과 원형마찰법은 심부 마찰법으로 많이 사용되는 방법이다.

심부 횡단 마찰법(Deep transverse friction)는 특별한 형태의 심부 마찰법으로 형성된 유착을 제거하고, 건강한 반흔 형성을 촉진시키고, 병변이 있는 근육과 건에 치료를 위하여 사용된다. 이 기술은 조직을 횡단으로 가로질러 섬유를 분리시키는 방법으로 수행한다. 심부 횡단 마찰법은 James Cyriax에 의하여 대중화되었다.

직접 압박 또는 직접 정적 압박(Direct pressure or direct static pressure)는 특별한 지점에 압박을 적용하며, 대개 엄지손가락, 손가락, 팔꿈치 또는 주먹으로 수행한다. 움직임이 없이 압박만을 적용하는 형태를 **정적 마찰법**이라 한다.

드래핑(Draping)은 대상자를 마사지를 수행하는 동안 그들의 프라이버시를 보호하고 직업적 경계와 체온을 유지하기 위하여 시트, 타올 또는 다른 재질을 사용하는 것이다.

절충적인 치료사(Eclectic Practitioners)는 도수치료에 유일한 접근법 내에서 마사지와 신체체계를 두 가지 또는 그 이상을 혼합하여 사용하는 치료사이다.

마사지의 효과(Effects of massage)는 마사지를 수행하는 동안 대상자에게 나타나는 생리적이고 심리적인 변화이다.

효과(Effectiveness)는 대상자가 만족하고 목표를 성취하기 위하여 마사지를 수행하는 것이다.

에플루라지(Effleurage)는 고대 서양 마사지 기술의 한 분류이며 신체 위를 부드럽고 지속적인 움직임으로 미끄러지면서 활주하는 기술이다.

위험 부위(Endangerment sites)는 마사지를 수행 받으면 쉽게 손상을 입기 쉬운 민감한 신체 부위이다.

환경(Environment)은 치료실, 공기의 질, 빛, 소리, 탈의실, 장비와 전체적인 청결, 마사지를 수행하기 위한 공간의 청결을 포함한다.

Esalen 마사지(Esalen massage)는 고대 서양 마사지의 형식에 기초를 둔 신체치료의 유형. 목적은 내적 자아를 비 언어적 연결을 증가시키는 것이다. 마사지의 감각적 측면을 강조한다. 1970년 인간의 잠재 움직임의 한 부분인 캘리포니아, Big Sur에 Esalen 협회에서 발전되었다.

근거 있는 치료(Evidence-based therapy)는 특정 치료의 효과에 증거를 제공하는 과학적 연구가 있는 치료이다.

민속 그리고 원주민 마시지 전통(Folk and native massage traditions)은 가족, 친지, 그리고 마을 사이에서 세계적으로 발견된다. 이들은 전통과 경험에 근거를 두고 있고 약초요법, 종교적 효과를 포함하고 있다.

발반사요법(Foot reflexology) **반사요법** 참고.

자유 능동 운동 또는 자유 운동(Free active movement or free movement)은 치료사의 도움 없이 전체 움직임을 대상자가 수행하는 것이다.

마찰법(Friction)은 고대서양 마사지 기술의 한 분류이며 한 부분을 문지르는 움직임으로 수행하며 표층 마찰법과 심부 마찰법이 있다.

전신 서양마사지(Full-body Western massage)는 전신에 일반적으로 전통 서양마사지 기술을 혼합하여 30~90분 동안 마사지를 수행하는 것이다. 마사지 기간은 순환을 증진시키고, 근육을 이완시키고, 관절가동성을 증진시키고, 전신이완을 유발시키고, 건강한 피부를 증진시키고, 전반적인 건강한 느낌을 유발시키는 목적으로 수행한다.

일반적 금기증(General contraindication)는 어떠한 마사지라도 수행하는 것이 가능하지 않고 마사지를 수행하게 되면 악화가 되는 상태나 상황이다

치유(Healing)는 건강과 안녕을 증진시키고 손상, 질환 또는 다른 허약한 상태 후 최적의 기능 또는 건강을 회복시키는 과정이다.

HIPAA는 1996년 건강 보험확률 책임조례의 약어이다.

HIPAA 사생활 규정(HIPPA Privacy Rules)은 의학적 기록을 평가하는 사람은 의학적 기록에 있어 확신이 있어야 하고, 상태 기록은 다른 사람과 공유하여야 한다는 것을 설명한 것이다.

심신 상관적 마사지(Holistic massage)는 신체, 마음, 감정과 정신과 같이 인간 전체에 적용하는 마

사지의 형태이다.

인간 잠재 움직임(Human potential movement)은 마사지와 신체체계의 대부분의 유형이고 인간 잠재의 제한을 제거하기 위하여 1960-1970년대 미국에서 역사적이고 사회적인 움직임이다. Esalen massage 참고.

수치료(hydrotherapy)는 치료적 효과를 위하여 다른 형태의 물을 사용하는 것이다. 열치료(thermal therapies) 참고

적응증(Indication) 현재 의학적 상태가 있다는 의미로 치료 모델에 사용된다. 특별한 양식은 상태를 완화시키기 위하여 적용하는 것이다. 마사지는 의학적 상태를 치료하기 위하여 적용된다.

소아마사지(Infant massage)는 신생아와 아이들의 성장과 발달을 증진시키기 위하여 만들어진 연부조직 도수법과 관절운동을 포함한 것이다.

알려주는 것 동의(Informed consent)는 특정부위 접촉 또는 특정 기술 수행을 고객에게 허락을 받고자 물어보기 위하여 사용되는 절차이다.

통합적인 건강관리(Integrative health care)는 환자를 치료하기 위하여 주된 의료와 보완적인 치유방법으로 치유하는 접근법이다.

의도(Intention)은 치료사가 성취하기를 원하는 행동의 목적이다.

중재모델(Intervention model)은 고객이 의도를 잘못 이해할 경우(예 성적 의도)에 사용하고, 마사지를 지속할 것인지 중단한 것인지를 결정하기 위한 절차이다.

Jin Shin Do는 전통 중국 지압/침술점의 이론과 기술, 호흡 운동, 도교철학과 근대 심리학의 통합이다. 1970년 미국에서 Iona Marsaa Teeguarden에 의해서 발전되었다.

관절 도수법(Joint manipulation)은 정상관절 가동범위와 정렬되지 않은 관절을 재조정하고, 대개 추진움직임을 사용하는 기술로 카이로프랙틱 조정 또는 조정술이라 불린다. 관절 도수법은 고대 서양마사지의 한 부분은 아니며 본문에도 설명하지 않았다.

관절운동(Joint movement)은 정상적인 유형과 관절 움직임 범위 내에서 수행되는 수동 움직임. 관절 움직임은 관절 주위의 연부조직에 움직임을 일으키고, 순환 촉진 그리고 활액 생산, 근육 이완과 운동감각을 인식시킬 수 있다.

국소 금기증(Local contraindication)은 마사지를 수행 받으면 더 악화되므로 마사지를 수행하지 못하는 특정한 부위이며 국부 금기증(regional contraindication)이라고도 불린다.

윤활제(Lubricant)는 기술의 효과를 증진시키고 피부 마찰을 최소화하기 위하여 마사지 기간에 사용되는 특별한 물질. 일반적인 윤활제는 연고, 식물성오일과 미네랄 오일, 조조바 오일, 로숀 그리고 이러한 물질의 혼합물이다.

도수 림프 배액(Manual lymph drainage: LMD)은 혈관과 결절 계통을 통하여 림프액을 움직이는데 도움이 되는 느리고, 가볍고 반복적인 스트로크를 적용시켜 림프계의 기능에 도움을 주기위하여 고안된 마사지 유형이다.

도수치료(Manual therapy)는 치료사의 손으로 대상자의 신체를 접촉하거나 움직여서 치유방법을 수행하는 것이다.

마사지(Massage)는 건강과 치유를 증진시키기 위하여 신체의 연부조직에 체계적으로 적용되는 도수법. 관절 운동과 신장은 일반적으로 마사지의 일부분으로 수행된다. 마사지의 주요 특성은 접촉과 움직임이다.

마사지 치료(Massage therapy)는 도수법과 관계가 있고 마사지에 기초를 둔 움직임과 접촉으로 건강과 치유를 위한 일반적 용어. 이것은 가끔 신체치료(bodywork)과 같은 뜻으로 사용된다. 마사지 치료라는 용어는 여러 주에서 면허를 획득한 그들의 직업을 정의하기 위한 마사지 치료사에 적용될 수 있다.

의료마사지(Medical massage). 임상 마사지 참고.

가동기술(Mobilizing technique)은 정상 관절가동범위 내에서 자유로운 관절 운동을 수행하는 것이다.

양식(Modality)은 의학적 상태를 치료하는 방법이다. 마사지는 냉요법, 온열요법, 초음파와 월풀욕조와 같이 물리치료의 대표적인 양식이라고 생각한다.

근막 마사지(Myofascial massage)은 신체의 근막에 움직임을 회복시키고 결합조직을 부드럽게 하는데 목적을 둔 기술의 일반적 용어. 이것은 가끔 근막 이완(myofascial release) 또는 근막 완화(myofascial unwinding)이라고도 불린다.

자연치유(Natural healing)는 자연으로부터 치유를 하게 하는 방법, 처음 치유력, 인상 생활의 전체론적 관점으로부터 기인된 치유 방법을 찾는 철학이다.

자연치유 방법(Natural healing art)은 영양있는 음식, 약초, 수치료, 운동, 이완, 신선한 공기, 태양과 마사지와 같은 자연에서부터 유래된 치유의 방법이다.

신경근 치료(Neuromuscular therapy: NMT)는 근막 발통점을 비활성화시키는데 중점을 두는 보완마사지의 한 유형이다.

세션의 구성(Organization of a session)는 처음, 중간, 마지막에서 마사지 기간의 전체적인 구조와 신체의 한 부분에서 다른 부분으로 진행, 기술의 순서와 관련이 있다. 구성은 시작하는 기술, 이동, 그리고 마지막 기술의 사용을 포함한다.

속도(Pacing) 마사지를 수행하는 속도. 다른 효과를 위해서 매우 느린 속도에서 매우 빠른 속도로 다양하다.

경감시키는 관리(Palliative care)는 특정 질병 관련된 불편함과 증상을 감소시키는 방법과 관련이 있다.

수동운동(Passive movement)는 치료사가 대상자의 움직임을 시작하고 조절. 대상자는 전체적으로 이완하고 수동이 되게 한다.

수동 접촉(Passive touch)은 손가락, 한손 또는 양손으로 가볍게 신체 위에 올려놓는다. 수동 접촉은 이 부위에 열을 전달하고, 평온하게 효과나타나거나 또는 에너지 균형에 도움을 준다.

페트리사지(Petrissage)는 고대 서양마사지 기술의 한 분류이며 유연법의 동작으로 연부조직을 들어올리기, 비틀기, 쥐기와 같이 움직임이거나 양 손 사이에서 연부 조직을 압박하거나 또는 굴리는 기술이다.

극성 치료(Polarity therapy)는 근육 이완과 일반적인 영향으로 생활에너지에 균형을 목적으로 하는 간단한 접촉과 부드러운 흔들기 움직임. 20세기 중간에 Randolph Stone에 의해서 발전되었다.

대상자의 자세(Positioning the receiver)는 대상자를 최대로 안전하고 편안하게 하기 위한 마사지 자세(예, 바로 누운, 엎드린, 옆으로 누운, 앉은 자세). 받침대와 베개는 특정한 신체 부위를 지지하는데 사용된다.

전문의(Practitioner)는 직업으로 마사지를 사용하고 마사지 기술을 누군가에게 가르치는 사람이다.

임산부 마사지(Pregnancy massage)는 임신 상태와 관련하여 불편함을 감소시키고 임신 여성이 필요로 하는 신체체계와 마사지를 수행하는 것이다.

압박(Pressure)은 기술을 수행하여 조직이 치밀한 정도로 되게하거나 기술을 적용할 때 사용되는 힘. 압박의 정도는 기대하는 마사지 효과와 대상자 원하거나 참을 수 있는 정도에 따라 결정하여 사용한다.

이론에 근거한 마사지(Principle-based massage)는 프로토콜에 근거하고, 치료 전략 또는 유일한 세션을 계획하기 위하여 지식과 기술의 광범위한 기본을 이용하는 것이다.

직업 태도(Professional demeanor)는 치료사의 외모, 언어와 행동이다. 이것은 직업기준과 신뢰와 존경을 의미한다.

전문서적(Professional library)은 마사지 수행에서 상태, 질병과 특정인에 관한 정보를 기본적으로 제공하는 것을 포함하여 자신의 치료실내에 이용할 수 있는 수단이다.

반사요법(Reflexology) 구역치료의 이론에 근거한 신체치료의 형태이다. 이것은 신체의 특별한 지점에 압박을 가하여 이부분과 관련된 다른 부분에 자극을 준다. 발반사요법(Foot reflezology)은 가장 많이 사용되는 반사용법의 형태이며 발에 압박을 적용하는 기술이다.

학술능력(Research literacy)은 과학적 연구를 사용하고 이해를 위하여 필요한 기술과 지식에 관한 것이다. 이것은 과학적 방법, 연구 논문 위치, 읽고 분석하고 그리고 학술 연구를 평가하는 것이 포함된다.

저항 운동(Resistive movement)은 치료사가 움직임에 저항을 제공하는 능동운동의 형태. 근육의 능력을 시험하는 것에도 사용된다.

리듬(Rhythm)은 특별한 리듬, 박자 또는 강세가 있는 움직임의 형태이고 부드럽고, 거침없이 이어지는, 불규칙한과 같이 설명될 수 있다.

앉은 마사지(Seated massage)는 기본적 또는 특별한 마사지 의자에 대상자가 앉은 상태에서 마사지하는 것이다. 이것은 사무실 또는 상업적 시설과 같은 장소에서 **의자에 앉아** 수행하는 한 부분 마사지이다. 이것을 **의자마사지**라고 한다.

치료 범위(Scope of practice)는 법적으로 허용되거나 또는 직업적으로 인정되고, 치료사가 사용하는 방법을 의미한다. 다른 전문가는 다른 치료 범위를 가지며 이것은 전문적이거나 또는 법률로 설명될 수 있다. 마사지 기술은 여러 전문적인 치료 범위 내에 속해 있어야 한다.

마사지 기간(Session)은 치료사가 대상자에게 마사지를 수행하는 시간. 기간은 건강 또는 치료 목적에 따란 다르면 일반적으로 10분에서 2시간으로 다양하게 변할 수 있다.

Shiatsu는 전통 중국 경락 이론과 서양 과학에 기초를 둔 일본 신체치료의 일반적 용어. 이것은 tsubo(침술점)에 에너지 또는 기의 흐름을 균형화 시키기 위하여 압박을 가한다.

스포츠 마사지(Sports massage)는 운동선수의 건강과 안녕을 증가시키고 운동 수행을 증진시키기 위한 기술과 마사지를 적용하는 과학과 기술이다.

수행의 기본(Standards of practice)은 적절한 윤리적이고 전문적인 접촉에 근거한 전문가 협회에서 만들어진 문서이다.

신장(Stretching)은 제한된 관절가동범위에 수행되는 수동움직임. 신장은 근육 이완을 돕고 관절의 유연성을 증가시키고, 근육과 결합조직의 길이가 늘어나는 효과가 있다.

표면 마찰법(Superficial friction)은 표면 조직에 순환을 증가시키고 열을 생산하기 위하여 손으로 피부 위에서 전방 후방으로 마찰하는 마찰법의 유형.

스웨덴 마사지(Swedish massage)는 고대 서양 마사지, 스웨덴 운동, 다양한 형태의 수중치료, 열램프와 다른 양식을 포함한 신체치료의 유형이다.

스웨덴 운동치료(Swedish Movement Cure)는 Mezger 마사지이며 1800년대 초에 발전된 Pehr Ling 체계에서 의료적 체육부분이고 현대 서양마사지의 선구자이다.

경타법(Tapotment)은 고대 서양 마사지 기술의 한 분류이며 빠르고 규칙적으로 수행되는 자극 움직임으로 구성. 경타법의 일반적 유형은 누르기, 톡톡 두드리기, 두드리기, 때리기, 가볍게 두드리기이다.

치료적 관계(Therapeutic relationship)는 치료시설에서 치료사와 고객의 역할을 이해하기 위하여 만들어진 모델이다.

열치료(Thermal therapies)는 온열팩과 같이 치료적 효과를 위하여 열과 냉 양식을 적용하는 것이다. 수치료 참고

기술(Technique)은 마사지에 적용되는 기술적인 측면 또는 마사지를 수행하는 동안 신체를 움직이는 방법. 기술이라는 용어의 커다란 개념은 목적에 포함된다.

접촉(Touch)은 "맞닿음". 마사지 치료사는 그들의 고객 또는 환자에게 주로 그들의 손으로 많은 방법을 사용하여 접촉한다. 접촉은 신체 또는 에너지 정도에서 일어날 수 있다.

움직임 없는 접촉(Touch without movement)은 치료사가 대상자의 신체적 또는 에너지로 접촉하는

고대 마사지 기술의 유형. 그러나 고대 서양 마사지 분류에 속하지만 움직임은 일어나지 않는다. 움직임이 없는 접촉의 두 가지 유형은 수동접촉과 직접 정적 압박이다.

전통 동양의학(Traditional Asian Medicine)은 음/양, 5가지 요소, 기와 에너지 통로와 같은 개념을 포함한 중의학에 기본을 두고 있는 치유체계이다.

전이(Transference)은 그들의 과거에서 중요한 누군가와 관련되어 있다면 고객이 치료사에게 반응할 때 유발되는 정신적인 현상이고, 이동은 치료적 관계에서 긍정적 도는 부정적 느낌을 느끼게 된다. 역전이 참고.

치료(Treatment)는 특별한 의학적 상태를 완화시키는 것을 목적으로 하는 중재이다.

치료 모델(Treatment model)은 의학적 상태를 완화시키기 위한 특별한 중재 또는 양식의 사용 목적을 설명하기 위한 개념이다.

발통점(Trigger point)은 근육 또는 결합조직에 과민한 지점. 국소 통증 또는 연관된 부위에 통증을 일으킨다. 발통점은 허혈성 압박 기술, 심부 마찰법, 심부 활주, 신장과 같은 도수방법으로 완화될 수 있다.

진동법(Vibration)은 고대 서양 마사지 기술의 한 분류이며 진동, 흔들기 움직임이다. 연부조직에 전방 후방 또는 위아래, 빠르고 반복적으로 수행하는 움직임이다. 진동법은 정교한 또는 거친(예, 흔들기, 밀기)로 설명될 수 있다.

건강(Wellness)은 신체, 감정, 지적, 정신적, 사회적 그리고 직업적으로 최적의 웰빙 상태이다.

건강 마사지(Wellness massage)는 대상자의 일반적 건강 증진을 목적으로 수행하는 마사지. 대상자의 완전한 건강상태를 성취하는 것을 돕거나 특별한 상태를 치료하는 것이다.

건강 마사지 피라미드(Wellness massage pyramid)는 고위 수준 건강에 마사지 치료의 수행을 이해하기 위한 모델이다. 기본에서 고위까지 피라미드 레벨은 치료, 회복, 예방, 중간지점, 건강 유지, 개인적 성장, 그리고 삶의 기쁨이다.

건강 모델(Wellness model)은 건강하고 활기찬 생활, 의미 있는 삶에 목표를 두는 행동을 설명하기 위한 개념. 개인의 생활에 만족하고 질병이 없는 상태를 의미한다.

서양마사지(Western Massage)는 연부조직 도수법의 한 종류이고 미국과 유럽에서 발달된 관련 기술이다. 기술 분류는 일반적으로 서양 마사지에서 설명한 에플루라지, 페트리사지, 경타법, 마찰법, 진동법, 움직임 없는 접촉 그리고 관절운동이다. 스웨디쉬 마사지 참고.

Zen Shiatsu는 Shizuto Masunaga에 의해서 발전된 일본의 동양 신체체계치료의 한 유형이다.

관련 서적과 웹사이트 참조

Bibliography & Web Site Reference

Books and Articles

No Author

____ *Alternative Medicine: Expanding Medical Horizons: A Report to the National Institutes of Health on Alternative Medicine Systems and Practices in the United States* (1994). Available from the Office of Alternative Medicine, National Institutes of Health, 6120 Executive Blvd., #450, Rockville, MD 20892-9904.

____ (1996) Massage helps lower stress of working, taking final exams. In *Massage magazine*, 62 (July/August), 148.

A

AMTA (2002) *Demand for massage therapy use and acceptance increasing*. Retreived: March 2003 (http://amtamassage.org).

Anderson, K. N., & Anderson, L. E. (1990). *Mosby's pocket dictionary of medicine, nursing, & allied health*. St. Louis: C. V. Mosby.

Andrade, C., and P. Clifford. (2001). *Outcomes-based massage*. Philadelphia: Lippincott Williams & Wilkins.

Andrews, H. (1910). *Massage & training*. London: Health & Strength, Ltd.

Arano, L. C. (1976). *The medieval health handbook: Tacuinum sanitatis*. New York: George Braziller.

Armstrong, D., & Armstrong, E. M. (1991). *The great American medicine show: Being an illustrated history of hucksters, healers, health evangelists, and heroes from Plymouth Rock to the present*. New York: Prentice Hall.

B

Badger, C. (1986). The swollen limb. *Nursing Times* (England, 82(31), pp. 40–41.

Barclay, J. (1994) *In good hands: The history of the chartered society of physiotherapy* 1894–1994. London: Butterworth-Heinemann.

Barnes, J. F. (1987). Myofascial release. *Physical Therapy Forum*, September 16.

Barr, J. S., & N. Taslitz (1970). Influence of back massage on autonomic functions. *Physical Therapy*, 50,

pp. 1679–1691.

Bauer, W. C., & Dracup, K. A. (1987). Physiological effects of back massage in patients with acute myocardial infarction. *Focus on Critical Care*, 14(6), pp. 42–46.

Baumgartner, A. J. (1947). *Massage in athletics*. Minneapolis, MN: Burgess.

Beals, K. R. (1978). Clubfoot in the Maori: A genetic study of 50 kindreds. *New Zealand Medical Journal,* 88, pp. 144–146.

Beard, G., & Wood, E. C. (1964). *Massage principles and techniques*. Philadelphia: W. B. Saunders.

Belanger, A.-Y. (2002). Evidenced-based guide to therapeutic physical agents. Philadelphia: Lippincott Williams & Wilkins.

Bell, A. J. (1964). Massage and the physiotherapist. *Physiotherapy*, 50, 406–408.

Benjamin, B. E. (1995). Massage and body work with survivors of abuse: Part I. *Massage Therapy Journal,* 34(3), pp. 23–32.

Benjamin, B. E., & Sohnen-Moe, C. (2003). *The ethics of touch*. Tuscon, AZ: SMA Inc.

Benjamin, P. J. (1989a). Eunice Ingham and the development of foot reflexology in the United States. Part one: The early years — to 1946. *Massage Therapy Journal,* Spring, pp. 38–44.

Benjamin, P. J. (1989b). Eunice Ingham and the development of foot reflexology in the United States. Part two: On the road, 1946–1974. *Massage Therapy Journal,* Winter, pp. 49–55.

Benjamin, P. J. (1993). Massage therapy in the 1940's and the College of Swedish Massage in Chicago. *Massage Therapy Journal,* 32(4), pp. 56–62.

Benjamin, P. J. (1994). *On-site therapeutic massage: Investment for a healthy business*. Information brochure. Rockford, IL: Hemingway Publications.

Benjamin, P. J. (1996). The California revival: Massage therapy in the 1970–80's. Presentation at the AMTA National Education Conference in Los Angeles, CA, June 1996.

Benjamin, P. J. (2002). Shampooing — A journey to the East. *Massage Therapy Journal*, 41(2), pp. 140–144.

Benjamin, P. J., & Lamp, S. P. (1996). *Understanding sports massage*. Champaign, IL: Human Kinetics.

Beresford-Cooke, C. (1999). *Shiatsu theory and practice*. Edinburgh: Churchill Livingstone.

Berube, R. (1988). *Evolutionary traditions: Unique approaches to lymphatic drainage & circulatory massage techniques*. Hudson, NH: Robert Berube.

Bilz, F. E. (1898). *The natural method of healing: A new and complete guide to health*. Translated from the latest German edition. Leipiz: F. E. Bilz.

Bohm, M. (1913). *Massage: Its principles and techniques*. Translated by Elizabeth Gould. Philadelphia: Lippincott.

Brown, C. C., ed. (1984). *The many facets of touch*. Johnson & Johnson Baby Products Company.

Beeken, J., et al. (1998) Effectiveness of neuromuscular release massage therapy on chronic obstructive lung disease. *Clinical Nursing Research*. 7(3), pp. 309–325.

Bunce, I. H., Mirolo, B. R., Hennessy, J. M., et al. (1994). Post-mastectomy lymphedema treatment and measurement. *Medical Journal,* Australia, 161, pp. 125–128.

Byers, D. C. (1997). *Better health with foot reflexology*. Revised. St. Petersburg, FL: Ingham Publishing.

C

Cady, S. H., & G. E. Jones. (1997) Massage therapy as a workplace intervention for reduction of stress. *Perceptual and Motor Skills,* 84(1), pp. 157–158.

Cailliet, R. (1981). *Shoulder pain,* 2nd ed. Philadelphia: F. A. Davis.

Calvert, R. N. (2002). *The history of massage: An illustrated survey from around the world. Rochester,* VT: Healing Arts Press.

Cantu, R. I., & Grodin, A. J. (1992). *Myofascial manipulation: Theory and clinical application*. Gaithersburg, MD: Aspen Publishers.

Capra, F. (1984). *The Tao of physics*. New York: Bantam Books.

Chaitow, L. (1996). *Modern neuromuscular techniques*. London: Churchill Livingston.

Chamness, A. (1996). Breast cancer and massage therapy. *Massage Therapy Journal,* 35(1, Winter) pp. 44–46.

Cheng, X. (1993) *Chinese Acupuncture and Moxibustion,* Beijing, China: Foreign Languages Press.

Cherkin, D. C., Eisenberg, D. et al. (2001). Randomized trial comparing traditonal Chinese medical acupuncture, therapeutic massage, and self-care education for chronic low back pain. *Archives of Internal Medicine* 161(8), pp. 1081–1088.

Chopra, D. (1991). *Perfect health:* The complete mind/body guide. New York: Harmony Books.

Claire, T. (1995). *Bodywork: What type of massage to get, and how to make the most of it*. New York: William Morrow.

Collinge, W. (1996). *The American Holistic Health Association complete guide to alternative medicine*. New York: Warner Books.

Connelly, D. (1979). *Traditional acupuncture: The law of the Five Elements*. Columbia, Maryland: The Center for Traditional Acupuncture.

Corwin, E. J. (1996). *Handbook of pathophysiology*. Philadelphia: Lippincott.

Crosman, L. J., Chateauvert, S. R., & Weisburg, J. (1985). The effects of massage to the hamstring muscle group on range of motion. *Massage Journal*, pp. 59–62.

Croutier, A. L. (1992) *Taking the waters: Spirit, art, sensuality*. New York: Abbeyville Press.

Cunliffe, B. (1978). *The Roman baths: A guide to the baths and Roman museum*. City of Bath: Bath Archeological Trust.

Curties, D. (1999) *Breast massage*. Moncton, New Brunswick, Canada: Curties-Overzet Publications.

Curties, D. (1994). Could massage therapy promote cancer metastasis. *Journal of Soft Tissue Manipulation*, April–May.

Curties, D. (1999) *Massage therapy and cancer*. Toronto, Canada: Curties-Overzet Publications.

Curtis, M. (1994) The use of massage in restoring cardiac rhythm. *Nursing Times* (England), 90(38), pp. 36–37.

Cyriax, J. H., & Cyriax, P. J. (1993). *Illustrated manual of orthopedic medicine*, 2nd ed. Boston: Butterworth & Heinemann.

D

Deadman, P. (1998). *A manual of acupuncture*. East Sussex, England: Journal of Chinese Medicine Publications.

de Bruijn, R. (1984). Deep transverse friction: Its analgesic effect. *International Journal of Sports Medicine*, 5, pp. 35–36.

DeDomenico, G. & Wood, E. C. (1997). *Beard's massage*. 4th Ed. Philadelphia, W. B. Saunders.

Dieter, J. N. I., & E. K. Emory (2002). "Supplemental tactile and kinesthetic stimulation for preterm infants." Chapter 7 in *Massage therapy: The evidence for practice*. Rich, G. J., Editor. New York: Mosby.

Dixon, Marian W. (2001). *Body mechanics and self-care manual*. Upper Saddle River, NJ: Prentice Hall.

Downing, G. (1972). *The massage book*. New York: Random House.

Drinker, C. K., & Yoffey, J. M. (1941). *Lymphatics, lymph and lymphoid tissue: Their physiological and clinical significance*. Cambridge: Harvard University Press.

Dychtwald, K. (1977). *Body-mind*. New York: Jove Publications.

E

Eisenberg, D. M., Kessler, R. C., Foster, C., Norlock, F. E., Calkins, D. R., & Delblanco, T. L. (1993). Unconventional medicine in the United States. *New England Journal of Medicine*, 328(4), pp. 246–252.

Eisenberg, D. M., Davis, R. B., Ettner, S. L. et al. (1998). Trends in alternative medicine use in the United States, 1990–1997. *Journal of the American Medical Association*, 280 (18), pp. 1569–1575.

Elkins, E. C., Herrick, J. F., Grindlay, J. H., et al. (1953). Effects of various procedures on the flow of lymph. *Archives of Physical Medicine*, 34, 31.

Ellis, V., Hill, J. & Campbell, H. (1995) Strengthening the family unity through the healing power of massage. *Journal of Hospice & Palliative Care*, V12, pp. 19–20.

Evans, W., & Rosenberg, E. H. (1991). *Biomarkers*. New York: Simon & Schuster.

F

Fakouri, C., & Jones, P. (1987). Relaxation **R**: Slow stroke back rub. *Journal of Gerontological Nursing*, 13(2), pp. 32–35.

Fanslow, C. (1984). Touch and the elderly. *In The many facets of touch*, edited by C. C. Brown. Skillman, NJ: Johnson & Johnson Baby Products Company.

Fay, H. J. (1916). *Scientific massage for athletes*. London: Ewart, Seymour & Co.

Ferrell-Torry, A. T., & Glick, O. J. (1993). The use of therapeutic massage as a nursing intervention to modify anxiety and the perception of cancer pain. *Cancer Nursing*, 16(2), pp. 93–101.

Field, T. (2000) *Touch therapy*. New York: Churchill Livingston.

Field, T. (2001) *Touch*. Cambridge, MA: The MIT Press.

Field, T., Fox, N., Pickens, J., Ironsong, G., & Scafidi, F. (1993). Job stress survey. Unpublished manuscript. Touch Research Institute, University of Miami School of Medicine. Reported in *Touchpoints: Touch Research Abstracts,* 1(1).

Field, T., Hernandez-Reif, M., Hart, S., Teakston, H. (1999). "Pregnant women benefit from massage therapy." *Journal of Psychosomatic Obstetrics and Gynecology,* 20, pp. 31–38.

Field, T., Hernandez-Reif, M., Taylor, S., Quintino, O., Burman, I. (1997) "Labor pain is reduced by massage therapy." *Journal of Psychosomatic Obstetrics and Gynecology*. 18, pp. 286–291.

Field, T., Morrow, C., Valdeon, C., et al. (1992). Massage reduces anxiety in child and adolescent psychiatric patients. *Journal of the American Academy of Child and Adolescent Psychiatry,* 31(1), pp. 125–131.

Field, T., Schanberg, S. M., Scafidi, F., et al. (1986). Tactile/kinesthetic stimulation effects on preterm neonates. *Pediatrics*, 77(5), pp. 654–658.

Fitzgerald, W. H & Bowers, E. F. (1917) *Zone therapy*. Columbus, OH: I. W. Long.

Ford, C. W. (1989). *Where healing waters meet: Touching mind & emotion through the body*. Barrytown, NY: Station Hill Press.

Ford, C. W. (1993). *Compassionate touch: The role of human touch in healing and recovery*. New York: A Fireside/Parkside book.

Frazer, J., & Kerr, J. R. (1993). Psychophysiological effects of back massage on elderly institutionalized patients. *Journal of Advanced Nursing,* 18, pp. 238–245.

Frierwood, H. T. (1953). The place of the health service in the total YMCA program. *Journal of Physical Education*, 21.

Frye, B. (2000) *Body mechanics for manual therapists: A functional approach to self-care and injury prevention*. Stanwood, WA: Freytag Publishing.

G

Gach, M. R. (1990). *Acupressure's potent points: A guide to self-care for common ailments*. New York: Bantam Books.

Georgii, A. (1880). *Kinetic jottings*. London: Henry Renshaw.

Gordon, R. (1979). *Your healing hands: The polarity experience*. Santa Cruz, CA: Unity Press.

Grafstrom, A. (1904). *A text-book of mechano-therapy (massage and medical gymnastics), prepared for the use of medical students, trained nurses, and medical gymnasts*. Philadelphia: W. B. Saunders.

Graham, D. (1884). *Practical treatise on massage*. New York: Wm. Wood and Co.

Graham, D. (1902). *A treatise on massage, its history, mode of application and effects*. Philadelphia: Lippincott.

Graham, R. L. (1923). Hydro-hygiene: *The science of curing by water*. New York: The Thompson-Barlow Company.

Greene, E. (1996). Study links *stress reduction with faster healing. Massage Therapy Journal,* 35(1), p. 16.

H

Hammer, W. I. (1993) The use of transverse friction massage in the management of chronic bursitis of the hip and shoulder. *Journal of Manipulation and Physical Therapy,* 16(2), pp. 107–111.

Hecox, B., Mehreteab, T.A., Weisberg, J. (1994). *Physical agents: A comprehensive text for physical therapists*. Norwalk, CT: Appleton & Lange.

Heidt, P. (1981). Effect of therapeutic touch on anxiety level of hospitalized patients. *Nursing Research,* 30(1), pp. 32–37.

Henshall, K. (1992). *A Guide to Remembering Japanese Characters*. Rutland, Vermont: Charles E. Tuttle Company.

Hodge, M., Robinson, C., Boehmer, J., & Klein, S. (2002). "Employee outcomes following work-site acupressure and massage." Chapter 9 in *Massage therapy: The evidence for practice*. New York: Mosby.

Hoffa, A. J. (1900). *Technik der massage,* 3rd ed. Verlagsbuchhandlung, Stuttgart: Ferdinand. Enke. As translated by F. M. Tappan and Ruth Friedlander.

Howdyshell, C. (1998). *Complementary therapy:* Aromatherapy with massage for geriatric and hospice care for a holistic approach. Hospice Journal, V.13, pp. 69–75.

Hoffa, A. (1978). *Technik der massage* (13th ed). Stuttgart, Germany: Ferdinand Enke. Translated for Fran Tappan by Ruth Friedlander.

Huitt, W. G. (2002). Maslow's hierarchy of needs. Retrieved: March 2003 *(http://chiron.valdosta.edu/whuitt/col/regsys/maslow.html).*

I

Ingham, E. D. (1938). *Stories the feet can tell: Stepping to better health.* Rochester, NY, author.

Ironson, G., Field, T. et al. (1996). Massage therapy is associated with enhancement of the immune system's cytotoxic capacity. *International Journal of Neuroscience,* 84, pp. 205–217.

J

Jarmey, C. and Mojay, G. (1991). *Shiatsu: The complete guide,* Hammersmith, London: Thorsons.

Jarrett. L. (2000). *Nourishing destiny: The inner tradition of Chinese medicine,* Stockbridge, Massachusetts: Spirit Path Press.

Joachim, G. (1983). The effects of two stress management techniques on feelings of well-being in patients with inflammatory bowel disease. *Nursing Papers,* 15(5), p. 18.

Johari, H. (1996). *Ayurvedic massage: Traditional Indian techniques for balancing body and mind.* Rochester, VT: Healing Arts Press.

Johnson, W. (1866). *The anatriptic art.* London: Simpkin, Marshall & Co.

Joya, M. (1958). *Mock Joya's things Japanese.* Tokyo: Tokyo News Service, Ltd.

Juhan, D. (1987). *Job's body: A handbook for bodywork.* Barrytown, NY: Station Hill Press.

K

Kaard, B., & Tostinbo, O. (1989). Increase of plasma beta endorphins in a connective tissue massage. *General Pharmacology,* 20(4), pp. 487–489.

Karpen, M. (1995). Dolores Kreiger, PhD, RN: Tireless teacher of Therapeutic Touch. *Alternative & Complementary Therapies,* April/May, pp. 142–146.

Kasseroller, R. (1998). *Compendium of Dr. Vodder's Manual Lymph Drainage.* Heidelberg: Karl F. Haug Verlag.

Keller, E., & Bzdek, V. M. (1986). Effects of therapeutic touch on tension headache pain. *Nursing Research,* 35(2), pp. 101–106.

Kellogg, J. H. (1923). *The art of massage.* Battle Creek, MI: Modern Medicine Publishing Co.

Kellogg, J. H. (1929). *The art of massage: A practical manual for the nurse, the student and the practitioner.* Battle Creek, MI: Modern Medicine Publishing Co.

Kelly, D. G. (2002) *A primer on lymphedema.* Upper Saddle River, NJ: Prentice Hall.

King, R. K. (1996). *Myofascial massage therapy: Towards postural balance.* Self-published training manual by Bobkat Productions, Chicago.

Kleen, E. A. (1921). *Massage and medical gymnastics.* New York: William Wood & Company.

Knaster, M. (1996). *Discovering the body's wisdom: A comprehensive guide to more than fifty mind-body practices.* New York: Bantam Books.

Knight, K. L. (1995). *Cryotherapy in sport injury management.* Champaign, IL: Human Kinetics.

Kramer, N. A. (1990). Comparison of therapeutic touch and casual touch in stress reduction of hospitalized children. *Pediatric Nursing,* 16(5), pp. 483–485.

Kresge, C. A. (1983). Massage and sports. In O. Appenzeller & R. Atkinson (eds.) *Sports medicine: Fitness, training, injuries* (pp. 367–380). Baltimore: Urban & Schwarzenberg.

Kunz, K. and Kunz, B. (1991). *The complete guide to foot reflexology.* Revised. Englewood Cliffs, NJ: Prentice Hall Trade.

Kurz, I. (1986). *Introduction to Dr. Vodder's manual lymphatic drainage.* Vol. 2, Therapy 1. Heidelberg: Haug Publishers.

Kurz, I. (1990). *Introduction to Dr. Vodder's manual lymphatic drainage.* Vol. 3, Therapy 2. Heidelberg: Haug Publishers.

Kurz, W., Wittlinger, G., Litmanovitch, Y. I., et al. (1978). Effect of manual lymph drainage massage on urinary excretion of neurohormones and minerals in chronic lyphedema. *Angiology,* 29, pp. 64–72.

L

Leboyer, F. (1982). *Loving hands: The traditional art of baby massage*. New York: Alfred A. Knopf.

Leonard, G. (1988). *Walking on the edge of the world: A memoir of the sixties and beyond*. Boston: Houghton Mifflin.

Ling, P. H. (1840a). The general principles of gymnastics. In *The collected works of P. H. Ling*. (1866). Stockholm, Sweden. Translated by Lars Agren and Patricia J. Benjamin. Unpublished.

Ling, P. H. (1840b). Notations to the general principles. In *The collected works of P. H. Ling*. (1866). Stockholm, Sweden. Translated by Lars Agren and Patricia J. Benjamin and published in *Massage Therapy Journal,* Winter 1987.

Ling P. H. (1840c). The means or vehicle of gymnastics. Translated by R. J. Cyriax. In *American Physical Education Review,* 19(4), April 1914.

Longworth, J. D. (1982). Psychophysiological effects of slow stroke back massage in normotensive females. *Advances in Nursing Science 4*, pp. 44–61.

Lundberg, P. (1992). *The book of shiatsu*. New York: Simon & Schuster.

M

MacDonald, G. (1999). Medicine hands: *Massage therapy for people with cancer*. Tallahassee, FL: Findhorn Press.

MacDonald, G. (1995). Massage for cancer patients: A review of nursing research. *Massage Therapy Journal,* Summer, 53–56.

Maciocia, G. (1998) *The Foundations of Chinese Medicine: A Comprehensive Text for Acupuncturists and Herbalists*. Edinburgh: Churchill Livingstone.

Maciocia, G. (1994). *The Practice of Chinese Medicine: The Treatment of Diseases with Acupuncture and Chinese Herbs*. Edinburgh: Churchill Livingstone.

MacKenzie, J. (1923) *Angina pectoris*. London: Henry Frowde and Hodder and Stoughton.

Manheim, C. (2001) *The myofascial release manual,* 3rd edition. Thorofare, NJ: Slack Inc.

Martini, F. H., & Bartholomew, M. S. (1999). *Structure and function of the human body*. Upper Saddle River, NJ: Prentice-Hall.

Masunaga, S. (1983). *Keiraku to shiatsu*. Yokosuka: Ido-No-Nihonsha.

Masunaga, S. & Ohashi, W. (1977). *Zen shiatsu: How to harmonize Yin and Yang for better health*. Tokyo: Japan Publications.

McIntosh, N. (1999) *The educated heart: Professional guidelines for massage therapists, bodyworkers and movement teachers*. Memphis, TN: Decatur Bainbridge Press.

McKenzie, R. T. (1915). *Exercise in education and medicine,* 2nd ed. Philadelphia: W. B. Saunders.

McMillan, M. (1921). *Massage and therapeutic exercise*. Philadelphia: W. B. Saunders.

McMillan, M. (1925). *Massage and therapeutic exercise,* 2nd ed. Philadelphia: W. B. Saunders.

Menard, M. B. (2003) *Making sense of research: A guide to research literacy for complementary practitioners*. Toronto: Curties-Overzet Publications.

Mennell, J. B. (1945). *Physical treatment,* 5th ed. Philadelphia: Blakiston.

Mense, S. & D. G. Simons. (2001) "Myofascial pain caused by trigger points." Chapter 9 in *Muscle pain: Understanding its nature, diagnosis, and treatment*. Philadelphia: Lippincott, Williams & Wilkins.

Miesler, D. W. (1990). *Geriatric massage techniques: Topics for bodyworkers no*. 2. Guerneville, CA: Day-Break Productions.

Miller, E. T. (1996). *Day Spa Techniques*. Albany, NY: Milady Publications.

Mitchell, J. K. (1894). The effect of massage on the number and haemoglobin value of the red blood cells. *American Journal of Medical Science,* 107, pp. 502–515.

M'Lean, T. (1814). *Picturesque representations of the dress and manners of the Chinese*. London: Howlett and Brimmer.

Monastersky, R. (2002) "Plumbing ancient rituals: Sweatbaths in Maya cities provide a window into lives long ago." *The Chronicle of Higher Education*. 17 May 2002, pp. A22–23.

Monte, T., & the Editors of East West Natural Health (1993). *World medicine: The East West guide to healing your body*. New York: Putnam.

Montague, A. (1978). *Touching: The human significance of the skin,* 2nd ed. New York: Harper & Row.

Mortimer, P. S., Simmonds, R., Rezvani, M., et al. (1990). The measurement of skin lymph flow by isotope clearance: Reliability, reproducibility, injection dynamics, and the effects of massage. *Journal of Investigative Dermatology*, 95, pp. 666–682.

Moyers, B. (1993) "The Mystery of Chi." Volume 1: *Healing and the Mind*. Video series. Ambrose Video.

Murphy, W. (Ed.) (1995). *Healing the generations: A history of physical therapy and the American Physical Therapy Association. Lyme,* CT: Greenwich Publishing Group.

Murrell, W. (1890). *Massotherapeutics or massage as a mode of treatment*. Philadelphia: Blakiston.

N

Namikoshi, Toru. (1969) *Shiatsu: Japanese finger-pressure*. Tokyo: Japan Publications.

Namikoshi, T. (1981). *The complete book of shiatsu therapy*. Tokyo: Japan Publications.

National Certification Board for Therapeutic Massage and Bodywork (2000) *Standards of Practice*. Retrieved March 2003 (www.ncbtmb.org).

Nelson, D. (1994). *Compassionate touch: Hands-on caregiving for the elderly, the ill, and the dying*. Barrytown, NY: Station Hill Press.

Nelson, Dawn. (2001). *From the heart through the hands: The power of touch in caregiving*. Forres, Scotland: Findhorn Press.

Ni, M. (1995). *The Yellow Emperor's classic of medicine: A new translation of the Nei Jing Suwen with commentary*. Boston: Shambhala.

Nissen, H. (1889). *A manual of instruction for giving Swedish movement and massage treatment*. Philadelphia: F. A. Davis.

Nissen, H. (1920). *Practical massage and corrective exercises with applied anatomy*. Philadelphia: F. A. Davis.

Norman, L. & Cowan, T. (1988) *Feet first: A guide to foot reflexology*. New York: Fireside.

O

Ohashi, W. (1976). *Do-it-yourself shiatsu*. New York: E. P. Dutton.

Older, J. (1982). *Touching is healing*. New York: Stein & Day.

Omura, Y. (1982). *Acupuncture medicine*. Tokyo: Japan Publications.

Ostrom, K. W. (1905). *Massage and the original Swedish movements*. Philadelphia: Blakiston.

P

Palmer, D. (1995). *The death of on-site massage? Massage Therapy Journal,* 34(3), pp. 119–120.

Palmer, D. (1995). *What is Kata? TouchPro massage manual*. San Francisco: Skilled Touch Institute of Chair Massage.

Pemberton, R. (1939). *Physiology of Massage. In American Medical Association Handbook of Physical Therapy,* 3rd ed. Chicago: Council of Physical Therapy.

Perrone, B., Stockel, H. H., & Krueger, V. (1989). *Medicine women, curanderas, and women doctors*. Norman, OK: University of Oklahoma Press.

Persad, R. (2001). *Massage therapy & medications: General treatment principles*. Toronto: Curties-Overzet Publications.

Premkumar, K. (1999). *Pathology A to Z—A handbook for massage therapists*. Calgary, Canada: VanPub Books.

Pollard, D. W. (1902). Massage in training. An unpublished thesis, International Young Men's Christian Association Training School, Springfield, MA.

Posse, N. (1895). *The special kinesiology of educational gymnastics*. Boston: Lothrop, Lee & Shepard.

Preyde, M. Effectiveness of massage therapy for subacute low-back pain: A randomized controlled trial. CMAJ, 162(13), pp. 1815–1820.

Prudden, B. (1980). *Pain erasure:* The Bonnie Prudden way. New York: M. Evans.

Prudden, B. (1984). *Myotherapy: Bonnie Prudden's complete guide to pain-free living*. New York: Ballantine Books.

Puustjarvi, K., Airaksinen, O., and P. J. Pontinen. (1990) The effects of massage in patients with chronic tension headache. *Acupuncture Electrotherapy Research,* 15(2), pp. 159–162.

R

Rattray, F. S. (1994). *Massage therapy: An approach to treatments*. Toronto, Ontario: Massage Therapy Texts and MA Verick Consultants.

Rattray, F., and L. Ludwig. (2000). *Clinical massage therapy: Understanding, assessing and treating over 700 conditions*. Toronto, Canada: Talus Incorporated.

Reihl, S. (2001). "Beginning myofascial release." Instructional video produced by Real Bodywork.

Remington, R. (2002). "Hand massage in the agitated elderly." Chapter 8 in *Massage therapy: The evidence for practice* by G. J. Rich, editor. New York: Mosby.

Rhiner, M., Ferrell, B. R., Ferrell, B. A., & Grant, M. M. (1993). A structured non-drug intervention program for cancer pain. *Cancer Practice,* 1, pp. 137–143.

Rich, G. J. (2002) *Massage therapy:* The evidence for practice. New York: Mosby.

Robbins, G., Powers, D., & Burgess, S. (1994). *A wellness way of life,* 2nd ed. Madison, WI: Brown & Benchmark.

Roth, M. (1851). The prevention and cure of many chronic diseases by movements. London: John Churchill.

Ruebottom, A., Lee, C., Dryden, P. J. (1989). *Massage for terminally ill AIDS patients*. International Conference on AIDS, June.

S

Sampson, C. W. (1926). *A practice of physiotherapy*. St. Louis: C. V. Mosby.

Scheumann, D.W. (2002). *The balanced body: A guide to deep tissue and neuromuscular therapy*. 2nd edition. Philadelphia: Lippincott, Williams & Wilkins.

Schneider, Vimala (2000). *Infant massage: A handbook for loving parents*. New York: Bantam Books.

Schultz, R. L., and R. Feitis. (1996). *The endless web: Fascial anatomy and physical reality*. Berkeley, CA: North Atlantic Books.

Seiger, L., Vanderpool, K., & Barnes, D. (1995). *Fitness and wellness strategies*. Madison, WI: Brown & Benchmark.

Serizawa, K. (1972). *Massage, the oriental method*. Tokyo: Japan Publications.

Serizawa, K. (1976). *Effective tsubo therapy*. Tokyo: Japan Publications.

Serizawa, K. (1984). *Tsubo: Vital points for oriental therapy*. Tokyo: Japan Publications.

Siedman, M. (1982). *Like a hollow flute: A guide to polarity therapy*. Santa Cruz, CA: Elan Press.

Siegel, A. (1986). *Live energy: The power that heals*. Bridgeport, Dorset, England: Prism Press/Colin Spooner.

Sills, Franklin. (2002). *The polarity process:* Energy as a healing art. Berkeley, CA: North Atlantic Books.

Sims, S. (1986). Slow stroke back massage for cancer patients. *Nursing Times*, 82, pp. 47–50.

Stillerman, E. (1992). *Mother-massage: A handbook for relieving the discomforts of pregnancy*. New York: Delta/Delcorte.

Stone, Randolph. (1987). *Dr. Randolph Stone's Polarity Therapy: The complete collected works*. Harlan Tarbell, Illustrator. Sebastopol, CA: CRCS Publications.

Stone, Randolph. (1991) *Health building: The conscious art of living well*. Sebastopol, CA: CRCS Publications.

Sunshine, W., Field, T., et al. (1996) Fibromyalgia benefits from massage therapy and transcutaneous electrical stimulation. *Journal of Clinical Rheum*. 2(1), pp. 18–22.

T

Tedeschi, M. (2000). *Essential anatomy for healing and the martial arts*. Tokyo: Weatherwill.

Teeguarden, I. M. (1978). *Acupressure way of health: Jin Shin Do*. New York/Tokyo: Japan Publications (distributed by Putnam).

Teeguarden, I. M. (1985). Acupressure in the classroom. *East West Journal*, 15 (August), p. 22.

Teeguarden, I. M. (1981). *Jin Shin Do handbook,* 2nd ed. Felton, CA: Jin Shin Do Foundation.

Teeguarden, I. M. (1987). *Joy of feeling: Bodymind acupressure*. New York/Tokyo: Japan Publications (distributed by Putnam). Harper & Row.

Teeguarden, I. M. (1996). *A complete guide to acupressure*. New York/Tokyo: Japan Publications (distributed by Putnam).

Thomas, C. L. (ed.) (1985). *Taber's cyclopedic medical dictionary*. Philadelphia: F. A. Davis.

Time-Life Books (1987). *The age of god-kings: Timeframe 3000–1500 b.c*. Alexandria, VA: Time-Life Books.

Tope, D. M., Hann, D. M., & Pinkson, B. (1994). Massage therapy: An old intervention comes of age. *Quality of Life — A Nursing Challenge*, 3, pp. 14–18.

Torres, E. (no date). *The folk healer: The Mexican-American tradition of curanderismo*. Kingsville, TX: Nieves Press.

Travell, J. G., & Rinzler, S. H. (1952). *The myofascial genesis of pain. Postgraduate Medicine,* 11, pp. 425–434.

Travell, J. G., & Simons, D. G. (1983). *Myofascial pain and dysfunction: The trigger point manual*. Baltimore: Williams & Wilkins.

Travell, J. G., & Simons, D. G. (1999). *Myofascial pain and dysfunction: The trigger point manual, Volume 1 — Upper half of the body*. 2nd ed. Baltimore: Williams & Wilkins.

Travell, J. G., & Simons, D. G. (1992). *Myofascial pain and dysfunction: The trigger point manual, Volume 2 — The lower extremities*. Baltimore: Williams & Wilkins.

Travis, J. W., & Ryan, R. S. (2000). *Wellness workbook*. 2nd edition. Berkeley, CA: Ten Speed Press.

W

Wang, J. (1994). *The history of massage in mainland China*. American Organization for Bodywork Therapies of Asia (AOBTA), Video #13, Boston, MA convention.

Wang, J. (1999), "To treat before sick" from *Pulse*, Voorhees, NJ: AOBTA.

Weinrich, S. P., & Weinrich, M. C. (1990). The effect of massage on pain in cancer patients. *Applied Nursing Research*, 3, pp. 140–145.

Werner, R. (2000). *Massage therapists guide to pathology*. 2nd ed. Philadelphia: Lippincott Williams & Wilkins.

Wheeden, A., Scafidi, F., Field, T., et al. (1993). Massage effects on cocaine-exposed preterm neonates. *Developmental and Behavioral Pediatrics,* 14(5), pp. 318–322.

White House Commission on Complementary and Alternative Medicine Policy (2002). *Final Report*. Department of Health and Human Services (www.whccamp.hhs.gov).

Witt, P. L., & MacKinnon, J. (1986). Trager psychosocial integration: a method to improve chest mobility of patients with chronic lung disease. *Physical Therapy*, 66(2), pp. 214–217.

Wittinger, H., & Wittinger, G. (1986). *Introduction to Dr. Vodder's manual lymphatic drainage. Vol. 1, 3rd rev. ed. Heidelberg: Haug Publishers.*

Wood, E. C., & Becker, P. D. (1981). *Beard's massage,* 3rd ed. Philadelphia: W. B. Saunders.

Y

Yates, J. (1999). *A physician's guide to therapeutic massage:* Its physiological effects and treatment applications. 2nd edition. Vancouver, BC: Massage Therapists' Association of British Columbia.

Yuen, J. (2001) *Light on the essence of Chinese medicine: The Nei Jing Su Wen, New England School of Acupuncture*, Boston, MA.

Z

Zanolla, R., Monzeglio, C., Balzarini, A., & Martino, G. (1984). Evaluation of the results of three different methods of postmastectomy lymphedema treatment. *Journal of Surgical Oncology,* 26, pp. 210–213.

Zeitlin, D., et al. (2000). Immunological effects of massage therapy during academic stress. *Psychosomatic Medicine,* 62, pp. 83–87.

Zukav, G. (1979). *The dancing Wu Li masters: An overview of the new physics*. New York: Bantam Books.

웹사이트

Academy of Lymphatic Studies in Sebastian, Florida (www.acols.com)
Aging Research Centre (ARC) (ww.arclab.org)
Alexander Technique (www.alexandertechnique.com)
Alexander Technique International (www.ati-net.com)
American Massage Therapy Association (www.amtamassage.org)
American Organization for Bodywork Therapies of Asia (www.aobta.org)
American Polarity Therapy Association (www.polaritytherapy.org)
American Society for Alexander Technique (www.alexandertech.org)

American Society on Aging (www.asaging.org)
AMTA Foundation — Research Database (www.amtafoundation.org)
Associated Bodywork & Massage Professionals (www.abmp.com)
Bonnie Prudden Myotherapy (www.bonnieprudden.com)
Canadian Massage Therapist Alliance (www.cmta.ca)
Canadian Touch Research Center (ww.ccrt-ctrc.org)
Center to Advance Palliative Care (ww.capc.org)
Commission on Massage Therapy Accreditation (www.comta.org)
Craniosacral Therapy Association of North America (craniosacraltherapy.org)
Day-Break Geriatric Massage Institute (www.daybreak-massage.com)
Dr Vodder School North America in Victoria, BC, Canada (www.vodderschool.com)
Esalen Institute (www.esalen.org)
Feldenkrais Guild of North America (www.feldenkrais.com)
HIPAA Privacy Guidelines (ww.hhs.gov/ocr/hipaa)
Home of Reflexology (ww.reflexology.org)
Institute of Thai Massage (www.thai-massage.org)
International Association of Infant Massage Instructors (www.iaimi.com)
International Feldenkrais Federation (www.feldenkrais-method.org)
International Institute of Infant Massage (www.infantmassageinstitute.com)
International Institute of Reflexology (www.reflexology-usa.net)
International Loving Touch Foundation (www.lovingtouch.com)
International Spa Association (www.experienceispa.com)
Jin Shin Do® Foundation (www.jinshindo.org)
Lymphatic Research Foundation (www.lymphaticresearch.org)
Massage magazine (www.massagemag.com)
Massage & Bodywork Magazine (www.massageandbodywork.com)
Massage Therapy Canada (wwww.massagetherapycanada.com)
Massage Therapy Journal (www.amtamassage.org)
Massage Today (www.massagetoday.com)
Myofascial Release. Com (www.myofascial-release.com)
National Association for Holistic Aromatherapy (www.naha.org)
National Association of Nurse Massage Therapists (www.nanmt.org)
National Center of Complementary and Alternative Medicine at NIH, Washington D.C. (www.nccam.nih.gov)
National Certification Board for Therapeutic Massage and Bodywork (www.ncbtmb.com)
National Certification Commission for Acupuncture and Oriental Medicine (www.nccaom.org)
National Council on Aging (NCOA) (www.ncoa.org)
National Hospice and Palliative Care Organization (www.nhpco.org)
National Hospice Foundation (www.hospiceinfo.org)
National Institute on Aging at the National Institutes of Health (www.nia.nih.gov)
National Library of Medicine (www.ncbi.nlm.nih.gov/PubMed)
National Lymphedema Network (www.lymphnet.org)
Nurse Healers-Professional Associates International (www.therapeutic-touch.org)
Reflexology Research Project (www.reflexology-reseach.com)
Rolf Institute of Structural Integration (www.rolf.org)
TouchPro Institute (www.touchpro.org)
Touch Research Institute at the University of Miami (www.miami.edu/touch-research)
Trager International (www.trager.com)
Upledger Institute (www.upledger.com)
U.S. Administration on Aging (AoA) (www.aoa.gov)
Wellness Associates (www.thewellspring.com)
White House Commission on CAM Policy Report (www.whccamp.hhs.gov)
World of Massage Museum (www.worldofmassagemuseum.org)

찾아보기

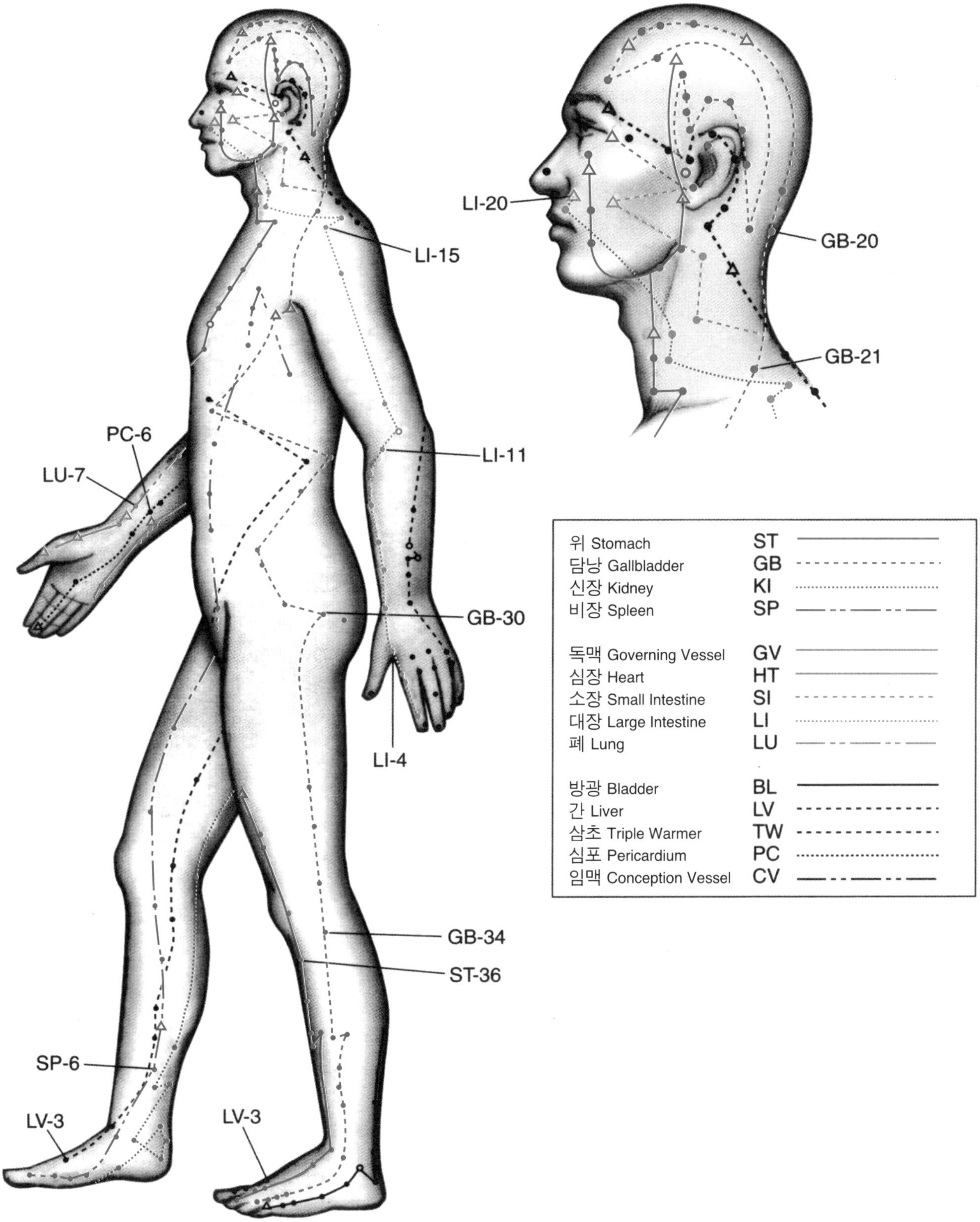
LI-20
GB-20
GB-21
LI-15
PC-6
LU-7
LI-11
GB-30
LI-4
GB-34
ST-36
SP-6
LV-3
LV-3
위 Stomach ST
담낭 Gallbladder GB
신장 Kidney KI
비장 Spleen SP
독맥 Governing Vessel GV
심장 Heart HT
소장 Small Intestine SI
대장 Large Intestine LI
폐 Lung LU
방광 Bladder BL
간 Liver LV
삼초 Triple Warmer TW
심포 Pericardium PC
임맥 Conception Vessel CV